高级卫生专业技术资格考试用书

放 射 医 学

高级医师进阶

（副主任医师/主任医师）

（第2版）

主　编　宋清伟

副主编　张丽娜　张　颖　刘静红

编　者（以姓氏笔画为序）：

于　涛　王红微　王媛媛　田诗云　付那仁图雅

刘　静　刘艳君　齐丽娜　孙石春　孙丽娜

李　东　李　瑞　李　瑾　张　彤　张　楠

张黎黎　郑邵微　侯燕妮　姜　健　聂　跃

高明丽　董　慧

中国协和医科大学出版社

图书在版编目（CIP）数据

放射医学：高级医师进阶 / 宋清伟主编. —2版. —北京：中国协和医科大学出版社，2020.1
高级卫生专业技术资格考试用书
ISBN 978-7-5679-1418-6

Ⅰ.①放… Ⅱ.①宋… Ⅲ.①放射医学–资格考试–教学参考资料 Ⅳ.①R81

中国版本图书馆CIP数据核字（2019）第265600号

高级卫生专业技术资格考试用书

放射医学·高级医师进阶（第2版）

主　　编：宋清伟
责任编辑：吴桂梅

出版发行：中国协和医科大学出版社
　　　　　（北京东单三条九号　邮编100730　电话65260431）
网　　址：www.pumcp.com
经　　销：新华书店总店北京发行所
印　　刷：北京新华印刷有限公司

开　　本：787×1092　　1/16
印　　张：45
字　　数：1040千字
版　　次：2020年1月第2版
印　　次：2020年1月第1次印刷
定　　价：176.00元

ISBN 978-7-5679-1418-6

前　言

　　放射医学是随着辐射现象的发现继而对其研究而逐步形成的一门交叉学科。自1895年伦琴发现X射线以来，放射医学经历了110余年的发展历程。电离辐射在为人类带来巨大裨益的同时，也使生物机体受到不同程度的健康危害。放射医学的主要任务是研究电离辐射对人体的作用、机制、损伤与修复的规律，放射损伤的诊断、治疗和预防，为放射性工作人员的卫生防护、医学监督和保健工作提供理论依据和措施。我们根据全国卫生高级专业技术资格考试对放射医学的要求，编写了此书。

　　全书共分9篇146章，具体内容包括放射医学基础知识，中枢神经系统、头颈部、呼吸系统、循环系统、消化系统、运动系统、泌尿生殖系统的影像检查方法，常见病、疑难病及少见病的影像学诊断与鉴别诊断以及介入放射诊断及治疗技术的临床应用。本书内容紧扣高级卫生专业技术资格考试要求，根据考试大纲对专业知识"熟悉""掌握""熟练掌握"的不同层次要求，详略得当，重点突出，是拟晋升副高级和正高级职称考试人员的复习指导用书，同时也可供高年资医务人员参考，以提高主治医师以上职称医务人员临床诊治、临床会诊、综合分析疑难病例以及开展医疗先进技术的能力。

　　本书可供拟晋升副高级和正高级职称考试人员复习使用，同时也可供高年资医务人员参考。

　　由于编者经验水平有限，书中难免存在错误与疏漏之处，敬请读者批评指正。

编　者

目　录

第 一 篇
放射医学基础知识

第一章　X线成像基础

第一节　X线成像的基本原理

知识点1：X线的产生　　　　　　　　　　　　　副高：熟练掌握　正高：熟练掌握

X线是真空管内高速行进的电子流轰击钨靶时产生的。

知识点2：X线发生装置的构成　　　　　　　　　　　　副高：掌握　正高：掌握

（1）X线管：为一种高真空的二极管，杯状的阴极内装着灯丝，阳极由呈斜面的钨靶和附属散热装置组成。高压发生器向X线管两端提供高压电。

（2）降压变压器：向X线管灯丝提供电源。

（3）操作台：主要包括调节电压、电流和曝光时间而设置的电压表、电流表、时计及其调节旋钮等。

知识点3：X线的发生过程　　　　　　　　　　　　副高：掌握　正高：掌握

向X线管灯丝供电、加热，在阴极附近产生自由电子，当向X线管两极提供高压电时，阴极与阳极间的电势差陡增，电子由阴极向阳极高速行进，轰击阳极钨靶而发生能量转换，其中1%以下的能量转换为X线，99%以上转换为热能。X线主要由X线管窗口发射，热能由散热装置散发。

知识点4：X线的特性　　　　　　　　　　　　　　　　　副高：掌握　正高：掌握

　　X线属于电磁波，波长范围为0.0006～50nm。用于X线成像的波长为0.008～0.031nm（相当于40～150kV时）。在电磁辐射谱中，居γ射线与紫外线之间，比可见光的波长短，肉眼看不见。X线还具有以下4方面与X线成像和X线检查相关的特性：①穿透性；②荧光效应；③感光效应；④电离效应。

　　（1）穿透性：X线波长短，具有强穿透力，能穿透可见光不能穿透的物体，在穿透过程中有一定程度的吸收，即衰减。X线的穿透力与X线管电压密切相关，电压愈高，所产生的X线波长愈短，穿透力也愈强；反之，其穿透力也弱。X线穿透物体的程度与物体的密度和厚度相关。密度高、厚度大的物体，吸收的多、通过的少。X线穿透性是X线成像的基础。

　　（2）荧光效应：X线激发荧光物质，如硫化锌镉及钨酸钙等，使波长短的X线转换成波长长的可见荧光，这种转换称为荧光效应。荧光效应是透视检查的基础。

　　（3）感光效应：涂有溴化银的胶片，经X线照射后，感光而产生潜影，经显影、定影处理，感光的溴化银中的银离子（Ag^+）被还原成金属银（Ag），并沉积于胶片的胶膜内。此金属银的微粒，在胶片上呈黑色。而未感光的溴化银，在定影及冲洗过程中，从X线胶片上被洗掉，因而显出胶片片基的透明本色。依金属银沉积的多少，便产生了黑至白的影像。所以，感光效应是X线摄影的基础。

　　（4）电离效应：X线通过任何物质都可产生电离效应。空气的电离程度与空气所吸收X线的量成正比，因而通过测量空气电离的程度可测得X线的量。X线射入人体，也产生电离效应，可引起生物学方面的改变，即生物效应，是放射治疗的基础，也是进行X线检查时需要注意防护的原因。

知识点5：X线成像的基本条件　　　　　　　　　　　　　副高：掌握　正高：掌握

　　①X线具有一定的穿透力，能穿透人体的组织结构；②由于被穿透的组织结构，存在密度和厚度的差异，X线在穿透过程中被吸收的量不同，以致剩余下来的X线量有差别；③这个有差别的剩余X线，是不可见的，由于X线的荧光效应和感光效应，经过显像过程，就能在荧光板或胶片上获得具有黑白对比、层次差异的X线影像。

知识点6：X线成像中不同组织结构的特点　　　　　　　　副高：掌握　正高：掌握

　　人体组织结构是由不同元素所组成，依各种组织单位体积内各元素量总和的大小而有不同的密度。这样不同的组织器官天然形成了不同的X线衰减的差别，这也是人体X线成像的基础。

知识点7：不同密度组织与X线成像的关系　　　　　　　　副高：掌握　正高：掌握

　　人体组织结构依密度不同大致分为三类：高密度的有骨和钙化灶等；中等密度的有软

骨、肌肉、神经、实质器官、结缔组织及体液等；低密度的有脂肪组织及含有气体的肺组织、胃肠道、鼻窦和乳突气房等。其中，高密度组织如骨对X线吸收多，透过的X线少，故在X线片上呈白影；低密度组织如含气的肺，与之相反，呈黑影；中等密度组织如实质器官，则介于前两者之间，呈灰影。

当厚度差别不大时，不同组织间密度的差别在X线影像中构成了亮度的差别，可以被识别。当强度均匀的X线穿透厚度相等、密度不同的组织结构时，由于吸收程度不同，在X线胶片上（或荧屏上）显示出具有不同层次灰度（黑白）差异的X线影像。密度不同的病变组织也可产生相应的病理X线影像。

知识点8：不同厚度组织与X线成像的关系　　　　　副高：掌握　正高：掌握

即使是同一种密度的组织结构，如果厚度有差别，吸收X线量也会产生差别。较厚的部分，吸收X线总量多，透过的X线量少，较薄的部分则相反，于是在X线片和荧屏上也显示出灰度的差别。所以，X线影像中密度的差别不仅取决于组织器官密度的差别，与厚度也有密切的关系。较厚的组织亮度增加，较薄的组织则亮度减低。

知识点9：应用X线检查进行疾病诊断的基本本原理
副高：熟练掌握　正高：熟练掌握

在组织结构发生病理改变时，固有的密度和厚度也随之改变。当这种改变达到一定程度时，可使X线图像上的正常黑白灰度对比发生变化。这就是应用X线检查进行疾病诊断的基本原理。

知识点10：X线图像的特点　　　　　副高：熟练掌握　正高：熟练掌握

（1）灰阶图像：X线图像是由从黑到白不同灰度的影像所组成。这些不同灰度的影像是以密度来反映人体组织结构的解剖及病理状态。

人体组织结构的密度与X线图像上影像的密度是两个不同的概念。前者是指人体组织中单位体积内物质的质量，而后者则指X线图像上所示影像的灰度。但是物质密度与其本身的比重成正比，物质的密度高、比重大，吸收的X线量多，在影像上呈高亮度；反之，物质的密度低、比重小，吸收的X线量少，在影像上呈低亮度。因此，图像上的亮度差别，虽然也与物体的厚度有关，但主要是反映物质密度的高低。在工作中，通常用密度的高与低表达影像的灰度。例如用高密度、中等密度和低密度分别表达高亮度、中等亮度和低亮度。当组织密度发生改变时，则用密度增高或密度减低来表达影像的灰度改变。

（2）重叠图像：X线图像是X线束穿透某一部位的不同密度和厚度组织结构后的投影总和，是该穿透路径上各个结构影像相互叠加在一起的影像。例如，正位X线投影中，既有前部，又有中部和后部的组织结构。

（3）锥形X线束对图像的影响：X线束是从X线管向人体做锥形投射的，因此，X线影像有一定程度的放大和使被照体原来的形状失真，并产生伴影。伴影使X线影像的清晰度减低。

第二节　X线检查方法

知识点1：平片　　　　　　　　　　　　　　副高：掌握　正高：掌握

X线检查时，基于人体组织结构固有的密度和厚度差异所形成的灰度对比，称为自然对比。平片是依靠自然对比所获得的X线摄影图像。

知识点2：X线造影检查　　　　　　　　　　副高：掌握　正高：掌握

人工对比是指对于缺乏自然对比的组织或器官，人为引入密度高于或低于该组织或器官的物质，使之产生灰度对比。引入的物质称为对比剂。通过人工对比方法进行的X线检查即为X线造影检查。

知识点3：X线的普通检查　　　　　　　　　副高：掌握　正高：掌握

（1）X线摄影：简称拍片，广泛用于检查人体各个部位。X线摄影时，常需行两个方位摄片，例如正位和侧位。目的是更好地发现病变，显示病变的特征和空间位置。

（2）荧光透视：目前多采用平板探测器（FPD）和影像增强电视系统。主要用于胃肠道钡剂造影检查、介入治疗、骨折复位等。

知识点4：X线的特殊检查　　　　　　　　　副高：掌握　正高：掌握

（1）软X线摄影：是应用钼靶或铑靶X线管的摄影技术，专门用于乳腺X线检查。

（2）X线减影技术：应用CR（数字X线摄影）或DR（计算机X线摄影）的减影功能，可获取单纯软组织或骨组织图像，提高了对疾病的诊断能力。

（3）体层容积成像：应用DR这一检查技术，能够获取任意深度、厚度的多层面图像，从而提供更为丰富的诊断信息。

知识点5：X线对比剂的类型及应用　　　　　副高：掌握　正高：掌握

（1）医用硫酸钡：仅用于食管和胃肠道造影检查。

（2）水溶性有机碘对比剂：又分为离子型和非离子型，主要用于血管造影、血管内介入治疗、子宫输卵管造影、尿路造影、窦道和瘘管及T形管造影等。

要特别指出的是，血管内应用水溶性有机碘对比剂有可能引起不良反应，甚至有时很严重。其中，非离子型对比剂引起的反应少且程度轻，为广泛应用的类型，而离子型对比剂已趋于淘汰。此外，肝肾功能严重受损、甲状腺功能亢进、恶病质、婴幼儿、高龄者和过敏性体质者，应禁用或慎用水溶性有机碘对比剂。

知识点6：X线对比剂的引入途径　　　　副高：熟练掌握　正高：熟练掌握

（1）直接引入法：口服，如上消化道钡剂检查；灌注，如钡剂灌肠、逆行尿路造影、子宫输卵管造影等；穿刺，如血管造影、经皮经肝胆管造影等。

（2）间接引入法：经静脉注入行排泄性尿路造影。

第三节　X线分析与诊断

知识点1：X线诊断遵循的原则和步骤　　　　副高：掌握　正高：掌握

（1）观察分析X线图像时，首先应注意投照技术条件。

（2）为了避免遗漏重要X线征象，应按一定顺序、全面而系统地进行观察。

（3）在观察分析时，应注意区分正常与异常。

（4）提出初步的X线诊断，还必须结合临床资料进行综合分析。

知识点2：异常X线表现观察要点　　　　副高：掌握　正高：掌握

①病变的位置和分布；②病变的数目；③病变的形状；④病变的边缘；⑤病变的密度；⑥邻近器官和组织的改变；⑦器官功能的改变。

知识点3：X线诊断与临床结合要点　　　　副高：掌握　正高：掌握

①年龄：年龄对疾病性质的判断有重要性，如肺门淋巴结增大是儿童原发性肺结核的典型表现，但在老年人，则常为肺癌的X线征象；②性别：有些疾病的发生率常有性别上的差别，如胃癌的发生，男性多于女性；③职业史和接触史：职业史与接触史是诊断职业病的主要依据，如硅沉着病（矽肺）的诊断应具备特殊的职业史和接触史；④生长和居住地区：这对诊断地方病时，有重要价值，如棘球蚴病多发生于西北牧区，而血吸虫病则以中国华东和中南湖区一带较常见；⑤结合其他重要检查：如生化检查、病理组织检查等，以达到正确的诊断。

知识点4：X线诊断结果　　　　副高：掌握　正高：掌握

（1）肯定性诊断：即经过X线检查，可以确诊。

（2）否定性诊断：即经过X线检查，排除了某些疾病。但应注意它有一定限度，因病变从发生到出现X线表现需要一定时间，在该时间内X线检查可以是阴性；病变与其所在器官组织间的自然对比也会影响X线征象的显示。

（3）可能性诊断：即经过X线检查，发现了某些X线征象，但不能确定病变性质，因而列出几个可能性。遇到这种情况，根据需要可进行其他影像学检查、临床实验室、内镜和活检等检查；随诊观察；试验性治疗，即经过治疗来观察疾病演变情况。

第四节　X线检查中的防护

知识点1：X线防护的意义　　　　　　　　　　　　　副高：掌握　正高：掌握

X线照射具有生物效应，超过允许剂量的照射可导致放射性损伤，故应重视防护。要严格掌握X线检查的适应证，避免不必要的照射，尤其是孕妇和小儿，早孕者当属禁忌。

知识点2：X线防护的基本原则　　　　　　　　　　　副高：掌握　正高：掌握

①屏蔽防护，用高密度物质作为屏蔽物，遮挡敏感部位和器官；②距离防护，利用X线量与距离的平方呈反比的原理，适当扩大检查室的空间，减少散射线的辐射；③时间防护，每次检查的照射次数不宜过多，并尽量避免重复检查。

知识点3：X线防护的方法和措施　　　　　　　副高：熟练掌握　正高：熟练掌握

放射防护的方法包括主动防护与被动防护。

主动防护的目的是尽量减少X线的发射剂量。措施包括选择恰当的X线摄影参数，应用影像增强技术、高速增感屏和快速X线感光胶片。限制每次检查的照射次数，除诊治需要外不要在短期内做多次重复检查。

被动防护的目的是使受检者尽可能少接受射线剂量。具体措施可以采取屏蔽防护和距离防护原则。前者使用原子序数较高的物质，常用铅或含铅的物质，作为屏障以阻挡不必要的X线，通常采用X线管壳、遮光筒和光圈、滤过板。

患者方面，在投照时，应当限制照射围。对照射野相邻的性腺，应用铅橡皮加以遮盖。

放射线工作者方面，注意利用荧屏后的铅玻璃、铅屏、铅橡皮围裙、铅橡皮手套作为防护。墙壁主要是防止X线对室外人的伤害等。

第二章　数字X线成像基础

第一节　计算机X线摄影（CR）

知识点1：CR成像原理　　　　　　　　　　　副高：掌握　正高：掌握

　　CR是应用磷光体构成的影像板（IP）替代胶片吸收穿过人体的X线信息，记录在IP上的影像信息经过激光扫描读取，然后经过光电转换，把信息输入计算机系统重建成数字矩阵，再显示出数字化图像。

知识点2：CR图像处理　　　　　　　　　　　副高：掌握　正高：掌握

　　由于是数字图像，CR影像经图像处理系统处理，可以根据不同的临床要求在一定范围内调节图像。这是优于常规X线摄片之处。图像处理主要包括：灰阶处理、窗位处理、数字时间减影处理和X线吸收率减影处理等。

　　（1）灰阶处理：通过图像处理系统的调节，使数字信号转换为黑白影像，并在人眼能辨别的范围内选择合适的密度，以达到最佳的视觉效果。这有利于观察不同的组织结构。

　　（2）窗位处理：在一定的灰阶范围内，以某一数字信号为0，即窗中心，使一定灰阶范围内的组织结构，依其对X线吸收率的差别，得到最佳的显示，同时可对这些数字信号进行增强处理。

　　（3）数字时间减影处理：选择血管造影CR图像中的一帧无对比剂的数字化图像为蒙片和一帧有对比剂的作为减影对，行数字减影处理，可得到DSA图像。但减影速度慢。

　　（4）X线吸收率（能量）减影处理：用两个不同的X线摄影条件摄影，得两帧CR图像，选择其中任何一帧做成负片与另一帧作为减影对进行减影处理，则可消除某些组织。

知识点3：CR的优点　　　　　　　　　　　　副高：掌握　正高：掌握

　　①实现常规X线摄影信息数字化；②提高图像的密度分辨力；③多信息显示，通过后处理技术，可以分别显示不同层次的影像信息；④辐射剂量降低；⑤实现X线摄影信息的数字化储存、调阅及传输。

知识点4：CR的缺点　　　　　　　　　　　　副高：掌握　正高：掌握

　　①时间分辨力较差；②空间分辨力不足。

第二节 数字X线摄影（DR）

知识点1：DR成像原理　　　　　　　　　　副高：掌握　正高：掌握

　　DR接收X线的既不是普通胶片，也不是需要经激光扫描读取信息的成像板，而是各种类型的平板探测器，它们可以把X线直接转换成电信号或先转换成可见光，然后通过光电转换，把电信号传输到中央处理系统进行数字成像。由于不再需要显定影处理，也不需要把成像板送到读取系统进行处理，而是直接在荧光屏上显示图像，检查速度大大提高。

知识点2：平板探测器的方式　　　　　　　　副高：掌握　正高：掌握

　　（1）电荷耦合器件（CCD）阵列方式：采用近百个性能一致的CCD整齐排列在同一平面上，每一CCD摄取一定范围的荧光影像，并转换成数字信号，再由计算机进行处理、形成一幅完整的图像。CCD探测器虽然量子检测效率不高，但是其噪声系数较低，动态范围较大。

　　（2）直接方式（非晶体硒）：直接把X线转换成电信号，然后传输到计算机系统组成数字图像。

　　（3）间接方式（非晶体硅）：先把X线转换成可见光，然后经过光电二极管完成光电转换，再传输到计算机系统组成数字图像。

知识点3：DR的优缺点　　　　　　　　　　副高：掌握　正高：掌握

　　（1）优点：空间分辨力进一步提高、信噪比高、成像速度快、曝光量（辐射剂量）进一步降低、探测器寿命更长。

　　（2）缺点：CR可以与任何一种常规X线设备匹配，DR则难以与原X线设备匹配、对于一些特殊位置的投照，不如CR灵活。

第三章　CT成像基础

第一节　CT成像的基本原理

知识点1：CT成像过程 　　　　　　　　　　　　　副高：掌握　正高：掌握

（1）获取扫描层面的数字化信息：用高度准直的X线束，环绕人体一定厚度的横断层面进行扫描；由探测器接受透过该层面的X线，并转换为数字信息。

（2）获取扫描层面各个体素的X线吸收系数：将扫描层面分为若干体积相同的立方体或长方体，称为体素（voxel）；输入计算机前的数字信息为各个扫描方向上这些体素X线吸收系数的叠加量；经计算机处理，运用不同算法将其分开，即可获取该扫描层面各个体素的X线吸收系数，并依原有的位置排列为数字矩阵。

（3）获取CT灰阶图像：将扫描层面的数字矩阵，依其数值的高低赋予不同的灰阶，进而转换为黑白不同灰度的方形图像单元，称为像素，即可重建为CT灰阶图像。

知识点2：X线数字成像模式 　　　　　　　　　　　副高：掌握　正高：掌握

①模拟图像数字化；②将获得信息由模拟量直接转换成数字量（模数转换），然后成像。

知识点3：CT扫描模式 　　　　　　　　　　　　　副高：掌握　正高：掌握

CT的X线球管发出的X射线在准直器的作用下，呈有一定厚度的笔形或扇形束穿过相同厚度的人体断层；探测器的作用是接收穿过人体不同组织后衰减的X线，并将射线强度转换成不同电流强度的电信号，送入数据采集系统（DAS）；这些原始数据最终在中央处理器计算成为图像数据，再形成可视的图像。

知识点4：CT扫描模式的种类 　　　　　　　　　　副高：掌握　正高：掌握

（1）断层扫描（轴位扫描）：是CT最初的扫描模式。扫描时载有患者的扫描床在扫描位置静止不动，X线束对准设定的扫描区域，扫描时球管绕被扫描者旋转并以脉冲形式发射X线，通常是360°（也可以小于360°，称为部分扫描），这个断层扫描完毕，扫描床移动（移动时球管不发射X线）使另一个断层对准X线束，再进行下一次扫描。螺旋扫描出现之前所有的CT机器都是这一种扫描方式。随着宽探测器多层CT的发展，又开始重新应用这种扫描方式，又称步进式扫描，同样是扫描时扫描床静止不动，但是由原来的二维采集改为三维采集，最常用的是心脏门控扫描。

（2）螺旋扫描：是建立在滑环技术的应用基础上的一种扫描模式。

（3）电影扫描：这种模式扫描时被扫描物体静止不动，球管围绕扫描床连续旋转曝光，进行若干个360°的采集，图像的解剖位置不同，图像之间是时间差别。主要用来进行增强后的动态扫描。

知识点5：CT图像重建的运算方法　　　　副高：掌握　正高：掌握

（1）反投影法：亦称综合法。

（2）迭代法：包括代数重建法、逐线校正法、逐点校正法。

（3）解析法：包括二维傅立叶转换法、滤波反投影法和褶积反投影法。

知识点6：螺旋扫描的概念　　　　副高：掌握　正高：掌握

扫描过程中，X线球管围绕机架连续旋转曝光，曝光的同时检查床同步匀速移动，探测器和数据采集系统同时接收X线、采集数据，由于扫描轨迹呈螺旋状，故称螺旋扫描。螺旋扫描的特点是将传统常规CT的二维采集数据发展为连续三维采样。这种采样完全不同于常规CT的采样，常规CT中采样时患者（检查床）静止不动，因而是一次二维采样。采样完成后检查床运动一段距离，再进行另一层面的二维采样。两次采样之间存在间隔。螺旋扫描则不同，球管连续旋转曝光的同时，检查床也在匀速运动，直至扫描完预定范围。螺旋扫描是整个扫描区域连续不间断的三维采样，又称容积或体积采样，然后自三维数据中再重建二维断层图像。所以螺旋扫描又称体积或容积扫描，这种采样为数据的后处理带来了更大的灵活性。由于螺旋扫描的轨迹呈螺旋状，与常规CT的扫描方式不同，扫描一周的起点与终点不在同一点上，这样在图像重建时采用的方法亦不同，它采用的是内插法，又称差补法。

知识点7：螺旋扫描与常规断层扫描相比的优点　　　　副高：掌握　正高：掌握

①"快"，即扫描速度快；②"容积数据"，由于孔径的限制，CT扫描只能获得人体的横断层解剖图像，前后左右的关系十分明了。"容积数据"可以在工作站上进行图像后处理，重组成高质量的冠状、矢状、斜位甚至曲面图像，弥补了只能横断扫描的缺陷。

第二节　CT设备

知识点1：多层螺旋CT的原理与构造特点　　　　副高：掌握　正高：掌握

（1）纵轴多排探测器：单层螺旋CT的Z轴（纵轴）方向只有一排探测器，多层螺旋CT改变为具有多（2～320）排探测器阵列，不同厂家的探测器排数和构造各异。

（2）锥形X线束：单层螺旋通过准直器后的X线束为薄扇形，X线束的宽度等于层厚。多层螺旋由于对面Z轴方向是具有多个通道的多排探测器，X线束的宽度等于多（2~64）个层厚之和，改变为锥形X线束，最厚可达160mm。提高了X线利用率。

（3）多个数据采集通道：单层螺旋仅有一组通道采集数据，目前的多层螺旋则根据层厚的不同把多排探测器组合成不同的若干组，目前最多可以达到320组输出通道。320组通道在扫描过程中，同时分别对各自连接的探测器接收的X线所产生的电信号进行采集、输出。

（4）球管旋转一周可以获得多幅图像：单层螺旋一个旋转周期只能获得一幅图像，目前的多层螺旋一个采样周期可获得2~320幅图像。

知识点2：多层螺旋CT的优势　　　　　　　　　　副高：掌握　正高：掌握

（1）降低球管消耗：常规和单层螺旋CT球管旋转一周仅能获得一幅图像。多层螺旋CT球管发射同等量的X射线，可以获得2~320层图像，使得X线的利用率提高到单层扫描的2~320倍。

（2）覆盖范围更长：由于探测器侧具有4~320个数据采集通道，使用同样的层厚、同样的扫描时间，使在一次屏息内完成更长范围的扫描成为可能。目前256层螺旋CT可在1秒左右，以亚毫米的薄层，完成整个胸部的扫描。

（3）检查时间更短：多层螺旋则使扫描时间又进一步缩短。在保持原来的层厚，覆盖原来一样的长度，相当于同样螺距的条件下，扫描时间明显缩短。320层CT可以用0.5秒完成亚毫米层厚的肝脏扫描。也可以在一个心动周期完成0.625mm层厚的心脏扫描。

（4）扫描层厚更薄：由于具有4~320个数据采集通道，可以在一次屏息扫描中，同样的扫描时间，保持原来覆盖长度的条件下，采用更薄的层厚完成检查，大大提高了Z轴方向的空间分辨力。

（5）图像后处理功能更强：多层CT多采用更薄的层厚进行检查，增加了Z轴方向的空间分辨力，可以达到各向同性扫描。使我们在扫描后的图像后处理工作中获得空间分辨力明显提高的各种重组或重建图像。

知识点3：电子束CT的原理与构造特点　　　　　　副高：掌握　正高：掌握

电子束CT（EBCT）又称超高速CT（UFCT）。采用先进的电子束技术，从阴极的电子枪发出电子束并加速形成高能电子束，通过磁性偏转线圈使电子束以极快的速度在210°弧形阳极靶面上扫描一遍，产生X线束，再折射到靶面对面的探测器上，以电子束移动代替球管的旋转，扫描速度产生一个飞跃，最快可达到几十毫秒。

知识点4：电子束CT的应用特点　　　　　　　　　副高：掌握　正高：掌握

电子束CT的最大优势就是其极快的扫描速度，非常适合进行心脏的扫描，可获得不同心动周期的清晰图像，不仅能对心脏形态学的改变进行诊断，而且可以测定心脏功能。可对冠状动脉壁的钙化进行量的测定以推断其狭窄程度，进行冠状动脉CT血管成像。

知识点5：能谱CT的应用特点　　　　　　　　　　副高：掌握　正高：掌握

　　能谱CT是一种具有崭新能谱成像功能的MSCT。在扫描中行两种电压（80kVp和140kVp；千伏峰值）的瞬时切变，利用所获得的两组X线吸收系数数据，经公式计算出不同物质空间分布的密度值，而该物质密度值与X线能量无关。其后，依据已知的各种物质不同单能量下的X线吸收系数，用所计算出的物质密度值，再经计算并重建出各种单能量下的CT图像，也可计算并重建出不同物质密度的CT图像。

第三节　CT成像性能

知识点1：CT成像的主要优势　　　　　　　　　　副高：掌握　正高：掌握

　　（1）密度分辨力高：密度分辨力高是CT成像的突出优点，其相当于X线成像的10～20倍。因此，能够清晰显示密度差别小的软组织结构和器官（例如脑、纵隔、腹盆部器官），且能敏感地发现病灶并显示其特征（例如脑出血），这是X线成像所不能比拟的。

　　（2）可行密度量化分析：CT是数字化成像，故图像上的影像（包括病变影像）除用高、中和低密度形容外，还可用量化指标CT值来表示。

　　（3）组织结构影像无重叠：CT图像通常为断层图像，且常规为横断层图像，组织结构与病变的影像彼此无重叠，明显提高了病变的检出率。

　　（4）可行多种图像后处理：CT是数字化成像，能够运用计算机软件对成像数据进行多种后处理，其中包括各种二维显示、三维显示技术以及其他多种分析技术。如此，进一步拓展了CT的应用领域，提高了CT的诊断价值。

知识点2：CT成像的局限性　　　　　　　　　　副高：掌握　正高：掌握

　　（1）常不能整体显示器官结构和病变：CT检查常规获取的是各个横断层图像，多不能整体显示器官结构和病变。应用CT三维显示技术能克服这一限度，但增加了后处理时间。

　　（2）多幅图像不利于快速观察：一次CT检查获取数目众多的横断层图像，尤经薄层厚CT扫描和重建的图像可达数百幅，不利于快速全面、仔细观察。在监视屏上，应用电影浏览模式或行冠、矢状多平面重组技术，可加速观察流程。

　　（3）受到部分容积效应影响：当CT图像中同一体素内含有两种密度不同组织时，则该像素所显示的密度或测得的CT值并非代表其中任何一种组织，此即部分容积效应，也称部分容积现象，其影响了小病灶的显示。采用更薄的扫描和重建层厚，可克服部分容积效应的影响。

　　（4）较高的X线辐射剂量：CT检查的X线辐射剂量较高，是传统X线检查的数十倍，甚至上百倍，故应严格掌握CT检查的适应证，并在检查中注意防护。

知识点3：CT值　　　　　　　　　　　　　　副高：掌握　正高：掌握

CT值是CT图像测量中用于表示组织密度的统一计量单位，称为亨氏单位。人体各种组织结构及其病变的CT值范围为 -1000 ~ +1000HU。为了使图像上感兴趣的组织结构达到最佳的观察效果，需根据其CT值范围，选用不同的窗设置，其中包括窗位和窗宽。

第四节　常规扫描技术

知识点1：颅脑扫描常规　　　　　　　　　　副高：掌握　正高：掌握

颅脑CT检查用横断位扫描，扫描基线为听眦线或称眶耳线（OML），即眼外眦与外耳道口的连线。如果着意观察颅后窝，可以取听眶上线或眉听线，即眉弓上缘的中点与外耳道口的连线。鞍区病变通常用冠状位扫描，患者取仰卧或俯卧位，头部过伸，仰卧时取颏顶位，俯卧时取顶颏位，摆好位置后倾斜扫描机架，使冠状扫描层面与OM线垂直。常规颅脑扫描通常不需要螺旋扫描。

知识点2：头颈部扫描常规　　　　　　　　　副高：掌握　正高：掌握

眼眶、鼻窦、颞骨扫描常需要加扫冠状位。颞骨应当用HRCT模式。除颞骨外，眶、鼻窦、咽喉、甲状腺扫描中发现异常要及时进行增强扫描。

知识点3：胸部扫描常规　　　　　　　　　　副高：掌握　正高：掌握

范围由肺尖至肺底界。如果发现肿瘤，则应当包括肾上腺区。必须用螺旋扫描，层厚不得超过5mm，如果观察肺间质改变，则需要用HRCT模式重建肺窗观察。发现肺及纵隔病灶后必要时行增强扫描，用以区分病变和正常结构，鉴别病灶的性质。

知识点4：上腹部扫描常规　　　　　　　　　副高：掌握　正高：掌握

扫描范围根据要求制定。层厚不宜超过5mm，螺旋扫描是必要的。增强扫描尤其是时相增强扫描是非常必要的。肝脏要进行肝动脉期和门静脉期两期扫描，必要时加扫延迟期。胰腺要进行胰腺期和门脉期两期扫描。

知识点5：泌尿生殖系统扫描常规　　　　　　副高：掌握　正高：掌握

注意平扫时不要做对比剂试验，以免把肾盂内的对比剂误认为是结石。螺旋扫描模式，层厚不宜超过5mm。发现病变后必须进行增强扫描。血尿患者必须观察延迟期肾盂及膀胱内充盈好对比剂后的情况，以检出肾盂内或膀胱内小的病灶。

知识点6：骨关节系统扫描常规　　　　　　　　　　　　　副高：掌握　正高：掌握

扫描范围根据临床要求，螺旋、薄层、高分辨力模式扫描是必要的。如果有软组织改变，应当增加增强扫描。

知识点7：高分辨力扫描的概念　　　　　　　　　　　　　副高：掌握　正高：掌握

着重提高空间分辨力的扫描方式。具体条件是应用高mAs（X线球管的输出功率）、薄层厚（1～2mm）、大矩阵（≥512×512）及骨重建算法。这样条件扫描出的图像较常规扫描的空间分辨力明显提高，组织边缘勾画锐利。

知识点8：HRCT的应用　　　　　　　　　　　　　　　　副高：掌握　正高：掌握

①观察骨的细微结构，如显示颞骨岩部内半规管、耳蜗、听小骨等结构；②观察肺内微细结构及微小病灶结构，如显示早期小叶间隔的改变或各种小气道改变。

知识点9：靶扫描的概念　　　　　　　　　　　　　　　　副高：掌握　正高：掌握

感兴趣区的放大扫描，即先设定感兴趣区，作为扫描视野，然后扫描，可提高空间分辨力。

知识点10：靶扫描的应用　　　　　　　　　　　　　　　副高：掌握　正高：掌握

扫描后的放大并不能提高空间分辨力。靶扫描的结果是放大区域内成一矩阵，同样的矩阵，扫描范围越小，像素越小，空间分辨力越高。这样对放大区域内的组织，靶扫描图像空间分辨力明显高于普通扫描后图像放大的同一区域。

知识点11：常规增强扫描　　　　　　　　　　　　　　　副高：掌握　正高：掌握

增强扫描即血管内注射对比剂后的扫描。
常规增强扫描常用于常规颅脑扫描，即注射完毕对比剂后进行扫描。不适合对增强时相要求严格的扫描。对对比剂注射速率、延迟时间要求不是非常严格。

知识点12：时相扫描的概念　　　　　　　　　　　　　　副高：掌握　正高：掌握

由于不同脏器、不同病理组织的血流动力学方式不同，根据这些不同进行不同延迟时间的扫描就称为时相扫描。不同的时相需要不同的延迟时间，如何确定好延迟时间是时相扫描成功的关键。当然，也要设定合适的对比剂注射速率，才能发挥好时相扫描的优势。早期的时相扫描应用统一的延迟时间，已经证明由于个体差异较大这种方法存在很大的局限性。现在被小剂量试验和CT值监测激发扫描技术所替代，以使每一个被检查者都保证在最佳时相内扫描，获得更有价值的图像。

知识点13：增强扫描中小剂量试验的原因　　　　　副高：掌握　正高：掌握

由于个体差异，同样的时相扫描，不同的患者，延迟时间常相差很多。难以用一个统一的标准来要求。所以，常选择好一个层面，注射小剂量对比剂连续扫描，画出时间密度曲线，找到峰值，就能确定这个患者的最佳延迟时间。

知识点14：CT值监测激发扫描　　　　　　　　　　副高：掌握　正高：掌握

一种软件功能，即事先设定靶血管，用CT透视模式扫描，一旦靶血管内的CT值到达设定的阈值，自动启动扫描。这样既能保证延迟时间的精确，又避免了小剂量试验的麻烦。

第五节　特殊扫描技术

知识点1：CTA的概念　　　　　　　　　　　　　　副高：掌握　正高：掌握

CT血管成像或CT血管造影（CTA）是指血管内注射对比剂后，在靶血管内对比剂充盈最佳时间内进行螺旋扫描，然后利用图像后处理技术建立起二维或三维的血管影像。

知识点2：血管成像扫描的种类　　　　　　　　　　副高：掌握　正高：掌握

（1）动脉成像：应用合适的注射速率使用高压注射器从外周静脉注射对比剂，然后在靶动脉充盈最佳的时间内进行扫描，所得数据进行图像后处理。

（2）静脉成像：有两种方式。①外周静脉注射对比剂等到靶静脉充盈时扫描，例如门静脉成像；②是直接注射对比剂同时扫描，例如肢体静脉成像。

（3）冠状动脉成像：同时应用心电门控技术和CT值监测激发扫描技术，在高速注射对比剂后扫描心脏。然后对不同时相进行后处理，选择合适的图像进行二维或三维后处理，重建冠状动脉影像。这已经成为冠状动脉狭窄筛选的最佳方法。

知识点3：灌注扫描的方法　　　　　　　　　　　　副高：掌握　正高：掌握

灌注扫描是经静脉高速注射对比剂后，对选定层面进行快速扫描，用固定层面的动态数据记录对比剂首次通过受检组织的过程。然后根据不同的要求，应用不同的计算机程序，将对比剂首过过程中，每个像素所对应体素密度值（CT值）的动态变化进行后处理，得出从不同角度反映血流灌注情况的参数，根据这些不同的参数组合，组成新的数字矩阵，最后通过数模转换，用灰阶或伪彩色（大多应用伪彩色）形成反映不同侧面的CT灌注图像。主要有组织血流量（CBF）、组织血容量（CBV）、平均通过时间（MTT）、峰值时间（TTP）等测量指标。每一种图像可以从一个侧面反映灌注情况。

知识点4：灌注扫描的临床应用　　　　副高：熟练掌握　　正高：熟练掌握

（1）超急性期脑梗死的诊断：脑灌注CT成像可在急性脑梗死的超早期（＜2小时），在其引起形态学改变之前，就能发现明显的脑组织血液灌注障碍，清楚地显示出缺血性病灶的范围、程度。

（2）肿瘤灌注：通过对肿瘤血流灌注的评价，可以观察肿瘤血液供应的特点，从这些血流动力学的改变中寻找规律，为肿瘤的定性分析、恶性程度的判断、治疗方案的制订提供重要信息，还可以用于肿瘤放、化疗的疗效评价。

（3）肝、肾功能的评价：利用CT灌注成像，可以用来观察不同时相中以上脏器的血流灌注情况，从而评价他们的功能。

（4）心肌灌注：心肌灌注扫描可以评价心肌本身的血供情况，有助于诊断早期的心肌缺血，确认心肌缺血的部位与范围。

知识点5：CT椎管（脑池）造影的方法　　　　副高：掌握　　正高：掌握

CTM的具体做法是在$L_{3\sim4}$或$L_{4\sim5}$作椎管穿刺，抽出与将要注射对比剂量相等的脑脊液，然后缓缓注入对比剂。腰段的扫描注入椎管内3～5ml（300mgI/ml）对比剂，平卧2～3分钟，然后俯卧2～3分钟后即可进行扫描。胸段扫描注入8～10ml对比剂，头低足高位5～10分钟后扫描。颈段扫描注入10～12ml对比剂，头低足高位10～12分钟后扫描。脑池（室）造影注入10～12ml对比剂，头低足高位30～60分钟后扫描。当椎管内梗阻较严重时，延迟时间要适当延长。

需要强调的是对比剂的选择，不仅一定是非离子对比剂，而且一定要用说明书上明确标明用于蛛网膜下隙的；千万不要把只能用于血管内的对比剂用于蛛网膜下隙注射，否则极有可能发生严重不良反应，甚至导致死亡。

知识点6：CTM的临床应用　　　　副高：掌握　　正高：掌握

主要用于颅底骨折导致脑脊液鼻漏位置的确定，椎管内病变、脑池脑室内病变的诊断。

知识点7：胃肠充气扫描的方法　　　　副高：掌握　　正高：掌握

事先清理胃或结肠的内容物，注射解痉剂抑制肠道的蠕动。胃的扫描先口服发泡剂，等胃被气体充盈后进行薄层螺旋扫描；结肠则自肛门缓缓注入1600～2000ml气体，以能充盈好肠道、患者又无明显不适为度，进行薄层螺旋扫描。然后进行相应的图像后处理，如多方位重组（MPR）、容积演示（VR）和仿真内镜（VE）等显示肠道内的病灶。必要时可做增强扫描，用以观察病灶的血运状态，明确病灶性质。

知识点8：胃肠充气扫描的临床应用　　　　　　副高：掌握　正高：掌握

胃及结肠肿瘤、息肉的诊断，指导纤维胃镜或结肠镜进行活检。可以同时提供病灶肠腔内外的信息。

知识点9：CT透视的概念与方法　　　　　　　　副高：掌握　正高：掌握

CT透视是对确定层面进行连续扫描，用部分替代扫描与重建的方式来完成不同时间图像的快速成像方法。

具体方法：球管连续曝光，但扫描床不移动，即不用螺旋扫描，而是固定扫描层面。首先经过一周（360°）扫描重建一幅图像，然后再经过45°或60°扫描，把新采集的数据替代上次扫描中相应部分的数据，与上次扫描的315°或300°采集数据一起重建出一幅新的图像（为了加快速度多采用256×256的矩阵），以后每依次旋转45°或60°即以上述方式重建一幅图像。每旋转360°可以为6~8幅图像采集数据。由于每秒钟只重新计算1/8或1/6的数据，重建时间也明显缩短，这样就能在相当于原来完成扫描一幅图像的时间内完成固定一个（多层螺旋为多个）层面的6~8幅图像，每两幅图像之间只有1/8或1/6数据的差距。

知识点10：CT透视的作用　　　　　　　　　　副高：掌握　正高：掌握

①实时导引穿刺针，可以使操作者随时观察到穿刺针的位置（包括深度和角度），以在穿刺过程中随时调整穿刺针的方向使其始终准确对准目标；②在增强扫描时自动启动扫描，即CT值监测激发扫描。在增强前的图像上选择靶血管做标记，并设置启动扫描所需要的具体CT阈值。

第六节　图像后处理技术

知识点1：MPR的概念与方法　　　　　　　　　副高：掌握　正高：掌握

螺旋扫描以后，常规进行的是横断图像重建，把横断图像的像素叠加起来回到三维容积排列上，然后根据需要组成不同方位（常规是冠状、矢状、斜位）的重新组合的断层图像，这种方法称为多方位重组（MPR）。如果是曲线走行，所得的图像称为曲面重组（CPR）。

知识点2：SSD的概念与方法　　　　　　　　　副高：掌握　正高：掌握

表面遮蔽显示（SSD）是将像素值大于某个确定阈值的所有像素连接起来的一个三维的表面数学模型，然后用一个电子模拟光源在三维图像上发光，通过阴影体现深度关系。

知识点3：SSD 的临床应用　　　　　　　副高：掌握 正高：掌握

用于胸腹大血管、肺门及肺内血管、肠系膜血管、肾血管及骨与关节的三维显示。

知识点4：MIP 的概念与方法　　　　　　　副高：掌握 正高：掌握

最大密度投影（MIP）是把扫描后的若干层图像叠加起来，把其中的高密度部分做一投影，低密度部分则删掉，形成这些高密度部分三维结构的二维投影，可从任意角度做投影，亦可做连续角度的多幅图像在监视器上连续放送，给视者以立体感。

知识点5：MIP 的临床应用　　　　　　　副高：掌握 正高：掌握

多用于血管成像，如脑血管、肾血管等血管成像（CTA）。MIP处理后血管径线的测量相对最可靠，目前多以此为标准来衡量血管的扩张或狭窄，而且由于能显示不同层次的密度，可以同时观察到血管及血管壁的钙化，缺点是二维显示，缺乏立体概念。

知识点6：MinIP 的概念与应用　　　　　　副高：掌握 正高：掌握

最小密度投影（MinIP）的方法与MIP相似，是对每一线束所遇密度最小值重组二维图像。主要用于气道的显示。

知识点7：VR 的概念与方法　　　　　　　副高：掌握 正高：掌握

容积演示（VR）是三维重建技术之一，首先确定扫描容积内的像素密度直方图，以直方图的不同峰值代表不同组织，然后计算每个像素中的不同组织百分比，继而换算成不同的灰阶，以不同的灰阶（或色彩）及不同的透明度三维显示扫描容积内的各种结构。现在已经设计出智能化的VR软件，操作者只需选择不同例图，就可以自动重建出需要显示的图像。

知识点8：VR 的临床应用　　　　　　　副高：掌握 正高：掌握

可用于血管成像，骨骼与关节以及尿路、支气管树、肌束的三维显示。由于三维立体空间关系显示良好，而且简便容易操作，所以目前的应用越来越广泛。

知识点9：CTVE 的概念　　　　　　　　副高：掌握 正高：掌握

CT仿真内镜（CTVE）是用计算机软件功能，将螺旋扫描所获得的容积数据进行后处理，重建出空腔器官内表面的立体图像，以三维角度模拟内镜观察管腔结构的内壁。

知识点10：CTVE的方法　　　　　　　　　　　副高：掌握　正高：掌握

①利用螺旋扫描所得的三维数据重建出三维立体图像。以此为基础，调整阈值和透明度，使不需要观察的组织完全透明，需要观察的组织完全不透明，再选择合适的伪彩色，作为所观察组织的内壁颜色。②利用计算机远景投影功能不断调整视屏距、物屏距及假想光源的方向，以腔内为视角，依次调整物屏距（被观察物体与荧光屏的距离即调整Z轴），产生被观察物体不断靠近模拟视点并逐渐放大的若干图像，将这些图像连续回放，在动态观察中产生类似真正内镜观察的效果。

知识点11：CTVE的临床应用　　　　　　　　　　副高：掌握　正高：掌握

主要用于胃肠道的内壁、血管和气管内壁、膀胱内壁甚至鼻道和鼻窦内腔的观察。目前新的血管CT仿真内镜已能从图像上将血管壁与钙化分别着伪彩色，可以分辨钙化性和非钙化性血管狭窄。

第七节　影响图像质量的因素

知识点1：空间分辨力的概念　　　　　　　　　　副高：掌握　正高：掌握

空间分辨力是图像对物体空间大小（即几何尺寸）的分辨能力。

知识点2：空间分辨力的表示方法　　　　　　　　副高：掌握　正高：掌握

①用每厘米内的线对数（lp）来表示，线对数越高，表明空间分辨力越强。②用可辨别物体的最小直径（mm）来表示，可辨别直径越小，即空间分辨力越高。③以上两种表示方法可以互换，其换算方法为：$5 \div lp/cm =$ 可分辨物体最小直径（mm）。

知识点3：影响空间分辨力的因素　　　　　　　　副高：掌握　正高：掌握

①矩阵：是影响空间分辨力的重要因素，同样大小的扫描野，矩阵越大，像素就越小，空间分辨力就越高。②视野：视野（FOV）的大小同样通过影响像素的大小影响空间分辨力。同样的矩阵，视野越大，像素尺寸就越大，反之，则像素尺寸越小。③探测器的大小。④探测器排列的紧密程度（即探测器之间的间隙）。⑤采集的原始数据总量：这又取决于扫描时间、取样频率及每次扫描参与取样的探测器数目。⑥重建算法。

知识点4：矩阵与视野的关系　　　　　　　　　　副高：熟练掌握　正高：熟练掌握

矩阵与视野的关系可以用以下公式来表达：像素尺寸（mm）＝重建视野/矩阵，矩阵＝

扫描视野（mm）/像素尺寸（mm）。

知识点5：部分容积效应的概念　　　　　　　　副高：掌握　正高：掌握

由于CT扫描的X线束所经过的组织有一定厚度，同一扫描层面的垂直厚度内含有两种以上不同密度组织相互重叠时，这些位置的像素所获得的CT值不能如实反映其中任何一种组织的X线衰减值，这种现象被称为部分容积效应。

知识点6：密度分辨力的概念　　　　　　　　　副高：掌握　正高：掌握

密度分辨力又称低对比分辨力，即图像对组织密度差别的分辨能力。通常用百分比来表示。

知识点7：影响密度分辨力的因素　　　　　　　副高：掌握　正高：掌握

影响密度分辨力的重要因素是噪声和信噪比，而降低噪声提高信噪比的重要条件是提高探测器的效率及X射线剂量。空间分辨力的高低也是影响密度分辨力的重要因素，像素越大，密度分辨力也会越高。因此，考虑图像密度分辨力的时候，不仅要看百分比这个指标，而且一定同时考虑物体的大小和X射线的剂量。

知识点8：密度分辨力的表示方法　　　　　　　副高：掌握　正高：掌握

密度分辨力恰当的表示方法是：①密度分辨力；②物体直径；③接受剂量。

知识点9：噪声的概念　　　　　　　　　　　　副高：掌握　正高：掌握

噪声指采样过程中接收到的一些干扰正常信号的信息，信噪比会因此而降低，主要影响图像的密度分辨力，使图像模糊失真。

知识点10：影响噪声大小的因素　　　　　　　　副高：掌握　正高：掌握

噪声的大小与单位体素间光子量的多少有关，单位体素内接收的光子量越多，体素间的光子分布相对越均衡，噪声就越小。在相同条件下，噪声与体素的大小有着直接的关系，体素越大，接收光子越多，各体素间光子分布的均匀度越高，量子噪声就越小。反之则量子噪声增加，就会降低密度分辨力。

知识点11：降低噪声的措施　　　　　　　　　　副高：掌握　正高：掌握

单位体积内光子接收量增加，噪声就会降低。相同扫描时间内，MAS直接影响X线束发射的光子数目，所以MAS的增加与量子噪声成反比。增加MAS就是增加了光子量的输出，所以可降低噪声。反之，减少MAS则会增加噪声。当然，量子噪声的消除不能单单依靠增加MAS，所有影响到达探测器光子数量的成像因素都会影响量子噪声。KV的大小也会影响到噪声，因为KV的大小反映了X线束能量的大小，高能量的X线束能够提高穿透力，从而使更多的光子到达探测器，减少了量子噪声。

知识点12：信噪比的概念	副高：掌握　正高：掌握

信噪比（SNR）是评价噪声的一项技术指标。实际信号中都包含两种成分，有用信号和噪声，用来表示有用信号与噪声强度之比的参数称为信噪比，数值越大说明噪声对信号的影响越小，信号传递质量就越高，图像质量就越高。反之，图像质量就会下降。

知识点13：伪影的概念	副高：掌握　正高：掌握

伪影是指原本被扫描物体中并不存在而图像上却出现的各种形态的影像。

知识点14：造成伪影的因素	副高：掌握　正高：掌握

（1）患者因素：①运动伪影：包括扫描过程中患者身体的移动，患者未能屏息导致的胸腔或腹腔运动所致的伪影，可通过对患者的说明和训练来控制；心脏搏动和胃肠蠕动这些不自主的运动所造成的伪影，缩短扫描时间是行之有效的消除方法。②由于患者体内不规则的高密度结构和异物所致：如两侧岩骨间的横行伪影，金属异物（义齿、银夹）的放射状伪影等。

（2）设备因素：有些伪影与CT机器性能和状态有关，如档次较低的CT会因采样数据不够多或探测器排列不够紧密，在相邻两种组织密度差别较大的时候出现条纹或放射状伪影。机器故障所致的伪影较容易辨认。

第四章　MRI成像基础

第一节　MRI成像的基本原理

知识点1：磁共振成像（MRI）的概念　　　　　副高：了解　正高：熟悉

磁共振成像（MRI）是利用强外磁场内人体中的氢原子核即氢质子（^1H），在特定射频脉冲作用下产生磁共振现象，所进行的一种崭新医学成像技术。1946年发现了原子核磁共振这一物理现象，1973年劳特布尔（Lauterbur）应用该物理现象获得了人体MRI图像。与CT相同，MRI的应用也极大促进了医学影像诊断学的发展，为此，劳特布尔获得了2003年诺贝尔生理医学奖。

知识点2：磁共振成像（MRI）的步骤　　　　　副高：了解　正高：熟悉

（1）人体在强外磁场内产生纵向磁矢量和^1H进动。人体内富含^1H，^1H具有自旋特性而产生磁矩，犹如一个小磁体。通常，它们排列无序，磁矩相互抵消；当进入强外磁场内，则依外磁场磁力线方向有序排列，而产生纵向磁矢量。同时，这些^1H的自旋轴围绕磁力线做锥形运动，犹如旋转中的陀螺，称为进动。进动的频率与外磁场场强呈正比。

（2）发射特定的RF脉冲引起磁共振现象。向强外磁场内人体发射特定频率即与^1H进动频率相同的RF脉冲，^1H吸收能量而发生磁共振现象。结果同时产生两种改变：一种是吸收能量的^1H呈反磁力线方向排列，致纵向磁矢量变小、消失；另一种是^1H呈同步、同速即同相位进动，由此产生横向磁矢量。

（3）停止RF脉冲后^1H恢复至原有状态并产生MR信号。停止发射RF脉冲后，^1H迅速恢复至原有的平衡状态，这一过程称为弛豫过程，所需时间称为弛豫时间。有两种弛豫时间：一种是纵向磁矢量恢复的时间，为纵向弛豫时间，亦称T_1弛豫时间，简称T_1；另一种是横向磁矢量的衰减和消失时间，为横向弛豫时间，亦称T_2弛豫时间，简称T_2。发生共振的^1H在弛豫过程中，就会产生代表T_1值和T_2值的MR信号。

（4）采集、处理MR信号并重建为MRI图像。对于反映人体组织结构T_1值和T_2值的MR信号，经采集、编码、计算等一系列复杂处理，即可重建为MRI灰阶图像。

知识点3：质子的纵向磁化　　　　　副高：了解　正高：熟悉

单数质子的原子核具有自旋特性，产生小的磁场。但是人体进入静磁场（即外磁场）

前，体内质子的磁矩排列无序，质子总的净磁矢量为零，进入静磁场后，质子的磁矩则呈有序排列，产生一个与外磁场磁力线方向一致的净磁矢量，称为纵向磁化。

知识点4：质子的进动频率与Larmor公式　　　　　副高：了解　正高：熟悉

在静磁场中，有序排列的质子做快速的锥形旋转，称进动，其频率即每秒进动的次数取决于质子的性质以及它所处的外加磁场场强。场强越强，进动频率越快。

当向静磁场中的人体发射与质子进动频率相同的RF脉冲时，就能将RF脉冲能量传递给质子而出现磁共振现象，这个频率就称为共振频率。共振频率可由Larmor公式算出。

Larmor公式：

$$\omega_0 = \gamma \cdot \beta_0$$

式中：ω_0——进动频率（Hz）；γ——旋磁比；β_0——外磁场强度，场强单位为特斯拉（T）。

知识点5：磁共振现象　　　　　副高：了解　正高：熟悉

质子受到RF脉冲的激励，原来处在低能级的自旋被激发，即吸收电磁波的能量而改变能量状态，由低能级跃迁到高能级，这种现象就是磁共振现象。

知识点6：MR信号的产生与MR图像　　　　　副高：了解　正高：熟悉

弛豫过程是磁力线不断变化的过程，可以感应邻近的接收线圈，出现电信号。弛豫的速度决定了电信号的强弱。

由于氢质子在不同组织中的环境不一致，影响了它弛豫的速度，使得人体正常组织之间、正常组织与病理组织之间在弛豫时间上产生差别，这是形成磁共振影像对比的基础。不同组织间弛豫时间有差别时的信号强度也产生差别，这些信号强度的差别表现在图像中灰度的不同，这样组成的图像就是磁共振图像。

知识点7：MRI检查的基本成像　　　　　副高：熟练掌握　正高：熟练掌握

MRI检查有两种基本成像：一种是主要反映组织间T_1值的差异，称为T_1加权成像（T_1WI）；另一种是主要反映组织间T_2值的差异，称为T_2加权成像（T_2WI）。人体内各种组织及其病变，均有相对恒定的T_1值和T_2值。MRI检查就是通过图像上反映T_1值和T_2值的黑白灰度及其改变，来检出病变并进行诊断的。

知识点8：MRI信号强度　　　　　副高：熟练掌握　正高：熟练掌握

MRI图像上的黑白灰度称为信号强度。其中，白影称为高信号，灰影称为中等信号，黑影称为低信号或无信号。T_1WI图像上，高信号代表T_1弛豫时间短的组织，常称为短T_1高信号或短T_1信号，例如脂肪组织；低信号代表T_1弛豫时间长的组织，常称为长T_1低信号或长T_1信号，例如脑脊液。T_2WI图像上，高信号代表T_2弛豫时间长的组织，常称为长T_2高信号或长T_2信号，例如尿液；低信号代表T_2弛豫时间短的组织，常称为短T_2低信号或短T_2信号，例如骨皮质。

几种正常组织在T_1WI和T_2WI图像上的信号强度与影像灰度

		脑白质	脑灰质	脑脊液和水	韧带	肌肉	脂肪	骨皮质	骨髓
T_1WI	信号强度	较高	中等	低	低	中等	高	低	高
	影像灰度	白灰	灰	黑	黑	灰	白	黑	白
T_2WI	信号强度	中等	较高	高	低	中等	较高	低	中等
	影像灰度	灰	白灰	白	黑	灰	白灰	黑	灰

第二节 MRI 设 备

知识点1：MRI设备构成　　　　　副高：了解　正高：熟悉

①主磁体；②梯度线圈；③射频系统；④模拟转换器；⑤计算机；⑥附属设备等。

知识点2：磁体类型　　　　　　　副高：了解　正高：熟悉

主磁体主要用于提供静磁场，场强单位为特斯拉（T）。通常用主磁体类型来表示MRI设备的类型。主磁体可被分为以下三种：

（1）永久磁体：永久带有磁性，运作时不耗能，但热稳定性差，场强低，一般低于0.3T，重量大。

（2）阻抗磁体：也称常导磁体或电磁体。只有当线圈通过电流时才有磁性，耗电能。电流通过线圈时因阻力而生热，必须冷却。场强一般也不高。

（3）超导磁体：主线圈由超导材料制成。通过励磁后，电流就持久地在线圈内流动并产生一个恒定磁场耗费极低的电能。超导磁体的优点是场强高而且均匀。但是需要保持内部的低温状态。

知识点3：梯度线圈　　　　　　　副高：了解　正高：熟悉

梯度线圈用于产生梯度场，在MR成像中用于选层和信号的空间定位。

| 知识点4：射频系统 | 副高：了解　正高：熟悉 |

射频系统用于发射RF脉冲以激励体内质子产生MR信号，在接收MR信号时又用作MR信号的接收器。

第三节　MRI成像性能

| 知识点1：MRI成像的主要优势 | 副高：了解　正高：熟悉 |

（1）组织分辨力高：这是MRI的突出优点。MRI为多参数、多序列成像，除了常规自旋回波序列T_1WI和快速自旋回波序列T_2WI检查外，还可根据需要行其他序列和技术检查。不同病变内的组织在这些成像序列和检查技术上，有不同的信号强度，据此可以进行区分，从而有助于病变的检出及诊断和鉴别诊断。

（2）直接进行水成像：利用重T_2WI序列检查，不用任何对比剂，就能够整体显示含有液体的器官和间隙，即MR水成像。

（3）直接进行血管成像：利用液体流动效应，不用对比剂，采用时间飞跃（TOF）或相位对比（RC）法，即能整体显示血管，即MR血管成像（MRA）。

（4）在体分析组织和病变代谢物的生化成分：^1H在不同生化成分中有不同的共振频率，据此能够检测活体组织和病变内代谢物的生化成分及其含量，即^1H磁共振波谱（MRS）检查。

（5）能够进行fMRI检查。

| 知识点2：fMRI检查内容 | 副高：了解　正高：熟悉 |

（1）扩散加权成像（DWI）和扩散张量成像（DTI），其中DWI能够反映组织和病变内水分子扩散运动及其受限程度，而DTI则能反映水分子扩散运动的各向异性。据此还可以进行脑白质纤维束成像。

（2）灌注加权成像（PWI），可通过灌注参数值反映组织和病变的血流灌注状态。

（3）脑功能定位成像，是利用血氧水平依赖（BOLD）原理，进行脑功能活动区的定位和定量。

| 知识点3：MRI成像的局限性 | 副高：了解　正高：熟悉 |

（1）通常不能整体显示器官结构和病变：与CT相同，MRI常规为断层图像，不能整体显示器官结构与病变。

（2）多序列、多幅图像不利于快速观察：这一点也与CT相同，尤其是对于多序列图像，其间需要进行比对观察。

（3）受部分容积效应影响：常规MRI图像也为体素成像，同样受部分容积效应影响。

（4）检查时间相对较长：常规MRI检查为多序列成像，耗时较长，不利于急症患者和难以制动者检查快速成像序列和技术，例如平面回波成像（EPI），可在一定程度上缩短检查时间。

（5）易发生不同类型伪影：MRI图像上常有运动性、外磁场不均匀性、梯度相关性等伪影，给图像的解释带来困难。

（6）识别钙化有限度：常规MRI检查多不易识别钙化，磁敏感加权成像有所帮助，但总体而言，MRI对钙化识别不及CT检查。

第四节　MRI检查方法

知识点1：普通平扫检查　　　　　　　　　　　　　　副高：了解　正高：熟悉

全身各部位MRI检查时，若无特殊要求，通常先行普通平扫检查。常规为横断层T_1WI和T_2WI检查，必要时辅以冠状、矢状或其他方位T_1WI和/或T_2WI检查。

知识点2：特殊平扫检查　　　　　　　　　　　　　　副高：了解　正高：熟悉

（1）脂肪抑制T_1WI和T_2WI：应用特定的脂肪抑制序列和技术，能够明确病变内有无脂肪组织有利于含脂肪病变的诊断。

（2）梯度回波同、反相位T_1WI：用于富含脂质病变。

（3）水抑制T_2WI：能够抑制自由水信号，利于脑室、脑沟旁长T_2高信号病灶的检出。

（4）磁敏感加权成像（SWI）：为一种反映组织间磁敏感性差异的特殊成像技术，能够清晰显示小静脉、微出血和病灶内铁沉积。用于脑内静脉发育畸形、脑弥漫性轴索损伤、子宫内膜异位囊肿等病变诊断，以及恶性肿瘤病理分级的研究等。

知识点3：对比增强检查的概念　　　　　　　　　　　副高：了解　正高：熟悉

MRI对比增强检查常简称MRI增强检查，是经静脉注入顺磁性或超顺磁性对比剂后，再行T_1WI或T_2WI检查的方法。

知识点4：对比增强检查的对比剂　　　　　　　　　　副高：了解　正高：熟悉

（1）二乙烯三胺五乙酸钆：目前普遍采用，为顺磁性对比剂，主要作用是缩短T_1值，可使T_1WI图像上组织与病变的信号强度发生不同程度增高，称为强化，从而改变其间的信号对比，有利于病变的检出和诊断。

（2）超顺磁性氧化铁：为超顺磁性对比剂，主要作用是缩短T_2值，使T_2WI图像上信号减低，是单核-巨噬细胞系统（网状内皮系统）细胞特异性对比剂。

（3）钆塞酸二钠：为顺磁性对比剂，主要作用是缩短T_1值，是一种新型肝细胞特异性对比剂。

知识点5：MRI增强检查的方法	副高：了解　正高：熟悉

（1）普通增强检查：常用于颅脑疾病诊断。

（2）多期增强检查：能够观察病变强化程度随时间所发生的动态变化，有利于定性诊断。主要用于腹、盆部疾病诊断。

（3）超顺磁性对比剂增强检查：主要用于肝脏肿瘤的诊断与鉴别诊断。

（4）肝细胞特异性对比剂增强检查：主要用于肝脏肿瘤的诊断与鉴别诊断，对于小肝癌的检出有较高价值。

知识点6：磁共振血管成像检查	副高：了解　正高：熟悉

磁共振血管成像（MRA）是使血管成像的MRI技术，早期它毋需向血管内注入对比剂即可使血管显影，检查过程简单、安全，属于无创性检查。常用的技术有时间飞跃（TOF）法、相位对比（PC）法，主要是利用血液有方向性的流动这一特点使血管内流动的血显示为高信号，周围静止的组织显示为极低信号，然后通过图像后处理显示血管树。但这种MRA技术的空间分辨力有限，对显示小的血管病变不够满意，而且容易受血流方向、速度和湍流的影响出现某些假象。目前，新的应用对比剂的快速增强MRA（CEMRA）已经实现，用对比剂充盈的方法使血管内血流显示为高信号，可以避免血流速度和方向改变对显示血管形态的影响，而且空间分辨力也有明显提高。

知识点7：MR水成像检查	副高：了解　正高：熟悉

MR水成像是采用长TE技术获取重T_2WI，合用脂肪抑制技术，使含水器官显影。具有无创、简单、影像较清楚等优点。目前MR水成像技术主要包括MR胰胆管造影（MRCP）、MR尿路造影（MRU）、MR脊髓造影（MRM）、MR内耳迷路成像、MR涎腺成像等。

知识点8：^1H磁共振波谱（^1H-MRS）检查	副高：了解　正高：熟悉

^1H-MRS通常获取的是代表组织内不同生化成分中^1H共振峰的谱线图，进而能够明确其生化成分的组成和浓度；也可依某一生化成分的空间分布和浓度转换成检查层面的伪彩图，并与普通平扫MR图像叠加，以利直观分析。^1H-MRS检查对脑肿瘤、前列腺癌、乳腺癌等肿瘤的诊断与鉴别诊断有很大帮助。

知识点9：功能成像	副高：了解　正高：熟悉

（1）扩散成像：利用正常组织与病理组织之间水扩散程度和方向的差别成像的技术，可

以获得扩散加权像（DWI），计算扩散指数（ADC）。

（2）灌注成像：是静脉快速注入Gd-DTPA进行动态MR扫描，借以评价毛细血管床的状态与功能。

（3）血氧水平依赖成像：是根据局部脑活动可以改变局部脑组织的血液中含氧血红蛋白与脱氧血红蛋白的比例，利用这个差别形成信号，来标记正在活动的那部分脑组织。

（4）MR波谱：标记活体组织的波谱，根据波谱中化学成分的改变来进一步确定病变组织的性质。

第五章　影像诊断常用对比剂

第一节　X线对比剂

知识点1：X线对比剂的引入方式　　副高：掌握　正高：掌握

（1）直接引入法：包括口服法、灌注法、直接注入法；CT包括椎管造影（CTM）、CT导引下人工气胸、CT导引下胸膜腔内成像、CT导引下肝内胆管成像等。

（2）间接引入法：对比剂经不同途径引入体内，经吸收或聚集，增加不同组织间的对比度。CT静脉注射对比剂进行增强扫描也是属于间接引入法。

知识点2：X线对比剂根据对X线吸收程度的分类及特点　　副高：掌握　正高：掌握

（1）阴性对比剂：是一种密度低、吸收X线少、原子序数低、比重小的物质。X线片上显示为密度低或黑色的影像。常用的有空气、氧气、二氧化碳等。

（2）阳性对比剂：是一种密度高、吸收X线多、原子序数高、比重大的物质。X线片上显示为密度高或白色的影像。常用的对比剂有硫酸钡、碘化合物。CT的静脉注射用含碘对比剂、口服或灌肠用的低浓度含碘对比剂也属于阳性对比剂。

知识点3：X线对比剂根据应用途径的分类及特点　　副高：掌握　正高：掌握

（1）血管内用对比剂：属阳性对比剂，指水溶性碘制剂，可经肾排泄，也可经胆排泄。

（2）椎管内用对比剂：属阳性对比剂，可分为无机碘制剂、水溶性有机碘化合物，均用于椎管造影。

（3）腔内用对比剂：可以是阳性对比剂，也可是阴性对比剂。

知识点4：常规X线普通检查用硫酸钡制剂　　副高：掌握　正高：掌握

硫酸钡是纯净的医用硫酸钡粉末，白色无臭，性质稳定，不溶于水或酸碱性水溶液，在消化道内不被吸收，无毒副作用，服用安全。主要用于食管、胃、肠道检查，采用不同方法导入体内。可根据检查目的，调制成不同的浓度。大致分为以下3类：①稠钡剂，硫酸钡与水之重量比为（3~4）：1，呈糊状，用以检查食管；②钡剂用混悬液，硫酸钡与水之重量比为1:（1~2），可另加适量辅剂，如胶粉、糖浆等，搅拌而成，用于口服检查胃肠道；③钡灌肠用混悬液，硫酸钡与水之重量比约为1:4。

知识点5：胃肠双重对比造影用硫酸钡制剂　　　　　　副高：掌握　正高：掌握

必须达到下列要求：①高浓度；②低黏度；③细颗粒；④与胃液混合后不易沉淀和凝集；⑤黏附性强。其用于不同部位的浓度和用量：食管浓度200%左右，口服量10~30ml；胃和十二指肠浓度160%~200%，口服量50~250ml；小肠和结肠浓度60%~120%，灌肠150~300ml。因其不被吸收，故剂量不受限制。须注意非医用硫酸钡往往含有氯化钡等有毒物质，绝不可服用。

知识点6：碘化合物　　　　　　　　　　　　副高：熟练掌握　正高：熟练掌握

（1）碘化油：是无机碘制剂，为植物油与碘的结合剂。主要用于瘘管、子宫输卵管和淋巴管造影检查，用法为直接注入检查部位。在介入治疗中，也用于制备碘油化疗药物乳剂行血管内化疗栓塞以治疗肿瘤。

（2）水溶性有机碘化合物：此类对比剂种类多、用途广，其毒性和不良反应在不断降低。按是否在体内解离，可分为离子型和非离子型两类；按其化学结构，又分为单体和双聚体两类；按其渗透压高低，又分为低渗型、等渗型和高渗型；按其浓度的不同分为高浓度对比剂和常规浓度对比剂。水溶性碘对比剂主要经血管注入，用于血管的X线、CT造影及CT各部位增强扫描；也可在不适于用钡剂的情况下用于消化道和瘘道造影。

知识点7：CT对比剂的临床实际分类　　　　　　副高：掌握　正高：掌握

（1）离子型单体对比剂：主要产品为泛影葡胺。属高渗对比剂。

（2）离子型二聚体对比剂：例如，碘克酸。属低渗对比剂。

（3）非离子型单体对比剂：目前最常用的CT增强对比剂，例如碘普罗胺、碘海醇（欧米帕克）、碘帕醇、碘佛醇等。属低渗对比剂。

（4）非离子型二聚体对比剂：例如，碘克沙醇和碘曲仑。属等渗对比剂。

知识点8：增强扫描的相关参数对CT增强效果的影响　　　　　　副高：掌握　正高：掌握

（1）对比剂注射流率对增强效果的影响：CT动脉期的强化效果取决于血管内碘的流量，增加对比剂注射流率可以提高强化峰值，高流率能够提高增强效果的根本是增加了碘流率（IDR）。

（2）对比剂浓度对增强效果的影响：在相同碘含量、相同注射流率的前提下，高浓度对比剂可提高增强效果。因增加对比剂的浓度，可使强化峰值明显升高；同时，对比剂浓度越高，到达峰值的时间也越短。

（3）对比剂总量对增强效果的影响：对比剂总量的改变可以影响到峰值、峰值时间和峰值持续时间三个方面。

知识点9：碘对比剂的毒性作用　　副高：掌握　正高：掌握

（1）分子的化学毒性：可能使由于它对细胞外间隙和/或细胞膜内蛋白质的影响，以及小剂量进入细胞内对比剂分子对细胞器和酶系统的作用。

（2）渗透压毒性：血液的渗透压为300mOsm/kg。对比剂的高渗性使其在应用后可使液体从红细胞、内皮细胞及其他结构内移出，可产生疼痛、血管扩张、血压下降等反应及血液黏稠度的改变。

（3）离子失衡：当对比剂在血管中以一定比例替代血液流过（尤其在心脏、冠状动脉及大血管内）时，由于不同离子浓度比的差别，可产生某些不良反应，如心室颤动等。

知识点10：碘对比剂的免疫反应　　副高：掌握　正高：掌握

对比剂的应用还可能因其化学毒性和高渗性以及离子失衡触发免疫反应，产生类似抗原-抗体反应的"假变态"反应，或称"假过敏"反应。这种不良反应的发生及程度与对比剂的用量无关。

知识点11：精神因素与碘对比剂不良反应　　副高：掌握　正高：掌握

精神因素如过度紧张、恐惧及焦虑可导致某些不良反应的发生，例如恶心、面部潮红等。

知识点12：碘对比剂对肝肾功能的影响　　副高：掌握　正高：掌握

除了特异性很强的胆系静脉用对比剂外，常规用CT血管内用对比剂的排泄，90%以上的量是经过肾脏。这样主要的影响是使肾脏的负担加重。对于肾功能正常的患者来讲，很少因对比剂的应用产生不良反应。

肝脏是除肾脏外对比剂排泄的主要途径，因此当肾脏功能有损害时，肝脏的排泄量就要增加，此时如同时有肝脏疾病存在，就有可能对肝脏产生影响，这种影响多较轻，且为一过性。

知识点13：碘对比剂对凝血机制的影响　　副高：掌握　正高：掌握

血管内皮可以被高渗溶液（如比率为1∶5的对比剂）损伤，受损的血管内皮可以导致血管内血栓形成。这在静脉注射高渗对比剂时尤为明显，因为此时对比剂与血管内皮有较长时间的接触。

知识点14：碘对比剂的不良反应表现根据反应症状的程度分类　　　副高：掌握　正高：掌握

（1）轻度：毋需治疗，很快恢复正常。
（2）中度：需要治疗，用药后即可恢复正常，但毋需监护。
（3）重度：危及生命要立即采取抢救措施。

知识点15：碘对比剂不良反应的临床表现　　　副高：掌握　正高：掌握

较轻的有全身或局部发热、局部疼痛、打喷嚏、恶心、呕吐、头痛、腹痛、荨麻疹、流泪、结膜充血等，严重的有喉头水肿、支气管痉挛、肺水肿、抽搐、血压下降、休克、昏迷，甚至呼吸心跳停止。

知识点16：碘对比剂反应的高危因素　　　副高：掌握　正高：掌握

①肝肾功能有损害者，尤其是中度损害以上；②心肺功能不全的患者；③有过敏倾向者；④甲状腺功能亢进患者；⑤糖尿病患者；⑥有对比剂过敏史者；⑦各种因素导致的体质严重虚弱者。

知识点17：碘对比剂反应的预防　　　副高：掌握　正高：掌握

（1）CT室必须装备必要的各种抢救用药品以备随时取用，同时要配备氧气瓶（或管道）、吸痰器随时准备应用。如遇严重反应，在抢救的同时要尽快通知有关科室医师前来协助抢救。
（2）增强前准备工作要做好，首先详细了解有关病史、药物过敏史，以及早发现对比剂反应的高危因素，采取对应措施。
（3）应用对比剂前一定要做碘过敏试验，以静脉法为宜。需要注意的是部分患者在做过敏试验时可发生严重不良反应，要有准备，以免措手不及。
（4）最好采用非离子型对比剂。

知识点18：碘对比剂反应的处理原则　　　副高：掌握　正高：掌握

①轻度反应不必采取措施，但要留患者观察十余分钟；②中度反应及重度反应要立即停止对比剂的注射，保持静脉通道，并首先静脉注射地塞米松10~30mg，同时根据不同形式的反应立即采取必要的抢救措施，抢救措施的基本原则是对症治疗。

第二节　MRI 对 比 剂

知识点1：MRI对比剂增强机制　　　　　　　副高：掌握　正高：掌握

MRI对比剂本身不显示MR信号，只对邻近质子产生影响和效应，这种特性受到对比剂浓度、对比剂积聚处组织弛豫性、对比剂在组织内相对弛豫性及MR扫描序列参数多种因素的影响，从而造成MR信号强度的改变。

在MR成像中，质子所产生的MR信号及其弛豫时间T_1和T_2决定着不同组织在MR图像上的对比，MRI对比剂与质子相互作用来影响T_1和T_2，一般使T_1和T_2都缩短，但程度不同，二者中有一种为主。

知识点2：MRI对比剂的种类及特点　　　　　副高：掌握　正高：掌握

根据对比剂在体内分布、磁特性、对组织T_1或T_2的主要影响和所产生MR信号强度的差异分类，目前有两种分类：

（1）生物分布性：分细胞内、外对比剂两类。①细胞外对比剂：目前临床广泛应用的钆制剂属此类，代表药物为二乙烯三胺五乙酸钆（Gd-DTPA）。它在体内非特异性分布于细胞外间隙或间质间隙，可在血管内与血管外、细胞外间隙间自由通过。因此成像时需掌握好时机，方可获得良好的组织强化对比。②细胞内对比剂：可特异性进入体内某一类细胞内，反映此类细胞的分布和功能，如作为单核吞噬细胞系统的对比剂［如超顺磁性氧化铁（SPIO）］和肝细胞对比剂［如钆塞酸二钠（Gd-EOB-DTPA）］。Gd-EOB-DTPA一方面通过缩短组织T_1弛豫时间，可得到与Gd-DTPA相似的多期动态增强效果；另一方面，肝功能正常者注射Gd-EOB-DTPA后20分钟肝实质吸收对比剂强化达峰值，同时胆系也可显影，该期相称为肝胆特异期，它可以提高肝局灶性病变的检出及定性诊断能力，可显著提高超声、MSCT或Gd-DTPA增强MRI表现不典型的肝细胞癌（HCC）定性诊断的准确性。

（2）磁特性依磁特性：分为顺磁性、超顺磁性和铁磁性三类。①顺磁性对比剂由钆、锰等顺磁性金属元素组成：主要使T_1时间缩短并使信号增强。临床上常用缩短T_1效应作为T_1WI中的阳性对比剂，如Gd-DTPA。最初主要用于中枢神经系统检查，目前也广泛用于腹部、乳腺、骨骼肌系统病变增强检查以及血管成像，可显示病变的血供情况、勾画肿瘤的轮廓、区别病变组织与正常组织、发现平扫不能显示的微小病变以及进行灌注成像等功能研究。②铁磁性及超顺磁性对比剂由氧化铁组成：二者均可使T_2弛豫时间缩短，一般用于T_2WI序列。代表药物为超顺磁性氧化铁（SPIO）。主要作为肝脏的靶向对比剂用于肝恶性肿瘤诊断。静脉注射后被肝脏库普弗（Kupffer）细胞吞噬，T_2WI上正常肝实质信号明显减低，而肝恶性肿瘤缺乏Kupffer细胞，因此信号强度无明显变化，与正常肝实质对比明显。

知识点3：钆螯合物的应用　　　　　　　　　　　　　副高：掌握　正高：掌握

钆螯合物是以Gd为基础的MRI对比剂。常规作为非特异性细胞外对比剂。分离子型和非离子型。最常用的Gd-DTPA为离子型对比剂。依化学结构分为线形和巨环形螯合物。Gd对比剂均为亲水性、低分子量复合物，因粒子小，经静脉引入体内，很快从血管内弥散到细胞外间隙，但不易通过血脑屏障，正常不进入脑与脊髓。其生物学分布为非特异性，一旦它在血管内和细胞外间隙迅速达到平衡后，则很快失去组织间的对比。钆类对比剂主要应用于中枢神经系统MRI检查，可使某些正常结构强化，如垂体、静脉窦等，也可使病变强化，如脑瘤、梗死、感染、急性脑脱髓鞘病变，以及脊髓肿瘤、炎症病变的强化等。它有助于小病变检出，如转移瘤强化后发现病灶数目明显增多。也用于腹部、乳腺、肌骨系统病变增强检查。Gd类对比剂经静脉内注入，用量为0.1mmol/kg，多发性硬化、转移瘤可用至0.2~0.3mmol/kg，以发现更多病变。Gd类对比剂很少引起不良反应，占1%~5%。主要为胃肠道刺激症状和皮肤黏膜反应，为恶心、呕吐及荨麻疹，反应轻微持续时间短，一般毋需处理。孕妇与肾功能不良者应慎用。

知识点4：超顺磁性氧化铁的应用　　　　　　　　　　副高：掌握　正高：掌握

为颗粒物质，经静脉被肝脏的网状内皮系统（RES）库普弗（Kupffer）细胞吞噬，主要作为RES定向肝对比剂，用于肝恶性肿瘤诊断。

知识点5：肝细胞特异对比剂的应用　　　　　　　　　副高：掌握　正高：掌握

为肝细胞靶对比剂，即在Gd对比剂中加入芳香环，增加其亲脂性以便与肝细胞结合。

知识点6：血池对比剂的应用　　　　　　　　　　　　副高：掌握　正高：掌握

为缩短T_1的对比剂。由于血液循环有相对长的时间，可从稳态中获取高分辨力和较高的SNR。目前利用超顺磁性氧化铁粒子。

知识点7：口服对比剂的应用　　　　　　　　　　　　副高：掌握　正高：掌握

阳性对比剂用Gd-DTPA与甘露醇配合，服用后肠道显示高信号。阴性对比剂为口服超顺磁性氧化铁剂，它使肠道内对比剂聚集处信号消失。口服对比剂主要用于区分肠道与周围正常、病理的器官或组织，使胃肠道壁显示清晰。

第二篇
中枢神经系统

第一章 总 论

第一节 神经系统影像解剖

一、颅脑影像解剖

知识点1：颅骨的组成　　　　　　　　　　　　　　　　副高：掌握　正高：掌握

颅骨由23块骨组成，分为脑颅骨及面颅骨。脑颅骨围成颅腔，容纳、支持和保护脑。面颅骨构成眼眶、鼻腔和口腔的骨性支架。

知识点2：颅内生理性钙化　　　　　　　　　　　　　　副高：掌握　正高：掌握

（1）松果体钙化：钙化斑成人平片显影率为30%～40%，多呈点状或点状聚集，形成类圆形致密影，少数呈环状。

（2）脉络丛钙化：脑室内的脉络丛钙化平片显影率不到0.5%，最多见于侧脑室三角区。

（3）大脑镰钙化：最常见的部位是大脑镰前部，其平片显影率近10%。

知识点3：颅盖骨X线解剖　　　　　　　　　　　　　　副高：掌握　正高：掌握

（1）颅壁厚度、密度与结构：儿童颅盖骨较薄，成人较厚且颅板分内板、外板和板障三部分，老年人则厚而平坦。

（2）颅缝与囟：冠状缝自颅穹隆前中1/3交界处下行至前、颅中窝交界处；人字缝自枕内粗隆上方数厘米处向前下方延伸。冠状缝前为额骨，人字缝后为枕骨，两缝之间为顶骨。顶骨稍下方较透亮区为颞骨鳞部。

（3）压迹：主要有脑回压迹、血管压迹和蛛网膜颗粒压迹。

知识点4：颅底X线解剖　　　　　　　副高：掌握　正高：掌握

（1）整个颅底影呈类圆形，最前凸出部分为鼻部及上牙槽，稍后为颏部及额面部结构的重叠影像，其两旁为颧骨弓。

（2）鼻中隔与筛骨垂直板相续并位于中线前部，两旁结构对称。

（3）中部的透亮影为蝶窦及鼻后孔，其后为蝶骨体部。

（4）蝶窦的透亮影明显，窦壁清晰，蝶窦的两侧壁旁紧邻磨牙呈"人"字形的致密影为翼突内、外板。

（5）翼突板的后方有卵圆孔，后外方较小呈圆形者为棘孔。

（6）颞骨岩部呈"八"字形致密影，位于枕骨大孔的前外方，左右对称呈轴位影像。

（7）岩骨前缘颈内动脉管外口呈圆形透亮影，岩尖部不规则透亮影为破裂孔，由岩尖部、蝶骨与枕骨共同围成。

知识点5：新生儿颅骨解剖　　　　　　副高：掌握　正高：掌握

出生时脑颅骨与面颅骨比例悬殊，约为8∶1，18岁时为2∶1。面颅骨无鼻窦影像，无牙齿，颅缝宽，有颅囟。

知识点6：眼眶X线解剖　　　　　　　副高：掌握　正高：掌握

（1）后前位：眶口近似圆形，左右对称，眶腔密度较正常上颌窦密度稍高。在眶内，上内侧可见眶下裂影，为一斜行倒逗点形透亮区。眶上裂上界为蝶骨小翼，下界为蝶骨大翼阴影，内侧为蝶骨体。眶上裂分开眶顶与外侧壁。眼眶外上缘有新月形稍高密度区，其上缘为泪腺窝顶，下缘为眶上缘。在眼眶外侧可见颧弓。

（2）侧位：眼眶呈锥体形，底朝前，尖朝后。在眼眶前部，鼻骨部分显影，在鼻骨后下方的眶内缘，可见上颌骨额突。眶的中部有一弧形致密影，为左右颧骨的额突。眶的后部一较细的前凸弧形致密线，为颅中窝前壁的投影。

知识点7：鼻腔和鼻窦X线解剖　　　　副高：掌握　正高：掌握

（1）顶颏位：即瓦特（Water）位，两侧颞骨岩部投影于上颌窦腔下方，可清晰显示额窦、筛窦及上颌窦。窦腔气房透亮度高于眼眶。上颌窦呈尖朝下的三角形透亮影，窦壁呈致密线状影，内侧壁薄，外侧壁厚，为前后壁移行部的切线影，顶壁微上凸，位于眶下缘之下，顶壁中部有扁圆形眶下孔。圆孔和眶上裂影重叠于上颌窦腔内，窦腔内上方有后组筛窦气房。额窦位于额骨内，眼眶内上方，正常人额窦气化发育差异较大。额窦大多呈扇形透亮区，顶部有许多分隔切迹。筛窦位于两侧眼眶之间的筛骨内，呈蜂窝状气房。

（2）鼻颌位：即柯氏（Caldwell）位，两侧颞骨岩部投影于上颌窦腔的中部。额窦呈扇形透明区，边缘呈花瓣状。两侧筛窦位于两眼眶内侧，呈蜂窝状，其内可见数条纵横交错的致密线状骨性间隔，前后组筛窦相互重叠。

知识点8：下颌骨及颞下颌关节X线解剖　　　　　副高：掌握　正高：掌握

（1）正位：下颌骨呈马蹄状，分下颌体和下颌支。中间联合部为下颌体，两侧后方为下颌支。体部两侧有圆形小孔为颏孔，自颏孔向外上行走之细管状阴影为下颌管。下颌体与下颌支交界处为下颌角。下颌支髁突与冠突部分重叠。

（2）侧位：可完整显示一侧下颌体和下颌支。下颌体上有牙槽突，下颌体前部为颏部，其后方可见颏孔，相当于第2前磨牙下方，颏孔向后上方弧形管状影为下颌管，连于下颌支内面的下颌孔。下颌体下缘与下颌支交界处为下颌角，呈钝角。下颌支上有两个突出，前方为冠突，后方为髁状突，两突间有下颌切迹。髁状突与颞骨形成关节。

知识点9：颅脑横断面解剖　　　　　　　　　　副高：掌握　正高：掌握

（1）经中央旁小叶下部层面：大脑镰自前向后贯穿中线，在大脑镰旁可显示扣带回、中央旁小叶、楔前叶、顶枕沟、楔叶。

（2）经侧脑室体部上方层面：此层面两侧脑室呈")("形，中间部分为胼胝体和扣带回。胼胝体的后方为大脑镰。老年人大脑镰常钙化，呈条状或点状高密度影。大脑镰、大脑纵裂，分隔左和右大脑半球，纵裂后部可有轻度弯曲，这是大脑半球不对称的标志之一。

（3）经侧脑室体层面：两侧侧脑室体部呈凹缘向外侧的镰刀状影，居中线两旁，中间由透明隔相隔，向后延续为三角区，继之向后外侧伸入枕叶形成后角。两侧侧脑室的大小可不对称，以后角部多见。在左和右前角间为胼胝体膝部，后角间则为胼胝体压部，中线见有大脑纵裂池和大脑镰。中央沟位于大脑半球凸面、两侧侧脑室体前端连线水平。

（4）经松果体层面：在该层面中部可见两侧基底神经节和丘脑，由外向内依次为外侧沟、岛叶、最外囊、屏状核、外囊、豆状核和内囊。内囊呈"<"形，分为前肢、膝和后肢，前肢内侧是尾状核从大脑半球表面延伸至岛叶后端。新生儿左侧的侧裂常较宽大，并且左侧的颞平面（颞横回尾侧的三角形区域）亦大于右侧。

（5）经四叠体池层面：前部额叶为纵裂池隔开，第三脑室两侧邻接丘脑，连接左和右丘脑的丘脑间粘合位于第三脑室中部。第三脑室后端常见松果体钙化影，后邻四叠体池。

（6）经鞍上池层面：前部两侧为额叶，其间被大脑纵裂分开。鞍上池呈星形，其前角通大脑纵裂池，两前外侧角通大脑侧裂池，两后外侧角连环池，如后方为脑桥则呈"五角"形，如后方为脚间池则呈"六角"形。鞍上池有六条边，前面是两侧额叶后缘，外侧边为颞叶钩回，后两条边为大脑脚。鞍上池内有视交叉、视束、垂体柄、颈内动脉（C1段）、基底动脉等。

（7）经蝶鞍区层面：颅中/后窝前面是蝶骨小翼的后缘，由此向内后方延伸出尖突的前床突，鞍结节前邻视交叉沟，后方和鞍背之间是垂体窝。颅中/后窝内显示中脑、第四脑室、小脑。

（8）经眼球层面：前方为锥形眶腔，眼球边缘呈圆环状，称眼环；眼球生面有束状软组织条索通向眶尖，为视神经。两侧眼眶之间为筛窦，后连蝶窦。大脑颞叶位居颞骨岩部前方颅中窝内。

知识点10：颅脑正中矢状面断层解剖　　　　　　　　　　副高：掌握　正高：掌握

颅脑正中矢状面断层上大脑半球断面分上下两缘，上缘自前向后依次为额上回、旁中央小叶、楔前叶和楔叶；下缘前部为直回，后部为舌回。上缘的脑回借扣带沟与扣带回相邻。扣带回下方是胼胝体断面，胼胝体下方稍偏前为侧脑室体部。下方的第三脑室借穹隆与前上方的侧脑室体部分开。第三脑室中央可见卵圆形的丘脑间粘合，其前方为室间孔，下方经终板连于视交叉；第三脑室底为中脑上端，其后为中脑水管，水管上方为顶盖、松果体及松果体隐窝。脑干的正中矢状断面自上而下为中脑、脑桥、延髓向下移行于脊髓。中脑水管向后下斜行通第四脑室，下方经延髓的中央管连通脊髓的中央管。

知识点11：颅脑经垂体冠状面解剖　　　　　　　　　　副高：掌握　正高：掌握

颅脑经垂体冠状面上中线结构从上向下主要为大脑镰、胼胝体干、穹隆柱、第三脑室、垂体及垂体柄、蝶窦。侧脑室的外上方为尾状核和内囊膝部。第三脑室两侧为丘脑，丘脑向外依次为内囊后肢、豆状核、外囊、屏状核、岛叶、外侧沟及岛盖。外侧沟的上方和下方分别为额叶和颞叶。

二、脊柱区影像解剖

知识点12：颈椎X线解剖　　　　　　　　　　副高：掌握　正高：掌握

（1）正位：寰、枢椎以下椎体形态相似，呈扁长方形。椎体上缘两侧斜向外上方的致密小突起为钩突，与相邻椎体后外下缘构成钩椎关节。椎弓根呈环形致密影，位于椎体阴影内两侧，其上、下、外侧方致密性突起分别为上和下关节突及横突。横突两侧对称，棘突呈倒"人"字形致密影投影于中线上。

（2）侧位：各椎体顺序排列呈稍前凸的自然曲度即颈曲。椎体前后缘连线光滑，椎体呈四方形，其下缘分别形成的前、后唇缘突向下方，相邻椎体上和下缘之间透亮间隙为椎间隙。椎体后上缘向后延续为椎弓根及上、下关节突，相邻椎体的上和下关节突构成椎间关节，关节间隙表现为关节突稍下方的短条状透亮影。两侧椎板汇成棘突，其周围致密，中央较透亮；第2颈椎棘突粗大，向下呈钩突状，第7颈椎棘突最长。椎间孔由相邻椎体的后缘、椎骨上和下切迹围成，呈纵向长卵圆形透光区。

知识点13：胸椎X线解剖　　　　　　　　　　　　　　　　　副高：掌握　正高：掌握

（1）正位：胸椎椎体呈四方形，椎体上下面平坦，椎间隙宽度均匀，椎弓根投影于椎体阴影内两侧，呈环形致密影。棘突呈叠瓦状投影于中线上，呈水滴状致密影。椎弓根与棘突间斜方形稍致密影为椎板，两侧椎板上缘共同形成一凹面向上的弧形阴影，上关节突在此弧形两侧外上缘于椎弓根上方形成致密影。下关节突在椎板下方椎体下角处形成突出的致密影。椎体两侧水平伸出的圆钝状阴影为横突。上8个椎体两侧与两对肋骨构成关节，下4个椎体两侧仅与一对肋骨构成关节；上10个胸椎的每一个横突均与肋骨构成关节，分别称为肋椎关节与肋横突关节。

（2）侧位：胸椎顺序排列稍后突，椎体呈长方形，第12胸椎略呈楔形，椎体后缘略凹。椎体附件除横突外均可显示。

知识点14：腰椎X线解剖　　　　　　　　　　　　　　　　　副高：掌握　正高：掌握

（1）正位：腰椎椎体呈长方形，椎弓根投影于椎体阴影内两侧，呈纵向卵圆形环状致密影。椎板上缘于椎弓根上方形成的致密突起阴影为上关节突，椎板向外下方形成的致密突起阴影为下关节突。相邻椎体的上和下关节突形成椎间关节，由于椎间关节面呈矢状位，所以关节间隙表现为垂直透亮影。由椎体两侧向外水平伸出的圆钝状致密影为横突，棘突呈水滴状致密阴影。

（2）侧位：腰椎顺序排列稍前突形成腰曲。椎体呈四方形。第5腰椎与骶骨间隙稍窄，第4椎间隙略宽，其余各椎间隙大小相等。椎间孔大而清晰，椎弓根向上方突起的致密阴影为下关节突，横突呈轴位投影于上下关节突间的椎板阴影中，椎板后方向后下延伸的斜方形略致密阴影为棘突。

知识点15：骶、尾椎X线解剖　　　　　　　　　　　　　　　副高：掌握　正高：掌握

骶椎5个，从18～25岁，自下而上逐渐骨性融合形成骶骨。骶骨呈倒置的三角形，由中间部分及两侧翼部组成。中间部分可见纵行致密阴影为椎骶棘突愈合后形成的骶中嵴，两侧翼部可见4条对横行致密线影及4对透亮的骶孔影。骶骨下端连接尾骨，18岁后尾骨由4个尾椎组成，各尾椎间由软骨连接，约40岁后才消失，除第1尾椎由椎体、尾骨角及外侧突组成外，余尾椎仅留椎体部分。

知识点16：脊柱区横断面解剖　　　　　　　　　　　　　　　副高：掌握　正高：掌握

（1）经寰枢关节层面：可见寰椎呈环状，分为前弓、后弓和两侧的侧块。前弓的后方有枢椎的齿状突。齿状突呈圆柱形，其前缘稍平，与前弓后面的关节面构成寰枢正中关节；齿状突后方为寰椎横韧带；两侧为翼状韧带。侧块上下方的关节面分别与枕骨和枢椎相关节，

侧块外侧方的骨结构为横突。第1颈椎的横突较其他颈椎的横突长且粗，内有横突孔，孔内有椎动脉、椎静脉等通过。

（2）经第5颈椎弓板层面：椎管由前方的椎体、侧方的椎弓根和后方的椎板围成，呈尖端向后的三角形。上和下关节突构成椎间关节，连接椎弓根与椎板。两侧椎板在中线处呈钝角相连接。可见第5颈椎棘突斜向后下方，呈分叉状。椎体与关节块的外侧为横突，其根部有横突孔，内有椎动脉和静脉通过。

（3）经第5颈椎间管上部层面：椎体形态及硬脊膜囊、硬膜外腔及脊髓的形态与上一层相同。骨性椎管不完整，前方为椎体，侧后方为椎板。椎板的前端与第5颈椎下关节突相连，关节突关节与椎体后外缘之间的间隙为椎间孔的上部。脊神经根经细长的椎间管向前外方走行。

（4）经第8胸椎体层面：椎体呈心形，其前缘凸出与纵隔相邻，后缘呈凹陷状，椎体横径与前后径相似。椎体内见"Y"形的椎基静脉影。椎弓根自椎体上部垂直向后伸出，与椎板相连。椎板短而宽，向内后方斜行，于中线处汇合，汇合向后伸出第8胸椎棘突。横突自关节块向后外方伸出，与第9肋骨并行，横突末端的前外侧面有肋凹，与肋骨的肋结节形成肋横突关节。胸椎椎管近似圆形，胸髓断面呈圆形，位于蛛网膜下腔正中稍偏前。脊髓两侧可见脊神经的前根和后根。硬膜外隙前方有椎内静脉丛。

（5）经第1腰椎椎体层面：该层面通过第1腰椎椎体的中部及椎弓根。椎管呈完整的环状骨结构。椎体外形较大，前缘圆隆，后缘平滑微凹，椎体内见"Y"形椎基静脉影。锥体侧后方与椎弓根相连，在椎弓跟与椎板相连处见横突伸向外方，两椎板汇合处见棘突伸向后方。

（6）经第4～5腰椎间管上部层面：该层面显示第4、5腰椎椎间孔的上部。椎管呈不完全的环状结构。椎体呈椭圆形，后缘平滑微凹。椎体后外侧与第4腰椎下关节突之间为椎间管，内见第4腰椎脊神经的后根神经节，神经节的内侧为硬膜外静脉。第4腰椎下关节突前方有黄韧带附着，后方与椎板相延续。两侧椎板在中线汇合处后方见棘突。硬膜囊前缘平直，囊内见散在点状的马尾神经根位于终丝周围。硬膜外脂肪在椎间孔处和硬膜囊前、后最为丰富。椎体前方见下腔静脉和髂总动脉，两侧有粗大的腰大肌。

（7）经第4～5腰椎间盘层面：椎间盘的形态与相邻椎体一致，后缘微凹。椎间盘侧后方为椎间孔，孔内见硬膜外静脉和脂肪，管的外侧见第4腰神经斜向前外侧行走。椎间孔后方可见第4～5腰椎椎间关节，关节面呈浅弧形，从前内斜向后外方。关节前部为L_5上关节突，后为第4腰椎下关节突。下关节突与椎板相延续，椎板前方见条状的黄韧带附着。

知识点17：脊柱区正中矢状断面解剖　　　　　副高：掌握　　正高：掌握

此层面上可见脊柱的4个生理弯曲：颈曲和腰曲凸向前，胸曲和骶曲凸向后。椎体呈矩形，在椎体后缘中部有条状凹陷，为正常椎基静脉所在。第1颈椎前弓和后弓的断面均呈圆形，前弓的后方为枢椎齿状突。从枢椎至骶骨，相邻椎体间夹有椎间盘的断面。椎体前后覆有前纵、后纵韧带。椎体的后方为椎管，各段椎管的大小不尽相同。脊髓上端与延髓相连，下端为脊髓圆锥，终止于第1腰椎的下缘。脊髓颈膨大位于第5颈椎至第1胸椎节段，腰膨大位于第2腰椎至第3骶椎脊髓节段。蛛网膜下隙环绕在脊髓周围。

知识点18：脊柱区冠状面解剖　　　　　　　　副高：掌握　正高：掌握

（1）经椎体正中冠状面：胸、腰椎椎体呈矩形，左右径大于上下径。椎体由上而下逐渐增大，椎体上、下缘及左、右缘稍凹陷。在椎体左右缘的凹陷内，胸椎体两侧有肋间动脉的断面，腰椎两侧有腰动脉的断面。两相邻椎体之间为椎间盘，椎间盘中央为髓核，外围为纤维环。

（2）经脊髓中央冠状面：显示脊髓位于椎管中央，横径约10mm，两侧的蛛网膜下隙等宽。在第9～11胸椎椎体平面，脊髓增粗，其横径达12mm，此处为腰骶膨大。腰骶膨大向下变细延续为脊髓圆锥，其周围见马尾环绕。硬脊膜外侧为横突断面。胸椎横突断面的外侧可见圆形的肋骨断面。

第二节　基本病变表现

一、颅脑基本病变影像学表现

知识点1：颅内高压症　　　　　　　　　　　副高：掌握　正高：掌握

儿童主要表现为头颅增大、囟门增宽、颅缝分离、脑回压迹增多、颅骨变薄等；成人主要表现为鞍底、鞍背骨质模糊或消失、颅骨变薄等。

知识点2：颅内肿瘤定位征　　　　　　　　　副高：掌握　正高：掌握

（1）局限性颅骨改变：①脑表面或靠近颅骨肿瘤常表现为颅骨局限性增生、吸收变薄或局限性骨质破坏；②脑膜瘤常表现为靠近肿瘤的颅骨局限性增生，少部分表现为邻近肿瘤的颅骨吸收变薄；③三叉神经瘤常表现为岩骨尖破坏；④听神经瘤常表现为内听道扩大。

（2）蝶鞍改变：①鞍内肿瘤（如垂体瘤）常表现为蝶鞍扩大；②鞍旁肿瘤表现为鞍底受压下陷，可见双鞍底；③鞍上肿瘤常表现为蝶鞍变平、鞍背缩短。

（3）钙化：①根据肿瘤的钙化可初步判断肿瘤的位置和性质；②根据颅内正常生理钙化的移位情况可判断肿瘤的大致位置和大小。

知识点3：数字减影血管造影（DSA）　　　　　副高：掌握　正高：掌握

DSA是诊断颅内血管性疾病的金标准，如脑动静脉畸形（AVM）DSA能直接显示畸形血管，脑梗死DSA能直接显示闭塞或狭窄的血管，颅内占位性病变DSA能显示正常的脑血管受压移位、聚集或分离、扭曲或牵直等。

知识点4：颅脑CT平扫密度的改变　　　　　　　　　副高：掌握　正高：掌握

（1）脑内高密度病变：常见于新鲜血肿、钙化和富血管性肿瘤等。

（2）等密度病变：见于某些肿瘤、吸收期的血肿、血管性病变等。

（3）低密度病变：见于某些肿瘤、炎症、水肿、梗死、囊肿、脓肿等。

（4）混合密度灶：为各种密度混合存在的病灶，见于某些肿瘤、血管性病变、脓肿等。

知识点5：颅脑CT增强扫描特征　　　　　　　　　副高：掌握　正高：掌握

（1）CT增强检查：可见病变呈不同形式强化：①均匀性强化：见于脑膜瘤、转移瘤、神经鞘瘤、动脉瘤和肉芽肿等；②非均匀性强化：见于胶质瘤、血管畸形等；③环形强化：见于脑脓肿、结核瘤、胶质瘤、转移瘤等；④无强化：见于脑炎、囊肿、水肿等。

（2）CTA检查：异常表现与DSA检查所见类似。

（3）CT灌注检查：脑血流量减低、血容量变化不明显或增加、平均通过时间延长且范围与脑血管供血区一致，为脑缺血性疾病表现；局灶性脑血流量和血容量均增加，常见于脑肿瘤。

知识点6：颅脑CT中脑结构的改变　　　　　　　　　副高：掌握　正高：掌握

（1）占位效应：由颅内占位性病变及周围水肿所致，常表现为局部脑沟、脑池、脑室受压变窄或闭塞，中线结构向对侧移位。

（2）脑萎缩：范围可为局限性或弥漫性，脑皮质萎缩常表现为脑沟、裂增宽、增深，脑池扩大；脑髓质萎缩表现为脑室扩大。

（3）脑积水：梗阻性脑积水表现为梗阻部位近侧脑室扩大，脑沟和脑池无增宽；交通性脑积水表现为脑室系统普遍扩大，脑池增宽。

知识点7：颅脑CT中颅骨的改变　　　　　　　　　副高：掌握　正高：掌握

（1）颅骨本身病变：如外伤性骨折、颅骨炎症和肿瘤等。

（2）颅内病变累及颅骨：如蝶鞍、内耳道或颈静脉孔扩大以及局部骨质增生和/或破坏，常见于相应部位的肿瘤性病变。

知识点8：颅脑MRI肿块的表现　　　　　　　　　副高：掌握　正高：掌握

一般肿块含水量高，T_1WI上呈低信号，T_2WI上呈高信号；脂肪类肿块T_1WI上呈高信号，T_2WI上呈高信号；含顺磁性物质的黑色素瘤T_1WI上呈高信号，T_2WI上呈低信号；钙化和骨化性肿块则T_1WI上呈低信号，T_2WI上呈低信号。

知识点9：颅脑MRI囊肿的表现　　　　　　　　副高：掌握　正高：掌握

含液囊肿T_1WI上呈低信号，T_2WI上呈高信号；而含黏蛋白和类脂性囊肿则T_1WI上呈高信号，T_2WI上呈高信号。

知识点10：颅脑MRI水肿的表现　　　　　　　　副高：掌握　正高：掌握

脑组织发生水肿时，T_1和T_2值均延长，T_1WI呈低信号，T_2WI呈高信号。

知识点11：颅脑MRI出血的表现　　　　　　　　副高：掌握　正高：掌握

因血肿时期而异，①急性期：T_1WI和T_2WI呈等或稍低信号，不易发现；②亚急性早期：血肿T_1WI信号由周围向中心逐渐增高，T_2WI呈低信号；亚急性晚期，T_1WI和T_2WI均呈高信号，周围可开始出现含铁血黄素沉积形成的T_2WI低信号环；③慢性期：T_1WI呈低信号，T_2WI呈高信号，周围含铁血黄素沉积形成的T_2WI低信号环更加明显。

知识点12：颅脑MRI脑梗死的表现　　　　　　　副高：掌握　正高：掌握

①急性脑梗死早期（超急性期脑梗死）在T_1WI和T_2WI上信号多正常；②急性期和慢性期由于脑水肿、坏死和囊变，T_1WI上呈低信号，T_2WI上呈高信号。

知识点13：颅脑^{1}H-MRS检查的表现　　　　　副高：熟练掌握　正高：熟练掌握

代谢物峰的异常改变常见于脑肿瘤、脑梗死、脑脓肿等，如星形细胞肿瘤^{1}H-MRS检查电磁波的改变NAA峰减低，而Cho峰明显增高甚至超过前者。

知识点14：颅脑DWI和DTI检查的表现　　　　副高：熟练掌握　正高：熟练掌握

DWI异常表现是高信号，见于所有能导致组织内水分子运动改变（主要是受限）的疾病，如超急性期脑梗死、脑肿瘤和脑脓肿等；其中，星形细胞肿瘤的病理级别越高，信号强度也越高；脑脓肿的脓液呈高信号，而肿瘤的坏死灶为低信号，有助于其间鉴别。DTI的白质纤维束成像上，可见其受压移位，常为占位性病变所致；也可表现破坏中断，多见于脑梗死、脱髓鞘疾病，也可为高级别星形细胞肿瘤等。

二、脊髓基本病变影像学表现

知识点15：脊椎平片的表现　　　　　　　　　　副高：掌握　正高：掌握

椎管内占位性病变表现为骨性椎管扩大，椎体后缘及附件骨可受压吸收变薄，表现为椎弓根内缘变平或凹陷、椎弓根间距增宽和椎体后缘凹陷，椎间孔扩大伴边缘骨质硬化，常见于神经源性肿瘤。脊椎结核或恶性肿瘤可见椎骨破坏、椎旁冷脓肿或椎旁软组织块，常波及椎管。

知识点16：脊髓造影的表现 副高：掌握 正高：掌握

脊髓内肿瘤可见脊髓呈菱形膨大，蛛网膜下腔呈对称性狭窄，当肿瘤较大时可造成蛛网膜下腔完全阻塞，显示肿瘤以上蛛网膜下腔呈大杯口征；髓外硬膜内肿瘤脊髓受压移位，患侧蛛网膜下腔增宽；硬膜外肿瘤硬膜囊受压移位，患侧蛛网膜下腔受压变窄，脊髓向对侧轻度移位。

知识点17：脊椎CT的表现 副高：掌握 正高：掌握

脊椎CT检查能显示椎管内占位性病变，多呈软组织密度，周围椎管扩大，因周围附件骨的影响，CT常很难显示肿瘤与脊髓的关系，而CTM能较清晰地显示肿瘤与脊髓、硬膜及蛛网膜下腔的关系，其判断原则同脊髓造影。

知识点18：脊髓MRI的表现 副高：掌握 正高：掌握

能够清晰地显示椎管内的血肿、肿瘤、变性及坏死等，其MRI表现与脑部相应病变的表现相同。MRI能清晰地显示肿瘤与脊髓、硬膜及蛛网膜下腔的关系，其判断原则同脊髓造影。

第二章　颅脑肿瘤

第一节　总　　论

知识点1：脑肿瘤的WHO分类　　副高：掌握　正高：掌握

（1）神经上皮组织来源的肿瘤：星形细胞肿瘤、少突胶质细胞肿瘤、混合性胶质瘤、室管膜肿瘤、脉络丛肿瘤、来源未定的胶质肿瘤、神经元和混合性神经元-神经胶质肿瘤、神经母细胞肿瘤、松果体实质肿瘤、胚胎性肿瘤。

（2）周围神经肿瘤。

（3）脑（脊）膜肿瘤：脑（脊）膜上皮细胞肿瘤、脑膜间质、非脑膜上皮细胞肿瘤、上皮样血管内皮瘤、血管外皮细胞瘤、血管肉瘤、卡波西肉瘤、原发性黑色素细胞病变、组织来源不明的肿瘤。

（4）淋巴瘤和造血系统肿瘤。

（5）生殖细胞肿瘤。

（6）鞍区肿瘤。

（7）转移性肿瘤。

知识点2：轴内肿瘤　　副高：掌握　正高：掌握

轴内肿瘤是指起源或发生于原始胚胎组织的神经轴索组织内的肿瘤，即指位于脑实质或脊髓内的肿瘤。

知识点3：轴外肿瘤　　副高：掌握　正高：掌握

轴外肿瘤是指起源于原始神经轴索以外的肿瘤，可起源于硬膜、脑神经或起源于颅骨或胚胎残存的组织。

知识点4：颅内肿瘤轴内、轴外的鉴别诊断　　　　副高：掌握　正高：掌握

颅内肿瘤轴内、轴外的定位征象

	轴　内	轴　外
脑实质	边界不清	边界清
灰白质界面	不清	受压内移
邻近蛛网膜下腔	变窄	增宽
强化行为	无、明显、中等强化	明显强化
颅骨	少见	增生硬化或破坏
与硬膜关系	无关	宽基底密切

知识点5：颅内肿瘤的分级　　　　　　　　　　副高：掌握　正高：掌握

（1）Ⅰ级：良性，手术切除可治愈。
（2）Ⅱ级：细胞异形、浸润性生长、手术切除可复发。
（3）Ⅲ级：核分裂活跃、退行发育、浸润生长、恶性。
（4）Ⅳ级：伴有坏死与血管生成。

知识点6：颅内肿瘤大小、数目及水肿的征象　　　副高：掌握　正高：掌握

（1）大小：直径>5cm，肿瘤较大；<3cm，肿瘤较小；3~5cm，中等大小。
（2）数目：大多颅内原发肿瘤为单发，转移瘤单发或多发。
（3）水肿：分3级。水肿带最宽处≤2cm，轻度；>2cm，位于一侧半球，中度；大于一侧半球，重度。

知识点7：CT呈高密度和极低密度的肿瘤　　　　副高：掌握　正高：掌握

CT呈高密度和极低密度的肿瘤

高密度	极低密度
髓母细胞瘤	脂肪瘤
淋巴瘤	皮样囊肿
原始神经外胚层肿瘤	畸胎瘤
生殖细胞瘤	
松果体细胞瘤	
转移瘤	
脑膜瘤	

知识点8：颅内发生钙化的肿瘤　　　　　　副高：掌握　正高：掌握

颅内发生钙化的肿瘤

轴　　外	轴　　内
颅咽管瘤	少突胶质细胞瘤
脑膜瘤	星形细胞瘤（少见）
脊索瘤	
畸胎瘤	
松果体区肿瘤	

知识点9：颅内常发生出血的肿瘤　　　　　　副高：掌握　正高：掌握

较常发生出血的肿瘤

原发性	转移瘤
胶质母细胞瘤	肺癌、肾癌
间变性星形细胞瘤	乳腺癌
	绒毛膜癌
	黑色素瘤

知识点10：颅内肿瘤的信号征象　　　　　　副高：掌握　正高：掌握

大多数肿瘤呈长 T_1、长 T_2 信号影，一些肿瘤于 T_1WI 呈高信号。

T_1WI高信号肿瘤

囊性病变	实性病变
脂肪瘤	黑色素瘤
胶样囊肿	淋巴瘤
Rathke 裂囊肿	畸胎瘤
皮样囊肿	颅咽管瘤

知识点11：颅内肿瘤出血与单纯性血肿的鉴别　　　　　副高：掌握　正高：掌握

颅内肿瘤出血与单纯性血肿鉴别

	单纯性血肿	颅内肿瘤出血
信号强度	均一	不均匀，混杂
对比强化	无或者环形强化	不规则强化
出血期龄	演变规律正常	演变复杂缓慢
含铁血黄素环	完整	不完整
瘤周水肿	轻，逐渐消退	重，逐渐加重
数目	单发	多发，也可单发

知识点12：脑室内常见肿瘤　　　　　副高：掌握　正高：掌握

脑室内常见的肿瘤

侧脑室前角	侧脑室体部	侧脑室三角区	第三脑室	第四脑室
室管膜下巨细胞星形细胞瘤	中枢神经细胞瘤	脉络膜囊肿	胶样囊肿	髓母细胞瘤
星形细胞瘤	星形细胞瘤	脑膜瘤	星形细胞瘤	表皮样囊肿
室管膜下瘤		转移瘤	脉络丛乳头状瘤	皮样囊肿
		脉络丛乳头状瘤		室管膜瘤
				脉络丛乳头状瘤

知识点13：鞍区常见病变　　　　　副高：掌握　正高：掌握

鞍区常见的病变

鞍内病变	鞍上病变	鞍区囊性	鞍旁病变	漏斗区
垂体增生	颅咽管瘤	Rathke 裂囊肿	动脉瘤	垂体炎
微腺瘤	大腺瘤	蛛网膜囊肿	脊索瘤	结节病
大腺瘤	脑膜瘤	表皮样囊肿	海绵窦区肿瘤	转移瘤
脑膜瘤	星形细胞瘤	颅咽管瘤	海绵状血管瘤	星形细胞瘤
颅咽管瘤	生殖细胞瘤	垂体脓肿		生殖细胞瘤

知识点14：CPA区病变　　　　　　　　　　　　　　　　　　副高：掌握　正高：掌握

CPA区病变

囊 性	血管性	良性肿瘤	恶性肿瘤
表皮样囊肿	动脉瘤	神经鞘瘤	转移瘤
蛛网膜囊肿	血管迂曲压迫	脑膜瘤	
脑囊肿		室管膜瘤	
		脂肪瘤	

知识点15：常见颅内肿瘤的临床特点　　　　　　　　　　副高：熟练掌握　正高：熟练掌握

常见颅内肿瘤的临床特点

多形性胶质母细胞瘤	多形性胶质母细胞瘤（CBM）是成人常见的侵袭程度很高的颅内肿瘤，世界卫生组织（WHO）分级为Ⅳ级，病因学上分为原发性和继发性，后者由较低级别星形细胞瘤进展而来。CBM在星形细胞肿瘤中具有高死亡率和高致残率，占神经上皮性肿瘤的22.3%，占颅内肿瘤的10.2%。原发性CBM常见于老年人，继发性GBM常见于中年人，侵袭程度弱于原发性GBM。GBM常见于幕上白质区，额叶、颞叶、顶叶、枕叶，少见于基底核或丘脑，脑干及小脑病变最常见于儿童；男性患病率略高于女性。常见临床表现多样，与病变部位有关，如癫痫、局灶性神经功能缺失、颅内压增高、精神异常等
毛细胞型星形细胞瘤	毛细胞型星形细胞瘤是儿童常见的脑肿瘤，WHO分级为Ⅰ级，属良性肿瘤，但仍可发生脑脊液播散。好发年龄为10~20岁。好发于幕下，小脑多见（约占60%），也可见于视神经、视交叉、下丘脑、脑干，发生于幕上者罕见。肿块界限清楚、多为质软灰色团块，常合并囊变。临床表现主要为头痛、恶心、呕吐等颅内高压表现和视觉障碍（视通路受累时）
脑膜瘤	脑膜瘤占颅内肿瘤的15%~20%，居颅内原发肿瘤第二位，其中良性脑膜瘤占绝大多数。脑膜瘤多见于40~60岁成人，女性多见，男女比例约为1:2。脑膜瘤源于蛛网膜的帽状细胞或硬膜内的上皮细胞，好发于大脑凸面、大脑镰、小脑幕、桥小脑角、侧脑室三角部等位置。单发多见，偶见多发。肿瘤大小差异较大，数毫米至十余厘米均可见。肿瘤多为球形或分叶形，绝大多数质地坚硬，血供丰富，分界清楚，少数为扁平状，沿硬膜蔓延，并可侵入颅骨或颅外组织。肿瘤起病缓慢，病程长，初期临床症状不明显，以后逐渐出现颅内高压及局部定位症状
神经鞘瘤	神经鞘瘤起自神经鞘膜的施万细胞，以听神经瘤最常见。后者发生于桥小脑角，占桥小脑角区肿瘤的70%~80%，可单侧或双侧发病。30~60岁多见。听神经瘤多起源于前庭神经（而不是听神经）鞘膜，压迫神经可出现耳鸣、听力下降，早期局限于内听道内，随着逐渐长大可向阻力较小的桥小脑角池方向延伸，推移压迫小脑、脑干及周围脑神经，引起相应症状。梗阻性脑积水可出现颅内高压症状
垂体瘤	多数垂体瘤起源于垂体前叶（腺垂体），是鞍区最常见的肿瘤，占原发性颅内肿瘤的10%~15%，仅次于脑膜瘤和胶质瘤。可发生于任何年龄，以30~60岁多见，男女发病率相等，但催乳素微腺瘤多为女性。按有无内分泌功能分为功能性腺瘤和无功能性腺瘤，功能性腺瘤按其分泌激素的种类称为泌乳素瘤、生长激素瘤等，分泌两种或以上激素为混合性功能性腺瘤。肿瘤直径＜10mm为微腺瘤，直径≥10mm为大腺瘤。临床表现主要有两方面：一是垂体瘤压迫周围组织结构引起的症状，如压迫视交叉可导致偏盲等视力障碍、压迫第三脑室可导致脑积水，出现头痛、呕吐等颅内高压症状。二是功能性腺瘤分泌过多激素导致的内分泌亢进的症状，如泌乳素瘤出现闭经、泌乳，生长激素瘤出现肢端肥大，促肾上腺皮质激素腺瘤出现库欣病等
转移瘤	脑转移瘤可以于发生任何年龄，常见于40岁以后的年龄，发病率男稍多于女。临床表现主要与占位效应有关，有头痛、恶心、呕吐、共济失调和视盘（视乳头）水肿等。有时表现极似脑卒中。原发肿瘤以肺癌最多见，其次为乳腺癌、肾癌、甲状腺癌、前列腺癌、胃肠道肿瘤等。转移瘤好发于幕上，约占80%，多位于皮髓交界区，大多数为多发，单发者与颅内原发肿瘤鉴别较为困难

知识点16：常见颅内肿瘤检查方法的选择　　　　副高：熟练掌握　　正高：熟练掌握

（1）CT：是中枢神经系统疾病重要的影像诊断方法。优点是扫描速度快，空间分辨率高，可行薄层扫描和三维后处理重建。缺点是有辐射，软组织分辨率较差，后颅凹结构较易受颅骨伪影干扰而显示不佳。平扫常用于颅内疾病的筛查和初步诊断，增强扫描可对颅内占位进行初步定位和定性诊断，并可行CT血管成像（CTA）了解肿瘤与大血管的关系，有助于制订合理的手术方案；也可行CT灌注成像了解肿块的血供情况，对于肿瘤与非肿瘤性病变（如炎性肉芽肿、肿块样的脑白质病变）的鉴别有一定价值。

（2）MRI：是中枢神经系统疾病最重要的影像诊断方法。优点是无辐射、软组织分辨率高，可采用多种成像序列，行轴、冠、矢、斜位等不同方向扫描。同样可行MR血管成像（MRA）了解肿瘤与血管的关系，行MR灌注加权成像（PWI）了解肿瘤的血供情况；同时还可以行扩散加权成像（DWI）、扩散张量成像（DTI）、磁敏感加权成像（SWI）、MR波谱分析（MRS）、功能性磁共振成像（fMRI）等。其中DWI提供的组织弥散信息有助于脑脓肿与肿瘤坏死囊变的鉴别，DTI纤维示踪可以显示肿瘤与白质纤维束的关系，有助于了解肿瘤浸润范围、制订合理的手术方案，SWI有助于发现微量出血、隐匿性血管畸形而有助于肿瘤与血管畸形的鉴别，MRS可以无创性了解中枢神经系统生化与代谢情况，对鉴别不同类型、不同级别的肿瘤，对鉴别肿瘤术后的真性复发与假性进展均有重要参考价值，fMRI对于了解脑功能区的活动与病损情况，了解不同脑区的功能连接等具有重要意义。总之MRI所提供的信息远较CT更为丰富和全面，因此对颅内占位的定位与定性诊断的价值更大。MRI的缺点是扫描时间较CT长，对运动、金属等产生的伪影非常敏感，同时对微小钙化和细微骨皮质破坏的显示不如CT。

（3）DSA：是诊断中枢神经系统血管性病变的金标准。其优点是对脑血管包括远端小分支的显示较CTA和MRA更好，既不像CTA易受颅底骨骼干扰，也不像MRA易受血流动力学改变的影响，对血管性病变如动脉瘤、血管畸形等的诊断准确性很高。作为介入性操作，可在血管造影作出诊断后进行相应的介入治疗。缺点是检查过程需要有创性操作，操作者与患者都要受到电离辐射，同时患者也有发生并发症的风险。

（4）头颅X线平片：头颅X线平片由于不能直接显示颅内病变，因此已较少用于颅内肿瘤的诊断。但是在没有条件做CT或MRI的地方，行头颅X线平片检查发现有"颅内高压征"（包括颅缝分离、脑回压迹增多、蝶鞍扩大等）或"肿瘤定位征"（包括颅骨局部增生或破坏，蝶鞍破坏或扩大、内听道扩大、生理性钙斑移位、出现病理性钙斑等）时，则应建议进一步行CT或MRI检查以排除颅内占位并进行定位和定性诊断。

知识点17：常见颅内肿瘤的影像检查流程　　　　　　副高：熟练掌握　正高：熟练掌握

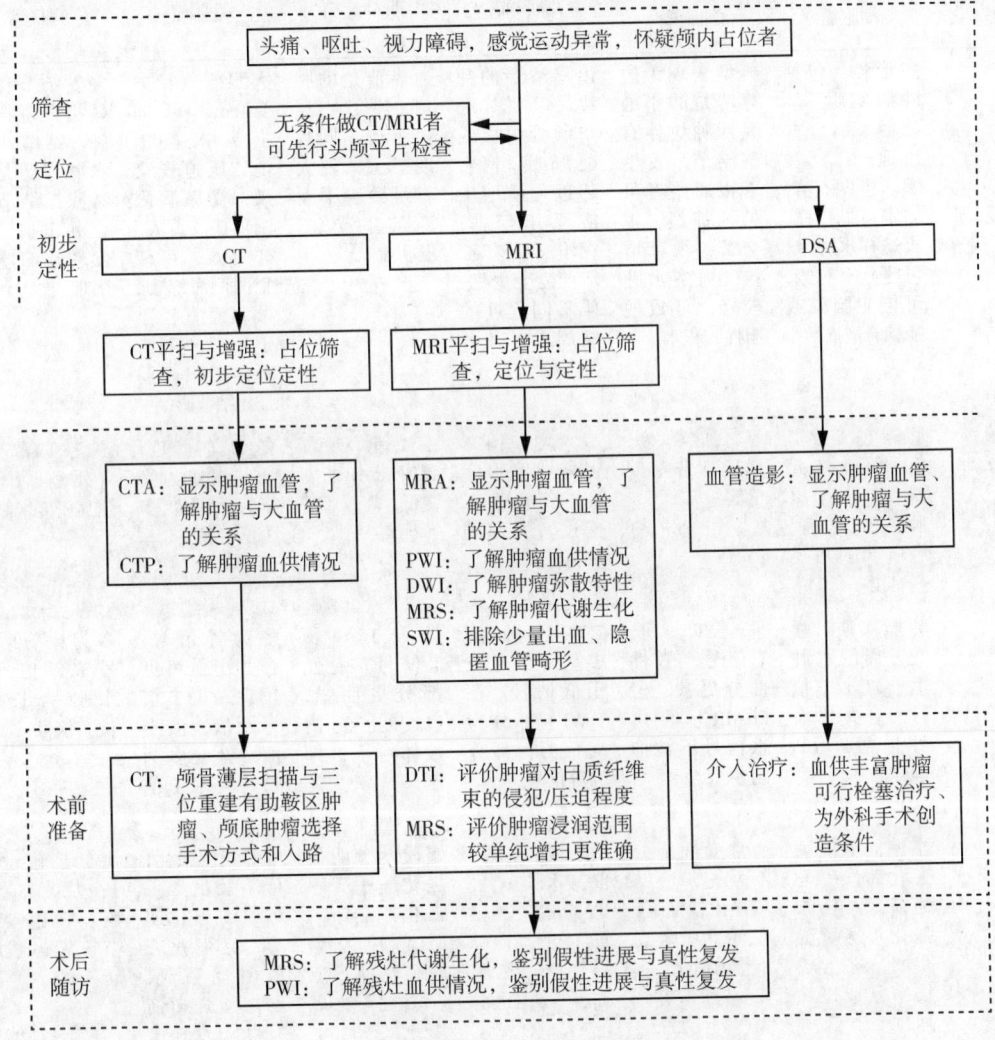

常见颅内肿瘤影像检查流程图

知识点18：常见颅内肿瘤的影像学特征　　　　　　副高：熟练掌握　正高：熟练掌握

常见颅内肿瘤的影像学特征

肿瘤	多形性胶质母细胞瘤	毛细胞型星形细胞瘤	脑膜瘤	听神经瘤	垂体瘤	转移瘤
好发部位	多见于幕上白质区，脑干及小脑病变主要见于儿童	好发于幕下，小脑多见，也可见于视神经、视交叉等	好发于大脑凸面、大脑镰、小脑幕、桥小脑角、侧脑室三角部等位置	桥小脑角	蝶鞍，从垂体窝内向上、下、两侧蔓延	多发，幕上多见，多位于皮层下，可累及脑膜

续　表

肿瘤	多形性胶质母细胞瘤	毛细胞型星形细胞瘤	脑膜瘤	听神经瘤	垂体瘤	转移瘤
外观、形态、周边	多形性,包括肿瘤实质、坏死囊变、合并出血;广泛浸润、边界不清,周围可见指样、火焰样水肿带;可蔓延至对侧,可侵犯脑膜或随脑脊液播散	典型表现为边界清楚的小脑囊性肿块伴有壁结节;发生于视通路者可见视神经、视交叉、视束增粗;周围水肿较轻;可致梗阻性脑积水	边界清楚的肿块,以宽基底与颅骨内板或硬脑膜相贴,邻近骨质增生或受压变薄,钙化较多见,坏死囊变少见,伴不同程度的瘤周水肿及占位征象	边界清楚的肿块,囊变常见,内听道不同程度扩大,较大者可致脑干及四脑室受压、脑积水	大腺瘤直径大于1cm,可向上突入鞍上池、压迫视交叉,受鞍膈限制形成"雪人"样外观,可侵犯两侧海绵窦;微腺瘤直径小于1cm,为正常垂体组织内弱强化结节影	多发结节伴明显指压迹样水肿,结节小而水肿广泛是其特点,结节可合并出血。单发转移瘤鉴别困难
CT密度	肿瘤实质为稍低密度,坏死囊变、周围水肿为低密度,合并出血可见高密度	等、低密度,囊性部分密度更低	多为均匀稍高密度或等密度灶,钙化为高密度,囊变部分为低密度	多为低密度,囊变部分密度更低	多为等密度,合并出血为高密度,囊变多为低密度	多为低密度,坏死密度更低,出血密度增高
MR信号	肿瘤实质、囊变、周围水肿呈长T_2长T_1信号,合并出血可呈短T_1短T_2信号	呈长T_1、长T_2信号,囊性部分更甚,但FLAIR上囊内水信号不被抑制	T_1WI上肿瘤多呈等信号或稍低信号,在T_2WI上部分为高信号,部分为等信号	呈长T_1、长T_2信号,囊性部分更明显,FLAIR上囊内液体可不被抑制	多为等信号,合并出血可见短T_1、短T_2信号及液、液平面,囊变多为长T_1、长T_2信号	多为T_1等低信号/T_2高信号,水肿为长T_1、长T_2信号
强化方式	厚壁、不规则强化带,中心为坏死组织,强化形态可为实性、花边状、结节状或斑片样	通常囊性部分不强化,壁结节强化较明显;亦可呈均匀或不均匀强化	明显强化,一般较均匀,可见"脑膜尾征"。明显沙砾样钙化的脑膜瘤可不强化	实质部分明显强化,囊变不强化,常伴内听道神经鞘膜强化而形成"冰激凌"外观	中等程度强化,但不及正常垂体组织强化明显,且强化峰值时间后延,动态增强扫描有助于发现微腺瘤	明显强化,环状或结节状,脑膜强化伴结节应考虑脑膜转移
DSA	血供丰富者可见肿瘤内造影剂涂染,可显示肿瘤血管	没有明显造影剂涂染(可借此与血管网状细胞瘤鉴别)	血供丰富,颈内、外动脉双重供血,可见肿瘤涂染;术前可栓塞治疗	血供不如脑膜瘤丰富,周围血管受牵拉包裹	可显示海绵窦受侵犯和对颈内动脉海绵窦段的包绕情况	较大且血供丰富者可见造影剂涂染

　　知识点19：常见颅内肿瘤的影像诊断思路　　　　　　副高：熟练掌握　　正高：熟练掌握

　　诊断内容包括：①定位诊断；②定性诊断；③合并症的提示；④治疗方案与手术计划；⑤术后随访。影像学手段在各个环节均起着不可替代的重要作用。诊断时应仔细观察肿瘤的发生部位、数目、范围、边界、形态、CT密度与MRI信号、强化特点、周围水肿情况、占位效应、DSA特征，并结合患者年龄、性别、症状、体征、实验室检查结果等，在全面观察、综合分析的基础上作出诊断。MRI是诊断颅内肿瘤最重要的影像检查方法，对肿瘤的定位与定性诊断、术前计划、术后随访均有重要意义。近年来多模态MRI技术日渐成熟并在临床广泛应用，其在肿瘤诊断中的价值也越来越受到重视，比如MRS与PWI对肿瘤的定性诊断很有帮助，DTI可以协助肿瘤手术计划的制订，MRS可以协助确定术前活检或术后辅助放疗范围，MRS与PWI对鉴别真性复发与假性进展很有价值，等等。

（1）定位诊断：应结合CT薄层扫描与三维重建，尤其是结合MRI的轴、冠、矢、斜多方位扫描，判断肿瘤是位于脑内或脑外，脑室内或脑室外，幕上或幕下。准确的定位诊断直接影响后续的定性诊断，如脑内最常见的肿瘤是胶质瘤，而脑外最常见的肿瘤则是脑膜瘤。同时，定位诊断也会直接决定外科手术的方式与入路，如垂体瘤的手术会结合肿瘤大小、是否侵犯海绵窦和颅底等因素综合考虑。

（2）定性诊断：包括三个层面的诊断：①鉴别肿瘤与非肿瘤性病变；②鉴别肿瘤是原发或继发，原发肿瘤的类别（胶质瘤、脑膜瘤、垂体瘤、神经鞘瘤等）；③评估肿瘤的WHO级别或良恶性程度。定性诊断对临床至关重要，因为它会直接影响后续治疗方案的制订。在定性诊断的过程中，需要充分利用各种检查方法，全面分析各种影像表现，同时紧密结合临床及其他辅助检查信息，才能做出正确诊断。在定性诊断中需要注意三个方面：①必须重视临床信息的收集，比如颅内多发囊性占位者应注意收集患者的年龄、起病特点及病程、有无原发肿瘤病史、有无其他部位感染史（如结核、中耳炎）、有无疫区接触史等，以鉴别转移瘤、结核、脓肿、寄生虫等。②要充分运用多模态MRI技术，结合多种模态的表现，更有利于作出更准确、更全面的评价。比如在MRS上显示氮-乙酰天门冬氨酸及肌酸明显降低，胆碱、乳酸/脂质峰明显升高，PWI上显示rCBV明显增高的肿瘤更有可能是高级别胶质瘤。③要认识到影像学方法对定性诊断（尤其是分级诊断或良恶性诊断）的局限性，在信息不充分、不准确的时候不做"过度诊断"。这时通过充分收集临床信息、定期影像随访观察，可获得对疾病更深的认识并作出更准确的诊断。

（3）合并症的提示：颅内肿瘤可以合并出血、坏死、囊变，常伴有水肿和占位效应，巨大肿瘤、广泛水肿可继发脑积水、脑疝等。这些都需要在诊断结论中予以提示，尤其是危及患者生命的广泛水肿、脑疝形成应尽快报告临床医师，以便及时处理。

（4）治疗方案与手术计划：临床治疗方案与手术计划的制订与影像诊断提供的信息密不可分。肿瘤的部位、大小、毗邻关系、浸润范围、与白质纤维束的关系都会直接影响治疗方案的选择、手术的原则、方式、入路等。位于功能区的肿瘤要首先考虑减少对脑组织的损伤，尽量保留脑功能，位于非功能区的脑肿瘤则首先考虑尽可能多地切除肿瘤；较小的肿瘤（如微腺瘤）可能采用内科保守治疗或微创治疗（如伽马刀），较大肿瘤则采用综合治疗（如巨大脑膜瘤采用先介入栓塞、后手术切除的方式，GBM采用手术切除加同步放化疗）；毗邻或侵犯大动脉、静脉窦（如海绵窦、矢状窦）的肿瘤在手术时要避开这些结构。MRS显示胶质瘤的浸润范围往往较传统的增强扫描更为准确，因此常作为立体定向活检选点和术后辅助放疗划定靶区的依据。DTI可对白质纤维束进行示踪，白质纤维束的受压或受侵情况，可以协助完善手术方式和入路。

（5）术后随访。

第二节 神经上皮组织来源的肿瘤

一、弥漫性星形细胞瘤

知识点1：弥漫性星形细胞瘤的概念	副高：掌握 正高：掌握

弥漫性星形细胞瘤是星形细胞起源的原发性颅内肿瘤，分化好，生长缓慢，呈浸润性，可演变成间变性星形细胞瘤或胶质母细胞瘤。

知识点2：弥漫性星形细胞瘤的CT表现	副高：掌握 正高：掌握

①边界欠清低密度肿块；②也可显示为边界清晰的肿块但病变弥漫浸润。

知识点3：弥漫性星形细胞瘤的MRI表现	副高：掌握 正高：掌握

①长 T_1、长 T_2 信号；②DWI呈等或稍高信号，ADC高信号；③MRS Cho升高，NAA正常或降低；④MRP PS低，rCBV低。

知识点4：弥漫性星形细胞瘤的鉴别诊断	副高：掌握 正高：掌握

（1）间变性星形细胞瘤（AA）：大脑半球白质病变，通常不强化，弥漫或局限性肿块，与星形细胞瘤区分困难。

（2）缺血：与血管供血区一致，急性发作，扩散受限，楔形，累及灰质、白质。

（3）脑炎：水肿，斑块样强化，扩散受限，形态不规则，急性发病。

（4）单纯疱疹病毒性脑炎：好发于边缘系统、颞叶，基底核区不受累，急性发病，可伴有出血，可见不规则强化。

（5）癫痫持续状态脑病：皮质水肿，临床症状明显，好发于颞枕叶。

知识点5：弥漫性星形细胞瘤的病理	副高：熟悉 正高：掌握

①细胞分化好，生长缓慢，弥漫浸润；②如含有少突胶质细胞，也称为少枝星形细胞瘤；③TP53基因突变60%；④起源于分化良好的星形细胞或其前体；⑤纤维性饲肥细胞型及原浆型。

知识点6：弥漫性星形细胞瘤的临床表现	副高：掌握 正高：掌握

①癫痫，与发病部位相关的症状；②好发于20～45岁；③可恶变；④中位生存期6～10

年，脑干肿瘤预后差。

知识点7：弥漫性星形细胞瘤的诊断要点　　　　　副高：掌握　正高：掌握

①病变边界清晰，但弥漫浸润邻近结构；②无强化，一旦强化提示恶变。

二、间变性星形细胞瘤

知识点8：间变性星形细胞瘤（AA）的概念　　　　　副高：掌握　正高：掌握

弥漫浸润型星形细胞瘤，伴有局部或弥漫性细胞异形及显著的增生潜能。

知识点9：间变性星形细胞瘤CT表现　　　　　副高：掌握　正高：掌握

①边界不清的低密度肿块，出血、钙化少见；②可局灶性、片状强化；③如果环形强化，则可能演变成胶质母细胞瘤。

知识点10：间变性星形细胞瘤MRI表现　　　　　副高：掌握　正高：掌握

①T_1WI病变呈等/低信号，T_2WI高信号；②可累及大脑皮质；③FLAIR呈高信号；④DWI等信号，ADC高信号（无扩散受限）；⑤T_1^+C局灶性，片状强化；⑥MRS Cho/cr升高，NAA降低，mI/cr较星形细胞瘤低；⑦MRP rCBV升高，PS升高；⑧DTI可显示病变与纤维束的关系。

知识点11：间变性星形细胞瘤的鉴别诊断　　　　　副高：掌握　正高：掌握

（1）弥漫性星形细胞瘤：①局限性或弥漫性肿块；②无强化；③鉴别困难。
（2）脑炎：①T_2WI高信号，斑片状强化；②扩散受限，DWI高信号。
（3）梗死：①供血区一致，楔形，累及灰、白质；②DWI高信号；③脑回样强化。
（4）单纯疱疹病毒性脑炎：限于边缘系统、颞叶，出血常见，强化明显，急性发作。

知识点12：间变性星形细胞瘤的病理学表现　　　　　副高：熟悉　正高：掌握

①浸润性，细胞异型，有丝分裂；②可演变成GBM；③Tp53基因突变；④边界不清，推压侵犯邻近结构；⑤囊变出血少见，无坏死或微血管增生。

知识点13：间变性星形细胞瘤的临床表现　　　　　副高：掌握　正高：掌握

①癫痫，局部神经系统症状缺失；②与病变部位有关，头痛、人格或行为改变；

③40～50岁好发；④平均中位生存期2～3年。

知识点14：间变性星形细胞瘤的诊断要点　　　　副高：掌握　正高：掌握

①AA与其他肿瘤类似；②脑炎可与AA类似；③AA轻度强化，如明显强化，提示GBM转变。

三、胶质母细胞瘤

知识点15：胶质母细胞瘤（GBM）的概念　　　　副高：掌握　正高：掌握

迅速增大的恶性星形细胞肿瘤，伴有坏死和新生血管形成，是颅内最常见的原发性肿瘤。

知识点16：胶质母细胞瘤的CT表现　　　　副高：掌握　正高：掌握

①不均匀低密度肿块，中心低密度区提示坏死；②占位效应明显；③邻近水肿明显；④病变内出血常见；⑤CT增强检查，明显不规则、不均匀环形强化。

知识点17：胶质母细胞瘤的MRI表现　　　　副高：掌握　正高：掌握

①T_1WI呈不规则等或低信号，其内可见坏死、囊变；②病变形态不规则，于T_1WI上，其内可见高信号（出血）；③T_2WI、FLAIR混杂高信号，邻近水肿区肿瘤细胞浸润；④T_2WI可见不规则低信号影（出血）；⑤DWI上呈等或高信号（T_2透过效应）；⑥增强T_1WI不规则，厚壁、环形强化，也可呈实性、结节状强化；⑦MRS、NAA减低，Cho升高，乳酸/脂峰升高；⑧MRP、rCBV升高，PS升高；⑨DTI勾勒病变与邻近纤维束的关系。

知识点18：胶质母细胞瘤的DSA表现　　　　副高：掌握　正高：掌握

富血管肿块，可见肿瘤染色；其内可见A-V分流。

知识点19：胶质母细胞瘤与脓肿的鉴别诊断　　　　副高：掌握　正高：掌握

与脓肿的鉴别诊断：①环形、薄壁、均匀强化；②DWI上高信号；③T_2WI上脓肿壁呈等信号；④MRS显示氨基酸及丁二酸。

知识点20：胶质母细胞瘤与转移瘤的鉴别诊断　　　　副高：掌握　正高：掌握

与转移瘤的鉴别诊断：①灰白质交界区多发病变；②原发肿瘤病史；③无原发灶，孤立病变与GBM鉴别困难。

知识点21：胶质母细胞瘤与原发中枢神经系统淋巴瘤的鉴别诊断
副高：掌握　正高：掌握

与原发中枢神经系统淋巴瘤的鉴别诊断：①脑室周围实性肿块；②常累及胼胝体；③T_2WI上呈等或低信号，DWI上呈高信号，ADC上呈低信号；④AIDS患者伴发淋巴瘤易坏死。

知识点22：胶质母细胞瘤与肿胀性脱髓鞘的鉴别诊断　副高：掌握　正高：掌握

与肿胀性脱髓鞘的鉴别诊断：①半环形或马蹄形强化；②强化环位于皮质侧；③位于白质内，年轻人好发。

知识点23：胶质母细胞瘤与放射性坏死的鉴别诊断　副高：掌握　正高：掌握

与放射性坏死的鉴别诊断：①水肿及占位明显；②不规则形强化；③MRP显示rCBV减低；④MRS显示Cho峰无升高。

知识点24：胶质母细胞瘤的病理　副高：熟悉　正高：掌握

病理：①红色、灰色肿块；②内部坏死、出血；③血管增生明显；④细胞多形性、核异型、大量有丝分裂；⑤增生指数高；⑥WHO Ⅳ级。

知识点25：胶质母细胞瘤的临床表现　副高：掌握　正高：掌握

①颅内压高、神志改变；②症状迅速进展；③癫痫；④播散途径：白质纤维束、血管周围间隙、室管膜、柔脑膜；⑤少见转移至肺外。

知识点26：胶质母细胞瘤的诊断要点　副高：掌握　正高：掌握

①GBM恶性度最高；②无边界，弥漫浸润；③厚壁、不规则形强化的肿块，中心伴有坏死；④肿瘤沿白质纤维束累及对侧半球，如胼胝体、前后联合可为多灶或多中心性。

四、毛细胞型星形细胞瘤

知识点27：毛细胞型星形细胞瘤（PA）的概念　副高：掌握　正高：掌握

边界清楚的囊性肿瘤，生长缓慢，显微镜下可见典型的嗜酸性粒细胞体及罗森塔尔

（Rosenthal）纤维。

知识点28：毛细胞型星形细胞瘤的CT表现　　　副高：掌握　正高：掌握

①孤立的囊实性肿块（小脑半球）；②水肿轻微；③实性部分CT为等或低密度；④20%可见钙化；⑤95%的壁结节可见明显强化。

知识点29：毛细胞型星形细胞瘤的MRI表现　　　副高：掌握　正高：掌握

①T_1WI、T_2WI实性部分等信号；②囊性部分长T_1、长T_2，DWI低信号，ADC高信号；③FLAIR序列病变呈低信号；④实性部分明显强化，囊壁偶尔强化；⑤MRS、Cho升高，NAA降低，乳酸升高；⑥MRS提示恶性病变，但其并不能反映肿瘤的组织学行为。

知识点30：毛细胞型星形细胞瘤的鉴别诊断　　　副高：掌握　正高：掌握

颅后窝毛细胞性星形细胞瘤主要应与血管网状细胞瘤、室管膜瘤、表皮样囊肿相鉴别。血管网状细胞瘤多见于成人，好发于中线旁小脑半球，典型特征为"大囊小结节"，与毛细胞性星形细胞瘤相比通常实质部分更少，囊变所占比例更大，但增强扫描结节强化更明显，DSA可见明显造影剂涂染并可见供血血管。儿童室管膜瘤多发生在幕下第四脑室内，多数患者发病年龄在4岁以内，成人室管膜瘤则多发生于幕上。第四脑室室管膜瘤可囊变或钙化，常沿脑室蔓延而形成脑室铸型。表皮样囊肿属脑外肿瘤，颅后窝表皮样囊肿常发生于桥小脑池，并可向周围间隙蔓延，含蛋白较多的表皮样囊肿呈短T_1、短T_2信号，通常无强化，DWI可见弥散受限。

知识点31：毛细胞型星形细胞瘤的病理　　　副高：熟悉　正高：掌握

①15%NF1发生视神经毛细胞星形细胞瘤；②1/3 PA合并NF1；③边界清晰囊性灰质肿块；④罗森塔尔纤维双极细胞；⑤多极细胞（微囊变）；⑥类似肾小球样特征的乏血管改变；⑦WHO Ⅰ级。

知识点32：毛细胞型星形细胞瘤的临床表现　　　副高：掌握　正高：掌握

①头痛、恶心、呕吐（脑积水、颅内高压）；②视力丧失；③步态不稳；④脑神经瘫痪；⑤5～15岁好发，80%＜20岁；⑥生长缓慢。

知识点33：毛细胞型星形细胞瘤的诊断要点　　　副高：掌握　正高：掌握

①囊性小脑半球肿块伴强化壁结节（60%）；②视神经、视束增粗、强化（25%～30%）；

③15%NF1发生视神经毛细胞星形细胞瘤；④1/3 PA合并NF1。

五、多形性黄色星形细胞瘤

知识点34：多形性黄色星形细胞瘤的概念	副高：掌握　正高：掌握

多形性黄色星形细胞瘤（PXA）是年轻人幕上的良性星形细胞瘤。预后相对较好的星形细胞瘤，好发于儿童和年轻人，常位于大脑半球表面，累及脑膜。典型的组织学特点包括多形性、含脂细胞、表达GFAP并常围绕网状纤维和嗜伊红颗粒小体。

知识点35：多形性黄色星形细胞瘤的CT表现	副高：掌握　正高：掌握

①混杂低密度；②水肿无或轻；③钙化常见；④CT强化明显，不均匀强化。

知识点36：多形性黄色星形细胞瘤的MRI表现	副高：掌握　正高：掌握

①T_1WI上呈低信号，T_2WI、FLAIR上呈高信号；②强化T_1WI上呈明显强化，边界清；③邻近硬脑膜强化占70%；④强化的结节位于脑表面。

知识点37：多形性黄色星形细胞瘤的DSA表现	副高：掌握　正高：掌握

乏血供，血供丰富提示坏死或恶性演变。

知识点38：多形性黄色星形细胞瘤与神经节细胞肿瘤的鉴别诊断	副高：掌握　正高：掌握

与神经节细胞肿瘤的鉴别诊断：①皮质发生的半球肿块，囊实性；②壁结节明显；③无硬膜尾征；④钙化常见；⑤邻近颅骨塑形。

知识点39：多形性黄色星形细胞瘤与毛细胞星形细胞瘤的鉴别诊断	副高：掌握　正高：掌握

与毛细胞星形细胞瘤的鉴别诊断：①幕上好发于下丘脑/视交叉；②囊实性肿块；③结节强化，无硬膜尾征。

知识点40：多形性黄色星形细胞瘤与DNET的鉴别诊断	副高：掌握　正高：掌握

与DNET的鉴别诊断：①表浅皮层肿块，边界清；②多发囊泡状改变；③T_2WI上呈高信号；④轻微或无强化。

知识点41：多形性黄色星形细胞瘤与少突胶质细胞瘤的鉴别诊断　副高：掌握　正高：掌握

与少突胶质细胞瘤的鉴别诊断：①不均匀；②条带状钙化；③较PXA大，浸润明显；④颅骨塑形、侵袭。

知识点42：多形性黄色星形细胞瘤与脑膜瘤的鉴别诊断　副高：掌握　正高：掌握

与脑膜瘤的鉴别诊断：①老年人常见；②硬膜为基底的肿块；③颅骨肥厚；④明显强化。

知识点43：多形性黄色星形细胞瘤的病理　副高：熟悉　正高：掌握

①表浅、圆形星形细胞瘤，细胞多形性，黄色变；②囊性肿块，壁结节邻近脑表面；③可完全实性；④柔脑膜粘连常见；⑤邻近脑实质部分可出现浸润；⑥纤维性巨大多核肿瘤细胞、黄色细胞（含胶质）、淋巴细胞浸润；⑦WHO Ⅱ级。

知识点44：多形性黄色星形细胞瘤的临床表现　副高：掌握　正高：掌握

①长期癫痫；②头痛，局部神经系统症状；③儿童/青少年，2/3＜18岁；④边界清，生长缓慢。

知识点45：多形性黄色星形细胞瘤的诊断要点　副高：掌握　正高：掌握

①年轻人，癫痫，颞叶皮质肿块，脑膜强化；②与神经节细胞胶质瘤类似。

六、室管膜下巨细胞星形细胞瘤

知识点46：室管膜下巨细胞星形细胞瘤　副高：掌握　正高：掌握

室管膜下巨细胞星形细胞瘤（SGCA）起源于孟氏孔附近的脑室内神经胶质肿瘤。

知识点47：室管膜下巨细胞星形细胞瘤的CT表现　副高：掌握　正高：掌握

①脑室壁多发结节，呈等或高密度；②钙化常见；③脑积水；④不均匀明显强化。

知识点48：室管膜下巨细胞星形细胞瘤的MRI表现　副高：掌握　正高：掌握

①T_1WI等/低信号，T_2WI混杂高信号；②钙化于T_1WI、T_2WI呈等或低信号，质子像高

信号，T_2WI呈等或低信号；③FLAIR可显示脑积水、脑室周围间质源性水肿；④MR增强检查，结节明显强化；⑤MRS：NAA轻度下降。

知识点49：室管膜下巨细胞星形细胞瘤的DSA表现　副高：掌握　正高：掌握

血供中等，丘脑豆纹静脉迂曲（脑积水）。

知识点50：室管膜下巨细胞星形细胞瘤的鉴别诊断　副高：掌握　正高：掌握

（1）脉络丛乳头状瘤：①明显强化；②三角区常见；③沿脑脊液播散；④交通性脑积水；⑤恶性病变可侵犯脑实质及瘤周水肿。

（2）室管膜瘤：①第四脑室及侧脑室额角常见；②明显强化肿块；③发生于中年人及老年人。

（3）中枢神经细胞瘤：①边界清楚的、血供丰富的分叶状肿块；②起源于孟氏孔或透明隔；③坏死、囊变常见；④常发生于年轻人；⑤病变呈羽毛状。

知识点51：室管膜下巨细胞星形细胞瘤的病理　副高：熟悉　正高：掌握

①良性，缓慢生长肿瘤；②结节性硬化中，最常见的中枢神经系统肿瘤；③钙化、出血常见；④50%患者有家族遗传（结节性硬化），常染色体显性遗传；⑤结节性硬化患者，15%发生SGCA；⑥WHO Ⅰ级。

知识点52：室管膜下巨细胞星形细胞瘤的临床表现　副高：掌握　正高：掌握

梗阻性脑积水引起的颅内高压、头痛、恶心、呕吐、癫痫。

知识点53：室管膜下巨细胞星形细胞瘤的诊断要点　副高：掌握　正高：掌握

①结节性硬化患者，癫痫加重或出现脑室梗阻症状提示SGCA；②结节性硬化患者，孟氏孔附近增大，强化肿块，提示SGCA；③可伴有脑积水、出血。

七、少突胶质细胞瘤

知识点54：少突胶质细胞瘤的概念　副高：掌握　正高：掌握

少突胶质细胞瘤是边界清楚的缓慢生长的皮质下浸润性肿块。

知识点55：少突胶质细胞瘤的CT表现　副高：掌握　正高：掌握

①大脑皮质混杂密度肿块影；②70%～90%病变可见结节状、簇状钙化；③20%囊变、

出血、水肿少见；④颅骨侵袭、塑形；⑤增强CT检查，50%可见强化。

知识点56：少突胶质细胞瘤的MRI表现　　　　　　副高：掌握　正高：掌握

①T_1WI、T_2WI上呈混杂信号影，FLAIR上呈高信号；②皮质或皮质下肿块；③边界尚清，水肿轻微；④DWI上呈等信号，ADC上呈稍高信号；⑤增强T_1WI上呈不均匀强化；⑥MRS Cho升高，NAA降低；⑦MRP rCBV升高提示恶性度增加。

知识点57：少突胶质细胞瘤的鉴别诊断　　　　　　副高：掌握　正高：掌握

（1）星形细胞瘤：钙化少见；累及白质、皮质；区分困难。

（2）神经节细胞瘤：①颞叶好发，皮质常见；②边界清楚，囊变及壁结节强化；③钙化常见；④多见于儿童、青年人。

（3）胚胎发育不良性神经上皮肿瘤：①边界清晰的皮质肿瘤；②不均匀"泡状"表现；③不均匀轻度强化；④多见于儿童、青年人。

（4）多形性黄色星形细胞瘤：①幕上皮质肿块，硬膜尾征；②囊变、壁结节，也可为实性；③增强的结节位于脑表面；④多见于儿童、青年人。

知识点58：少突胶质细胞瘤的病理　　　　　　副高：熟悉　正高：掌握

①WHO Ⅱ级、Ⅲ级（20%～50%）；②实性浸润性皮层肿块；③50%混有其他类型肿瘤；④灰色-粉色软组织肿块，无包膜；⑤钙化常见；⑥圆形，核质比清晰；⑦可伴有毛细血管增生。

知识点59：少突胶质细胞瘤的临床表现　　　　　　副高：掌握　正高：掌握

①40～60岁好发；②占所有颅内肿瘤的5%～10%；③年轻人、额叶病变、无强化可全部切除；④坏死、有丝分裂、核异型、微血管增生。

知识点60：少突胶质细胞瘤的诊断要点　　　　　　副高：掌握　正高：掌握

①少突胶质细胞瘤与DNET类似；②额叶钙化肿块；③与星形细胞瘤区分困难；④颅内最常见的钙化肿瘤。

八、室管膜瘤

知识点61：室管膜瘤的概念　　　　　　副高：掌握　正高：掌握

室管膜瘤是生长缓慢的起源于室管膜细胞及胶质上皮细胞的肿瘤。

知识点62：室管膜瘤的CT表现　　　　　　　　　副高：掌握　正高：掌握

（1）平扫：等密度肿块，边界清，可呈分叶状，并可沿侧孔、正中孔向脑室外蔓延。瘤内常有散在点状钙化及多发低密度囊变。绝大多数肿瘤位于脑室内，因此一般不伴有瘤周水肿。位于第四脑室的室管膜瘤由于边缘不规整，瘤周可见一些脑脊液的间隙。

（2）增强扫描：肿瘤呈均一明显强化。脑室内室管膜瘤可有种植转移，引起脑脊液循环通路的阻塞。

知识点63：室管膜瘤的鉴别诊断　　　　　　　　　副高：掌握　正高：掌握

室管膜瘤常需与髓母细胞瘤、星形细胞瘤及脑膜瘤相鉴别。①位于第四脑室内的室管膜瘤常需与髓母细胞瘤相鉴别，后者位于小脑蚓部，好发于儿童，男性多见；②星形细胞瘤很少位于脑室内，并且很少有钙化，肿瘤常呈环状强化；③脑膜瘤为脑外肿瘤，位于脑室内的异位脑膜瘤平扫常呈等或略高密度，其内可见点状或星形钙化，呈明显强化。

知识点64：室管膜瘤的病因病理　　　　　　　　　副高：熟悉　正高：掌握

室管膜瘤占颅内肿瘤的1%～4%，多发于第四脑室，少数肿瘤可发生在脑实质内，后者起源于室管膜的静止细胞。主要发生在小儿和青少年，老年人少见。发病高峰6～15岁。

知识点65：室管膜瘤的临床表现　　　　　　　　　副高：掌握　正高：掌握

①颅压高：头痛、恶心、呕吐；②步态不稳，半身瘫，颈部疼痛；③有两个发病高峰：1～5岁和30岁；④3%～17%CSF播散。

知识点66：室管膜瘤的诊断要点　　　　　　　　　副高：掌握　正高：掌握

①肿瘤塑形，充满第四脑室并经流出孔占据脑池；②较髓母细胞瘤、毛细胞星形细胞瘤少见；③外科全切困难（由于粘连及浸润生长）；④与第四脑室底分界欠清。

知识点67：室管膜瘤的临床表现　　　　　　　　　副高：掌握　正高：掌握

小脑病变及颅内压增高症状和体征。

知识点68：脑实质内室管膜瘤的分型　　　　　　　副高：熟练掌握　正高：熟练掌握

脑实质内室管膜瘤分为部分囊变型和完全实质型两种。

（1）部分囊变型：主要见于青少年，肿瘤常见明显囊变；完全实质型主要发生于50岁左右的成年人。部分囊变型主要位于顶叶，CT平扫肿瘤实质呈等或稍高密度，钙化区呈高密度，囊变部分呈低密度，肿瘤周围可有水肿；增强扫描实质部分明显强化，囊变部分不强化。MRI的T_1加权像显示肿瘤实质稍低于脑白质或呈等信号，囊变部分呈低信号；T_2加权像肿瘤实质呈等信号或略高信号，囊变部分呈高信号；有钙化者钙化区呈低信号。增强扫描，肿瘤呈明显不均匀强化。

（2）完全实质型室管膜瘤常见于额叶，CT呈略高密度，合并出血、钙化者可见高密度影；MRI呈不均质长T_1、长T_2信号，增强扫描肿瘤多呈不均质明显强化。脑室内室管膜瘤可有种植转移，引起脑脊液循环通路的阻塞。

九、脉络丛乳头状瘤

知识点69：脉络丛乳头状瘤的概念	副高：掌握　正高：掌握

脉络丛乳头状肿瘤（CPP）是起源于脉络丛上皮细胞的脑室内乳头状肿块影。

知识点70：脉络丛乳头状瘤的CT表现	副高：掌握　正高：掌握

①脑室内菜花状等密度肿块；②25%可见钙化；③脑积水；④CT增强明显均匀强化；⑤不均匀强化，侵犯邻近脑实质提示恶性变；⑥CTA显示脉络膜动脉供应病变。

知识点71：脉络丛乳头状瘤的MRI表现	副高：掌握　正高：掌握

①T_1WI边界清，分叶状或菜花状等信号；②T_2WI高信号，内可见线样血管流空；③脑积水；④FLAIR可见间质源性脑水肿；⑤T_1＋C明显均匀强化；⑥CSF种植（恶性变）；⑦MRA：脉络膜动脉增粗。

知识点72：脉络丛乳头状瘤的DSA表现	副高：掌握　正高：掌握

①脉络膜动脉增粗；②肿瘤染色；③动静脉分流。

知识点73：脉络丛乳头状瘤的鉴别诊断	副高：掌握　正高：掌握

（1）脉络丛扩大：①斯特奇－韦伯（Sturge-Weber）侧支静脉引流；②半球切除后，脉络丛扩大。

（2）室管膜瘤：①常见于第四脑室；②儿童好发。

（3）脑膜瘤：①边界清，卵圆形；②三角区好发；③明显强化。

知识点74：脉络丛乳头状瘤的病理	副高：熟悉　正高：掌握

①粉色、红色菜花状脑室内肿块；②可侵犯脑实质；③边界清；④可见囊变，出血，坏

死；⑤纤维血管结缔组织被覆柱状上皮；⑥可见有丝分裂；⑦WHO Ⅰ级。

知识点75：脉络丛乳头状瘤的临床表现　　　　　副高：掌握　正高：掌握

①颅骨巨大；②恶心、头痛、步态不稳；③2岁以内出现颅内压增高的症状和体征；④生长缓慢。

知识点76：脉络丛乳头状瘤的诊断要点　　　　　副高：掌握　正高：掌握

①1岁以内脑室内肿块，提示CPP；②影像学上与脉络丛乳头状癌鉴别困难；③儿童分叶状、明显强化的脑室内肿块，提示CPP。

十、大脑胶质瘤病

知识点77：大脑胶质瘤病的概念　　　　　副高：掌握　正高：掌握

大脑胶质瘤病（GC）是弥漫浸润性胶质瘤性肿瘤，累及2个或多个脑叶，通常双侧发生，浸润范围大于组织和临床评价范围。

知识点78：大脑胶质瘤病的CT表现　　　　　副高：掌握　正高：掌握

①边界不清的不对称性低密度影，或表现未见异常；②灰白质界限不清；③无强化，一旦出现提示恶变。

知识点79：大脑胶质瘤病的MRI表现　　　　　副高：掌握　正高：掌握

①T_1WI呈等或低信号浸润性肿块，信号均匀；②T_2WI、FLAIR上呈高信号，占位效应轻；③病变范围内脑沟，脑室系统边界不清；④DWI上呈等信号，ADC上呈高信号；⑤无强化；⑥MRS mI显著升高，Cho正常，NAA下降；⑦MRP rCBV降低；⑧DTI显示纤维束正常。

知识点80：大脑胶质瘤病的鉴别诊断　　　　　副高：掌握　正高：掌握

（1）动脉粥样硬化：①老年脑、微血管病变；②无占位效应，皮质不受累；③脑萎缩。

（2）血管炎：①多灶性缺血区；②斑片状、多灶性强化；③DWI上呈高信号，ADC上呈低信号；④有时区分困难。

（3）AA：①孤立或浸润性肿块；②弥漫性病变少见，可轻度强化。

（4）脱髓鞘：①多发病变，脑室周围常见；②无占位效应；③可出现环形、半环形强化；④可累及白质、深部灰质核团。

知识点81：大脑胶质瘤病的病理　　　　　　　　副高：熟悉　正高：掌握

①弥漫性肿瘤浸润；②相应脑结构正常；③无坏死；④无新生血管；⑤灰白质界限不清；⑥WHO Ⅱ级或Ⅲ级。

知识点82：大脑胶质瘤病的临床表现　　　　　　副高：掌握　正高：掌握

痴呆、头痛、癫痫；脑神经症状；颅压增高；40～50岁好发；进展迅速，也可缓慢。

知识点83：大脑胶质瘤病的诊断要点　　　　　　副高：掌握　正高：掌握

①GC可误诊为白质病变；②广泛的MRI表现及肿瘤浸润与组织学不一致；③MR通常低估病变的范围；④2个或多个脑叶受累，提示GC。

第三节　神经元和混合性神经元-神经胶质肿瘤

一、胚胎发育不良性神经上皮瘤

知识点1：胚胎发育不良性神经上皮瘤（DNET）　　副高：掌握　正高：掌握

好发于年轻人，良性、局限性皮质肿块，边界清晰、楔形、泡状皮质肿块，临床常长期患癫痫。

知识点2：胚胎发育不良性神经上皮瘤的CT表现　　副高：掌握　正高：掌握

①低密度，30%可指向脑室，颅骨内板扇形变，占44%～60%；②20%～36%钙化；③与梗死类似，但无演变；④无强化，20%可出现轻微强化。

知识点3：胚胎发育不良性神经上皮瘤的MRI表现　　副高：掌握　正高：掌握

①假囊肿，多发结节分叶肿块，T_1WI低信号、T_2WI高信号；②FLAIR上呈高信号，出血可见；③DWI无扩散受限。

知识点4：胚胎发育不良性神经上皮瘤的病理　　副高：熟悉　正高：掌握

①特殊的神经节、神经元成分；②异形的细胞柱与大脑皮质垂直；③少突胶质样细胞排列在毛细血管周围；④多结节结构，皮质排列异常；⑤微囊变，神经元"漂浮"在苍白的、嗜酸性黏液基质中；⑥钙化。

知识点5：胚胎发育不良性神经上皮瘤的临床表现 副高：掌握 正高：掌握

癫痫长期、难以控制；儿童、年轻人，通常<20岁。

知识点6：胚胎发育不良性神经上皮瘤的诊断要点 副高：掌握 正高：掌握

①皮质内楔形肿块，颅骨内板扇形变，尖端指向脑室；②假囊肿，多发结节分叶肿块，T_1WI低信号、T_2WI高信号；③邻近皮质发育不良。

二、节细胞胶质瘤

知识点7：节细胞胶质瘤的概念 副高：掌握 正高：掌握

节细胞胶质瘤是指分化良好、缓慢生长的神经上皮肿瘤，由神经节细胞和胶质细胞构成。

知识点8：节细胞胶质瘤的CT表现 副高：掌握 正高：掌握

①40%低密度，结节等密度；②35%～50%钙化；③病变邻近颞骨塑形；④50%中度强化，结节明显强化。

知识点9：节细胞胶质瘤的MRI表现 副高：掌握 正高：掌握

①T_1WI等信号，T_2WI高信号；②可伴有皮质发育不良；③皮质实性肿块，实性结节明显强化；④颞叶好发，靠近半球表面。

知识点10：节细胞胶质瘤的鉴别诊断 副高：掌握 正高：掌握

（1）多形性黄色星形细胞瘤（PXA）：①幕上皮质肿块，硬膜尾征；②囊实性，壁结节；③结节位于半球表面；④颞叶好发。
（2）胚胎发育不良性神经上皮瘤：①幕上皮质肿块，边界清；②多囊状，呈羽毛状表现；③T_2WI高信号；④无强化或轻度强化；⑤颅骨塑形。
（3）毛细胞星形细胞瘤：①幕上好发于下丘脑、视交叉；②典型的囊实性肿块；③实性明显强化。

知识点11：节细胞胶质瘤的病理 副高：熟悉 正高：掌握

①节细胞胶质瘤可与少突胶质细胞瘤、DNET伴发；②可恶变成GBM；③伴有皮质发

育不良；④边界清楚；⑤成熟的肿瘤性神经节细胞；⑥WHO Ⅰ～Ⅱ级。

知识点12：节细胞胶质瘤的临床表现　　　　副高：掌握　正高：掌握

①慢性颞叶癫痫（90%）；②头痛，颅压高；③发生于儿童或成人；④80%<30岁；⑤分化好的肿瘤生长缓慢。

知识点13：节细胞胶质瘤的诊断要点　　　　副高：掌握　正高：掌握

（1）小于10岁时，节细胞胶质瘤较大、囊变大。
（2）颞叶癫痫的年轻人，应考虑节细胞胶质瘤。
（3）结节钙化常见。
（4）囊性、壁结节强化不仅见于节细胞胶质瘤，还常见于PXA、PA。

第四节　松果体细胞瘤及母细胞瘤

知识点1：松果体细胞瘤及母细胞瘤的概念　　　　副高：掌握　正高：掌握

松果体细胞瘤及母细胞瘤是指年轻人缓慢生长的起源于松果体实质的肿瘤。病变由高度恶性的原始胚层肿瘤细胞组成时，称为松果体母细胞瘤。

知识点2：松果体细胞瘤及母细胞瘤的CT表现　　　　副高：掌握　正高：掌握

①病变较大，密度不均匀；②侵犯邻近结构，伴有脑积水提示松果体母细胞瘤；③等或低密度肿块，周边钙化；④不均匀强化。

知识点3：松果体细胞瘤及母细胞瘤的MRI表现　　　　副高：掌握　正高：掌握

①松果体区不均匀圆形，分叶状肿块T_1WI等信号或低信号，T_2WI高信号；②病变较大时，压迫侵犯导水管或第三脑室时造成脑积水；③明显不均匀强化。

知识点4：松果体细胞瘤及母细胞瘤的鉴别诊断　　　　副高：掌握　正高：掌握

（1）松果体囊肿：①圆形，光滑囊性肿块；②通常<1cm；③无强化；④信号均匀。
（2）生殖细胞瘤：①包绕，包埋钙化的松果体；②明显均匀强化；③CSF播散；④年轻男性；⑤CT高密度。
（3）星形细胞瘤：①T_2WI高信号；②浸润性，边界不清；③占位效应明显；④不均匀或无强化。

知识点5：松果体细胞瘤及母细胞瘤的病理 副高：熟悉 正高：掌握

（1）肿瘤起源于松果体的原始外胚层细胞。

（2）分3种类型：①松果体细胞瘤（成熟的含分化比较良好的细胞）；②中度分化；③松果体母细胞瘤：分化差、恶性度高。

（3）边界清或不清。

（4）囊变，出血。

（5）压迫，侵犯邻近结构。

（6）WHO Ⅰ～Ⅳ级。

知识点6：松果体细胞瘤及母细胞瘤的临床表现 副高：掌握 正高：掌握

①头痛，颅压高；②好发于儿童、青少年，10～20岁好发；③Ⅱ级生长缓慢，5年生存率86%；④Ⅳ级，CSF检查，平均存活16～25个月。

知识点7：松果体细胞瘤及母细胞瘤的诊断要点 副高：掌握 正高：掌握

①松果体细胞瘤可囊变，与囊肿类似；②可表现为侵袭性；③生殖细胞瘤血清标志物阳性，常伴有鞍区异位肿瘤；④松果体肿瘤推压钙化，生殖细胞瘤包绕钙化。

第五节 髓母细胞瘤

知识点1：髓母细胞瘤的概念 副高：掌握 正高：掌握

髓母细胞瘤是高度恶性的具有侵袭性的胚胎源性肿瘤。

知识点2：髓母细胞瘤的CT表现 副高：掌握 正高：掌握

（1）平扫：髓母细胞瘤表现为颅后窝中部均匀一致的类圆形略高密度影，少数为等密度，边缘较清楚，突入第四脑室，很少有出血、囊变及钙化；常合并脑积水，表现为第三脑室及双侧侧脑室扩大。

（2）增强扫描：肿瘤多呈均匀性强化，有脑脊液播散转移者可见脑（脊）膜、室管膜结节。

知识点3：髓母细胞瘤的鉴别诊断 副高：掌握 正高：掌握

①髓母细胞瘤常需与第四脑室室管膜瘤鉴别，髓母细胞瘤起源于小脑蚓部并突入第四脑

室，而室管膜瘤多起源于第四脑室基底部；②髓母细胞瘤瘤体前方可见脑脊液环绕，而后方则无此征象，室管膜瘤后方多有脑脊液环绕；③室管膜瘤可有钙化，髓母细胞瘤多无钙化；④强化扫描髓母细胞瘤较室管膜瘤更明显、更均质，且室管膜瘤常可沿正中孔、侧孔向脑室外蔓延。

知识点4：髓母细胞瘤的病因病理　　　　　副高：熟悉　正高：掌握

髓母细胞瘤起源于小脑蚓部，常突入第四脑室内，引起梗阻性脑积水。

知识点5：髓母细胞瘤的临床表现　　　　　副高：掌握　正高：掌握

小脑病变及颅内压增高症状和体征。男性明显多于女性。

知识点6：髓母细胞瘤的诊断要点　　　　　副高：掌握　正高：掌握

①起源于第四脑室顶壁的高密度圆形肿块；②明显强化；③可沿CSF种植；④术前强化评价有无蛛网膜下腔播散。

第六节　听神经鞘瘤

知识点1：听神经鞘瘤的病理　　　　　副高：熟悉　正高：掌握

①听神经鞘瘤多起源于听神经前庭支的神经鞘膜细胞，占脑神经瘤的90%～95%，生长缓慢；②早期位于内耳道内，以后长入桥小脑角池；③包膜完整、坏死、囊变；④多为单侧，偶可累及双侧。

知识点2：听神经鞘瘤的临床表现　　　　　副高：掌握　正高：掌握

临床上早期主要为耳鸣，听力下降，长大后可出现前庭功能的损害，甚至脑积水症状。

知识点3：听神经鞘瘤的X线表现　　　　　副高：掌握　正高：掌握

平片或内听道断层摄影可见内听道扩大、变短，局部骨质吸收。脑池充气造影可见桥池侧突内充盈缺损，椎动脉造影可见桥小脑角占位。

知识点4：听神经鞘瘤的CT表现　　　　　副高：掌握　正高：掌握

（1）平扫：①表现为桥小脑角池内等、低或混杂密度肿块，偶见内有钙化或出血，瘤周轻至中度水肿；②第四脑室受压移位，伴幕上脑积水；③骨窗观察内耳道呈锥形扩大。

（2）增强CT：肿块呈均匀、不均匀或环形强化。

知识点5：听神经鞘瘤的MRI表现 副高：熟练掌握 正高：熟练掌握

MRI显示病灶长T_1、长T_2信号，囊变部分呈更长T_2信号，强化扫描显示病灶呈不均匀强化。MRI更易显示微小病灶及病灶与神经的关系。

知识点6：听神经鞘瘤的诊断与鉴别诊断 副高：掌握 正高：掌握

根据听神经瘤的特征性位置和影像学表现，绝大多数肿瘤可以确诊。听神经鞘瘤应与脑膜瘤、基底动脉瘤、表皮样囊肿、蛛网膜囊肿等鉴别。

（1）脑膜瘤：CT平扫多呈等密度或高密度，T_1WI呈等信号，T_2WI呈稍高信号，增强后明显均匀强化，不累及内听道；周围脑膜增厚，可见脑膜尾征；邻近骨质可见破坏或增生。

（2）基底动脉瘤：巨大动脉瘤可突入桥小脑角区，无血栓形成时CT平扫为略高密度，MRI呈流空信号，增强后明显均匀强化并与血管相连。

（3）表皮样囊肿：CT平扫为低密度，MRI多为长T_1、长T_2信号，弥散受限，无强化；病变形态多不规则，具有沿脑池铸型生长的特点。

（4）蛛网膜囊肿：CT密度及MRI信号多与脑脊液类似，弥散不受限，无强化，形态较规则；邻近脑组织可受压或发育不良，邻近骨质可见凹陷。

第七节 脑（脊）膜瘤

知识点1：脑（脊）膜瘤的病理 副高：熟悉 正高：掌握

脑（脊）膜瘤起源于蛛网膜粒帽细胞，多数发生于脑实质外，与硬脑膜粘连。脑膜瘤发生与22号染色体异常有关，常表现为长臂缺失或单条染色体。好发部位为矢状窦旁、大脑凸面、蝶骨嵴、嗅沟、桥小脑角、大脑镰或小脑幕等处，少数肿瘤位于脑室内。肿瘤包膜完整，多由脑膜动脉供血，血运丰富，常有钙化，少数有出血、坏死和囊变。组织学分为脑膜上皮型、纤维型、过渡型、砂粒型、血管瘤型等多种亚型。据2016年WHO中枢神经系统肿瘤分级标准，脑（脊）膜瘤分为三级，脑（脊）膜瘤（WHO Ⅰ级）、非典型性脑（脊）膜瘤（WHO Ⅱ级）和间变型脑（脊）膜瘤（WHO Ⅲ级）。

知识点2：脑（脊）膜瘤的临床表现 副高：掌握 正高：掌握

起病慢，病程长，初期无明显症状，以后逐渐出现颅内压增高的症状和定位体征。

知识点3：脑（脊）膜瘤的CT表现　　　　　　副高：掌握　正高：掌握

（1）平扫：①圆形或椭圆形略高密度或等密度肿块影，可见瘤体钙化表现为瘤体内更高密度灶，有时整个脑膜瘤完全钙化；②多以广基底与硬脑膜相连；③瘤周水肿轻或无，静脉或静脉窦受压时可出现中或重度水肿；④颅板受累引起局部骨质增生或破坏。

（2）增强检查：①肿瘤大多呈均一性强化，瘤周无或有轻度脑水肿，肿瘤压迫局部蛛网膜下腔，致使脑脊液潴留，表现为肿瘤与脑实质之间见低密度影；②瘤体边缘与局部颅骨或硬脑膜紧密相连，此种表现称为"广基征"。

知识点4：脑（脊）膜瘤的MRI表现　　　　　　副高：掌握　正高：掌握

（1）平扫：肿块多位于脑实质外，肿块在T_1WI上呈等信号或稍高信号，T_2WI上呈等信号或高信号，高级别脑（脊）膜瘤常可出现坏死、囊变。

（2）增强T_1WI：Ⅰ级脑（脊）膜瘤肿块呈均一明显强化，非典型性脑膜瘤和间变型脑膜瘤可见斑片状不均匀强化并侵犯正常脑组织；邻近脑膜增厚并强化称为"脑膜尾征"，具有一定特征。

（3）MRA：能明确肿瘤对静脉（窦）的压迫程度及静脉（窦）内有无血栓。

知识点5：脑（脊）膜瘤的诊断与鉴别诊断　　　　　　副高：掌握　正高：掌握

根据CT和MRI表现，结合脑（脊）膜瘤的好发部位、性别和年龄特征，易于明确诊断。少数表现不典型的脑（脊）膜瘤，需与听神经瘤相鉴别。与听神经瘤的鉴别点在于：听神经瘤多为低密度（MRI呈长T_1、长T_2信号），常有内听道的扩大；而脑膜瘤多为等密度或略高密度（MRI显示与脑皮质等信号），无内听道的扩大，可见宽基底附着于岩骨。增强扫描听神经瘤多呈不均质强化，囊变坏死区无强化，而脑膜瘤多为明显均匀强化，并可见脑膜尾征。

第八节　血管网状细胞瘤

知识点1：血管网状细胞瘤的病理与临床表现　　　　　　副高：熟悉　正高：掌握

血管网状细胞瘤绝大多数为囊性，位于小脑半球，以中年男性多见，可能来源于中胚层的胚胎残余组织。囊性变是血管网状细胞瘤突出特点。肿瘤由密集不成熟的血管组织结构构成，其中主要是类似毛细血管的纤细血管，可以间质细胞为主或内皮细胞为主，也可以含丰富的网状纤维为特征。

与其他小脑肿瘤的症状和体征一样，无特异性症状和体征。

知识点2：血管网状细胞瘤的CT表现　　　　　副高：掌握　正高：掌握

（1）呈低密度，接近于脑脊液。

（2）呈结节状或分叶状略高密度。

知识点3：血管网状细胞瘤的MRI表现　　　　副高：掌握　正高：掌握

（1）呈长T_1、长T_2信号，病灶边界清楚，呈圆形或椭圆形，可见囊内壁结节。囊性部分可发生环形强化，壁结节则呈明显均一强化。

（2）有时可显示肿瘤周围有数条杂乱排列的异常血管影。

知识点4：血管网状细胞瘤的血管造影表现　　　副高：掌握　正高：掌握

血管造影典型表现为一簇细小动脉与毛细血管充盈的均匀阴影混成一团，与一血管环相连，形成"戒指"状，小脑后下动脉向外和下移位。

知识点5：血管网状细胞瘤的鉴别诊断　　　　　副高：掌握　正高：掌握

常需与发生在颅后窝的星形细胞瘤相鉴别，后者肿瘤坏死明显，呈不规则的类环状强化，部分星形细胞瘤可有壁结节，但其壁结节强化不如血管网状细胞瘤的壁结节强化明显。

第九节　原发中枢神经系统性淋巴瘤

知识点1：原发中枢神经系统性淋巴瘤（PCNSL）的概念

副高：掌握　正高：掌握

PCNSL指仅发生于脑和脊髓的淋巴瘤。原发性中枢神经系统淋巴瘤十分少见，占原发性脑肿瘤的1%～6%。约95%以上为B细胞型淋巴瘤，极少数为T细胞型淋巴瘤。任何年龄均可发病，免疫正常者发病高峰年龄在50～60岁，免疫缺陷者好发年龄为30岁左右，男女发病率无明显差异。肿瘤可单发或多发，以幕上分布为主，好发于额叶、额顶叶交界区及脑室周围深部脑组织，包括基底核区、丘脑及胼胝体等。

知识点2：PCNSL的CT表现　　　　　　　　　　副高：掌握　正高：掌握

CT扫描可见肿瘤大多密度较均匀，呈等或稍高密度，其内一般无钙化、囊变或出血。肿瘤轮廓较清，周围可见轻度水肿及占位效应，通常占位效应与肿瘤大小不成比例。

知识点3：PCNSL的MRI表现　　　　　　　　　　　副高：掌握　正高：掌握

PCNSL的临床表现无特异性，病程3个月至数年不等，因肿瘤所在部位、大小及数目的不同，可产生相应的症状，最常见的症状为头痛、呕吐、神经功能损害、癫痫等。

知识点4：PCNSL的鉴别诊断　　　　　　　　　　　副高：掌握　正高：掌握

（1）弓形虫病：①累及基底核、皮髓质交界区；②强化呈偏心靶征；③无室管膜播散；④鉴别困难。

（2）胶质母细胞瘤：①累及胼胝体的蝶翼状肿瘤；②出血常见；③不均匀强化，95%见坏死。

（3）脓肿：①T_2WI低信号环；②DWI高信号；③壁薄、光滑；④MRS氨基酸峰（短TE）。

（4）脱髓鞘病变（MS）：①累及胼胝体；②半环形，马蹄形强化；③年轻人；④垂直于侧脑室壁。

（5）全身淋巴瘤累及CNS：血管内播散，血源性淋巴源性脑膜炎，硬脑膜病变常见多发。

知识点5：PCNSL的病理　　　　　　　　　　　　　副高：熟悉　正高：掌握

①约95%以上为B细胞NHL；②HIV患者沿室管膜下播散；③遗传或获得性免疫功能缺陷；④血管中心型，病变沿血管周围间隙浸润；⑤核质比高。

知识点6：PCNSL的临床表现　　　　　　　　　　　副高：掌握　正高：掌握

MRI T_1WI序列呈等或稍低信号，T_2WI及T_2FLAIR序列均呈等或稍高信号，增强后大多均匀显著强化，发生在免疫缺陷者可呈不均匀环形强化。DWI可见弥散受限，PWI可见灌注减低。MRS表现为氮-乙酰天门冬氨酸及肌酸峰降低，胆碱峰升高，多数病例可见高大的脂质峰显示。

知识点7：PCNSL的诊断要点　　　　　　　　　　　副高：掌握　正高：掌握

①基底核区、脑室周围白质内明显强化的实性肿块；②90%发生于幕上，深部灰质核团经常受累；③病变常累及并跨越胼胝体；④DWI高信号，ADC低信号。

第十节　生殖细胞瘤

知识点1：生殖细胞瘤的概念　　　　　　　　　　　副高：掌握　正高：掌握

起源于性腺及性腺外器官的生殖细胞性肿瘤。

知识点2：生殖细胞瘤的CT表现　　　　　副高：掌握　正高：掌握

①边界清楚的高密度肿块；②可引起脑积水；③强化表现为不均匀强化，可伴有第三脑室浸润；④病变较大时可伴有囊变、出血。

知识点3：生殖细胞瘤的MRI表现　　　　　副高：掌握　正高：掌握

①T_1WI、T_2WI等信号或稍高信号；②FLAIR高信号；③T_1WI强化，明显不均匀强化，CSF种植。

知识点4：生殖细胞瘤的鉴别诊断　　　　　副高：掌握　正高：掌握

（1）松果体其他生殖源性肿瘤：①恶性混合型生殖细胞，卵黄囊癌、绒癌或胚胎癌；②不均匀明显强化；③钙化明显；④出血；⑤畸胎瘤（软组织影、钙化、脂肪）。

（2）松果体细胞瘤和松果体母细胞瘤：①起源于松果体实质；②推压钙化组织；③可环形或不均匀强化。

（3）鞍区病变：①颅咽管瘤（囊性、实性，钙化明显）；②下丘脑视交叉星形细胞瘤（均匀轻微强化，无尿崩症）。

知识点5：生殖细胞瘤的病理　　　　　副高：熟悉　正高：掌握

①无包膜实性肿块；②柔软易碎的灰白色肿块；③大的多极原始生殖细胞；④有丝分裂；⑤沿纤维血管间隔的淋巴细胞浸润；⑥多部位受累（松果体区、鞍上区、基底核区、丘脑）。

知识点6：生殖细胞瘤的临床表现　　　　　副高：掌握　正高：掌握

①帕里诺（Parinaud）综合征，双眼上视运动麻痹和性早熟；②脑积水和颅高压、头痛、视力障碍；③年轻人好发，10～12岁，90%＜20岁；④男性好发，松果体区；⑤女性好发，鞍上区。

知识点7：生殖细胞瘤的诊断要点　　　　　副高：掌握　正高：掌握

①松果体区包绕松果体的肿块，占50%～60%；②明显均匀强化；③伴有CSF种植；④鞍上区肿块可伴有尿崩症，占25%～35%。

第十一节 鞍区肿瘤

知识点1：垂体腺瘤的概念　　　　　　　　副高：熟悉　正高：掌握

垂体腺瘤起源于蝶鞍内脑垂体细胞，约占脑肿瘤的10%；以30~60岁常见；性别无明显差异，但分泌泌乳素的微腺瘤多为女性。

知识点2：垂体腺瘤的病理变化　　　　　　副高：熟悉　正高：掌握

垂体腺瘤包膜完整，较大肿瘤常因缺血或出血而发生坏死、囊变，偶有钙化。肿瘤向上生长可穿破鞍膈突入鞍上池，向下可侵入蝶窦，向两侧可侵入海绵窦。

知识点3：垂体腺瘤的病理分型　　　　　　副高：熟悉　正高：掌握

垂体腺瘤根据分泌功能可分为分泌性和无分泌性两大类，前者分为：①营养激素性，包括催乳素（PRL）和生长激素（HGH）腺瘤；②促激素性，包括促肾上腺皮质激素（ACTH）、促甲状腺素（TSH）和促生殖腺激素（GnRH）三种腺瘤。后者直径1cm以下的称为垂体微腺瘤，大于1cm者称为垂体巨腺瘤。

知识点4：垂体腺瘤的临床表现　　　　　　副高：掌握　正高：掌握

具有内分泌功能的腺瘤表现为与内分泌有关的症状和体征，如闭经泌乳、肢端肥大、皮肤紫纹、皮下脂肪堆积、尿崩症等。大腺瘤可出现视力障碍，甚至脑积水症状。

知识点5：垂体腺瘤的X线表现　　　　　　副高：掌握　正高：掌握

平片及断层可见蝶鞍局部骨质受压、破坏，或蝶鞍扩大，鞍背和后床突后移，鞍底"双边征"等。

知识点6：垂体腺瘤的CT表现　　　　　　副高：掌握　正高：掌握

（1）垂体微腺瘤：平扫，不易显示；需行冠状面薄层增强检查，表现为强化垂体内的低、等或稍高密度结节；间接征象包括垂体高度≥8mm、垂体上缘隆突、垂体柄偏移和鞍底下陷。

（2）垂体大腺瘤：平扫，表现蝶鞍扩大，鞍内肿块向上突入鞍上池，可侵犯一侧或两侧海绵窦；肿块呈等或略高密度，内常有低密度灶；增强检查，呈均匀、不均匀或环形强化。

| 知识点7：垂体腺瘤的MRI表现 | 副高：掌握　正高：掌握 |

（1）垂体微腺瘤：平扫可见垂体内小的异常信号灶，增强早期常显示为边界清楚的低信号灶。

（2）垂体大腺瘤：在T_1WI上呈稍低信号，T_2WI上呈等信号或高信号；增强检查，有明显均匀或不均匀强化。MRA可显示肿瘤对Willis环形态和血流的影响。

| 知识点8：垂体腺瘤的诊断与鉴别诊断 | 副高：掌握　正高：掌握 |

根据CT和MRI表现，结合内分泌检查结果，95%垂体腺瘤可明确诊断。垂体微腺瘤的诊断主要靠MRI，增强检查更为明确。

局限于鞍内的垂体瘤大腺瘤一般诊断不难。但垂体瘤突入鞍上或向两侧累及海绵窦时，应与鞍上脑膜瘤、颅咽管瘤等鉴别。颅咽管瘤常见于儿童及青少年，病变位于鞍上，与鞍内垂体可见分界，病变以信号多变的囊性成分为主，可见实性结节，钙化常见。脑膜瘤常起自蝶骨嵴或鞍结节，可向鞍内蔓延，累及海绵窦，可包绕颈内动脉海绵窦段致其变窄，可见钙化，一般不合并出血，增强扫描强化较均匀，可见脑膜尾征。

二、颅咽管瘤

| 知识点9：颅咽管瘤的病因病理 | 副高：熟悉　正高：掌握 |

颅咽管瘤是源于胚胎颅咽管残留细胞的良性肿瘤。发病年龄有两个高峰：5~10岁和40~60岁。生长部位以鞍上池最多见，也可沿鼻咽后壁、蝶窦、鞍内、鞍上至第三脑室前部发生。肿瘤边界锐利，有纤维包膜，肿瘤分囊性（单房或多房）、实性和囊实混合性。囊液内含有胆固醇结晶。囊壁和肿瘤实性部分多有钙化。肿瘤向上生长压迫第三脑室，使其受压变形，但一般无脑水肿；视交叉受压出现视力障碍。

| 知识点10：颅咽管瘤的临床表现 | 副高：掌握　正高：掌握 |

临床主要表现为生长发育障碍、视力改变和垂体功能低下。主要是梗阻性脑积水造成的颅内压增高和内分泌（如侏儒症、尿崩症、肥胖等）改变。

| 知识点11：颅咽管瘤的CT表现 | 副高：掌握　正高：掌握 |

（1）平扫：颅咽管瘤大多数为囊性和囊实性，CT表现为鞍上区圆形或类圆形囊性肿物，单房或多房，少数为分叶状，边缘锐利，囊壁及囊间隔为等密度，光滑、薄且均匀，张力较高，囊壁可见钙化，典型的表现为蛋壳样钙化，囊内多为均质低密度。CT值变化范围大，与囊内容物有关。

（2）增强扫描：囊壁及囊间隔常强化，囊内容物无强化。鞍上池受累显示部分或完全闭塞。压迫第三脑室可见第三脑室前部消失，如果阻塞室间孔可见双侧侧脑室对称性扩大。蝶鞍多正常。

（3）冠状位扫描：可见肿瘤与垂体间有一间隙。实质性颅咽管瘤CT上表现为等密度或略高密度肿块影，瘤体内斑块样钙化为典型表现，实质部分可呈均质强化或不均质强化。部分肿瘤呈囊和实质混合性，同时具备囊性和实性两部分的表现。

| 知识点12：颅咽管瘤的MRI表现 | 副高：掌握　正高：掌握 |

（1）平扫：肿瘤信号依其内成分而不同，T_1WI可为高、等、低或混杂信号，与病灶内蛋白质、胆固醇、正铁血红蛋白、钙质含量多少有关。T_2WI多为高信号。

（2）增强T_1WI：肿瘤实质部分呈均匀或不均匀强化囊壁呈环状增强。

| 知识点13：颅咽管瘤的鉴别诊断 | 副高：掌握　正高：掌握 |

常需与垂体瘤、鞍旁脑膜瘤等相鉴别：垂体瘤常位于鞍内，CT平扫常为等或略高密度，坏死较少，罕见钙化；脑膜瘤常位于鞍旁，CT平扫常为等或略高密度，其常见点状或星状钙化，呈明显强化。根据其各自的特征性表现颅咽管瘤较易与两者相鉴别。

第十二节　脑转移瘤

| 知识点1：脑转移瘤的病因病理 | 副高：熟悉　正高：掌握 |

脑转移瘤表现多种多样，病灶多位于皮质或大脑半球皮质下区，少数位于丘脑与小脑。多来自肺癌、乳腺癌、前列腺癌、肾癌和绒癌等原发灶，经血行转移而来。常为多发，易出血、坏死、囊变；瘤周水肿明显。多发生于中老年人，男性稍多于女性。

| 知识点2：脑转移瘤的临床表现 | 副高：掌握　正高：掌握 |

临床主要有头痛、恶心、呕吐、共济失调、视神经盘水肿等表现。

| 知识点3：脑转移瘤的CT表现 | 副高：掌握　正高：掌握 |

（1）平扫：可见脑内多发或单发结节，单发者可较大；常位于皮髓质交界区；呈等或低密度灶，中心多有坏死、囊变，出血时密度增高；瘤周水肿较重，有"小病灶、大水肿"的特征。

（2）增强扫描：病变呈结节状或环形强化，多发者可呈不同形式强化。

知识点4：脑转移瘤的MRI表现　　　　　　　　　　　　副高：掌握　正高：掌握

（1）平扫：脑转移瘤T_1WI上一般呈低信号，T_2WI为高信号，瘤内出血T_1WI和T_2WI一般均呈高信号（与出血期时间长短有关）；MRI较CT更易发现脑干和小脑的转移瘤。

（2）增强扫描：T_1WI，表现同CT增强检查，MRI增强对小转移瘤的检出更为敏感。DWI、MRS和PWI对转移瘤的诊断也有一定的帮助。

第三章　颅脑外伤

第一节　总　　论

知识点1：脑外伤的概念　　　　　　　　　　副高：掌握　正高：掌握

颅脑外伤在平时和战时均常见，占全身创伤的第二位，仅次于四肢伤，其死亡率和致残率居身体各部位创伤之首。颅脑损伤是由于头部受外力作用所造成，交通事故伤、跌倒坠落伤、暴力打击伤和火器伤是导致颅脑损伤的主要原因。

知识点2：脑外伤的临床分类　　　　　　　　副高：掌握　正高：掌握

颅脑损伤由外向内可分为头皮软组织损伤、颅骨损伤和脑实质损伤，三者可单独发生或合并存在，脑实质损伤对病情发展及预后起着重要作用。颅脑外伤常见疾病主要有头皮血肿、颅骨骨折、脑挫裂伤、硬膜外血肿、硬膜下血肿以及弥漫性轴索损伤（DAI）等，少见疾病有外伤性颈内动脉-海绵窦漏、外伤性夹层动脉瘤形成。

知识点3：常见颅脑外伤的临床特点　　　　副高：熟练掌握　正高：熟练掌握

常见颅脑外伤的临床特点

常见疾病	临床特点
头皮血肿	头皮血肿多因钝器伤所致。按血肿出现在头皮内的具体解剖层次，可分为皮下血肿、帽状腱膜下血肿和骨膜下血肿三种类型
颅骨骨折	按骨折部位分为颅盖与颅底骨折。按骨折形态分为线形、粉碎性及凹陷性骨折。按骨折后颅腔与外界相通分为开放性与闭合性骨折。颅骨骨折的临床意义不仅在于骨折本身，更重要的是骨折引起的脑膜、脑血管、脑神经和脑实质的损伤程度。颅骨骨折可合并脑脊液漏、颅内血肿及颅内感染
脑挫裂伤	脑组织的器质性损害，可以是挫伤、裂伤或挫裂伤，常形成颅内血肿并伴发蛛网膜下腔出血。主要临床表现为意识障碍、颅内压增高以及相关神经损伤体征。严重的脑挫裂伤常可致脑疝发生，预后不佳

常见疾病	临床特点
硬膜外血肿	多见于额、颞、顶部外伤。主要为颅骨骨折过程造成脑膜中动脉、静脉窦出血所致。血液积聚于硬膜外和颅骨内板之间形成硬膜外血肿，一般不超过颅缝。较大的血肿可导致颅内压增高和意识障碍，存在原发昏迷–中间清醒–再次昏迷的变化过程，此为硬膜外血肿病程中最明显的临床特征
硬膜下血肿	出血积聚在硬膜下腔，主要由皮层血管破裂以及桥静脉或静脉窦本身撕裂所致。年轻人以急性或亚急性血肿多见，临床上症状重且原发昏迷时间长，中间清醒期不如硬膜外血肿明显，并很快出现脑疝危象。老年人多为慢性过程，部分患者症状不明显
蛛网膜下腔出血	常与脑挫裂伤、颅内血肿、硬膜外血肿或硬膜下血肿并存，提示存在严重的原发性脑损伤。蛛网膜下腔出血是加重继发性脑损伤的重要因素
弥漫性轴索损伤	头部遭受旋转外力时，因剪应力造成的以神经轴索肿胀、断裂为特征的损伤。好发于白质和灰质交界处、连接两侧大脑半球的胼胝体以及大脑与小脑之间的脑干上端。临床主要表现为伤后持续昏迷，可伴有去大脑强直或去皮层强直发作，恢复慢，少数患者有中间清醒期

知识点4：颅脑外伤影像检查方法的选择　　　　副高：熟练掌握　　正高：熟练掌握

（1）X线检查：头颅X线平片适用于轻型颅脑损伤患者颅骨骨折的初步筛查，对颅底骨折诊断价值有限，且不能显示脑实质的损伤程度，一般不作为颅脑外伤的首选检查方法，尤其是在病情危重时，不应勉强进行。

（2）CT检查：是急性颅脑外伤首选的影像学检查方法。CT可清晰显示颅骨骨折及其程度，骨折与颅底重要孔道的关系等。对颅脑外伤所致的脑出血、脑挫伤及脑水肿等，CT不仅能清楚显示这些病理改变，而且可以定位、定量评价病情的严重程度，是临床治疗重要的参考依据。对一些不典型的病例或保守治疗的患者，可通过定期随访复查，动态观察颅内病变的进展情况。由于CT图像颅底伪影较多，脑干、小脑的出血易漏诊，原则上需薄层扫描或待病情稳定后行MR检查，可提高诊断的准确性。

（3）CT三维重建技术：颅脑外伤常用的三维重建应用主要有最大密度投影（MPR）、表面遮盖成像（SSD）和容积再现（VR）等技术，是轴位图像的重要补充，能较直观、全面地评价颅骨骨折所致的各种病理改变，对临床治疗有重要指导作用。如利用MPR结合VR重建能显示粉碎性骨折的碎骨片大小、形态、数目以及与周围结构的关系，并可测量凹陷骨折的深度。MPR冠状、矢状面重建不仅能显示蝶窦上壁和下壁骨折，而且对两侧壁骨折也可清晰显示。MPR冠状面重建对视神经管骨折及视神经管变形均能清晰显示。CT血管造影（CTA）可重建颅内血管三维影像，对显示外伤后血管痉挛、继发性血管移位、受压及狭窄程度具有优势，同时能进一步判定是否存在脑动脉瘤、动静脉畸形等血管本身病变，为临床提供更丰富的信息。

（4）常规MRI检查（T_1、T_2及FLAIR序列）：MRI具备较高的软组织分辨率，可多方位、多参数成像，对亚急性、慢性颅脑损伤，尤其是比较轻微及隐匿的颅脑损伤较CT更为敏感。MRI由于没有颅底伪影干扰，是诊断脑干、小脑损伤最佳的检查方法。对CT较难诊断的弥漫性轴索损伤，MRI可清楚地显示病变的范围和程度，并直观显示白质纤维束走行，对判断患者的预后价值较大。但MRI对颅骨骨折显示效果不如CT。

（5）MR-SWI技术：磁敏感加权成像（SWI）是利用不同组织间磁敏感度差异产生图像对比的技术。组织的磁敏感强度与血液中铁的存在形式有关。血液溢出血管后氧合血红蛋白依次经脱氧血红蛋白和高铁血红蛋白，最后由巨噬细胞吞噬形成组织内含铁血黄素沉积，后三者为顺磁性物质，可引起局部磁场的改变，通过该技术可对其进行检测。SWI技术对颅内出血尤为敏感，可显示CT及常规MRI无法显示的微小出血灶，可作为颅脑外伤常用检查序列。

（6）MR-DTI技术：扩散张量成像（DTI）是利用组织中水分子扩散的各向异性来探测组织微观结构的成像方法，用于显示脑白质纤维束的走行，可了解创伤性病变造成的白质纤维束受压移位与损害的程度。DTI技术对弥漫性轴索损伤有较大的诊断价值。

知识点5：颅脑外伤影像检查流程	副高：熟练掌握　正高：熟练掌握

颅脑损伤的检查流程，一般认为直接行CT检查。对CT征象不典型或阴性但症状持续的患者，随访复查CT。大部分患者治疗期间需多次行CT扫描，动态观察疾病的进展及治疗的效果。MRI可用于亚急性或恢复期患者的检查。

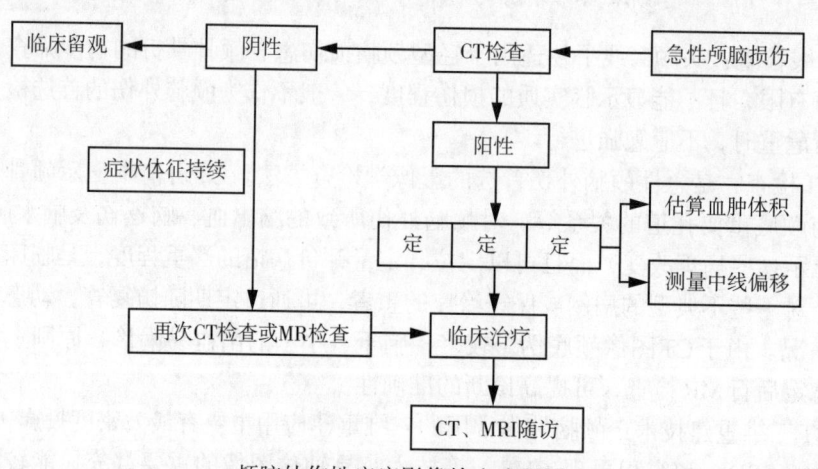

颅脑外伤性疾病影像检查流程图

知识点6：常见颅脑外伤的影像学特征	副高：熟练掌握　正高：熟练掌握

如下表所示：

颅脑外伤常见出血性病变的鉴别

项　目	脑挫裂伤	硬膜外血肿	硬膜下血肿	蛛网膜下腔出血	弥漫性轴索损伤
好发部位	幕上多发；额叶、颞叶皮层及皮层下多见	外力直接作用部位或附近；颅骨内板与硬脑膜之间；额颞部和顶颞部多见	外力作用的对冲部位；硬脑膜和蛛网膜之间；可发生于一侧或双侧；额顶部多见	基底池、侧裂池、脑沟、大脑镰、小脑幕	脑白质和灰质交界处、胼胝体、脑干以及小脑、内囊和基底核

项 目	脑挫裂伤	硬膜外血肿	硬膜下血肿	蛛网膜下腔出血	弥漫性轴索损伤
形状	不规则	梭形、双凸透镜形	新月形	条片状、铸形	不规则
范围及占位效应	散在多发；严重的挫裂伤可形成较大的颅内血肿，占位效应明显，中线结构可偏移，并可形成脑疝	较局限；骨折部位及附近，一般不超过颅缝，若骨折线超过颅缝，则血肿亦可超过；占位效应较轻	范围广，可超过颅缝；占位效应明显；中线结构可偏移	散在多发，占位效应及中线偏移不明显	多发；脑组织肿胀程度重，但占位效应及中线偏移不明显
CT密度	颅内出血急性期高密度，亚急性和慢性期密度降低，后期形成软化灶为脑脊液密度。脑水肿带为低密度				
伴随征象	可合并头皮血肿、颅骨骨折、颅内积气、脑脊液漏、脑神经损伤、脑疝等。急性颅脑外伤患者通常为多发性复合损伤，即同一患者常存在多部位、多种形式损伤，以一种或两种损伤为主				

知识点7：常见颅脑外伤的影像诊断思路　　　　　副高：熟练掌握　正高：熟练掌握

（1）CT图像采用软组织窗、骨窗观察。面部、颅底等部位需观察薄层图像，必要时可在后处理工作站对原始图像进行三维重建（MPR、VR等），结合冠状位和矢状位图像观察。

（2）观察是否有颅骨骨折。应注意骨折的部位、类型，骨折与颅缝、静脉窦、脑实质等的关系。凹陷性骨折应测量内陷的深度。颅底骨折应观察与鼻窦、乳突等孔道的关系，如出现脑脊液漏征象应与鼻窦炎、乳突炎鉴别，并积极寻找漏口部位。还需观察颅内积气及重要血管损伤。

（3）观察脑实质内是否存在异常密度和异常信号影，病变的部位、大小、密度、信号等。

（4）外伤所致颅内出血应明确血肿性质、数量、密度。较大血肿应估测血肿的体积、观察其占位效应、脑中线结构是否偏移、是否形成脑疝等。

（5）增强扫描或血管成像应观察是否存在血管性病变，是否有重要血管受压、损伤等。

（6）应紧密结合临床病史和体征，了解致伤机制，如脑挫裂伤多在暴力打击的部位和对冲的部位，观察时应避免遗漏对冲部位损伤。

（7）对同一患者动态随访的病例，应详细同前片对比，观察颅内出血量、占位效应、中线结构的变化等，同时观察是否出现继发性的脑损伤（如脑梗死、脑疝、静脉血栓）。对脑室引流的患者还需观察引流管位置，引流管周围情况，脑室积水程度。

（8）结合病史及上述影像表现做出诊断与鉴别诊断。若诊断不确定或者影像表现与临床症状不相符时，可以给出进一步建议，如进一步检查或随诊复查。

第二节　硬膜外血肿

知识点1：硬膜外血肿的病理　　　　　　　　　副高：熟悉　正高：掌握

大多是外伤后脑膜动脉出血，以脑膜中动脉最为常见。有时也可以是板障静脉、静脉窦破裂所致。血肿积聚于硬膜外腔。绝大多数都伴有相应部位的骨折。

知识点2：硬膜外血肿的CT表现　　　　副高：掌握　正高：掌握

（1）颅板下方梭形或半圆形高密度灶，多位于骨折附近，不跨越颅缝。

（2）颅骨内板下凸透镜样高密度区，边缘锐利，血肿范围一般不会越过颅缝，即使颅骨骨折越过颅缝。

（3）骨窗往往可以见到骨折。占位效应明显。

知识点3：硬膜外血肿的MRI表现　　　　副高：熟练掌握　正高：熟练掌握

（1）颅骨内板和脑表面之间的双凸形或梭形异常信号影，边缘锐利。

（2）血肿的信号强度变化与血肿的期龄和所用MR机的磁场强度有关。①急性期：T_1WI上血肿的信号与脑实质相仿，T_2WI上血肿呈低信号；②亚急性期和慢性期：T_1WI和T_2WI上均呈高信号；患侧皮质受压扭曲，即脑回移位征和脑表面（皮质）血管内移；硬膜外血肿与脑实质之间可见一条代表硬脑膜的低信号影。

知识点4：硬膜外血肿的临床表现　　　　副高：掌握　正高：掌握

外伤后剧烈头痛，伴眩晕、恶心、呕吐，呼吸、脉搏缓慢，血压升高，甚至昏迷。

知识点5：硬膜外血肿的鉴别诊断　　　　副高：熟练掌握　正高：熟练掌握

硬膜外血肿主要与急性和慢性硬膜下血肿、脑膜瘤等相鉴别。急性硬膜外血肿范围较局限，呈双凸透镜形态，一般不超过颅缝；而硬膜下血肿呈新月形，范围较广，可跨越颅缝。此外，急性硬膜外血肿有明确外伤史，多伴有骨折，结合病史不难同肿瘤相鉴别。

知识点6：硬膜外血肿给出印象诊断后需注意的问题
　　　　副高：熟练掌握　正高：熟练掌握

以下征象提示病情较重，可能需要手术或进一步积极治疗，做出诊断后视病情应与临床医生交流。

（1）急性硬膜外血肿>30ml，颞部>20ml。

（2）急性硬膜外血肿<30ml，颞部<20ml，最大厚度<15mm，中线移位<5mm，GCS评分>8分，没有脑局灶损害症状和体征的患者可保守治疗。但必须住院严密观察病情变化，行头部CT动态观察血肿变化，一旦出现临床意识改变、颅高压症状，甚至瞳孔变化或CT血肿增大，都应该立刻行开颅血肿清除手术。

第三节 硬膜下血肿

知识点1：硬膜下血肿的病理　　　　　　　　副高：熟悉　正高：掌握

外伤后导致的皮质动脉或静脉破裂，矢状窦旁桥静脉或静脉窦破裂所致，发生于硬膜与蛛网膜之间。血液聚集于硬膜下腔，沿脑表面广泛分布。

知识点2：硬膜下血肿的临床表现　　　　　　副高：掌握　正高：掌握

头痛、恶心、呕吐，严重时可出现脑疝的症状。老年自发性出血可以类似脑梗死的症状。

知识点3：硬膜下血肿的CT表现　　　　　　　副高：掌握　正高：掌握

（1）平扫：①急性期，见颅板下新月形或半月形高密度影，常伴有脑挫裂伤或脑内血肿，脑水肿和占位效应明显；②亚急性或慢性血肿，呈稍高密度、等密度、低或混杂密度灶；③慢性硬膜下血肿，可以是高密度，也可以是混杂密度，也可以是低密度病灶。部分慢性硬膜下出血（17%～25%）也可以表现为与脑实质等密度。

（2）增强扫描：部分硬膜下血肿可以表现为等密度改变，这样在CT平扫仅能看到占位征象（脑室变形移位）而几乎无法辨认正常脑组织与血肿，常常把被推压移位的脑白质误认为脑实质内占位性病变。

知识点4：硬膜下血肿的MRI表现　　　　　　副高：掌握　正高：掌握

（1）急性：T_1WI呈低或等信号，T_2WI呈低信号。
（2）亚急性：T_1WI、T_2WI均匀高信号。
（3）慢性：T_1WI低信号，但高于脑脊液，T_2WI上呈高信号。

知识点5：硬膜下血肿给出印象诊断后需注意的问题
　　　　　　　　　　　　　　　　　　　　副高：熟练掌握　正高：熟练掌握

以下征象提示病情较重，可能需要手术或进一步积极治疗，做出诊断后视病情应与临床医生交流。

（1）急性硬膜下血肿＞30ml、颞部＞20ml、血肿厚度＞10mm，或中线移位＞5mm。

（2）急性硬膜下血肿＜30ml、颞部＜20ml、血肿最大厚度＜10mm，中线移位＜5mm、GCS评分＜9分，可以先行非手术治疗，如果出现伤后进行性意识障碍，GCS评分下降＞2分，临床需要手术治疗。

（3）慢性硬膜下血肿CT或MR扫描显示单侧或双侧硬膜下血肿厚度＞10mm、单侧血肿导致中线移位>10mm。

（4）慢性硬膜下血肿临床出现颅高压症状和体征，伴有或不伴有意识改变和大脑半球受压体征。

第四节　外伤性蛛网膜下腔出血

知识点1：蛛网膜下腔出血的概念	副高：掌握　正高：掌握

蛛网膜下腔出血是由于颅内血管破裂，血液进入蛛网膜下腔所致。有外伤性和自发性。儿童脑外伤常见，出血多位于大脑纵裂和脑底池。

知识点2：蛛网膜下腔出血的病理变化	副高：熟悉　正高：掌握

①无菌性脑膜炎，氧合血红蛋白在脑脊液中引起；②脑血管痉挛，使脑组织水肿，重者发生软化，痉挛的发生可能与化学刺激、血管收缩因子产生或机械刺激等有关；③脑积水，急性期过后形成正压力性脑积水，慢性期阻塞蛛网膜颗粒而形成；④血肿压迫，如前交通动脉瘤可压迫动眼神经等。

知识点3：蛛网膜下腔出血的临床表现	副高：掌握　正高：掌握

临床表现特点为三联征——剧烈头痛、脑膜刺激征、血性脑脊液。

知识点4：外伤性蛛网膜下腔出血的CT表现	副高：掌握　正高：掌握

平扫：①表现为脑沟、脑池内密度增高影，形成铸型；②大脑纵裂出血多见，表现为中线区纵行窄带形高密度影；③出血亦见于外侧裂池、鞍上池、环池、小脑上池内；④蛛网膜下腔出血一般7天左右吸收，此时CT检查阴性。

知识点5：外伤性蛛网膜下腔出血的MRI表现	副高：掌握　正高：掌握

平扫，难以显示急性蛛网膜下腔出血；但出血吸收，CT检查为阴性时，仍可发现高信号出血灶的痕迹。

第五节　脑挫裂伤

知识点1：脑挫裂伤的病理	副高：熟悉　正高：掌握

脑挫伤病理为脑内散在出血灶，静脉淤血和脑肿胀；如伴有脑膜、脑或血管撕裂，则为

脑裂伤。二者常合并存在，故统称为脑挫裂伤。

知识点2：脑挫裂伤的病理分期	副高：熟练掌握 正高：熟练掌握

（1）早期：伤后数日内脑组织以出血、水肿、坏死为主要变化，主要神经细胞变性、脱髓鞘等。

（2）中期：伤后数天至数周，逐渐出现修复性病理变化，坏死组织液化，瘢痕组织修复。

（3）晚期：伤后数月至数年后受伤脑组织由瘢痕形成囊腔，相邻脑组织萎缩，脑膜增厚、粘连。

知识点3：脑挫裂伤的临床表现	副高：熟练掌握 正高：熟练掌握

（1）脑挫裂伤的临床表现因致伤因素和损伤部位的不同而各异。

（2）轻者可没有原发性意识障碍。

（3）重者可致深度昏迷，甚至死亡。

知识点4：脑挫裂伤的CT表现	副高：掌握 正高：掌握

平扫，显示低密度脑水肿区内，散布斑点状高密度出血灶；伴有占位效应；也可表现为广泛性脑水肿或脑内血肿。

知识点5：脑挫裂伤的MRI表现	副高：掌握 正高：掌握

平扫，脑水肿在T_1WI上呈等信号或稍低信号，T_2WI上呈高信号；出血灶的信号强度与出血期龄有关。

（1）急性期：T_1WI水肿表现为低信号，出血灶表现为等信号，T_2WI水肿表现为高信号，出血灶为低信号。

（2）亚急性期：T_1WI上出血灶信号逐渐演变为高信号，与水肿区的低信号形成混杂信号，T_2WI上呈高信号。

（3）慢性期：T_1WI呈低信号，T_2WI在高信号内出现低信号。

知识点6：脑挫裂伤的鉴别诊断	副高：熟练掌握 正高：熟练掌握

脑挫裂伤主要与脑梗死、脑梗死伴出血及高血压性脑出血相鉴别。脑挫裂伤好发于中青年，均有明确的外伤史，好发部位为额叶及颞叶，通常多发，与脑梗死、高血压性脑出血不难鉴别。值得注意的是，对初始检查阴性但症状持续存在的患者应在24～48小时内复查，避免遗漏迟发性出血等脑实质损伤。对CT检查征象不确定的患者可进一步应用MR-SWI检

查技术提高脑挫裂的检出率。

知识点7：脑挫裂伤给出印象诊断后需注意的问题

副高：熟练掌握　正高：熟练掌握

以下征象提示病情较重，可能需要手术或进一步积极治疗。

（1）急性脑实质损伤（脑内血肿、脑挫裂伤），出现进行性意识障碍和神经功能损害，CT显示明显占位效应。

（2）额颞顶叶挫裂伤体积>20ml，中线移位>5mm，伴基底池受压。

（3）急性脑实质损伤（脑内血肿、脑挫裂伤），通过脱水等药物治疗后ICP≥25mmHg、CPP≤65mmHg。

（4）急性脑实质损伤（脑内血肿、脑挫裂伤）患者，无意识改变和神经损害，药物能有效控制高颅压，CT未显示明显占位，可在严密观察意识和瞳孔等病情变化下，继续药物保守治疗。

第六节　弥漫性轴索损伤

知识点1：弥漫性轴索损伤的病理

副高：熟悉　正高：掌握

弥漫性轴索损伤是由于头颅受到突然加速或减速力的作用，脑白质与灰质因惯性运动速度不同而发生相对移位，从而导致相应部位脑组织的撕裂和轴索损伤，可致严重的脑功能障碍。弥漫性轴索损伤往往累及双侧，好发部位为灰白质交界处，其次为胼胝体、基底核、内囊及脑干背外侧等。

知识点2：弥漫性轴索损伤的临床表现

副高：掌握　正高：掌握

临床上轻者仅有头痛、头晕；重者则出现昏迷。病理上肉眼可见弥漫性点状出血灶及蛛网膜下腔出血；镜下见轴索损伤断裂，退缩呈球状。

知识点3：弥漫性轴索损伤的CT表现

副高：掌握　正高：掌握

平扫：①首次检查，多为阴性；②短期复查，可见点状出血灶，典型表现为灰白质交界区及胼胝体点状高密度影，病灶常呈双侧性，伴或不伴蛛网膜下腔出血。故首次CT平扫阴性而临床疑为弥漫性轴索损伤时，应注意随访。

知识点4：弥漫性轴索损伤的MRI表现

副高：掌握　正高：掌握

①平扫，典型表现为脑灰白质交界及胼胝体等处散在大小不等的斑点状、小片状及条索

状 T_1WI 低信号、T_2WI 高信号影，也可无明确异常。②SWI检查，对弥漫性轴索损伤病灶中的微出血灶检出非常敏感，表现为边界清楚的不规则斑点状、线条状或团状低信号灶。

知识点5：弥漫性轴索损伤的诊断   副高：熟练掌握   正高：熟练掌握

CT和MRI都不能直接显示轴索损伤，但在一定程度上可显示其所致的出血和水肿，因此，CT、MRI诊断弥漫性轴索损伤需结合病史和临床表现。目前较为公认的CT诊断标准是：大脑灰白质交界区、胼胝体、脑干以及基底核、小脑多个或一个直径小于2cm的出血和/或脑室内出血，无明显颅内血肿和脑挫裂伤；或CT仅表现急性弥漫性脑肿胀和蛛网膜下腔出血，但患者原发性持久昏迷，排除脑缺氧因素。对于DAI尚无统一的MRI诊断标准。根据MRI所显示上述区域的脑实质局灶性病变和弥漫性脑肿胀，伴有或不伴有蛛网膜下腔出血和/或脑室内出血，结合外伤史及临床可诊断。由于MRI检查时间长，非专用急救设备不能进入检查室，而DAI多为有意识障碍的重型颅脑损伤，所以仍以CT作为首选影像学检查。CT所见不能解释严重的临床表现，条件允许时应进一步行MRI检查。

知识点6：弥漫性轴索损伤的鉴别诊断   副高：熟练掌握   正高：熟练掌握

（1）多灶性非出血性病变：①老年脑：无外伤，多发腔隙性梗死，脑白质稀疏。②脱髓鞘性病变：卵圆形，可强化，位于脑室旁。

（2）多灶性出血性病变：①淀粉样变：老年人，进行性痴呆。②高血压性微出血：长期慢性高血压。③海绵状血管瘤：不同时期的出血（T_1混杂）。④出血性转移瘤：病变可强化。

第七节 穿通性脑损伤

知识点1：穿通性脑损伤的概念   副高：掌握   正高：掌握

穿通性脑损伤为快速运动的锐器（如子弹和刺刀等）撞击相对静止的头颅，穿过头皮、颅脑和脑膜，进入脑组织所形成的脑外伤。

知识点2：穿通性脑损伤的X线表现   副高：掌握   正高：掌握

①穿通性脑损伤所造成的颅骨骨折或缺损；②脑内的不透X线异物；③显示颅内积气。

知识点3：穿通性脑损伤的CT表现   副高：掌握   正高：掌握

①单个弹道或弹片损伤只有一个弹道；②弹道出血为高密度，行径与弹头或弹片行进的轨迹相符；③散弹所致穿透伤表现为多个弹丸和弹道；④典型的出血性弹道近弹头或弹片

进入脑内段常较粗，然后渐渐变细；⑤还可见远离弹道或外伤通道部位的脑挫裂伤及血肿等表现。

第八节　颅　内　脑　疝

知识点1：颅内脑疝的概念　　　　　　　　　　副高：掌握　正高：掌握

脑疝为颅腔内某一分腔有占位性病变时，该分腔的压力高于邻近分腔，脑组织从高压区向低压区移位，引起一系列临床综合症状。

知识点2：颅内脑疝的CT表现　　　　　　　　　副高：掌握　正高：掌握

（1）大脑镰下疝：压力高的一侧被挤压至蝶骨大翼后方，侧裂池、大脑中动脉水平段和颞叶向后移位，侧脑室前角和体部超越中线，向对侧移位。

（2）小脑幕切迹疝：双侧海马沟回疝时，中脑受压变窄，环池内可见下疝的沟回及海马回；单侧海马沟回疝时，脑干向对侧移位。第三脑室、第四脑室受压变扁，环池的翼部和四叠体池移向后下方。

（3）枕骨大孔疝：小脑延髓池均匀缩小，池前缘切凹变浅消失或完全闭塞，枕大孔下出现圆形或长舌状软组织密度影。

知识点3：颅内脑疝的MRI表现　　　　　　　　副高：掌握　正高：掌握

（1）大脑镰下疝：冠状面显示侧脑室前角及体部越过中线向对侧移位，侧脑室顶缘低于对侧，侧脑室后角移位不明显。

（2）小脑幕切迹疝：矢状面显示中脑向下移位，冠状面可见海马回及钩回自天幕裂孔下疝。

（3）枕骨大孔疝：矢状面显示小脑扁桃体疝出枕骨大孔水平。

知识点4：颅内脑疝的病因病理　　　　　　　　副高：熟悉　正高：掌握

（1）颅脑损伤可导致局限性或弥漫性颅压增高。

（2）部位：天幕裂孔疝（小脑幕切迹疝或颞叶疝），枕骨大孔疝（小脑扁桃体疝），天幕裂孔上、下疝（小脑幕切迹上、下疝），大脑镰下疝或扣带回疝（胼胝体疝），蝶骨嵴疝或侧裂池疝。

（3）危害最严重的是小脑幕切迹疝和枕骨大孔疝。

知识点5：颅内脑疝的临床表现　　　　　　　　副高：掌握　正高：掌握

①剧烈头痛、频繁呕吐及视盘水肿；②严重者可出现昏迷、两侧瞳孔不等大、对光反应消失；③血压下降、呼吸心跳停止而死亡。

第九节　脑　水　肿

知识点1：脑水肿的概念　　　　　　　　　　　副高：掌握　正高：掌握

创伤性脑水肿是脑组织受到外来暴力打击后出现过多的水分积聚在细胞内或细胞外间隙，引起脑体积增大和重量增加，此病理生理反应称为创伤性脑水肿。

知识点2：脑水肿的CT表现　　　　　　　　　　副高：掌握　正高：掌握

（1）局限性或弥漫性低密度影，边缘模糊，病灶较大时可有占位征象。
（2）病变侧的脑室受压变窄或完全闭塞。
（3）中线结构向对侧移位，局部脑沟、脑池变窄或消失。
（4）分3度：①Ⅰ度：水肿范围不超过2cm；②Ⅱ度：水肿不超过一侧大脑半球的1/2；③Ⅲ度：水肿范围超过一侧大脑半球的1/2。

知识点3：脑水肿的MRI表现　　　　　　　　　副高：掌握　正高：掌握

①MRI局限性或弥漫性T_1WI低信号、T_2WI和FLAIR高信号影；②DWI低信号，ADC高信号。

知识点4：脑水肿的病因病理　　　　　　　　　副高：熟悉　正高：掌握

（1）脑组织血脑屏障的破坏、脑微循环功能障碍、神经细胞能量代谢功能障碍、损伤部位自由基的产生、细胞内外异常离子通道的开放等，产生血管源性脑水肿、细胞毒性脑水肿和间质性脑水肿。
（2）脑损伤急性期，血管源性脑水肿和细胞毒性脑水肿常混合存在。
（3）间质性脑水肿主要发生于脑损伤的后期或恢复期，常伴有脑白质萎缩和脑积水。

知识点5：脑水肿的临床表现　　　　　　　　　副高：掌握　正高：掌握

①轻重程度与原发性脑损伤的程度密切相关；②局部的脑挫裂伤引起局限性创伤性脑水肿；③严重的弥漫性轴索损伤可引起弥漫性的创伤性脑水肿。

第十节　外伤后脑缺氧、缺血、梗死

知识点1：外伤后脑缺氧、缺血、梗死概述　　副高：掌握　正高：掌握

　　脑缺氧、缺血和梗死是外伤后颅内形成的血肿增加了颅腔的体积，颅内血管反应性收缩，使颅内血容量减少导致；颅压升高和静脉回流受阻可加重脑缺氧、缺血和梗死。

知识点2：外伤后脑缺氧、缺血、梗死的影像学表现　　副高：掌握　正高：掌握

　　①CT可无任何阳性发现；②DWI、PWI可明确缺血的范围和程度；③继发性脑梗死为颅脑损伤1周后最常见的并发症；④MRI检查T_1WI低信号，T_2WI和FLAIR高信号；⑤DWI高信号；⑥PWI rCBV降低、MTT延长。

第十一节　脑外伤后颅内血管损伤及并发症

知识点1：脑外伤后颅内血管损伤及并发症的种类　　副高：掌握　正高：掌握

　　外伤后继发性脑血管损伤及并发症主要包括动脉损伤和静脉损伤两大类，血管痉挛、脂肪栓塞、外伤性动脉瘤、外伤性动脉切割和内膜撕裂、外伤性内膜剥离和分隔型动脉瘤、外伤性动静脉瘘、外伤性皮质静脉撕裂和血栓形成、外伤性静脉窦撕裂或血栓形成。

知识点2：血管痉挛的影像学表现　　副高：掌握　正高：掌握

　　影像学检查常无任何异常发现。有时仅早期血管造影可见局限或广泛性血管痉挛。

知识点3：脂肪栓塞的影像学表现　　副高：掌握　正高：掌握

　　X线平片常无阳性发现。脑血管造影可见栓塞远端血管截断不显影。CT上表现为大片状低密度影，密度均匀，呈楔形。在MRI上表现为片状T_1WI低信号、T_2WI高信号，DWI高信号。

知识点4：外伤性动脉瘤的影像学表现　　副高：掌握　正高：掌握

　　（1）DSA：真性动脉瘤可见动脉壁呈囊状或梭形扩张；假性动脉瘤可见造影剂经动脉裂口进入假性动脉瘤腔内，动脉瘤壁常不完整。

　　（2）CT：真性动脉瘤可见局限性血管扩张；假性动脉瘤可见动脉旁假瘤腔形成，周围有纤维包裹，增强CT扫描动脉瘤壁可见不规则强化。

（3）MRI：显示瘤体范围及大小优于CT。无血栓形成的动脉瘤在T_1WI和T_2WI上均表现为无信号病灶，有血栓形成的动脉瘤腔可出现高信号、低信号、等混杂信号。

知识点5：外伤性动脉切割和内膜撕裂的影像学表现　　　　副高：掌握　正高：掌握

（1）DSA：可见血管均匀变细，有时可显示血管因内膜下血肿压迫而闭塞。部分病例可见内膜撕裂和内膜下血栓。

（2）CT：常无异常发现，有时仅表现为血栓形成所导致的脑梗死改变。

（3）MRI：可见亚急性内膜下血栓形成。

（4）MRA：表现为血管呈节段性或局限性动脉瘤样扩张。

知识点6：外伤性动静脉瘘的影像学表现　　　　　　　　　副高：掌握　正高：掌握

（1）DSA：可见颈内动脉海绵窦段动脉撕裂，裂口可大可小，造影剂经撕裂口溢入海绵窦，并经增粗的眼静脉向上引流，岩上窦、岩下窦开放并向上、向下引流。

（2）CT和MRI：均可见眼上静脉增粗、扭曲，同侧眼球突出，海绵窦增宽。

第四章   脑血管疾病

第一节   总   论

脑血管病是指脑血管病变所引起的脑功能障碍，主要指脑动脉或静脉系统破裂或闭塞，导致脑出血、蛛网膜下隙出血或脑梗死，以及先天性脑血管发育异常。临床上将急骤发展的脑局部血液循环和功能障碍称为急性脑血管意外，即卒中或中风（stroke）。医学影像学在脑血管病的早期诊断方面发挥了重要作用，介入放射学技术为脑血管病的治疗开辟了新途径。临床常见的脑血管病包括自发性脑出血、脑梗死、颅内动脉瘤等，少见疾病主要为脑血管畸形。

常见脑血管病的临床特点

常见疾病	临床特点
自发性脑出血	又称原发性脑出血，以高血压性脑出血最常见，多与脑动脉硬化相关，好发于中老年，男性稍多。起病突然，初为突发性剧烈头痛，而后出现恶心、呕吐，并逐渐出现偏瘫、失语和不同程度的意识障碍。好发于基底核、丘脑，其次为脑桥和小脑
脑梗死	可分为缺血性、出血性和腔隙性脑梗死。好发于中老年，男女比例类似，常合并高血压病、冠心病、动脉粥样硬化、高血脂、糖尿病等高危因素。发病前一部分患者可有短暂性脑缺血发作（TIA）病史，常见的症状或体征包括急性局部神经功能缺陷，依受累血管对应功能区不同，产生不同的神经定位体征（如语言、运动、感觉、认知等功能障碍）
颅内动脉瘤	依据形态分为常见的浆果形（囊性）动脉瘤、少见的梭形动脉瘤以及罕见的夹层动脉瘤，最大径>15mm为大动脉瘤，>25mm的动脉瘤称为巨大动脉瘤，多伴有血栓。蛛网膜下腔出血是动脉瘤破裂后最常见的并发症，其他常见症状包括脑神经异常（如后交通动脉瘤常见动眼神经麻痹）、癫痫等

（1）CT检查：CT平扫可早期显示出血；可显示发病24小时后脑梗死病灶，但对于24小时内脑梗死有时可表现为正常，CT增强检查可显示早期脑梗死。

（2）MRI检查：MRI对脑梗死诊断敏感性更高，特别是一些功能成像技术，如扩散加权成像（DWI）、灌注加权成像（PWI）、功能磁共振成像（fMRI）等，既可早期诊断梗死，又可为临床治疗和预后评估提供有价值的信息。常规MRI序列对早期脑出血的显示不如CT，且患者常不能耐受长时间检查，故MRI不用于检查超急性期及急性期脑出血。

（3）CTA及MRA检查：作为无创伤性的血管造影检查，可诊断动脉瘤、大血管狭窄或闭塞及动静脉畸形等。

（4）血管造影检查：目前仍然是诊断动脉瘤的金标准，并可采用经导管内栓塞技术治疗动脉瘤、血管畸形及其他脑出血性血管病变，动脉溶栓治疗缺血性脑血管病还存在争议。

知识点4：脑血管疾病影像检查流程　　　　副高：熟练掌握　正高：熟练掌握

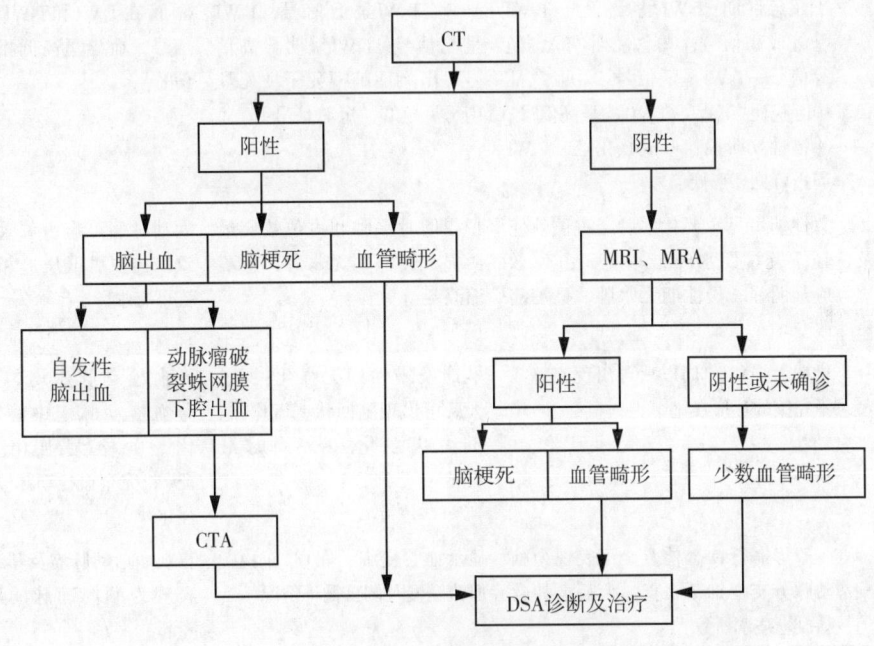

脑血管疾病影像检查流程图

知识点5：常见脑血管疾病的影像学特征　　　　副高：熟练掌握　正高：熟练掌握

常见脑血管病的影像学特征

	自发性脑出血	脑梗死	动脉瘤
好发部位	基底核、丘脑、脑桥和小脑	动脉闭塞性梗死位于血管分布区，累及脑灰白质；腔隙性脑梗死位于基底核、丘脑、脑干	90%以上浆果形动脉瘤发生在脑底动脉环（Willis环），梭形动脉瘤常发生在椎-基底动脉

续 表

	自发性脑出血	脑梗死	动脉瘤
形态	肾形、类圆形或不规则形	动脉闭塞性脑梗死呈楔形、扇形;腔隙性脑梗死呈圆形或卵圆形,直径 0.5~1.5cm	浆果形动脉瘤多呈圆形或类圆形,梭形动脉瘤呈梭形扩张
CT密度	①急性期:高密度;②吸收期:体积缩小、密度减低;③囊变期:裂隙状软化灶或完全吸收	发病24小时内常为阴性,可见致密动脉征、岛带征、豆状核模糊等早期征象;24小时后呈低密度;出血性脑梗死可见不规则斑点、片状高密度;慢性期呈低密度软化灶	Ⅰ型无血栓动脉瘤,高密度;Ⅱ型部分血栓动脉瘤,中心或偏心性高密度;Ⅲ型完全血栓动脉瘤,等密度,可有弧形或斑点状钙化。动脉瘤破裂时可见继发蛛网膜下腔出血
MRI信号	①超急性期:T$_1$WI呈等信号,T$_2$WI呈等或高信号;②急性期:T$_1$WI呈等信号,T$_2$WI呈低信号;③亚急性期中、晚期:T$_1$WI、T$_2$WI均呈高信号;④慢性期阶段:形成软化灶,T$_2$WI周边可见环形低信号	早期:T$_1$WI呈低信号,T$_2$WI呈高信号,DWI呈明显高信号;出血性脑梗死于梗死灶内可见短T$_1$、短T$_2$信号	瘤腔在T$_1$WI和T$_2$WI上呈流空信号,血栓呈高低相间的混杂信号
周围水肿及占位效应	急性期可见窄环状水肿,占位效应轻;吸收期水肿带增宽,占位效应最明显;慢性期无水肿,呈萎缩改变	1~2周时水肿和占位效应最明显,慢性期无水肿,呈萎缩改变	大动脉瘤可有占位效应,破裂致脑内血肿或压迫邻近静脉回流可有水肿
强化方式	早期无强化;2周以后可出现完整或不完整的环形强化	早期及慢性期无强化;2~3天后可出现脑回状、斑片状、团块状强化,2~3周时最明显	无血栓动脉瘤均匀强化;部分血栓动脉瘤中心和瘤壁强化,血栓无强化,呈"靶征";完全血栓动脉瘤瘤壁环形强化
DSA表现	一般毋需行DSA检查,可表现为脑动脉分支变细、僵直,为脑水肿及脑血管痉挛所致	显示血管变细、僵直、闭塞、血流缓慢及侧支循环情况	直观显示动脉瘤及其载瘤动脉,表现为颅内动脉的局部异常隆起

知识点6:常见脑血管疾病的影像诊断思路 副高:熟练掌握 正高:熟练掌握

(1)观察病变的形态、边缘,位置特点(如大血管的供血区),是否灰白质同时受累。

(2)观察病变密度、信号特点。

(3)病变周围水肿及占位效应:邻近脑沟、脑裂、脑池情况,脑室是否被推挤、压迫,中线结构移位情况等。

(4)增强检查后病变的强化特点,如"脑回状强化"。

(5)应简要描述图像中未受累及的结构。

(6)结合病史及影像表现进行诊断与鉴别诊断。

（7）若诊断不确定，可以给出进一步建议，如进行其他检查或随诊复查。

第二节　脑　出　血

知识点1：脑出血的概念　　　　　　　　　　　　　副高：掌握　正高：掌握

脑出血是由于颅内的血管连续性中断所致的血液在颅内脑实质的堆积，属于出血性脑血管疾病，多发于中老年高血压和动脉硬化患者。

知识点2：脑出血的病因　　　　　　　　　　　　　副高：掌握　正高：掌握

（1）高血压动脉粥样硬化是脑出血最常见的原因。

（2）发病年龄一般较大，近年有年轻化的趋势。

（3）动脉瘤、血管畸形、感染等也可引起脑实质内出血，这些是青少年非外伤出血的主要原因。

（4）肿瘤也可合并出血，有时可掩盖肿瘤本身。

（5）早产儿、凝血机制障碍和医源性抗凝治疗等均可导致脑实质出血。

（6）高血压性脑出血多位于基底核区、丘脑、脑干等部位，大脑皮质和小脑少见。

知识点3：脑出血的病理　　　　　　　　　　　　　副高：熟悉　正高：掌握

自发性脑内出血多继发于高血压、动脉瘤、血管畸形、血液病和脑肿瘤等，以高血压性脑出血常见。在后者，出血好发于基底核、丘脑、脑桥和小脑，易破入脑室；血肿及伴发的脑水肿引起脑组织受压、坏死和软化。

知识点4：脑出血的临床表现　　　　　　　　　　　副高：掌握　正高：掌握

①局部神经系统症状逐渐加重；②50%破入脑室系统；③25%的患者死亡。

知识点5：脑出血的病理分期　　　　　　　　　　　副高：熟悉　正高：掌握

血肿演变分为超急性期、急性期、亚急性期早期、亚急性期晚期、慢性期。

知识点6：脑出血的CT表现　　　　　　　　　　　副高：掌握　正高：掌握

（1）脑内高密度灶，CT值在50~80HU。

（2）圆形、类圆形、线形或不规则形，向周围的脑腔隙突破，形成铸型。

（3）急性期灶周水肿轻，亚急性期水肿明显。

（4）用窗宽150~250HU观察，有助于区分靠近颅骨的小血肿与致密的骨质边缘。

（5）急性期一般不需增强，即使行增强检查、病灶亦无强化。

（6）亚急性血肿（3~14天）：血肿一般随着时间而降低密度，平均每天约下降1.5HU，然后液化吸收，开始出现在外周，慢慢向中心发展，灶周毛细血管增生，此毛细血管缺少血脑屏障。

（7）慢性血肿（>15天）：①圆形、类圆形（37%）或裂隙状低密度25%，或呈囊变；②机化血肿边缘再出血，此时要与肿瘤相鉴别；③增强，环形强化；④囊性病灶，可与脑室穿通；⑤血肿钙化（10%）；⑥负效应（病灶周围脑室周围及蛛网膜下腔增宽）；⑦无后遗改变（27%），主要见于小出血灶和儿童中。

知识点7：脑出血的非典型CT表现　　　副高：熟练掌握　正高：熟练掌握

（1）血肿呈等密度，见于患者有凝血异常，血小板功能不全，血红蛋白下降，过多的纤溶反应、溶血反应，血块不收缩，出血素质者。

（2）血块中出现液平，主要见于凝血功能异常。

（3）血肿密度普遍降低，并见液平，主要见于溶栓治疗的患者。

（4）灶周水肿极明显，可见于脑梗死后的出血患者。

知识点8：脑出血的MRI表现　　　　　副高：掌握　正高：掌握

（1）超急性期：是指出血的当时，漏出的血液尚未凝固。实际上该期仅持续数分钟到数十分钟，临床上极少遇到。超急性期尚未凝固的血液表现出长T_1、长T_2特性，因此在T_1WI上表现为略低信号，在T_2WI上呈现高信号。

（2）急性期：一般为出血后2天内。在这一期红细胞的细胞膜保持完整，细胞内的氧合血红蛋白释放出氧变成脱氧血红蛋白。脱氧血红蛋白的顺磁性效应，造成局部磁场的不均匀，加快了质子失相位，因此血肿T_2值明显缩短，在T_2WI或T_2*WI上表现为低信号。细胞内脱氧血红蛋白对T_1值的影响较小，因此该期血肿在T_1WI上信号变化不明显，常表现为略低信号或等信号。

（3）亚急性早期：一般为出血后3~5天。该期红细胞的细胞膜仍保持完整，细胞内开始出现正铁血红蛋白，因此该期也被称为正铁血红蛋白细胞内期，细胞内正铁血红蛋白的出现一般从血肿周边向中心逐渐发展。由于细胞内正铁血红蛋白具有较强的顺磁性，使血肿的T_1值缩短，因此在T_1WI上血肿从周边向中央逐渐出现高信号。该期血肿在T_2WI上一般仍为低信号。

（4）亚急性中期：一般为出血后第6~10天。该期红细胞的细胞膜开始破裂，正铁血红蛋白溢出到细胞外，因此该期称正铁血红蛋白细胞外期。红细胞的破裂一般也是从血肿周边逐渐向中心发展。该期血肿在T_1WI上仍表现为高信号，在T_2WI上表现为从血肿周边向中心逐渐蔓延的高信号。

（5）亚急性晚期：一般为出血后10天到3周。该期红细胞完全崩解，血肿内主要以正铁血红蛋白为主,但血肿周边的巨噬细胞吞噬了血红蛋白并形成含铁血黄素。细胞内的含铁血黄素具有明显顺磁性,将造成局部磁场的不均匀。因此该期血肿在T_1WI和T_2WI上均为高信号,但在T_2WI上血肿周边出现低信号环。

(6)慢性期:一般为出血3周乃至数月以后。血肿逐渐吸收或液化,病灶周边的巨噬细胞内有明显的含铁血黄素沉积。因此该期血肿逐渐演变为液化灶,在T_1WI上为低信号,在T_2WI上为高信号,周围的含铁血黄素在T_2WI上表现为低信号环,在T_1WI上为等信号或略高信号。

知识点9:脑出血高密度的鉴别诊断 副高:掌握 正高:掌握

①钙化:CT值多在100HU以上,高密度肿瘤或肉芽肿有时与出血较难鉴别;②梗死内出血有时与梗死内胶质增生较难鉴别。

知识点10:脑出血出血原因的鉴别诊断 副高:掌握 正高:掌握

①高血压出血多有典型病史和典型出血部位;②动脉瘤出血多合并以动脉瘤所在部位为主的蛛网膜下腔出血;③动静脉畸形多可见到等密度迂曲的血管;④烟雾病多同时出现多处出血和梗死,且多为青少年;⑤肿瘤合并出血多在出血周围见到等密度或低于出血的稍高密度瘤体;⑥MRI可对出血的病因进行鉴别诊断。

第三节 脑缺血和脑梗死

知识点1:脑缺血的概念 副高:掌握 正高:掌握

因脑血流量(CBF)减少引起的脑细胞功能和形态改变称之为脑缺血。突然发生的CBF大量减少,即急性脑缺血;而持续的CBF减少,即慢性脑缺血。脑缺血分两大类:全脑性脑缺血和局限性脑缺血。

知识点2:脑梗死的概念 副高:熟练掌握 正高:熟练掌握

脑梗死是指各种原因所致脑部血液供应障碍导致局部脑组织缺血、缺氧性坏死而出现相应神经功能缺损的一类临床综合征。

知识点3:脑梗死的病因 副高:熟练掌握 正高:熟练掌握

(1)脑血栓形成,继发于脑动脉硬化、动脉瘤、血管畸形、炎性或非炎性动脉炎等。
(2)脑栓塞,如血栓、空气、脂肪栓塞。
(3)低血压和凝血状态。

知识点4：脑梗死的分类　　　　　　　　　　　　　副高：熟练掌握　正高：熟练掌握

（1）缺血性脑梗死：当脑CBF减少达一定限度时，依次发生坏死的细胞分别为少突胶质细胞、星形胶质细胞，最后为血管内皮细胞。

（2）出血性脑梗死：常发生在缺血性梗死1周后。CT显示低密度梗死灶内出现不规则斑点状、片状高密度出血灶，占位效应较明显。

（3）腔隙性脑梗死：系深部髓质小动脉闭塞所致，缺血灶为10～15mm，好发于基底核、丘脑、小脑和脑干，无占位效应。

知识点5：脑梗死的分期及病理　　　　　　　　　　　　　副高：熟悉　正高：掌握

（1）超急性期脑梗死：发病后6小时之内，位于梗死核心周围的半暗带区内的缺血组织还有机会得到挽救。

（2）急性期脑梗死：发病后6～72小时，此期典型的病理改变为缺血6～12小时局部脑组织轻度肿胀，24～48小时脑组织水肿明显，范围大者高度水肿压迫中线移位，甚至形成脑疝。

（3）亚急性期脑梗死：发病后72小时～10天，此期坏死组织开始吸收，修复过程开始，表现为小胶质细胞向坏死区增生并吞噬坏死组织。

（4）慢性期脑梗死：发病后第11天，可持续数月或数年。代表脑梗死所引起的脑组织破坏不可逆，脑组织破坏逐步达最终阶段。从发病第11天至1个月为早期慢性，1个月以后为晚期慢性。

知识点6：缺血性脑梗死的影像学表现　　　　　　　　　　　　　副高：掌握　正高：掌握

（1）CT：①平扫，在发病24小时内常难以显示病灶；24小时后表现为低密度灶，部位和范围与闭塞血管供血区一致，皮髓质同时受累，多呈扇形；可有占位效应，但相对较轻。②增强扫描，发病当天，灌注成像即能发现异常，表现病变区脑血流量明显减低；其后普通增强可见脑回状强化。1～2个月后形成边界清楚的低密度囊腔，且不再发生强化。

（2）MRI：对脑梗死灶发现早、敏感性高：①发病后1小时即可见局部脑回肿胀，脑沟变窄，随之出现长T_1和长T_2信号异常；②DWI检查可更早地检出脑缺血灶，表现为高信号；③MRA检查还能显示脑动脉较大分支的闭塞。

知识点7：出血性脑梗死的影像学表现　　　　　　　　　　　　　副高：掌握　正高：掌握

（1）CT：平扫，呈低密度脑梗死灶内，出现不规则斑点、片状高密度出血灶，占位效应较明显。

（2）MRI：平扫，梗死区内出现短T_1高信号灶。

知识点8：腔隙性脑梗死的影像学表现　　　　副高：掌握　正高：掌握

（1）CT：平扫，发病24小时后，可见脑深部的片状低密度区，无占位效应。

（2）MRI：早期DWI检查即可发现腔隙性梗死灶，表现为小的高信号区；其后呈长T_1低信号和长T_2高信号表现；DTI重建可显示皮质脊髓束破坏情况。

知识点9：脑梗死的鉴别诊断　　　　副高：掌握　正高：掌握

（1）胶质瘤：不规则强化、占位效应明显、形态不规则。

（2）转移瘤：多发、原发肿瘤史、强化明显。

（3）脱髓鞘病变：病变位于脑室周围脑白质区。

知识点10：缺血性脑梗死的鉴别诊断　　　　副高：熟练掌握　正高：熟练掌握

缺血性脑梗死主要与脑肿瘤（如低级别星形细胞瘤）、脑挫伤、脑炎等鉴别。脑肿瘤形态不规则，病灶不按照血管供血区分布，脑白质受累为主，占位表现明显，DWI无脑梗死特征性高信号，增强检查无脑回样强化，可出现结节状、斑片状强化或无强化。脑挫伤有外伤病史，常见于受伤部位或对冲部位，可合并其他外伤。脑炎患者临床有发热或其他前驱症状，以双侧颞叶受累常见，DWI可呈稍高信号，但为血管源性水肿，ADC值增高，增强检查无强化或呈斑片状强化。

知识点11：脑梗死的临床表现　　　　副高：掌握　正高：掌握

①急性期肢体偏瘫、语言不畅；②可伴有神经系统后遗症。

第四节　烟　雾　病

知识点1：烟雾病的概念　　　　副高：熟悉　正高：掌握

烟雾病是一种病因不明、以双侧颈内动脉末端及大脑前动脉、大脑中动脉起始部慢性进行性狭窄或闭塞为特征，并继发颅底异常血管网形成的一种脑血管疾病。由于这种颅底异常血管网在脑血管造影图像上形似"烟雾"，故称为"烟雾病"。

知识点2：烟雾病的病因病理　　　　副高：熟悉　正高：掌握

烟雾病病因至今不明。病理改变主要是双侧颈内动脉末端、大脑中动脉管腔狭窄或闭塞。病变区动脉内膜增生、肥厚、变性，侧支循环明显扩张形成毛细血管网，其管壁薄而脆弱；可伴发缺血性或出血性改变。

知识点3：烟雾病的临床表现　　　　　　　　　　　　　　　　副高：掌握　正高：掌握

（1）短暂性脑缺血发作（TIA）型：最多见，约见于全部特发性烟雾病的70%。临床特点是反复发生一过性瘫痪或力弱，多为偏瘫，亦可为左右交替性偏瘫或双偏瘫。发作后运动功能完全恢复。病程多为良性，有自发缓解或发作完全停止的倾向。极少数病例伴有半身惊厥发作、头痛或偏头痛。罕见一过性感觉障碍、不自主运动或智力障碍。

（2）梗塞型：急性脑卒中，导致持续性瘫痪、失语、视觉障碍和智力障碍。

（3）癫痫型：频繁的癫痫发作、部分性发作或癫痫持续状态，伴脑电图癫痫样放电。

（4）出血型：蛛网膜下腔出血或脑实质出血，成人患者出现本型的概率大于儿童患者。

以上临床分型的后三型合称为"非TIA型"，病程复杂多变，预后较差，多表现为混合型，如癫痫型加梗塞型、癫痫型加TIA型等。如为单纯癫痫发作，预后不一定很差。无论何种类型，4岁以前起病者预后较差。此外，临床症状及其严重程度决定于侧支循环的代偿效果，如果能够维持足够的脑血流灌注，则可能不出现临床症状，或只有短暂的TIA型发作，或头痛。如果不能保持脑血流灌注，则症状严重，引起广泛脑损伤。

知识点4：烟雾病的CT表现　　　　　　　　　　　　　　　　　副高：掌握　正高：掌握

脑梗死以双侧和多发为特点，多发生在皮质和/或皮质下，很少见于基底核，不发生于小脑和脑干。脑出血主要为蛛网膜下腔最多见，脑内出血多在脑室周围。

知识点5：烟雾病的血管造影表现　　　　　　　　　　　　　　副高：掌握　正高：掌握

血管造影的特点为双侧或单侧颈内动脉虹吸段狭窄或闭塞，大脑前、中动脉狭窄或闭塞，脑底出现异常血管网。根据异常血管网的位置可分为前、中、后组，其中以源于豆纹动脉的深穿支、交通动脉等的中组最常见。CTA、MRA可用来替代常规血管造影确诊烟雾病。

知识点6：烟雾病的MRI表现　　　　　　　　　　　　　　　　副高：掌握　正高：掌握

①单侧或双侧大脑中动脉狭窄或闭塞，颈内动脉海绵窦段变细，流空效应减弱，邻近可见较多纤细、不规则的侧支循环呈流空效应；②患侧或双侧尾状核、豆状核、内囊以及下丘脑建立侧支循环，呈无数点状、细条状低信号；③侧支循环显示充分者发生脑缺血、脑梗死的机会较少，反之常并发脑缺血、脑梗死或留有脑软化灶，无占位效应；④MRA显示Willis闭塞，邻近多发烟雾状侧支循环。

第五节 颅内动脉瘤

知识点1：颅内动脉瘤的概念　　　　　副高：熟练掌握　正高：熟练掌握

颅内动脉瘤即颅内动脉壁的囊性膨出，好发于脑底动脉环及附近分支，是蛛网膜下腔出血的常见原因。多呈囊状，大小不一，瘤腔内可有血栓形成。常见于中老年，女性略多于男性。

知识点2：颅内动脉瘤的病因病理　　　　　　副高：熟悉　正高：掌握

根据病因分为：先天性、损伤性、感染性和动脉硬化性。
根据形态可分为：①粟粒状动脉瘤；②囊状动脉瘤；③梭形动脉瘤；④壁间动脉瘤；⑤假性动脉瘤。

知识点3：颅内动脉瘤的临床表现　　　　　　副高：掌握　正高：掌握

动脉瘤未破裂时可以无任何症状，破裂后主要为蛛网膜下腔出血的症状，也可表现为脑实质出血的临床症状。

知识点4：颅内动脉瘤的DSA表现　　　　　　副高：掌握　正高：掌握

血管造影可直接显示动脉瘤的大小、位置、数目、形态和脑血液循环情况以及动脉瘤与载瘤动脉的关系。动脉瘤表现为颅内动脉的囊状、梭形局部膨出，边缘常光整，可有蒂与动脉相连。出血或血肿形成时动脉瘤轮廓模糊，邻近的血管可以痉挛、移位。入口过窄或腔内有血栓的动脉瘤可以不显影，表现为假阴性。

知识点5：颅内动脉瘤的CT表现　　　　　　副高：掌握　正高：掌握

（1）直接征象：分为三型：①Ⅰ型，无血栓动脉瘤，平扫呈类圆形高密度灶；增强检查呈均一强化。②Ⅱ型，部分血栓动脉瘤，平扫可见中心或偏心性高密度灶；增强检查，中心和瘤壁强化，其间血栓无强化，呈"靶征"。③Ⅲ型，完全血栓动脉瘤，平扫呈等密度灶，可有弧形或斑点状钙化；增强检查，可见瘤壁环形强化。
（2）间接征象：动脉瘤破裂时CT图像上多数不能显示瘤体，但可见继发的蛛网膜下腔出血、脑内血肿、脑积水、脑水肿和脑梗死等改变。

知识点6：颅内动脉瘤的MRI表现　　　　　　副高：掌握　正高：掌握

无血栓者，T_1WI、T_2WI均表现为圆形、椭圆形、梭形的无信号区，边界清晰锐利，可显示载瘤动脉。有血栓者，T_1WI、T_2WI均表现为混杂信号。MRA可更直接地显示动脉瘤大小、形态，及其与载瘤动脉的关系。

知识点7：颅内动脉瘤的诊断　　　　　　　　　　　　副高：掌握　正高：掌握

根据CT或MRI检查的病变位置和特征性表现，或DSA、CTA、MRA所见，可明确颅内动脉瘤的诊断；其中CTA为常规首选检查方法，DSA则可进一步检出CTA阴性的颅内动脉瘤并用于介入治疗。

知识点8：颅内动脉瘤的鉴别诊断　　　　　　　　　　副高：掌握　正高：掌握

颅内动脉瘤与脑膜瘤的鉴别：①脑膜瘤的占位效应明显，颅内动脉瘤不并发出血时一般占位效应较轻；②脑膜瘤多有邻近骨质的反应，颅内动脉瘤不存在；③CT平扫脑膜瘤内常见点状钙化，而颅内动脉瘤的钙化常为块状；④CT强化扫描脑膜瘤多为较明显强化，并可见脑膜尾征，而颅内动脉瘤常为与血管同步的明显强化，其与血管关系密切，无脑膜尾征，少部分病例病灶内可见低密度无强化的血栓；⑤脑膜瘤的典型MRI表现为等T_1、等或略长T_2信号，而颅内动脉瘤在T_1WI、T_2WI均表现为无信号，有血栓者，表现为混杂信号。

第六节　高血压性脑病

知识点1：高血压性脑病（PRES）的概念　　　　　　副高：掌握　正高：掌握

高血压性脑病是多种原因导致的血管调节功能异常、血压迅速上升而引起的急性全面性脑功能障碍综合征。

知识点2：高血压性脑病的CT表现　　　　　　　　　副高：掌握　正高：掌握

①双侧顶枕叶对称性或不对称性皮质下区低密度影；②也可累及基底核和脑干；③少数患者也可见出血；④CT增强斑片状强化。

知识点3：高血压性脑病的MRI表现　　　　　　　　副高：掌握　正高：掌握

①皮质或皮质下区病变呈长T_1、长T_2信号影，FLAIR序列高信号；②DWI等或稍低信号，ADC高信号（血管源性水肿）；③T_1+C斑片状强化。

知识点4：高血压性脑病的鉴别诊断　　　　　　　　副高：掌握　正高：掌握

（1）急性脑缺血：①慢性高血压病史；②DWI高信号。

（2）急性脑充血（癫痫后）：①脑回肿胀；②不均匀强化。

（3）静脉窦闭塞：MRV显示静脉异常。

知识点5：高血压性脑病的病因病理　　　　副高：熟悉　正高：掌握

（1）各种原因所引起的急性动脉性高血压，如先兆子痫或子痫、急慢性肾衰竭、原发性或恶性高血压或嗜铬细胞瘤等。

（2）脑血管收缩痉挛，引起血脑屏障破坏，间质液体堆积在皮质和皮质下白质区，导致血管源性脑水肿。

（3）脑血管的自身调节功能障碍时，脑血管有可能出现被动性扩张。

（4）血压恢复正常后，病变可恢复。

知识点6：高血压性脑病的临床表现　　　　副高：掌握　正高：掌握

（1）急骤起病、发展快、病程短暂。

（2）大多历时数分钟到数小时，持续较长时间者较少。

（3）急性头痛、癫痫；病变大部分完全恢复。

知识点7：高血压性脑病的诊断要点　　　　副高：掌握　正高：掌握

（1）顶枕叶皮质下弓形纤维对称性的低密度影，长T_1、长T_2信号影。

（2）儿童血压可正常。

（3）DWI等信号，ADC高信号，提示血管源性水肿。

第七节　缺血缺氧性脑病

知识点1：缺血缺氧性脑病的概念　　　　副高：掌握　正高：掌握

缺血缺氧性脑病（HIE）是指脑血流灌注不足和低血氧引起的脑组织的急、慢性损害。

知识点2：缺血缺氧性脑病的CT表现　　　　副高：掌握　正高：掌握

①早期CT平扫可无阳性发现；②24～48小时CT平扫可见大脑前、中、后动脉供血的分水岭区呈条带状低密度影；③基底核和上矢状窦旁脑实质亦可见类似的变化。

知识点3：缺血缺氧性脑病的MRI表现　　　　副高：掌握　正高：掌握

①T_2WI、FLAIR高信号；②DWI高信号，ADC低信号；③MRS乳酸峰升高。

知识点4：缺血缺氧性脑病的分级　　　　　副高：掌握　正高：掌握

（1）轻度：不超过2个脑叶实质内散在局限性边界清楚的低密度区，无占位表现。

（2）中度：低密度区范围超过2个脑叶，但不累及全部大脑半球，皮质与髓质界限模糊，脑沟、脑池受压，部分病例有颅内出血。

（3）重度：双侧大脑半球广泛低密度区，脑室受压变小，有颅内出血，MRI表现为T_1WI上皮质下、脑室旁白质内呈片状低信号影，T_2WI为较脑白质更高的信号，有颅内出血者信号改变同脑出血。

知识点5：缺血缺氧性脑病的病因病理　　　　　副高：熟悉　正高：掌握

（1）常见于长时间严重低血压、心功能不全、心脏复苏后、中枢性呼吸衰竭、一氧化碳中毒和严重的新生儿窒息等。

（2）脑组织的损害常见表现为两种类型：①动脉性或分水岭区脑梗死，最常见的部位为顶枕区，即大脑前、中和后动脉供血的分水岭区，其次为基底核区；②广泛皮质坏死，坏死最常发生在皮质第3、5、6层，尾状核和苍白球也常受累。

第八节　静脉窦血栓形成

知识点1：静脉窦血栓形成的概念　　　　　副高：掌握　正高：掌握

静脉窦血栓形成是由颅内静脉或静脉窦血栓所致，为脑血管病中的一种特殊类型。

知识点2：静脉窦血栓形成的CT表现　　　　　副高：掌握　正高：掌握

（1）CT平扫："静脉窦高密度征"，即闭塞脑静脉或硬膜窦所属引流区双侧或单侧出血性及缺血性脑梗死CT表现，静脉及硬膜窦内血栓在低密度脑水肿和梗死低密度区衬托下呈现高密度条带影。

（2）增强：空三角征，即血栓周边的硬脑膜明显强化，而血栓不强化呈现的三角形低密度区。

（3）CTV静脉窦充盈缺损。

知识点3：静脉窦血栓形成的MRI表现　　　　　副高：掌握　正高：掌握

①硬膜窦流空信号消失，代之以异常的等、高信号影；②MR静脉成像显示硬膜窦充盈缺损或狭窄闭塞；③脑肿胀；④静脉性脑梗死，即梗死区为T_1WI略低信号，T_2WI及FLAIR上较高信号，DWI上呈血管源性水肿的表现（DWI等或稍高信号、ADC高信号）；⑤脑血

肿及占位效应。

知识点4：静脉窦血栓形成的DSA表现　　　　　副高：掌握　正高：掌握

①栓塞的静脉窦无造影剂充盈，其旁可见扩张的侧支静脉和髓静脉；②脑静脉血栓形成表现为管腔内线状或半月形充盈缺损。

知识点5：静脉窦血栓形成的鉴别诊断　　　　　副高：掌握　正高：掌握

（1）正常表现：①CT平扫血管稍高密度；②新生儿常见。
（2）解剖学变异：①先天性横窦发育不良（横窦流动间隔占31%，非优势侧常见）；②右侧横窦优势占59%，左侧横窦优势占25%，双侧16%；③窦内存在脂肪。
（3）巨大蛛网膜颗粒：①圆形或卵圆形充盈缺损；②CSF样密度或信号；③横窦为最常见的位置。

知识点6：静脉窦血栓形成的病因病理　　　　　副高：熟悉　正高：掌握

（1）好发于上矢状窦，其次为横窦、乙状窦和海绵窦。
（2）与病变静脉窦和脑静脉的阻塞程度以及是否建立有效的侧支循环有关。
（3）脑静脉阻塞引起静脉血回流障碍，出现脑淤血、脑水肿、皮质静脉性栓塞、血管周围斑点状出血和脑软化。

知识点7：静脉窦血栓形成的临床表现　　　　　副高：掌握　正高：掌握

①头痛、恶心、呕吐；②也可无症状或昏迷；③50%患者合并静脉性梗死。

知识点8：静脉窦血栓形成的诊断要点　　　　　副高：掌握　正高：掌握

①怀疑静脉窦闭塞，行MRV检查；②静脉内充盈缺损，可能是蛛网膜颗粒；③观察MRV原始图像；④横窦为最常见的先天性发育不良的位置。

第九节　动静脉畸形

知识点1：动静脉畸形的病因病理　　　　　副高：熟悉　正高：掌握

动静脉畸形（AVM）是胚胎时期脑血管发育的异常，即伴有动静脉分流的血管畸形，无毛细血管床，由供血动脉、畸形血管团和引流静脉组成。主要发生在大脑前、中动脉供血区。

知识点2：动静脉畸形的临床表现　　　　　　　　副高：掌握　正高：掌握

主要为癫痫、头痛、局限性神经功能障碍。

知识点3：动静脉畸形的CT表现　　　　　　　　副高：掌握　正高：掌握

平扫呈等密度，伴有出血时可呈高密度、低密度或混杂密度。增强扫描可见虫曲状、点状、条状或片状强化；出血者血肿周围可见畸形血管团。畸形血管团的显示取决于其体积的大小，部分较小的畸形血管团强化后才能显示，表现为不规则、不均质强化团块；部分小的畸形血管团即使强化后扫描亦无异常表现。引流静脉由于大多靠近脑表面，又较粗大，CT的显示率稍高，为40%～70%。非强化CT图像上引流静脉表现为点或蛇状等或略高密度病灶，多位于脑表面，向静脉窦走行，可夹杂不规则钙化斑。增强后CT值明显增高，成为明显高密度灶，向静脉窦引流观察的更加清晰。CT可显示继发的梗死、出血灶以及局限性脑萎缩。

知识点4：动静脉畸形的DSA表现　　　　　　　　副高：掌握　正高：掌握

血管造影表现为一条或一组粗大的供血动脉，一团畸形血管团，一条或一组早期显影的引流静脉。血管造影的目的是观察AVM的部位、大小、形态、供血动脉、引流静脉、动静脉循环时间、窃血现象及正常脑组织的血供情况。

知识点5：动静脉畸形的MRI表现　　　　　　　　副高：掌握　正高：掌握

①T_1WI混杂信号（与血流速度、有无出血有关）；②T_2WI"蜂窝状""黑蠕虫"征（流空血管）；③内部无正常脑组织；④FLAIR：流空低信号，周边高信号（胶质增生）；⑤DWI正常；⑥T+C+明显强化；⑦MRA显示引流动脉，显示不清畸形血管；⑧MRV勾勒引流静脉。

第十节　发育性静脉畸形

知识点1：发育性静脉畸形的概念　　　　　　　　副高：掌握　正高：掌握

发育性静脉畸形（DVA）为先天性血管畸形或正常引流静脉的解剖变异，即在脑动脉系统形成后，静脉停止发育处于原始的胚胎髓静脉阶段，汇入一支粗大的引流静脉，最终汇入静脉窦或室管膜静脉。该病见于任何年龄，通常无症状，多为影像学检查特别是MRI增强检查时偶然发现，额叶和小脑最常见。

知识点2：发育性静脉畸形的CT表现 　　　　　　副高：掌握　正高：掌握

①正常；②偶尔钙化；③CT增强可见线样或点状强化。

知识点3：发育性静脉畸形的MRI表现 　　　　　　副高：掌握　正高：掌握

①病变较小，T_1WI可正常，T_2WI可见血管流空；②如果伴有其他血管畸形或引流静脉血栓形成，脑实质可出血；③T_2WI低信号；④DWI正常；⑤T_1+C明显强化，异常血管呈伞样汇集并经集合静脉汇入静脉窦或室管膜静脉；⑥MRA正常；⑦MRV可见"海蛇头"样血管汇集。

知识点4：发育性静脉畸形的DSA表现 　　　　　　副高：掌握　正高：掌握

①95%病例动脉期、毛细血管期正常；②静脉期可见"海蛇头"样汇集。

知识点5：发育性静脉畸形的鉴别诊断 　　　　　　副高：掌握　正高：掌握

（1）混合型血管畸形（海绵状血管瘤）：出血常见。
（2）硬脑膜窦闭塞：①窦血栓形成；②髓静脉扩张形成侧支循环。
（3）Sturge-Weber综合征：①可伴有粗大的髓静脉、室管膜下静脉及脉络丛静脉；②伴有面部血管瘤。

知识点6：发育性静脉畸形的病理 　　　　　　副高：熟悉　正高：掌握

①扩张的薄壁静脉组成；②静脉间夹有正常脑组织；③静脉壁缺乏平滑肌和弹性组织；④扩张的髓静脉放射状排列。

知识点7：发育性静脉畸形的临床表现 　　　　　　副高：掌握　正高：掌握

①通常无症状；②头痛、癫痫、出血（伴有海绵状血管瘤）；③出血危险性每年增加0.15%；④引流静脉血栓形成或伴有海绵状血管瘤，出血概率增加。

知识点8：发育性静脉畸形的诊断要点 　　　　　　副高：掌握　正高：掌握

①DVA含有正常脑组织；②MR、CT增强可明确诊断；③扩张的髓静脉呈伞样汇集，经粗大的静脉引流入静脉窦或深部室管膜静脉。

第十一节 海绵状血管瘤

知识点1：海绵状血管瘤的概念　　　　　　副高：熟练掌握　正高：熟练掌握

海绵状血管瘤（CM），即囊性血管性错构瘤，由紧密排列的成熟血管组成，病变内反复出血，无正常神经组织。多见于40～60岁，10%～15%伴发脑静脉畸形。75%位于幕上，25%位于幕下。多为单发，10%～30%为多发。由于没有明显的供血动脉和引流静脉，DSA检查多为阴性，是常见的隐匿性血管畸形。

知识点2：海绵状血管瘤的病因病理　　　　　副高：熟悉　正高：掌握

海绵状血管瘤是血管畸形的一种。肉眼观察为深红色境界清楚的团块。镜下主要由缺少肌层和弹力层的薄壁海绵状血窦组成。血管之间无正常神经组织，常伴有钙化，含铁血黄素沉着及胶质增生。常发生在脑实质内也可见于脑膜。

知识点3：海绵状血管瘤的临床表现　　　　　副高：掌握　正高：掌握

常无任何症状，少数患者可有头痛、癫痫发作等。

知识点4：海绵状血管瘤的CT表现　　　　　副高：掌握　正高：掌握

①平扫，瘤体可以是等密度、稍高密度圆形病灶，也可以是等高混杂密度灶，甚至仅表现为不均质钙化灶。由于本身多因钙化呈高密度，所以少量出血在CT图像上较难与钙化相鉴别。出血量大破入蛛网膜下腔时CT可以显示。一般无瘤周水肿及占位效应，如果出血量较大，可以有轻度占位效应。②增强后可无强化，亦可轻度或明显强化。

知识点5：海绵状血管瘤的DSA表现　　　　　副高：掌握　正高：掌握

脑实质内的海绵状血管瘤脑血管造影常无异常发现。硬脑膜海绵状血管瘤可以表现为富血供结节，延迟可见局部毛细血管染色，偶可见供血动脉和引流静脉。

知识点6：海绵状血管瘤的MRI表现　　　　　副高：掌握　正高：掌握

T_1WI呈稍低信号或低信号，有出血时可见不均匀高信号；T_2WI可呈高信号，周边可见特征性环状低信号，为含铁血黄素沉着所致。一般不需要强化扫描。

知识点7：海绵状血管瘤的鉴别诊断	副高：掌握　正高：掌握

明显强化的海绵状血管瘤有时需要与动脉瘤、脑膜瘤鉴别。动脉瘤表现为圆形或椭圆形流空影，强化扫描可显示载瘤动脉。脑膜瘤多发生在脑外，海绵状血管瘤脑内外都可发生；脑膜瘤多有邻近骨质的反应，增强扫描常明显强化，并可见脑膜尾征；海绵状血管瘤一般无强化。

第十二节　盖伦（Galen）静脉畸形

知识点1：Galen静脉畸形的概念	副高：掌握　正高：掌握

Galen静脉畸形又称Galen静脉瘤或Galen动静脉瘘，由于动静脉短路和Galen静脉的前身前脑中静脉发育异常，大量血流进入Galen静脉，造成其动脉瘤样扩张，直径常＞3cm。

知识点2：Galen静脉畸形的CT表现	副高：掌握　正高：掌握

①四叠体池、第三脑室后方密度略高，可见钙化；②可伴有脑积水；③圆形、管状；④CT增强明显强化；⑤CTA清晰显示病变。

知识点3：Galen静脉畸形的MRI表现	副高：掌握　正高：掌握

T_1WI、T_2WI均可见四叠体池，圆形、管状"血管流空影"。

知识点4：Galen静脉畸形的DSA表现	副高：掌握　正高：掌握

①供血动脉来源于胼胝体周围、脉络膜及穿动脉系统；②常见的硬脑膜静脉窦畸形。

知识点5：Galen静脉畸形的鉴别诊断	副高：掌握　正高：掌握

（1）儿童硬脑膜动静脉瘘：①新生儿表现类似于Galen静脉畸形；②多灶，较大，快速血流常见；③常见巨大动脉瘤及静脉曲张；④脑膜或枕动脉供血常见。

（2）AVM：①常见的血管畸形，其内无毛细血管网；②＜15岁儿童颅内出血最常见的病因；③症状包括癫痫、头痛和神经系统症状缺失；④也可累及Galen静脉。

知识点6：Galen静脉畸形的病理	副高：熟悉　正高：掌握

（1）孕5周，脑膜动脉分支供应脉络丛。

（2）孕3～8周，脉络丛通过前脑中静脉引流。

（3）孕10周，大脑内静脉引流脉络丛，前脑中静脉退化。

（4）如果前脑中静脉持续存在，可与大脑内静脉汇合形成Galen静脉。

（5）前脑中静脉的动静脉瘘（AVF）发生于孕6~11周。

（6）可伴脑积水、缺血。

知识点7：Galen静脉畸形的临床表现　　　　　副高：掌握　正高：掌握

（1）占所有脑血管畸形1%以下。

（2）占所有儿童血管畸形的30%。

（3）脑积水、发育延迟、头痛、癫痫、心力衰竭等。

第十三节　硬脑膜动静脉瘘

知识点1：硬脑膜动静脉瘘的概念　　　　　副高：掌握　正高：掌握

硬脑膜动静脉瘘（dAVF）是由增粗的供血动脉和扩张的引流静脉在静脉窦壁构成的异常血管网，其内存在正常的血管结构。

知识点2：硬脑膜动静脉瘘的MRI表现　　　　副高：掌握　正高：掌握

①T_1WI显示静脉窦血栓等或高信号；②T_2WI等信号的血管内可见血管流空样低信号；③如果存在静脉性淤血，T_2WI及FLAIR可见脑实质高信号，DWI等或低信号（提示血管源性水肿）；④皮质静脉引流异常时，可伴有脑出血；⑤T_1+C可见慢性血栓轻度强化；⑥病变较小时或血流速度较慢时，TOF-MRA表现为阳性或不能全部显示病变；⑦CE-MRA可清晰显示异常血管网；⑧MRV可显示闭塞的静脉窦及侧支循环。

知识点3：硬脑膜动静脉瘘的DSA表现　　　　副高：掌握　正高：掌握

①横窦或乙状窦壁（35%~40%）可见多发供血动脉来源于颈外动脉系统或颈内动脉的脑膜支；②受累的静脉窦血栓形成；③动脉血直接流入并行的静脉；④血流逆流，临床症状明显，易出血；⑤迂曲的柔脑膜静脉可伴有淤血；⑥流速高时易引起狭窄、出血。

知识点4：硬脑膜动静脉瘘的鉴别诊断　　　　副高：掌握　正高：掌握

（1）混合型柔脑膜、硬脑膜AVM：①罕见；②常发生于大的颅后窝或大脑半球表浅部位的AVM。

（2）静脉窦血栓形成：侧支循环形成类似于dAVF；与外伤感染有关（血栓性静脉炎）。

知识点5：硬脑膜动静脉瘘的病理　　　　　　　副高：熟悉　正高：掌握

（1）静脉窦内存在很多微小AVF。
（2）静脉窦伴有夹层、阻塞。获得性，发生于静脉窦血栓形成或阻塞的基础上。
（3）闭塞的静脉窦内，机化的血栓形成肉芽组织后，毛细血管再通。
（4）10%～15%的脑血管畸形伴有AVF分流。

知识点6：硬脑膜动静脉瘘的临床表现　　　　　副高：掌握　正高：掌握

①搏动性耳鸣、突眼；②脑神经异常；③中年人好发。

知识点7：硬脑膜动静脉瘘的诊断要点　　　　　副高：掌握　正高：掌握

患者自发性颅内出血时，DSA应详细评价颅内、外动脉系统。

知识点8：硬脑膜动静脉瘘的分型　　　　　　　副高：掌握　正高：掌握

（1）Ⅰ型：顺行流入静脉窦或脑膜静脉，预后好。
（2）ⅡA型：反流入静脉窦。
（3）ⅡB型：反流入皮质静脉，10%～20%出血率。
（4）Ⅲ型：直接流入皮质静脉，无扩张，40%出血。
（5）Ⅳ型：直接流入皮质静脉，静脉扩张，2/3出血。
（6）Ⅴ型：引流至脊髓周围静脉，进行性脊髓病。

第五章 颅内感染

第一节 总 论

知识点1：颅内感染性疾病的概念 　　　　副高：熟练掌握　正高：熟练掌握

颅内感染性疾病是指各种病原微生物（包括病毒、细菌、寄生虫、真菌、立克次体、螺旋体等）侵犯中枢神经系统引起的炎症性疾病。颅内感染是中枢神经系统的常见疾病，通常情况下，脑组织外有颅骨和脑膜，内有血脑屏障，不易引起中枢神经系统的感染，但是颅脑损伤后即可发生中枢神经系统的各种不同的感染。各种致病菌通过血行感染、扩散性感染、迁入性感染侵入脑内，少数沿周围神经源侵入脑内。颅内感染性疾病常见的主要包括脑脓肿、脑膜炎及脑囊虫病。

知识点2：颅内感染性病变影像检查方法的选择 　　副高：熟练掌握　正高：熟练掌握

（1）X线检查和脑血管造影：X线平片和脑血管造影对于颅内感染性疾病诊断价值有限。X线平片可以显示钙化、骨质破坏、气体影等，但是诊断敏感性及特异性不高。脑血管造影对显示血管的狭窄、扩张及有无移位有帮助，可行脓肿定位，显示感染并发的多血管病变等。

（2）CT检查：CT对于颅内感染性病变具有较大的诊断价值，尤其对于钙化的显示，明显优于MRI。

（3）MRI检查：MRI最显著的优势是软组织分辨率很高，是颅内感染的首选影像学检查方法。对于脑脓肿患者，MRI平扫、增强检查有利于脑脓肿的诊断及鉴别诊断，尤其是MRI功能成像如DWI对于脑脓肿诊断价值较高；对于脑膜炎患者，MRI对于颅底、脑干周围结构的显示优于CT，MRI对于脑膜炎的并发症显示亦优于CT；对于脑囊虫病，MRI显著优势是可以评估囊虫的存活，同时，对于CT不易显示的部位，如眼眶、颅底，MRI的检出率较高。

知识点3：颅内感染性疾病的影像检查流程　　副高：熟练掌握　正高：熟练掌握

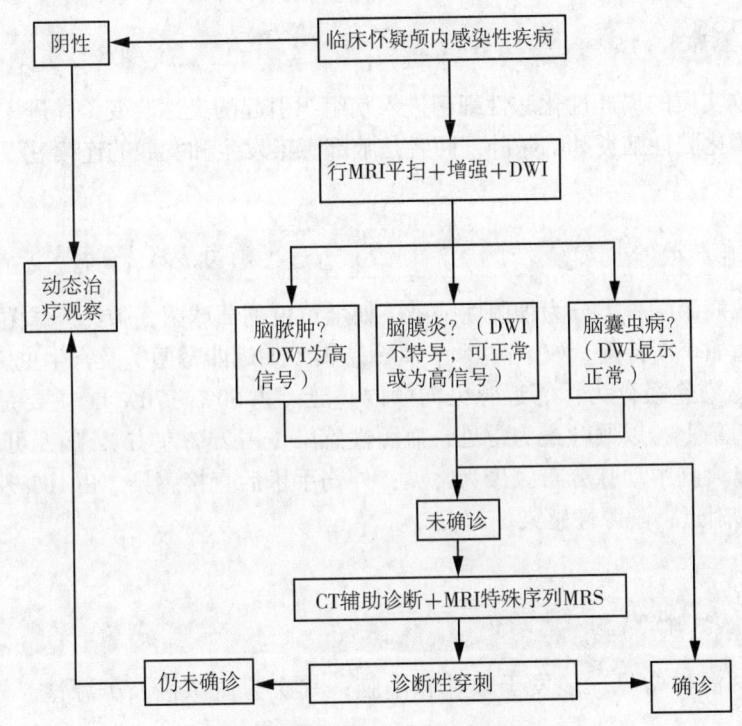

颅内感染性疾病影像检查流程图

知识点4：颅内感性疾病的影像诊断思路　　副高：熟练掌握　正高：熟练掌握

（1）观察脑组织外形、边缘，实质密度/信号是否均匀。

（2）观察脑实质内是否存在异常密度/信号影，如果有病变，观察病变的部位，是位于幕上还是幕下，灰质、白质还是灰白质交界区，还是位于脑室或者鞍区，同时观察病变的数目、大小、形态、边缘、密度/信号。

（3）观察病变与周围组织结构的关系，病变与周围组织分界是否清晰，中线结构有无受压移位，脑室、脑沟、脑裂有无受压移位，脑室、脑沟、脑池有无扩张或缩小，其内有无异常信号，病变周围有无水肿及占位效应。

（4）增强后病变的强化方式，有无强化以及强化的程度及方式如何，如"均匀强化""部分强化""环状强化""边缘强化""不规则强化""花环样强化"等。脑膜有无异常强化，是柔脑膜强化还是硬脑膜强化等。

（5）结合病史、实验室检查结果及上述影像表现做出诊断与鉴别诊断。

（6）如果不能确诊，应该给出进一步建议，如是否适合进一步检查如腰穿、穿刺活检、手术病理确诊等，有些患者则需要随诊复查。

第二节 脑 脓 肿

知识点1：脑脓肿的概念　　　　　　　　　　　　　副高：掌握　正高：掌握

脑脓肿是脑实质的局灶性化脓性细菌进入脑组织引起的炎性改变，并进一步发展而形成脓肿。分别称为化脓性脑炎和脑脓肿，两者是脑部感染发生和发展的连续过程。

知识点2：脑脓肿的分类　　　　　　　　　　副高：熟练掌握　正高：熟练掌握

（1）按照致病菌的种类分为细菌性感染（如金黄色葡萄球菌、肺炎链球菌、肺炎克雷伯杆菌，少见细菌如李斯特菌、奴卡菌等）、真菌感染（如烟曲霉菌）及寄生虫感染。

（2）按照感染途径分为：邻近感染向颅内蔓延（占60%～70%），主要是耳源性感染，脑脓肿主要位于幕上，以颞叶最为常见；血源性感染（占25%左右），病变可以位于脑组织的任何部位，以大脑中动脉分布区最为常见；外伤手术后直接感染（占10%左右），病变多位于伤道或异物附近；隐源性感染。

知识点3：脑脓肿的病理　　　　　　　　　　　　副高：熟悉　正高：掌握

脑脓肿以耳源性常见，多发于颞叶和小脑；其次为血源性、鼻源性、外伤性和隐源性等。

从病理学上可以分为三个阶段。

（1）急性脑炎阶段：历时7～14天，早期引起局限性化脓性脑炎，病变区域脑组织局限性炎症、充血、水肿、白细胞渗出，病变中心可部分坏死，病变周围有较明显水肿。

（2）化脓阶段：历时7～14天，脑炎继续扩散，软化坏死区逐渐融合扩大，形成脓腔，多中心融合的脓腔内可见分隔。脓肿中心包含坏死组织、多种细胞及细胞碎片。病变周围有新生血管形成和结缔组织增生，逐渐形成不规则肉芽组织。

（3）包膜形成阶段：历时3～4周，亦可短至12～14天，长达半年以上。脓肿壁逐渐形成，且不断增厚。脓肿壁分为三层结构：最内层为化脓性渗出物、新生血管和炎性细胞；中间层为肉芽组织和纤维结缔组织；外层为神经胶质增生。

知识点4：脑脓肿的临床特点　　　　　　　　　副高：熟练掌握　正高：熟练掌握

脑脓肿分为三类症状，即急性感染症状、颅内高压症状和脑局灶性症状。急性感染症状及颅内高压症状表现为发热、头痛、呕吐等，血白细胞计数增多；局灶性症状与脓肿发生部位有关，可有偏瘫、失语、偏盲、癫痫发作等。其中头痛是最常见的症状。临床轻重差别较大，发病急骤者在数天之内意识不清，十分危急；发展缓慢者，甚至在感染后长达20年后才出现明显的脑部症状。脑脓肿可以是单发、多发或多房性的。脑脓肿的形状和大小不一，可为圆形、椭圆形或不规则形。多位于幕上，以颞叶最多见，也可发生于额叶、顶叶和枕叶，小脑脓肿少见，偶见于垂体。

知识点5：脑脓肿的X线平片　　　　　　　副高：熟练掌握　正高：熟练掌握

X线平片诊断脑脓肿价值有限。慢性脑脓肿者可有颅内压增高的表现。偶尔可见到脓肿包膜钙化影，或者致病菌为产气菌时，可见到脓肿内积气和液平面。耳源性及鼻源性脑脓肿可有颅骨骨质破坏，主要发生在乳突、鼻窦骨质及岩骨，脑干脓肿时可有蝶窦的浑浊。上述征象可疑提示脑脓肿的病因，对诊断有一定帮助。

知识点6：脑脓肿的CT表现　　　　　　　　副高：熟练掌握　正高：熟练掌握

各个阶段具有不同的CT表现。

（1）脑炎期：早期可以显示正常，或表现为边界不清的低密度区，增强后低密度区一般无强化，也可有斑点状或脑回样强化。周围脑组织水肿和占位效应明显；晚期病变趋于局限化，增强扫描可以显示不规则环状强化，周围脑组织水肿和占位效应较前更加明显，脑室可有受压移位。

（2）脓肿期：CT平扫脓肿中央由坏死组织和脓液组成呈略低密度影，约半数病例在低密度灶周边可见完整或不完整，规则或不规则的等密度环。增强扫描脓肿中心仍为低密度，脓肿壁轻度强化，表现为浅淡环状强化，环壁可厚可薄，厚薄可均匀或不均匀，形态不规则，外壁边缘模糊。随着脓肿壁形成，包膜显示为完整的、薄壁、厚度均一的明显环形强化。周围水肿减轻。部分脓腔内可见气液平面。脓肿较小时，可呈结节状强化。

知识点7：脑脓肿的脑血管造影　　　　　　副高：熟练掌握　正高：熟练掌握

脑血管造影的诊断价值有限。早期急性脑炎表现为弥漫脑组织病变时，可以表现为大脑前动脉和大脑内静脉移位；脓肿形成阶段，脓肿占位区，可有病变区域管腔狭窄变细，其周围血管受压移位，也可表现为受累区域血运增加，如狭窄动脉周围有扩张动脉影、脓肿壁显影及局部循环加速情况。

知识点8：脑脓肿的MRI表现　　　　　　　副高：熟练掌握　正高：熟练掌握

（1）脑炎期：早期T_1WI表现为灰白质交界处或白质内不规则、边界模糊的等或稍低信号，T_2WI呈稍高信号。T_2WI病变周围水肿呈高或稍高信号。增强扫描后T_1WI上等至稍低信号的病变内可见不规则强化。病变进一步进展，最早的脓肿形成中心区，T_1WI为低信号，T_2WI为高信号。其周边可显示较薄不规则环状影，T_1WI呈等或稍高信号，T_2WI呈等至相对低信号，增强扫描可见环形强化。病变周围水肿及占位效应明显。

（2）脓肿期：脓腔和其周围的水肿在T_1WI为低信号，T_2WI为高信号，两者之间的脓肿壁在T_1WI为等或略高信号，T_2WI为等或相对低信号。增强扫描显示脓肿壁呈明显强化，脓腔及周围水肿无强化，可分辨出脓腔、脓肿壁及水肿带三部分。由于灰质较白质血供丰富，脓肿壁灰质侧界限清晰，壁较厚，室管膜侧界限模糊，壁较薄，脓肿容易向室管膜侧发展、延伸或破入脑室，引起脑室炎症。

知识点9：脑脓肿的DWI表现　　　　　　副高：熟练掌握　　正高：熟练掌握

脓腔内脓液在DWI上显示为明显高信号，ADC值减低，是由于脓液中有较多蛋白质大分子，影响水分子的自由扩散，扩散受限。

知识点10：脑脓肿的MRS表现　　　　　　副高：熟练掌握　　正高：熟练掌握

脓腔内无脑组织代谢物成分，如NAA峰、Cr峰和Cho峰；脓腔内的脓液可出现特征性的氨基酸峰，包括亮氨酸峰（位于0.9ppm）、乙酸盐峰（位于1.9ppm）、丁二酸盐峰（位于2.4ppm）。特征性氨基酸峰的出现对于脑脓肿的诊断比较有意义，但是在使用抗生素或者穿刺术后，特征性的氨基酸峰可能消失。

知识点11：脑脓肿的鉴别诊断　　　　　　副高：熟练掌握　　正高：熟练掌握

（1）脑转移瘤：脑转移瘤多为多发，且大小不一，典型表现是"小瘤大水肿"，即很小的肿瘤周围却有广泛水肿，增强扫描肿瘤呈明显强化，强化方式多种多样，常为不规则环形强化，或结节状强化。不同来源的肿瘤强化方式常不同，来自肺癌的转移瘤多为环形强化（43%），来自乳腺癌的转移瘤多为结节状强化（66%）等，但环壁多不规则，厚薄不均匀，肿瘤中心坏死液化区与脑脊液信号相似，DWI呈低信号，ADC值高。脑转移瘤MRS不具有特征性，表现为NAA峰缺乏或降低，Cho峰升高，Cr峰降低等。临床上一般可找到原发病灶，原发病的发现可以有效帮助诊断及鉴别诊断。

（2）炎性脱髓鞘病变：如多发性硬化、急性播散性脑脊髓炎、脱髓鞘假瘤等，可出现多发环形强化的病灶，但是病变常多在脑白质区，且可出现不完整的环形强化，即"开环征"。DWI上病变中心为低信号，ADC值升高。病变周边环形强化的区域在DWI上可表现为稍高信号，ADC值略低，提示炎性细胞浸润。一般病变的水肿及占位效应相对较轻。MRS上脱髓鞘病变的谱线表现为NAA下降，Cho升高，常可见升高的脂峰，活动期病变可见乳酸峰。

（3）其他血行播散的病灶：如脑囊虫病，一般脑实质型可见多发病灶，大致均匀的环形强化，病灶周围可见水肿，如果看到头节，或在CT图像上看到钙化点，有助于鉴别诊断。

（4）脑内血肿：脑内亚急性期的血肿也可呈与脑脓肿相似的环状强化，且也可呈DWI高信号，ADC值较低。但血肿的信号遵循出血成分在MRI上的演化特点，亚急性期血肿，脱氧血红蛋白变为正铁血红蛋白，为顺磁性，血肿主要表现为T_1WI上为高信号，T_2WI上的信号由低到高，逐渐演变，中晚期血肿周边形成T_2WI上低信号环。根据脑内血肿这种特征性的演化特点，可以与脑脓肿进行鉴别。

知识点 12：脑脓肿的诊断要点 副高：掌握 正高：掌握

（1）DWI、MRS 可鉴别脓肿及与其类似的肿瘤。

（2）寻找有无鼻窦炎、中耳炎。

（3）T_2WI 脓肿壁等信号，脓腔 DWI 高信号为典型特征。

（4）经过治疗的脓肿腔 DWI 也可呈等信号或低信号。

第三节 结核性脑膜炎

知识点 1：结核性脑膜炎的概念 副高：熟练掌握 正高：熟练掌握

结核性脑膜炎简称结脑，是结核分枝杆菌经血液循环侵入脑内或经其他途径播散至脑内而引起的中枢神经系统结核病。最常侵犯的是脑膜，同时亦可侵犯脑实质、脑动脉、脑神经和脊髓等，因此临床常见四种类型：①脑膜炎型；②脑结核球型；③脑脊髓型；④混合型。由于本病侵犯的解剖部位的重要性，所以结脑为重症结核病。若早期治疗，用药顺利，患者配合，可取得良好预后；但晚期病例，治疗不合理，用药困难（如患者不配合用药、耐药病例等），则预后差，重症留有后遗症，甚至死亡。

知识点 2：结核性脑膜炎的病理 副高：熟悉 正高：掌握

结核性脑膜炎是结核杆菌引起的脑膜弥漫性炎性反应，并波及脑实质，好发于脑底池。结核性脑膜炎渗出和肉芽肿为其基本病理改变，可合并脑结核球、结核性脑脓肿、脑梗死和脑积水。

知识点 3：结核性脑膜炎的 CT 表现 副高：掌握 正高：掌握

（1）结核性脑膜炎：平扫，早期可无异常发现；脑底池大量炎性渗出时，其密度增高，失去正常低密度；肉芽肿形成则见局部脑池闭塞；增强扫描，脑膜广泛强化和/或结节状强化，形态不规则。

（2）脑结核球和结核性脑脓肿：平扫为等或低密度灶；增强检查呈结节状或环形强化。

知识点 4：结核性脑膜炎的 MRI 表现 副高：掌握 正高：掌握

（1）结核性脑膜炎：平扫，脑底池结构不清，T_1WI 信号增高，T_2WI 信号更高；水抑制 T_2WI 像病变的形态、范围显示更清楚，呈高信号；增强表现同 CT。

（2）脑结核球和结核性脑脓肿：平扫，T_1WI 呈略低信号，T_2WI 呈低、等或略高混杂信号，周围脑水肿轻；增强所见同 CT。

知识点5：结核性脑膜炎的临床表现 　　　　　副高：熟练掌握　正高：熟练掌握

（1）早期：一般起病多缓慢，多数患者表现间断头痛，但可忍受，往往未就诊或就诊时误诊为其他原因的头痛等未予重视。同时可伴有不规则低热（体温37～38℃）、盗汗等。此期可持续1个月左右。

（2）中期：逐渐出现头痛加剧，伴呕吐，但无恶心，重者为喷射状呕吐。同时体温明显升高，可达38.5℃以上，热退时仍头痛。出现病理反射，脑神经障碍症状，最常见动眼神经障碍、复视、瞳孔散大等，甚至失明。此期一般持续两周不等。

（3）晚期：随着病情进展，患者出现意识障碍，从嗜睡发展到昏迷。深浅反射消失或形成脑疝终至死亡。部分患者可发生肢体瘫痪，根据病变侵犯中枢神经系统部位的不同，可出现单侧肢体瘫痪或截瘫、大小便失禁、癫痫发作等。

（4）慢性期：治疗不顺利或非系统治疗使病情迁延不愈，持续高颅压，头痛、发热或伴随长期的癫痫、大小便失禁等。

（5）其他：个别患者无上述分期表现，可仅以癫痫发作、单瘫或斜视或嗅觉异常等脑内局限性结核病灶表现为主。

第四节　单纯疱疹病毒脑炎

知识点1：单纯疱疹病毒脑炎的概念 　　　　　副高：掌握　正高：掌握

单纯疱疹病毒脑炎（HSE）由单纯疱疹病毒Ⅰ型（HSV-1）引起的脑实质感染。

知识点2：单纯疱疹病毒脑炎的CT表现 　　　　　副高：掌握　正高：掌握

①阴性（早期）；②双侧颞叶内侧、岛叶低密度影，占位效应轻；③可出血；④增强CT，斑片状、脑回样强化。

知识点3：单纯疱疹病毒脑炎的MRI表现 　　　　　副高：掌握　正高：掌握

T_1WI 低信号，T_2WI、FLAIR 高信号，DWI 高信号；T_1WI 可出现高信号，T_2WI 低信号（出血）；晚期可见脑萎缩、脑软化；T_1WI+C：斑片状、脑回状强化。

知识点4：单纯疱疹病毒脑炎的鉴别诊断 　　　　　副高：掌握　正高：掌握

（1）边缘系统脑炎：与原发肿瘤相关的（肺癌）副肿瘤综合征；边缘系统好发，双侧常见；无出血；影像学鉴别困难；病程缓慢。

（2）星形细胞瘤：常累及颞叶内侧，引起癫痫；大脑胶质瘤病也常累及颞叶、额叶、脑干；病程缓慢。

（3）癫痫持续状态脑病：癫痫可破坏血-脑屏障（BBB），引起DWI高信号和不均匀强化；颞叶高灌注；可恢复。

知识点5：单纯疱疹病毒脑炎的病理	副高：熟悉 正高：掌握

①HSV-1常见于儿童；②HSV-2常见于新生儿；③灰白质出血、坏死；④严重的水肿可伴有占位效应；⑤血管周围淋巴细胞炎症；⑥核内出现包涵体。

知识点6：单纯疱疹病毒脑炎的病因	副高：掌握 正高：掌握

HSV-1经分泌物感染潜伏在口咽腔；沿脑神经至三叉神经半月节（舌神经、三叉神经下颌支）；各种因素（外伤、免疫抑制药、激素等）可引起病毒激活，导致出血、坏死性脑炎。

知识点7：单纯疱疹病毒脑炎的临床表现	副高：掌握 正高：掌握

①发热、头痛、癫痫；②神志改变；③局灶性或弥漫性神经系统症状；④可昏迷，死亡；⑤通常见于免疫功能正常的人；⑥CSF见淋巴细胞计数增多，蛋白升高；⑦CSF聚合酶链反应（PCR）敏感性/特异性95%～100%；⑧EEG见于颞叶活动异常；⑨年轻人好发，30%＜20岁。

知识点8：单纯疱疹病毒脑炎的诊断要点	副高：掌握 正高：掌握

（1）单侧颞叶病变类似脑卒中或肿瘤。
（2）如果临床HSV检查阴性时，临床发病为亚急性坏死性边缘系统脑炎。
（3）单纯疱疹病毒脑炎为急性发病，可与其他鉴别。
（4）MR、FLAIR、DWI最敏感。
（5）病变累及颞叶、岛叶、扣带回。

第五节 HIV 脑 炎

知识点1：HIV脑炎的概念	副高：掌握 正高：掌握

在无机遇性感染时，人类免疫缺陷病毒（HIV）直接作用于脑组织引起的认知、行为及运动障碍。

知识点2：HIV脑炎的影像学表现	副高：掌握 正高：掌握

（1）CT表现：脑萎缩，脑白质低密度，无钙化。

（2）MRI表现：①FLAIR、T_2WI敏感，脑室周围白质区高信号；②MRS：NAA下降、Cho升高。

知识点3：HIV脑炎的鉴别诊断　　　　　　　　副高：掌握　正高：掌握

（1）进行性多灶性脑白质病：斑片状脑白质病变；无强化；累及皮质下弓形纤维。
（2）巨细胞病毒性脑炎：脑膜炎、脑炎、室管膜炎。
（3）单纯疱疹病毒性脑炎：海马、颞叶内侧常见。
（4）弓形虫病：①环形肿块；②DWI、FLAIR/T_2WI高信号；③可伴有出血，基底核好发。
（5）原发CNS淋巴瘤：①孤立或多发病变，位置深；基底核、小脑、丘脑好发；②CT等密度或高密度；③均匀强化；④T_1WI等信号；⑤DWI、T_2WI高信号；⑥均匀或结节状钙化。

知识点4：HIV脑炎的病理　　　　　　　　　　副高：熟悉　正高：掌握

①微胶质结节伴多核巨细胞浸润；②反应性胶质增生、坏死及脱髓鞘；③白质苍白；④脑萎缩。

知识点5：HIV脑炎的病因　　　　　　　　　　副高：掌握　正高：掌握

①HIV病毒经单核-巨噬细胞系统进入CNS；②HIV病毒在脑组织中不断复制；③髓鞘破坏，T_2WI高信号主要为含水量增加；④炎性反应伴有血管炎、柔脑膜炎。

知识点6：HIV脑炎的临床表现　　　　　　　　副高：掌握　正高：掌握

①成人艾滋病（AIDS）患者，33%～67%伴有CNS脑炎，HIV脑炎可在机遇性感染及肿瘤之前产生；②痴呆；③认知缺陷、锥体束症状；④终末期可呈植物人状态；⑤高度活性的反转录病毒可降低HIV脑炎严重程度。

知识点7：HIV脑炎的诊断要点　　　　　　　　副高：掌握　正高：掌握

AIDS患者认知功能变化；MRI出现脑白质病及脑萎缩。

第六节　脑囊虫病

知识点1：脑囊虫病的概念　　　　　　　　　　副高：掌握　正高：掌握

囊虫病是猪肉绦虫的幼虫（囊尾蚴）寄生于人体各组织所引起的疾病。脑囊虫病又称为囊尾蚴病，是最常见的脑寄生虫病，发病率约占全身囊虫病的80%。人对囊虫普遍易感，与人们所从事的活动范围、饮食及生活习惯有关。人体吞食猪肉绦虫的虫卵，虫卵逆流入胃，在肠道六钩蚴穿过肠壁，经血液循环播散至全身，寄生于皮下组织、肌肉、脑等，引起相应的临床症状，以寄生于脑组织者最为严重。

知识点2：脑囊虫病的分类　　　　　　　　　副高：熟练掌握　正高：熟练掌握

脑囊虫病根据囊虫寄宿的部位不同大致分为脑实质型、脑室型、蛛网膜下腔型和混合型，以脑实质型较为多见。脑室型，囊泡游离或附着在室管膜上，囊壁薄，可形成阻塞性脑积水；蛛网膜下腔型，囊泡位于蛛网膜下腔，可形成脑膜粘连或阻碍脑脊液循环通路。

知识点3：脑囊虫病的病理　　　　　　　　　副高：熟练掌握　正高：熟练掌握

囊虫的囊壁上有一小结，即头节。脑实质型病变多位于皮层和深部灰质核团。病理上主要分为四期：Ⅰ期，囊泡期：见于活的囊虫，囊虫头节在含清晰囊液的囊腔内，囊壁薄，周围炎症反应轻微；Ⅱ期，胶样囊泡期：囊虫死亡，囊肿收缩，囊壁增厚，并释放出某些代谢产物破坏血脑屏障引起周围组织炎性反应和水肿；Ⅲ期，颗粒结节期：死亡的囊泡进一步收缩，囊壁增厚，头节钙化，周围水肿减轻；Ⅳ期，钙化期：囊虫形成钙化结节，为病变终末期。

知识点4：脑囊虫病的临床特点　　　　　　　副高：熟练掌握　正高：熟练掌握

由于囊虫侵入神经组织的数目、部位不同及囊虫所处的病理分期不同，脑囊虫病的临床表现复杂多样，临床表现不仅与囊虫侵入脑组织的部位有关，也与囊虫的大小、数量和时期有关。以癫痫为最常见的症状，脑实质内囊虫数量较多，脑损伤比较严重时，可以引起颅高压，患者常有持续性头痛，恶心、呕吐，头晕，肢体麻木，轻瘫，也可以有脑膜刺激症状、意识障碍及精神障碍。脑脊液检查可见嗜酸性粒细胞增多，囊虫补体试验可为阳性。

知识点5：脑囊虫病的X线表现　　　　　　　副高：熟练掌握　正高：熟练掌握

X线平片诊断价值有限，可有颅内高压的表现。偶然可以发现囊虫的钙化，呈圆形，也可呈不规则形，直径3~5mm，常多发，也可单发。有时软组织内也可见囊虫的钙化。

知识点6：脑囊虫病的CT表现　　　　　　　　副高：熟练掌握　正高：熟练掌握

（1）脑实质型：不同时期脑囊虫CT表现不同。①急性脑炎型：病变主要位于幕上白质，呈广泛低密度，少数散在分布于皮层。CT表现为脑白质弥漫性水肿，脑沟、脑裂、脑池变窄，脑室变小。中线结构一般无移位。增强扫描一般无强化。②多发小囊型：病变主要位于灰白交界区，也可分布于整个脑实质。CT表现为脑组织灰白质交界区多发散在小圆形、卵圆形低密度影，大小不等，直径3~10mm，典型者可见小结节状致密影，为囊虫头节。增强扫描病变一般无强化，少数呈小环状强化或结节状强化，部分周边可有轻度水肿。③单发大囊型：由于多个囊尾蚴融合生长或单个巨大囊尾蚴所致。CT表现为脑内圆形、类圆形的低密度影，边界清晰，一般有明显的占位效应，中线结构受压移位，脑室受压变形。增强扫描一般无强化，周边可因纤维组织增生而呈轻度强化。④多发结节型：CT平扫表现为多发不规则低密度影，增强扫描呈多发结节状或环状强化。⑤钙化型：囊虫虫体死亡后，囊虫机化形成纤维组织并钙化。CT平扫表现为脑实质内单发或多发、圆形或椭圆形致密影，当囊虫壁和部分内容物发生钙化时，则呈圆形或椭圆形环形钙化，中央可见囊尾蚴头节呈点状钙化，形成典型的"牛眼征"或"靶征"。钙化周围脑组织无水肿，增强扫描无强化。

（2）脑室型：囊虫寄生于脑室系统，以第四脑室最为常见，其次是第三脑室，侧脑室发生率较低。由于囊虫囊壁很薄，囊液密度与脑脊液相似，且无明显强化，所以CT扫描常难以直接显示病变，借助间接征象提示病变的存在，多表现为脑室形态异常，局部不对称扩大，脉络丛受压推移，或因脑脊液循环障碍而出现梗阻性脑积水等。少数病变囊内内容物密度高于脑脊液表现为脑室内等密度影，偶可见环形强化或钙化。

（3）脑膜型：脑膜型的脑囊虫病主要位于蛛网膜下腔，单发或多发，CT平扫难以直接显示病灶，也是通过间接征象进行诊断。主要表现有脑脊液腔隙的不对称或局限性扩大，如外侧裂、鞍上池扩大，可有轻度占位效应，蛛网膜下腔增大，增强扫描可见囊壁钙化或呈结节状钙化，偶尔可见脑膜强化。

（4）混合型：上述两种或两种以上表现同时存在。

知识点7：脑囊虫病的MRI表现　　　　　　　副高：熟练掌握　正高：熟练掌握

（1）脑实质型：①水样囊泡期可见大小不等圆形囊泡，多分布于灰白质交界。MRI上内容物与脑脊液样信号相同，有时其内可见附壁结节，代表头节。周围水肿不明显，边界清楚，增强后一般无强化。②胶样囊泡期和颗粒结节期，病变边界不清，周围伴有水肿，可出现明显占位效应，囊液高信号，增强后大部分病变呈环形强化或结节状强化。③钙化型期：MRI显示钙化的敏感性较低，钙化在T_1WI及T_2WI上均表现为低信号。此期CT诊断价值较大。

（2）脑室型：以第四脑室最为常见，MRI平扫脑室内的囊虫病变呈长T_1、长T_2信号，T_1WI囊壁呈等信号或稍高信号，可被周围低信号的脑脊液勾勒出来。

（3）脑膜型：同脑室内的囊虫一样，蛛网膜下腔的囊虫病变其囊壁在T_1WI上可显示，但多无头节。增强后有时可见囊壁强化或结节状强化，偶尔可见脑膜强化。

（4）混合型：上述两种或两种以上类型表现同时存在。

知识点8：脑囊虫病的DWI表现　　　　副高：熟练掌握　正高：熟练掌握

脑囊虫病灶常为低信号，ADC值升高。

知识点9：脑囊虫病的鉴别诊断　　　　副高：熟练掌握　正高：熟练掌握

（1）脱髓鞘疾病：典型的脱髓鞘病变表现为脑白质内多发散在斑点或斑片状T_2高信号，常分布于侧脑室周围，与侧脑室壁垂直，增强后新鲜病灶可出现片状、环形或结节状强化，陈旧病灶不强化。

（2）神经上皮囊肿：可位于脉络丛、脉络膜裂和脑室，偶尔也可位于脑实质。其各序列信号与脑脊液信号相似，边缘锐利，界限清晰，增强扫描囊壁及囊内容物均不强化，周围无水肿。

（3）表皮样囊肿：常发生于桥小脑角区，形态可不规则，DWI呈高信号，增强扫描显示囊内容物及囊壁不强化。

（4）脑脓肿：一般有相应的发热等临床病史，可以找到感染源，如化脓性中耳乳突炎、脑外伤或其他部位的感染。脓肿也呈T_1WI低信号，T_2WI高信号改变，常呈环状强化，但脓肿以单发多见，多发者常大小不一。DWI对于两者的鉴别很有价值，脓肿DWI呈高信号，ADC值降低。

（5）囊性星形细胞瘤：含囊性成分的星形细胞瘤，增强扫描表现为环形或类环形强化合并壁结节，但其强化部分通常环壁很不规则或不完整，壁厚薄不均。

（6）脑转移瘤：转移瘤可多发，但病灶常大小不一，增强扫描呈环形强化，但环壁常不完整、不规则，厚薄不均匀，病灶常位于灰白质交界区，病灶周围常可见到大面积不规则形水肿。临床上一般可找到原发病灶。

知识点10：脑囊虫病的诊断要点　　　　副高：掌握　正高：掌握

①颅内多发钙化，无分布规律；②颅内囊性病变，其内可见头节；③病变环形强化；④脑室内囊虫可引起脑积水；⑤常见的引起癫痫的病因。

第七节　脑棘球蚴病

知识点1：脑棘球蚴病的概念　　　　副高：掌握　正高：掌握

脑棘球蚴病又称脑包虫病，为棘球绦虫的蚴虫寄生于人脑所致，分为脑细粒棘球蚴病和泡状棘球蚴病，以前者多见。狗为其终宿主，人食入虫卵后作为中间宿主。

知识点 2：脑棘球蚴病的病理　　　　　　　　　副高：熟悉　正高：掌握

棘球绦虫的虫卵在十二指肠内孵化为蚴虫，入门静脉，随血流进入肝、肺、脑内。细粒棘球蚴在脑内发育为囊泡状，囊内含无数头节，还可有子囊；常为单发，多发者少见；常见部位为颞叶及枕叶。棘球蚴死后囊壁可钙化。

知识点 3：脑棘球蚴病的临床表现　　　　　　　　副高：掌握　正高：掌握

临床上可出现癫痫、偏瘫等症状，病变较大时还可产生颅内压增高症状；皮内 Casoni 试验和脑脊液补体结合试验呈阳性，周围血及脑脊液中可见嗜酸性粒细胞增多；常伴颅外棘球蚴病，多见于肺和肝脏。

知识点 4：脑棘球蚴病的CT表现　　　　　　　　副高：掌握　正高：掌握

（1）平扫：常表现为边缘清楚、锐利的巨大、类圆形囊性病灶，CT值近似脑脊液或略高，囊壁可有钙化；周围无脑水肿，但占位效应明显；脑脊液循环路径受阻时可伴有梗阻性脑积水表现。

（2）增强检查：囊壁一般无强化；当有异物反应性炎症时，囊壁可呈环状强化。

知识点 5：脑棘球蚴病的MRI表现　　　　　　　　副高：掌握　正高：掌握

（1）平扫：为圆形或类圆形囊性病灶，T_1WI 为低信号，T_2WI 为高信号；有时可见"大囊内套小囊"，为其典型特征；囊周无脑水肿。

（2）增强 T_1WI：表现类似CT增强所见。

知识点 6：脑棘球蚴病的诊断与鉴别诊断　　　　　副高：掌握　正高：掌握

在棘球蚴病流行区，若患者有神经系统症状，Casoni 试验和补体结合试验为阳性，结合上述典型CT及MRI表现，特别是患者伴有肝或肺棘球蚴病时，可确诊为脑棘球蚴病。本病主要需与囊变的星形细胞肿瘤、脑脓肿和蛛网膜囊肿相鉴别。

第六章　颅脑先天性畸形

第一节　胼胝体发育不全

知识点1：胼胝体发育不全的临床与病理　　　副高：熟悉　正高：掌握

胼胝体发育不全包括胼胝体完全缺如和部分缺如，常合并脂肪瘤。临床上可有癫痫或伴随其他先天性畸形的症状。胼胝发育不全是较常见的颅脑发育畸形。

知识点2：胼胝体发育不全的CT表现　　　副高：掌握　正高：掌握

平扫即可明确诊断：①双侧侧脑室前角扩大、分离，体部距离增宽，并向外突出，三角区和后角扩大，呈"蝙蝠翼"状；②第三脑室扩大并向前上移位，居于分离的侧脑室之间；③大脑纵裂向下延伸至第三脑室顶部。合并脂肪瘤时可见纵裂间负CT值肿块，可伴边缘钙化。

知识点3：胼胝体发育不全的MRI表现　　　副高：掌握　正高：掌握

平扫，矢状面和冠状面上，可直观地显示胼胝体缺如的部位和程度，其中压部缺如最常见。合并的脂肪瘤呈短T_1、长T_2高信号，脂肪抑制像上变为低信号。

知识点4：胼胝体发育不全的鉴别诊断　　　副高：掌握　正高：掌握

（1）第五、六脑室：位于双侧脑室之间，使侧脑室之间距离增大，但胼胝体存在，形态、位置正常，第三脑室不扩大、上移。

（2）半球间裂囊肿：类似扩大上升的第三脑室，但胼胝体存在，冠状位、矢状位显示囊肿位于侧脑室上方，而胼胝体发育不良的扩大、上升的第三脑室位于侧脑室之间。

第二节　Chiari畸形

知识点1：Chiari畸形的概念　　　副高：掌握　正高：掌握

Chiari畸形又称小脑扁桃体下疝畸形，系先天性后脑发育异常所致。表现为脑桥区形成不良以及小脑下蚓部、颅后窝内结构（第四脑室和延髓）通过枕大孔疝入上段颈椎椎管内。常合并脑积水、脑脊膜膨出，也可合并寰枕区畸形，如颅底凹陷、寰椎枕化、颈椎融合畸形等。

| 知识点2：Chiari畸形的临床与病理 | 副高：熟悉　正高：掌握 |

小脑扁桃体变尖延长，经枕大孔下疝入颈椎管内，可合并延髓和第四脑室下移、脊髓空洞症和幕上脑积水等。通常表现为小脑、脑干和高位颈髓受压症状。

| 知识点3：Chiari畸形的分类 | 副高：掌握　正高：掌握 |

（1）Ⅰ型：常见，小脑扁桃体下疝至颈部椎管，无延髓下段移位，低于枕大孔5mm。①延髓和第四脑室正常；②无脊膜膨出；③可伴有脑积水、脊髓空洞；④常见环枕区畸形；⑤临床无症状或轻度运动感觉障碍和小脑症状。

（2）Ⅱ型：最常见。①小脑下蚓部、脑桥下部、延髓下移，第四脑室延长；②小脑蚓部和扁桃体疝出至枕大孔；③伴有脊髓脊膜膨出，腰骶部多见（3/4）；④伴有脊髓空洞、脑积水；⑤环枕区畸形，其他畸形；⑥多见于婴幼儿和新生儿；⑦下肢运动感觉障碍和小脑症状。

（3）Ⅲ型：罕见。Ⅱ型+低枕部或高颈部脑膜脑膨出。

（4）Ⅳ型：罕见，伴小脑严重发育不良。

| 知识点4：Chiari畸形的影像学表现 | 副高：掌握　正高：掌握 |

（1）CT检查：平扫，主要表现为幕上脑积水，颈椎椎管上端后外部可见类圆形软组织，为下疝的小脑扁桃体。

（2）MRI检查：为首选检查方法。矢状面上：①可见小脑扁桃体变尖，下极位于枕大孔平面以下3mm为可疑，5mm或以上可确诊；②第四脑室和延髓也常变形并向下移位；③可并发脊髓空洞症和幕上脑积水。

| 知识点5：Chiari畸形的诊断要点 | 副高：掌握　正高：掌握 |

（1）小脑扁桃体下疝可由幕上肿瘤或其他病变引起。

（2）小脑扁桃体低位但形态正常，临床可无症状。

（3）扁桃体变尖并下疝至枕大孔以下5mm，可诊断。

第三节　颅裂畸形伴脑膜膨出及脑膜脑膨出

| 知识点1：颅裂畸形伴脑膜膨出及脑膜脑膨出的概念 | 副高：掌握　正高：掌握 |

颅骨局部缺损伴内容物膨出并形成肿块，膨出的脑组织常伴有发育畸形、扭曲，但组织

学正常。

知识点2：颅裂畸形伴脑膜膨出及脑膜脑膨出的病因病理
副高：熟悉 正高：掌握

该畸形的确切发生机制尚不十分清楚，胚胎学支持在妊娠的4～6周神经外胚层和中胚层发育障碍，导致神经管闭合不全所致，常伴有脑的发育异常，可合并其他先天性畸形。

脑膜膨出是指硬脑膜和蛛网膜突出于由于颅裂畸形导致的颅骨缺损之外，内含脑脊液，并与蛛网膜下腔相通；脑膜脑膨出除含有硬膜和蛛网膜外还含有脑组织，严重时尚有部分脑室；仅含有脑组织突出的称为脑膨出。膨出部分的脑组织常发育异常。该畸形均发生于中线区，70%发生于枕部。

知识点3：颅裂畸形伴脑膜膨出及脑膜脑膨出的临床表现
副高：掌握 正高：掌握

可见颅外软组织肿物，大多于出生时即可发现。

知识点4：颅裂畸形伴脑膜膨出及脑膜脑膨出的影像学表现
副高：掌握 正高：掌握

可显示缺损的骨质；骨质缺损呈圆弧形，边缘清晰；CT三维成像（冠状面、矢状面）显示骨质缺损；MR检查显示膨出的组织，如脑膜、脑脊液、脑组织；疝囊边界清楚，囊壁光滑，囊内容物与脑组织相连。

第四节 前脑无裂畸形

知识点1：前脑无裂畸形的概念
副高：掌握 正高：掌握

前脑无裂畸形（HPE）是胚胎发育过程中，前脑发育障碍引起的一组复杂的颅脑与面部畸形。本病几乎累及幕上所有结构，主要表现为额叶融合。

知识点2：前脑无裂畸形的分类及影像学表现
副高：掌握 正高：掌握

（1）无脑叶型：①合并明显的中线性颅面畸形；②脑室融合；③无大脑镰、胼胝体及透明隔；④颅后窝结构正常。

（2）半脑叶型：①无透明隔；②侧脑室前角缺如；③枕角及颞角部分发育；④大脑镰及硬脑膜部分发育。

（3）脑叶型：①半球纵裂及大脑镰可见；②双侧额叶部分融合；③侧脑室枕角及颞角发

育良好；④透明隔缺如；⑤畸形轻微，无面部畸形；⑥大脑镰、胼胝体部分形成。

知识点3：前脑无裂畸形的临床表现　　　　副高：掌握　正高：掌握

常见畸形；病死率高，前两型活不到婴儿期；轻型可表现为癫痫发作、视盲等。

第五节　Dandy-Walker综合征

知识点1：Dandy-Walker综合征的概念　　　　副高：掌握　正高：掌握

Dandy-Walker综合征（DWS）是一组先天性后脑发育畸形，第四脑室中、侧孔先天性闭塞，包括脑积水、小脑蚓部发育不全或不发育、巨大颅后窝囊肿与扩大的第四脑室相通。

知识点2：Dandy-Walker综合征的病理变化　　　　副高：熟悉　正高：掌握

本病的主要病理改变为小脑蚓部缺如或发育不良，第四脑室囊状扩大和脑积水。第四脑室扩张的程度与蚓部发育不良的程度及脑积水的程度不成比例。颅后窝容积增大，天幕及窦汇抬高，还可伴其他脑部畸形。

知识点3：Dandy-Walker综合征的临床表现　　　　副高：掌握　正高：掌握

小脑功能异常的症状、运动迟缓、智力低下、癫痫发作、颅内压增高及脑积水等。

知识点4：Dandy-Walker综合征的分类　　　　副高：掌握　正高：掌握

（1）经典的DW综合征（DWM）：第四脑室囊性扩张，颅后窝扩大，小脑蚓部旋转向上。

（2）DW变异型（DWV）：小脑蚓部缺如伴第四脑室扩张。

（3）枕大池：枕大池增宽与第四脑室相通。

（4）枕大池囊肿：枕大池内见囊肿。

知识点5：Dandy-Walker综合征的影像学表现　　　　副高：掌握　正高：掌握

（1）CT表现：①DWM：颅后窝扩大，囊肿与第四脑室相通，窦汇上抬；②枕骨扇样变，塑形。

（2）MRI表现：①矢状面价值大；②第四脑室扩大；③囊肿较大；④小脑蚓部缺如或残存的蚓部向上旋转；⑤窦汇抬高；⑥可伴有皮质发育不良、灰质异位等。

知识点6：Dandy-Walker综合征的鉴别诊断 　　　副高：掌握　正高：掌握

（1）蛛网膜囊肿：颅后窝巨大囊性病变致第四脑室受压、变形并前移，可伴脑积水，但蛛网膜囊肿与第四脑室不相通，且小脑蚓部发育正常，二者不难鉴别。

（2）大枕大池：是正常变异，表现为枕大池扩大，但第四脑室位置、形态正常，二者不相通，枕骨不变薄，不伴脑积水，小脑蚓部发育正常。

第六节　视隔发育不良

知识点1：视隔发育不良的病理与临床 　　　副高：熟悉　正高：掌握

1956年由De Morsier首次报道7例视隔发育不良（SOD），也称De Morsier综合征，为脑叶型前脑无裂畸形的轻度形式，表现为视交叉、视束、透明隔发育不良，可伴有下丘脑、垂体功能不良。

知识点2：视隔发育不良的影像学表现 　　　副高：掌握　正高：掌握

①透明隔缺如；②视交叉、视神经纤细；③垂体发育不良；④侧脑室增宽；⑤垂体后叶异位。

知识点3：视隔发育不良的临床表现 　　　副高：掌握　正高：掌握

①癫痫、呼吸困难、发绀；②内分泌功能异常；③视力异常。

第七节　脑穿通畸形

知识点1：脑穿通畸形的概念 　　　副高：掌握　正高：掌握

脑穿通畸形也称空洞脑，半球内异常空洞或囊肿与脑室或蛛网膜下腔相通。

知识点2：先天性脑穿通畸形的影像学表现 　　　副高：掌握　正高：掌握

①胎儿期由于脑破坏造成的脑组织局部丧失；②胚胎发育时大脑半球内部形成空洞或囊肿；③空洞大小不一；④小空洞表面可见血管形成；⑤大空洞壁为胶质瘢痕，不含神经细胞。

知识点3：获得性脑穿通畸形的影像学表现 　　　副高：掌握　正高：掌握

①外伤、感染、缺氧、血管疾病引起正常脑组织液化坏死；②CT、MR检查可显脑实

质内畸形囊肿与脑室系统或蛛网膜下腔相通；③病变密度与脑脊液相同，边界清楚。

第八节 脑沟形成不良和移行障碍

知识点1：脑沟形成不良和移行障碍的概念　　　　副高：掌握　正高：掌握

脑沟形成不良和移行障碍发生于2~4个月的胎儿，在神经元移行过程中，局灶性紊乱可导致脑裂畸形，移行障碍也可引起灰质异位、皮质肥厚等。

知识点2：脑裂畸形的影像学表现　　　　副高：掌握　正高：掌握

①最严重的神经元移行异常；②衬有灰质的裂隙从脑室至大脑半球表面，局部灰质呈多微脑回或肥厚；③中央前回、后回区多见；④常合并其他畸形，80%~90%伴透明隔缺如；⑤包括融合型（闭唇型）和非融合型（开唇型）；⑥侧脑室外侧壁局灶性峰状突起，与横跨大脑半球的脑裂相连。

知识点3：无脑回畸形的影像学表现　　　　副高：掌握　正高：掌握

①脑回数目减少；②脑室大，脑实质少；③皮质神经元排列紊乱；④常伴灰质异位、脑回肥厚等；⑤MR检查显示数个宽阔、平坦、粗大的脑回；⑥灰白质分界面平滑，无白质向灰质内凸出；⑦大脑侧裂增宽变浅。

知识点4：脑回肥厚的影像学表现　　　　副高：掌握　正高：掌握

①脑回异常增宽，皱褶减少；②MR检查显示宽、平、厚的脑回，可为局限性或弥漫性。

知识点5：多微脑回的影像学表现　　　　副高：掌握　正高：掌握

①皮质分子层分离障碍所致；②脑回小，数目多；③皮质表面多数浅凹；④常伴有白质内胶质增生。

第九节 灰 质 异 位

知识点1：灰质异位的概念　　　　副高：掌握　正高：掌握

灰质异位是神经元由室管膜周围生发层至皮质移行中受阻或中断，可为先天性，也可为获得性，表现为结节状或带状的灰质异位。

知识点2：灰质异位的病因病理　　　　　　　　　　副高：熟悉　正高：掌握

灰质异位系神经元向外移行的过程中异常终止所致。异位的灰质大小、部位变化很大，其直径可为1~20mm。可单发或多发，单侧或双侧，结节状、块状或带状，从室管膜下至皮层的任何部位均可发生。可为孤立性或与皮层相延续或呈连续带形围绕侧脑室，也可合并其他畸形。

知识点3：灰质异位的影像学表现　　　　　　　　　副高：掌握　正高：掌握

CT、MRI检查显示室管膜下或脑白质区有块状结节影，大小不一，可为孤立性或与正常灰质相延续，密度、信号和强化程度均与正常脑皮质相同，周围无水肿及占位性征象，邻近的脑室壁可呈不规则形。

知识点4：灰质异位的临床表现　　　　　　　　　　副高：掌握　正高：掌握

主要症状是癫痫发作，严重者可有智力低下、脑性瘫痪等情况。

知识点5：灰质异位的鉴别诊断　　　　　　　　　　副高：掌握　正高：掌握

本病的典型表现为白质内结节状影，其密度、信号和强化程度与正常脑皮质一致，无占位性征象及灶周水肿，很容易诊断。

知识点6：灰质异位的诊断要点　　　　　　　　　　副高：掌握　正高：掌握

灰质异位常见与其他畸形合并存在；病变无强化；皮质下结节可类似肿块。

第十节　神经纤维瘤病

知识点1：神经纤维瘤病的病因病理　　　　　　　　副高：熟悉　正高：掌握

神经纤维瘤病为神经外胚层和中胚层的常染色体显性遗传性疾病。男性多见。病理特点为神经外胚层结构的过度增生和肿瘤形成及中胚层组织的发育异常，脑神经和/或周围神经的多发性神经纤维瘤，可伴多发性脑膜瘤、脊膜瘤、星形细胞瘤、室管膜瘤、神经鞘瘤等。亦可见颅骨及脊柱的先天性发育异常。双侧脑室内脉络丛广泛钙化亦是常见的改变。

知识点2：神经纤维瘤病的临床表现　　　　　　　　副高：掌握　正高：掌握

主要表现为皮肤牛奶咖啡色素斑伴皮下软组织肿块，多发的神经纤维瘤结节，并伴癫痫或轻度思维障碍，可有脊柱侧弯及其他发育异常。

知识点3：神经纤维瘤病的诊断标准与分型　　副高：掌握　正高：掌握

（1）符合以下2条以上者即可诊断为神经纤维瘤病Ⅰ型：①6个5mm或以上皮肤牛奶咖啡色素斑；②一个丛状神经纤维瘤或两个以上任何类型的神经纤维瘤；③虹膜有两个或以上色素错构瘤；④腋窝或腹股沟雀斑；⑤视神经胶质瘤；⑥特征性骨质改变，如蝶骨大翼发育不良、假关节等；⑦家族史。

（2）符合下列任何一条即可诊断神经纤维瘤病Ⅱ型：①双侧听神经瘤；②家族史伴单侧听神经瘤；③任何下列两个病变，神经鞘瘤、神经纤维瘤、脑膜瘤、胶质瘤、青少年晶状体后包膜下浑浊。

知识点4：神经纤维瘤病Ⅰ型的影像学表现　　副高：掌握　正高：掌握

（1）X线平片表现：①脊柱侧弯（30%）；②椎体后柱发育不良、扇形变；③蝶骨大翼发育不良，眶上裂增宽等。

（2）CT表现：①视神经管、眶上裂、卵圆孔增宽；②蝶骨大翼发育不良。

（3）MRI表现：①灰质内异常信号，长T_1、长T_2，可伴有皮质发育不良；②神经纤维瘤T_2WI呈靶征（中心胶原呈高信号）；③肿瘤呈明显均匀强化。

知识点5：神经纤维瘤病Ⅰ型的病理　　副高：熟悉　正高：掌握

常染色体显性遗传；50%新的基因突变。

知识点6：神经纤维瘤病Ⅰ型的临床表现　　副高：掌握　正高：掌握

牛奶咖啡色素斑；青春期提前或延迟；30%～60%学习障碍（海马的丛状神经纤维病）。

知识点7：神经纤维瘤病Ⅱ型的影像学表现　　副高：掌握　正高：掌握

（1）典型表现：①双侧听神经鞘瘤；②硬脑膜脑膜瘤；③脊髓或脑干室管膜瘤；④病变通常较大可产生压迫症状；⑤肿瘤呈球形。

（2）X线平片表现：脊柱侧弯；椎间孔增宽；内耳道增宽。

（3）CT表现：神经鞘瘤：CPA区软组织肿块，呈等或低密度，可囊变、坏死；内耳道增宽；不规则强化。脑膜瘤：宽基底肿块；钙化；明显强化。

（4）MRI表现：①T_1WI等信号或低信号；②T_2WI高信号；③不规则强化；④MRS无NAA；⑤DWI上脑膜瘤呈高信号。

知识点8：神经纤维瘤病Ⅱ型的鉴别诊断　　　　副高：掌握　正高：掌握

（1）颅内囊性病变：①蛛网膜囊肿：脑脊液信号；②表皮样囊肿：DWI高信号。
（2）多发脑膜瘤：①可复发或转移；②可见于放疗后。
（3）肉芽肿性病变：①结核；②结节病。

知识点9：神经纤维瘤病Ⅱ型的病理　　　　副高：熟悉　正高：掌握

常染色体显性遗传；50%家族史，50%基因突变；NF2相关的神经鞘瘤较散发的增生活性高但亦无侵袭性；WHO Ⅰ级。

知识点10：神经纤维瘤病Ⅱ型的临床表现　　　　副高：掌握　正高：掌握

听力下降、眩晕；多发脑神经病；脊柱侧弯；双侧听神经瘤手术切除；患者<30岁时，诊断听神经瘤应仔细观察其他脑神经；冠状薄层T_1WI脂肪抑制序列可清晰评价脑神经。

第十一节　Von Hippel Lindau 综合征

知识点1：Von Hippel Lindau综合征的概念　　　　副高：掌握　正高：掌握

Von Hippel Linda综合征（VHL）常染色体显性家族肿瘤综合征，伴有血管网状细胞瘤（HGBLS）、透明细胞肾癌、囊腺癌及嗜铬细胞瘤。可累及多个系统，包括眼、耳及中枢神经系统（CNS），受累组织多发病变，可为囊性、血管性肿瘤。

知识点2：Von Hippel Lindau综合征的影像学表现　　　　副高：掌握　正高：掌握

（1）CT表现：①2/3病变边界清，小脑半球囊性病变，伴有壁结节，壁结节位于柔脑膜侧或室管膜侧；②1/3实性；③肿瘤结节明显强化。
（2）MRI表现：①囊性部分长T_1、长T_2，结节等信号；②T_2WI可见血管流空；③结节明显强化，MRI增强检查可发现更多的无症状的结节。
（3）血管造影：①血管丰富；②动静脉分流常见。

知识点3：Von Hippel Lindau综合征的鉴别诊断　　　　副高：掌握　正高：掌握

（1）富血供转移瘤：①通常实性；②一些肿瘤（肾透明母细胞癌）与血管网状细胞瘤类似。
（2）实性血管网状细胞瘤：①25%～40%HGBLS发生于VHL；②无家族史；③无基因改变。

（3）毛细胞星形细胞瘤：①小脑、脑干常见；②发病年轻；③无家族史，无视网膜血管瘤或出血；④肿瘤结节无流空；⑤肿瘤结节位置不固定。

知识点4：Von Hippel Lindau综合征的病理　　　副高：熟悉　正高：掌握

中枢神经系统毛细血管型母细胞瘤；肾透明细胞肾癌、肾囊肿；嗜铬细胞瘤；胰腺囊肿、胰岛细胞瘤；内淋巴囊肿瘤；囊腺瘤。

知识点5：Von Hippel Lindau综合征的临床表现　　　副高：掌握　正高：掌握

①视网膜脱离，玻璃体出血；②阻塞性脑积水；③进行性脊髓病；④15%～50%死于肾癌。

知识点6：Von Hippel Lindau综合征的诊断要点　　　副高：掌握　正高：掌握

年轻人小脑实性HBGLS提示VHL；中枢神经系统/视网膜毛细血管性HG-BLS、与VHL相关的一种肿瘤或既往家族史，均可诊断VHL。

第十二节　Sturge-Weber综合征

知识点1：Sturge-Weber综合征的概念　　　副高：掌握　正高：掌握

Sturge-weber综合征是散发型先天性畸形（非遗传性），胎儿期皮质静脉不能正常发育，进行性静脉闭塞及慢性静脉缺血，又称脑颜面血管瘤病、脑三叉神经血管瘤病。

知识点2：Sturge-Weber综合征的病理变化　　　副高：熟悉　正高：掌握

Sturge-Weber综合征主要病理改变为一侧颜面三叉神经分布区有紫红色血管瘤，以眼支分布区最明显，伴同侧大脑半球枕顶区软脑膜血管瘤，以静脉为主。患侧大脑发育不良或萎缩，神经节细胞减少、变性，神经胶质增生伴皮质钙化，以顶枕叶最多见，其他区亦可发生。

知识点3：Sturge-Weber综合征的CT表现　　　副高：掌握　正高：掌握

CT平扫显示面部血管瘤的同侧大脑半球皮质钙化，呈宽大锯齿状或脑回状，伴同侧半球皮质萎缩或发育不良，相应蛛网膜下腔扩大。同侧颅腔缩小，颅板增厚。增强扫描示钙化的周围畸形血管发生强化，呈脑回状，有时可见向深部引流的扭曲静脉。同侧侧脑室脉络丛多明显强化。

知识点 4：Sturge-Weber 综合征的 MRI 表现 副高：掌握 正高：掌握

MRI 可显示局限性脑皮质萎缩，颜面部可见片状等、略长 T_1、略长 T_2 异常信号，脂肪抑制 T_2WI 显示病变更清晰，呈高信号。

知识点 5：Sturge-Weber 综合征的临床表现 副高：掌握 正高：掌握

面部三叉神经分布区紫红色血管瘤，对侧痉挛性偏瘫和麻痹、癫痫、智力低下、先天性青光眼、同侧偏盲均为本病的特点。

知识点 6：Sturge-Weber 综合征的分型 副高：掌握 正高：掌握

（1）Ⅰ型：柔脑膜+面部病变。
（2）Ⅱ型：面部病变。
（3）Ⅲ型：柔脑膜病变。

知识点 7：Sturge-Weber 综合征的鉴别诊断 副高：掌握 正高：掌握

（1）其他神经皮肤综合征。
（2）柔脑膜强化病变：①脑膜炎；②脑膜转移；③白血病。

第十三节 结节性硬化

知识点 1：结节性硬化的概念 副高：掌握 正高：掌握

结节性硬化是遗传性肿瘤综合征，伴多器官错构瘤病，又称 Bournevil 综合征。有家族性，又可散发。多见于儿童，无性别差异。

知识点 2：结节性硬化的病因病理 副高：熟悉 正高：掌握

病理特征为发生于多个器官的错构瘤或结节，如皮肤、脑、肾、心、脾、骨、肺、胃肠系统等。脑部的病理特征：室管膜下胶质结节、皮质胶质结节、白质内异位细胞团及灶性脱髓鞘。病变以大脑最常见，亦可累及小脑和脑干。结节多发，大小不等，质地较硬，绝大多数有钙化。有些室管膜下结节可转化为室管膜下巨细胞星形细胞瘤。

知识点 3：结节性硬化的临床表现 副高：掌握 正高：掌握

主要表现为面部皮脂腺瘤，癫痫发作，智力低下。

知识点4：结节性硬化的影像学表现　　　　　　副高：掌握　正高：掌握

（1）X线平片：颅骨骨岛；波动性骨膜新骨形成。

（2）CT：50%可见室管膜下结节钙化；皮质下不规则低密度影；脑室扩张；结节强化提示室管膜下巨细胞星形细胞瘤。

（3）MRI：①T_1WI等信号或高信号，T_2WI高信号；②FLAIR上显示脑白质病变呈不规则高信号；③30%~80%病变可出现钙化。

知识点5：结节性硬化的鉴别诊断　　　　　　副高：掌握　正高：掌握

（1）室管膜下灰质移位：①T_1WI、T_2WI等信号；②无强化；③无钙化。

（2）巨细胞病毒性脑炎：①脑室周围钙化灶；②脑白质异常；③皮质发育不良。

（3）脑囊虫病：脑囊虫病可表现为钙化或无钙化的结节或小囊，但脑囊虫病一般分布较广，多见于脑实质内，鉴别不难。

（4）弓形虫病：多见于新生儿和婴儿，钙化斑点较小，虽可位于脑室周围，但以脑实质受累多见。有时鉴别困难，需结合临床，该病为宫内感染所致，母亲有密切动物接触史，相关血清免疫学检查阳性。

第七章　脱髓鞘性脑白质病

第一节　总　　论

知识点1：脱髓鞘疾病的概念　　　　　副高：熟练掌握　正高：熟练掌握

脱髓鞘疾病是指由各种原因引起的已经发育成熟的正常髓鞘结构被破坏的一类疾病。尽管其病因与发病机制尚未完全阐明，但目前多认为该类疾病属于自身免疫性疾病的范畴，也有人认为可能与病毒感染有关。常见脱髓鞘疾病包括多发性硬化（MS）、视神经炎、横贯性脊髓炎、视神经脊髓炎（NMO）、急性播散性脑脊髓炎、亚急性硬化性全脑炎、脑桥中央髓鞘溶解症等。与CT相比，MRI可提高脱髓鞘病灶的检出敏感性，有助于临床诊断和鉴别诊断，为监测病情进展、指导临床治疗的提供依据。

知识点2：常见的脱髓鞘疾病概述　　　　副高：熟练掌握　正高：熟练掌握

常见的脱髓鞘疾病概述

常见疾病	概　述
多发性硬化	是中枢神经系统最常见的脱髓鞘疾病，脑、脊髓和视神经均可受累。本病可呈急性、亚急性或慢性起病，临床表现复杂。根据病程可分为复发缓解型、继发进展型、原发进展型和进展复发型多发性硬化，其中复发缓解型多发性硬化约占总数的80%以上
视神经脊髓炎	又称为Devic综合征，好发于亚洲人群的一种脱髓鞘疾病，女性多见，少数呈单期病程，多数表现为反复发作。该病主要累及视神经和脊髓，少数患者也可累及脑组织

知识点3：脱髓鞘疾病的影像学检查方法选择　　　副高：熟练掌握　正高：熟练掌握

与CT相比，MRI可更敏感地显示大脑、脑干、视神经和脊髓的病灶。高场强MRI设备可提高脱髓鞘病灶的检出敏感性。在脑MRI检查中，成像序列需包括：T_1WI、T_2WI和FLAIR序列。FLAIR能显著抑制脑脊液信号，能够更清晰地显示病灶。当患者处于急性期或进展期时，应进行增强检查，以明确新病灶或活动期病灶的位置。由于诊断多发性硬化需要提供病灶具有时间和空间上播散的特征，MRI随访检查有助于明确诊断。

知识点4：脱髓鞘疾病的鉴别诊断	副高：熟练掌握 正高：熟练掌握

（1）急性播散性脑脊髓炎：急性播散性脑脊髓炎是一种发生在感染后（如麻疹、风疹、天花、流行性感冒等疾病）的中枢神经系统脱髓鞘疾病，故又称感染后脑脊髓炎。影像学上，病灶常累及脑灰质与白质交界区，基底节及丘脑受累较常见，活动性病灶增强扫描后呈均匀强化。该病缺乏特异的影像学征象，诊断需结合临床及实验室检查。

累及脑灰、白质交界区，基底核及丘脑受累较常见，活动性病灶增强扫描后呈均匀强化。本病缺乏特异的影像学征象，诊断需结合临床及实验室检查。

（2）皮层下动脉硬化性脑病：皮层下动脉硬化性脑病病灶多位于半卵圆中心和围绕脑室的深部白质，病变大小不等，形状不规则，增强扫描无强化。大多数患者可伴有脑萎缩及多发性腔隙梗死灶表现。多发性硬化的异常信号分布更为广泛，多为斑片状，活动期多发性硬化病灶可有显著强化。

（3）多发性脑梗死：脑梗死有多次发生的趋势，因此多表现为新、旧病灶同时存在，常位于基底核、丘脑区，梗死区的形态与血管分布一致，多呈三角形。慢性期脑梗死病灶FLAIR上多呈低信号。多发性硬化病灶很少累及基底核–丘脑区，即使慢性期病灶FLAIR上多呈高信号。

（4）肿瘤样脱髓鞘：对于一些孤立的、病灶直径>2cm，影像学表现与肿瘤十分相似的病变，需要考虑到肿瘤样脱髓鞘的可能，其与脑肿瘤的鉴别对临床是否采用手术治疗具有重要意义。MRI支持肿瘤样脱髓鞘的征象包括：病灶的体积与占位效应不成比例；开环样强化；病灶中央扩张的静脉影；激素治疗有效。

第二节 多发性硬化

知识点1：多发性硬化的概念	副高：掌握 正高：掌握

多发性硬化（MS）是中枢神经系统最常见的一种脱髓鞘疾病，是中青年非外伤性致残的常见原因之一。本病可累及大脑、小脑、脑干、脊髓和视神经，脑灰质和白质结构均可受累。20～40岁好发，女性多见。

知识点2：多发性硬化的病因和病理	副高：熟悉 正高：掌握

（1）病因不明，可能与遗传、病毒感染或自身免疫介导有关。非特异性免疫与特异性免疫（包括细胞免疫和体液免疫）异常对多发性硬化的病理性损害均有影响。

（2）激活的T细胞攻击髓鞘。

（3）急性期边界不清，主要位于脑室周围，斑块呈白色。

（4）慢性期灰色颗粒状，边界清晰的斑块。

（5）静脉周围脱髓鞘，少突胶质细胞破坏。

知识点3：多发性硬化的临床分型及表现　　　　　　　　　副高：掌握　正高：掌握

（1）分型：①复发缓解型是最常见的临床类型，见于85%以上的多发性硬化患者。该型特点是具有明确的复发，可完全恢复或残留部分功能缺陷，两次发作之间，疾病无进展；②继发进展型是在复发缓解型基础上发展而来，疾病不断进展，伴或不伴复发、小的缓解和平台期，50%以上的复发缓解型多发性硬化会进展为继发进展型，残疾严重；③原发进展型多发性硬化发病后疾病不断进展，偶尔有平台期或短暂、轻微的改善，男女比例类似，发病年龄偏高，好发于脊髓，脑MRI异常少见，没有明显复发，常规多发性硬化治疗无效，见于15%的多发性硬化患者；④进展复发型多发性硬化起病后不断进展，具有明确的急性复发，伴或不伴恢复，两次发作之间，疾病有进展，仅见于1%的多发性硬化患者。

（2）表现：①视力下降、视物模糊，占50%；②肌力下降、麻木；③神志不清；④括约肌功能下降；⑤脑神经瘫；⑥80%出现脊髓症状；⑦CSF克隆阳性。

知识点4：多发性硬化的影像学表现　　　　　　　　　　　副高：掌握　正高：掌握

（1）早期：CT平扫，脑室周围见多处低密度区，常表现为脑室前后角及三角区明显的斑片状低密度灶。增强扫描时，低密度灶有强化，密度增高，40%～53%有强化。

（2）慢性期：病变可累及大脑各部白质、视神经、脑干及小脑，常表现为脑室周围脑白质比较广泛的低密度斑，其CT值平均低于正常脑组织10HU。但增强检查时多无强化及占位效应，因此可与脑瘤区别。

（3）晚期：主要表现为脑萎缩，据统计多发性硬化至晚期35%～46%有脑萎缩，表现为脑沟、脑裂增宽加深，白质萎缩表现为脑室系统扩大。

知识点5：多发性硬化与视神经脊髓炎的影像学特征
　　　　　　　　　　　　　　　　　　　　　　　　副高：熟练掌握　正高：熟练掌握

多发性硬化与视神经脊髓炎的影像学特征

	多发性硬化	视神经脊髓炎
共有特征	病灶多呈斑片状。CT不具特征性，可有片状密度减低区。MRI上，多数病灶呈稍长T_1、稍长T_2信号。增强扫描，急性期或者进展期的病变有强化，而慢性期和陈旧性病变无强化。强化病灶多表现为斑点状和斑片状强化，少数病灶也可呈环形或结节样强化	
特有表现		
脑内病变	多见，多位于侧脑室旁白质、皮质下白质、小脑及脑干，其中较特征性表现为病灶垂直于侧脑室壁排列	可有脑内病变，通常位于丘脑，下丘脑，胼胝体，第三、四脑室周围，大脑脚等
脊髓病变	长度多小于3个椎体节段	长度常大于3个椎体节段
视神经受累	可受累	单侧或者双侧，同时或者相继受累
其他	NMO-IgG多为阴性	NMO-IgG多为阳性

知识点6：多发性硬化的鉴别诊断　　　　　副高：掌握　正高：掌握

（1）急性播散性脑脊髓炎：①病毒感染病史；②单期相病变；③自身免疫介导的血管炎；④病变强化；⑤不累及胼胝体；⑥血管透膜性差，鸟嘴样。

（2）Susac综合征：①临床三联征，脑病、肾动脉闭塞及听力丧失；②自限性，单期相；③多灶性幕上白质病变（累及胼胝体）；④70%基底核，50%颅后窝；⑤33%累及柔脑膜强化。

知识点7：多发性硬化的诊断要点　　　　　副高：掌握　正高：掌握

多发性硬化是一种临床诊断，要求患者满足时间和空间上的播散。目前采用McDonald 2010标准，即满足：①空间播散：脑室周围、皮层下、幕下和脊髓，以上4个部位中的任意2个出现病灶；②时间播散：单次MRI检查中同时出现强化病灶和不强化病灶；或者是两次检查中，后一次比前一次多一个长T_2信号病灶。

第三节　急性播散性脑脊髓炎

知识点1：急性播散性脑脊髓炎的概念　　　　　副高：掌握　正高：掌握

急性播散性脑脊髓炎（ADEM）是自身免疫介导的脑脊髓脱髓鞘病变，可伴有髓鞘再生。

知识点2：急性播散性脑脊髓炎的CT及MRI表现　　　　　副高：掌握　正高：掌握

①低密度，病变可融合；②T_2WI、FLAIR上呈高信号；③双侧发生，不对称；④DWI及ADC均呈高信号，提示T_2效应（髓鞘丢失后细胞外水增加）；⑤点状、半环状或周边强化，脑神经强化；⑥MRS：NAA减低。

知识点3：急性播散性脑脊髓炎的病因　　　　　副高：掌握　正高：掌握

（1）继发于上呼吸道感染，通常病毒性。
（2）EB病毒、流感病毒、麻疹接种。
（3）相关异常，急性出血性脑白质病伴溃疡性结肠炎、哮喘。

知识点4：急性播散性脑脊髓炎的病理　　　　　副高：熟悉　正高：掌握

（1）急性髓鞘崩解。

（2）静脉周围炎症、淋巴细胞浸润。

（3）轴突完整。

知识点5：急性播散性脑脊髓炎的临床表现　　　　　副高：掌握　正高：掌握

发热，不适，肌痛；病毒感染或免疫接种后多灶性神经系统症状；头痛，发热，脑神经瘫痪，癫痫；CSF异常，红细胞计数增多，蛋白升高；儿童常见，单相发作，自限性；50%～60% 1个月内完全恢复；如复发，与多发性硬化区分困难；影像学表现滞后于临床症状；2%可表现为急性出血性脑白质病，病死率高。

知识点6：急性播散性脑脊髓炎的鉴别诊断　　　　　副高：掌握　正高：掌握

（1）多发性硬化：①好发于脑室周围白质区；②对称；③复发常见。

（2）老年性脑白质病：①50%患者>50岁，动脉粥样硬化常见；②高血压；③散在非对称性白质病变，无强化。

第四节　渗透性髓鞘溶解症

知识点1：渗透性髓鞘溶解症的概念　　　　　副高：掌握　正高：掌握

渗透性髓鞘溶解症（ODMS）是血浆渗透压的迅速变化引起的急性脱髓鞘，主要与低钠血症的快速纠正有关，但也可能发生于血钠正常的患者。病变累及脑桥称为脑桥中央髓鞘溶解症（CPM）；病变累及脑桥外基底核区或大脑皮质称为脑桥外髓鞘溶解症（EPM）。

知识点2：渗透性髓鞘溶解症的病因　　　　　副高：掌握　正高：掌握

（1）渗透压异常：医源性纠正低钠血症、高血糖、低血钾、酮症酸中毒、氮质血症。

（2）确切的机制不明确：血浆渗透压变化——细胞内张力低——细胞内皮损伤——血脑屏障（BBB）破坏——高张的钠离子液体堆积在细胞外间隙——髓鞘损伤。

（3）基础病变加重髓鞘溶解：肝病、肾病、肾上腺、垂体疾病、副肿瘤综合征、营养不良、烧伤、肝移植、其他手术患者、慢性酒精中毒。

知识点3：渗透性髓鞘溶解症的临床表现　　　　　副高：掌握　正高：掌握

（1）癫痫、神志改变。

（2）双相改变：①早期症状由于低钠血症引起的：行为改变、认知和情感失常、举止异常和紧张症；②血钠纠正后可恢复正常；③假性延髓性麻痹、痉挛性四肢瘫和特殊的意识障碍。

知识点4：渗透性髓鞘溶解症的影像学表现　　　　副高：掌握　正高：掌握

（1）CT表现：低密度，无出血。

（2）MRI表现：①急性期：T_1WI低信号、等信号，T_2WI高信号，FLAIR、DWI高信号，ADC等或低信号；②亚急性期：病变可明显吸收，T_1WI也可呈高信号，提示凝固性坏死、胶质增生，FLAIR、T_2WI高信号，DWI等信号或高信号，ADC高信号或等信号，通常无强化，也可线样强化。

知识点5：渗透性髓鞘溶解症的鉴别诊断　　　　副高：掌握　正高：掌握

（1）脑桥缺血或脑梗死：①通常无症状；②常累及中央及外周脑桥纤维。

（2）MS：①幕上脑室周围常见，马蹄形强化；②常发生于脑桥臂。

（3）脑干胶质瘤、转移瘤：①常见于青年人；②病变占位效应明显。

（4）肝豆状核变性：①基底核病变大于脑桥；②有时区分困难，需结合临床。

知识点6：渗透性髓鞘溶解症的诊断要点　　　　副高：掌握　正高：掌握

（1）慢性酗酒患者出现脑桥及基底节核病变。

（2）脑桥中央病变，脑桥外周及皮质脊髓束正常。

（3）脑桥外髓鞘溶解症可单独发生。

（4）首次影像学检查阴性需复查MRI。

第八章 遗传代谢性脑疾病

第一节 正常髓鞘化

知识点1：正常髓鞘化的过程　　副高：掌握　正高：掌握

髓鞘化形成开始于胚胎第5周，持续终身；髓鞘形成顺序：从背侧至腹侧、从中央至外周、从尾侧至头侧；随着髓鞘的形成，脑白质纤维束体积增大，尤其是胼胝体。

知识点2：正常髓鞘化的影像学表现　　副高：掌握　正高：掌握

（1）MR DTI成像可清晰显示纤维束的形态学变化。

（2）T_1WI高信号：①新生儿：背侧脑干、齿状核、视束、前联合、内囊后肢、椎体束；②2个月：胼胝体压部、内囊前肢、视辐射；③4个月：胼胝体膝部、视辐射、椎体束周围白质；④6个月：胼胝体膝部、压部均为高信号，顶枕叶脑白质；⑤8个月：除额叶外脑白质；⑥10~12个月：正常成人表现。

（3）T_2WI表现：①T_2WI对于1~2岁正常髓鞘化过程十分重要，呈低信号；②1岁以内T_2WI上呈低信号的区域与T_1WI一致；③1岁以后的变化（T_2WI低信号）；④12个月：外囊、半卵圆中心、中央沟周围脑白质；⑤18个月：除额叶脑白质外其余均为低信号，侧脑室三角区周围高信号；⑥36个月：T_2WI信号与正常成人一致。

（4）FLAIR：与T_2WI一样，可敏感地显示髓鞘化过程。

（5）DTI与DWI：FA值与ADC值的变化反映髓鞘化过程，FA逐渐升高、ADC值逐渐下降。

（6）MRS：①2岁内代谢物浓度的变化可反应髓鞘形成过程；②新生儿肌醇和胆碱水平高；③Cho随着髓鞘成熟而下降，NAA水平则升高。

第二节 髓鞘形成不良

知识点1：髓鞘形成不良的概念　　副高：掌握　正高：掌握

髓鞘形成不良是一组最常见于儿童的髓鞘形成或维持发生障碍的遗传性疾病。髓鞘形成不随年龄增长而发育成熟，可能是原发性髓鞘形成不良或继发于其他病理过程。

知识点2：髓鞘形成不良的病理 　　　　　　　副高：熟悉　正高：掌握

CNS的脑白质为主的髓鞘形成不良；与正常髓鞘的脱髓鞘性疾病的病理类似；病理上不能区分，发病机制不同。

知识点3：髓鞘形成不良的分类 　　　　　　　副高：掌握　正高：掌握

（1）溶酶体疾病：包括易染性脑白质营养不良、类球状脑白质营养不良。

（2）过氧化酶体疾病：肾上腺脑白质营养不良、Zellweger脑肝肾综合征。

（3）线粒体疾病（累及灰质）：利氏病、MELAS（线粒体肌病、脑病、乳酸酸中毒和卒中样发作）等。

（4）氨基酸和有机酸代谢疾病：海绵状脑白质营养不良、Maple病。

（5）原因不明的代谢缺陷病：佩－梅病、先天性肌萎缩、Alexander病。

知识点4：髓鞘形成不良的影像学表现 　　　　副高：掌握　正高：掌握

（1）1岁以内T_1WI灰、白质界限不清，2岁以上T_2WI灰、白质界限不清。

（2）MR T_1WI显示正常髓鞘高信号，T_2WI低信号，T_2WI出现低信号的时间滞后于T_1WI 4～8个月。

（3）DTI中，FA、ADC值不随年龄变化而相应的变化。

（4）脑容积减少，尤其是胼胝体变薄。

知识点5：髓鞘形成不良的临床表现 　　　　　副高：掌握　正高：掌握

（1）绝大部分婴幼儿及儿童起病，短期内死亡。

（2）髓鞘脱失引起的神经传导障碍，如共济失调、步态不稳、不全瘫痪等。

（3）MR可清晰显示病变的位置及性质。

（4）发育延迟，张力低。

第三节　肾上腺脑白质营养不良

知识点1：肾上腺脑白质营养不良的概念 　　　副高：掌握　正高：掌握

肾上腺脑白质营养不良（ALD）是一组遗传代谢性疾病，由于溶酶体过氧化物酶的缺乏，导致极长链脂肪酸在细胞内的异常堆积，尤其是脑白质和肾上腺皮质。包括肾上腺脑白质营养不良和肾上腺脊髓神经病，也称为艾迪生弥漫性脑硬化症、X染色体连锁隐性遗传的疾病（X-ALD）。

知识点2：肾上腺脑白质营养不良的病理　　　　副高：熟悉　正高：掌握

双侧侧脑室后角周围的白质区呈蝶翼状对称性低密度区，也可由一侧发展成两侧，一般由顶、枕叶向额叶发展。后角周围可见钙化灶。脱髓鞘改变在活动期可显示病变边缘部有强化，为血管周围单核细胞炎性反应使局部血脑脊液屏障破坏所致。晚期为反应性胶质增生。

病理分为3个区域。①中心区：坏死、胶质增生，可伴或不伴钙化；②边缘区：活动性脱髓鞘、炎症；③外周区：为脱髓鞘，无炎症反应。

知识点3：肾上腺脑白质营养不良的MRI表现　　　　副高：掌握　正高：掌握

（1）T_1WI低信号，T_2WI、FLAIR高信号。
（2）肾上腺脊髓神经病，病变主要累及小脑、脊髓、皮质脊髓束。
（3）DWI呈高信号或等信号。
（4）DTI，全脑连续性降低，FA值下降。
（5）增强病变周边强化，呈花边样、窄带样；强化带为活动性髓鞘脱失区。
（6）病变可向四周沿传导束蔓延。
（7）无占位效应，脑室系统正常。

知识点4：肾上腺脑白质营养不良的鉴别诊断　　　　副高：掌握　正高：掌握

（1）脑室周围脑白质软化：①脑室周围胶质增生，脑实质容积下降；②脑室系统增宽；③病变无强化。
（2）新生儿低血糖脑病：①可累及胼胝体压部、侧脑室三角区周围白质；②病变无强化。

知识点5：肾上腺脑白质营养不良的临床表现　　　　副高：掌握　正高：掌握

（1）皮肤铜色，行为困难及听力障碍。
（2）分4型：儿童型、青年型、成人型及肾上腺性脑脊髓病。
（3）肾上腺皮质功能减退，恶心、呕吐等。
（4）逐渐进展可发展成植物人状态或死亡。

第四节　异染性脑白质营养不良

知识点1：异染性脑白质营养不良的概念　　　　副高：掌握　正高：掌握

异染性脑白质营养不良（MLD）是由于溶酶体系统缺乏芳基硫酸酯酶A不能正常氧化而沉积于全身组织，以CNS白质和周围神经受累最著，又称脑硫脂沉积症。

按首发症状出现时的年龄分为：婴儿晚期型、少年型、成人型。

知识点 2：异染性脑白质营养不良的影像学表现　　　　副高：掌握　正高：掌握

（1）融合型、蝴蝶状大脑半球白质 T_2WI 高信号。

（2）皮质下弓形纤维、内囊正常，晚期可受累。

（3）无强化。

（4）CT 显示脑室周围白质对称性低密度影。

（5）MR 显示病变对称、T_1WI 低信号，T_2WI 高信号。

（6）早期，病变位于脑室周围白质，呈蝴蝶状。

（7）晚期，可累及胼胝体及弓形纤维、锥体束及内囊。

（8）可出现脑萎缩。

（9）病变无强化。

（10）MRS：Cho 升高，NAA 下降，lac/lipid 升高。

知识点 3：异染性脑白质营养不良的临床表现　　　　副高：掌握　正高：掌握

（1）婴儿晚期型：最常见，表现典型，最严重。①进行性痴呆和痉挛性瘫痪；②生后正常，3 岁以内发病，行走困难，言语障碍；③6 个月至 4 年内死亡。

（2）少年型：①4～15 岁起病；②可有视力、听力障碍、智力减退、步态不稳。

（3）成人型：①罕见，16 岁以后发病；②人格和精神状态的改变，神经症状；③逐渐痴呆，尿便失禁等。

知识点 4：异染性脑白质营养不良的鉴别诊断　　　　副高：掌握　正高：掌握

（1）佩－梅病：①累及新生儿及婴儿；②小脑萎缩；③无髓鞘破坏。

（2）TORCH 感染：①不同程度的脑白质高信号（T_2WI，脱髓鞘及胶质增生）；②无进展；③CT 上可见钙化。

（3）脑室周围脑软化：①对称性 T_2WI 脑室周围白质高信号；②脑室周围白质容积下降；③静止性痉挛性四肢瘫。

知识点 5：异染性脑白质营养不良的病理　　　　副高：熟悉　正高：掌握

（1）脑白质内弥漫性髓鞘脱失。

（2）少突胶质细胞丧失。

（3）脑内大量球形沉积物，位于细胞内外。

（4）胶质细胞、巨噬细胞胞质内及组织内可见硫酯包涵体颗粒。

（5）灰质神经元不受累。

（6）常染色体隐性遗传。

第五节 肝豆状核变性

知识点1：肝豆状核变性的概念 副高：掌握 正高：掌握

肝豆状核变性（WD）是先天性铜代谢异常引起的肝硬化、角膜K-F环及基底核软化和退变。

知识点2：肝豆状核变性的影像学表现 副高：掌握 正高：掌握

（1）CT表现：CT阴性；无强化。
（2）MRI表现：①T_1WI低信号，T_2WI高信号；②同心圆样T_2WI壳核高信号；③中脑水平"熊猫脸"征（背盖高信号，黑质信号正常），导水管周围灰质，背盖高信号；④早期：DWI高信号，ADC低信号，亚急性期：DWI等/低信号；⑤T_1WI强化：无强化；⑥MRS：NAA下降，Cho下降，mI下降。

知识点3：肝豆状核变性的鉴别诊断 副高：掌握 正高：掌握

（1）利氏（Leigh）病：①亚急性坏死性脑病；②儿童脑组织对称性海绵样变；③主要累及脑干、基底核和大脑白质；T_2WI高信号。
（2）CO中毒性脑病：①双侧苍白球CT低密度影；②T_2WI高信号。
（3）海绵状脑病（CJD）：基底核区、丘脑、大脑皮质DWI高信号。

知识点4：肝豆状核变性的病理 副高：熟悉 正高：掌握

铜沉积在基底核区；脑组织病变双侧、对称；锥体外系、锥体系均受累；脑灰质水肿、坏死、海绵样变；脑白质受累。

知识点5：肝豆状核变性的分期 副高：掌握 正高：掌握

（1）Ⅰ期：铜沉积在肝脏。
（2）Ⅱ期：释放至血液循环。
（3）Ⅲ期：沉积在脑组织及其他肝外器官。

知识点6：肝豆状核变性的临床表现 副高：掌握 正高：掌握

震颤、步态不稳、构音障碍、协调能力差；易激惹、定向力差、集中能力差、人格改变；急性肝炎，角膜K-F环；40%～50%的患者伴有肝病；35%～50%的患者伴有神经及精神症状；角膜K-F环；8~10岁好发。

第六节 肝性脑病

知识点1：肝性脑病的概念　　　副高：掌握　正高：掌握

肝性脑病（HE）是急慢性肝病引起的可逆性CNS精神、认知及运动功能改变的临床综合征。

知识点2：肝性脑病的影像学表现　　　副高：掌握　正高：掌握

（1）CT表现：①急性HE：重度弥漫性脑水肿；②慢性HE：脑萎缩，无强化。
（2）MRI表现：①80%~90%慢性肝衰竭基底核区T_1WI高信号（与锰沉积有关）；②下丘脑、垂体、中脑T_1WI信号增高；③急性HE：T_1WI低信号，T_2WI高信号，DWI高信号；④T_1+C，无强化；⑤MRS：mI下降，Glx上升，Cho下降，mI可敏感地监测HE的严重程度及治疗效果；⑥MTI，MTR下降（苍白球）。

知识点3：肝性脑病的鉴别诊断　　　副高：掌握　正高：掌握

（1）Wilson病（肝豆状核变性）：T_2WI上壳核、苍白球、尾状核、丘脑对称性高信号；T_1WI低信号；新生儿胆道分泌铜功能下降。
（2）其他引起基底核区T_1WI高信号：①微血管病、梗死；②高血糖；③甲状旁腺亢进症；④甲状腺功能减退；⑤Fahr病；⑥新生儿乏氧性脑病。

知识点4：肝性脑病的病理　　　副高：熟悉　正高：掌握

细胞退行性病变；神经元损伤（晚期）；大脑皮质板层样坏死；灰白质交界区空泡变性；星形细胞重度细胞毒性水肿伴有神经元乏氧性损伤（急性HE）；星形细胞增生，核肿大（慢性HE）。

知识点5：肝性脑病的病因　　　副高：掌握　正高：掌握

肝硬化，急性暴发性病毒性肝炎；药物毒素；肝门体静脉系统分流；神经毒素CNS堆积（氨、锰、支链氨基酸）；神经递质增加引起BBB通透性、能量代谢改变；50%肝硬化伴有HE。

知识点6：肝性脑病的分型　　　副高：掌握　正高：掌握

（1）Ⅰ型：伴有急性肝衰竭。

（2）Ⅱ型：伴有门体静脉分流。

（3）Ⅲ型：伴有肝硬化。

知识点7：肝性脑病的临床表现　　　　　　　　　副高：掌握　正高：掌握

肝性脑病；黄疸、蜘蛛痣、腹水；癫痫；HE可并发于急性或慢性肝病；急性HE可致死亡。

知识点8：肝性脑病的诊断要点　　　　　　　　　副高：掌握　正高：掌握

（1）MRS及临床表现可于治疗后3～6个月后恢复正常。

（2）T_1WI高信号于肝移植后1年恢复正常。

（3）双侧基底核区T_1WI对称性高信号。

第七节　营养不良性脑病

知识点1：营养不良性脑病的概念　　　　　　　　副高：掌握　正高：掌握

新生儿低血糖导致葡萄糖的供应和利用不平衡，从而引起脑损伤。

知识点2：营养不良性脑病的影像学表现　　　　　副高：掌握　正高：掌握

（1）CT表现：弥漫性脑水肿；顶枕叶显著。

（2）MRI表现：①T_1WI高信号（板层样坏死、钙化、淤斑样出血及髓鞘脱失）；②T_2WI高信号（皮质、基底核坏死）；③MRS：NAA下降，乳酸升高；④DWI高信号，ADC低信号（顶枕叶、基底核区）。

知识点3：营养不良性脑病的鉴别诊断　　　　　　副高：掌握　正高：掌握

（1）静脉血栓形成：①新生儿发生；②MRV未显示相应静脉。

（2）代谢性卒中：尿酸循环异常时，单个脑叶水肿。

知识点4：营养不良性脑病的病理　　　　　　　　副高：熟悉　正高：掌握

①新生儿葡萄糖代谢减低；②过度葡萄糖消耗；③脑组织苍白、水肿；④灰、白质界限消失。

知识点5：营养不良性脑病的临床表现　　　　　　副高：掌握　正高：掌握

①癫痫；②张力减低；③呼吸困难；④心动过速；⑤体温波动；⑥持续的未纠正的新生

儿低血糖可引起脑组织不可逆的损伤。

知识点6：营养不良性脑病的诊断要点　　　　　　　　　　副高：掌握　　正高：掌握

（1）新生儿癫痫伴有严重的顶枕叶水肿或梗死。

（2）新生儿葡萄糖代谢减低。

（3）DWI高信号，ADC低信号（顶枕叶、基底核区）。

第九章　中毒性脑病

第一节　CO中毒性脑病

知识点1: CO中毒性脑病的概念　　　　　　　　副高: 掌握　正高: 掌握

CO中毒性脑病是指吸入CO气体后，双侧大脑半球的缺血缺氧性脑病。

知识点2: CO中毒性脑病的影像学表现　　　　　　副高: 掌握　正高: 掌握

（1）CT表现：①苍白球对称性低密度；②白质对称性弥漫性低密度；③无强化。

（2）MRI表现：①T_1WI双侧苍白球低信号（坏死）、高信号（出血）；②T_2WI高信号；③尾状核、壳核可受累；④脑室周围白质、半卵圆中心融合状长T_2信号影（弥漫性脱髓鞘）；⑤FLAIR高信号；⑥早期DWI高信号，ADC低信号，慢性期DWI等信号，ADC高信号；⑦MRS: Cho/Cr升高，NAA/Cr下降。

知识点3: CO中毒性脑病的鉴别诊断　　　　　　副高: 掌握　正高: 掌握

（1）Wilson病：①病变累及基底核区、齿状核、脑桥、中脑；②T_1WI低信号、T_2WI高信号、DWI高信号；③血铜及尿铜升高；④肝硬化。

（2）海绵状脑病（CJD）：①基底核区，丘脑进行性高信号；②大脑皮质彩带样DWI高信号。

知识点4: CO中毒性脑病的病理　　　　　　　　副高: 熟悉　正高: 掌握

①双侧苍白球坏死；②脑室周围白质脱髓鞘，皮质下弓形纤维正常；③缺氧，细胞氧代谢下降，损伤血管内皮；④常见部位：基底核、脑白质、海马。

知识点5: CO中毒性脑病的临床表现　　　　　　副高: 掌握　正高: 掌握

①急性中毒，头晕恶心、呕吐、认知功能下降；②痴呆，记忆丧失；③步态不稳。

第二节 乙醇中毒性脑病

知识点1：乙醇中毒性脑病的概念　　　　　副高：掌握　正高：掌握

乙醇中毒性脑病是指急性、亚急性或慢性乙醇、甲醇对CNS的毒性作用，主要引起皮质、小脑退变及外周多发神经病变。

知识点2：乙醇性脑病的影像学表现　　　　　副高：掌握　正高：掌握

小脑蚓部、大脑半球（额叶）萎缩，胼胝体（T_1WI等信号，T_2WI高信号）、基底核（T_1WI高信号，T_2WI等信号）异常。

知识点3：甲醇性脑病的影像学表现　　　　　副高：掌握　正高：掌握

双侧壳核皮质下出血性坏死（T_1WI白质低信号，T_2WI低信号）。

知识点4：WE的影像学表现　　　　　副高：掌握　正高：掌握

（1）T_1WI低信号，T_2WI高信号，DWI高信号。
（2）T_1+C，乳头体、导水管周围灰质及内侧丘脑可见强化。
（3）MRS，NAA、Cho下降（额叶、小脑），停止饮酒后可恢复。
（4）fMRI，运动功能减低，记忆及处理功能减低。

知识点5：乙醇中毒性脑病的鉴别诊断　　　　　副高：掌握　正高：掌握

（1）非乙醇慢性脑萎缩：①阿尔茨海默病，海马、颞叶萎缩，低代谢；②多发腔隙性脑萎缩：多发梗死、全脑萎缩。
（2）乏氧性梗死：①非出血性；②基底核常见；③T_2WI对称性高信号。
（3）CO中毒性脑病：①苍白球>壳核；②T_2WI对称性高信号；③累及半球白质。

知识点6：乙醇中毒性脑病的病理　　　　　副高：熟悉　正高：掌握

①脱髓鞘，神经元丢失；②脑萎缩；③壳核坏死。

知识点7：乙醇中毒性脑病的临床表现　　　　　副高：掌握　正高：掌握

①认知异常、记忆力下降；②多发神经病；③步态不稳；④Wernick脑病：步态不稳、眼运动异常及认知下降；⑤80%伴有多发神经病变。

第十章　退行性脑病

第一节　颞叶内侧硬化

知识点1：颞叶内侧硬化的概念　　　　　　　　副高：掌握　正高：掌握

颞叶内侧硬化（MTS）是指颞叶内侧硬化与癫痫相关的海马及邻近结构的神经元丧失及胶质增生。

知识点2：颞叶内侧硬化的MRI表现　　　　　　副高：掌握　正高：掌握

①T_2WI海马萎缩；②T_2WI、FLAIR海马高信号，可累及颞叶内侧；海马灰、脑白质界限消失；③穹隆柱、乳头体萎缩；④颞角增宽；⑤DWI等信号；⑥MRS，NAA下降，NAA/Cho≤0.8，癫痫后24小时，乳酸峰升高；⑦定量海马容积测量。

知识点3：颞叶内侧硬化的鉴别诊断　　　　　　副高：掌握　正高：掌握

（1）癫痫持续状态：①脑病局部或弥漫性白质肿胀；②T_2WI高信号；③无强化；④可累及颞叶；⑤年轻人常见；⑥DWI高信号或等信号，ADC高信号。

（2）皮质发育不良：①常与MTS伴发；②灰质增厚；③脑沟方向异常；④常见癫痫的病因。

（3）脉络膜囊肿：①正常海马移位；②圆形，与CSF一致；③颞叶正常；④不对称。

知识点4：颞叶内侧硬化的病理　　　　　　　　副高：熟悉　正高：掌握

（1）MTS引起复杂性部分性癫痫。

（2）海马神经元丢失，胶质增生。

（3）海马体萎缩88%，尾部萎缩61%，头部萎缩51%。

知识点5：颞叶内侧硬化的临床表现　　　　　　副高：掌握　正高：掌握

部分复杂癫痫；脑电图（EEG）异常。

第二节 阿尔茨海默病

知识点1：阿尔茨海默病的概念 　　副高：掌握　正高：掌握

阿尔茨海默病（AD）又称老年性痴呆，是一种进行性神经退行性变疾病，病因不明。多在65岁后起病，女性多见，患病率随年龄增长而增加。

知识点2：阿尔茨海默病的临床表现 　　副高：掌握　正高：掌握

起病隐匿，早期临床表现不典型；随病情进展，逐渐出现记忆丧失、抽象思维和计算受损、人格和行为改变等症状，同时伴有精神行为异常和社会生活能力减退。本病确诊依赖于神经病理检查，组织学特征为神经元缺失、神经原纤维缠结和淀粉样物质沉积。

知识点3：阿尔茨海默病的CT表现 　　副高：掌握　正高：掌握

CT平扫，①早期无明确异常表现；②晚期表现为弥漫性脑萎缩，以颞叶前部及海马最明显，双侧多不对称，颞角扩大，颞角内侧脑实质密度减低，即所谓海马透明区。

知识点4：阿尔茨海默病的MRI表现 　　副高：掌握　正高：掌握

①平扫，除能敏感地显示上述脑萎缩外，海马萎缩的径线和体积测量还可作为早期诊断阿尔茨海默病的指标之一；②^{1}H-MRS，显示的异常早于形态学改变，表现为区域性的代谢异常，如N-乙酰天门冬氨酸（NAA）含量减低，肌醇（MI）含量升高。

知识点5：阿尔茨海默病与帕金森病的影像学特征 　　副高：熟练掌握　正高：熟练掌握

阿尔茨海默病与帕金森病的影像学特征

	阿尔茨海默病	帕金森病
部位	疾病早期：海马及内侧颞叶 疾病中晚期：额、顶叶甚至全脑	黑质，特别是致密部
形态	局部或弥漫性脑皮质萎缩	部分患者可有中脑轻度萎缩，呈蝴蝶状改变；少数可见黑质致密带萎缩
CT	CT表现为皮质萎缩、脑室扩大、脑沟及脑裂增宽	CT表现多正常
MRI	与CT比较，MRI对脑皮质萎缩的显示更为敏感。MRI还可发现其他非特异性改变，如脑白质稀疏、小血管性病变等	黑质致密带变薄；T_1WI黑质高信号消失；SWI上黑质形态不规则、边界模糊

知识点6：阿尔茨海默病的病理　　　　　副高：熟练掌握　正高：熟练掌握

AD早期累及内侧颞叶，与记忆存储功能受损密切相关。随着病情进展，病变蔓延至整个大脑皮质乃至全脑。AD具有两大病理特征，一是老年斑（SP），表现为在大脑皮质和海马区的细胞外形成大量的淀粉样蛋白沉积；二是神经纤维缠结（NFT），主要成分为Tau蛋白。此外，脑内受累区域还可出现胶质细胞的炎症反应和大量神经元丧失。部分AD患者还存在多种脑血管病变，包括脑血管淀粉样变、内皮及血管壁变性、梗死灶、微梗死灶及与小血管病变有关的出血和脑白质改变等。

知识点7：阿尔茨海默病的鉴别诊断　　　　　副高：掌握　正高：掌握

（1）Creutzfeldt-Jakob病（CJD）：痴呆、肌痉挛、EEG异常；基底核、丘脑-大脑皮质T_2WI、DWI高信号；晚期脑萎缩。

（2）可逆性痴呆的病因：①乙醇性脑病是引起痴呆的第3位病因；②内分泌疾病；③维生素B_{12}缺失；④抑郁症；⑤外伤。

（3）血管性痴呆：①第2种常见的痴呆（15%～30%）；②T_2WI多发腔隙性高信号；③脑萎缩。

第三节　癫痫持续状态脑病

知识点1：癫痫持续状态脑病的概念　　　　　副高：掌握　正高：掌握

与癫痫持续状态（癫痫症状持续30分钟以上）相关的一过性脑水肿。

知识点2：癫痫持续状态脑病的影像学表现　　　　　副高：掌握　正高：掌握

（1）CT表现：①皮质或皮质下白质低密度影；②灰、白质界限模糊；③无出血；④无强化或轻度强化。

（2）MRI表现：①T_1WI低信号，T_2WI高信号（皮质水肿，容积增加）；②灰、白质界限模糊；③占位效应轻；④海马、胼胝体压部可受累；⑤FLAIR、DWI高信号，ADC低信号；⑥无强化至不均匀强化（脑回样强化）；⑦MRS，癫痫后24小时，Lipid峰或Lac峰升高；⑧MRP，相应皮质充血，rCBV升高。

知识点3：癫痫持续状态脑病的鉴别诊断　　　　　副高：掌握　正高：掌握

（1）脑炎：①T_2WI高信号，DWI高信号，ADC低信号；②斑片状强化。

（2）缺血：①与血管分布区一致；②DWI高信号；③楔形，灰、白质均受累；④亚急性期，脑回样强化。

（3）MELAS：①线粒体脑病，乳酸酸中毒，卒中样发作；②多灶性T_2WI皮质高信号，可逆性；③缺血灶为各个血管供应区；④MRS显示Lac峰。

（4）单纯疱疹病毒性脑炎：①局限于边缘系统，颞叶常见；②可出血；③强化明显；④急性发作，发热；⑤癫痫。

（5）颞叶内侧硬化（MTS）：①双侧颞叶内侧T_2WI高信号；②海马容积减小和海马结构消失。

知识点4：癫痫持续状态脑病的病理　副高：熟悉　正高：掌握

（1）海马杏仁体、皮质、丘脑对癫痫引起的损伤敏感。
（2）一过性血管源性或细胞毒性水肿。
（3）细胞膜渗透性变化引起细胞内外水的再分布。
（4）急性期：反应性星形细胞肿胀，细胞毒性水肿。
（5）慢性期：神经元丢失，反应性星形细胞增生。

知识点5：癫痫持续状态脑病的临床表现　副高：掌握　正高：掌握

①癫痫；②EEG异常活动；③年轻人常见；④抗癫痫治疗后全部恢复；⑤由于缺氧，也可引起脑梗死。

知识点6：癫痫持续状态脑病的诊断要点　副高：掌握　正高：掌握

（1）急性癫痫或癫痫持续状态可与肿瘤进展或脑炎类似。
（2）临床随访可鉴别癫痫引起的脑水肿与其他病变。
（3）癫痫引起的脑水肿可完全消失。

第四节　海绵状脑病

知识点1：海绵状脑病的概念　副高：掌握　正高：掌握

海绵状脑病（CJD）是由朊病毒（含有DNA、RNA的朊病毒白颗粒）引起的迅速进展的、致命的痴呆性疾病。

知识点2：海绵状脑病的影像学表现　副高：掌握　正高：掌握

（1）CT表现：①80%阴性；②迅速进展的脑萎缩。
（2）MRI表现：①T_1WI正常；②FLAIR T_2WI：基底核区、丘脑高信号；③"棒球棍征"

（变异型CJD）：丘脑枕和丘脑背内侧高信号；④无强化；⑤DWI上皮质彩带样高信号。

知识点3：海绵状脑病的鉴别诊断　　　　　　　　　　副高：掌握　正高：掌握

（1）缺血缺氧性脑病：①基底核区、白质常见；②T_1WI低信号、T_2WI高信号；③DWI高信号。

（2）肝豆状核变性：①累及基底核、豆状核、脑桥及中脑；②T_1WI低信号、T_2WI高信号。

知识点4：海绵状脑病的病理　　　　　　　　　　　　副高：熟悉　正高：掌握

（1）朊蛋白淀粉样斑块形成，广泛分布于整个脑和脊髓的灰质结构。

（2）主要累及大脑皮质、基底核、丘脑及小脑皮质，其中大脑皮质最明显。

（3）脑萎缩。

（4）灰质神经元丢失伴反应性星形胶质细胞增生。

（5）在vCJD患者的淋巴样组织的生发中心的滤泡状树突状细胞中也发现有朊蛋白，这些组织包括扁桃体、淋巴结、脾、胸腺及阑尾和小肠内的肠道相关淋巴组织。

知识点5：海绵状脑病的分型　　　　　　　　　　　　副高：掌握　正高：掌握

（1）散发型（sCJD），占90%以上。

（2）家族遗传型（fCJD）。

（3）医源型（iiCJD）。

（4）变异型（vCJD）。

知识点6：海绵状脑病的临床表现　　　　　　　　　　副高：掌握　正高：掌握

迅速进展的痴呆、肌痉挛；小脑功能不良；潜伏期长，一旦发作则迅速进展。

知识点7：sCJD的诊断　　　　　　　　　　　　　　　副高：掌握　正高：掌握

目前sCJD的临床诊断分为"肯定""有很大可能"和"可能"3级。

（1）"肯定"诊断：只能通过尸检或脑组织活检的病理学检查确诊。

（2）"有很大可能"诊断：需具有进行性痴呆及典型脑电图改变（三相周期性尖慢复合波），并至少有以下4项中2项：①肌阵挛发作；②视觉或小脑功能障碍；③锥体障碍；④无动性缄默。

（3）"可能"诊断：有不典型脑电图改变，病程不超过2年，其他标准与"有很大可能"诊断相同。

知识点8：海绵状脑病的诊断要点　　　　　　　副高：掌握　正高：掌握

迅速进展的痴呆、脑萎缩；DWI大脑皮质彩带样高信号。

第五节　多系统萎缩

知识点1：多系统萎缩的概念　　　　　　　　副高：掌握　正高：掌握

多系统萎缩（MSA）是指成人发作的病因不明的散发型进行性神经退行性病变，伴有小脑、锥体系、锥体外系及自主神经症状。

知识点2：多系统萎缩的影像学表现　　　　　　副高：掌握　正高：掌握

CT及MRI表现：①脑桥、小脑、橄榄萎缩；②"夹心面包征"（反映脑桥神经元及横行脑桥、小脑纤维的退变）；③壳核萎缩。

知识点3：多系统萎缩的病理　　　　　　　　　副高：熟悉　正高：掌握

胶质包涵体沉积在白质；小脑浦肯野细胞丢失；小脑白质严重的退变及胶质增生；壳核神经元丢失、铁沉积（T_2WI低信号）。

知识点4：多系统萎缩的临床表现　　　　　　　副高：掌握　正高：掌握

（1）80%帕金森病症状：肌强直、步态不稳、平衡失调。
（2）20%小脑症状：步态不稳；记忆力下降；进行性退变。

知识点5：多系统萎缩的诊断要点　　　　　　　副高：掌握　正高：掌握

橄榄、脑桥、小脑萎缩；T_2WI"夹心面包征"。

第六节　肌萎缩侧索硬化

知识点1：肌萎缩侧索硬化的概念　　　　　　　副高：掌握　正高：掌握

肌萎缩侧索硬化（ALS）是指脑干、脊髓运动神经元的选择性退变，主要累及运动皮质的大的锥体束神经元及皮质脊髓束神经元。

知识点2：肌萎缩侧索硬化的影像学表现　　　副高：掌握　正高：掌握

（1）CT表现：阴性。

（2）MRI表现：①T_2WI、FLAIR锥体束高信号，双侧对称；②质子像显示敏感；③DWI高信号；④DTI：锥体束FA降低（丘脑、胼胝体、皮质均降低）；⑤ADC升高，MRS：皮质NAA/Cr降低，Cho/MI升高。

知识点3：肌萎缩侧索硬化的鉴别诊断　　　副高：掌握　正高：掌握

沃勒（Wallerian）变性：皮质、皮质下病变；皮质脊髓束信号升高。

知识点4：肌萎缩侧索硬化的病理　　　副高：熟悉　正高：掌握

累及脊髓前角细胞；累及脊髓和大脑皮质运动神经；中央前回病变严重；中央前回萎缩；丘脑、胼胝体变性。

知识点5：肌萎缩侧索硬化的临床表现　　　副高：掌握　正高：掌握

男性好发。发病率（0.5～22.0）/100000；巴氏征（＋）、肌痉挛；非对称性肌力减弱、萎缩；球部障碍：语言不清、构音障碍。

知识点6：肌萎缩侧索硬化的诊断要点　　　副高：掌握　正高：掌握

①FLAIR、PD最敏感显示病变；②内囊后肢高信号；③DTI可评价皮质脊髓束病变。

第七节　帕金森病

知识点1：帕金森病的概念　　　副高：掌握　正高：掌握

帕金森病是指累及基底核区及黑质的进行性神经退行性病变，又称为震颤麻痹，是一种常见的锥体外系疾病，以静止性震颤、肌强直和运动减少为特征。分为原发性PD和继发性PD。好发于50岁以上的中老年人，发病率随着年龄的增加而递增，男女发病之比约为3：2。

知识点2：帕金森病的影像学表现　　　副高：掌握　正高：掌握

（1）CT表现：脑萎缩。

（2）MRI表现：①T_1WI正常；②T_2WI（正常黑质呈2层结构）显示黑质低信号；③壳核的低信号与铁沉积有关；④一些患者T_2WI显示壳核、苍白球高信号；⑤MRS：lac/NAA

升高（痴呆患者）。

知识点3：帕金森病的鉴别诊断　　　　　　　　副高：掌握　正高：掌握

PD需与多系统萎缩（MSA）相鉴别。MSA包括三种类型：纹状体黑质变性（MSA-P）以锥体外系症状为主，表现壳核形态与信号异常；橄榄体脑桥小脑萎缩（MSA-C）以小脑症状为主，表现为脑桥、延髓及双侧小脑半球萎缩，T_2WI像上脑桥可出现"十字征"；Shy-Drager综合征少见，以体位性低血压等自主神经功能异常为主要表现，影像表现与其他2种类型相似。

知识点4：帕金森病的病理　　　　　　　　　　副高：熟悉　正高：掌握

帕金森病主要累及黑质、壳核和苍白球。主要病理特点包括中脑黑质致密部的多巴胺能神经元减少、残存神经元内出现路易小体（Lewy小体）、蓝斑区色素细胞丧失及迷走神经背核等部位的神经元减少，同时还可出现胶质细胞增生，神经递质功能发生改变。由于黑质致密部生成多巴胺能力减弱，以致黑质和纹状体中多巴胺含量明显降低甚至消失，纹状体内多巴胺能和胆碱能系统失去平衡，胆碱能活动相对占优势，减少了对苍白球的抑制效应，从而产生震颤麻痹的症状。

知识点5：帕金森病的临床　　　　　　　　　　副高：掌握　正高：掌握

帕金森病好发于中老年人，隐袭起病，逐渐加重。主要表现为锥体外系症状如静止性震颤、动作缓慢或不能、齿轮样僵直及姿势步态异常等。此外部分患者还可出现一些认知功能障碍。

第十一章 脊髓疾病

第一节 髓内肿瘤

知识点1：髓内肿瘤的病理　　　　　　　　副高：熟悉　正高：掌握

①大部分为胶质瘤，占总数的90%～95%，其中95%为星形细胞瘤与室管膜瘤，其他类型肿瘤如脂肪瘤和皮样囊肿罕见；②脊髓内肿瘤使脊髓发生局部膨大，常呈梭形，连续几个节段，偶尔甚至累及脊髓大部或全长；③脊髓表面常光滑，也可呈结节状。

知识点2：常见髓内肿瘤的临床特点　　　　副高：熟练掌握　正高：熟练掌握

如下表所见。

常见髓内肿瘤的临床特点

常见肿瘤	临床特点
星形细胞瘤	成年人多见，可发生于脊髓各段，好发于腰骶段、脊髓圆锥及终丝。终丝的室管膜瘤易发生黏液样变，肿瘤呈腊肠形，边界清楚，常发生囊变，囊变、出血多位于肿瘤边缘。肿瘤生长缓慢，病史长，症状轻，表现为局限性腰背痛，可逐渐出现肿瘤节段以下运动障碍和感觉异常
室管膜瘤	儿童好发，以胸段、颈段多见。病变多局限，可浸润性生长。脊髓明显增粗，表面可有迂曲血管，肿瘤与正常脊髓分界不清，可发生囊变，可并有脊髓空洞。症状出现早，症状重，表现为局限性疼痛，逐渐出现运动功能障碍和感觉异常，晚期出现神经脊髓功能不全症状

知识点3：髓内肿瘤的X线椎管造影表现　　　　副高：掌握　正高：掌握

（1）脊髓改变：脊髓呈局限性膨大，但无移位。肿瘤于一侧浸润较剧，则脊髓膨大不对称。

（2）梗阻类型及梗阻面形态：①部分性梗阻，对比剂于肿瘤段流动缓慢，出现分流或偏流现象，即对比剂从膨大的脊髓两侧或一侧流动。于对比剂中出现梭形充盈缺损，边缘光滑或不整。②完全性梗阻，则对比剂停止于肿瘤之一端，肿瘤两旁可见对比剂形成的两个侧隐窝，其宽度较正常段对比剂宽度为小。肿瘤偏侧生长，则近肿瘤侧之侧隐窝可封闭而不显影。

（3）蛛网膜下腔改变：脊髓局限性膨大使其两旁的蛛网膜下腔变窄，且向外移位，其外缘可超出上下两个相邻椎弓根内缘之连线。

知识点4：星形细胞瘤的病因病理　　　　副高：熟悉　正高：掌握

脊髓内星形细胞瘤多为纤维型星形细胞瘤，低分化肿瘤多见，病变脊髓呈梭形膨大，范围可达数个节段。38%的肿瘤可发生囊变，多小而不规则、偏心，肿瘤远端可继发脊髓积水。

知识点5：星形细胞瘤的临床表现　　　　副高：掌握　正高：掌握

脊髓内星形细胞瘤为儿童最常见的脊髓肿瘤，最小发病年龄9个月，中位发病年龄21岁，无性别倾向。临床表现无特异，仅为病变部位脊柱痛，神经损害出现晚，症状隐匿。

知识点6：星形细胞瘤的影像学表现　　　　副高：掌握　正高：掌握

CT及CT椎管造影（CTM）可见椎管增宽，病变脊髓梭形增大，蛛网膜下腔变窄。增强扫描肿瘤的密度变化不肯定。肿瘤在T_1WI呈低信号，T_2WI呈高信号，肿瘤合并囊变或出血时信号不均匀。增强扫描肿瘤可明显强化。

知识点7：室管膜瘤的病因病理　　　　副高：熟悉　正高：掌握

源于脊髓中央管或终丝终室内的室管膜细胞，约为脊髓胶质瘤的60%。常发生于颈髓和圆锥，马尾少见。发病年龄平均43岁，女性略多见。

知识点8：室管膜瘤的临床表现　　　　副高：掌握　正高：掌握

背或颈背部疼痛，可有局部神经功能损害；典型症状为腰骶部疼痛，神经功能损害症状少，仅20%～25%患者可出现下肢力弱或直肠、膀胱潴留或肛门、膀胱括约肌功能障碍。

知识点9：室管膜瘤的影像学表现　　　　副高：掌握　正高：掌握

CT与CTM表现可见椎管扩大，椎体后缘扇贝样凹陷，有时神经根管亦见扩大，脊髓圆锥或马尾软组织密度占位，影像表现无特异。肿瘤在T_1WI呈均匀低信号或等信号，T_2WI呈高信号，其内可见出血、坏死及囊变信号，增强扫描实性部分均匀强化，囊变、坏死区不强化。

知识点10：星形细胞瘤与室管膜瘤的影像学征象鉴别

副高：熟练掌握　正高：熟练掌握

星形细胞瘤与室管膜瘤的影像学征象鉴别表

	星形细胞瘤	室管膜瘤
好发部位	颈髓、胸髓	腰髓段、脊髓圆锥和终丝、颈髓区
累及节段	多节段，范围广泛	多小于5个节段
形状	纵向梭形	腊肠形
边缘	模糊	清晰
包膜	无	无
CT密度	低或等密度	低或等密度
MRI信号	长T_1、长T_2信号，合并囊变或出血时信号不均	长T_1、长T_2信号，内可见囊变、坏死、出血信号
强化方式	明显强化；低度恶性者可延迟强化	均匀强化，囊变坏死区无强化
脊髓形态	增粗	局限性增粗
蛛网膜下腔	变窄	变窄
伴随征象	肿瘤两端见囊变，增粗脊髓表面可见粗大血管	肿瘤头尾端见囊变、肿瘤上下方见脊髓空洞

知识点11：髓内肿瘤、髓外硬膜下肿瘤、硬膜外肿瘤的定位诊断

副高：熟练掌握　正高：熟练掌握

髓内肿瘤、髓外硬膜下肿瘤、硬膜外肿瘤的定位诊断

	髓内肿瘤	髓外硬膜下肿瘤	硬膜外肿瘤
脊髓形态	增粗	受压变窄	受压变窄
脊髓移位	无移位	向对侧移位	向对侧移位
蛛网膜下腔	双侧对称性变窄外移并张开	患侧增宽，对侧变窄	双侧均变窄并向对侧移位
椎管造影阻塞面形态	对称性分流或大杯口状压迹	呈小杯口状压迹	呈斜坡或梳齿状

第二节　髓外硬膜内肿瘤

知识点1：髓外硬膜内肿瘤的X线椎管造影表现　　　　副高：掌握　正高：掌握

（1）脊髓改变：脊髓被肿瘤压迫而变窄，且移向一侧。腰段肿瘤，因已至终丝，故无此

种变化。

（2）梗阻类型及梗阻面形态：典型表现是梗阻层面呈规则的弧形，即杯口状压迹，是对比剂与肿瘤相接触而形成的影像。其深度较浅，宽度不同，多偏于一侧，占椎管宽度之一部，但肿瘤较大则可与椎管宽度相等，呈中心性杯口状压迹，以腰段多见。

（3）蛛网膜下腔改变：在脊髓旁有窄带状对比剂柱，弧形压迹即其一端。此段对比剂柱愈近，梗阻面则愈宽，所居平面也较对侧者高。对侧蛛网膜下腔受移位脊髓压迫而变窄，近肿瘤处呈尖锥状阻塞。

| 知识点2：神经源性肿瘤的病因和病理 | 副高：熟悉　正高：掌握 |

神经鞘的肿瘤多见，为髓外硬膜下良性肿瘤的25%～30%。神经鞘的肿瘤主要有三种病理类型：施万细胞瘤（神经鞘瘤）、神经纤维瘤与神经节瘤。神经鞘瘤的发生率略高于神经纤维瘤。肿瘤多发生于脊神经，也可位于脊髓内，边界清楚，切面可见明显旋涡状结构。

| 知识点3：神经鞘瘤和脊膜瘤的临床特点 | 副高：熟练掌握　正高：熟练掌握 |

（1）神经鞘瘤：常发生于中青年，可发生于脊髓各节段。呈孤立结节状，有完整包膜，常与脊神经根相连。可发生囊变，可有出血。肿瘤从硬膜囊向椎间孔方向生长，相应椎间孔扩大。延及硬膜内外的常呈哑铃状。主要症状为神经根性疼痛，感觉异常和运动障碍，病情进展而出现脊髓压迫症状。

（2）脊膜瘤：常发生于中年，女性略多，多发生在胸段。生长于髓外硬膜下，呈类圆形，以单发为多，呈实质性，质地较硬，常见钙化。肿瘤基底较宽，与硬脊膜粘连较紧，压迫脊髓使之移位、变形。肿瘤生长缓慢，症状多为运动障碍、感觉障碍、括约肌功能不全和局限性根性神经痛等。

| 知识点4：神经源性肿瘤的临床表现 | 副高：掌握　正高：掌握 |

女性略多见；有疼痛、放射性神经根性痛，也可出现感觉异常及肢体力弱；可见脊髓压迫症状；肿瘤常见发生于颈部，偶见发生于脊髓内及马尾；肿瘤位于硬膜囊内，偶可见部分位于硬膜囊外，呈哑铃状。

| 知识点5：神经源性肿瘤的影像学表现 | 副高：掌握　正高：掌握 |

CT平扫可清楚显示骨侵犯、压迫、吸收，肿瘤与相邻脊髓相比密度略低或略高。CTM可清楚显示肿瘤与脊髓的关系。经椎管多平面重建可见脊髓受压移向对侧，肿瘤两端蛛网膜下腔增宽，呈"杯口"状，与X线椎管造影所见相同。肿瘤可跨硬膜囊内外"哑铃"状生长，常自椎间孔向椎管外延伸，致使椎间孔吸收、扩大。神经鞘瘤在T_1WI与脊髓等信

号或略高于脊髓信号，T_2WI呈高信号，囊变多见；神经纤维瘤在T_1WI多呈低信号或等信号，T_2WI呈等信号或略低信号，囊变少见。增强扫描肿瘤实性部分明显强化，囊变部分不强化。

知识点6：神经源性肿瘤的鉴别诊断　　　　　　副高：掌握　正高：掌握

神经鞘瘤与神经纤维瘤的鉴别主要依据信号及强化方式，神经鞘瘤T_2WI多为高信号，可见囊变，增强扫描呈不均匀强化；神经纤维瘤T_2WI多为等信号或略低信号，常轻度均匀强化。与脊膜瘤的鉴别主要依靠肿瘤与脊膜的关系，脊膜瘤可见宽基底与脊膜相连，而神经源性肿瘤可见邻近椎间孔扩大，有时可见哑铃征。

知识点7：脊膜瘤的病因病理　　　　　　副高：熟悉　正高：掌握

肿瘤来源于脊蛛网膜杯状细胞，上皮型（59%）与砂粒体形（21%）为其主要病理亚型。肿瘤多发生于脑，发生于脊柱的脊膜瘤约为所有脑脊膜瘤的1/8，约占全部脊髓肿瘤的25%。肿瘤多较小，常单发、圆形，镜下常见钙化，但大的钙化罕见。肿瘤生长缓慢，平均病史32个月。93%的肿瘤发生于硬膜下，约5%的肿瘤呈哑铃状跨硬膜生长，5%位于硬膜外。发生于颈段硬膜囊内的脊膜瘤多位于脊髓腹侧（80%），发生于胸、腰段的肿瘤则常位于脊髓背侧（67%），上段脊髓多见。胸椎脊膜瘤占75%～80%，颈椎占17%，腰段脊髓很少见，约7%。

知识点8：脊膜瘤的临床表现　　　　　　副高：掌握　正高：掌握

主要表现为神经功能损害，90%的患者可有运动神经功能损害，感觉障碍约占60%。约50%的患者可有括约肌功能不良与疼痛。可为局部疼痛或放射性神经根性痛。脑脊液蛋白增高。发病年龄13～82岁，峰值年龄50～70岁。多发罕见，可见于神经纤维瘤病Ⅱ型。

知识点9：脊膜瘤的影像学表现　　　　　　副高：掌握　正高：掌握

CT平扫可见髓外硬膜下肿块，密度高于脊髓，偶可见钙化。静脉注射对比剂后，有时可见肿瘤增强。CTM可更清楚地显示肿瘤与相邻脊髓的关系，脊髓受压程度与肿瘤大小有关。除易发部位外，其表现与其他髓外硬膜下肿瘤无区别。与MRI相比，CT不能显示肿瘤与硬膜的关系及相邻脊膜的反应（"硬膜尾征"），特异性差。

知识点10：神经鞘瘤和脊膜瘤的影像学征象鉴别表

副高：熟练掌握　正高：熟练掌握

神经鞘瘤和脊膜瘤的影像学征象鉴别表

鉴别项	神经鞘瘤	脊膜瘤
好发部位	颈段、上胸段	中上胸段、颈段脊髓背侧
累及节段	多为1~2个节段	不超过两个节段
形状	卵圆形或分叶状	圆形或卵圆形
边缘	清晰	清晰
包膜	有	有
CT密度	较脊髓略高	高于脊髓，可有不规则钙化
MRI信号	长T_1、长T_2信号	等T_1、稍长T_2信号
强化方式	实性部分明显强化，合并囊变呈不均匀强化	显著强化，强化均匀
脊髓形态	受压向健侧移位	受压向健侧移位
蛛网膜下隙	同侧扩大	同侧扩大
伴随征象	可致椎间孔扩大，形成哑铃形肿块	可见硬膜尾征

知识点11：脊膜瘤的鉴别诊断

副高：熟练掌握　正高：熟练掌握

脊膜瘤与神经鞘瘤鉴别。脊膜瘤以女性多见，常发生于胸段，很少超过两个节段，本病钙化出现率高。很少引起同侧椎间孔扩大，一般无哑铃形肿块。神经鞘瘤肿块可呈哑铃形，常有椎间孔扩大，椎弓根骨质吸收。

知识点12：室管膜瘤的病因病理

副高：熟悉　正高：掌握

髓外硬膜下的室管膜最常见于圆锥、马尾与终丝，来源于圆锥及终丝的室管膜细胞。黏液乳头状瘤为最常见的病理亚型。

知识点13：室管膜瘤的临床表现

副高：掌握　正高：掌握

腿痛、步态改变、下肢力弱，以及神经源性膀胱、便秘等症状。

知识点14：室管膜瘤的影像学表现

副高：掌握　正高：掌握

CT及CTM表现为终池内软组织密度肿块，常较大，蛛网膜下腔完全梗阻。静脉注射对比剂可见肿瘤增强。与CT相比，MRI可显示肿瘤内的出血与相邻脊髓表面含铁血黄素沉积，增强亦较CT明显，特异性较高。

知识点15：转移瘤的病因病理　　　　　　　　副高：熟悉　正高：掌握

脊髓软脑膜转移瘤少见，多见腰骶部，常表现为马尾多发结节，偶见蛛网膜弥漫型增厚。

知识点16：转移瘤的临床表现　　　　　　　　副高：掌握　正高：掌握

早期转移瘤无明显症状，后期可出现单肢瘫痪、根性疼痛、感觉与步态异常等马尾损害。

知识点17：转移瘤的影像学表现　　　　　　　　副高：掌握　正高：掌握

CT平扫与CTM显示脊髓软脑膜转移瘤的形态可有四种类型：①圆锥，马尾结节或斑块；②腰骶椎椎管内局部散在肿块；③马尾神经弥漫性肿大，拥挤在一起，硬膜囊囊腔相对狭窄，脊髓造影显示条纹状影像；④肿瘤种植于背根节，背根节肿大，神经根袖不充盈。多数CT表现无特异性。诊断时需参考病变的发生部位。MR示肿瘤多为长T_1、长T_2信号，有出血坏死或囊变者信号不均匀，多发，增强扫描常为不均质强化。

第三节　硬膜外肿瘤

知识点1：硬膜外肿瘤的X线椎管造影表现　　　　副高：掌握　正高：掌握

（1）脊髓改变：移位较轻，也较少见。如为正中肿瘤可压迫脊髓，使之变扁、变宽，造影上出现假性膨大现象。

（2）梗阻类型及梗阻面形态：可为完全性或部分性梗阻。完全性梗阻时，则对比剂至病变处突然停止前进，梗阻面呈不规则之梳状或齿状。有时在梗阻面出现边缘规则之深杯口状缺损，似脊髓外硬脊膜内肿瘤或形成类似脊髓内肿瘤之中心性缺损。

（3）蛛网膜下腔改变：蛛网膜下腔变窄，向内移位。对比剂之宽度愈近病变处则愈窄，而侧缘平直，其外缘与同侧上下相邻两个椎弓根皮质连线间距离加大，可超过2mm。如系不完全性梗阻，则于对比剂柱一侧发生光滑而规则之压迹，压迹平直，长者可延续几个椎体。

知识点2：转移瘤的病因病理　　　　　　　　副高：熟悉　正高：掌握

转移瘤为成年人最常见的脊柱硬膜外肿瘤，多见于中老年人，发病无性别差异。原发肿瘤常不清楚。脊柱转移瘤多为血道转移，最常见于椎体，特别是椎体后部，腰椎多见，其次为胸椎、颈椎和骶椎。肿瘤可累及椎弓、附件，侵入硬膜外间隙，常见椎旁软组织受累。

知识点3：转移瘤的临床 副高：掌握 正高：掌握

常发生于中老年人；成年人转移灶多来自乳腺、肺、前列腺。发生于椎管内以硬膜外多见。以血行转移至硬膜外腔的侧后方为多见，可累及椎体及附件，并出现椎管内及椎旁软组织肿块。临床症状主要为背痛和进行性神经脊髓功能减退，最后致麻痹、感觉功能丧失和括约肌功能失调。

知识点4：转移瘤的影像学表现 副高：掌握 正高：掌握

60%～70%脊柱转移瘤CT表现为椎体后部溶骨性破坏。由于病变骨的骨损失量在50%以上时X线平片才有阳性发现，而CT扫描像与其相比在判断骨质破坏时敏感性高，显示溶骨范围及椎管是否受累更为准确。观察病灶对椎管内硬膜外间隙的侵犯和硬膜囊受压情况时应行CTM检查。

知识点5：淋巴瘤的病因病理 副高：熟悉 正高：掌握

常见的发病年龄为40～60岁，平均58岁，男性发病率明显高于女性。脊柱淋巴瘤的生物学行为与其他部位相同，生长于硬膜外隙时呈浸润性方式，可纵向蔓延。

知识点6：淋巴瘤的临床表现 副高：掌握 正高：掌握

主要表现为脊髓和神经根症状，以局部疼痛最多见，逐渐出现下肢运动、感觉障碍和括约肌功能紊乱。肿瘤易经椎间孔直接侵犯至椎旁和硬脊膜外腔，常围绕硬脊膜及神经根生长，硬脊膜呈多节段环形狭窄。

知识点7：淋巴瘤的影像学表现 副高：掌握 正高：掌握

非霍奇金淋巴瘤CT表现为溶骨性破坏与周围过度骨化并存，约6%的病例可有肿瘤突向椎管，压迫脊髓。硬膜外淋巴瘤则表现为颈椎间孔相连跨椎管内外均匀密度的软组织肿块，无钙化，相邻骨可有侵蚀及硬化。

第四节 脊髓损伤

知识点1：脊髓损伤的概念 副高：掌握 正高：掌握

脊髓损伤是一种非常严重的损伤，占全身损伤的0.2%～0.5%。

知识点2：脊髓损伤的临床与病理　　　　　　副高：熟悉　正高：掌握

脊髓损伤分为出血性和非出血性损伤，后者仅表现为脊髓水肿和肿胀。脊髓横断伤可为部分性或完全性，伴有出血。损伤后期并发症包括脊髓软化、囊性变、蛛网膜粘连和脊髓萎缩等。

知识点3：脊髓损伤的影像学表现　　　　　　副高：掌握　正高：掌握

（1）X线：脊椎平片可发现椎骨骨折、椎体滑脱和椎管连续性中断。

（2）CT：平扫可见呈高密度的脊髓内出血或硬膜内、外出血，还可清楚显示骨折块的移位及对脊髓的压迫。

（3）MRI：可直观显示外伤性椎管狭窄、脊髓的损伤类型、部位、范围和程度。①脊髓损伤出血，在T_1WI和T_2WI上多呈高信号；②脊髓水肿，T_1WI上呈低信号或等信号，T_2WI上呈高信号；③脊髓软化、囊变、空洞形成和粘连性囊肿，均呈长T_1和长T_2异常信号；④脊髓萎缩，表现脊髓局限或弥漫性缩小，伴或不伴信号异常。

第五节　视神经脊髓炎

知识点1：视神经脊髓炎的概念　　　　　　副高：掌握　正高：掌握

视神经脊髓炎（NMO）是好发于亚洲人群的一种脱髓鞘疾病，以视神经和脊髓损害为主，也可累及脑组织。

知识点2：视神经脊髓炎的临床与病理　　　　副高：熟悉　正高：掌握

视神经脊髓炎起病急、症状重、预后差；女性多见；少数呈单期病程，多数表现为反复发作。该病主要累及视神经和脊髓，视神经炎可与脊髓炎同时发生或先后发生，视神经炎可双侧同时发病或单侧发病，少数患者也可累及脑组织。病理表现为多个脊髓节段的广泛脱髓鞘，可见空洞、坏死和轴突变性改变。血液中NMO-IgG多为阳性，是诊断视神经脊髓炎较为特异性的指标。

知识点3：视神经脊髓炎的MRI表现　　　　副高：掌握　正高：掌握

（1）脊髓病变：①平扫，多表现为长段脊髓受累，常大于3个椎体节段；急性期脊髓肿胀增粗，内有T_1WI低信号、T_2WI高信号的病灶；②增强扫描，病灶有显著强化。

（2）视神经病变：①脂肪抑制成像，对于显示视神经病变非常重要，在脂肪抑制T_2WI上病变表现为高信号；②增强检查，病变发生显著强化。

知识点4：视神经脊髓炎的诊断与鉴别诊断　　　　副高：掌握　　正高：掌握

诊断采用2006年温格查克（Wingerchuk）的修订标准：必备条件包括：视神经炎和急性脊髓炎；支持条件包括：脊髓MRI异常病灶范围超过3个椎体节段；头颅MRI不符合多发性硬化的影像学诊断标准；血清NMO-IgG阳性。具备全部必要条件和支持条件中的2条，即可诊断视神经脊髓炎。本病需与多发性硬化进行鉴别，后者脑内病灶多见、脊髓病灶长度常小于3个椎体节段及NMO-IgG多为阴性。

第六节　脊髓空洞

知识点1：脊髓空洞的概念　　　　副高：掌握　　正高：掌握

脊髓空洞症属于脊髓慢性退行性疾病，可为先天性，或者继发于外伤、感染和肿瘤。好发于25～40岁，男性略多于女性。

知识点2：脊髓空洞的临床与病理　　　　副高：熟悉　　正高：掌握

脊髓空洞症在病理上包括中央管扩张积水和脊髓空洞形成两型。临床症状主要为分离性感觉异常和下运动神经元功能障碍。

知识点3：脊髓空洞的影像学表现　　　　副高：掌握　　正高：掌握

（1）CT：平扫，偶于上颈髓内见低密度囊腔，囊内蛋白含量高时可呈等密度。
（2）MRI：①平扫，T_1WI上囊腔呈低信号，T_2WI上呈高信号；若囊腔直接与蛛网膜下腔相通，脑脊液搏动使T_2WI高信号内出现不规则条状低信号影；②水抑制T_2WI像，能够更敏感地显示小的脊髓空洞。

第七节　椎管内血管畸形

知识点1：椎管内血管畸形的概念　　　　副高：掌握　　正高：掌握

椎管内血管畸形系胚胎期脊髓血管的发育异常，可发生于脊髓各节段，脊髓内外可同时受累。好发于20～60岁，男性多于女性。

知识点2：椎管内血管畸形的临床与病理　　　　副高：熟悉　　正高：掌握

本病类似脑血管畸形，包括数种类型，以动脉-静脉畸形即AVM最常见。AVM依部位又可分为硬膜外和硬膜内两类。硬膜内AVM更重要，临床上有节段分布的疼痛和运动障碍。

知识点3：椎管内血管畸形的影像学表现　　　　　　　　　　副高：掌握　正高：掌握

（1）X线：DSA检查能够清楚显示脊髓AVM供血动脉的起源、畸形血管团及引流静脉走向，从而为介入治疗提供了明确的"路径图"。

（2）CT：①平扫，可发现点状钙化影；②普通增强检查，病变血管呈迂曲条状、团块状强化，有时可见增粗的供血动脉和引流静脉；③CTA检查，能够较为清楚显示AVM全貌。

（3）MRI：①平扫，可见脊髓膨大，脊髓内外的异常血管团呈流空信号，粗大的引流静脉常位于脊髓背侧；②增强扫描，可检出小的AVM；③MRA检查，显示效果类似CTA检查。

第三篇
头 颈 部

第一章 眼 眶

第一节 正常影像表现

①上壁：额骨水平板、蝶骨小翼；②下壁：上颌骨眶面；③内侧壁：上颌骨额突、泪骨、筛骨和蝶骨小翼；④外侧壁：颧骨眶突、蝶骨大翼。

显示眼眶内容物

	视神经管	眶上裂	眶下裂
内容物	视神经	三叉神经眼支	眼下神经
	眼动脉	三叉神经上颌支	
		动眼神经、滑车神经	
		展神经、眼上神经	
作用	沟通眼眶和颅腔	沟通眼眶和颅腔	沟通眼眶、翼腭窝、颞下窝

知识点3：视神经的正常影像表现　　　　　　　　副高：掌握　正高：掌握

①全长35～50mm，分为球壁段、眶内段、管内段及颅内段；②视神经鞘包括硬脑膜、软脑膜和蛛网膜；③球壁段：CT、MR很难显示；④眶内段：最长20～30mm；⑤管内段：位于视神经管，4～9mm；⑥颅内段：视神经管后缘至视交叉，3～9mm。

知识点4：眼眶间隙的正常影像表现　　　　　　　　副高：掌握　正高：掌握

①肌锥内间隙：4条直肌围成，主要含有脂肪、视神经；②肌锥外间隙：肌锥与眶骨膜之间的间隙，含脂肪；③骨膜下间隙：眶骨膜与眶骨之间的间隙。

第二节　泪腺良性混合瘤

知识点1：泪腺良性混合瘤的临床与病理　　　　　　副高：熟悉　正高：掌握

泪腺良性混合瘤又称良性多形性腺瘤，见于成人，平均发病年龄41岁，无明显性别差异。肿瘤多发生于泪腺眶部，呈类圆形，有包膜，生长缓慢，可发生恶变。临床表现为眼眶前外上方相对固定、无压痛的肿块，眼球向前下方突出，肿瘤较大时可引起继发性视力下降等。

知识点2：眼眶肿瘤及肿瘤样病变的临床基础概述　　副高：熟练掌握　正高：熟练掌握

眼眶肿瘤及肿瘤样病变的临床基础概述

眼部肿瘤	临床特点概述	病理特点概述
泪腺多形性腺瘤	泪腺上皮性肿瘤中最常见的一种，好发于20～50岁青壮年。表现为泪腺区无痛性包块，缓慢长大，局部可扪及质硬包块	单个多叶性包块，常有被膜，切面可见黏液样区与纤维样组织。镜下示间质分化区可见大量梭形细胞和假状软骨、钙化和骨组织样结构
脉络膜黑色素瘤	30岁以上成年人眼球内最常见的恶性肿瘤。单眼、单灶发病，无明显遗传性。多因视物遮挡感就诊	肿物起源于脉络膜，较大时可突入玻璃体内，多呈梭形、结节状或半球形，表面多呈淡褐色或灰色，可有坏死、出血或囊变
视网膜母细胞瘤	3岁以下婴幼儿最常见的眼球内恶性肿瘤，主要临床体征为白瞳症，眼底见灰白色或黄白色半球形肿物。双侧眼球伴松果体区和/或鞍区原发性肿瘤称为三侧/四侧性视网膜母细胞瘤	肿瘤起源于视网膜干细胞，呈灰白色团块，常有钙化和坏死。内生型向玻璃体内生长，外生型侵入视网膜下方导致视网膜脱离，晚期可进入眼眶内，或侵入脉络膜血管引起血行播散
视神经鞘脑膜瘤	中年女性多见，高峰年龄为30～40岁，缓慢进行性、无痛性视力下降和眼球突出，晚期可出现视盘萎缩	起源于视神经鞘蛛网膜的脑膜上皮细胞、眶内异位的蛛网膜、颅内脑膜瘤向眶内延伸，淡红色，有包膜，晚期可广泛侵及眶内外组织
海绵状血管瘤	是成人眶内最常见的良性肿瘤，好发于中年女性。临床表现为缓慢进行性、无痛性眼球突出	为血管畸形，呈椭圆形暗紫红色实性肿块，有完整纤维假膜，瘤内为形状各异的血管窦，内部充满血液，间质为纤维组织并含黏液样成分

知识点3：泪腺良性混合瘤的影像学表现　　　　　副高：掌握　正高：掌握

（1）CT：①平扫，表现为泪腺区软组织肿块，密度均匀，边界光整；钙化少见；泪腺窝扩大，骨皮质受压，无骨质破坏征象；常伴有眼球、眼外肌及视神经受压移位改变。②增强检查，肿块明显强化。

（2）MRI：①肿块于T_1WI上呈略低信号，T_2WI上呈高信号，信号多不均匀；部分病例可显示肿瘤包膜。②增强检查，肿块有明显强化。

知识点4：眼眶肿瘤及肿瘤样病变的影像征象　　　　副高：熟练掌握　正高：熟练掌握

眼眶肿瘤及肿瘤样病变的影像征象

	泪腺混合瘤	脉络膜黑色素瘤	视网膜母细胞瘤	视神经鞘脑膜瘤	海绵状血管瘤
部位	眼眶外上象限泪腺窝	眼球后极部	眼球内玻璃体后部	视神经周围	眶尖肌锥内间隙
形态	椭圆形或圆形肿块	半球形或蘑菇状	圆形、椭圆形或不规则形	管状	圆形或椭圆形
密度	等密度，可不均匀	高密度	高密度，特征性表现为团块状、片状或斑点状钙化	等密度，内可见线状、斑片状或点状钙化	等密度
信号	T_1WI等信号，T_2WI等高混杂信号	短T_1、短T_2信号	T_1WI等或略低信号，T_2WI明显低信号、略低或等信号	T_1WI和T_2WI信号均与脑组织呈等信号	T_1WI低信号或等信号，T_2WI高信号
强化	轻至中度强化	中度至明显强化	轻度至中度强化	明显强化，特征性的"轨道"征	"扩散性"强化
邻近结构	眶骨为受压性改变，无骨质破坏	75%继发视网膜下积液，可侵及球外结构	视网膜下积液、球后侵犯	颅内脑膜瘤	推动可移位

知识点5：泪腺良性混合瘤的诊断与鉴别诊断　　　　　副高：掌握　正高：掌握

泪腺良性混合瘤需与下列病变鉴别：①泪腺恶性上皮性肿瘤：病程较多形性腺瘤短，疼痛较明显。肿瘤为边界不清，形态不规则肿块，累及眼眶外侧肌锥外间隙，邻近眶壁呈虫蚀状或锯齿状骨质破坏。②泪腺淋巴瘤：形态不规则，常包绕眼球生长。

第三节　脉络膜黑色素瘤

知识点1：脉络膜黑色素瘤的病因与病理　　　　　副高：熟悉　正高：掌握

脉络膜黑色素瘤是成年人最常见的眶内恶性肿瘤，起源于葡萄膜色素细胞，常为单侧性。肿瘤生长方式可分为局限性和弥漫性两种。以前者多见，肿瘤含有较多的血管，而细胞间质稀少。肿瘤细胞沿脉络膜增殖，使局部增厚，继而逐渐增大，呈半球形向玻璃体腔突出，对邻近组织无明显破坏，当玻璃膜遭受瘤细胞破坏时，肿瘤进入视网膜下，形成底大、颈细、头圆的蘑菇状外观。

肿瘤侵犯1/4象限以上甚至整个脉络膜者为弥漫性黑色素瘤，通常沿着脉络膜平面发展，呈普遍增厚。肿瘤可侵犯黄斑部，可伴有浆液性视网膜脱离。

知识点2：脉络膜黑色素瘤的临床表现　　副高：掌握　正高：掌握

患者常有视力下降或视物变形。随着病变发展，可继发青光眼、葡萄膜炎、眼内炎等。

知识点3：脉络膜黑色素瘤的影像学表现　　副高：掌握　正高：掌握

CT平扫早期仅表现为眼环局限性增厚，当肿瘤突入玻璃体腔后，则表现为密度均匀，边界较清楚的等密度或略高密度半球形或蘑菇形肿块。增强扫描一般为轻、中度均匀强化，较小的肿瘤强化后仅表现为眼环扁平状高密度隆起。肿瘤扩散到巩膜外或视神经时，则可见相应部位肿块。若继发视网膜脱离，则同时可见视网膜脱离征象，平扫二者不易区分。CT增强扫描，肿瘤强化而视网膜脱离区域密度不变。

脉络膜黑色素瘤MRI信号具有一定特征，因为肿瘤内含有黑色素，为顺磁性物质，肿瘤呈短T_1、短T_2信号。

知识点4：脉络膜黑色素瘤的鉴别诊断　　副高：熟练掌握　正高：熟练掌握

（1）脉络膜转移瘤：原发恶性肿瘤病史，附壁隆起性病变，多呈略长T_1、略长T_2信号，明显强化。

（2）视网膜下出血或视网膜脱离：与脉络膜黑色素瘤相比病变无强化。

（3）脉络膜血管瘤：呈长T_1、长T_2信号，典型表现为T_2信号与玻璃体相似，增强后强化非常明显。

第四节　视网膜母细胞瘤

知识点1：视网膜母细胞瘤的概念　　副高：掌握　正高：掌握

视网膜母细胞瘤（RB）是起源于视网膜的婴幼儿最常见的眼球内原发恶性肿瘤。

知识点2：视网膜母细胞瘤的影像学表现　　副高：掌握　正高：掌握

（1）眼球后部椭圆形或不规则形肿块。

（2）CT略高密度，90%可见团块状或片状钙化。

（3）可伴有视网膜脱离（U形）。

（4）分为4期：①眼球内期（球内肿块）；②青光眼期（玻璃体充满肿块，眼球增大）；③眼球外期，侵犯球外，沿视神经生长，可至颅内；④远处转移（至肺、肝等）。

（5）MRI：T_1WI低信号，T_2WI略高信号。

（6）中度均匀强化。

（7）X线平片可见眶内多样的钙化影。

（8）MRI可评价病变沿视神经向颅内侵犯。

| 知识点3：视网膜母细胞瘤的临床表现 | 副高：掌握　正高：掌握 |

发生于婴幼儿；单侧多见，双侧发病18%～40%；三侧性RB，双侧眼球内RB及松果体或鞍区的母细胞瘤；早期无症状，进展可伴有视力下降或斜视；眼底镜，瘤体较小，扁平状、半透明、白色肿块；白瞳征。

| 知识点4：视网膜母细胞瘤的病理 | 副高：熟悉　正高：掌握 |

向玻璃体腔内或向视网膜下生长；团块状；切面灰白色，常有钙化、坏死；未分化的成纤维细胞，核分裂象多；瘤细胞菊花团形成。

| 知识点5：视网膜母细胞瘤的鉴别诊断 | 副高：掌握　正高：掌握 |

（1）原始永存玻璃体增殖症（PHPV）：出生后不久即出现白瞳症表现为①眼球小；②晶体后缘"高脚酒杯"形；③无肿块影或钙化。

（2）脉络膜骨瘤：①成人；②脉络膜钙化。

（3）Coats病：①单侧视网膜毛细血管扩张；②5～8岁幼儿出现白瞳症，表现眼球大小正常，玻璃体内高密度影，眼底荧光血管造影显示眼底多发血管异常。③视网膜脱离；④无强化。

| 知识点6：视网膜母细胞瘤的诊断要点 | 副高：掌握　正高：掌握 |

眼球后部椭圆形或不规则形肿块；CT略高密度，90%可见团块状或片状钙化；MRI可评价病变沿视神经向颅内侵犯。

第五节　视神经胶质瘤

| 知识点1：视神经胶质瘤的临床与病理 | 副高：熟悉　正高：掌握 |

视神经胶质瘤是起源于视神经内神经胶质细胞的良性或低度恶性肿瘤，占视神经肿瘤的

66%。儿童多见，发生在成人则具有恶变倾向，女性多于男性。本病伴有神经纤维瘤病者达15%~50%。临床上最初症状为视野盲点，但因患者多为儿童而被忽视；95%患者以视力减退就诊，还可有眼球突出、视盘水肿或萎缩。

知识点2：视神经胶质瘤的影像学表现　　　　副高：掌握　正高：掌握

（1）CT：①平扫，视神经呈条状或梭形增粗，边界光整，密度均匀，CT值40~60HU；侵及视神经管内段引起视神经管扩大；②增强检查，病变呈轻度强化。

（2）MRI：①肿瘤在平扫T_1WI上呈等信号或略低信号，T_2WI上呈高信号；部分肿瘤周围蛛网膜下腔明显增宽，其信号强度与脑脊液相同。②增强检查肿瘤明显强化。

知识点3：视神经胶质瘤的鉴别诊断　　　　副高：掌握　正高：掌握

（1）视神经脑膜瘤：①CT可见钙化，周围骨质增生；②增强后断面表现为"双轨征"；③病变明显均匀强化。

（2）视神经炎：①视力迅速下降；②视神经轻度增粗。

知识点4：视神经胶质瘤的诊断要点　　　　副高：掌握　正高：掌握

视神经梭形增粗，呈肿块状；MRI显示病变轻度强化；病变可累及视交叉、视束及下丘脑。

第六节　视神经脑膜瘤

知识点1：视神经脑膜瘤的病因病理　　　　副高：熟悉　正高：掌握

本病为起源于蛛网膜成纤维细胞或硬脑膜内面的内皮细胞的一种中胚叶肿瘤。多见于中年女性，本病也可原发于颅内而蔓延至眼眶。由于肿瘤组织沿视神经蔓延，而致其增粗，晚期病例多存在视神经萎缩。肿瘤对视神经影响一般仅为压迫作用。根据其组织学结构可分为：沙粒型、纤维细胞型、上皮型、脉管型及肉瘤型等，后者为病程发展快，恶性度也较高，多见于小儿，可破坏颅骨、眶骨及鼻窦而引起死亡。

知识点2：视神经脑膜瘤的临床表现　　　　副高：掌握　正高：掌握

以眼球突出、视力损害、眼球运动障碍和视盘水肿为主要表现。

知识点3：视神经脑膜瘤的X线表现　　　　副高：掌握　正高：掌握

多数显示眼眶扩大，眶区密度增高，少数病例可有视神经管扩大、眶上裂扩大、局限性骨质吸收和增生等，扩大的视神经管形态不规则，可有侵蚀或骨质增生。如肿瘤蔓延至颅内，则同时可见蝶骨大翼或小翼的改变；沙粒型脑膜瘤有时看到圆形钙化斑点影。小儿肉瘤型脑膜瘤可见骨质破坏。

知识点4：视神经脑膜瘤的CT表现　　　副高：掌握　正高：掌握

大部分病例表现为视神经管状增粗、扭曲，可累及视神经眶内全程，部分病例表现为梭形或圆锥形肿块，肿块边缘光滑、境界清楚，如果出现边缘不规则，常是肿瘤扩散至神经鞘膜外的依据。肿块密度较高，CT值多在40～110HU，有时见到斑点状或环状钙化影。CT增强扫描肿块呈均匀一致强化，典型病例可见"轨道征"，即位于病变中央的视神经不强化，呈低密度影，而视神经两侧的肿块强化，形成轨道样改变。但此征象不是视神经脑膜瘤的特异征象，在炎性假瘤的病例中也可见到轨道征。由于肿瘤组织可向视神经一侧或绕视神经生长，因此，肿瘤也可表现与视神经相连的偏心性结节或肿块。肿瘤侵及眼球后部可见眼环受压，甚至眼球前突，向后扩散至颅内形成颅眶沟通瘤，此时常可见颅腔内肿块，CT同时可显示眶腔增大，眶尖骨质增生、破坏，视神经管扩大等征象。

知识点5：视神经脑膜瘤的鉴别诊断　　　副高：熟练掌握　正高：熟练掌握

（1）"轨道"征也可见于炎性假瘤和视神经炎，两者T_1WI和T_2WI均呈等信号，须结合临床病史进行鉴别，如炎性假瘤有疼痛史、视神经炎多为突发视力下降。

（2）视神经胶质瘤：视神经受累，T_1WI呈等低信号，T_2WI呈等高信号，强化无"轨道"征。

第七节　海绵状血管瘤

知识点1：海绵状血管瘤的临床与病理　　　副高：熟悉　正高：掌握

海绵状血管瘤又称眼眶海绵状畸形，发生于肌锥内的有包膜的静脉畸形，是成人眶内最常见的良性肿瘤，发展缓慢，大多发生于20～40岁。多单侧发病，生长缓慢，视力一般不受影响。临床常表现为轴性眼球突出，呈渐进性，肿瘤较大时可引起眼球运动障碍。

知识点2：海绵状血管瘤的CT表现　　　副高：掌握　正高：掌握

（1）平扫：肿瘤呈圆形、椭圆形或梨形，边界光整，密度均匀，CT值平均55HU；可有眼外肌、视神经、眼球受压移位及眶腔扩大等表现。

（2）增强扫描：显示特征性"渐进性强化"，即肿瘤内首先出现小点状强化，逐渐扩大，随时间延长形成均匀的显著强化；强化出现时间早、持续时间长也是本病的强化特点。

| 知识点3：海绵状血管瘤的MRI表现 | 副高：掌握 正高：掌握 |

①肿瘤在T_1WI上呈等信号或略低信号；T_2WI上呈高信号，且于多回波序列中，随回波时间延长，肿瘤信号强度也随之增高，主要由包膜和化学位移伪影所致。②增强扫描，同样显示"渐进性强化"特征。

| 知识点4：海绵状血管瘤的鉴别诊断 | 副高：掌握 正高：掌握 |

（1）神经鞘瘤：多发生于肌锥外间隙，多伴有囊变或坏死。①信号，密度不均匀，可见囊变；②增强后不均匀强化。

（2）局限性淋巴管瘤：①形态不规则，包绕眼球生长；②长T_1、长T_2，可见不同时期的出血；③液平面。

| 知识点5：海绵状血管瘤的诊断要点 | 副高：掌握 正高：掌握 |

肌锥内间隙；圆形或类圆形长T_1、长T_2信号影；渐进性强化。

第八节 淋 巴 管 瘤

| 知识点1：淋巴管瘤的概念 | 副高：掌握 正高：掌握 |

淋巴管瘤是发生于儿童的不规则无包膜肿块，呈浸润性生长，由粗细不均匀的淋巴管组成，可并发出血。

| 知识点2：淋巴管瘤的影像学表现 | 副高：掌握 正高：掌握 |

可局限性或弥漫性生长；CT表现为弥漫不规则肿块；边界不清，可累及眼眶；病变呈等密度，合并出血可呈高密度；T_1WI、T_2WI信号混杂；病变呈不均匀强化。

| 知识点3：淋巴管瘤的临床表现 | 副高：掌握 正高：掌握 |

生长缓慢；眼睑肿胀，眼球突出；无体位性增大；质软，无压痛；可出现眼球运动障碍及视力下降。

知识点4：淋巴管瘤的病理 副高：熟悉 正高：掌握

形态不规则，由大小不等的淋巴管组成；清亮的淋巴液；无包膜；可出血。

知识点5：淋巴管瘤的鉴别诊断 副高：掌握 正高：掌握

（1）海绵状血管瘤：①与局限性淋巴管瘤鉴别困难；②增强后渐进性强化。
（2）炎性假瘤：①范围广泛；②疼痛；③增生型病变，T_1WI、T_2WI低信号。

知识点6：淋巴管瘤的诊断要点 副高：掌握 正高：掌握

（1）病变广泛，边界不清，常位于眼睑或包绕眼球生长。
（2）MRI可见不同时期的出血和液平面。
（3）不均匀强化。

第九节 颈动脉海绵窦瘘

知识点1：颈动脉海绵窦瘘的概念 副高：掌握 正高：掌握

颈动脉海绵窦瘘（CCF）是指颈内动脉海绵窦段破裂与海绵窦之间形成异常的动静脉交通，75%由外伤引起。

知识点2：颈动脉海绵窦瘘的病因与病理 副高：熟悉 正高：掌握

本病是由于颈内动脉或颈外动脉分支与海绵窦之间的异常交通而引起的神经－眼科综合征。当动脉与海绵窦交通，动脉血灌注海绵窦，使后者扩大，压力升高，动脉血逆流至眼上、下静脉，眶内静脉回流受阻，引起血管扩张和眶内组织及眼外肌水肿等一系列体征。按病因可分为外伤性、自发性和先天性。

知识点3：颈动脉海绵窦瘘的临床表现 副高：掌握 正高：掌握

搏动性突眼；球结膜水肿、充血、眼球运动障碍。

知识点4：颈动脉海绵窦瘘的影像学表现 副高：掌握 正高：掌握

（1）眼上静脉增粗迂曲，T_1WI、T_2WI可见信号流空。
（2）海绵窦增宽，明显信号流空。
（3）MRA可见颈内动脉和海绵窦之间的瘘口。

（4）DSA明确瘘的部位、大小。

| 知识点5：颈动脉海绵窦瘘的鉴别诊断 | 副高：掌握　正高：掌握 |

硬脑膜海绵窦瘘：①DSA可见供血动脉；②海绵窦正常。

| 知识点6：颈动脉海绵窦瘘的诊断要点 | 副高：掌握　正高：掌握 |

海绵窦增粗；眼上静脉扩张、迂曲；DSA是诊断金标准。

第十节　皮样囊肿和表皮样囊肿

| 知识点1：皮样囊肿和表皮样囊肿的临床和病理 | 副高：熟悉　正高：掌握 |

眼眶皮样囊肿和表皮样囊肿由未萎缩退化的胚胎表皮陷于眶骨间隙内形成，儿童多见。临床表现为缓慢生长的无痛性肿物，较大时伴眼球突出和眼球运动障碍等。

| 知识点2：皮样囊肿和表皮样囊肿的影像学表现 | 副高：掌握　正高：掌握 |

（1）CT：①平扫，表现为均匀低密度或混杂密度肿块，其内含有脂肪性低密度灶；可伴邻近骨壁局限性受压或缺损；眼球、眼外肌、视神经常受压移位。②增强检查，肿瘤的囊壁强化而囊内无强化。

（2）MRI：表现为含有脂肪性高信号的肿块，应用脂肪抑制技术后，脂肪性高信号明显减低；非脂肪性部分在T_1WI上呈低信号，T_2WI上呈高信号。

第十一节　眼部炎性假瘤

| 知识点1：眼部炎性假瘤的病理变化 | 副高：熟悉　正高：掌握 |

（1）急性期：病理改变主要为水肿和轻度炎性浸润，浸润细胞包括淋巴细胞、浆细胞和嗜酸性粒细胞。

（2）亚急性期和慢性期：病理改变为大量纤维血管基质形成，并逐渐发生纤维化。

根据病变累及的范围，炎性假瘤可分为7型，包括眶隔前型、肌炎型、泪腺炎型、巩膜周围炎型、视神经束膜炎型、肿块型及弥漫型。

| 知识点2：眼部炎性假瘤的CT表现 | 副高：掌握　正高：掌握 |

（1）眶隔前型：表现为眼睑肿胀增厚。

（2）肌炎型：显示眼外肌增粗，典型表现为肌腹和肌腱同时增粗，以上直肌和内直肌最易受累。

（3）巩膜周围炎型：表现为眼环增厚。

（4）视神经束膜炎型：表现为视神经增粗，边缘模糊。

（5）肿块型：表现为眶内软组织肿块，边界清，多以广基连于一侧眶壁。

（6）泪腺炎型：表现为泪腺增大，一般为单侧，也可为双侧。

（7）弥漫型：表现为患侧眶内弥漫软组织影，可累及眶隔前软组织、肌锥内外间隙、眼外肌、泪腺以及视神经等，眼外肌与病变无明确分界，视神经可被病变包绕；增强检查，病变强化，呈高密度，而视神经不强化，呈低密度。

知识点3：眼部炎性假瘤的MRI表现　　副高：掌握　正高：掌握

①病变在急性期，T_1WI呈略低信号，T_2WI呈高信号；②慢性期T_1WI呈等信号，T_2WI呈低信号；③增强后为中度至明显强化。可累及眶周结构。

知识点4：眼部炎性假瘤的诊断要点　　副高：掌握　正高：掌握

（1）T_2WI病变呈等信号或低信号。

（2）泪腺肿大，眼外肌肌腱、肌腹同时受累。

（3）眼睑肿胀，球后脂肪被纤维组织取代。

（4）视神经增粗，巩膜和视神经结合处软组织和巩膜增厚。

知识点5：眼部炎性假瘤的鉴别诊断　　副高：掌握　正高：掌握

（1）肿块型与血管瘤鉴别：①后者渐进性强化；②肌锥内间隙。

（2）眼眶蜂窝织炎：①病变短而急；②感染病史；③抗生素有效。

（3）Graves眼病：①肌腹增粗；②泪腺正常。

（4）结节病：①泪腺增大、眼外肌呈肿块样；②视神经增粗，强化；③常累及多个器官。

第十二节　Graves眼病

知识点1：Graves眼病的概念　　副高：掌握　正高：掌握

Graves眼病又称为甲状腺相关性眼病。主要累及眼外肌和上睑提肌的自身免疫性疾病，是成人引起双眼突出的最常见病因之一。本病多见于中年女性，眼部改变一般认为与甲状腺功能异常和自身免疫功能失调等有关。

知识点2：Graves眼病的病因与病理　　　　　副高：熟悉　正高：掌握

病变主要损害眼外肌和上睑提肌，病理改变为眼外肌水肿，慢性炎性细胞浸润、变性、肥大及纤维化。病变限制在眼外肌的腹部，早期以炎性细胞浸润为主，晚期眼外肌纤维化。也可累及眶脂体、视神经和泪腺。

知识点3：Graves眼病的临床表现　　　　　　副高：掌握　正高：掌握

病程缓慢；无痛性突眼（单侧/双侧）；90%伴有甲状腺功能亢进症，10%无甲状腺病史。

知识点4：Graves眼病的影像学表现　　　　　副高：掌握　正高：掌握

（1）多条眼外肌增粗，内直肌最常见，常累及肌腹，肌腱正常。
（2）10%单个肌腹受累。
（3）密度均匀，体积增大。
（4）MRI检查：T_1WI等信号，T_2WI高信号，纤维化期T_1WI和T_2WI均低信号。
（5）病变轻至中度强化。
（6）CT横断面平扫及冠状面可显示眼外肌。
（7）STIR及脂肪抑制T_2WI高信号，提示病变处于活动期。

知识点5：Graves眼病的诊断要点　　　　　　副高：掌握　正高：掌握

（1）90%双眼外肌增粗，70%对称性，10%单个肌腹受累。
（2）肌腹受累，下直肌、内直肌、上直肌、外直肌。
（3）35%~50%甲状腺功能亢进症伴有眼病。
（4）急性水肿期，长T_1、长T_2，纤维化期长T_1、短T_2。

知识点6：Graves眼病的鉴别诊断　　　　　　副高：掌握　正高：掌握

（1）肌炎型炎性假瘤：①肌腱、肌腹同时受累；②上直肌、内直肌最易受累；③眼外肌附着处眼环增厚、模糊；④激素治疗有效。
（2）转移瘤：①眼外肌增粗，突入眶内；②伴有眼眶骨质改变；③原发肿瘤病史。

第十三节 眼眶骨折

知识点1：眶部外伤的临床特点　　　　　　　副高：熟练掌握　正高：熟练掌握

眶部外伤的临床特点

眶部外伤	临床特点
眶壁骨折	眼眶外伤中常见。其临床表现不一，严重者可导致复视、眼球运动障碍，甚至失明。因此，早期诊断对决定治疗方法和预后很重要，对法医学鉴定也有重要意义。分为爆裂骨折、直接打击骨折和混合型骨折
眼眶异物	分为金属异物和非金属异物。根据存留部位可分为球内异物、球壁异物及眶内异物。球内主要表现为视力障碍、疼痛等，眶内异物若损伤视神经则表现为视力障碍，若损伤眼外肌则可出现复视、斜视
骨膜下血肿	为骨膜或骨的营养血管裂伤、血液聚积于骨下间隙所致。多见于眶上壁，主要见于儿童，可表现为眼球突出、斜视等

知识点2：眶部外伤的影像检查方法选择　　　　副高：熟练掌握　正高：熟练掌握

（1）高分辨率CT：是眶部外伤的首选检查方法，眼眶骨折和异物等外伤一般采用薄层CT显示较好，骨折采用骨算法重建、骨窗显示，而异物采用软组织算法、无间隔重建、软组织窗显示。

（2）MRI：存在软组织损伤（如视神经损伤）或伴随颅内并发症时行MRI检查。

（3）X线平片：仅用于寻找眶内金属异物，但对判断球壁异物的位置方面存在缺陷，目前已由CT替代。

知识点3：眶部外伤的影像检查流程　　　　　　副高：熟练掌握　正高：熟练掌握

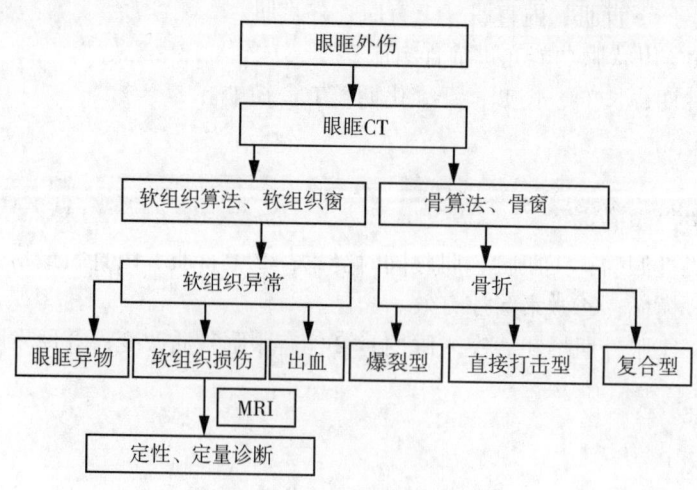

眶部外伤影像检查流程图

知识点4：眶部外伤的影像征象　　　　　　　副高：熟练掌握　正高：熟练掌握

眶部外伤的影像征象

	眶壁骨折	眼眶异物	骨膜下血肿
部位	爆裂骨折见于内壁和上壁	球内、球壁、眶内	上壁下方
形态	骨质连续性中断	点状、线状、条状	梭形
密度	-	阳性为高密度	高密度
信号	-	铁磁性异物不能进行MR检查，阴性异物为等信号周围炎性病变强化	T_1WI等或高信号，T_2WI高信号
强化	-	周围炎性病变强化	无强化
邻近结构	眶内脂肪或眼外肌疝出	-	受压改变

知识点5：眼眶骨折的临床与病理　　　　　　　副高：熟悉　正高：掌握

眼眶外伤中常见。其临床表现不一，严重者可导致复视、眼球运动障碍，甚至失明等。眼眶骨折分为爆裂骨折、直接骨折和复合型骨折。眼眶爆裂骨折是指外力作用于眼部使眶内压力骤然增高，致眶壁发生骨折而眶缘无骨折，故其并非为外力直接作用于眶壁的结果，以眶内壁和下壁较常发生。

知识点6：眶骨骨折的类型　　　　　　　　　　副高：掌握　正高：掌握

（1）爆裂骨折：暴力所致的受累眶骨向外的骨折，如筛板和眶底。
（2）爆裂骨折内陷型：骨碎片向内移位，压迫眶内容物。
（3）眶外侧壁骨折。
（4）Le Fort骨折：①Ⅰ型骨折不累及眼眶；②Ⅱ型骨折将颧骨与上颌骨分离，骨折累及鼻骨、上颌骨额突、泪骨、额上颌缝和眼眶外侧壁，向后延至翼板；③Ⅲ型骨折：面部中部1/3与颅底分离，骨折从鼻额缝向泪骨、筛板、眶底、颧额缝和颧弓延伸。

知识点7：眼眶骨折的CT表现　　　　　　　　　副高：掌握　正高：掌握

①骨折直接征象，为眶壁或视神经管的骨质连续性中断、粉碎及移位等改变；②骨折间接征象，为骨折邻近软组织改变，包括血肿形成，眼肌增粗、移位及嵌顿，眶内容物通过骨折处疝入邻近鼻窦内。

知识点8：眼眶骨折的诊断与鉴别诊断　　　　　　　　　　副高：掌握　正高：掌握

CT是诊断眼眶骨折的主要检查技术。注意诊断时不要将正常结构如眶下孔，筛前、后动脉走行通道以及眶壁的正常弯曲处误认为骨折，还必须注意周围结构有无骨折或其他损伤。

第二章 鼻和鼻窦

第一节 正常影像表现

知识点1：鼻和鼻腔的正常影像表现 副高：掌握 正高：掌握

鼻腔外侧壁可显示上、中、下鼻甲与上、中、下鼻道，中鼻道区有窦口鼻道复合体（包括筛漏斗、半月裂、钩突、筛泡），鼻囟门可有上颌窦副口。

知识点2：上颌窦的正常影像表现 副高：掌握 正高：掌握

上颌窦由前壁、后壁、上壁、下壁、内壁围成。窦腔发育过大时，可向硬腭、额突、颧突及眶骨内延伸，向牙槽突延伸时牙根突入其内；发育过小时则窦腔狭小；少数窦腔内还可出现骨性间隔。

知识点3：筛窦的正常影像表现 副高：掌握 正高：掌握

筛窦位于鼻腔外上方，每侧有多个气房，分前后组，分别开口于中鼻道和上鼻道。常见变异有Haller气房、Onodi气房、额筛泡、筛甲气房、鼻丘气房等。

知识点4：额窦的正常影像表现 副高：掌握 正高：掌握

额窦可以不发育或一侧发育，但两侧发育者达60%以上，通过额鼻管开口于中鼻道。

知识点5：蝶窦的正常影像表现 副高：掌握 正高：掌握

蝶窦位于蝶骨体内。按气化程度分为：甲介型、鞍前型、半鞍型、全鞍型、鞍枕型。蝶窦开口于蝶筛隐窝。当蝶窦过度发育，致蝶骨大小翼、翼突、鞍背、蝶骨嵴等结构气化时，使视神经管、圆孔、卵圆孔、翼管及颈动脉管等结构与蝶窦的相对位置发生改变。

第二节 基本病变表现

| 知识点1：鼻黏膜增厚 | 副高：掌握 正高：掌握 |

窦腔黏膜增厚时，影像学表现为沿窦壁内缘走行的条状软组织影，厚度多不均匀，常见于各种鼻窦炎症。

| 知识点2：窦腔积液 | 副高：掌握 正高：掌握 |

窦腔积液表现为其内液体密度或信号影，并可见气液平面，见于炎症、外伤等病变。

| 知识点3：Onodi气房的表现 | 副高：掌握 正高：掌握 |

后组筛窦向后外延伸；视神经与后组筛窦关系密切，之间仅有菲薄的骨壁相隔。

| 知识点4：Haller气房的表现 | 副高：掌握 正高：掌握 |

前组筛窦向外凸入眶底部分；冠状位显示清楚；大的Haller气房造成筛漏斗狭窄，阻塞上颌窦口。

| 知识点5：鼻中隔偏曲的表现 | 副高：掌握 正高：掌握 |

偏曲的中隔尖端常形成骨嵴；多位于筛骨垂直板软骨隔和犁骨的连接部；骨嵴压迫中鼻道，引起鼻塞。

| 知识点6：先天性后鼻孔闭锁的表现 | 副高：掌握 正高：掌握 |

（1）X线：侧位片示后鼻孔与鼻咽部软组织相连，软腭显示不清。
（2）CT：显示闭锁部位、性质、厚度。
（3）犁骨、腭骨、蝶骨过度增生。

| 知识点7：脑膜或脑膨出的表现 | 副高：掌握 正高：掌握 |

（1）CT可显示缺损骨质、疝口、疝囊。
（2）疝囊内可见脑膜或脑组织，与额叶相连。
（3）MRI可示囊内容物，矢状面、冠状面显示清晰。
（4）T_2WI、重T_2WI可显示鼻内病变与脑内病变连续。

第三节　急性化脓性鼻窦炎

知识点1：鼻窦炎的概述　　　　　　　副高：熟练掌握　正高：熟练掌握

鼻窦炎是鼻部最常见的病变，可继发于感染、过敏、免疫状态改变等，也可以是上述几种因素共同作用的结果。常见病原菌包括肺炎双球菌、流感嗜血杆菌、葡萄球菌、类杆菌属和一些真菌如曲霉菌、毛霉菌、双歧杆菌、念珠菌等。按病程分为急性和慢性炎症。

知识点2：鼻窦炎炎性病变的临床与病理改变　　副高：熟练掌握　正高：熟练掌握

鼻窦炎炎性病变的临床与病理改变

鼻窦炎性病变	临床特点	病理特点
急性鼻窦炎	多因急性鼻炎发展而来。患者常有持续性鼻塞、流大量黏脓涕，嗅觉障碍及定位定时性头痛	鼻窦黏膜的急性炎症。黏膜上皮肿胀，固有层水肿，多形核白细胞和淋巴细胞浸润，浆液性或黏液性分泌亢进，可转为脓性
慢性鼻窦炎	是鼻窦的最常见病变，过敏因素是主要原因。常见症状为鼻阻、脓涕等	黏膜肿胀，鼻腔内可见脓性分泌物，镜下可见多种炎性细胞浸润；窦壁硬化、肥厚
变应性真菌性鼻窦炎	病因不明。多见于年轻人，40%的患者有哮喘病史。常见的症状为鼻阻、流涕、面部变形等	可能是一种对真菌发生的Ⅰ型变态反应。窦腔内可见棕色或绿黑色黏液及白色奶酪样物质
侵袭性真菌性鼻窦炎	由真菌感染引起的，常发生于免疫缺陷人群中。常见症状为急性发热、头痛、黏膜溃疡等，病变外侵后可出现相应部位的临床表现	一种快速进展性侵袭性病变。坏死组织颜色苍白，镜下可见真菌菌丝侵入黏膜、黏膜下及血管内，组织坏死显著，病变可从鼻窦通过血管向周围蔓延
真菌球	是真菌性鼻窦炎最常见的类型；本病发生于免疫功能正常的人，症状轻微，与慢性鼻窦炎症状相似，上颌窦受累最多见，其次为蝶窦	鼻窦内可见浓厚、奶酪状半固体物质；镜下可见密集的真菌菌丝伴有非过敏性黏蛋白，坏死真菌球内可见磷酸钙和硫酸钙沉积，邻近组织无受侵表现
鼻息肉	好发于筛窦和中鼻道，分为单发和多发性。主要临床症状为鼻塞、嗅觉减退、头痛、闭塞性鼻音等	由炎性肿胀的鼻窦黏膜非肿瘤性增生而形成。主要由高度水肿的疏松结缔组织组成，组织间隙较大，息肉内可发生坏死
潴留囊肿	一般无症状，常在体检中偶然发现，偶有头痛。潴留囊肿包括黏液腺囊肿（黏膜潴留囊肿）及浆液囊肿（黏膜下囊肿）	黏膜下囊肿无囊壁上皮，囊内为浆液；黏液腺囊肿单发或多发，一般较小，囊壁即腺腔壁，囊内为浆液或黏液
黏液囊肿	好发生于成人。发病部位不同，产生的临床表现不同。额窦黏液囊肿表现为前额部隆起、眼球突出、复视和眼眶内上方肿块；筛窦黏液囊肿表现为眼球突出、视野模糊、视力丧失及眼眶内侧肿块；上颌窦囊肿出现鼻塞、鼻腔溢液；蝶窦囊肿出现视力丧失、动眼神经麻痹、头痛等	鼻窦黏液囊肿为鼻窦开口阻塞，窦腔内浆液聚积而形成的膨胀性病变，囊壁为黏膜，囊内为棕黄色的黏稠液体，窦腔膨胀性扩大，窦壁骨质压迫吸收或缺损

知识点3：鼻部炎性病变影像检查方法的选择　　副高：熟练掌握　正高：熟练掌握

（1）鼻部炎性病变首选高分辨率CT（HRCT），以冠状面和横断面为主要成像层面，可以直观显示窦口–鼻道复合体、鼻腔和鼻窦的解剖，为鼻内镜手术提供解剖依据。HRCT的优势在于运用骨窗能够清晰显示鼻腔和鼻窦的骨壁、骨质的破坏和增生硬化，软组织窗用于观察鼻区及其邻近结构，如病变沿颅底间隙蔓延。

（2）MRI在鼻部炎性病变中的作用主要在于显示鼻区的软组织结构受累情况、与肿瘤的鉴别诊断。

知识点4：鼻部炎性病变的影像检查流程　　　　副高：熟练掌握　正高：熟练掌握

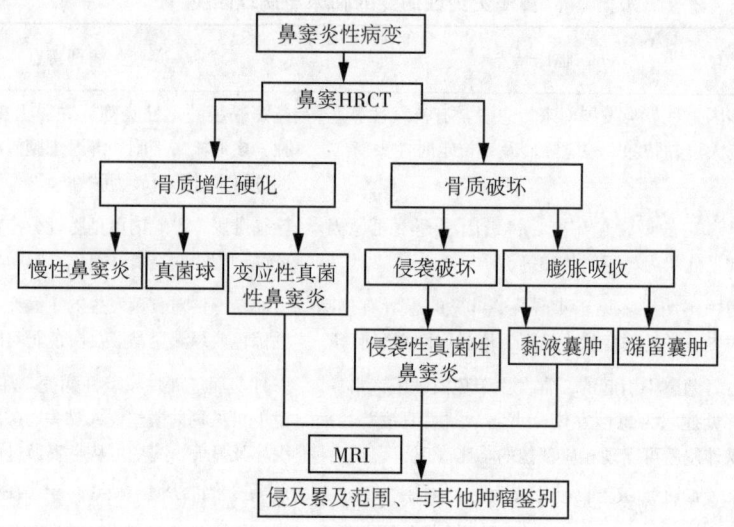

鼻部炎症病变影像检查流程图

知识点5：鼻部炎性病变的影像学特征　　　　　副高：熟练掌握　正高：熟练掌握

见下表所示。

鼻部炎性病变影像学特征

鼻窦炎性病变	CT	MRI
慢性鼻窦炎	窦腔内密度增高，窦壁可硬化、肥厚，窦腔大小正常或减小	增厚黏膜呈等T_1、长T_2信号，明显强化，腔内分泌物不强化
急性鼻窦炎	窦腔内密度增高，可见气－液平面，可伴有骨质破坏	同上
变应性真菌性鼻窦炎	窦腔充满软组织影，内有弥漫分布的高密度影，周围为环形的低密度黏膜；窦壁骨质破坏和骨质增生	T_1WI表现多种多样，可为片状高信号影、低到等信号影，T_2WI为低信号影；增强后周围黏膜强化

续 表

鼻窦炎性病变	CT	MRI
侵袭性真菌性鼻窦炎	病变区呈等密度软组织影，窦壁骨质破坏和增生同时存在，可形成大的骨质缺损	T_1WI 表现同上，T_2WI 可见片状极低信号影，增强后软组织影不均匀强化
真菌球	病变呈软组织影，内有片状或团块状高密度影；窦壁骨质增生肥厚和吸收破坏	T_1WI 呈低或等信号，T_2WI 呈极低信号或无信号；增强后周围炎性黏膜强化
鼻息肉	鼻腔及鼻窦内息肉样软组织密度肿块，可单发或多发，窦壁受压变形，呈膨胀性改变	T_1WI 为层状混杂信号，T_2WI 为高信号或低信号，增强后息肉边缘黏膜强化而中央不强化
潴留囊肿	半球形或类圆形低密度囊性肿块，密度均匀，边缘光滑呈弧形，基底位于窦壁	MR信号多种多样，绝大多数呈长 T_1、长 T_2 信号，增强扫描病变无强化，表面黏膜可强化
黏液囊肿	多为椭圆形或类圆形等或低密度，也可为高密度影；窦腔呈膨胀性改变，窦壁骨质受压移位、变薄或骨质缺损	MR表现多种多样，多数为长 T_1、长 T_2 信号，增强后中央不强化，周边黏膜呈环形强化

知识点6：鼻部炎性病变的诊断思路　　　　　副高：熟练掌握　正高：熟练掌握

首先是定位诊断，即确定鼻部炎性病变的起源部位。判断是位于鼻窦或者鼻腔，组织学起源是黏膜、窦壁骨质或其他组织，如血管或淋巴组织。

根据影像学征象进行定性诊断。包括病变的形态、大小、密度/信号、边缘、骨质及邻近结构改变。密度/信号在病变定性诊断中非常重要，炎症和息肉 T_2WI 通常为高信号，而真菌性炎在 T_1WI 上呈低信号影，而变应性真菌性炎症和真菌球呈高密度。增强扫描主要判断病变血供情况，鼻部炎性病变主要表现为边缘黏膜强化。骨质改变包括吸收变薄、受压移位、侵蚀破坏、增生硬化等表现，如慢性侵袭性炎症特征性的骨质改变为骨质破坏伴有残留骨质硬化、肥厚，黏液囊肿窦壁骨质吸收变薄、受压移位。邻近结构主要观察翼腭窝、颞下窝、海绵窦及眼眶，鼻部炎性病变侵犯这些结构并且分界不清者通常为侵袭性炎性病变。

定量诊断对临床选择治疗方案至关重要。鼻和鼻窦形态不规则，位于颅底，毗邻结构复杂多样，准确判断病变与视神经、海绵窦等重要结构的关系，不仅有助于明确诊断，而且对临床治疗方案的制订和疗效的随访至关重要。

鼻部炎性病变患者的临床表现对影像诊断非常有价值。如奶酪样脓涕是变应性真菌性鼻窦炎的特异表现，面部局部隆起是黏液囊肿的表现，而短期内快速进展的症状需要考虑侵袭性真菌性鼻窦炎。

知识点7：急性化脓性鼻窦炎的病因与病理　　　　副高：熟悉　正高：掌握

急性化脓性鼻窦炎为鼻窦黏膜的急性化脓性炎症，轻者仅累及黏膜，重者可累及窦腔的骨质，还可引起鼻窦周围组织和邻近器官的并发症，如眼眶、上颌骨和颅内并发症。

病变初期黏膜血管痉挛可致黏膜暂时缺血，继而黏膜充血、水肿、腺体分泌物增加，多为水样、黏液性；继而发展为化脓性，上皮开始坏死脱落，血管出血，黏膜内白细胞浸润，渗出黏膜表面，导致分泌物成黏液脓性；如果炎症不能及时控制，则可侵及骨质或经血管、淋巴管导致骨髓炎或邻近眼眶和颅内并发症。

知识点8：急性化脓性鼻窦炎的临床表现　　　　副高：掌握　正高：掌握

局部症状以鼻塞、多脓涕和头痛为主。临床检查可发现鼻腔黏膜充血、肿胀，鼻甲红肿，鼻腔内大量黏脓涕等。

知识点9：急性化脓性鼻窦炎的CT表现　　　　副高：掌握　正高：掌握

鼻腔内可见黏膜肿胀增厚明显，鼻甲肿大，鼻腔、鼻道狭窄，鼻道内伴有气泡的中低密度的黏脓性分泌物；鼻窦内黏膜肿胀增厚，呈中低密度影，增厚黏膜多与鼻窦骨壁平行，相应的窦腔变小，中央可残留部分空气影，可与窦腔内的分泌物形成气-液平面。窦腔骨壁一般无明显改变。少数毒力强的感染可有骨壁破坏，窦壁的骨质硬化增厚见于化脓性鼻窦炎。

第四节　慢性化脓性鼻窦炎

知识点1：慢性化脓性鼻窦炎的病因病理　　　　副高：熟悉　正高：掌握

病变的鼻窦黏膜水肿、增厚，黏膜内淋巴细胞、浆细胞浸润，上皮纤毛脱落，柱状上皮化生为鳞状上皮，血管增生，黏膜可呈息肉样变；如果腺管阻塞则可发生囊性变。骨膜亦可增厚，窦壁骨质吸收可致窦壁骨质疏松，亦可有轻度骨质吸收破坏，而多见的为骨壁的增生，增厚硬化。

知识点2：慢性化脓性鼻窦炎的临床表现　　　　副高：熟悉　正高：掌握

主要为局部症状，鼻腔内脓涕为慢性化脓性鼻窦炎的主要症状之一；鼻塞轻重不一，头痛可有可无，其特点为有时间性与固定部位，休息、滴鼻药等可减轻。全身症状一般不明显，临床检查可见鼻黏膜慢性充血肿胀增厚，中鼻甲和下鼻甲肥大，可呈息肉样变，鼻腔、鼻道狭窄阻塞，鼻道积脓或有息肉存在。

知识点3：慢性化脓性鼻窦炎的影像学表现　　　　副高：掌握　正高：掌握

慢性化脓性鼻窦炎轻者仅表现为黏膜均匀增厚，窦腔骨壁轻度硬化增厚，积液较少；急性发作时积液可增多；而鼻窦慢性炎症反复发作可见窦内黏膜增厚不规则，呈息肉状，亦可伴有窦腔内息肉、黏膜潴留囊肿、黏液囊肿。CT扫描（结合冠状面薄层扫描）还可发现引起慢性化脓性鼻窦炎的原因，如窦口鼻道区的狭窄、阻塞、解剖变异等。

第五节 真菌性鼻窦炎

知识点1：真菌性鼻窦炎的病因病理   副高：熟悉   正高：掌握

①由真菌感染引起，常发生于免疫缺陷人群中的一种疾病；②病理可见真菌菌丝，曲菌、毛霉菌常见；③窦腔膨胀性改变，充满软组织影，内有弥散分布的高密度影及散在高密度钙化，窦壁骨质破坏或骨质增生；④鼻内镜可见浓厚奶酪状半固体物质。

知识点2：真菌性鼻窦炎的临床表现   副高：掌握   正高：掌握

①成年人，女性多见。②鼻塞，流涕、涕中带血，有时出现反复出血，擤出污秽的痂皮、碎屑或绿色胶状分泌物。③侵袭性者可见下鼻甲，鼻中隔前端有坏死结痂，数日内坏死组织涉及眼部和鼻腔侧壁，可致眼球突出、视力下降、眼肌麻痹、眼后疼痛。④涉及颅内可引起眶前额部坏死，昏迷甚至死亡。⑤全身症状为发热、乏力、头痛。面部可有肿胀，鼻中隔坏死、穿孔，下鼻甲、鼻中隔黑色结痂，继而出现眼部和颅内侵犯的症状。

知识点3：真菌性鼻窦炎的CT表现   副高：掌握   正高：掌握

CT扫描可显示鼻窦内软组织密度影，可呈不规则息肉状，病变密度中等偏高，窦腔中央可残留空气影，一般无积液和气液平面；软组织亦可充满窦腔，注入对比剂后可增强。增生的软组织内可见散在斑片状或沙粒状高密度的钙化区，为坏死区域铁和钙结合沉积所致，此为真菌性鼻窦炎典型的特点。非侵袭性鼻窦霉菌病可见窦壁骨质硬化，但骨质破坏少见。

第六节 鼻 息 肉

知识点1：鼻息肉的概念   副高：掌握   正高：掌握

鼻息肉是由炎性肿胀的鼻窦黏膜非肿瘤性增生形成，好发于嗅裂和中鼻道。

知识点2：鼻息肉的病理   副高：熟悉   正高：掌握

鼻腔内粉红色或灰白色半透明柔软肿物；高度水肿的疏松结缔组织；可坏死、出血。

知识点3：鼻息肉的临床表现   副高：掌握   正高：掌握

渐进性或持续性鼻塞；嗅觉减退；脓性分泌物；头痛。

知识点4：鼻息肉的影像学表现　　　　　　　　　副高：掌握　正高：掌握

（1）可分为单发和多发。
（2）鼻腔嗅裂区软组织影，多为水样密度。
（3）病变可突向上颌窦窦口，致窦口扩大；突向后鼻孔及鼻咽腔。
（4）可侵袭中鼻甲及钩突。
（5）息肉可出血。
（6）多发性息肉生长广泛，可破坏窦壁。
（7）MRI长T_1、长T_2，无强化。

知识点5：鼻息肉的鉴别诊断　　　　　　　　　　副高：掌握　正高：掌握

（1）乳头状瘤：①单侧发生常见；②鼻腔内肿物质硬，易出血；③CT明显强化；④病变侵蚀、破坏邻近骨质。
（2）变应性真菌性鼻窦炎：①CT示窦腔内弥散性高密度影；②CT示不均匀、不规则钙化。

第七节　鼻窦黏液囊肿

知识点1：鼻窦黏液囊肿的概念　　　　　　　　　副高：掌握　正高：掌握

鼻窦开口阻塞，窦腔内黏液聚积而形成的膨胀性病变，囊壁为窦腔黏膜。

知识点2：鼻窦黏液囊肿的病理　　　　　　　　　副高：熟悉　正高：掌握

囊肿的壁为鼻窦的壁黏膜，可增厚、息肉或纤维化。囊肿内容为淡黄、棕褐色或暗绿色的黏稠液体，内含大量胆固醇。囊肿可以感染化脓成脓囊肿，囊肿足够大时可压迫窦腔骨壁使其变薄或破坏，囊肿可向眶内和颅内扩展。

知识点3：鼻窦黏液囊肿的临床表现　　　　　　　副高：掌握　正高：掌握

前额部隆起或眼球突出；鼻塞、鼻腔溢液；触之软，无压痛。

知识点4：鼻窦黏液囊肿的影像学表现　　　　　　副高：掌握　正高：掌握

（1）筛窦常见，额窦次之。
（2）CT示窦腔内均匀等或稍高密度。
（3）邻近骨质受压变薄或缺损。

（4）可突向眼眶，呈圆形或类圆形。

（5）T_1WI、T_2WI 均为高信号。

知识点5：鼻窦黏液囊肿的鉴别诊断　　　　　　副高：掌握　正高：掌握

（1）浆液囊肿：低密度；无窦腔骨壁受压变薄。

（2）鼻腔良性肿瘤：①血供丰富；②MR长 T_1、长 T_2；③明显强化。

知识点6：鼻窦黏液囊肿的诊断要点　　　　　　副高：掌握　正高：掌握

窦腔内圆形等密度影伴窦壁受压变薄；MR检查 T_1WI、T_2WI 均为高信号。

第八节　鼻腔血管瘤

知识点1：鼻腔、鼻窦常见肿瘤的临床与病理　　副高：熟练掌握　正高：熟练掌握

见下表所示。

鼻腔、鼻窦常见肿瘤的临床与病理

鼻腔、鼻窦肿瘤	临床特点	病例特点
血管瘤	毛细血管瘤多发生于幼年；海绵状血管瘤多发生于儿童和青少年；骨内血管瘤多发生于30岁左右；女性多见；病因尚不明确，可能与外伤或怀孕有关。临床表现为鼻阻和反复性鼻出血。检查鼻腔内可见暗红色或褐色肿块	血管组织先天性异常。大体解剖病理呈分叶状的暗红色-紫色、息肉样光滑的肿块，质脆易出血，镜下可见病变内丛状或小叶状的毛细血管，周围有肉芽组织及慢性炎性细胞围绕
内翻乳头状瘤	鼻腔、鼻窦最常见的软组织起源良性肿瘤，易发生于老年人（50~70岁），男性多于女性（4:1），临床常表现鼻塞等症状，少数有流涕、鼻出血等症状	大体病理呈红色、灰色的不透明息肉状肿块，镜下肿瘤上皮内翻向下方基质内生长，病变周围黏膜上皮鳞状上皮化生。20%术后复发。5%~15%可恶变或并发鳞癌
骨瘤	骨瘤较小时，一般无症状，多通过影像学检查偶然发现。较大骨瘤可造成面部畸形，引起鼻阻、鼻溢、头痛。如果为多发性骨瘤，要考虑是否合并Cardner综合征	大体病理为窦腔内的岩石样坚硬肿块，镜下分3型：象牙型，由成熟骨构成；海绵状型，边缘为紧密骨质，中心为放射状骨髓腔；混合型，由骨质和纤维组织构成
骨化性纤维瘤	良性、生长缓慢的纤维性骨病变，筛窦多见，上颌窦次之，好发生于青少年，男性较女性更常见。临床上多以面部畸形或眼球突出就诊，可伴有鼻窦炎症状，亦可有头痛、视力下降等	分叶状，有完整包膜，边界清楚，由成纤维细胞和致密骨组织构成，骨小梁周围可见成骨细胞，瘤体内可见囊变；极少数骨化性纤维瘤可发生恶变
鳞状细胞癌	来源于鼻腔或鼻窦黏膜上皮的恶性肿瘤，好发于50~70岁男性；早期临床症状缺乏特异性，晚期可有面部畸形、牙痛、突眼、复视、张口困难等	肿物呈外生性、霉菌样或乳头状生长，质脆、易出血，呈褐色、红色或苍白色；镜下分为角化型（80%）和非角化型（20%）

续 表

鼻腔、鼻窦肿瘤	临床特点	病例特点
腺样囊性癌	起源于鼻腔鼻窦的小涎腺，鼻腔、鼻窦恶性肿瘤的5%～15%，约50%发生血行转移；主要症状包括鼻阻、鼻出血、疼痛、面部麻木	低度恶性侵袭性生长的肿瘤，侵袭性破坏周围的结构，易沿神经周围转移。神经周围转移为腺样囊性癌的特性，是颅底和中枢神经系统受侵的常见途径
淋巴瘤	好发于中年男性，男女比例为4∶1。常见临床症状包括鼻阻、流涕、鼻出血、面颊或鼻区肿痛，鼻窥镜检查见鼻黏膜坏死、溃疡出血，表面常有干痂或脓痂	多为非霍奇金淋巴瘤，T/NK细胞型最常见，多见于鼻腔，易引起坏死和骨质侵蚀，预后最差；T细胞型多见于鼻腔，预后次之；B细胞型最少见，多见于鼻窦，预后较好

知识点2：鼻腔、鼻窦肿瘤影像检查方法的选择 副高：熟练掌握 正高：熟练掌握

（1）高分辨率CT（HRCT）：骨窗为主、软组织窗为辅，主要价值在于显示鼻腔和鼻窦区骨质的改变，软组织用以观察肿瘤内是否存在钙化或肿瘤骨。以冠状面和横断面为主要成像层面，矢状面为辅，可以直观显示窦口－鼻道复合体、鼻腔和鼻窦的解剖，用以判断肿瘤对邻近结构的侵犯。

（2）MRI的多序列多参数成像：用于分析肿瘤内的组织成分、血供情况、判断肿瘤对邻近结构的侵犯范围、对肿瘤的定性定量诊断，另外，MRI在判断骨髓浸润方面优于CT。

（3）对于鼻腔鼻窦骨源性肿瘤，其首选方法为HRCT，而软组织来源肿瘤的首选检查方法为MRI，恶性肿瘤需要CT和MRI联合应用。

（4）PET或PET-CT在鼻及鼻窦恶性肿瘤治疗效果评价及治疗后复发诊断中有独到作用，可以弥补CT和MRI不足。

知识点3：鼻腔、鼻窦肿瘤的影像检查流程 副高：熟练掌握 正高：熟练掌握

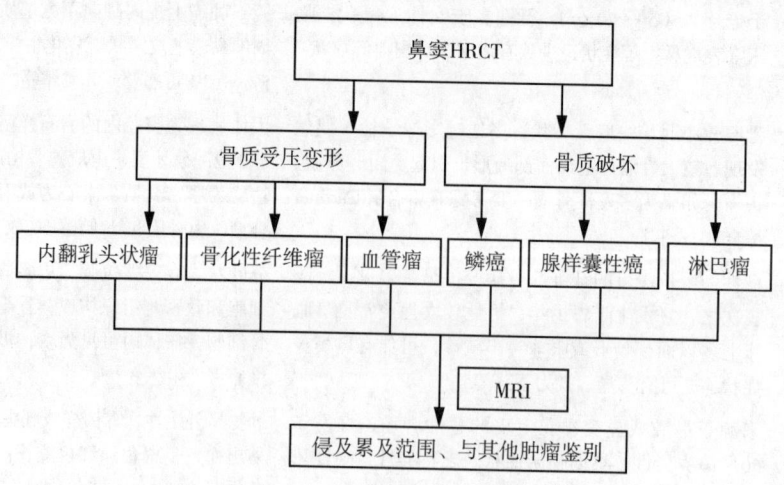

鼻腔、鼻窦肿瘤影像检查流程图

知识点4：鼻腔、鼻窦肿瘤的影像特征　　　　　副高：熟练掌握　正高：熟练掌握

见下表所示。

鼻腔、鼻窦肿瘤的影像特征

鼻腔、鼻窦肿瘤	特征部位	特征CT表现	特征MRI
血管瘤	鼻中隔前部、鼻腔外侧壁和下鼻甲	边界清楚，可见静脉石，呈明显不均匀强化，邻近骨质受压变形或侵蚀；骨内血管瘤表现为受累骨膨大，呈蜂窝状或放射状	T_1WI上肿块呈中等信号，T_2WI呈明显高信号，增强后明显强化，海绵状血管瘤显示"渐进性强化"征象
内翻乳头状瘤	鼻腔，常蔓延至鼻窦，以上颌窦最常见	分叶状均匀等密度，边界较清楚，中度强化；邻近骨质受压变形、吸收或破坏	T_1WI呈等或低信号影，T_2WI呈混杂等或高信号；卷曲的"脑回状"强化
骨瘤	额窦、筛窦	呈圆形、椭圆形、不规则形或分叶状骨性密度肿块	T_1WI、T_2WI极低信号，增强后无强化
骨化性纤维瘤	筛窦、额窦、上颌窦	类圆形混杂高密度肿块，边缘有骨性包壳，其下方常见薄的环形低密度影	T_1WI呈等或低信号，T_2WI呈低信号，内可见片状高信号；呈不均匀强化
鳞状细胞癌	上颌窦、筛窦、鼻腔	不规则软组织肿块，密度不均匀，可伴有出血、囊变，边界不清，周围的骨质弥漫性破坏，广泛累及邻近结构	T_1WI和T_2WI为中等信号，多数不均匀，中到高度强化，MRI能清楚显示病变的范围，为临床分期提供客观依据
腺样囊性癌	筛窦、蝶窦	肿块形态不规则、边界不清楚、密度不均匀，邻近骨质浸润性破坏，骨性神经孔道扩大提示神经侵犯	T_1WI呈等信号，T_2WI呈混杂高信号，明显不均匀强化，神经浸润表现为神经增粗强化
淋巴瘤	鼻腔前部或下鼻甲，易浸润	等密度、较均匀，呈低或中度强化，可呈轻微骨质破坏和塑形	T_1WI低或等信号，T_2WI等或高信号，轻到中度强化。可显示骨髓浸润、沿神经周围蔓延的途径

知识点5：鼻腔、鼻窦肿瘤的影像诊断思路　　　　副高：熟练掌握　正高：熟练掌握

首先是定位诊断，即确定肿瘤的起源部位。包括解剖部位起源，判断是位于鼻窦或者鼻腔，位于鼻腔者是嗅区还是呼吸区，位于鼻窦者是额窦、筛窦、蝶窦还是上颌窦；组织学起源是黏膜、窦壁骨质或其他组织，如血管或淋巴组织。

其次是定量诊断，即确定肿瘤侵及的范围。这对临床治疗方案的选择和手术计划的制订、疗效的随访至关重要。如内翻乳头状瘤易同时侵犯鼻腔和鼻窦，骨化性纤维瘤易压迫邻近结构如眼眶内容物，腺样囊性癌具有沿神经周围浸润的特性，而鳞状细胞癌易侵犯邻近各种结构。

再者是定性诊断，综合分析影像征象，首要的是判断肿瘤的良恶性，其次是病理诊

断。包括病变的形态、大小、密度/信号、边缘、骨质及邻近结构改变。骨质破坏与否对判断肿瘤的性质非常具有参考价值，良性肿瘤一般压迫周围骨质，使相邻骨质变薄、变形，如骨化性纤维瘤；恶性肿瘤常侵蚀、破坏周围骨质，如鳞状细胞癌等。密度/信号的作用在于判断病变的成分，如高密度、极低信号多为钙化或肿瘤骨，如致密型骨瘤显示为骨皮质的密度，而恶性肿瘤通常在 MR T_1WI 和 T_2WI 为中等信号，增强后多呈不均匀轻中度强化。形态和边缘、邻近结构改变对判断肿瘤的良恶性有帮助，良性肿瘤多为圆形或类圆形、边缘清楚、压迫邻近结构移位，而恶性肿瘤形态不规则、边缘模糊、侵犯邻近结构。

结合临床表现进行影像诊断。鼻腔和鼻窦肿瘤非常容易互相累及，临床查体能清晰观察到病变的大体表现，因此，鼻腔和鼻窦肿瘤的诊断需要密切结合内镜检查表现。如鼻腔血管瘤表现为紫红色质脆肿物，鳞状细胞癌为灰白色质韧肿物。

知识点6：鼻腔血管瘤的概念　　　　　　　　　　　副高：掌握　正高：掌握

鼻腔血管瘤为先天性血管发育异常，并非真正肿瘤，可为毛细血管瘤、海绵状血管瘤等。

知识点7：鼻腔血管瘤的影像学表现　　　　　　　副高：掌握　正高：掌握

（1）鼻腔、鼻窦软组织肿块，膨胀性生长。
（2）其内偶可见静脉石或钙化。
（3）T_1WI 等信号，T_2WI 高信号。
（4）病变明显强化。
（5）海绵状血管瘤由于血栓形成可强化不明显。
（6）肿瘤也可破坏窦壁，使之呈膨胀性改变。

知识点8：鼻腔血管瘤的病理　　　　　　　　　　副高：熟悉　正高：掌握

分叶状，红黑色-紫色肿块；显微镜下见丛状或小叶状的毛细血管；柔软易出血。

知识点9：鼻腔血管瘤的临床表现　　　　　　　　副高：掌握　正高：掌握

反复鼻塞、出血；鼻内镜见暗红色或褐色肿块；骨内血管瘤可引起面部变形，眼球突出。

知识点10：鼻腔血管瘤的鉴别诊断　　　　　　　　副高：掌握　正高：掌握

（1）鼻息肉：周围无骨质破坏；无强化。

（2）内翻状乳头状瘤：形态不规则；可见中度强化。

（3）鼻内恶性肿瘤：溶骨性破坏；生长速度快。

知识点11：鼻腔血管瘤的诊断要点　　　　副高：掌握　正高：掌握

（1）毛细血管瘤多起源于鼻中隔前部。

（2）海绵状血管瘤常多发。

（3）CT示软组织肿块内可见片状强化。

（4）MR检查可见血管流空及明显强化。

第九节　鼻腔内翻性乳头状瘤

知识点1：鼻腔内翻性乳头状瘤的概念　　　　副高：掌握　正高：掌握

鼻腔内翻性乳头状瘤发生于中鼻道鼻腔外侧壁的分叶状肿块，可蔓延至周围鼻窦内，好发于老年人，男性多于女性（4：1）。

知识点2：鼻腔内翻性乳头状瘤的影像学表现　　　　副高：掌握　正高：掌握

（1）CT示鼻腔鼻窦内软组织肿块，边界清楚。

（2）窦腔扩大，窦壁骨质破坏。

（3）MR检查 T_1WI 等信号，T_2WI 高信号，增强后病变呈卷曲的"脑回状"强化。

（4）可继发鼻窦炎症。

（5）MR增强检查可明确病变性质。

知识点3：鼻腔内翻性乳头状瘤的病理　　　　副高：熟悉　正高：掌握

（1）红色-灰色的不透明息肉状肿块。

（2）显微镜下显示肿瘤上皮内翻向下方基质内生长。

（3）病变周边可见鳞状上皮化生。

知识点4：鼻腔内翻性乳头状瘤的临床表现　　　　副高：掌握　正高：掌握

（1）单侧鼻塞、反复出血、量大。

（2）鼻腔外侧壁肿块，质硬呈红色。

（3）术后复发率高。

（4）可恶变或伴发鳞癌。

知识点5：鼻腔内翻性乳头状瘤的鉴别诊断　　　　副高：掌握　正高：掌握

（1）鼻息肉：①密度低；②不引起骨质破坏；③增强后呈线状黏膜强化。

（2）青少年纤维血管瘤：①男性青少年；②病变起源于筛腭孔；③沿孔道向周围延伸；④MRI明显强化。

（3）恶性肿瘤：①浸润生长；②骨质破坏。

知识点6：鼻腔内翻性乳头状瘤的诊断要点　　　　副高：掌握　正高：掌握

CT示鼻腔软组织肿块；MR增强示病变呈脑回样强化。

第十节　骨　　瘤

知识点1：骨瘤的概念　　　　副高：掌握　正高：掌握

骨瘤突入窦腔内的岩石样坚硬肿块，是鼻窦常见的病变。常发生于50～70岁，生长缓慢。

知识点2：骨瘤的影像学表现　　　　副高：掌握　正高：掌握

（1）好发于额窦，筛窦次之。

（2）病变为象牙质样高密度肿块，无骨纹理。

（3）松质骨瘤可见骨小梁。

（4）T_1WI、T_2WI均为低信号。

（5）CT首选。

知识点3：骨瘤的病理分型　　　　副高：熟悉　正高：掌握

分3型：①象牙型；②海绵状型（中心含放射状骨髓腔）；③混合型：由纤维和骨质组织构成。

知识点4：骨瘤的临床表现　　　　副高：掌握　正高：掌握

多数无症状；阻塞性鼻窦炎。

知识点5：骨瘤的诊断与鉴别诊断　　　　　　　副高：掌握　正高：掌握

骨瘤X线平片一般多能诊断，较少用CT检查。当骨瘤阻塞鼻窦引起炎症、感染或向眶内、颅内扩展引起并发症时，CT检查可以了解病变范围，协助诊断。

（1）骨化性纤维瘤：①CT混杂高密度肿块，内有片状软化灶；②边缘不完全骨性包壳；③MR：T_1WI等信号，T_2WI混杂高信号；④强化；⑤单骨受累。

（2）骨纤维异常增殖综合征：①窦壁肥厚，呈磨玻璃改变；②多骨受累；③不均匀强化。

第十一节　骨纤维异常增殖症

知识点1：骨纤维异常增殖症的概念　　　　　　副高：掌握　正高：掌握

骨纤维异常增殖症是一种病因不明、缓慢进展的自限性良性骨纤维组织疾病。正常骨组织被吸收，而代之以均质梭形细胞的纤维组织和发育不良的网状骨小梁，可能系网状骨未成熟期骨成熟停滞，出生后网状骨支持紊乱或构成骨的间质分化不良所致。

知识点2：骨纤维异常增殖症的影像学表现　　　副高：掌握　正高：掌握

（1）多骨型病变：①颅骨增厚，颅骨外板和内板呈单侧泡状膨大；②增厚的颅骨中常见局限和弥漫的射线透明区和浓密区并存；③面部受累可导致眶和鼻腔狭窄及鼻窦腔消失，此型约占56%。

（2）硬化型：①此型多见上颌肥厚，可致牙齿排列不整，鼻腔、鼻窦受压变小；②上颌骨受累多于下颌骨，且多为单骨型，此型约占23%。

（3）囊型：①颅骨呈孤立或多发的环形或玫瑰花形缺损，此型约占21%；②CT或MRI检查能明确病变的位置和范围，且能显示与软组织的关系。

知识点3：骨纤维异常增殖症的病理　　　　　　副高：熟悉　正高：掌握

大体解剖病理呈白色、灰白色或苍黄色，比正常骨组织稍软，切割时有含砂感或弹性感；网状骨小梁的大小、形状和分布不一，无规律包埋于质地疏松或致密的富含细胞和血管的结缔组织中。

知识点4：骨纤维异常增殖症的临床表现　　　　副高：掌握　正高：掌握

（1）约占全部骨新生物的25%。

（2）占全部良性骨肿瘤的7%，单骨型约占70%。

（3）多骨型不伴内分泌紊乱者约占30%。

（4）多骨型伴内分泌紊乱者约占3%；多见于女性，表现第二性征早熟。

（5）单骨型，单个或多个损害累及一块骨，其中上颌骨发病最多，为64%，下颌骨为36%，颅面骨为10%，以手术切除为主，因放疗有诱发恶变可能。

（6）约60%发生于20岁以前。

（7）80%以上表现为病骨区畸形肿胀，面部两侧不对称。

知识点5：骨纤维异常增殖症的鉴别诊断　　　　　　副高：掌握　正高：掌握

（1）非骨化纤维瘤：①临床呈缓慢生长，为孤立的损害，侵犯下颌骨多于上颌骨；②好发于15～26岁；③X线检查呈轮廓清晰而膨大透明的外观，其中心部呈斑点状或不透明；④镜下，以纤维骨的纤维成分为主，不规则的骨小梁杂乱地分布于纤维基质中。

（2）嗜酸性肉芽肿：①良性孤立的非肿瘤性溶骨损害；②起源于网状内皮系统，常见于额骨、顶骨和下颌骨；③多发于30岁以前，男性居多；④由浓密的泡沫组织细胞组成，伴有不同数量的嗜伊红（酸性）细胞和多核细胞。

知识点6：骨纤维异常增殖症的诊断要点　　　　　　副高：掌握　正高：掌握

（1）颅骨增厚，颅骨外板和顶骨呈单侧泡状膨大。

（2）增厚的颅骨中常见局限和弥漫的射线透明区和浓密区并存。

（3）CT或MRI检查能明确病变的位置和范围，且能显示与软组织的关系。

第十二节　鼻和鼻窦恶性肿瘤

知识点1：鼻和鼻窦恶性肿瘤的影像学表现　　　　　　副高：掌握　正高：掌握

（1）窦腔内不规则肿块，病变浸润性生长。

（2）窦壁溶骨性破坏。

（3）侵犯邻近眼眶、翼腭窝、颞下窝、面部皮下及牙槽骨。

（4）T_1WI等信号，T_2WI高信号。

（5）明显不均匀强化。

（6）分为4期：Ⅰ期局限于窦腔内，骨质正常；Ⅱ期破坏窦壁；Ⅲ期侵犯邻近结构，如皮肤、窦壁等；Ⅳ期侵犯邻近间隙，如翼腭窝等。

知识点2：鼻和鼻窦恶性肿瘤的病理　　　　　　副高：熟悉　正高：掌握

鳞癌最常见；次为腺癌、囊腺癌。

知识点3：鼻和鼻窦恶性肿瘤的临床表现　　　　副高：掌握　正高：掌握

早期无症状；累及眶下神经时，可有面部麻木；晚期可出现面部肿物、牙齿脱落等。

知识点4：鼻和鼻窦恶性肿瘤的鉴别诊断　　　　副高：掌握　正高：掌握

（1）侵袭性真菌性鼻窦炎：①窦壁增生、硬化；②窦腔内软组织可见片状高密度影。

（2）非霍奇金淋巴瘤：①好发于鼻腔前部，易累及鼻前庭、鼻翼、鼻背等；②MR检查可显示病变范围，等T_1、等T_2信号影；③强化轻微。

知识点5：嗅神经母细胞瘤　　　　副高：掌握　正高：掌握

嗅神经母细胞瘤是起源于嗅上皮基底细胞的恶性肿瘤，发病部位为鼻腔顶部，筛板区。

知识点6：嗅神经母细胞瘤的影像学表现　　　　副高：掌握　正高：掌握

（1）鼻腔顶部软组织肿块。

（2）病变以鼻中隔上部和鼻腔顶壁为中心向上、下生长，可侵犯颅前窝底。

（3）T_1WI等信号，T_2WI高信号。

（4）明显强化。

（5）首选冠状CT，评价鼻腔顶壁骨质，MR平扫及增强评价病变侵犯范围。

知识点7：嗅神经母细胞瘤的病理　　　　副高：熟悉　正高：掌握

（1）筛板区宽基底，分叶肿块。

（2）镜下小圆形、梭形细胞。

（3）细胞呈菊花形。

（4）分3期，A期局限于鼻腔内；B期局限于鼻腔、鼻窦；C期肿瘤侵犯颅底或伴有转移。

知识点8：嗅神经母细胞瘤的临床表现　　　　副高：掌握　正高：掌握

嗅觉丧失；鼻塞，鼻炎。

知识点9：嗅神经母细胞瘤的鉴别诊断　　　　副高：掌握　正高：掌握

（1）筛窦癌：①以筛窦为中心；②骨质破坏明显。

（2）鼻腔脑膜瘤：①骨质增生肥厚；②明显强化。

知识点10：嗅神经母细胞瘤的诊断要点　　　　　　　　　　　　　副高：掌握　正高：掌握

（1）鼻腔顶部前2/3。

（2）肿瘤侵犯鼻腔、颅前窝呈"哑铃状"。

（3）MRI检查可见长T_1、长T_2信号，明显强化。

第三章　咽 和 喉

第一节　正常影像表现

知识点1：鼻咽部的正常影像表现　　　　　副高：掌握　正高：掌握

鼻咽部位于鼻腔后方，下止于软腭背面及后缘。前壁为鼻后孔及鼻中隔后缘；顶壁由蝶枕骨构成，与颅底关系密切；后壁为枕骨基底部及第1、第2颈椎椎体；外壁为咽鼓管咽口、圆枕、咽隐窝。CT和MRI检查，这些结构均清晰可见，并显示咽隐窝、咽鼓管圆枕和咽鼓管咽口两侧对称；此外，MRI检查还可区分鼻咽黏膜、黏膜下层、外侧肌群及咽旁间隙等结构。

知识点2：口咽部的正常影像表现　　　　　副高：掌握　正高：掌握

口咽部上起软腭，下至会厌游离缘。前方软腭下方为舌面，向后下续为舌根和会厌组织。CT和MRI横断面可显示口咽黏膜、黏膜下咽缩肌、咽旁间隙、扁桃体、舌和口底等组织结构。

知识点3：喉咽部的正常影像表现　　　　　副高：掌握　正高：掌握

喉咽部又称为下咽部，上起会厌游离缘，下至环状软骨下缘，由下咽侧壁、两侧梨状窝及环后间隙组成。CT和MRI横断面可清楚显示下咽后壁黏膜，黏膜下颈长肌群；两侧梨状窝多对称，大小一致，黏膜面光滑整齐；食管上端呈软组织密度结构，位于环状软骨及气管后方。

第二节　基本病变表现

知识点1：咽部的基本病变表现　　　　　副高：掌握　正高：掌握

（1）咽腔狭窄或闭塞：咽腔狭窄或闭塞可见于肿瘤、外伤及阻塞性睡眠呼吸暂停低通气综合征等病变。

（2）咽壁增厚或不对称：咽壁增厚或不对称，多见于炎症或肿瘤。

（3）异常密度、信号或肿块：咽腔或咽周异常密度、信号或肿块影，主要见于炎症或肿瘤。

（4）咽旁间隙异常：咽周间隙移位或消失，也多为炎症或肿瘤所致。

知识点2：喉部的基本病变表现 副高：掌握 正高：掌握

（1）喉腔狭窄或闭塞：喉腔狭窄或闭塞见于肿瘤、外伤、声带麻痹等病变。

（2）喉壁增厚：喉壁或声带、室带增厚见于慢性炎症、声带水肿、息肉及肿瘤等。

（3）喉周围间隙的移位或消失：喉旁间隙的移位或消失多见于急性炎症或恶性肿瘤的侵犯。

（4）喉软骨破坏：喉部软骨破坏见于各型喉癌晚期，软骨的断裂移位则见于外伤。

知识点3：咽喉部常见疾病的临床特点 副高：熟练掌握 正高：熟练掌握

见下表所示。

咽喉部常见疾病的临床特点

常见疾病	临床特点
鼻咽癌	中老年男性多见，早期症状较隐匿，无痛性颈部淋巴结肿大为首发症状者多见，临床可有血涕、鼻塞等，晚期可有耳鸣、单侧听力下降或丧失。侵犯神经可引起声音嘶哑、吞咽困难等，以及头痛面麻、舌偏斜、眼睑下垂、复视等神经症状。鼻咽镜检查肿瘤紫红色，触之易出血
咽淋巴瘤	多见于中老年人。常以无痛性扁桃体肿大或颈部淋巴结肿大而就诊，部分有异物感，可伴呼吸及吞咽困难，多数为单侧肿大，少数为双侧肿大
腺样体肥大	儿童多见，主要表现为：打鼾、反复鼻塞流涕、反复咳嗽、张口呼吸、听力下降、咽部疼痛等。常与慢性扁桃体炎并存
喉癌	好发于老男性。常见于嗜烟酒者，声带过度疲劳、慢性喉炎、粉尘、石棉等也与喉癌的发病有关。表现为声音嘶哑、呼吸困难、咽喉痛、喉部不适等，肿瘤较大时可有喘鸣、呼吸困难
下咽癌	60～70岁多见，表现为咽喉异物感，吞咽困难、疼痛及颈部肿块

知识点4：咽喉部影像检查方法的选择 副高：熟练掌握 正高：熟练掌握

（1）CT检查：是目前临床诊断咽喉部肿瘤常用的影像学检查方法。常规应用薄层快速的CT平扫和增强，并使用多种图像后处理方法：包括多平面重组、表面遮盖显示和CT仿真内镜，可清晰直观显示咽喉部的正常解剖、病变及相邻组织和间隙，判断病变的性质和范围；增强扫描能显示病变的血供，为诊断提供更多信息；CT仿真内镜技术弥补了喉镜的不足，使下咽癌及声门下型喉癌的诊断及分期更加准确；可清晰显示有无骨质破坏及其破坏范围、有无软组织密度肿物及颈部淋巴结的肿大。

（2）MRI检查：具有较好的软组织分辨力及多序列、多参数成像特点，对早期及微小病变的检出敏感，能更早地发现肿瘤骨髓浸润等病变；MRI多方位成像能清楚显示肿瘤范围、来源及向周围的蔓延情况，尤其对颅内侵犯范围的显示优于CT；对淋巴结的转移检出敏感，对肿瘤诊断及分期的价值更高。MRI对于鼻咽癌超出鼻咽腔的浸润，咽旁间隙、淋巴结、颅底骨质、海绵窦、鼻窦和颞下窝等侵犯的检出率均明显高于CT，《鼻咽癌2008分期方案》将MRI确认为鼻咽癌T、N分期的首选影像技术。可清楚显示病变与血管、神经关系；对术后随访和评估有无复发有重要价值。但MRI对钙化、骨化显示差，且扫描时间长，受吞咽动作影响大。

知识点5：咽喉部疾病的影像检查流程	副高：熟练掌握　正高：熟练掌握

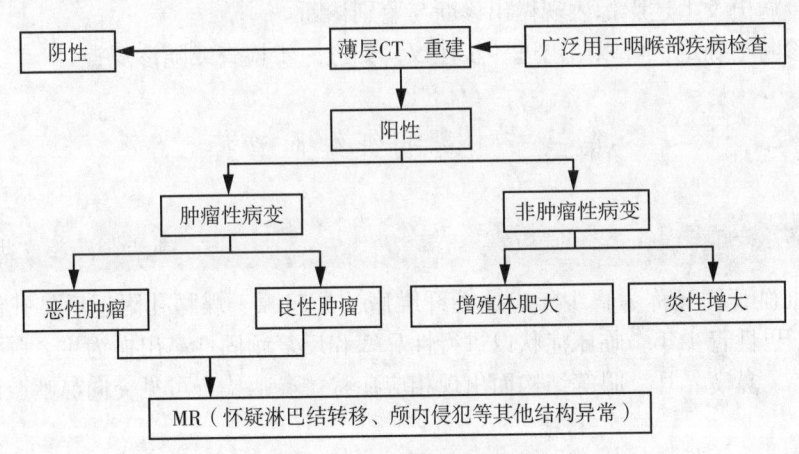

咽喉部疾病影像检查流程图

知识点6：鼻咽病变影像诊断思路	副高：熟练掌握　正高：熟练掌握

（1）观察鼻咽壁软组织是否增厚，两侧咽隐窝是否对称，咽腔是否对称，是否存在软组织肿块，增强扫描是否存在异常强化，与周围邻近正常组织分界是否清楚。

（2）观察邻近颅底是否有骨质破坏、卵圆孔、破裂孔、棘孔、颈动脉管、蝶骨大翼及颈静脉孔、斜坡、蝶骨等。

（3）颅内是否有侵犯，尤其注意观察海绵窦、颞叶、桥小脑角等处。

（4）咽旁间隙是否有侵犯；蝶腭孔是否扩大，翼腭窝是否有侵犯；口咽是否受累；椎前肌肉和筋膜是否受侵。

（5）颈部淋巴结改变：咽后淋巴结是否增大，密度发生改变，颈深及颈后三角区淋巴结是否增大，密度是否发生改变，边缘是否光整。

（6）中耳及鼻窦是否异常，是否存在中耳积液、黏膜肥厚及鼻窦炎症或积液。

（7）同时应简要描述片内已显示但未发现病变的其他组织和器官。

（8）结合病史及上述影像表现做出诊断与鉴别诊断，建议活检取得病理学诊断。

（9）若诊断不确定，可以给出进一步建议，如进一步检查或随诊复查。

知识点7：喉咽病变影像诊断思路　　　　　　副高：熟练掌握　正高：熟练掌握

（1）两侧声带是否对称，是否出现局部结节突起或弥漫增厚，前联合是否增厚、受累。

（2）会厌游离缘或杓会厌皱襞软组织是否增厚，是否形态不规则，会厌前间隙和喉旁间隙密度、形态是否改变。

（3）声带下气管与环状软骨间软组织是否增厚。

（4）甲状软骨、杓状软骨、环状软骨是否存在异常：增生硬化、破坏。

（5）颈部淋巴结是否存在异常：增大、密度改变、包膜变化。

（6）同时应简要描述片内已显示但未发现病变的其他组织和器官。

（7）结合病史及上述影像表现做出诊断与鉴别诊断。

（8）若诊断不确定，可以给出进一步建议，如进一步检查或随诊复查。

第三节　鼻咽纤维血管瘤

知识点1：鼻咽纤维血管瘤的临床与病理　　　　　　副高：熟悉　正高：掌握

鼻咽纤维血管瘤又称为青少年出血性纤维瘤，是起源于蝶腭孔附近后鼻孔侧壁的良性肿瘤，好发于男性青少年。临床症状以进行性鼻塞和反复顽固性鼻出血为主，肿瘤较大时可压迫邻近鼻腔、鼻窦、耳、眼等结构而出现相应症状。鼻咽检查可见突向鼻咽腔的粉红色肿块，易出血。

知识点2：鼻咽纤维血管瘤的X线表现　　　　　　副高：熟练掌握　正高：熟练掌握

DSA检查显示肿瘤血管丰富，并可明确肿瘤供血动脉及引流静脉，同时还可进行介入治疗。

知识点3：鼻咽纤维血管瘤的CT表现　　　　　　副高：掌握　正高：掌握

（1）平扫：表现为鼻咽腔软组织肿块，呈分叶状或不规则形，境界清楚，密度均匀；鼻咽腔狭窄变形；肿瘤可经后鼻孔长入鼻腔、鼻窦、眼眶、翼腭窝及颞下窝等；周围骨质可受压、吸收，蝶腭孔及翼腭窝开大。

（2）增强检查：肿块多发生明显强化。

知识点4：鼻咽纤维血管瘤的MRI表现　　　　　　副高：掌握　正高：掌握

（1）T_1WI上肿块呈略低信号，T_2WI上呈高信号；瘤内可见低信号流空条状或点状影，称为"椒盐征"。

（2）增强检查T₁WI肿瘤强化明显。

知识点5：鼻咽纤维血管瘤与鼻咽癌的鉴别诊断　　副高：掌握　正高：掌握

鼻咽癌为肿瘤浸润生长，与邻近组织无界限；咽隐窝消失，突向鼻咽腔、咽旁间隙；中度强化；病变容易向颅内侵犯，并可伴颈部淋巴结增大。

知识点6：鼻咽纤维血管瘤与鼻咽部恶性淋巴瘤的鉴别诊断　副高：掌握　正高：掌握

鼻咽部淋巴瘤病变沿黏膜下生长；病变范围广泛，多伴有颈部淋巴结增大；中度至轻度强化。

知识点7：鼻咽纤维血管瘤的诊断要点　　副高：掌握　正高：掌握

（1）形态不规则，沿各个间隙生长，病变明显强化。
（2）鼻咽镜示肿物表面呈粉红色，表面可见血管。
（3）术前可行血管栓塞，以减少出血。

第四节　鼻　咽　癌

知识点1：鼻咽癌的概念　　副高：熟练掌握　正高：熟练掌握

鼻咽癌指发生于鼻咽部上皮细胞的恶性肿瘤，大多来源于咽隐窝，男性多见，是我国常见恶性肿瘤之一。

知识点2：鼻咽癌的影像学表现　　副高：掌握　正高：掌握

（1）咽隐窝变浅、咽鼓管肿大。
（2）病变可突向咽旁间隙、鼻后孔及咽后间隙。
（3）病变向上通过颅底孔道如卵圆孔、破裂孔向颅内浸润。
（4）颈部可见增大的淋巴结。
（5）病变呈等T₁、长T₂，MR检查可评价病变对邻近组织的侵犯。
（6）病变中度强化。
（7）病变阻塞咽鼓管，可引起分泌性中耳炎。

知识点3：鼻咽癌的病理　　副高：熟悉　正高：掌握

（1）大多数为低分化鳞癌。

（2）好发于中年人，青少年也可发生。

（3）分期：①T_1型：局限于鼻咽腔；②T_2型：侵犯口咽、咽旁间隙；③T_3型：侵犯鼻窦及颅底骨质；④T_4型：侵犯颞下窝颅底及颅内结构。

知识点4：鼻咽癌的临床表现　　　　　　　　　　　　　副高：掌握　正高：掌握

主要有涕血、鼻出血、耳鸣、听力减退、鼻塞、头痛。晚期可引起视力障碍、视野缺损、突眼、复视、眼球活动受限；侵犯三叉神经、展神经、舌咽、舌下神经时出现相应症状；颈淋巴结转移率高达80%，远隔转移率约为4%。

知识点5：鼻咽癌的鉴别诊断　　　　　　　　　　　　　副高：掌握　正高：掌握

（1）非霍奇金淋巴瘤：①全身性疾病；②鼻咽部黏膜完整（MR检查T_2WI）；③颈部肿大的淋巴结无融合倾向。

（2）鼻咽纤维血管瘤：①反复大量出血；②不规则肿物，明显强化。

（3）脊索瘤：①起源于枕骨斜坡，以之为中心向颅内、外生长；②鼻咽黏膜完整；③长T_1、长T_2信号；④不规则强化。

知识点6：鼻咽癌、鼻咽淋巴瘤、增殖体肥大的影像鉴别诊断

副高：熟练掌握　正高：熟练掌握

见下表所示。

鼻咽癌、鼻咽淋巴瘤、增殖体肥大的影像鉴别诊断

影像特点	鼻咽癌	鼻咽淋巴瘤	增殖体肥大
好发部位	好发于鼻咽顶后壁及咽隐窝，其次为鼻咽侧壁，早期表现为咽隐窝不对称、变浅、消失；咽鼓管隆凸肿大从而引起咽鼓管口变窄；中晚期可见鼻咽腔内软组织肿块，鼻咽腔不对称、狭窄或闭塞	病变范围广，鼻咽部边缘凹凸不平的大肿块或咽壁弥漫性、浸润性、对称性环状增厚是其较具特征性的表现	鼻咽顶后壁软组织呈山丘样突出或呈不规则增厚。左右对称，咽隐窝及咽鼓管开口清楚或隐约可见，有不同程度的鼻咽气腔变形、狭窄、后鼻孔阻塞
CT平扫	软组织密度，边界不清	密度均匀、边界清	密度均匀
CT增强	肿块轻、中度不均匀强化	病灶呈轻度均匀强化	中度均匀强化
咽旁间隙	侵犯咽旁间隙时，其内结构紊乱，脂肪密度增高	邻近咽喉部间隙推挤、变形，但无浸润	无浸润，邻近结构清晰
颅底骨质	多出现同侧颅底骨质破坏，常见部位是斜坡、岩尖、破裂孔	一般无骨质破坏	无异常改变
颅内侵犯	累及海绵窦、颞叶、桥小脑角		

影像特点	鼻咽癌	鼻咽淋巴瘤	增殖体肥大
颈部淋巴结	可伴有颈部淋巴结转移，多为等密度，增强扫描轻中度强化，密度多均匀，可有小低密度区	多伴有颈部淋巴结肿大，受累淋巴结密度均匀，边界清，很少融合	可伴颈淋巴结肿大
继发（合并）病变	中耳积液、鼻窦炎症、积液		鼻窦炎、中耳乳突炎、扁桃体肿大、鼻甲肥厚
MRI表现	T_1WI等信号，T_2WI稍高信号，增强扫描较明显强化；颅底骨质早期骨髓浸润时，T_1WI上骨髓脂肪的高信号消失，代之为软组织信号影；冠状位扫描鼻咽癌向上经相关孔道的扩散表现为通颅孔道内充满异常信号的软组织，增强扫描与鼻咽肿物同步强化	T_1WI等或略低均匀信号、T_2WI上等或稍高信号，边界清楚。增强后轻至中度均匀强化；咽旁间隙T_1WI高信号的脂肪间隙仍然存在	T_1WI稍低信号，T_2WI均匀稍高信号

第五节 扁桃体周围脓肿

知识点1：扁桃体周围脓肿的概念　　　　　　副高：掌握　正高：掌握

扁桃体周围脓肿是指扁桃体周围间隙的化脓性炎症，又称化脓性蜂窝织炎性咽峡炎，多见于青壮年。

知识点2：扁桃体周围脓肿的影像学表现　　　　副高：掌握　正高：掌握

扁桃体肿大，边界不清；形态不规则；病变可见低密度坏死；邻近咽旁间隙脂肪间隙模糊；如果病原菌为产气杆菌，其内可见气体密度。

知识点3：扁桃体周围脓肿的病因　　　　　　副高：掌握　正高：掌握

（1）急性化脓性扁桃体炎的并发症。

（2）由于扁桃体隐窝特别是上隐窝引流不畅或深部滤泡化脓。

（3）感染向深层发展，穿透扁桃体被膜进入扁桃体周围间隙。

（4）磨牙周围炎症，也可发展至扁桃体周围间隙。

（5）致病菌为金黄色葡萄球菌、乙型溶血性链球菌、甲型草绿色链球菌及厌氧性链球菌（恶臭味）。

知识点 4：扁桃体周围脓肿的临床表现 副高：掌握 正高：掌握

体温升高、寒战；咽痛，常放射至同侧耳部及牙齿；吞咽困难，口涎外溢。

知识点 5：扁桃体周围脓肿的鉴别诊断 副高：掌握 正高：掌握

（1）咽旁脓肿：①咽侧壁连同扁桃体被推移向内隆起；②咽部炎症较轻，扁桃体本身无明显病变；③颈侧放射性疼痛剧烈。

（2）智齿冠周炎：①多伴有下颌智齿阻生和牙周袋形成；②龈瓣及周围软组织红肿、疼痛。

第六节 扁桃体肿瘤

知识点 1：扁桃体肿瘤的病因病理 副高：熟悉 正高：掌握

（1）扁桃体的恶性肿瘤占口咽部恶性肿瘤的 55.6%。

（2）CT、MRI 表现为口咽部软组织肿块，形态不规则，边界不清。

（3）向邻近结构侵犯，可伴有淋巴结肿大。

（4）肿瘤以鳞状上皮癌多见，癌肿最初局限于扁桃体窝内，继而可扩散至软腭、舌根或向咽旁间隙侵犯。

（5）当肿块>2cm 时，40% 可发生淋巴结转移。

（6）扁桃体癌通常分化差，不论原发灶大小，早期淋巴结转移发生率为 60%～70%，15%～20% 双侧发生。

（7）CT 或 MR 上表现为一个大的肿块，表面不光滑，可伴有溃疡形成，可侵犯邻近结构如舌底、软腭、咽侧壁。

（8）CT、MR 检查对早期肿瘤可漏诊，主要与正常口咽不对称有关（扁桃体形态轮廓不规则，早期肿瘤强化不明显）。

（9）扁桃体肿瘤偶尔与扁桃体炎性病变鉴别困难，后者可伴有邻近组织明显肿胀。

（10）对比增强 MR 可清晰显示病变的范围，为扁桃体病变首选。

知识点 2：扁桃体淋巴瘤的病因病理 副高：熟悉 正高：掌握

（1）淋巴瘤一般较大，表面光滑。50% 可双侧发生，约 50% 可伴有腹膜后淋巴结增大。

（2）扁桃体淋巴瘤伴头颈部淋巴结增大，提示预后不好。

（3）弥漫性大 B 细胞淋巴瘤较 NK/T 细胞淋巴瘤更容易沿淋巴管系统播散，而后者容易沿血行播散至其他器官，如皮肤、肝和肺。

第七节 口底和舌部肿瘤

知识点1：口底和舌部肿瘤的影像学评价 副高：掌握 正高：掌握

（1）主要评价病变的位置、范围、有无深部浸润、是否跨越中线、有无邻近结构受累如口底、口咽、下颌骨。

（2）增强CT检查可显示肿瘤，但病变与周围组织对比差，尤其舌前2/3的肿瘤，评价比较困难。

（3）MR检查能够清晰显示病变，层厚3mm，采用T_1WI、T_2WI及增强T_1WI可显示舌部肿瘤。

（4）首选MR检查，当评价有无骨转移时首选CT检查。

知识点2：舌癌的鉴别诊断 副高：掌握 正高：掌握

（1）可发生于舌尖、背部、外侧或深部。

（2）90%起源于外侧缘，8%位于背部，2%位于舌尖。

（3）早期无症状，晚期可表现为刺激感或异物感，发音困难，舌固定。

（4）病变向后可累及舌根，向外侧累及下颌骨。

（5）淋巴结转移发生率高，依赖于原发病变大小，常发生于颈静脉周围、颌下、颈静脉二腹肌周围。

（6）当病变累及深部时，复发率为40%。

知识点3：舌底癌的鉴别诊断 副高：掌握 正高：掌握

（1）舌底癌为最常见的口咽病变。

（2）大多数舌底癌分化不良，呈侵袭性生长，进展期病变累及口底及会厌前间隙。

（3）舌底富有淋巴结，早期转移占75%，其中30%为双侧发生。

（4）舌底癌为头颈部隐匿性转移最常见的原发灶。

知识点4：软腭和腭垂癌的鉴别诊断 副高：掌握 正高：掌握

（1）软腭和腭垂肿物，边缘不规则，外侵明显。

（2）CT可见明显强化，内部密度不均匀。

（3）MR冠状面及矢状面能清晰显示肿物的范围及与周围结构的关系。

（4）正常软腭T_1WI高信号，与病变（低信号）形成明显对比。

第八节　多形性腺瘤

知识点1：多形性腺瘤的概念　　　　　　　　　　副高：掌握　正高：掌握

多形性腺瘤是发生于咽旁茎突前间隙的最常见的肿瘤，多数源自腮腺深叶，少数来自咽旁间隙内的异位小涎腺组织或鼻口咽部腺瘤的侵犯。

知识点2：多形性腺瘤的影像学表现　　　　　　　副高：掌握　正高：掌握

（1）CT检查多呈中等密度，茎突下颌间隙扩大。
（2）推压咽旁间隙脂肪向前移位。
（3）MRI检查多为T_1较低信号、T_2较高信号。
（4）病变形态不规则，T_2WI显示病变与腮腺深叶密不可分。
（5）大部分病变信号均匀，也可见囊变。
（6）中度强化。
（7）腺瘤术后可复发，复发后边界更加不清，形态不规则。

知识点3：多形性腺瘤的临床表现　　　　　　　　副高：掌握　正高：掌握

吞咽困难，吞咽异物感。

知识点4：多形性腺瘤的鉴别诊断　　　　　　　　副高：掌握　正高：掌握

神经鞘膜瘤：①来自三叉神经分支舌神经、下牙槽神经或耳颞神经；②其发病率低于多形性腺瘤；③两者仅通过形态、CT密度和MRI信号有时难以鉴别；④病变与腮腺之间可见脂肪间隙；⑤颅底孔道（卵圆孔）可见增宽。

第九节　下　咽　癌

知识点1：下咽癌的病理　　　　　　　　　　　　副高：熟悉　正高：掌握

（1）下咽癌包括梨状窝癌、环后区癌及咽后壁癌。
（2）肿瘤通常多部位受累，延伸到邻近黏膜区域。
（3）声带固定，喉镜检查未发现肿瘤很可能提示黏膜下或小的环后区肿瘤。
（4）梨状窝癌占31%、环后区癌18%。
（5）远处可转移到肺、纵隔、骨、肝或者皮肤。

知识点2：下咽癌影像学评估　　　　　　　　　　　副高：掌握　正高：掌握

（1）肿瘤范围、大小、有无淋巴结转移，有无神经周围及包膜外侵犯，肿瘤复发及术后反应。

（2）强化CT检查首选，可评价肿瘤浸润深度，对邻近脂肪、肌肉、喉软骨的侵犯，淋巴结转移等。

（3）MR检查T_1WI上，肿瘤与肌肉均为低信号，脂肪为高信号，T_1WI可用于评价肿瘤对脂肪的侵犯。

（4）下咽癌需寻找的MR征象：①喉软骨有无侵犯；②声门前、声门旁间隙有无侵犯；③肿瘤是否沿黏膜下侵犯梨状窝或跨越中线。

知识点3：梨状窝癌的病因与病理　　　　　　　　　副高：熟悉　正高：掌握

（1）65%下咽癌起源于梨状窝，鳞癌常见。

（2）肿瘤通常平坦，表面可见溃疡。

（3）就诊时病变较大且累及多个黏膜下区，使肿瘤定位困难。

（4）进展期肿瘤通常延伸至颈部食管或进入喉腔，也可累及口咽及舌根。

（5）小的肿瘤即可发生淋巴结转移，占50%，双侧常见，Ⅲ、Ⅳ区容易发生。

（6）男性好发，与饮酒及吸烟有关。

知识点4：环后区癌的病因与病理　　　　　　　　　副高：熟悉　正高：掌握

（1）5%～15%的下咽癌起自环后区。

（2）肿瘤通常平坦，表面可见溃疡。

（3）女性常见。

知识点5：咽后壁癌的病因与病理　　　　　　　　　副高：熟悉　正高：掌握

（1）10%～20%的下咽癌起源于咽后壁。

（2）病变通常为外突型，就诊时病变较大，80%＞5cm。

（3）40%发生淋巴结转移。

知识点6：下咽癌的鉴别诊断　　　　　　　副高：熟练掌握　正高：熟练掌握

肿瘤较小时需要与良性肿瘤（如乳头状瘤）或息肉鉴别，但喉镜和活检很容易进行诊断。当病灶较大时，需要与原发喉癌鉴别，另外需要与化脓性炎症进行鉴别，一般化脓性炎症临床表现典型，CT显示软组织肿胀，周围模糊渗出。

第十节 喉 癌

知识点1：喉癌的病因病理　　　　　　　　　副高：熟悉　正高：掌握

喉癌发生于喉部恶性肿瘤，其中95%为鳞状细胞癌，其次为腺癌，肉瘤极为少见。男性发病高于女性，约为7：1，多见于老年人，50～60岁。按肿瘤的原发部位可分为声门上区、声门区和声门下区，以声门区最为常见（占60%～70%），声门上区次之，声门下区很少见。喉癌常有淋巴结转移。肿瘤的原发部位不同，淋巴转移率也不一致。声带区其淋巴回流少，故转移率为0.4%～2.0%；声门上区淋巴丰富，其转移率为30%～50%；声门下区转移率为26%左右。

知识点2：喉癌的临床表现　　　　　　　　　副高：掌握　正高：掌握

声门上型喉癌早期表现为咽部不适或异物感，后期痰中带血，咽痛；声门型主要症状为声音嘶哑；声门下型多无症状。

知识点3：喉癌的影像学表现　　　　　　　　　副高：掌握　正高：掌握

（1）分为声门上型、声门型、声门下型及贯声门型。
（2）一侧声带增厚，表面凹凸不平。
（3）会厌、杓状会厌皱襞、声带等结构的软组织增厚或肿物。
（4）病变较大可侵犯会厌前间隙、喉旁间隙、喉部软骨等。
（5）原发声门下型少见，占2%～6%，肿瘤常呈环形浸润性生长，可侵犯气管。
（6）CT仿真内镜检查能清晰显示病变的形态、范围及前、后联合侵犯情况。
（7）常有单侧或双侧淋巴结转移。

知识点4：喉癌的诊断与鉴别诊断　　　　　　副高：熟练掌握　正高：熟练掌握

影像学检查能够全面准确显示喉癌的侵犯范围及颈部淋巴结转移，是术前必不可少的检查手段。需鉴别病变包括喉息肉、乳头状瘤、喉结核、喉淀粉样变等：喉息肉和乳头状瘤多见于声带前端，病变限于黏膜面，不侵犯深层组织；喉结核和喉淀粉样变很少造成喉软骨破坏。

知识点5：喉癌、下咽癌的影像鉴别诊断　　　副高：熟练掌握　正高：熟练掌握

见下表所示。

喉癌、下咽癌的影像鉴别诊断

常见疾病		病变范围及CT表现	MRI
喉癌	声门上型	喉前庭较大的肿块或结节，形态不规则、密度不均；侵及会厌致会厌增厚或呈结节状；侵犯喉室、喉前庭、梨状隐窝、会厌前间隙及会厌谷，使其变形、移位、狭窄；喉软骨破坏，喉支架破坏变形；肿瘤可向喉腔外生长；增强扫描肿块不均匀强化；常发生颈部淋巴结转移，淋巴结均匀或环形强化	T_1WI肿瘤与肌肉相似等或略低信号，坏死区更低，T_2WI肿瘤为稍高信号，坏死组织信号更高；增强后不同程度强化；应用脂肪抑制技术的增强对早期软骨受侵的发现有帮助；对颈部淋巴结增大的发现较敏感
	声门型	最常见，好发于声带的前中1/3，表现为声带不规则增厚，可见结节状或菜花状肿块，声带固定在内收位，冠状重建可显示病变范围。前联合易受侵犯，然后向对侧声带浸润，前联合厚度超过2mm，并可由此向前破坏甲状软骨；软骨增生、硬化，骨髓腔变窄、消失或局部中断	
	声门下型	极少见，表现为声门下气管与环状软骨间，其内侧面软组织厚度>1mm，或出现软组织块影	
	贯声门型	喉癌晚期侵犯喉旁间隙，并跨越两个喉解剖区，易向深层侵犯，破坏软骨，多伴随颈部淋巴结转移	
下咽癌		梨状窝或咽后壁环后区等或略低密度不规则软组织肿块，边界不清；增强扫描不均匀明显环形强化，边界更清晰；易向周围蔓延浸润，侵及喉软骨或颈部软组织等；淋巴结转移率高，增强边缘多呈环状强化	肿块T_1WI等低信号，T_2WI较高信号，增强扫描明显强化；咽喉外侵犯及淋巴结转移

第四章 口腔颌面部

第一节 正常影像表现

知识点1：牙齿的正常影像表现　　　　　　　　副高：掌握　正高：掌握

（1）X线平片上可显示牙齿形态及内部结构，牙根与牙槽骨间的线状透光影为牙周膜。
（2）CT横断面图像及三维重组均可清楚显示牙齿、颌骨和周围软组织及其毗邻关系。
（3）MRI检查T_1WI、T_2WI上牙髓和骨松质呈高信号，其他骨质呈低信号。

知识点2：上颌骨的正常影像表现　　　　　　　　副高：掌握　正高：掌握

上颌骨分体部和四个突起：体部主要由上颌窦组成；四个突起为额突、颧突、牙槽突和腭突。CT横断面可分别观察上颌骨各部的形态及结构。MRI检查T_1WI、T_2WI上显示骨髓呈高信号，骨皮质呈低信号。

知识点3：下颌骨的正常影像表现　　　　　　　　副高：掌握　正高：掌握

下颌骨由体部和升支组成，其交界处为下颌角。下颌骨体部上缘为齿槽骨，体部有下颌管；升支包括喙突和髁状突，升支中部舌侧面有下颌孔。X线平片上见下颌骨皮质呈线状高密度影，其内松质骨呈网状略高密度，下颌管呈条带状低密度影。CT和MRI检查可同样清晰显示下颌骨的各部结构。

知识点4：口腔颌面软组织的正常影像表现　　　　副高：掌握　正高：掌握

口腔颌面软组织包括舌、口底、牙龈、扁桃体、腭、颊、涎腺及咀嚼肌等，平片难以观察。CT能清晰显示各软组织结构的形态，正常时双侧性结构对称、等大，呈中等均匀密度，增强检查舌根淋巴组织及涎腺均匀强化。MRI检查T_1WI、T_2WI多方位成像可更好地观察上述结构，清楚地显示其内组织构成。

知识点5：颞下颌关节的正常影像表现　　　　　　副高：掌握　正高：掌握

颞下颌关节包括下颌小头、关节窝、关节结节、关节盘、关节囊等。X线平片和曲面体层摄影可显示关节面骨质和关节间隙。CT检查还可清楚显示关节周围软组织。MRI检查T_1WI、T_2WI及质子密度加权像能更加清晰地显示张闭口位时关节盘的位置、形态和信号改变及关节内积液等。

第二节　基本病变表现

知识点1：形态改变	副高：掌握　正高：掌握

口腔颌面部的形态改变包括结构变形、扩大、缩小甚至消失，通常提示存在外伤、畸形、肿瘤等病变。

知识点2：位置改变	副高：掌握　正高：掌握

正常颌面部各结构可发生移位，表现为上、下、左、右及前、后各个位置的改变，通常提示有占位性病变或畸形。

知识点3：骨质改变	副高：掌握　正高：掌握

骨质中断为外伤性骨折所致，骨质破坏提示有原发恶性肿瘤或转移瘤等。

知识点4：异常密度和信号	副高：掌握　正高：掌握

病变呈低密度提示含脂肪性病变或积气；呈等密度，多见于炎性或肿瘤性病变；呈高密度，则见于骨瘤、钙化等。MRI检查信号异常见于炎症和肿瘤性病变，多表现为T_1WI低信号、T_2WI高信号。

第三节　牙源性囊肿

知识点1：牙源性囊肿的概念	副高：熟练掌握　正高：熟练掌握

由牙齿发育障碍或病变所形成的囊肿统称为牙源性囊肿，主要包括根尖周囊肿、含牙囊肿、角化囊肿等。根尖周囊肿是由于根尖慢性炎症形成含有上皮的根尖周围肉芽肿、液化而形成囊肿；含牙囊肿属于颌骨发育性牙源性囊肿，发生于牙冠或牙根形成之后，在残余釉上皮与牙冠面之间出现液体渗出而形成含牙囊肿；角化囊肿为来源于牙板、牙板线残余或口腔黏膜基底细胞的错构，囊内含有黄白色发亮的片状角化物或奶油样物质。

知识点2：牙源性囊肿的临床表现	副高：熟练掌握　正高：熟练掌握

（1）根尖周囊肿：多见于成年人。好发于前牙，与根尖慢性炎症有关，囊肿生长缓慢，

早期常无自觉症状，当囊肿体积较大时，使颌骨膨大、面部变形，扪之有乒乓球感或波动感，邻近牙齿松动移位。

（2）含牙囊肿：可以出现在任何年龄，但最多见于20～40岁，最好发于下颌第三磨牙区。临床检查常可见缺牙伴该区颌骨膨胀。

（3）牙源性角化囊肿：男性多于女性，约有10%的患者呈多发性，其中部分患者与遗传因素有明显的关系。

知识点3：牙源性囊肿的病理　　　　　副高：熟悉　正高：掌握

牙源性囊肿为牙齿病变或牙齿发育障碍所引起的囊肿，以根尖囊肿和含牙囊肿较为常见。病理上，囊肿的内膜由复层扁平上皮组成，一般无角化。根尖囊肿多发生于龋齿、死髓牙等病源牙的牙根部，其中以上颌切牙、尖牙和前磨牙牙根唇面多见；含牙囊肿常见于下颌第三磨牙和上颌尖牙，后者累及上颌窦。

知识点4：牙源性囊肿影像检查方法的选择　　副高：熟练掌握　正高：熟练掌握

（1）X线检查：平片多用于筛查，发现病变时建议CT进一步检查。

（2）CT检查：常规应用薄层扫描，并使用多种图像后处理方法：尤其多平面重组，可清晰直观地显示囊肿的密度、部位及与牙齿关系、有无骨质破坏等。

（3）MR检查：可清楚显示病变大小、范围及与周围结构关系，但MR对钙化、骨化显示差，且扫描时间长、受吞咽动作影响大，对于牙源性囊肿诊断价值有限。

知识点5：牙源性囊肿影像检查流程　　　副高：熟练掌握　正高：熟练掌握

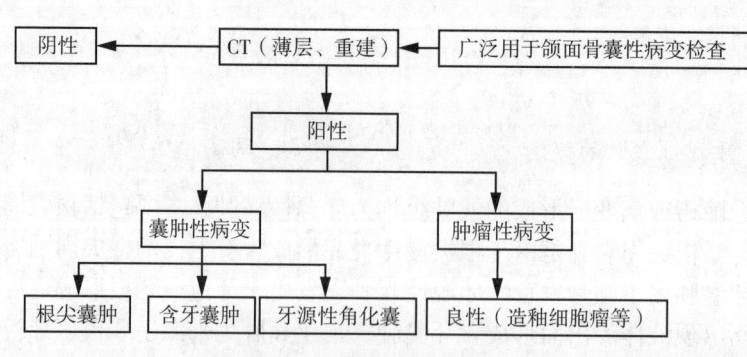

牙源性囊肿影像检查流程图

知识点6：牙源性囊肿的CT表现　　　　　副高：掌握　正高：掌握

（1）根尖囊肿：冠状面重组显示根尖周围囊状均匀低密度区，包绕根尖，边界清楚；有时囊壁较厚，周围骨质硬化；增强检查，囊内容物无强化，囊壁可见轻度强化。

（2）含牙囊肿：冠状面能更清楚显示病变，表现为囊状透亮区，内含形态完整或不完整牙齿，压迫邻近结构。

知识点7：牙源性囊肿的MRI表现　　　　　　　　副高：掌握　正高：掌握

（1）囊肿内容物在T_1WI多为低信号，T_2WI多为高信号；内含的牙齿在T_1WI和T_2WI均为低信号。

（2）增强检查，囊内容物无强化；囊壁呈轻中度环形强化。

知识点8：牙源性囊肿影像鉴别诊断　　　　　副高：熟练掌握　正高：熟练掌握

见下表所示。

牙源性囊肿影像鉴别诊断

牙源性囊肿	根尖周囊肿	含牙囊肿	牙源性角化囊肿
好发部位	多累及上颌牙，尤其是上颌侧切	常与阻生的下颌第三磨牙、上颌尖牙、下颌前磨牙和上颌第三磨牙有关	好发于下颌骨磨牙区及上颌骨前牙区，沿颌骨长轴生长
囊肿区牙齿特点	有残根或死髓牙	囊肿可含1个或多个不同发育阶段的牙齿	牙缺失或有阻生牙
囊肿与牙齿关系	囊肿常包绕1个或多个烂牙相连，以病变牙为中心	牙冠位于囊内，囊肿内含牙冠朝向囊腔的牙齿，囊肿附着于该牙冠根交界处	囊内可含齿或不含齿，囊肿邻近的齿根压迫性吸收或受压移位
囊肿特点	单房，边缘整齐的圆形或卵圆形囊性低密度影，周围有致密线条	单房，边缘整齐的圆形或卵圆形囊性低密度影，周围有致密线条	多房，囊内含蛋白角化物表现为不均匀混杂密度
CT增强扫描	无强化，合并感染可见壁强化		
MRI表现	根尖周囊肿及含牙囊肿T_1WI为低信号、T_2WI为不均匀高信号，多角度成像有助于观察与牙齿的关系		T_1WI及T_2WI为较为特异的不均匀高信号

知识点9：牙源性囊肿影像诊断思路　　　　　副高：熟练掌握　正高：熟练掌握

（1）是否表现为颌骨内囊肿征象：边缘整齐的圆形或卵圆形密度减低影像，周围有致密白色线条包绕。

（2）囊肿的位置，与牙齿及周围结构的关系：牙齿存在囊肿内还是部分受包绕，牙根位于囊腔内还是牙冠位于囊内。

（3）囊肿区牙齿特点：局部是否存在残根、阻生齿、缺失牙。

（4）同时应简要描述片内已显示但未发现病变的其他组织和器官。

（5）结合病史及上述影像表现做出诊断与鉴别诊断。

（6）若诊断不确定，可以给出进一步建议，如进一步检查或随诊复查。

第四节 造釉细胞瘤

知识点1：造釉细胞瘤的临床与病理　　　　副高：熟悉　正高：掌握

造釉细胞瘤是一种起源于造釉器官的真性肿瘤，多数认为来源于造釉器或牙板上皮，多见于青壮年，好发于下颌磨牙区及升支部。生长缓慢，病程较长，可数年至数十年。初期无症状，后期颌骨膨大，面部畸形，牙齿松动、脱落，可产生吞咽、咀嚼、语言、呼吸障碍。

知识点2：造釉细胞瘤的X线表现　　　　副高：掌握　正高：掌握

表现为颌骨内囊状低密度灶，多向颊侧膨胀性生长，边缘骨质硬化，有多发切迹；病灶可含有牙齿，也可有邻近牙根侵蚀或缺失；骨皮质受压变薄甚至吸收。依病灶表现，可分为四型：①多房型：最常见，呈多个圆形或卵圆形，大小不等的低密度影，相互重叠或融合，边缘呈切迹状；②蜂窝型：分房细小密集，状如蜂窝，间隔呈网格状；③单房型：少见，为单一圆形或卵圆形的透光区；④恶性型：约占5%，病灶内间隔少，呈溶骨性骨质破坏区，边缘毛糙，周围软组织膨隆。

知识点3：造釉细胞瘤的CT表现　　　　副高：掌握　正高：掌握

平扫，病变呈低密度灶，周围囊壁境界清晰，呈锐利高密度影；较X线平片更加清晰显示肿瘤的内部结构、密度及邻近骨皮质改变。

知识点4：造釉细胞瘤的MRI表现　　　　副高：掌握　正高：掌握

肿瘤在T_1WI上低信号，T_2WI上其内囊液为高信号；囊壁呈低信号；囊内间隔亦呈低信号。

知识点5：造釉细胞瘤的鉴别诊断　　　　副高：掌握　正高：掌握

造釉细胞瘤主要与牙源性囊肿和骨巨细胞瘤鉴别：前者呈圆形低密度，边缘光滑锐利，囊壁硬化、完整，囊内可见牙齿；后者呈分隔状，瘤壁无骨质硬化。

第五节　慢性化脓性涎腺炎

| 知识点1：慢性化脓性涎腺炎的病因与病理 | 副高：熟悉　正高：掌握 |

慢性化脓性涎腺炎多发生于腮腺及颌下腺，而舌下腺及小涎腺少见。以逆行性感染最常见，即致病菌沿导管逆行感染。

| 知识点2：慢性化脓性涎腺炎的临床表现 | 副高：掌握　正高：掌握 |

病区持续痛、不适，涎腺分泌减少、口干、舌燥、口臭。当涎腺分泌量增加，而导管排出受阻，则病区肿大、疼痛加剧；停食后症状可消失。病区涎腺肿大，可触及肿大轮廓、中等硬度及轻度压痛，还可触及索条状、粗硬导管。下颌下腺常与涎石并发。

| 知识点3：慢性化脓性涎腺炎的X线表现 | 副高：掌握　正高：掌握 |

X线平片主要检查有无涎石。颌下腺导管开口粗大，易有异物进入，较易并发涎石。涎腺造影示导管局部扩张，边缘不整等。可出现对比剂排空延迟。

| 知识点4：慢性化脓性涎腺炎的CT表现 | 副高：掌握　正高：掌握 |

腺体明显增大，密度增高，边界清晰，腺体周围结构层次模糊并伴液平面提示脓肿。

第六节　涎　石　病

| 知识点1：涎石病的概念 | 副高：掌握　正高：掌握 |

涎腺导管或腺体内形成结石并引起一系列症状及病理变化时，称为涎石病。

| 知识点2：涎石病的影像学表现 | 副高：掌握　正高：掌握 |

（1）X线检查可显示涎石的形状和部位。
（2）X线腮腺导管造影时，可显示充盈缺损。
（3）CT检查可显示涎腺肿大，密度增高，形态不规则。
（4）慢性期CT检查可显示腺体萎缩。

| 知识点3：涎石病的临床表现 | 副高：掌握　正高：掌握 |

（1）阻塞症状，涎腺肿大。

（2）进食时，相关腺体增大和剧烈肿胀；进食后，症状逐渐缓解。

（3）颌下腺涎石最为常见，腮腺次之。

（4）导管内的涎石较腺体内的涎石为多，大多为慢性炎症表现。

（5）少数病例可伴有胆管或尿路结石。

| 知识点4：涎石病的病因 | 副高：掌握　正高：掌握 |

（1）涎液滞留，引起滞留的原因是导管炎症后管腔缩窄、肿瘤压迫，或异物阻塞等使涎液排出受阻。

（2）细菌、异物。

（3）涎石阻塞引起腺体继发感染，并反复发作。

| 知识点5：涎石病的鉴别诊断 | 副高：掌握　正高：掌握 |

（1）导管狭窄：碘油造影有助于鉴别小结石、腺内或导管内结石。

（2）恶性肿瘤、转移性肿瘤或淋巴结增大：无涎液滞留和涎腺炎症状；CT检查可显示肿块。

| 知识点6：涎石病的诊断要点 | 副高：掌握　正高：掌握 |

（1）X线腮腺导管造影时，可显示充盈缺损。

（2）CT检查可显示涎腺肿大，密度增高，形态不规则。

第七节　腺淋巴瘤

| 知识点1：腺淋巴瘤的临床表现 | 副高：掌握　正高：掌握 |

（1）绝大部分多见于50岁以上男性。

（2）腮腺多见，亦可见于颌下腺。

（3）双侧腮腺受累，多发原发灶。

（4）表现为双侧或单侧腮腺区多个活动肿块，有囊变，质软且有波动感。

（5）发展缓慢、表面光滑、质地较软的无痛性肿块，临床上无明显症状。

| 知识点2：腺淋巴瘤的影像学表现 | 副高：掌握　正高：掌握 |

（1）CT表现：①单侧或双侧腮腺叶下极；②多发类圆形肿块，边缘清楚；③无钙化；④多发小囊腔；⑤增强扫描实性部分及包膜轻度强化或无强化；⑥少见表现以实性为主，囊变少。

（2）MRI表现：①信号不均匀；②T_1WI、T_2WI均为高信号。

知识点3：腮腺腺淋巴瘤和腮腺混合瘤的影像鉴别　　　副高：熟练掌握　正高：熟练掌握

见下表所示。

腮腺腺淋巴瘤和腮腺混合瘤的影像鉴别

肿　瘤	腮腺混合瘤	腮腺腺淋巴瘤
位置、数量	腮腺浅叶、单发	腮腺的后下极，有多灶性和双侧腮腺同时发病特点
CT平扫	圆形或椭圆形软组织密度，边缘光滑；较大的腺瘤囊变多见，且位于中央，偶有钙化	圆形或类圆形均匀软组织密度，表面光滑、边界清晰，可见局灶性裂隙状囊变区，无出血或钙化
CT增强	动脉期肿瘤实质区呈轻中度强化，延迟扫描持续强化，多期增强具有"慢进慢出"进行性强化的特点，囊变区无强化	肿块早期明显强化，迅速廓清，囊变区无强化，呈"快进快出"强化形式；瘤周可见环形包膜强化；小血管进入或包绕病灶
MR表现	肿瘤T_1WI多呈等低信号，T_2WI呈等/高信号、病灶内明显高信号的囊变区；瘤周可见完整的低信号包膜；冠状扫描可以显示面神经主干在腮腺内走行、推挤的情况；多期增强呈"慢进慢出"的强化形式	T_1WI肿瘤信号明显低于正常腮腺组织，囊变区呈更低信号。T_2WI多为等低信号，囊变区为裂隙状更高信号；T_1WI及T_2WI瘤周见完整的薄环状稍低信号包膜；多期增强呈"快进快出"的强化形式

知识点4：腺淋巴瘤的鉴别诊断　　　　　　　　　　副高：掌握　正高：掌握

（1）混合瘤：多种成分，如钙化、骨化。
（2）单纯性囊肿：壁薄，且壁不强化。

知识点5：腺淋巴瘤的诊断要点　　　　　　　　　　副高：掌握　正高：掌握

（1）单侧或双侧腮腺腺叶下极。
（2）多发小囊腔。
（3）增强扫描示实性部分及包膜轻度强化或无强化。
（4）T_1WI及T_2WI均为高信号。

第八节　黏液表皮样癌

知识点1：黏液表皮样癌的临床表现　　　　　　　　副高：掌握　正高：掌握

（1）腮腺多见，颌下腺和舌下腺少见。
（2）多见于中年女性。

（3）无痛性肿块，增大缓慢，体积大小不一，边界尚清。

（4）硬度中等，活动，表面光滑或稍呈结节状，为实质性或囊性。

（5）低分化型生长迅速，肿块与周围组织粘连，边界不清，常有疼痛，可侵犯面神经导致周围型面瘫。

知识点2：黏液表皮样癌的病理　　　　　　　　副高：熟悉　　正高：掌握

（1）黏液细胞、表皮样细胞及可向上述两型细胞演变的中间细胞等3类细胞组成。

（2）分为低度恶性（高度分化）、中度恶性和高度恶性（低分化）3种类型。

（3）腮腺黏液表皮样癌多属低度恶性。

知识点3：黏液表皮样癌的影像学表现　　　　　副高：掌握　　正高：掌握

（1）CT表现：①腮腺内密度不均匀的软组织肿块；②浸润性生长；③边缘不清；④可见液化坏死、钙化；⑤增强扫描示肿块实性部分强化；⑥颈部淋巴结转移。

（2）MRI表现：①T_1WI呈中等信号；②T_2WI呈不均匀高信号；③颈部淋巴结转移。

知识点4：黏液表皮样癌的诊断要点　　　　　　副高：掌握　　正高：掌握

①腮腺内密度不均匀的软组织肿块；②浸润性生长；③边缘不清。

第五章 耳和颞骨

第一节 正常影像表现

知识点1：乳突的正常X线表现　　　　　　　　副高：掌握　正高：掌握

25°斜侧位像观察较好。乳突分为气化型、板障型和混合型。气化型，乳突气化好，清晰透明，感染易扩散，以致临床与X线表现均出现较早而又明显，而炎性渗出物也较易排出。板障型，乳突为板障骨，对中耳感染抵抗力较大，但一旦侵及乳突，则易于慢性化。骨窦与皮质间骨质较厚，故临床与X线表现均不明显，但骨窦与脑膜间骨质较薄，易引起颅内并发症。因此，乳突型不仅对鉴别急性或慢性炎症重要，对临床表现、预后和治疗也有相当意义。

知识点2：乙状窦的正常X线表现　　　　　　　　副高：掌握　正高：掌握

注意压迹的大小及位置。乙状窦前缘到外耳道的距离正常为1.0～1.5cm。位置偏前，则为"乙状窦前位"。

知识点3：中耳的正常X线表现　　　　　　　　　副高：掌握　正高：掌握

于颏顶位像上，观察鼓室清晰度与透明度。有无浑浊，密度增加或减低和边缘模糊。耳骨是否完整，清晰锐利，有无吸收，模糊不清或消失。侧位像上还应注意鼓室盖的位置。

正常鼓室清晰透明，边缘锐利，其透明度受骨壁厚度的影响，但两侧基本相同，可以对比。耳骨完整、清晰锐利，锤骨头为一椭圆形致密影，也可以看到锤骨柄和砧骨，但镫骨多不易显示。侧位像上，鼓室盖的位置居眼眶下缘与外耳道上缘连线上方5～10mm。低于此值即为鼓室盖低位，手术时易伤及中颅凹硬脑膜。

知识点4：咽鼓管的正常X线表现　　　　　　　　副高：掌握　正高：掌握

在颏顶位观察。应注意其清晰度，有无空气填充。正常咽鼓管为透明细带状，影像不清、变淡或不显影说明其中气体已被吸收，提示其鼻腔开口阻塞。

知识点5：内耳迷路的正常X线表现 　　　　　　　　　副高：掌握　正高：掌握

　　主要观察半规管、前庭和耳蜗之轮廓、结构及密度，有无局限性或弥漫性密度增加，有无局限性骨质破坏。正常时，上半规管和外半规管，前庭及耳蜗易于观察，密度较岩骨大，边缘清楚。局限性或弥漫性密度加大，边缘模糊，常说明有耳硬化症。局部骨质破坏极为少见，外半规管破坏可来自鼓窦胆脂瘤。细致检查迷路常需断层检查。

　　观察内耳道时应注意，内耳道口及内耳道有无扩大。正常内耳道清晰锐利，1/3人群两侧可有0.5mm差别，正常宽度最大可达10mm，平均为5.5mm。内耳道形状可分为：管状，宽度平均；壶腹状，管道膨隆，内口较小；喇叭状，内口较小，愈向外则愈大。以管状常见。

知识点6：鼓室盾板的正常CT表现 　　　　　　　　　副高：掌握　正高：掌握

　　鼓室盾板又称鼓膜嵴，位于外耳道上壁内侧端与上鼓室外侧壁交界处的锐利骨嵴，是上鼓室表皮样瘤首先破坏之处，CT冠状位显示最佳。鼓室盾板与锤骨之间的空隙称为普鲁萨克间隙，亦是冠状面显示最清楚。表皮样瘤常占据该间隙，引起此间隙扩大，间隙内气体被软组织密度影取代。

知识点7：听小骨的CT表现 　　　　　　　　　副高：熟练掌握　正高：熟练掌握

　　锤骨、砧骨及镫骨CT均能清楚显示。锤骨在前，砧骨在后，镫骨位于前庭窗上。锤骨头与砧骨体之间有横行透明线状间隙，为锤砧关节；豆状突与镫骨小头构成砧镫关节。在横断面上可显示锤砧关节和砧镫关节，镫骨前后脚难于清楚显示。镫骨斜位MPR图像可清晰显示镫骨底板及底板上结构。锤砧骨同层显示图像可较好显示听骨链的连接关系。

知识点8：乳突窦入口及乳突窦的CT表现 　　　　　　　副高：熟练掌握　正高：熟练掌握

　　乳突窦入口是上鼓室向后延伸的含气道，乳突窦是乳突窦入口向后膨大的含气腔，均在颞骨乳突部。横断面可以显示上鼓室、乳突窦入口、乳突窦三含气腔自前向后相连通。

知识点9：鼓室窦的CT表现 　　　　　　　　　副高：熟练掌握　正高：熟练掌握

　　位于鼓室后壁内上部，又称"锥隐窝"。外界为锥隆起，内界为岬下脚。鼓室窦为锥隆起内侧、鼓室后壁的含气隐窝。锥隆起外侧鼓室后壁的含气隐窝为面神经隐窝，简称面隐窝。锥隆起、岬下脚、鼓室窦、面隐窝CT横断面均能清楚显示。冠状面于鼓室的最后，呈垂直的管道，在横断面颞骨靠上层面可显示两个或3个半规管断面环影；显示两个环时，前环为前半规管（上半规管）前脚，后环为总脚；显示3个环时，前环及中环分别为前半规管前脚及总脚，后环为半规管弓部断面。横断面上总脚与前半规管前脚之间可见向前弯曲的细管道影为岩乳管，内含弓下动静脉。

知识点10：窝窗的CT表现　　　　　　　　　副高：熟练掌握　正高：熟练掌握

在前庭后1mm下方，冠状面可见于前庭窗后1mm的层面，呈骨迷路外下缘的小缺口。横断面在耳蜗基底周后缘偏外的骨凹陷为蜗窗窝。

知识点11：窝导水管的CT表现　　　　　　　副高：熟练掌握　正高：熟练掌握

为自耳蜗向内后行的管道，开口于岩骨内后缘，开口呈喇叭状。横断面较清楚。冠状面位于内耳道之下。

知识点12：前庭导水管的CT表现　　　　　　副高：熟练掌握　正高：熟练掌握

为前庭后的细管道，远较蜗导水管细小。开口略呈喇叭状。开口于岩骨内后缘，后半规管内侧。正常此管起自前庭内椭圆囊与球囊之间的连接部向内后上行一小段为峡部，很靠近总脚内缘，然后折向外后下行。正常其骨管大部因管腔甚细，影像不能显示，仅其后端开口处可CT显示。如其中部内腔横径超过1.5mm或管道影像达于总脚内缘深度则为扩大。内淋巴囊CT不能显示。

知识点13：内耳道的正常影像表现　　　　　　副高：掌握　正高：掌握

内耳道的正常形态为管状、壶腹状、喇叭状，两侧对称，前后径及上下径4~6mm，两侧对称。如果两侧相差2mm，提示存在病变。内耳道靠底部有横行骨嵴，为镰状嵴，冠状面可见，呈横行致密线，为内耳道的标志。内耳道底外靠前庭。

第二节　基本病变表现

知识点1：外耳道的基本病变表现　　　　　　副高：掌握　正高：掌握

外耳道狭窄或闭锁常见于先天性发育畸形；肿块多见于耵聍腺瘤、胆脂瘤、外耳道癌等；骨质破坏主要见于恶性肿瘤或恶性外耳道炎。

知识点2：中耳的基本病变表现　　　　　　　副高：掌握　正高：掌握

鼓室狭小见于先天发育畸形；鼓室扩大见于胆脂瘤、肿瘤；鼓室内软组织影见于各类炎性病变、外伤后出血、鼓室或颈静脉球瘤。听小骨异常多为先天发育畸形，常伴有外耳道或鼓室畸形；听骨链脱位或不连续见于外伤、手术后；听小骨侵蚀见于胆脂瘤、骨疡型中耳炎或肿瘤。中耳区骨质破坏也多见于胆脂瘤、骨疡型中耳炎或肿瘤。

知识点3：迷路的基本病变表现　　　　　　　　　　　　副高：掌握　正高：掌握

耳蜗、前庭、半规管单纯形态异常主要见于先天性发育畸形；耳蜗、前庭、半规管骨质受侵见于炎性病变、肿瘤、骨纤维异常增殖症、畸形性骨炎。迷路密度增高或信号异常见于骨化性迷路炎。

知识点4：内耳道的基本病变表现　　　　　　　　　　　副高：掌握　正高：掌握

内耳道狭窄见于先天性发育畸形或骨纤维异常增殖症；内耳道扩大主要见于听神经瘤、面神经瘤。MRI检查还可以发现前庭蜗神经发育不良。

知识点5：面神经管及颞骨区血管的基本病变表现
　　　　　　　　　　　　　　　　　　　　　　　副高：熟练掌握　正高：熟练掌握

由于面神经管原发病变，或继发于其他类型疾病（如慢性炎症、肿瘤等），面神经管可发生管腔异位、扩大或管壁破坏。颞骨区血管也可由于上述原因，发生血管异位、发出异常分支，或管腔的扩大、闭塞等。

第三节　颞骨及耳先天畸形

知识点1：颞骨及耳先天畸形的病因与病理　　　　　　　副高：掌握　正高：掌握

耳由外耳、中耳与内耳组成，在时间发生顺序上，最早为内耳，然后是中耳和外耳。任何一阶段的发育停滞或者异常，均可导致颞骨畸形。外中耳胚胎原基与内耳原基不同，外中耳畸形常联合发生，内耳畸形则多为单独发生，但也有少数人外、中、内耳均有畸形。

知识点2：外中耳畸形的分型　　　　　　　　　　　　　副高：掌握　正高：掌握

（1）听小骨畸形。
（2）外耳道狭窄及闭锁，为最常见的外中耳畸形。
（3）垂直外耳道，相当于正常外耳道的部位无外耳道结构，呈外耳道闭锁状。
（4）面神经管异常。
（5）颈动脉异位。

知识点3：内耳畸形的分型　　　　　　　　　　　　　　副高：掌握　正高：掌握

（1）耳蜗畸形。

（2）前庭畸形。

（3）前庭导水管扩大，属大前庭导水管综合征。

（4）半规管发育不良。

（5）内耳道畸形，内耳道宽度3mm以下需考虑狭窄，此时听神经和/或面神经发育不良。

| 知识点4：颞骨及耳先天畸形的影像学检查方法比较 | 副高：掌握 正高：掌握 |

HRCT是显示颞骨细微结构的首选检查方法，能够清晰显示精细的骨质结构，因此可以很好地显示颞骨畸形的形态学改变。对畸形的类型、程度和部位也可做出准确的判断。MR软组织分辨率高，可清晰显示听神经等结构，如听神经缺如和变异情况。

| 知识点5：颞骨畸形的影像诊断思路 | 副高：熟练掌握 正高：熟练掌握 |

充分掌握颞骨的细微解剖，尤其是骨骼的断面解剖，对于判断是否存在畸形。当发现内耳畸形，尤其是内耳道底孔道异常时，需要做内耳MR水成像观察前庭蜗神经的发育情况。

| 知识点6：颞骨畸形的鉴别诊断 | 副高：熟练掌握 正高：熟练掌握 |

见下表所见。

颞骨畸形的鉴别诊断

颞骨畸形	临床特点	特征影像表现
外中耳畸形	患者出生时即被发现有耳郭及外耳道畸形，听力障碍多属于传导性耳聋	外耳道骨性或膜性闭锁，鼓室腔狭小，听小骨畸形，可伴有面神经乳突段前移或鼓室段下移
内耳畸形	临床电测听检查提示患耳不同程度的感音性神经性耳聋	种类繁多，可有耳蜗周数不足、半规管发育异常、前庭水管扩大等

第四节 中耳乳突炎

| 知识点1：中耳乳突炎的临床与病理 | 副高：熟悉 正高：掌握 |

最常见的耳部感染性疾病，临床表现为耳部疼痛、耳道分泌物及传导性耳聋。

| 知识点2：中耳乳突炎的影像学表现 | 副高：掌握 正高：掌握 |

（1）急性：CT显示中耳、乳突腔气房积液，气房骨隔无破坏。

（2）慢性：气房骨隔增厚硬化，乳突呈板障型或硬化型。

（3）肉芽肿型：鼓室内软组织肿块，骨质破坏边缘模糊不整，T_1WI、T_2WI等信号，增强检查明显强化。

（4）胆脂瘤型：①早期病变常见Prussak间隙扩大，鼓室盾板破坏或变钝；②听小骨侵蚀、移位、破坏；③乳突窦扩大，可累及半规管及面神经管；④鼓室盖破坏累及颅内；⑤乙状窦、颈静脉壁骨质破坏，引起血栓性静脉炎；⑥骨质破坏边缘光整，有硬化；⑦T_1WI信号混杂，T_2WI高信号，增强检查病变无强化。

知识点3：中耳乳突炎的鉴别诊断　　　　副高：掌握　正高：掌握

（1）鼓室球瘤：①不伴有板障型或硬化型乳突；②强化明显；③无中耳炎病史；④MRI可见"盐和胡椒征"；⑤搏动性耳鸣，耳镜见紫色肿块。

（2）胆固醇肉芽肿：①T_1WI、T_2WI高信号；②无强化；③岩尖好发；④气房内出血的降解产物，慢性炎性细胞、多核巨细胞及胆固醇结晶。

（3）肉芽肿型中耳炎：①胆脂瘤型中耳炎和胆固醇肉芽肿可合并存在，CT鉴别困难；②骨质破坏边缘毛糙；③病变明显强化。

（4）胆脂瘤术后复发、残留与术后肉芽鉴别：①复发、残留：病变进行性扩大，伴骨质破坏，T_1WI混杂信号，无强化或周边强化；②术后肉芽：病变周边强化，CT无明显增大的肿块。

知识点4：中耳乳突炎的诊断要点　　　　副高：掌握　正高：掌握

（1）中耳乳突软组织肿块。

（2）长期耳部流脓、听力下降。

（3）CT显示骨壁破坏区边缘整齐，有硬化，MRI检查显示无强化，提示胆脂瘤；骨质破坏边缘毛糙，MRI检查明显强化，提示肉芽肿。

第五节　坏死性外耳道炎

知识点1：坏死性外耳道炎的概念　　　　副高：掌握　正高：掌握

坏死性外耳道炎又称为恶性外耳道炎、外耳道骨髓炎和周围软组织进行性坏死，常见于老年糖尿病患者，并引发颅内并发症，致病菌多为铜绿假单胞菌（绿脓杆菌）。

知识点2：坏死性外耳道炎的影像学表现　　　　副高：掌握　正高：掌握

（1）早期外耳道软组织肿胀，邻近脂肪间隙消失。

（2）外耳道内可见肉芽组织增生，并累及中耳鼓室。

（3）骨性外耳道可见侵蚀破坏，边缘不整。

（4）进展期可引起骨髓炎、脓肿形成。

（5）病变容易侵犯茎乳孔、颈静脉窝。

（6）MRI检查能清晰显示病变对软组织、颅底及颅内侵犯。

（7）常规SE序列平扫及GRE T_1WI增强检查首选。

知识点3：坏死性外耳道炎的临床表现　　副高：掌握　正高：掌握

老年糖尿病患者表现为耳痛，夜间明显，持续性，起病急；耳郭及耳周肿胀；外耳道脓性分泌物。

知识点4：坏死性外耳道炎的鉴别诊断　　副高：掌握　正高：掌握

（1）外耳道及中耳癌：①影像学难以区分；②临床表现起病缓慢，耳痛逐渐加重，有血性溢液；③CT检查显示外耳道软组织肿块并多发骨质侵蚀破坏；④MRI检查显示均匀明显强化，显示病变的范围；⑤鳞癌常见，其次为囊腺癌。

（2）外耳道胆脂瘤：①外耳道肿块并骨壁侵蚀破坏；②肿块内常见较高密度的小死骨屑；③骨破坏以下壁、后壁常见；④可累及中耳、乳突。

知识点5：坏死性外耳道炎的诊断要点　　副高：掌握　正高：掌握

进行性外耳道炎；糖尿病；铜绿假单胞菌（绿脓杆菌）。

第六节　耳硬化症

知识点1：耳硬化症的病理　　副高：熟悉　正高：掌握

耳硬化症局限于颞骨，发生于前庭窗、骨迷路壳的中层，病因不明。

充血期：骨迷路微血管扩张，血管增多，破骨细胞活跃，骨质发生反复局灶性破坏与吸收；海绵期：血管增生，成骨细胞、破骨细胞并存，骨小梁疏松；硬化期：骨质增生硬化。

知识点2：耳硬化症的影像学表现　　副高：掌握　正高：掌握

（1）前庭窗型：①海绵期：CT检查显示窗缘脱钙，窗口似"扩大"；②硬化期：镫骨底板增厚，蜗窗狭窄。

（2）耳蜗型：①基底螺旋密度减低，耳蜗边缘模糊；②病变可累及前庭半规管；③硬化期耳蜗致密硬化；④MRI检查呈无信号。

知识点3：耳硬化症的临床表现　　　副高：掌握　正高：掌握

（1）年轻人好发。

（2）双侧传导性或混合性耳聋。

（3）可分为前庭窗型和耳蜗型，双侧好发。

知识点4：耳硬化症的鉴别诊断　　　副高：掌握　正高：掌握

（1）迷路炎：①中耳炎病史；②基底螺旋边界清；③耳蜗均匀一致、密度增高。

（2）成骨不全和Paget病：①耳蜗密度减低；②范围广泛，双侧对称；③合并全身其他器官异常；④骨性狮面等。

第七节　听神经瘤

知识点1：听神经瘤的概念　　　副高：掌握　正高：掌握

听神经瘤（VCS）是起源于前庭蜗神经鞘的施万细胞的良性、生长缓慢的肿瘤，因而有时用前庭神经鞘瘤（VCS）代替听神经瘤。听神经瘤是颅内神经鞘瘤中最常见的一种，占脑肿瘤的8%~10%，占桥小脑角区肿瘤的80%，多发生于成年人，儿童少见。

知识点2：听神经瘤的影像学表现　　　副高：掌握　正高：掌握

（1）MRI检查为诊断听神经瘤的金标准。

（2）占据CPA池，形成冰激凌形状。

（3）≤1.5cm或更小的病变可完全位于IAC内，且呈管状。

（4）常为实性，也可囊变或出血。

（5）当病变≥3.0cm时，T_1WI呈等信号，T_2WI呈高信号。

（6）MR增强检查及高分辨T_2WI FSE可清晰观察小的听神经瘤。

知识点3：听神经瘤的临床与病理　　　副高：掌握　正高：掌握

听神经瘤多起源于听神经前庭支的神经鞘；早期位于内耳道内，随肿瘤增大则向桥小脑角池生长；包膜完整，常有出血、坏死、囊变；多为单侧，偶可累及双侧。临床上主要有听力部分或完全丧失及前庭功能紊乱等症状。

知识点4：听神经瘤的鉴别诊断　　　副高：掌握　正高：掌握

（1）CPA区脑膜瘤：①宽基底；②明显强化；③可见硬膜尾征；④颅底骨质可见肥厚。

（2）CPA区表皮样囊肿：①长T_1、长T_2信号影；②DWI高信号；③无强化。

知识点5：听神经瘤的诊断要点	副高：掌握　正高：掌握

占据CPA池，形成冰激凌形状；囊变常见，不均匀强化；MR增强检查及高分辨T_2FSE可清晰观察小的听神经瘤。

第八节　外耳和中耳癌

知识点1：外耳和中耳癌的临床与病理	副高：熟悉　正高：掌握

外耳和中耳癌多见于中老年。临床表现为外耳道内软组织肿物，有出血及分泌物。

知识点2：外耳和中耳癌的CT表现	副高：掌握　正高：掌握

①平扫：表现为外耳道及鼓室软组织肿块；骨壁呈侵袭性破坏，边缘不整；肿块向周围侵犯，可累及乳突、面神经管、咽鼓管、颈动脉管、颈静脉窝及中、后颅窝。②增强检查：肿块明显强化。

知识点3：外耳和中耳癌的MRI表现	副高：掌握　正高：掌握

显示肿瘤范围较好，T_1WI呈略低信号，T_2WI呈略高信号；增强检查，可见肿瘤强化。

第九节　颞骨外伤

知识点1：颞骨外伤的概念	副高：熟练掌握　正高：熟练掌握

颞骨骨折多合并于头部外伤，以车祸为主，占颅骨骨折的15%～48%。根据Mchagh分类法，根据骨折线与岩骨长轴的关系，分为三种类型：纵行骨折（约占颞骨骨折的80%）、横行骨折和混合型骨折。

知识点2：颞骨外伤的临床与病理	副高：熟悉　正高：掌握

颞骨外伤包括骨折和听小骨骨折、脱位，最多的是骨折。可引起传导性聋和/或感音神经性聋。常见症状有耳出血、耳漏、耳聋及面瘫。

知识点3：纵行骨折的临床	副高：掌握　正高：掌握

（1）多由于颞部或顶部受到撞击所致。

（2）骨折线与岩部长轴平行。

（3）骨折线不贯穿骨迷路，故对内耳损伤机会较少。

（4）常有听小骨脱位或骨折。

（5）鼓室损伤，鼓膜未破时，鼓室内积血，鼓膜呈蓝色。

（6）鼓膜破裂时，有血液自外耳道流出，如脑膜破裂，则有脑脊液耳漏。

（7）长期脑脊液耳漏可引起脑膜炎。

（8）中耳损伤时可出现传音性耳聋。

（9）少数累及面神经，可出现面瘫及舌前2/3味觉丧失。

（10）面瘫多为暂时性。

知识点4：横行骨折的临床 　　　　副高：掌握　正高：掌握

（1）主要由枕部受到暴力所致。

（2）骨折线与岩骨长轴垂直，由颅后窝横过岩锥到颅中窝。

（3）内耳损伤重，耳蜗及半规管内常有出血。

（4）迷路受损时有较重的眩晕、恶心、呕吐。

（5）检查可有倾倒及自发性眼球震颤，可持续数周，待对侧代偿后症状消失。

（6）前庭功能检查，患侧功能丧失，听力呈感音性耳聋。

（7）伤及中耳者较少。

（8）偶有迷路损伤同时中耳内壁也被震裂，导致蜗窗膜破裂，鼓室积血。

（9）约有50%患者并发面瘫，且为永久性瘫痪。

知识点5：颞骨骨折的常见临床鉴别诊断 　　副高：熟练掌握　正高：熟练掌握

（1）纵行骨折：外伤史明确，多表现耳道出血、传导性听力下降、面神经麻痹、脑脊液耳漏等。

（2）横行骨折：外伤史明确，多表现耳道出血、感音神经性耳聋、面神经麻痹等。

知识点6：颞骨外伤影像检查方法的选择

　　　　　　　　　　　　　　　　　　　副高：熟练掌握　正高：熟练掌握

颞骨外伤以HRCT为首选检查方法，对于细微骨折需要层厚1mm的图像进行观察。多方位成像有助于准确判断骨折，必要时可行三维重建。骨折的直接征象不明显时，要注意间接征象，如乳突气房积液或积血，颞下颌关节窝积气等。

知识点7：常见颞骨外伤影像征象鉴别 　　副高：熟练掌握　正高：熟练掌握

见下表所见。

常见颞骨外伤影像征象鉴别

颞骨外伤	特征部位	特征CT表现
纵行骨折	骨折线起自颞鳞部后方向前内，并通过外耳道后方穿过鼓室顶壁，止于中颅窝或半月神经节	即骨折线大致平行于颞骨长轴，常伴鼓室出血或听骨链中断，有时面神经管膝部受累
横行骨折	骨折线从颞骨岩部后面通过内耳道底至面神经管膝部或直接穿经迷路，严重者耳蜗、前庭或半规管受累	横行骨折线垂直于颞骨长轴，常伴面神经管和耳囊受累

知识点8：颞骨外伤影像诊断思路   副高：熟练掌握   正高：熟练掌握

　　充分掌握颞骨的细微解剖，尤其是骨骼的断面解剖，对于判断是否存在骨折非常重要。结合受伤部位，判断其受力途径，寻找可能存在的骨折。仔细观察软组织，如果存在肿胀或者乳突蜂房和鼓室腔内有积液，则认真观察邻近骨质是否存在骨折。

第六章 颈 部

第一节 正常影像表现

知识点1：颈部软组织及其间隙的正常影像表现 　　　　副高：掌握 正高：掌握

（1）DSA检查可显示颈部正常大血管及其分支的形态和走行。

（2）CT平扫可分辨颈部软组织：皮下脂肪和组织间隙内的脂肪组织呈低密度，肌肉、血管、神经、淋巴结均呈中等密度，筋膜不能分辨；CT增强检查，可观察颈部大血管形态和走行。

（3）MRI检查T_1WI或T_2WI上，肌肉、神经、淋巴结呈等信号，动脉、静脉呈流空信号，间隙内脂肪呈高和较高信号。

知识点2：甲状腺及甲状旁腺的正常影像表现 　　　　副高：掌握 正高：掌握

（1）X线平片上不能显示甲状腺形态及结构。

（2）CT平扫，因甲状腺的碘含量高，其密度明显高于肌肉组织，且密度均匀一致，腺体边界清楚，CT增强扫描，甲状腺呈均匀明显强化。

（3）MRI检查，T_1WI和T_2WI上甲状腺信号分别略高于和显著高于肌肉信号。

各种影像检查时，正常甲状旁腺因腺体较小而难以识别。

知识点3：颈部淋巴结的正常影像表现 　　　　副高：掌握 正高：掌握

颈部淋巴结分为七区，分别为：①Ⅰ区，颏下及颌下淋巴结；②Ⅱ区，颈内静脉链上组；③Ⅲ区，颈内静脉链中组；④Ⅳ区，颈内静脉链下组，上述三组均位于颈内静脉周围；⑤Ⅴ区，颈后三角区淋巴结，即胸锁乳突肌后缘、斜方肌前缘及锁骨构成的三角区内淋巴结；⑥Ⅵ区，中央区淋巴结，包括喉前、气管前和气管旁淋巴结；⑦Ⅶ区，上纵隔淋巴结。

第二节 基本病变表现

知识点1：淋巴结增大 　　　　副高：掌握 正高：掌握

一般正常颈部淋巴结短径小于5mm；达5～8mm时，提示可疑淋巴结增大；若大于

8mm，则认为是淋巴结增大，常见病因为炎症、结核、转移瘤及淋巴瘤等。CT平扫上为等密度肿块，位于颈部各间隙内，增强后呈均匀、不均匀或环形强化；MRI检查T_1WI上呈较低信号，T_2WI则呈较高信号。颈部淋巴结的全面准确分析，对恶性肿瘤的分期具有重要价值。

知识点2：软组织肿块	副高：掌握　正高：掌握

颈部肿块常见于各种肿瘤和炎症。不同病变的位置、形态及回声、密度和信号各异，如颈动脉体瘤见于颈动脉分叉处；神经源性肿瘤多位于颈动脉间隙，肿块长轴呈上下方向；囊性淋巴管瘤常占据多个间隙，呈无回声、水样密度或信号强度。炎性病变一般累及多个颈部间隙。

知识点3：软组织间隙回声、密度和信号强度异常	副高：掌握　正高：掌握

颈部单一或邻近多个间隙回声、密度或信号强度异常，见于炎症、放疗后和外伤等病变。

知识点4：甲状腺及甲状旁腺增大	副高：掌握　正高：掌握

双侧甲状腺弥漫性增大，见于甲状腺肿或慢性炎症；甲状腺内肿块见于甲状腺腺瘤、甲状腺癌、淋巴瘤和多结节性甲状腺肿等。甲状旁腺增大见于甲状旁腺腺瘤、腺癌及增生。

知识点5：常见颈部软组织疾病的概述	副高：熟练掌握　正高：熟练掌握

颈部常见的原发肿瘤包括血管源性、神经源性及淋巴起源的良恶性肿瘤；颈部淋巴结是头颈部恶性肿瘤的主要转移途径，也是肺结核的播散途径；颈部亦是先天发育畸形所致各种囊肿的好发部位。

知识点6：常见颈部软组织疾病的临床特点	副高：熟练掌握　正高：熟练掌握

（1）淋巴结转移瘤：多见于中老年人，单侧或双侧进行性增大的无痛性包块，多有原发灶。

（2）淋巴结结核：好发于儿童及青壮年，女性多见，可有低热、盗汗等症状。

（3）颈部淋巴瘤：多发生于成年人，男性多见。可有发热、体重下降、盗汗、疲劳等全身症状。多发性淋巴结肿大，早期孤立存在，大小不一，可以移动，质地坚实而有弹性，饱满，无压痛，晚期互相融合成团，活动受限。

（4）神经鞘瘤：多见于30～40岁。颈部无痛缓慢生长的包块。

（5）鳃裂囊肿：见于任何年龄，单侧也可为双侧无痛缓慢生长肿块。发生于腮腺区者常为第一鳃裂来源；发生于舌骨肌水平以上胸锁乳突肌前1/3，颈动脉鞘外侧、下颌下腺的后缘者为第二鳃裂来源；颈根及颈后者为第三、第四鳃裂来源。

知识点7：颈部软组织疾病影像检查方法的选择

副高：熟练掌握　正高：熟练掌握

（1）CT是颈部疾病诊断和鉴别诊断的重要影像检查方法，能清晰地显示病变的大小、范围、密度及周边情况。造影增强能明确病灶血供、强化方式及与血管的关系，进而判定病变的性质。重建技术能直观、准确地显示肿瘤与颈部大血管的关系及血管形态，有助于肿瘤起源的判定。

（2）MRI较CT对颈部肿瘤的诊断和鉴别更加准确。其多序列、多参数的特点有助于肿瘤的定性；多方位成像的优势有助于肿瘤起源的判定，使肿瘤的定位更加准确。能更全面地显示肿瘤周边的情况及颈部淋巴结的改变；血管流空特性对血管性及动脉体瘤的诊断特异；MRA有助于显示肿瘤与血管的关系。

（3）DSA能够显示颈部血管病变、颈部肿瘤与血管的关系及肿瘤滋养血管和肿瘤染色，对颈部肿瘤的鉴别诊断有很大的帮助。多用于拟行介入治疗时，评估病变与血管的关系及血供。

知识点8：颈部疾病的影像检查流程　　副高：熟练掌握　正高：熟练掌握

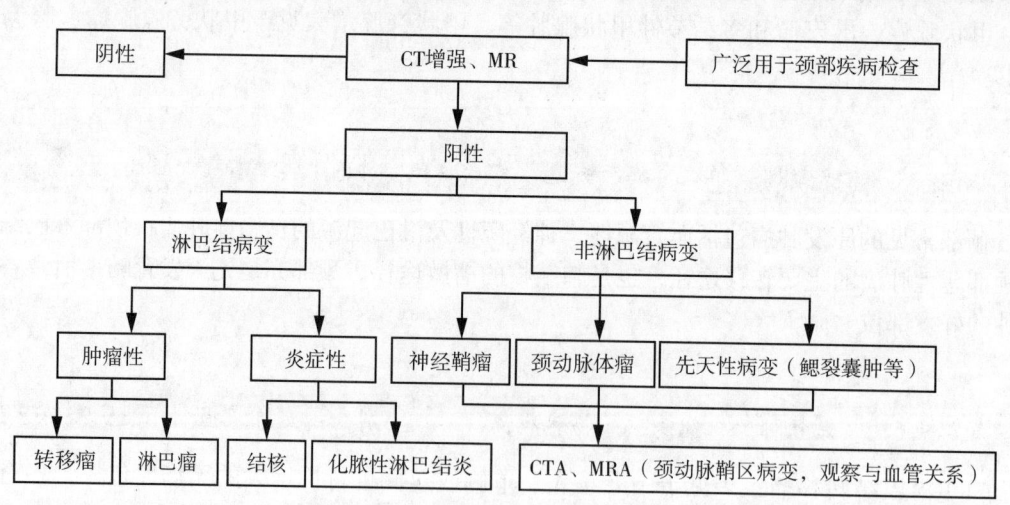

颈部疾病的影像检查流程图

知识点9：颈部淋巴结常见病变影像鉴别　　副高：熟练掌握　正高：熟练掌握

见下表所示。

颈部淋巴结常见疾病影像学特征

常见疾病	淋巴结转移瘤	淋巴结结核	淋巴瘤
位置、数量	单侧或双侧多发淋巴结肿大	单侧或双侧多发淋巴结肿大	多为双侧淋巴结受累
形状、密度	圆形或椭圆形软组织影，边缘光滑；早期无融合，晚期可融合成大肿块；密度均匀或不均匀，可见低密度坏死区	圆形或椭圆形软组织影，密度可均匀或不均匀，钙化多见，边缘多清晰，也可模糊	肿块较大，密度均匀，边界清晰，无融合趋势
CT增强	不规则环形强化，中心见低密度无强化区	多为环状强化，可有分隔，也可均匀强化	均匀轻度强化
MR表现	单侧或双侧多发淋巴结肿大，信号均匀或不均匀，T_1WI等信号为主，T_2WI中等高信号伴中心更高信号；增强扫描均匀或不均匀强化；冠状扫描显示淋巴结的全貌	单侧多发淋巴结肿大，信号均匀或不均匀，T_1WI等信号为主，T_2WI中等高信号伴中心更高信号，增强扫描呈环形强化	多发淋巴结肿大，信号均匀，T_1WI等信号为主，T_2WI中等高信号，增强扫描呈中度均匀强化
其他	多可找到原发肿瘤	–	–

知识点10：颈部淋巴结病变影像诊断思路　　副高：熟练掌握　正高：熟练掌握

（1）观察颈部淋巴结的数目、位置、大小。
（2）颈部淋巴结的密度/信号是否均匀、有无坏死、钙化、边界是否清晰、淋巴结是否融合。
（3）增强扫描淋巴结强化特点：是否环形强化、是否均匀强化。
（4）同时应简要描述片内已显示的其他组织和器官，注意寻找咽喉部、甲状腺等有无原发灶。
（5）结合病史及上述影像表现做出诊断与鉴别诊断。
（6）若诊断不确定，可以给出进一步建议，如进一步检查或随诊复查。

知识点11：颈部常见软组织非淋巴结病变影像鉴别
副高：熟练掌握　正高：熟练掌握

见下表所示。

颈部常见非淋巴结病变的影像学特征

疾病	颈部神经鞘瘤	鳃裂囊肿
位置	在颈动脉间隙内	位于腮腺区、胸锁乳突肌前缘、颈血管鞘外侧及颈后部
形态	椭圆形软组织密度肿块，边界清楚，沿长轴生长	圆形或椭圆形低密度影，边缘清楚
CT平扫	小病灶密度均匀，较大病灶中心常出现坏死、囊变及钙化	均匀水样密度，继发感染时囊内密度增高、不均，囊壁可明显增厚

续　表

疾　病	颈部神经鞘瘤	鳃裂囊肿
CT增强	肿瘤实质部分明显强化，坏死、囊变区无强化	囊壁轻度强化，囊内无强化。继发感染后囊壁明显强化
CTA	CTA示肿块向前推挤颈内外动脉，颈内外动脉分叉角度轻度扩大	肿块与颈内外动脉无明显关系，或病灶较大向内推挤血管
MRI	T_1WI为等信号、T_2WI为高信号，中心囊变区T_1WI为更低信号、T_2WI为更高信号，增强后实质部分明显强化，囊变区无强化。肿瘤位于颈动脉分叉的后方，将血管向前外侧推挤。可见肿瘤与神经根相连	典型部位的囊性病灶，T_1WI均匀低信号、T_2WI均匀高信号，增强扫描无强化

知识点12：颈部常见软组织非淋巴结病变影像诊断思路　　　　副高：熟练掌握　正高：熟练掌握

（1）观察颈部肿块位置：颈动脉鞘、颈动脉分叉、胸锁乳突肌前方等。

（2）颈部肿块多少、形态、大小、密度/信号（囊性？囊实混合性？实性？），肿块与周围结构关系（清晰？浸润？）。

（3）增强扫描肿块强化程度及特点：无强化？环形强化？均匀强化？早期强化？延迟强化？CTA显示肿块与血管的关系及局部血管的改变。

（4）同时应简要描述片内已显示的其他组织和器官。

（5）结合病史及上述影像表现做出诊断与鉴别诊断。

（6）若诊断不确定，可以给出进一步建议，如进一步检查或随诊复查。

第三节　颈动脉体瘤

知识点1：颈动脉体瘤的临床与病理　　　　副高：熟悉　正高：掌握

颈动脉体位于颈动脉分叉部后上方，椭圆形，纵径5mm。颈动脉体瘤为副神经节瘤，好发于中年女性，临床上较为少见。主要临床表现为颈部肿块，头晕，头痛；可合并迷走神经压迫症状，如声嘶、呛咳；也可有交感神经压迫症状，如霍纳综合征或舌下神经功能障碍。

知识点2：颈动脉体瘤的X线表现　　　　副高：掌握　正高：掌握

DSA检查，见颈动脉分叉加宽，呈"高脚杯"样表现，分叉处见血供丰富的肿块。

知识点3：颈动脉体瘤的CT表现　　　　副高：掌握　正高：掌握

①平扫，表现为颈动脉分叉处边界清楚的圆形软组织密度肿块。②增强检查，肿块明显

强化；CTA上颈动、静脉受压移位，颈内、外动脉分叉角度增大。

| 知识点4：颈动脉体瘤的MRI表现 | 副高：掌握　正高：掌握 |

①T_1WI上呈等信号或略低信号，T_2WI为高信号，肿瘤较大时信号不均，其内可见多发流空信号影，称为"椒盐征"，具有一定特征；②增强T_1WI，肿瘤强化明显。MRA检查可见颈动脉分叉开大，颈内、外动脉分离，同样可见"高脚杯"样表现。

第四节　甲状腺腺瘤

| 知识点1：甲状腺腺瘤的临床表现 | 副高：掌握　正高：掌握 |

甲状腺肿瘤可为良性或恶性。良性者主要为腺瘤，占甲状腺肿瘤的60%；恶性者多为甲状腺癌，其中以乳头状癌多见。甲状腺良、恶性肿瘤均以女性多见，以20～40岁好发；甲状腺腺瘤多为单发，局限于一侧；呈圆形或卵圆形，质稍硬，无压痛，随吞咽上下活动；病程缓慢可达数年，一般无自觉症状；瘤内如有突然出血，肿瘤可迅速增大；高功能甲状腺腺瘤，患者可有甲状腺功能亢进，可伴有突眼。

| 知识点2：甲状腺腺瘤的病理 | 副高：熟悉　正高：掌握 |

滤泡状腺瘤和乳头状腺瘤，以前者多见；完整的包膜；瘤内可见出血、坏死、胶样变性、囊变、钙化；大小不等的囊腔可融合成一个大的囊腔；高功能甲状腺腺瘤，病理上可见甲状腺内有单个的、自主性高分泌功能的腺瘤结节。

| 知识点3：甲状腺腺瘤的影像学表现 | 副高：掌握　正高：掌握 |

（1）CT表现：①甲状腺内大小为1～6cm的单发结节；②呈低密度，密度多均匀，边缘光整锐利；③常突出于甲状腺轮廓之外；④少数可见边缘钙化；⑤增强扫描示肿瘤均匀强化，但不如正常甲状腺组织强化明显；⑥肿瘤周围常可见完整的低密度包膜；⑦有囊变时呈低密度，有出血时密度较高。

（2）MRI表现：①与正常甲状腺相比，甲状腺腺瘤在T_1WI上呈低信号或等信号，T_2WI上呈高信号；②腺瘤内亚急性出血呈短T_1信号，可以见到完整的低信号包膜，厚薄不一；③完整包膜的单发甲状腺肿块常提示为甲状腺腺瘤。

| 知识点4：甲状腺腺瘤的诊断要点 | 副高：掌握　正高：掌握 |

（1）呈低密度，密度多均匀，边缘光整锐利。

（2）常突出于甲状腺轮廓之外。

（3）肿瘤周围常可见完整的低密度包膜。

（4）均匀强化，程度低于正常甲状腺。

第五节 结节性甲状腺肿

知识点1：结节性甲状腺肿的临床表现 副高：掌握 正高：掌握

（1）肿大的结节可压迫气管、食管和血管，引起呼吸困难、吞咽障碍和头部血液回流障碍。

（2）继发性甲状腺功能亢进，此时称为毒性结节性甲状腺肿。

（3）多在40岁以上，心肌损害多见。

知识点2：结节性甲状腺肿的病理表现 副高：熟悉 正高：掌握

（1）后期滤泡上皮增生与萎缩不一致，分布不均。

（2）甲状腺呈不对称性结节状增大，结节大小不一。

（3）有的结节边界清楚（但无完整包膜）。

（4）可有出血、坏死、囊变、钙化和瘢痕形成。

知识点3：结节性甲状腺肿的CT表现 副高：掌握 正高：掌握

①甲状腺弥漫性肿大；②胶体潴留结节边界不清，呈低密度；③可有囊变和钙化；④多结节性甲状腺肿可见多个低密度区，偶见高密度区；⑤结节边缘可见弧样或粗斑点状钙化；⑥增强扫描，结节实性部分强化；⑦强化程度与正常甲状腺组织类似；⑧受挤压的正常甲状腺组织围绕病变；⑨腺瘤样增生结节呈实性，可有轻度强化；⑩病灶内出现不规则结节，特别是出现砂粒样钙化提示癌变的可能；⑪结节突破甲状腺被膜，累及周围结构，考虑有恶变的可能。

知识点4：结节性甲状腺肿的MRI表现 副高：掌握 正高：掌握

①甲状腺弥漫性肿大；②结节信号不均；③囊变区在T_1WI呈低信号；④蛋白含量高的胶体或出血则为中等信号或高信号；⑤T_2WI多呈高信号，急性出血为低信号，钙化为无信号区；⑥无完整包膜或无包膜，边界显示不清。

知识点5：结节性甲状腺肿的鉴别诊断 副高：掌握 正高：掌握

（1）桥本甲状腺炎：①甲状腺结节状弥漫性增大；②结节往往较大，边界模糊；③密度低于正常甲状腺组织而类似于周围肌肉的密度；④在T_1WI和T_2WI上信号均匀一致；⑤注射造影剂后，有不均匀强化。

（2）甲状腺腺瘤：①单发的结节性甲状腺肿应与甲状腺腺瘤鉴别，二者鉴别较难；②结节性甲状腺肿的结节强化程度与正常甲状腺组织类似。

（3）甲状腺癌颈部转移：①结节性甲状腺肿合并淋巴结肿大时，应与甲状腺癌颈部转移鉴别；②甲状腺癌颈部淋巴结转移多位于Ⅳ、Ⅵ、Ⅶ区；③淋巴结呈圆形，具有转移淋巴结的特征。

（4）甲状腺癌腺内播散：①主癌灶呈低密度且密度不均；②边缘不规则或不清楚，提示呈浸润性生长；③子癌灶多与主癌灶同侧，比主癌灶小；④低密度实性病变，边缘大致清楚，无坏死囊变；⑤强化程度均不如正常甲状腺组织。

知识点6：结节性甲状腺肿的诊断要点　　　　副高：掌握　正高：掌握

（1）增强扫描，结节实性部分强化，强化程度与正常甲状腺组织类似。
（2）病灶内出现不规则结节，特别是出现砂粒样钙化提示癌变的可能。
（3）结节突破甲状腺被膜，累及周围结构，考虑有恶变的可能。

第六节　甲状旁腺腺瘤

知识点1：甲状旁腺腺瘤的临床与病理　　　　副高：熟悉　正高：掌握

甲状旁腺腺瘤是引起原发性甲状旁腺功能亢进最常见的病因。病理上，腺瘤包膜完整，瘤内见腺样结构，间质中血管丰富。临床常以全身骨关节疼痛、轻微外伤后骨折、泌尿系统结石和食欲缺乏、腹胀、便秘等为首发症状。实验室特征性指标为甲状旁腺素水平增高，以及血钙、尿钙、尿磷增高和血磷减低。

知识点2：甲状旁腺腺瘤的X线表现　　　　副高：掌握　正高：掌握

①骨骼系统X线平片表现不同类型的骨吸收，有时可见纤维性囊性骨炎所致的局灶性透光区；常合并病理性骨折，且可为多发性。②尿路X线平片常显示双肾多发结石。

知识点3：甲状旁腺腺瘤的CT表现　　　　副高：掌握　正高：掌握

①平扫，甲状旁腺腺瘤多位于甲状腺下极附近的气管-食管旁沟内，常表现为直径1~3cm、边缘光整、密度均匀的软组织结节；少数腺瘤密度不均匀，内有单发或多发低密度灶，甚至呈壁厚不一的囊性表现，代表瘤内坏死或陈旧性出血灶。②增强检查，结节呈明显均匀强化或环状强化。

知识点4：甲状旁腺腺瘤的MRI表现　　　　　　　副高：掌握　正高：掌握

①MRI检查平扫，T_1WI上腺瘤信号低于或等于甲状腺，在T_2WI上多为高信号；少数腺瘤内有亚急性出血、囊变或坏死而致信号不均；②MRI增强检查，表现类似CT增强检查所见。

第七节　甲状腺癌

知识点1：甲状腺癌的临床表现　　　　　　　　副高：掌握　正高：掌握

甲状腺癌是最常见的甲状腺恶性肿瘤；可以原发，也可以是甲状腺腺瘤或结节性甲状腺肿恶变而来；颈部结节；声音嘶哑、吞咽困难、呼吸不畅等症状。

知识点2：甲状腺癌的病理表现　　　　　　　　副高：熟悉　正高：掌握

甲状腺癌可分为乳头状腺癌、滤泡状腺癌、未分化癌和髓样癌；乳头状腺癌多见于年轻女性；滤泡状腺癌多见于中年人；未分化癌多见于老年人。

知识点3：甲状腺癌的CT表现　　　　　　　　副高：掌握　正高：掌握

①可累及部分或大部分甲状腺组织；②不规则或分叶状软组织密度，不均匀，部分有钙化；③囊性变及囊壁有乳头状结节，明显强化，并有砂粒体样钙化，是乳头状癌的特征；④浸润型生长，边界不清；⑤累及颈静脉时，可见静脉闭塞；⑥增强扫描示肿块呈不均匀强化，但强化程度低于正常甲状腺组织；⑦周围器官、组织侵犯以及颈部淋巴结转移。

知识点4：甲状腺癌的MRI表现　　　　　　　　副高：掌握　正高：掌握

①T_1WI上呈稍高、稍低或等信号，肿瘤内出血可呈短T_1信号；②T_2WI上肿块通常呈不均匀高信号；③MRI可清楚地显示肿瘤对周围组织结构的侵犯和肿大淋巴结。

知识点5：甲状腺癌的鉴别诊断　　　　　　　　副高：掌握　正高：掌握

（1）甲状腺原发淋巴瘤：①甲状腺原发淋巴瘤与甲状腺未分化癌较难鉴别；②老年女性患者，甲状腺内出现恶性肿瘤的临床及影像学表现时，应考虑到淋巴瘤的可能。

（2）甲状腺转移瘤：①较少见；原发癌多为黑色素瘤、乳腺癌、肾癌和肺癌。②表现为多个低密度小结节，实性，少有囊变。

知识点6：甲状腺癌的诊断要点　　　　　　　　副高：掌握　正高：掌握

（1）不规则或分叶状软组织密度，不均匀，部分有钙化。

（2）囊变及囊壁乳头状结节，明显强化，并有砂粒体样钙化，是乳头状癌的特征。

（3）周围器官、组织侵犯以及颈部淋巴结转移。

第四篇
呼吸系统

第一章 总 论

第一节 检查内容

知识点1：胸部X线摄影	副高：掌握 正高：掌握

（1）后前位和侧位胸片：为常规摄影体位，用于疾病初查、定位和治疗后复查，也是胸部健康查体常采用的方法。

（2）斜位胸片：也称广角位胸片，常用于检查肋骨腋段的骨折。

知识点2：CT平扫检查	副高：掌握 正高：掌握

平扫是CT检查常规应用方法。对于大多数胸部病变，平扫检查多可明确诊断。常规行横断面扫描，获取胸部各个横断层面的肺窗和纵隔窗图像。其中，肺窗主要显示肺组织及其病变；纵隔窗主要显示纵隔结构及其病变，并用于观察肺组织病变的内部结构，确定有无钙化、脂肪和含气成分等。若需评价胸廓的骨质改变，则应在骨窗图像上观察。

知识点3：CT增强检查	副高：掌握 正高：掌握

增强检查通常是在平扫检查发现病变的基础上进行。适用于：鉴别肺和纵隔病变的血管与非血管性质；了解病变的血供；明确纵隔病变与心脏大血管的关系等。从而有助于病变的定位与定性诊断，尤其对良、恶性病变的鉴别有较大帮助。方法是经静脉快速注入含碘对比

剂，并根据需要选择不同的注射速率、不同扫描期相或不同的延迟时间，对感兴趣部位进行连续或间歇性横断面扫描。对于碘对比剂使用禁忌证者则不能采用此项检查。

| 知识点4: CT后处理技术 | 副高：掌握　正高：掌握 |

对于CT平扫和增强检查发现的病变，常应用不同的后处理技术，目的是更好地显示病变，发现病变特征，确定病变位置及其在三维方向上与毗邻结构的关系，为病变的诊断和临床治疗提供更多的信息。后处理技术有多种，应根据病变平扫和增强检查表现和后处理目的进行选用，常用后处理技术如下。

（1）薄层面重组技术：是对MSCT扫描采集的容积数据，重组为0.3~2.0mm层厚图像的后处理技术，若用高分辨力算法则其效果相当于逐层扫描CT机的高分辨力CT图像。该技术消除了部分容积效应影响，提高了图像的空间分辨力，有利于观察细微病灶，常用于评估肺小结节，尤其是磨玻璃结节（GGN），对弥漫性肺间质病变及轻度支气管扩张等也有很高的诊断价值。

（2）多平面重组技术：是应用MSCT容积数据，重组为冠状、矢状甚或任意倾斜方位的体层图像，目的是进一步确定病变的起源，显示与毗邻结构的关系。

（3）支气管树成像：是利用minMIP技术获得全气管和支气管树整体观图像的方法，可以旋转观察，常用于检查气管和支气管病变，如支气管肿瘤、支气管扩张等。

（4）CT仿真内镜：应用软件对MSCT容积数据进行处理，可在荧屏上产生模拟纤维支气管镜进、出和转向效果，主要用于观察支气管腔内的改变，但不能像纤维支气管镜那样观察病变的表面色泽和进行组织活检。

（5）肺结节分析技术：灰度直方图技术能够获得整体结节内不同CT值体素的比例；肺结节容积定量技术可自动量化结节的容积，通过不同检查时间结节容积的比对，就能计算出结节的倍增时间，有助于肺结节良、恶性诊断。

| 知识点5: 能谱CT | 副高：掌握　正高：掌握 |

能谱CT作为一种新的成像技术，已初步用于临床，并显示出其应用价值。例如，通过能谱曲线分析，可为淋巴结病变的良、恶性鉴别提供重要的信息；应用碘基成像，能够敏感发现肺动脉栓塞所致供血区的血流灌注改变。

| 知识点6: MRI平扫检查 | 副高：掌握　正高：掌握 |

胸部MRI检查时，常规先行平扫检查，获得横断面T_1WI和T_2WI图像。为了多方位观察病变，可加行冠状位和/或矢状位成像。平扫检查能够发现纵隔和胸壁病变，其中少数病变如囊肿性病变，可以明确诊断。对于纵隔和肺内较大结节或团块病变，MRI检查有重要价值，也是CT检查的重要补充。例如，应用脂肪抑制序列有助于含脂肪病变如畸胎瘤的诊断；扩散加权成像则为肿块病变的良、恶性鉴别提供了有价值信息。

知识点7: MRI增强检查　　　　　　　　　　　　　副高: 掌握　正高: 掌握

对于平扫检查发现的胸部病变, 大多需行MRI增强检查, 以进一步评价病变的血供情况, 确定是否存在囊变或坏死, 明确病变与大血管的关系等。增强检查常为胸部病变的诊断与鉴别诊断提供有价值的信息, 尤其对肺结核瘤薄壁环形强化征象的显示十分敏感, 并有助于提示诊断。

第二节　正常影像表现

知识点1: 胸部X线表现　　　　　　　　　　　　　副高: 掌握　正高: 掌握

正常胸部X线影像是胸腔内、外各种组织、器官包括胸壁软组织、骨骼、心脏大血管、肺、胸膜和膈肌等相互重叠的综合投影。一些胸壁软组织和骨结构可以投影于肺野内, 注意不要误为病变。

知识点2: 胸壁软组织的X线表现　　　　　　　　副高: 熟练掌握　正高: 熟练掌握

（1）胸锁乳突肌和锁骨上皮肤皱褶: 胸锁乳突肌与颈根部软组织在两肺尖内侧形成外缘锐利、均匀致密的阴影。锁骨上皮肤皱褶表现为与锁骨上缘平行的3～5mm薄层软组织影, 系锁骨上皮肤及皮下组织的投影。

（2）胸大肌: 在胸大肌发达的男性胸片上, 于两侧肺野中外带可见扇形致密影, 下缘锐利, 呈一斜线与腋前皮肤皱褶续连。两侧胸大肌影可以不对称。

（3）乳房及乳头: 女性乳房重叠于两肺下野, 形成下缘清楚、上缘不清且密度向上逐渐变淡的半圆形致密影, 其下缘向外与腋部皮肤连续。乳头在两肺下野相当于第5前肋间处, 形成小圆形致密影, 多见于年龄较大和较瘦的女性, 也可见于少数男性, 多两侧对称; 如一侧较明显时, 不要误为肺结节病灶。

知识点3: 骨性胸廓的X线表现　　　　　　　　　副高: 熟练掌握　正高: 熟练掌握

骨性胸廓由胸椎、肋骨、胸骨、锁骨和肩胛骨组成。

（1）胸椎: 正位胸片上横突可突出于纵隔影之外, 与肺门重叠时不要误为增大的淋巴结。

（2）肋骨: 肋骨后段呈水平向外走行, 前段自外上向内下斜行。同一肋骨前后端不在同一水平, 一般第6肋骨前端相当于第10肋骨后端的高度。前段肋骨扁薄, 不如后段肋骨清晰。第1～10肋骨前端有肋软骨与胸骨相连, 因软骨不显影, 故肋骨前端显示为游离状。成人肋软骨常见钙化, 表现为不规则的斑片状致密影, 不要误为肺内病变。肋骨及肋间隙常被用作胸部病变的定位标志。肋骨有多种先天性变异, 如颈肋、叉状肋及肋骨融合等。

（3）胸骨：正位胸片上，胸骨几乎完全与纵隔影重叠，仅胸骨柄两侧外上角可突出于纵隔影之外。但在侧位及斜位胸片上胸骨可以全貌显示。

（4）锁骨：两侧锁骨内端与胸骨柄形成胸锁关节，两侧胸锁关节间隙应对称，否则为投照位置不正。锁骨内端下缘有半月形凹陷，为菱形韧带附着处，边缘不规则时，勿误为骨质破坏。

（5）肩胛骨：肩胛骨内缘可与肺野外带重叠。青春期肩胛骨下角可出现二次骨化中心，不要误为骨折。

知识点4：胸膜的X线表现　　　　　副高：熟练掌握　正高：熟练掌握

胸膜菲薄，分为包裹肺及肺叶间的脏层和与胸壁、纵隔及横膈相贴的壁层，两层胸膜之间为潜在的胸膜腔。

在胸膜折返处且X线与胸膜走行方向平行时，胸膜可显示为线状致密影。在胸部正位片上，于右侧多可见水平裂胸膜，表现为从腋部第6肋骨水平向内止于肺门外约1.0cm处的水平线状致密影。在侧位胸片上，斜裂胸膜表现为自后上（第4、5胸椎水平）斜向前下的线状致密阴影，常在前肋膈角后2～3cm处与膈肌相连；水平裂（横断）起自右侧斜裂中点，向前水平走行达前胸壁。

肺叶间裂的变异常见的有奇叶副裂，系肺在发育过程中，奇静脉被包入右肺芽内所致，由奇静脉两侧的四层胸膜形成。在正位胸片上，表现为自右肺尖部向奇静脉方向走行的弧线状致密影，以小圆点状的奇静脉影为终止点，其内侧肺组织即为奇叶。

知识点5：胸部CT表现　　　　　　　　　　副高：掌握　正高：掌握

胸部的组织复杂，有含气的肺组织、脂肪组织、肌肉组织及骨组织等。因为这些组织的密度差异很大，其CT值的范围广，所以在观察胸部CT时，至少需采用两种不同的窗宽和窗位，分别观察肺野与纵隔，有时还需采用骨窗，以观察胸部骨骼的改变。胸部CT图像通常是胸部不同层面的横断面图像，必要时可行冠状面及矢状面图像重组。

知识点6：胸壁的CT表现　　　　　副高：熟练掌握　正高：熟练掌握

（1）胸壁肌肉：应在纵隔窗CT图像上观察，可分辨胸大肌、胸小肌等。胸大肌前方为乳腺（女性）；胸小肌较薄，位于胸大肌上方之后。后胸壁肌肉较复杂。腋窝的前壁为胸大肌和胸小肌，后壁是背阔肌、大圆肌及肩胛下肌。腋窝内充满大量脂肪，CT检查时如上肢不上举可见腋窝走行的血管影，不要误为淋巴结。

（2）胸部骨骼：胸骨柄呈前凸后凹的梯形，两侧缘的凹陷为锁骨切迹，与锁骨头形成胸锁关节；胸骨体呈长方形；成人剑突多呈小三角形高密度影。胸椎位于后胸廓中央。肋骨断面呈弧形排列，第1肋软骨钙化可突向肺野内，不要误为肺内病灶。肩胛骨于胸廓背侧，呈不规则、长条形、斜行走行结构，前上方可见喙突，外侧方可见肩峰及肩关节盂的一部分。

MSCT三维重组可立体显示胸部骨骼。

知识点7：胸部MRI表现　　　　　　　　　　　副高：掌握　正高：掌握

正常胸部结构的MRI表现取决于不同组织的信号强度特征。肺组织、脂肪组织、肌肉组织、骨组织具有不同的MRI信号强度，在MRI图像上表现为不同的黑、白灰度。

胸壁肌肉在T_1WI和T_2WI上均呈较低信号，显示为黑影或灰黑影；肌腱、韧带、筋膜的氢质子含量很低，在T_1WI和T_2WI上均呈低信号；肌肉间可见线状的脂肪影及流空的血管影。脂肪组织在T_1WI上呈明显高信号，显示为白影；在T_2WI上呈较高信号，显示为灰白影。

胸骨、胸椎、锁骨和肋骨的骨皮质在T_1WI和T_2WI上均显示为低信号影，中心部的海绵状松质骨含有脂肪，显示为较高信号影；肋软骨的信号高于骨皮质信号，低于骨松质信号。

知识点8：肺野的X线表现　　　　　　　　　　副高：熟练掌握　正高：熟练掌握

正常充气的两肺在X线胸片上表现为均匀一致较为透明的区域称肺野。在正位胸片上，两侧肺野透明度基本相同，其透明度与肺内所含气体量成正比。为便于描述病变的部位，通常人为地将两侧肺野划分为上、中、下野及内、中、外带：①横向划分为野，分别在第2、4肋骨前端下缘引一水平线，即将每侧肺划分为上、中、下三野；②纵向划分为带，分别将两侧肺纵行分为三等分，即将肺分为内、中、外三带。此外，第一肋骨圈外缘以内的部分称为肺尖区，锁骨以下至第2肋骨圈外缘以内的部分称为锁骨下区。

知识点9：肺门的X线表现　　　　　　　　　　副高：熟练掌握　正高：熟练掌握

肺门影主要由肺动脉，肺叶动脉、肺段动脉、伴行支气管及肺静脉构成。在正位胸片上，肺门影位于两肺中野内带，左侧比右侧高1~2cm；两侧肺门可分上、下两部，右肺门上、下部相交形成一钝角，称肺门角。在侧位胸片上：两侧肺门影大部重叠，右肺门略偏前；肺门影表现似一尾部拖长的"逗号"，其前缘为上肺静脉干，后上缘为左肺动脉弓，拖长的"逗号"尾部由两下肺动脉干构成。

知识点10：肺纹理的X线表现　　　　　　　　副高：熟练掌握　正高：熟练掌握

在正常充气的肺野上，可见自肺门向外呈放射分布的树枝状影，称为肺纹理。肺纹理由肺动脉、肺静脉等组成，其中主要是肺动脉分支，支气管、淋巴管及少量间质组织也参与肺纹理的形成。在正位胸片上，肺纹理表现为自肺门向肺野中、外带延伸，逐渐变细至肺野外围。

知识点11：肺叶的X线表现　　　　　　副高：熟练掌握　正高：熟练掌握

肺叶由叶间胸膜分隔而成，右肺包括上、中、下三个肺叶，左肺包括上、下两个肺叶。肺叶由2～5个肺段组成，每个肺段有单独的段支气管。在正侧位胸片上，有时借助显影的叶间胸膜可分辨相应的肺叶和推断各肺叶大致的位置。

（1）右肺叶：①上叶：位于右肺前上部，上缘达肺尖，下缘以横裂与中叶分隔，后缘以斜裂与下叶为界；②中叶：位于右肺前下部，上缘以横裂与上叶为界，后下缘以斜裂与下叶分隔，呈三角形；③下叶：位于右肺后下部，以斜裂与上叶及中叶分界。

（2）左肺叶：①上叶：相当于右肺上叶和中叶所占据的范围；②下叶：相当于右肺下叶所占据的范围。

（3）副叶：属正常变异，副叶是由副裂深入肺叶内形成，常见者为奇叶，其次为下副叶。当副裂与X线投照方向一致时，表现为致密线状影。副裂和副叶有其固定的位置，不要误为病变。

正位胸片上，上叶下部与下叶上部重叠，中叶与下叶下部重叠；侧位胸片上，上叶位于前上部，中叶位于前下部，下叶位于后下部，彼此不重叠。

知识点12：肺段的X线表现　　　　　　副高：熟练掌握　正高：熟练掌握

肺段常呈圆锥形，尖端指向肺门，底部朝向肺的外围，肺段间没有明确的边界。各肺段的名称与其相应的段支气管名称一致。各肺段之间无明确的分界，但在胸片上仍可根据相应的段支气管确定其大致的位置。

知识点13：气管、支气管的X线表现　　　　副高：熟练掌握　正高：熟练掌握

气管在第5～6胸椎平面分为左、右主支气管。气管分叉部下壁形成隆突，分叉角为60°～85°。两侧主支气管逐级分出叶、肺段、亚肺段、小支气管、细支气管、呼吸细支气管直至肺泡管和肺泡囊。

两侧肺支气管的分支形式不完全相同，有以下差异：①右主支气管分为上、中、下三支肺叶支气管；左主支气管分为上、下两支肺叶支气管；②右上叶支气管直接分为肺段支气管；而左上叶支气管先分为上部及下（舌）部支气管，然后再分别分出肺段支气管；③右上叶支气管分为尖、后、前三支肺段支气管；左上叶的上部支气管分为尖后支及前支两支肺段支气管；④右主支气管分出上叶支气管后至中叶支气管开口前的一段称为中间支气管；左侧无中间支气管；⑤右下叶支气管共分出背、内、前、外、后五支肺段支气管；左下叶支气管则分为背、内前、外、后四支肺段支气管。

知识点14：肺野的CT表现　　　　　　副高：熟练掌握　正高：熟练掌握

常规CT只能在各横轴位图像上分别观察各自显示的肺野和/或肺门。两肺野内含气而

呈极低密度影，在其衬托下，可见由中心向外围走行的肺血管分支，由粗渐细，上下走行或斜行的血管则表现为圆形或椭圆形的断面影。有时中老年人两肺下叶后部近胸膜下区血管纹理较多，系仰卧位CT扫描时肺血的坠积效应所致，不要误为异常，改为俯卧位CT扫描可以鉴别。肺叶及肺段支气管与相应肺动脉分支血管的相对位置、伴行关系及管径的大小较为恒定，肺动脉分支的管径与伴行的支气管管径相近。

知识点15：肺门的CT表现　　　　　　　副高：熟练掌握　　正高：熟练掌握

CT对两侧肺门结构的显示要优于胸片，尤其是增强CT检查。

（1）右肺门：右肺动脉在纵隔内分为上、下肺动脉。上肺动脉常很快分支并分别与右上叶的尖、后、前段支气管伴行。下肺动脉在中间段支气管前外侧下行中，先分出回归动脉参与供应右上叶后段；然后，再分出右中叶动脉、右下叶背段动脉，最后分出多支基底动脉供应相应的基底段。右肺静脉为两支静脉干，即引流右上叶及右中叶的右上肺静脉干和引流右下叶的右下肺静脉干。

（2）左肺门：左上肺动脉通常分为尖后动脉和前动脉分别供应相应的肺段。左肺动脉跨过左主支气管后即延续为左下肺动脉，左下肺动脉先分出左下叶背段动脉和舌段动脉，然后分出多支基底动脉供应相应的基底段。左肺静脉也为两支静脉干，即引流左上叶的静脉与左中肺静脉汇合形成的左上肺静脉干和引流左下叶的左下肺静脉干。

知识点16：肺叶间裂的CT表现　　　　　　副高：熟练掌握　　正高：熟练掌握

由于叶间裂处实际是其两侧相邻肺叶的边缘部分，在常规5mm层厚CT图像上，叶裂边缘部的微细血管、支气管等结构已不能显示，所以在肺窗上表现为透明带，而叶裂本身由于部分容积效应影响多难以显示。在横轴位CT上，斜裂位置在第4胸椎平面以下的层面，表现为自纵隔至侧胸壁的横行透明带影；水平叶间裂因其与扫描平面平行，可表现为三角形或椭圆形无血管透明区。当叶间裂走行与扫描平面接近垂直或略倾斜时，则可显示为细线状影。在薄层高分辨力CT图像上，叶间裂可清楚显示为高密度线状影。

知识点17：肺叶、肺段和次级肺小叶的CT表现　　副高：熟练掌握　　正高：熟练掌握

CT图像上能够明确肺叶并可大致判断肺段的位置，尤其是薄层高分辨力CT图像上能够显示次级肺小叶结构。

（1）肺叶：叶间裂是识别肺叶的标志，左侧斜裂前方为上叶，后方为下叶。右侧者在水平裂以上层面，斜裂前方为上叶，后方为下叶；在水平裂以下层面，斜裂前方为中叶，后方为下叶。

（2）肺段：肺段的基本形态为尖端指向肺门的锥体状。CT图像上不能显示肺段间的界限，但可根据肺段支气管及血管的走行大致定位。

（3）次级肺小叶：常简称为肺小叶，是肺的基本解剖单位。肺小叶呈圆锥形，直径为

10~25mm，主要包括以下三部分：①小叶核心，主要是小叶肺动脉和细支气管组成；②小叶实质，为小叶核心的外围结构，主要为肺腺泡结构；③小叶间隔，由疏松结缔组织组成，内有小叶静脉及淋巴管走行。在5mm层厚CT上难以显示肺小叶结构，但在1mm薄层高分辨力CT图像上，肺小叶由于其边缘有小叶间隔的勾画而得以识别，常见于肺的周边部，呈不规则多边形或截头锥形，底朝向胸膜，尖指向肺门；构成小叶核心的小叶肺动脉呈细点状，直径约1mm，而细支气管难以显示；小叶实质通常表现为无结构的低密度区，偶可见斑点状微小血管断面影；小叶间隔有时可见，表现为长10~25mm的均匀细线状致密影，易见于胸膜下，且与胸膜垂直。

知识点18：肺部MRI表现　　　　　副高：熟练掌握　正高：熟练掌握

在常规MRI图像上，无论是肺野还是肺纹理的显示均远不及CT。由于肺血管的流空效应，较大的肺动、静脉均呈管状的无信号影，而肺门部的支气管也呈无信号影，所以两者只能根据其解剖学关系进行分辨；但应用快速梯度回波序列，肺动、静脉均呈高信号，则可鉴别。在肺血管与支气管之间，由脂肪、结缔组织及淋巴组织融合而成的小结节状或条片状高信号影，其直径一般不超过5mm。

知识点19：纵隔的X线表现　　　　　副高：熟练掌握　正高：熟练掌握

纵隔位于胸骨之后，胸椎之前，介于两肺之间，上为胸廓入口，下为横膈；两侧为纵隔胸膜和肺门。其中包含心脏、大血管、气管、主支气管、食管、淋巴组织、胸腺、神经及脂肪等。

X线胸片上除气管及主支气管可分辨外，其余纵隔结构缺乏对比，只能观察其与肺部邻接的轮廓。纵隔的分区在判断纵隔病变的起源和性质上有重要意义。纵隔的分区方法有多种，较简单而常用的是六分区法：即在侧位胸片上，从胸骨柄体交界处至第4胸椎下缘画一水平线，其上为上纵隔，下为下纵隔；以气管、升主动脉及心脏前缘的连线作为前、中纵隔的分界，再以食管前壁及心脏后缘连线作为中、后纵隔的分界，从而将上、下纵隔各分为前、中、后三区，共6区。

知识点20：纵隔的CT表现　　　　　副高：熟练掌握　正高：熟练掌握

（1）前纵隔：前纵隔位于胸骨后方，心脏大血管之前。前纵隔内有胸腺组织、淋巴组织、脂肪组织和结缔组织。胸腺位于上纵隔血管前间隙内，分左右两叶，形状似箭头，尖端指向胸骨；胸腺边缘光滑或呈波浪状，但儿童胸腺外缘常隆起，而成人胸腺外缘平直或凹陷；胸腺的密度取决于其内的脂肪含量，中老年人胸腺几乎全部为脂肪组织代替，仅见一些细纤维索条状结构。前纵隔淋巴结包括前胸壁淋巴结和血管前淋巴结；血管前淋巴结位于两侧大血管前方，沿上腔静脉、无名静脉及颈总动脉前方排列。

（2）中纵隔：中纵隔包括气管与主支气管、大血管及其分支、膈神经及喉返神经、迷走神经、淋巴结、心脏及心包等。左、右心膈角区可见三角形脂肪性低密度影，常为对称性，右侧多大于左侧，为心包外脂肪垫，不要误为病变。中纵隔淋巴结多沿气管、支气管分布，主要有气管旁淋巴结、气管支气管淋巴结、奇淋巴结、支气管肺淋巴结（肺门淋巴结）、隆突下淋巴结等。

（3）后纵隔：后纵隔为食管前缘之后，胸椎前及椎旁沟的范围。后纵隔内有食管、降主动脉、胸导管、奇静脉、半奇静脉及淋巴结等。后纵隔淋巴结沿食管及降主动脉分布，与隆突下淋巴结交通。

纵隔各组淋巴结在CT上均表现为圆形或椭圆形软组织影，正常时其短径≤10mm，若≥15mm应视为异常。

知识点21：纵隔的MRI表现　　　　副高：熟练掌握　　正高：熟练掌握

胸腺未发生脂肪替代时，呈较均匀信号，在T_1WI上信号强度低于脂肪，T_2WI上信号强度与脂肪相似。

气管与主支气管腔内无信号（黑影）；气管和支气管壁由软骨、平滑肌纤维和结缔组织构成且较薄，通常也不可见；气管和主支气管可由周围高信号纵隔脂肪衬托而勾画出其大小和走行。纵隔内的血管也是由周围高信号脂肪衬托而得以显示呈低信号。胸段食管多显示较好，食管壁信号强度与胸壁肌肉相似。

淋巴结常可见，在T_1WI和T_2WI上均表现为中等信号的小圆形或椭圆形结构，正常时其径线同CT。通常前纵隔淋巴结、右侧气管旁淋巴结、右气管支气管淋巴结、左上气管旁淋巴结、主-肺动脉间淋巴结及隆突下淋巴结较易显示，而左下气管旁淋巴结及左主支气管周围淋巴结不易显示。

第二章　肺部基本病变

第一节　支气管阻塞

一、阻塞性肺气肿

知识点1：阻塞性肺气肿的概念	副高：掌握　正高：掌握

　　阻塞性肺气肿是指终末细支气管以远的含气腔隙过度充气、异常扩大，可伴有不可逆性肺泡壁的破坏。

知识点2：阻塞性肺气肿的分类	副高：掌握　正高：掌握

　　（1）局限性阻塞性肺气肿：系因支气管部分性阻塞产生活瓣作用，吸气时支气管扩张空气进入，呼气时空气不能完全呼出，致使阻塞远侧肺泡过度充气。

　　（2）弥漫性阻塞性肺气肿：为弥漫性终末细支气管慢性炎症及狭窄，形成活瓣性呼气性阻塞，终末细支气管以远的肺泡过度充气并伴有肺泡壁破坏。

知识点3：阻塞性肺气肿的X线检查	副高：掌握　正高：掌握

　　（1）局限性阻塞性肺气肿：表现为肺部局限性透明度增加，其范围取决于阻塞的部位。一侧肺或一个肺叶的肺气肿表现为一侧肺或一叶肺的透明度增加，肺纹理稀疏，纵隔移向健侧，病侧横膈下降。

　　（2）弥漫性阻塞性肺气肿：表现为两肺野透明度普遍性增加，常有肺大疱出现，肺纹理稀疏；晚期，肺纹理进一步变细减少、肺野透明度明显增加，胸廓前后径及横径均增大、肋间隙增宽、横膈低平且活动度减弱，心影狭长呈垂位心型，中心肺动脉可以增粗、外围肺血管纹理变细，严重者出现肺动脉高压及肺源性心脏病（肺心病）。

知识点4：阻塞性肺气肿的CT表现	副高：掌握　正高：掌握

　　（1）局限性阻塞性肺气肿：表现为肺野全部或局部透明度增加，肺纹理稀疏。CT对局限性肺气肿的检出比X线检查敏感，可显示阻塞的部位，甚至阻塞的原因。

　　（2）弥漫性阻塞性肺气肿：表现为两肺纹理普遍稀疏、变细、变直；其余表现同胸片所见。

薄层高分辨力CT可显示肺小叶的结构及异常改变，可发现早期肺气肿。

二、阻塞性肺不张

知识点5：阻塞性肺不张的病理与临床　　　　副高：熟悉　正高：掌握

阻塞性肺不张为支气管腔内完全阻塞、腔外压迫或肺内瘢痕组织收缩引起，以前者最多见。当支气管突然完全阻塞后（如支气管异物或血块），肺泡内气体多在18～24小时内被吸收，相应的肺组织萎陷。阻塞性肺不张的影像学表现与阻塞的部位和时间有关，也与不张的肺内有无已经存在的病变有关。阻塞部位可以在主支气管、叶或段支气管、细支气管，而导致一侧性肺叶、肺段和小叶的肺不张。

知识点6：阻塞性肺不张的X线表现　　　　副高：掌握　正高：掌握

（1）一侧性肺不张：①患侧肺野均匀一致密度增高影；②胸廓塌陷，肋间隙变窄，纵隔向患侧移位，横膈升高；③健侧有代偿性肺气肿表现。

（2）肺叶不张：①不张肺叶体积缩小，密度均匀增高；②相邻叶间裂呈向心性移位；③肺门及纵隔可不同程度向患部移位；④肋间隙变窄；⑤邻近肺叶可出现代偿性肺气肿。

（3）肺段不张：①单纯肺段不张较少见；②后前位一般呈三角形致密影，基底向外，尖端指向肺门；③肺段缩小。

（4）小叶不张：为多数终末细支气管被黏液阻塞所致，表现为多数小斑片状致密影，与邻近的炎症不易区分，多见于支气管肺炎。

知识点7：阻塞性肺不张的CT表现　　　　副高：掌握　正高：掌握

（1）一侧性肺不张：①不张侧肺缩小，呈均匀软组织密度影，增强扫描可见明显强化；②常可发现主支气管阻塞的部位和原因。

（2）肺叶不张：①右肺上叶不张表现为上纵隔右旁的三角形或窄带状软组织密度影，尖端指向肺门，边缘清楚；②左肺上叶不张表现为三角形软组织密度影，底部与前外胸壁相连，尖端指向肺门，其后外缘向前内方凹陷；③右肺中叶不张较常见，表现为右心缘旁三角形软组织密度影，其尖端指向外侧；④肺下叶不张表现为脊柱旁的三角形软组织密度影，尖端指向肺门，其前外缘锐利，患侧横膈升高，肺门下移。

（3）肺段不张：常见于右肺中叶的内、外段，表现为右心缘旁三角形软组织密度影，边缘内凹。

（4）小叶不张：CT表现与X线表现相似。

知识点8：阻塞性肺不张的MRI表现　　　　副高：熟练掌握　正高：熟练掌握

不张的肺叶或肺段在T_1WI上表现为较高信号影，T_2WI上为略高信号影。通过增强检查，有时可区分引起肺不张的肺门区肿块影。

第二节　肺　实　变

知识点1：肺实变的病因与病理　　　　　　　　　副高：熟悉　正高：掌握

肺实变指终末细支气管以远的含气腔隙内的空气被病理性液体、细胞或组织所替代。病变累及的范围可以是腺泡、小叶、肺段或肺叶，也可以是多个腺泡、小叶受累而其间隔以正常的肺组织。常见的病理改变为炎性渗出、水肿液、血液、肉芽组织或肿瘤组织。肺实变常见于大叶性肺炎、支气管肺炎及其他各种肺炎；也见于肺泡性肺水肿、肺挫伤、肺出血、肺梗死、肺结核、肺泡癌及真菌病等。

知识点2：肺实变的X线检查　　　　　　　　　　副高：掌握　正高：掌握

X线胸片上实变范围可大可小，多数连续的肺泡发生实变，则形成单一的片状致密影；多处不连续的实变，隔以含气的肺组织，则形成多灶性致密影。如实变占据一个肺段或整个肺叶，形成肺段或大叶性阴影；实变中心区密度较高，边缘区常较淡；当实变达叶间胸膜时，可表现为锐利的边缘；当实变扩展至肺门附近，较大的含气支气管与实变的肺组织常形成对比，在实变区中可见含气的支气管分支影，称支气管气像或空气支气管征。炎性实变经治疗后，可在1~2周内消散，在吸收过程中，病变常失去均匀性；肺出血或肺泡性水肿所形成的实变，其变化较炎性实变快，经适当治疗，可在数小时或1~2日内完全消失。

知识点3：肺实变的CT检查　　　　　　　　　　副高：掌握　正高：掌握

以渗出为主的急性实变在肺窗上表现为均匀高密度影，纵隔窗上则呈软组织密度影，大的病灶内常可见空气支气管征；病灶密度均匀，边缘多不清楚，靠近叶间胸膜的边缘则可清楚显示。渗出性病变的早期或吸收阶段，由于实变不完全而可表现为较淡薄的磨玻璃样密度影，其内可见肺血管纹理，纵隔窗上病变则不显示。慢性过程的实变密度多高于急性病变所引起的实变密度，病灶的边缘也多较清楚；当实变局限于腺泡时，实变影则表现为数毫米至一厘米大小的结节状，形似梅花瓣状，边缘常较清楚。

知识点4：肺实变的MRI检查　　　　　　　　　副高：掌握　正高：掌握

渗出性实变通常 T_1WI 上显示为边缘不清的片状略高信号影，T_2WI 上显示较高信号影；有时在病变区内可见含气的支气管影和流空的血管影，表现类似CT图像上的空气支气管征。渗出物所含蛋白质的量不同，所表现的信号强度也就不同，如肺泡蛋白沉积症是以蛋白质和

脂质沉积于肺泡为特征，可呈脂肪样信号特点，与其他渗出性病变的表现明显不同。

第三节 增殖性病变

知识点1：增殖性病变　　　　　　　　　副高：熟练掌握　正高：熟练掌握

肺组织形成以细胞和纤维为主的肉芽组织，常局限在肺泡范围内，与周围正常组织分界清楚，包括：①成纤维细胞、血管内皮细胞和组织细胞增生为主的肺慢性炎症病变；②结核、硅沉着症（矽肺）结节等增生的炎性肉芽肿；③炎性假瘤。

知识点2：增殖性病变的影像表现　　　　　　　副高：掌握　正高：掌握

（1）斑点状、结节状、肿块状肺段或肺叶阴影，密度高，边缘清楚。

（2）多病灶聚集在一起时也不互相融合。

（3）腺泡结节状影直径在1cm以下（多为4～7mm），边缘较清楚，呈梅花瓣状的结节，即相当于腺泡范围的实变，其病理基础多为肉芽肿、肿瘤、血管炎及其周围炎，也可以是渗出、出血或水肿。

（4）粟粒状结节影指4mm以下的小点状结节影，多呈弥散性分布。多数粟粒状病变由间质内病变引起；常见于粟粒型肺结核、癌性淋巴管炎、结节病、急性细支气管炎及组织细胞病。①较大的粟粒状结节常见于转移瘤、肺泡癌、支气管播散性肺结核以及二期矽肺；②较小的粟粒状结节常见于肺泡微石症；③粟粒状结节影的大小、多少、分布及发展变化，对确定其病因有关。

第四节 肺纤维化

知识点1：肺纤维化的病理　　　　　　　　　副高：熟悉　正高：掌握

增殖性病变中纤维成分代替细胞占主要成分时，称为肺纤维化；局限性纤维化常常是慢性肺炎及肺结核的愈合后果；弥漫性纤维化原因各异，见于间质性肺炎、尘肺、特发性间质纤维化及结缔组织病等。

知识点2：肺纤维化的影像表现　　　　　　　副高：掌握　正高：掌握

（1）局限性：结节状、肿块状、网状、线状及索条影，边缘清，密度高，走行僵直，纤维条索与正常肺纹理不同，可引起肺门、纵隔移位。

（2）弥散性：小结节、网状、线状及蜂窝状影像，弥散分布。可见肺气肿表现。

第五节　肺　钙　化

知识点1：肺钙化的概念　　　　　　　　副高：掌握　正高：掌握

钙盐在肺组织内的异常沉积称为肺钙化。

知识点2：肺钙化的影像学表现　　　　　　副高：掌握　正高：掌握

（1）密度高，边缘清楚锐利，大小、形状不同的阴影。

（2）可为斑点状、块状或球形，呈局限或弥散分布。

（3）肺内愈合的结核灶钙化多位于两肺上野、形状不定，常伴有肺门淋巴结钙化。

（4）肺错构瘤中心可有"爆玉米花"样的钙化。

（5）肺组织胞质菌病常在两肺野发生散在的小点状钙化。

（6）尘肺时（矽肺），肺门淋巴结可发生蛋壳样钙化。

（7）肺囊肿或寄生虫囊肿壁可以发生弧形钙化或沿囊肿壁分布的断续线样钙化。

第六节　肺　空　洞

知识点1：肺空洞的概念　　　　　　　　副高：掌握　正高：掌握

肺空洞为肺内病变组织发生坏死、液化，坏死组织经引流支气管排出而形成。空洞壁可为坏死组织、肉芽组织、纤维组织或肿瘤组织，多见于肺结核、肺癌和真菌病等。

知识点2：肺空洞的分类　　　　　　　　副高：掌握　正高：掌握

（1）虫蚀样空洞（无壁空洞）：见于干酪性肺炎，表现为肺内大片实变阴影，内有多发小透光区，形状不规则，内壁不光滑，呈虫蚀状。

（2）薄壁空洞：空洞壁厚度在<3mm，多见于肺结核。表现为圆形、椭圆形或不规则形状的环形，洞壁内外光滑清楚，一般洞内无液气平面，周围很少实变影。

（3）厚壁空洞：空洞壁厚度≥3mm，见于肺脓肿、结核和肺癌。

知识点3：空洞的影像学表现　　　　　　副高：掌握　正高：掌握

（1）X线表现：①薄壁空洞：洞壁可为薄层纤维组织、肉芽组织及干酪组织；空洞呈圆形、椭圆形或不规则形；洞壁内外缘光滑清楚，空洞内多无液面；其周围无大片状阴影，但可有斑点状病灶；多见于肺结核，有时肺转移瘤也可呈薄壁空洞影。②厚壁空洞：洞壁厚度常超过3mm，多在5mm以上；空洞周围有高密度实变区，内壁光滑或凹凸不平；多见于肺结核及周围型肺癌。结核性空洞壁外缘多整齐清楚，邻近常有散在斑片状病灶；周围型肺癌的空洞壁外缘和轮廓呈分叶状并伴有细短毛刺影，洞壁内面凹凸不平，有时可见壁结节。

（2）CT表现：可较X线胸片更敏感地发现病变内空洞影，并显示其细节，分析下述表现，对空洞鉴别诊断有较大帮助：①空洞位置：结核性空洞多见于上叶尖段、后段或下叶背段；癌性空洞多位于上叶前段及下叶基底段；②空洞大小：空洞直径大于3cm者多为肿瘤；③空洞壁表现：空洞壁外缘不规则或呈分叶状，内缘凹凸不平或呈结节状，多为癌性空洞；洞壁厚度<4mm者多为良性病变，而>15mm者多为恶性病变；④空洞周围肺组织表现：结核性空洞周围多可见纤维条索影、结节状或斑片状"卫星灶"以及与肺门相连的支气管壁的增厚；癌性空洞有时可见支气管狭窄或阻塞，并可见阻塞性肺炎征象。

（3）MRI表现：在T_1WI和T_2WI上，空洞内因有气体而呈低信号影，空洞壁则呈中等信号影。但由于MRI空间分辨率较低，故对空洞壁细节的显示不及CT检查。

第七节　肺　空　腔

知识点1：肺空腔的病理　　　　　　　　　副高：熟悉　正高：掌握

肺内生理性腔隙的病理性扩大；形成原因不同，结构不同，如支气管扩张的壁为支气管壁，先天性肺气囊壁为发育不良的支气管壁，肺大疱为肺泡壁。

知识点2：肺空腔的影像学表现　　　　　　　副高：掌握　正高：掌握

（1）类似薄壁空洞，但壁更薄。厚度多在1mm以下。
（2）一般腔内无液平，周围无实变。
（3）囊状支气管扩张并发感染时，其中可见液平，周围可有炎性病变。
（4）寄生虫囊肿如包虫囊肿穿破后，当囊液及内囊完全穿出可形成含气囊腔，如部分囊液排出则囊腔内可形成气液面以及内囊塌陷漂浮于液面的水上浮莲征。

第八节　肺结节与肿块

知识点1：肺结节与肿块的病理　　　　　　　副高：熟悉　正高：掌握

当病灶以结节或肿块为基本病理形态时，其中直径≤3cm者称为结节，而>3cm者称为肿块。结节或肿块可单发，也可多发。单发者常见于肺癌、结核球及炎性假瘤等；多发者最常见于肺转移瘤，还可见于坏死性肉芽肿、多发性含液肺囊肿等。结节与肿块除了其大小不同外，其他表现大致相似。

知识点2：肺结节与肿块的X线表现　　　　　　副高：掌握　正高：掌握

（1）肺良性肿瘤：多有包膜，呈边缘光滑锐利的球形肿块；肺错构瘤内可有"爆玉米花"样的钙化。

（2）肺恶性肿瘤：多呈浸润性生长，边缘不锐利，常有短细毛刺向周围伸出，靠近胸膜时可有线状、幕状或星状影与胸膜相连而形成胸膜凹陷征。

结节和肿块的性质不同，表现也不一，例如：①结核球常为圆形，其内可有点状钙化，周围常有卫星病灶；②炎性假瘤多直径为5cm以下类圆形肿块，肿块上方或侧方常有尖角状突起，病变近叶间胸膜或外围时可见邻近胸膜的粘连、增厚；③转移瘤常多发，大小不一，以中下肺野较多，密度均匀或不均，边缘多清晰。

知识点3：肺肿块的CT表现	副高：掌握　正高：掌握

（1）平扫：①肿块的轮廓可呈多个弧形凸起，弧形相间则为凹入而形成分叶形肿块，称为分叶征；肿块边缘可有不同程度的棘状或毛刺状突起，称棘状突起或毛刺征；邻近胸膜的肿块由于成纤维反应收缩牵拉胸膜可形成胸膜凹陷征，以上这些肿块征象常见于周围型肺癌；有时还可见周围小叶间隔不规则增厚即癌性淋巴管炎。②肿块内如发现脂肪密度影则有助于错构瘤的诊断。③结核球周围常有多少不一、大小不等的小结节状卫星病灶及厚壁的引流支气管。

（2）增强扫描：①结核球无强化或仅周边环形轻度强化；②肺良性肿瘤可不强化或轻度均匀性强化；③肺恶性肿瘤常为较明显的均匀强化或中心强化，且常呈一过性强化；④肺部炎性假瘤可呈环状强化或轻度均匀性强化。

知识点4：肺结节的CT表现	副高：掌握　正高：掌握

结节可为腺泡大小的结节（直径在1cm以下），边缘较清楚，呈梅花瓣状，即相当于腺泡范围的实变；也可为粟粒状结节影（4mm以下），其中，粟粒型肺结核的结节具有大小、密度一致，分布均匀的特点，而癌性淋巴管炎的粟粒结节多分布不均匀并有小叶间隔不规则增厚。

知识点5：肺结节与肿块的MRI表现	副高：掌握　正高：掌握

①慢性肉芽肿、干酪样结核或错构瘤等由于其内含有较多的纤维组织与钙质，在T_2WI上呈较低信号；②恶性病变如肺癌或肺转移癌在T_2WI上呈较高信号，肿块内坏死灶T_1WI上呈低信号，T_2WI上呈高信号；③囊性病变在T_1WI上呈低信号，在T_2WI上呈高信号；④血管性肿块如动静脉瘘，由于流空效应而表现为无信号（低信号）。

第九节　肺网状、细线状及条索状影

知识点1：肺网状、细线状及条索状影	副高：掌握　正高：掌握

在病理上是肺间质病变的反映；在肺间质内积聚异常的病理组织，可以是渗出或漏出

液、炎性细胞浸润、纤维结缔组织增生、肉芽组织增生以及肿瘤细胞淋巴管浸润等。

（1）大的支气管、血管周围间质间隙的病变，可表现为肺纹理的增粗、边缘模糊、支气管断面管壁增厚。

（2）存在于小的支气管、血管周围间质间隙及小叶间隔、肺泡间隔内的病变则可表现为条索状、网状及蜂窝状阴影。

（3）沿肺间质分布的肿瘤结节和肉芽组织以及粗条索影的断面，可在肺内形成小点状阴影。

（4）多种疾病可表现为弥漫性网、线、条状阴影，常见的有特发性肺纤维化、慢性支气管炎、癌性淋巴管炎、组织细胞病X、结节病、结缔组织病（特别是硬皮病、红斑狼疮、皮肌炎）、尘肺及间质性肺水肿等。

（5）局限性线条状阴影可见于肺内病变沿肺间质向肺门引流或向外围扩散，如肺癌肿块与肺门之间或与胸膜之间的细条状影。

（6）化脓性肺炎、肺脓肿、肺结核愈合后，病变本身及周围肺间质可以发生纤维化，表现为不规则的条索状影，粗细不一，排列紊乱。

（7）小叶间隔内有液体或组织增生，可表现为不同部位的间隔线。多见于肺静脉高压、肺间质水肿。间隔线有以下3种。①A线：位于中上肺野，指向肺门与肺纹理相交叉的细线状影，长5～6cm，宽0.5～1mm；②B线：较多见，位于两肺下野外侧，近肋膈角处，呈水平走行，垂直于胸膜，长2～3cm，宽1～3mm，常为数条平行存在，也可存在于中上肺野外带，多见于风湿性心脏病；③C线：位于下肺野呈紊乱的网状。

（8）正常情况下肺野信号很低，故对网状、细线状病灶显示不满意；较大的条索状病灶有时可在黑色（低信号）的肺野背景上显示，在T_1WI上和T_2WI上均呈中等信号影。

第三章　肺先天性疾病

第一节　肺不发育和发育不全

知识点1：肺不发育和发育不全的概念　　　副高：掌握　正高：掌握

肺不发育和发育不全分为两肺、一侧肺或肺叶发生异常。本病可合并其他畸形，如动脉导管未闭、法洛四联症、大动脉转位、先天性膈疝及骨骼畸形。

知识点2：肺不发育和发育不全的病因病理　　　副高：熟悉　正高：掌握

本病是胚胎早期肺芽发育缺陷所致，两侧肺不发育者不能存活。一侧肺发生异常一般分为3型：①肺不发育，患侧支气管、肺和血液供应完全缺如；②肺发育不良，患侧仅有一小段支气管盲管，无肺组织和血液供应；③肺发育不全，患侧主支气管细小，肺组织发育不完全，为原始结缔组织结构，或有支气管囊肿。

知识点3：肺不发育和发育不全的临床表现　　　副高：掌握　正高：掌握

患者多无症状，或仅有胸闷、气短。

知识点4：肺不发育和发育不全的影像学表现　　　副高：掌握　正高：掌握

平片和CT表现为全部或部分肺密度增高，纵隔向患侧移位，患侧支气管分支细小，数量减少，末端有囊状扩张。

第二节　肺隔离症

知识点1：肺隔离症的病因病理　　　副高：熟悉　正高：掌握

（1）肺的一种先天性发育畸形。

（2）体循环动脉分支供应一部分发育不全、无呼吸功能而与正常肺组织相隔离的肺组织。

（3）肺叶内型肺隔离症与同叶正常肺组织为共同的脏层胸膜所包围。大体标本上常为单发或多发的囊肿，囊内为黄色或咖啡色黏稠的胶状液。

（4）肺叶外型者有独自的脏层胸膜，常为实体状，此型少见。

知识点2：肺隔离症的临床表现	副高：掌握 正高：掌握

临床一般无症状，在体检时偶然发现，合并感染时有发热、胸痛、脓痰，少数患者咯血。

知识点3：肺隔离症的X线表现	副高：掌握 正高：掌握

平片上可见左肺下叶后基底段紧贴膈面上团块状密度均匀的阴影，形态大多呈圆形、卵圆形，少数可呈三角形或多边形，边界一般较清晰。下叶后段的病变在平片上有时与脊柱或心脏阴影相重叠，应用体层摄影可清楚地显示病变的轮廓、形态及内部结构。病变区呈圆形、椭圆形或三角形，边缘一般清晰，病灶呈密度均匀的阴影，或有大小不等的囊状改变。支气管造影可见同叶的正常支气管呈围绕该肺部病变的移位现象。

知识点4：肺隔离症的CT表现	副高：掌握 正高：掌握

平扫可见肺下叶实性肿块，形态不规则，密度不均匀，增强扫描呈不均质强化，合并感染时可见气液平，见到主动脉或肋间动脉分支供血可明确诊断。SSD、VR、MIP等后处理技术易于显示体循环供血。

第三节　支气管囊肿

知识点1：支气管囊肿的病因病理	副高：熟悉 正高：掌握

（1）先天性支气管囊肿与肺芽始基发育障碍有关。

（2）根据发育障碍出现的早晚和部位，而决定囊肿为单发或多发。

（3）囊肿可位于纵隔或肺内，位于肺内者称肺囊肿，囊壁薄而均匀，内层为上皮层，有支气管壁结构，但无尘埃沉着，可与后天性囊肿区别，囊内可为澄清液或血液。

知识点2：支气管囊肿的影像学表现	副高：掌握 正高：掌握

（1）含液囊肿：①位于肺内或纵隔内，呈圆形、卵圆形或分叶状；②边缘光滑锐利，周围肺组织清晰；③密度均匀一致，出血者可钙化，有时囊壁可呈弧形钙化；④呼吸气相囊肿大小形态可改变；⑤邻近胸膜无改变。

（2）含气囊肿和液气囊肿：①囊壁内外缘光滑，壁薄而均匀一致。②囊内常存在液平。③囊内有时有线样间隔，此时囊肿外形常呈分叶状。④透视或呼吸气摄片，囊肿大小形态可改变。⑤周围肺组织无卫星病灶。⑥感染后囊壁增厚，可与急性肺脓肿相似，但抗感染治疗后可恢复囊肿原貌；反复感染者，囊壁纤维化，其表现与慢性肺脓肿不易区别。⑦若引流支气管半阻塞，可形成张力性囊肿，囊肿极度增大，囊壁变薄，甚至可形成纵隔疝。

（3）多发性肺囊肿：①可位于一叶、一侧或双侧肺，以一侧者多见；②可为多数薄壁环形透光区，如为无数大小不等的薄壁环形透光区相互重叠，占据整侧肺，状为蜂窝者，称为蜂窝肺或囊性肺；③一般为气囊肿，但少数囊内可有较小的液平面；④囊壁薄，边缘锐利，感染后囊壁可增厚而模糊；⑤常有胸膜增厚。

第四节　肺动静脉瘘

知识点1：肺动静脉瘘的病因病理　　　副高：熟悉　正高：掌握

肺动静脉瘘又称肺动静脉畸形，是肺部的动静脉直接相通而引起的血流短路。病因多为先天性，由终末毛细血管网先天发育缺陷所致。少数由外伤、肺癌及甲状腺癌转移引起。动静脉之间的异常交通为单房或多房的血管囊，或迂曲扩张的血管。部分患者合并毛细血管扩张症，可继发引起红细胞增多症。

知识点2：肺动静脉瘘的临床表现　　　副高：掌握　正高：掌握

部分患者无明显症状和体征，主要临床表现为活动后呼吸困难、胸痛，常有咯血。引起红细胞增多症后可发生脑血栓。合并毛细血管扩张症时有鼻出血、便血和血尿，颜面、口唇、耳部和甲床有血管扩张。

知识点3：肺动静脉瘘的X线表现　　　副高：掌握　正高：掌握

肺动静脉畸形病灶表现为肺部增高密度阴影，呈圆形或椭圆形，可略有分叶状阴影，密度均匀，大多数病变边缘清晰，直径可1cm至数厘米，病灶单发多见，常见于下叶。可为多发，分布于两侧肺野。闭住声门作深吸气或深呼气的动作时，可见阴影的大小有改变。血液分流量多时在透视下还可见同侧肺门血管搏动增强。体层摄影可显示动静脉瘘的清晰轮廓，以及与明显扩大的肺血管阴影相连，扩大的肺血管影通常有2~3条，代表供应的肺动脉和引流的肺静脉，具有一定的诊断意义。

知识点4：肺动静脉瘘的CT表现　　　副高：掌握　正高：掌握

CT平扫为结节影，密度均匀，边缘清楚，有浅分叶，增强扫描病灶呈明显强化，可见供血动脉和/或引流静脉，显示该病的病理特征而明确诊断。SSD、VR和MIP易于显示供血动脉、引流静脉及畸形血管，供血动脉一般是肺动脉，少数是支气管动脉或肋间动脉。

第四章　气管和支气管病变

第一节　局灶性气管狭窄

知识点1：良性非肿瘤性气管狭窄的病因　　　　　副高：掌握　正高：掌握

（1）大多数的气管狭窄是由于气管插管或气管切开的损伤所致。

（2）螺旋CT的薄层扫描可很容易发现狭窄的部位，多平面重组可以评估狭窄的严重程度以及狭窄的形态。

（3）良性气管狭窄的少见原因：①温度损伤；②感染后狭窄（常为结核）；③特发性声门下区狭窄。

知识点2：气管肿瘤的分类及特点　　　　　　　　副高：掌握　正高：掌握

（1）良性肿瘤：①成人的良性气管肿瘤（如乳头状瘤、神经鞘瘤、血管瘤、软骨瘤和多形性腺瘤）不常见，占气管肿瘤的10%以下；②尽管良性肿瘤常表现为光滑、边界清楚、直径<2cm的肿物，恶性肿瘤在CT上也可有类似的表现；③在喉气管的乳头状瘤时，可见气管内多发的息肉样病变，单发者少见，乳头状瘤也可累及气道远端，表现为双肺的结节，常伴空洞；④气管肿物内出现点状或异形的钙化，则可提示软骨瘤的诊断，钙化也可见于软骨肉瘤和支气管内的错构瘤；⑤黏液栓塞也可类似气管内肿瘤，它们常为低密度并混有气体，咳嗽后位置可改变或消失。

（2）恶性肿瘤：①气管肿瘤相对少见，90%为恶性；②气管内的原发性恶性肿瘤大多数见于成人，主要是鳞状细胞癌和腺样囊性癌，它们占恶性病变的80%以上；③其他的少见肿瘤，包括腺癌、小细胞癌、黏液表皮样癌、类癌和肉瘤；④在CT上，它们可表现为光滑的不规则腔内肿物，伴偏心性的管壁增厚和无症状的管腔狭窄。少数情况下，肿瘤可呈环形生长，常见肿瘤向气管外侵犯，累及纵隔脂肪。

第二节　弥漫性气管狭窄

知识点1：弥漫性气管狭窄的病因　　　　　　　　副高：掌握　正高：掌握

（1）管壁厚度正常的疾病，例如气管软化、刀鞘样气管。

（2）弥漫或多发性管壁增厚的疾病，包括复发性软骨炎，淀粉样变性，骨软骨沉着性气管病，Wegener肉芽肿等多种疾病。

| 知识点2：气管软化型弥漫性气管狭窄的特点 | 副高：掌握　正高：掌握 |

（1）产生异常或明显的气管塌陷。

（2）很多为特发性。

（3）相关的危险因素包括插管、外伤、手术和慢性感染。

（4）由于胸膜腔内压的升高会加重气管软化时的气道塌陷，在呼气中而非呼气的终末期进行扫描可发现气道面积增加，有可能提高对该疾病的诊断能力。

| 知识点3：刀鞘样气管型弥漫性气管狭窄的CT表现 | 副高：掌握　正高：掌握 |

（1）CT扫描可显示气管软骨的高密度钙化，但前弓部狭窄。

（2）用力呼气时进行CT扫描，可显示气管侧壁向内塌陷。

| 知识点4：复发性多软骨炎型弥漫性气管狭窄的CT表现 | 副高：掌握　正高：掌握 |

①气管、支气管壁的弥漫性光滑增厚，伴有管腔的狭窄或变形；②由于气管后部没有软骨，管壁的增厚最初仅局限于前壁和侧壁；③在大多数病例中，由于增厚软骨内的轻微或明显钙化，导致管壁的密度增加；④由于慢性的软骨炎和软骨破坏，可导致继发性的气管软化。

| 知识点5：淀粉样变性型弥漫性气管狭窄的CT表现 | 副高：掌握　正高：掌握 |

①气管的局灶性或弥漫性狭窄，伴有气管/支气管壁的增厚；②可出现继发性的肺不张或肺炎；③黏膜下的淀粉样沉积，也可发生钙化或骨化。

| 知识点6：骨软骨沉着性气管病型弥漫性气管狭窄的特点 | 副高：掌握　正高：掌握 |

CT上表现为突入气道内的多发性结节，常发生钙化，可导致气管和主支气管的不规则狭窄。

| 知识点7：Wegener肉芽肿型弥漫性气管狭窄的CT表现 | 副高：掌握　正高：掌握 |

（1）由于环形的软组织增厚，在CT上表现为气管近端的局部狭窄。

（2）在进展期病例，可见气管下部和支气管近端的受累。

（3）还可见异常的壁增厚，以及由于溃疡所致的黏膜不规则。

第三节 弥漫性气管增宽

知识点1：气管支气管增宽的特点 副高：掌握 正高：掌握

（1）气管支气管增宽是一种以气管和主支气管扩张为特点的罕见疾病，它继发于肌肉和弹力层的萎缩，可同时累及气管的软骨部分和膜性部分。这造成呼气时中央气道很容易塌陷，同时也容易形成感染。

（2）患者可无症状，或者由于咳痰功能和黏液清除能力障碍而出现慢性的呼吸道感染。

（3）在CT上，当气管的横径超过3cm，右侧和左侧的主支气管直径分别超过2.4cm和2.3cm时，就可做出诊断。

（4）由于软骨环间过多的肌肉黏膜组织可向管腔内突出，可形成气管憩室，导致气管的不规则或呈扇贝样表现，有时也可见于主支气管。

（5）慢性感染通常导致中央支气管的扩张，可呈柱状、囊状或不规则。

知识点2：获得性气管增宽的特点 副高：掌握 正高：掌握

（1）可见于慢性感染的患者（如囊性纤维化），可能与频繁咳嗽和长期感染而导致气管壁的受损有关。

（2）弥漫性肺纤维化也可能由于类似的原因，而导致获得性气管增宽。

（3）与气管支气管增宽不同，在肺纤维化发生前气管的管径是正常的，随着纤维化的加重，气管的管径逐渐增加。

第四节 先天性支气管囊肿

知识点1：先天性支气管囊肿的概念 副高：掌握 正高：掌握

先天性支气管囊肿又称先天性肺囊肿、先天性支气管肺囊肿。本病多发生在肺内，称为肺内支气管囊肿，少数在纵隔内，称为纵隔支气管囊肿。

知识点2：先天性支气管囊肿的病因病理 副高：熟悉 正高：掌握

支气管囊肿为胚胎时期支气管发育异常所致。支气管在发育过程中由实心的索状演变为空心的管状，如果支气管发育障碍，某一部位仍保持实心的状况，则管腔不通，远端支气管分泌的黏液潴留而形成囊肿；先天性支气管囊肿也可由肺芽组织脱落后而形成。病理上，囊肿壁较薄，其内充满黏液。囊壁有黏液腺、软骨、弹力纤维和平滑肌，囊肿不与支气管相通。但感染后囊肿可与支气管相通，此时囊内液体可经支气管排出，并有气体进入囊内，成为含气或含液气囊肿。

知识点3：先天性支气管囊肿的临床表现　　　　副高：掌握　正高：掌握

患者多在30岁以下，囊肿较小时多无明显症状，囊肿较大时压迫肺脏或纵隔引起呼吸困难、发绀，咯血较常见。合并感染时白细胞计数增多，可出现发热、咳嗽和咳脓痰等症状。

知识点4：先天性支气管囊肿的X线表现　　　　副高：掌握　正高：掌握

常规X线平片上，单发含气囊肿为薄壁空腔阴影，大小为3～5cm，巨大囊肿可占据一侧胸腔，含液囊肿呈肿块或结节状阴影，密度均匀。含液气囊肿有液平。囊肿在肺野中、内带多见。囊壁厚度为1～2mm，内缘和外缘光滑。合并感染时，囊壁增厚、模糊，周围有片状阴影，囊内液体增多。多发性肺囊肿可发生在一个肺段、肺叶，也可在一侧或两侧肺内弥漫分布，在肺内形成多发的环形透光阴影，病变阴影相互重叠形成蜂窝或粗网状阴影。多发囊肿大小为0.5～1.0cm，少数可达数厘米。

知识点5：先天性支气管囊肿的CT表现　　　　副高：掌握　正高：掌握

CT检查肺囊肿较平片敏感，表现为含气或含液气空腔，壁薄，含液囊肿多为水样密度，增强扫描无强化。

知识点6：先天性支气管囊肿的鉴别诊断　　　　副高：掌握　正高：掌握

（1）肺大疱：常见于慢性支气管炎患者，金黄色葡萄球菌肺炎患者也可发生肺大疱，少数患者为先天性；肺大疱多发生在肺尖、肺底及肺外带胸膜下，壁菲薄，一般无液平。

（2）肺结核空洞：壁较薄时可与含气囊肿相似。肺结核空洞好发于上叶尖后段及下叶背段，周围有卫星灶、瘢痕及粘连带。患者有结核病史。

（3）支气管囊肿合并感染时，囊肿壁增厚，边缘模糊，有液平，与急性肺脓肿类似，抗感染治疗后，肺脓肿患者症状消失，病灶逐渐减小或消失，而支气管囊肿合并感染者仍有薄壁空洞。

第五节　支气管扩张症

知识点1：支气管扩张症的概念　　　　副高：掌握　正高：掌握

支气管扩张症是指支气管内径的不可逆性扩张。男女发病率无明显差异，好发于儿童及青壮年。

知识点2：支气管扩张症根据扩张形态分型　　副高：熟悉　正高：掌握

（1）柱状（管状）型：均匀一致的轻度扩张，失去正常时逐渐变细的形态。
（2）曲张型：较大的扩张，由于扩张和狭窄区并存，管径粗细不均。
（3）囊状型：明显扩张，形态呈球形。

知识点3：支气管扩张症根据病因的分类　　副高：熟练掌握　正高：熟练掌握

病因可分为先天性和后天性，多数为后天性。
先天性支气管扩张病因：①先天性免疫球蛋白缺乏；②肺囊性纤维化；③纤毛不运动综合征。
后天性支气管扩张病因：①慢性感染引起支气管壁组织的破坏；②支气管内分泌物淤积与长期剧烈咳嗽，引起支气管内压增高；③肺不张及肺纤维化对支气管壁产生外在性牵拉。

知识点4：支气管扩张症的临床表现　　副高：掌握　正高：掌握

患者病史较长，临床表现有咳嗽、咳脓痰。痰量多，约半数患者咯血，常见于成人。儿童咯血少见。病变广泛者有胸闷、气短。可闻及啰音，少数患者可见杵状指。

知识点5：支气管扩张症的检查方法　　副高：掌握　正高：掌握

（1）支气管扩张症在X线胸片上的表现常没有特异性，除非病变非常严重。周围的浸润和纤维化既可以是原因，也可以是结果，会影响扩张、壁厚支气管的显示。
（2）薄层CT能够很好地发现支气管扩张症造成的解剖改变，高分辨CT检查对于气管扩张症患者的筛查和确诊都有很高的敏感性和特异性，总体的准确性达97%。

知识点6：支气管扩张症的影像表现　　副高：掌握　正高：掌握

（1）最主要征象就是支气管扩张，常伴有管壁的增厚（内径<外径的80%）。
（2）支气管和动脉直径的比值超过1.2，则提示异常的支气管扩张。
（3）印戒征。
（4）轨道征。
（5）囊状支气管扩张。
（6）扩张和不规则（串珠样）增厚与狭窄区并存，呈静脉曲张样表现。
（7）柱状扩张的支气管腔内常充满黏液栓，表现为V或Y形的分支状结构或肺外周区内大的点状高密度影。
（8）在严重的囊状支气管扩张的患者，可见大的椭圆形、圆形高密度或厚壁的透亮区，代表扩张的支气管腔内充满脓性黏液物质或气体，由于部分囊腔内分泌的潴留液，有时可出现气液平面。

知识点7：与过敏性支气管肺真菌病相关的支气管扩张症
副高：掌握　正高：掌握

（1）主要位于中心区和上叶。

（2）并且受累支气管相对较严重（静脉曲张型或囊状）。

（3）在扩张的厚壁支气管内，黏液样栓塞的密度值常较高。

（4）几乎所有成人的支气管肺曲霉菌病，均发生于支气管哮喘的患者、囊性纤维化的成年患者。

（5）常有全肺叶的支气管扩张，并且常较严重。

（6）还可出现远端的肺不张或实变，伴发的小气道疾病，表现为"树芽征"或边界不清的簇状小叶中心结节影，常见于晚期患者，由于扩张小气道内的黏液潴留和周围炎症所致。

（7）由于小气道疾病导致气体潴留，可形成马赛克样表现（地图样的密度减低区）。

第六节　慢性支气管炎

知识点1：慢性支气管炎的病因病理
副高：熟悉　正高：掌握

慢性支气管炎的病理改变有支气管黏液腺体增生、肥大，腺体增宽。黏液分泌亢进、细支气管阻塞及其周围炎和阻塞性肺气肿是本症的影像学基础。本病常合并肺内炎症、肺气肿、肺大疱及继发肺源性心脏病。

知识点2：慢性支气管炎的临床表现
副高：掌握　正高：掌握

临床上以咳嗽、咳痰为主，可伴有不同程度的气短。痰血少见，多数患者有呼吸困难，冬季发病较多。易发生急性呼吸道感染，使咳嗽及呼吸困难加重。

知识点3：慢性支气管炎的X线表现
副高：掌握　正高：掌握

肺纹理增多、增粗、扭曲及边缘不清，有时可见轨道征及网线影，以两下肺为重。细支气管及其周围炎、肺泡壁的纤维化则形成不规则的索条影和网状影，分布不均且较粗大。慢性支气管炎常合并肺气肿，平片表现为肺纹理稀疏与肺纹理增多、扭曲因肺气肿程度不同而各异，可共同存在，也可倾向于一种表现。

知识点4：慢性支气管炎的CT表现
副高：掌握　正高：掌握

（1）肺气肿：肺血管影稀少以全小叶性肺气肿多见；肺血管影增多以小叶中心性肺气肿

多见。二者不是绝对的，可同时存在。

（2）肺间质纤维化：表现为蜂窝状和网线状阴影，可伴有支气管扩张、胸膜下线、小叶间隔增厚。

（3）支气管壁增厚：两下肺多见，炎性增厚的支气管壁呈平行的线状影，中间为管腔，合称轨道征。支气管血管束增粗、僵直、模糊。

（4）刀鞘状气管：表现为气管矢状径增大、冠状径变小，气管指数（冠状径与矢状径之比）≤0.5。

（5）肺大疱：表现为局限性无血管区域，壁薄，边缘清楚，通常位于胸膜下或接近肺表面，上叶多见。CT可发现平片难以发现的极少量气胸。

第五章　肺　感　染

第一节　大叶性肺炎

知识点1：大叶性肺炎的概念　　　　　　副高：掌握　正高：掌握

大叶性肺炎常为肺炎链球菌感染，炎症累及一个或多个肺叶、肺段，是肺炎链球菌或肺炎双球菌引起的急性实质性肺炎。

知识点2：大叶性肺炎的病理分期　　　　　　副高：熟悉　正高：掌握

（1）充血期：肺泡壁毛细血管充血扩张，肺泡内少量浆液渗出，肺泡腔内仍存有空气。
（2）红色肝变期：肺大体切面呈红色肝样，因肺泡内充有大量红细胞和纤维蛋白等渗出物所致。
（3）灰色肝变期：随着肺泡内红细胞减少，代之以大量白细胞，肺切面呈灰色肝样。
（4）消散期：肺泡内纤维蛋白渗出物溶解、吸收，肺泡重新充气。经积极有效治疗，通常1周后病变开始转入消散期。

知识点3：大叶性肺炎的临床表现　　　　　　副高：掌握　正高：掌握

好发于青壮年，冬春多见，多有上呼吸道感染史，起病急，有寒战、高热、咳嗽、胸痛，典型有铁锈色痰，叩诊浊音，语颤增强，听诊有啰音。

知识点4：大叶性肺炎的影像学表现　　　　　　副高：掌握　正高：掌握

（1）X线：①充血期，可无阳性发现，或仅显示肺纹理增多，肺透明度减低。②红色和灰色肝变期，表现为密度均匀的致密影；不同肺叶或肺段受累时病变形态不一，累及肺段表现为片状或三角形致密影，累及整个肺叶则呈以叶间裂为界的大片状致密影；实变影中常可见透亮支气管影，即"空气支气管征"。③消散期，实变区密度逐渐减低，表现为大小不等、分布不规则的斑片状影；炎症最终可完全吸收，或仅残留少量索条状影，偶可演变为机化性肺炎。
（2）CT：①充血期，病变呈磨玻璃样密度影，边缘模糊，病变区血管影仍隐约可见。②红色和灰色肝变期，可见呈大叶或肺段分布的致密实变影，内见"空气支气管征"。

③消散期，随病变的吸收，实变影密度减低，呈散在、大小不等的斑片状影，最后可完全吸收。

知识点5：大叶性肺炎的鉴别诊断　　　　　　　　　　副高：掌握　正高：掌握

（1）大叶性干酪肺炎：①患者情况一般较衰竭，痰结核菌阳性；②实变区密度不均匀，常可见蜂窝样空洞；③病变肺叶体积一般有缩小；④其他肺野有播散病灶；⑤短期复查病变不吸收。

（2）肺不张：①临床无急性感染症状；②肺叶体积明显缩小，但均匀；③邻近组织结构向病变区移位。

知识点6：肺部常见炎症性疾病的临床鉴别特点

副高：熟练掌握　正高：熟练掌握

（1）大叶性肺炎（肺泡性肺炎）：发病以冬季和初春为多，患者常为青壮年，起病急骤，高热，多伴寒战、咳嗽、胸痛，可咳铁锈色痰。血白细胞计数多在（10~30）×10^9/L，中性粒细胞多在80%以上。

（2）小叶性肺炎（支气管肺炎）：多见于婴幼儿、老年人及极度衰弱的患者。以发热为主要症状，可有咳嗽、呼吸困难、发绀及胸痛。白细胞计数增高，中性粒细胞比例增加，但衰弱老年患者体温可不升高，白细胞总数也可不增多。

（3）肺脓肿：多发生于壮年，男多于女，临床特征为高热、咳嗽，脓肿破溃进入支气管后咳出大量脓臭痰为其特征性改变。

（4）肺结核：临床多呈慢性过程，常有低热、盗汗、乏力、食欲缺乏、咳嗽、咯血等表现；锁骨上下、肩胛间区叩诊略浊，咳嗽后闻及湿啰音。

知识点7：肺部常见炎症性疾病影像检查方法的选择

副高：熟练掌握　正高：熟练掌握

（1）X线检查：X线透视下可观察患者呼吸运动，借助呼吸观察肋骨和膈的活动，在诊断上补充胸片的不足，但是由于透视时患者接受的辐射剂量较大，且无法保存记录，目前已逐步取消该检查；常规胸片对于两肺弥漫分布的粟粒病灶、小结节病灶及网状、蜂窝状病变的诊断有帮助。

（2）CT检查：对于肺内、纵隔及胸壁病灶的定位、定量具有绝对优势，定性诊断也优于其他检查。

（3）MRI检查：适用于纵隔内占位病变，根据信号强度可鉴别纵隔肿块为实性或囊性、血管性与非血管性；对于发现纵隔增大的淋巴结比较敏感，但难以鉴别是转移性肿瘤还是炎症性改变。

知识点8：肺部感染性疾病的影像检查流程　　　　　　副高：熟练掌握　正高：熟练掌握

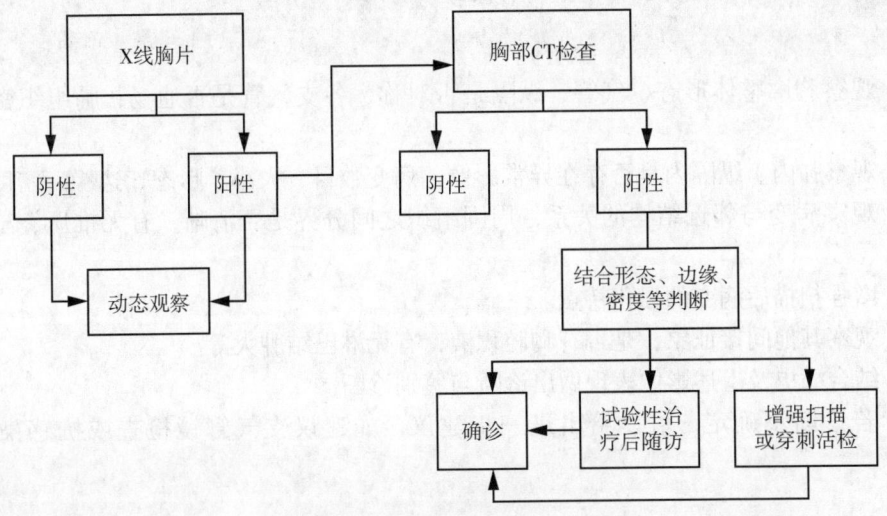

肺部感染性疾病影像检查流程图

知识点9：肺部常见炎症性疾病的影像征象鉴别　　　　副高：熟练掌握　正高：熟练掌握

肺部常见炎症性疾病的影像征象鉴别

	分　布	病灶特点（形态、密度及边缘）	其他特征
大叶性肺炎	与肺叶分布一致	与肺叶形态一致，呈较均匀模糊的大片状高密度	病灶内可见含气支气管影像
小叶性肺炎	多位于两下肺内带，沿支气管分布	肺泡炎呈直径6~9mm结节状影；小叶肺泡炎呈10~25mm的小斑片状影	炎变多沿支气管分布
肺脓肿	两肺后部多见，可单发或多发	团片状，中央密度低，可形成空洞，壁厚，内壁多光滑，可见液平面，病灶周围可见斑片状浸润影	壁明显强化，内部呈无明显强化的液体密度
结核	原发性肺结核　肺内、肺门、纵隔双肺弥漫分布	原发灶、淋巴管炎、肺门及纵隔淋巴结肿大	原发结核灶与淋巴结均呈明显强化或环形强化
	血行播散型肺结核	急性：弥漫粟粒，三均匀（分布、大小、密度） 亚急性：弥漫粟粒，三不均匀 慢性：斑片、粟粒、结节、纤维化	
	继发性肺结核　上叶尖、后段、下叶背段	斑片、斑点影，结核球、结核空洞、支气管播散病灶、硬结钙化	
	结核性胸膜炎　胸膜、叶间裂	胸膜增厚粘连、胸腔积液、包裹性积液、叶间胸膜增厚、叶间积液	

知识点10：肺部常见炎症性疾病的影像诊断思路

副高：熟练掌握 正高：熟练掌握

（1）观察胸廓整体形态、气管、纵隔是否对称、各支气管是否通畅，肺组织密度是否均匀。

（2）观察肺内、纵隔内是否存在异常影像，病变数目、大小、形态、边缘、密度。

（3）观察病变与邻近结构的关系，周围组织之间分界是否清晰，有无推压、浸润、包绕等。

（4）增强扫描后病变的强化特点。

（5）观察其他间接征象，是否有胸腔积液，有无淋巴结肿大等。

（6）结合病史及上述影像表现做出诊断与鉴别诊断。

（7）若诊断不确定，可以给出进一步建议，如建议支气管镜检查或抗感染治疗后复查。

第二节 小叶性肺炎

知识点1：小叶性肺炎的概念

副高：掌握 正高：掌握

小叶性肺炎又称支气管肺炎，指炎症累及细支气管、终末细支气管及其远端肺泡，常由化脓性链球菌引起。

知识点2：小叶性肺炎的临床表现及病理变化

副高：掌握 正高：掌握

小叶性肺炎多见于婴幼儿、老年人及极度衰弱的患者或为手术后并发症。临床上表现为高热、咳嗽、呼吸困难等，可闻及干湿啰音。极度衰弱的患者因机体反应力差，体温可不升高，白细胞总数也可不高。

病变常经上呼吸道累及小叶支气管，并以小叶为中心向邻近扩散，在小叶支气管和肺泡内产生炎性渗出物。病变范围是小叶性的，呈两侧散在分布，可融合成大片。由于细支气管炎性充血、水肿，可导致细支气管不同程度的阻塞，形成小叶性肺气肿或肺不张。

知识点3：小叶性肺炎的X线表现

副高：掌握 正高：掌握

（1）病变多在两肺中、下野的内、中带。

（2）肺纹理增多、增粗、模糊。

（3）沿肺纹理分布的斑片状模糊致密影，密度不均匀。

（4）密集的病变可融合成较大的片状。

知识点4：小叶性肺炎的CT表现 副高：掌握 正高：掌握

（1）两肺中下部支气管血管束增粗。

（2）大小不同的结节状及片状阴影，边缘模糊。

（3）多个小片状阴影可融合成大片状。

（4）有时在小片状影之间可见到1~2cm的类圆形透亮阴影，为小叶支气管部分阻塞引起的小叶性过度充气。

知识点5：小叶性肺炎的鉴别诊断 副高：熟练掌握 正高：熟练掌握

细菌、病毒及真菌等均可引起支气管肺炎，根据支气管肺炎的影像表现，鉴别其病原性质较困难，有时与结核也很难鉴别，须结合临床表现及实验室检查进行鉴别。

第三节 间质性肺炎

知识点1：间质性肺炎的概念 副高：掌握 正高：掌握

间质性肺炎系以肺间质炎症为主的肺炎。多见于婴幼儿，常继发于麻疹、百日咳或流行性感冒等急性传染病。

知识点2：间质性肺炎的病理及临床表现 副高：熟悉 正高：掌握

病理上，主要为小支气管壁及肺间质的炎性细胞浸润，炎症可沿淋巴管扩展引起淋巴管及淋巴结炎。小支气管因炎症、充血及水肿常部分性或完全性阻塞。临床表现有发热、咳嗽、气急及发绀等症状。

知识点3：间质性肺炎的X线表现 副高：掌握 正高：掌握

（1）两肺门及中下肺野纹理增粗、模糊，并可见网状及小斑片状影。

（2）细支气管部分阻塞可伴有弥散性肺气肿。

（3）肺门周围间质内炎性浸润可使肺门密度增高、轮廓模糊、结构不清。

知识点4：间质性肺炎的CT表现 副高：掌握 正高：掌握

（1）早期或轻症病例，HRCT见两侧支气管血管束增粗，呈不规则改变，并伴有磨玻璃样阴影，代表支气管周围间质内炎性浸润并伴有肺泡内炎性浸润及少量渗出。

（2）较严重者可有小叶性实变，表现为小斑片影。

（3）肺门及纵隔淋巴结也增大。

第四节 肺 脓 肿

知识点 1：肺脓肿的概念 副高：掌握 正高：掌握

肺脓肿是多种病原菌引起的肺实质化脓性感染，早期为化脓性肺炎，继而发生坏死、液化和脓肿形成。感染途径有：①吸入性：从口腔、鼻腔吸入病原菌。②血源性：常继发于身体其他部位的感染，病变常多发。③邻近器官感染直接蔓延。

知识点 2：肺脓肿的病理 副高：熟悉 正高：掌握

病理变化为化脓性肺炎导致细支气管阻塞，小血管炎性栓塞，肺组织坏死继而液化，经支气管咳出后形成脓腔。有时肺脓肿发展迅速，脓液破溃到胸腔形成脓气胸和支气管胸膜瘘。急性期经引流和抗生素治疗，脓腔可缩小或消失。如治疗不彻底，脓肿周围纤维组织增生，脓肿壁变厚而转化为慢性肺脓肿。

知识点 3：肺脓肿的临床表现 副高：掌握 正高：掌握

临床起病急骤，有寒战、高热、胸痛等全身中毒症状；咳嗽逐渐加重，可咳大量脓臭痰，血中白细胞总数明显增加。慢性肺脓肿时，患者常表现咳嗽、咳脓痰和血痰，不规则发热伴贫血和消瘦等，并可有杵状指（趾）。

知识点 4：肺脓肿的 X 线表现 副高：掌握 正高：掌握

（1）在急性化脓性肺炎阶段，肺内出现大片致密影，边缘模糊，密度较均匀。

（2）病变中心组织发生坏死液化后，则在致密的病变区中出现含有液平面的空洞，壁内缘可光滑或略不规整。

（3）慢性肺脓肿：周围炎性浸润大部吸收，纤维结缔组织增生，表现为洞壁较厚的空洞，可有或无液平面，周围有紊乱的条索状及斑片状阴影。

（4）血源性肺脓肿：表现为两肺多发类圆形致密影，以外围较多，病变中心可有小空洞形成，也可有液平面。

（5）继发于膈下脓肿或肝脓肿的肺脓肿：表现为患侧膈升高，运动受限，膈上肺叶内有大片致密影，其中可见含有液平面的空洞，多伴有胸膜肥厚。

知识点 5：肺脓肿的 CT 表现 副高：掌握 正高：掌握

（1）肺脓肿早期表现为大片状致密阴影，边缘模糊。

（2）病变发展可见其中出现多处低密度区，代表肺组织的坏死、液化，继而多个低密度融合成一个大的空洞，壁内缘略不整齐，其中可有液平面。

（3）急性肺脓肿可伴有少量胸腔积液。

（4）脓肿破入胸腔可引起局限性脓胸或脓气胸。

知识点6：肺脓肿的鉴别诊断　　　　　副高：掌握　正高：掌握

（1）肺结核空洞：①无明显急性炎症症状；②多数空洞壁较薄，内外缘较清楚；③空洞内一般无液体，或仅有浅小的液平面；④空洞周围多有小结节或斑点状卫星病灶，其他肺野可有播散病灶；⑤空洞与肺门之间常可见轨道样引流支气管；⑥短期治疗观察无变化。

（2）癌性空洞合并感染：①肺癌空洞合并感染后，空洞内可有积液，洞周可有炎性浸润，临床有急性感染症状，故易误诊为肺脓肿；②常可见部分边缘比较清楚，并显示分叶、毛刺等癌肿征象；③空洞壁厚薄不均，洞内缘凹凸不平，有结节状凸出；④有时可见支气管呈漏斗状或鼠尾样狭窄；⑤肺门及纵隔有时可见肿大的淋巴结；⑥短期抗感染治疗后，炎症消退可显示出癌性空洞原貌。

第五节　肺　结　核

知识点1：肺结核的概念　　　　　副高：掌握　正高：掌握

肺结核为人型或牛型结核杆菌引起的肺部慢性传染病。

知识点2：肺结核的病理　　　　　副高：熟悉　正高：掌握

（1）渗出：浆液性或纤维素性肺泡炎。

（2）增殖：结核结节肉芽肿。

（3）变质：干酪性坏死、空洞。

知识点3：肺结核的临床表现　　　　　副高：掌握　正高：掌握

肺结核的临床表现不一，可无明显症状，可有低热、盗汗、乏力、消瘦、食欲缺乏、咳嗽、咯血、胸痛和气促。急性播散者可有高热、寒战、咳嗽、昏迷和神志不清等全身中毒症状。

知识点4：肺结核的分类　　　　　副高：掌握　正高：掌握

2004年我国实施了新的结核病分类标准。

（1）原发型肺结核（Ⅰ型）：包括原发综合征和胸内淋巴结结核。①为初次感染而发生的结核；②多见于儿童，也可见于成人；③一般症状轻微，婴幼儿发病较急，可有高热。

（2）血行播散型肺结核（Ⅱ型）：根据结核杆菌进入血液循环的途径、数量、次数以及机体的反应可分为急性血行播散型肺结核（急性粟粒型肺结核）及亚急性、慢性血行播散型肺结核。

（3）继发型肺结核（Ⅲ型）：系肺结核中的一个主要类型，包括浸润性肺结核与纤维空洞性肺结核等。

（4）结核性胸膜炎（Ⅳ型）：临床上须排除其他原因引起的胸膜炎，包括结核性干性胸膜炎、结核性渗出性胸膜炎、结核性脓胸。

（5）其他肺外结核（Ⅴ型）：其他肺外结核按部位及脏器命名。

知识点5：原发型肺结核的X线表现　　　　　　　　　　　副高：掌握　正高：掌握

原发综合征典型呈"哑铃"状表现，包括：①原发浸润灶：邻近胸膜处的肺内原发病灶，多位于中上肺野，呈圆形、类圆形或局限性斑片影；②淋巴管炎：自原发病灶向肺门走行的不规则条索状影；③肺门、纵隔淋巴结增大：表现为肺门影增大或纵隔淋巴结增大，并突向肺野。

知识点6：原发型肺结核的CT表现　　　　　　　　　　　副高：掌握　正高：掌握

CT能清楚显示其形态、大小、数目、边缘和密度等；由于增大淋巴结的中心常为干酪样坏死物质，故增强CT时，中心不强化、周边强化，而呈环状强化表现。

知识点7：急性血行播散型肺结核的影像学表现　　　　　副高：掌握　正高：掌握

（1）X线：表现为两肺弥漫分布的粟粒状影，粟粒大小为1~3mm，边缘较清晰。典型征象为"三均匀"，即分布均匀、大小均匀和密度均匀。

（2）CT：可更清晰显示粟粒性病灶，尤其对早期急性粟粒型肺结核显示优于胸片，有助于早期诊断。

知识点8：亚急性、慢性血行播散型肺结核的影像学表现

　　　　　　　　　　　　　　　　　　　　　　　　　　副高：掌握　正高：掌握

（1）X线：表现为双肺上、中野粟粒状或较粟粒更大的小结节影，其大小不一、密度不等、分布不均；肺尖部及锁骨下病灶可为硬结、钙化及纤维化，而其余病灶呈增殖或渗出性改变。

（2）CT：表现与X线胸片相似，但对病灶细节及重叠部位的病变显示更清晰。

知识点9：浸润性肺结核的影像学表现　　　　　　　　　副高：掌握　正高：掌握

（1）局限性斑片影：见于两肺上叶尖段、后段和下叶背段。

（2）大叶性干酪性肺炎：为一个肺段或肺呈大片致密性实变，其内可见不规则的"虫蚀样"空洞，边缘模糊。

（3）增殖性病变：呈斑点状影，边缘较清晰，排列成"梅花瓣"状或"树芽征"，为结核病的较典型表现。

（4）结核球：为圆形、椭圆形影，大小0.5～4.0cm，多为2～3cm，边缘清晰，轮廓光滑，偶有分叶，密度较高，内部可见斑点、层状或环状钙化；结核球周围常见散在的纤维增殖性病灶，称"卫星灶"；增强CT上，结核球常不强化或呈边缘轻度环状强化。

（5）结核性空洞：空洞壁薄，壁内、外缘较光滑，周围可有不同性质的"卫星灶"。

（6）支气管播散病变：结核空洞干酪样物质经引流支气管排出，引起同侧或对侧肺野的支气管播散，表现为沿支气管分布的斑片状影或"树芽征"。

（7）肺间质改变：少数患者以累及肺间质结构为主，薄层高分辨力重组CT上表现为小叶内细网状线影、微结节、"树芽征"、磨玻璃样密度影、小叶间隔增厚和气道壁增厚等。

（8）硬结钙化或索条影：提示病灶愈合。

知识点10：纤维空洞性肺结核的影像学表现　　　　　副高：掌握　正高：掌握

（1）纤维空洞：以上中肺野常见，壁厚，内壁光整。

（2）空洞周围改变：可见大片渗出和干酪样病变，亦可见不同程度的钙化或大量纤维化病灶。

（3）肺叶变形：病变肺叶收缩，常见患侧肺门上提，肺纹理紊乱，呈"垂柳状"。

（4）代偿性肺气肿：无病变肺常呈代偿性气肿表现。

（5）胸膜肥厚及粘连。

（6）纵隔向患侧移位。

知识点11：结核性胸膜炎的影像学表现　　　　　副高：掌握　正高：掌握

为不同程度的胸腔积液表现；慢性者可见胸膜广泛或局限性增厚，有时伴胸膜钙化。对叶间、肺底或包裹性积液，CT更利于显示和诊断。

第六章 肺肿瘤

第一节 支气管肺癌

知识点1：支气管肺癌的病因病理　　　　　　副高：熟悉　　正高：掌握

　　肺癌是世界上及我国发病率及死亡率最高的肿瘤。主要致病因素为吸烟、大气污染、工业致癌物等。肺癌起源于支气管上皮、腺体或细支气管及肺泡上皮。根据其生物学行为不同分为：小细胞肺癌和非小细胞肺癌两大类。后者又主要包括鳞癌、腺癌、腺鳞癌和大细胞癌。

　　按照肺癌的发生部位分为三型：①发生于段支气管以上的为中央型肺癌；②发生于段及段以下支气管的为周围型肺癌；③弥漫型肺癌。

知识点2：支气管肺癌的临床表现　　　　　　副高：掌握　　正高：掌握

　　支气管肺癌的发病高峰年龄为50～60岁，35岁以下比较少见。临床表现早期周围型肺癌常无临床症状，多在体检时偶然发现；中、晚期肺癌主要最常见的有咳嗽、咳痰、咯血、胸痛及发热等。其临床症状和体征与肿瘤的部位、大小、周围结构侵犯、转移灶的部位以及有无副肿瘤综合征等密切相关。

知识点3：中央型肺癌的直接征象　　　　　　副高：掌握　　正高：掌握

　　（1）支气管改变：管壁增厚是息肉样、不规则、环形；管腔变窄是不规则、鼠尾状、支气管截断、杯口样。

　　（2）肺门肿块：肺门肿块阻断某一肺叶支气管或位于其附近，边缘比较清楚，外缘光滑或有浅分叶。肿块的密度均匀，但也可见有钙化，多为原有的肺门淋巴结钙化。

知识点4：中央型肺癌的间接征象　　　　　　副高：掌握　　正高：掌握

　　（1）阻塞性改变：合并阻塞性肺炎及肺不张者边缘毛糙或不清楚。支气管阻塞改变主要为阻塞性肺炎及肺不张。

　　（2）局限性肺气肿：采用呼吸气双相X线或CT动态检查可能对部分早期腔内型中央型的诊断有帮助。

（3）阻塞性肺炎：X线可表现为索条状、斑片状、大片致密实变影。

（4）肺不张：不张的肺叶有时体积缩小不明显或不缩小，甚至膨大；肺叶肺段不张的近端常可见肿块阴影或密度增高。

知识点5：周围型肺癌的主要征象　　　　　副高：掌握　正高：掌握

（1）分叶征：深分叶征在肺癌诊断中有重要意义。

（2）毛刺征：肿瘤轮廓清楚但不光整，常见为细短毛刺，即毛刺征。

（3）强化征：肺癌的增强特点可归纳为：①增强幅度大，20~60HU；②时间密度曲线上升速度快，峰值维持时间长；③血流灌注高；④85%患者最终为均质性强化。

（4）胸膜凹陷征：MPR重组有利于显示胸膜凹陷征。

知识点6：周围型肺癌的次要征象　　　　　副高：掌握　正高：掌握

结节征、空泡征、支气管充气征、空洞征和血管集束征。

知识点7：鳞状细胞癌的X线表现　　　　　副高：掌握　正高：掌握

（1）50%以上为中央型，常环绕支气管壁生长，引起支气管的狭窄和阻塞，产生中央型肺癌的各种表现。

（2）生长速度较慢，转移较晚，常在肺门形成巨大肿块。

（3）边缘相对较清楚，毛刷毛糙现象不显著，肿块巨大者边缘光整。

（4）最易坏死形成癌性空洞。

（5）无空洞者密度均匀，空泡征约占10%。

（6）胸膜凹陷征约占20%。

知识点8：腺癌的X线表现　　　　　副高：掌握　正高：掌握

（1）外缘常有明显的毛刷和毛糙现象。

（2）较小的腺癌密度不均，约23%有空泡征，3cm以下腺癌40%有空泡征。

（3）约50%有胸膜凹陷征。

（4）较早出现血行转移和淋巴转移，胸腔积液多见。

（5）可发生局部转移。

（6）空洞较鳞癌少见。

知识点9：大细胞未分化癌的X线表现　　　　　副高：掌握　正高：掌握

（1）约60%为周围型，常形成肺内巨大肿块。

（2）密度较高而均匀，无空泡可见，但可形成空洞。

（3）边缘常清楚或光整。

（4）没有胸膜凹陷征。

（5）生长快，早期即可发生转移。

知识点10：小细胞未分化癌的X线表现　　副高：熟练掌握　正高：熟练掌握

（1）大多为中央型。

（2）早期发生淋巴结转移形成巨大肺门和纵隔肿块及肺不张，有时像纵隔肿瘤，称纵隔型肺癌。

（3）周围型者边缘较光整，常无明显毛刺现象。

（4）密度均匀，无空泡可见。

（5）不形成胸膜凹陷征。

（6）空洞少见。

知识点11：细支气管肺泡癌的X线表现　　副高：熟练掌握　正高：熟练掌握

（1）孤立结节型占1/3～1/2。①较小的肺泡癌，边缘常模糊不清，边缘清楚者亦有明显的毛刷或毛糙现象；②密度较低而不均匀，空泡征达50%，3cm以下的小肺泡癌70%以上出现空泡征；③胸膜凹陷征的出现率可达50%以上；④可见支气管充气征；⑤极少出现空洞；⑥生长较慢，较少发生转移。

（2）局部浸润型。①这是一种癌性肺泡炎，是小叶甚至肺段或大叶实变；②边缘比较模糊，但在体层片常可见其部分边缘比较清楚；③密度较低，有时可见病变由多数小结节组成，小结节之间密度较低，但也可均匀致；④病变中常可见支气管充气征；⑤支气管造影见病变内支气管变细，僵直呈枯枝状；⑥常合并胸腔积液；⑦肺纹理粗乱，可有网状阴影并可见克氏B线。

知识点12：肺癌的TNM分类方法　　副高：熟练掌握　正高：熟练掌握

肺癌的TNM分类方法

原发肿瘤（T）	
T_1	最大径≤3cm，被肺或脏层胸膜包绕，未侵犯近端的叶支气管
T_2	最大径＞3cm或任何大小肿瘤侵犯脏层胸膜或伴肺叶不张或阻塞性肺炎。肿瘤近端范围必须在1个叶支气管内或离隆突至少2cm远
T_3	任何大小肿瘤直接侵犯胸壁、膈肌、纵隔胸膜或心包。累及主支气管、离隆突2.0cm以内的肿瘤（表浅性病变除外）

续　表

T_4	任何大小肿瘤直接侵犯大血管、气管或隆突、食管、心脏、椎体或出现恶性胸腔积液（细胞学阳性）

淋巴结受累（N）

N_0	无局部淋巴结受累
N_1	转移至同侧气管旁或肺门淋巴结
N_2	转移至同侧纵隔或隆突下淋巴结
N_3	转移至锁骨上、对侧纵隔/斜角肌淋巴结

远隔转移（M）

M_0	无远隔转移
M_1	出现远隔转移

知识点 13：中央型肺癌的鉴别诊断　　　副高：熟练掌握　正高：熟练掌握

（1）支气管内膜结核：支气管狭窄段较长，可跨叶，管壁凹凸不平，常有钙化，通常无肺门区肿块；所辖肺叶常见播散灶，有空洞时可时大时小，引起的肺不张经抗感染治疗可复张。

（2）支气管良性肿瘤：支气管的良性肿瘤很少见，通常表现为支气管腔内的软组织结节影，边界清楚，邻近支气管管壁无增厚，纵隔及肺门淋巴结无肿大；肿瘤较大时也可引起阻塞性炎症或不张。

（3）支气管内转移瘤：影像学表现多样。诊断及鉴别诊断需结合原发肿瘤病史。

知识点 14：周围型肺癌的鉴别诊断　　　副高：熟练掌握　正高：熟练掌握

（1）错构瘤：是肺内良性肿瘤，男性多于女性。多位于肺周边部，影像学表现为类圆形的边缘光滑锐利的结节，少数见浅分叶，无毛刺征，多为软组织密度，20%～30%可见钙化，典型者呈爆米花。

（2）硬化性血管瘤：是肺内少见良性肿瘤，中年女性多见。影像表现边缘光滑，少数见浅分叶，可见钙化灶，增强扫描强化明显，强化的程度与模式取决于瘤内构成不同。

（3）结核球：临床常有低热、盗汗，边缘光整，少数可见浅分叶，内部可见钙化，增强扫描无强化，周围常见卫星病灶。

第二节　肺　肉　瘤

知识点 1：肺肉瘤的病理及临床表现　　　副高：熟悉　正高：掌握

（1）肺肉瘤起源于中胚层组织，有纤维肉瘤、脂肪肉瘤、软骨肉瘤、平滑肌肉瘤、横纹肌肉瘤、血管肉瘤等。

（2）肿瘤切面质地均匀，呈鱼肉样，常有包膜或假包膜，与肺组织交界清楚。

（3）临床上少见，发病年龄较年轻，以40岁左右多见。

（4）症状出现较晚。

知识点2：肺肉瘤的影像学表现　　　　　　　　副高：掌握　正高：掌握

（1）肺内孤立性肿块，绝大多数位于肺的周边部，偶可多发，密度均匀一致。

（2）因症状出现较晚，故发现时肿块常已相当大，约2/3的病例肿块直径＞5cm，1/3＞10cm。

（3）肿块边缘光整，但常呈分叶状。

（4）可形成空洞，洞壁厚而内缘不规则，洞腔较小。

（5）可侵犯胸膜，约1/4病例有胸腔积液。

（6）发生于较大支气管者可引起肺不张和肺炎。

（7）发生于较大血管壁者可引起急性肺梗死和肺动脉高压。

（8）生长迅速。

第三节　良性肿瘤

知识点1：气管原发肿瘤的分类　　　　　　　副高：熟练掌握　正高：熟练掌握

气管原发肿瘤的分类

肿瘤来源	良性（间叶来源为主）	恶性（上皮来源为主）
上皮样肿瘤	乳头状瘤、涎腺瘤（多形性腺瘤）、黏液腺瘤、大嗜酸细胞瘤	鳞状细胞癌、涎腺癌（腺样囊腺癌、黏液上皮样癌）、类癌、腺癌、小细胞癌、转移瘤
间叶肿瘤	错构瘤、软骨瘤、平滑肌瘤、脂肪瘤、纤维瘤、神经鞘瘤、神经纤维瘤、血管瘤、血管内皮瘤、颗粒细胞瘤	平滑肌肉瘤、软骨肉瘤、副神经节细胞瘤、梭形细胞瘤、淋巴瘤、恶性纤维组织细胞瘤、横纹肌肉瘤

知识点2：良性及恶性肿瘤在影像学上不同表现　　　副高：熟练掌握　正高：熟练掌握

良性及恶性肿瘤在影像学上不同表现

	良　性	恶　性
形态	多为结节状	结节或不规则肿块
气道内壁	光滑	不光整
气道壁	无明显增厚	局限性增厚
基底	窄，可带蒂	多宽基底
增强	强化不明显	明显强化

气管原发肿瘤占呼吸系统肿瘤1%~2%。成年人多见，以恶性居多，约占90%。但儿童90%以上气管肿瘤为良性。

知识点3：错构瘤的概念　　　　　　　　　　　　　　　副高：掌握　正高：掌握

错构瘤是肺内最常见的良性肿瘤，主要组织成分为软骨，但常有平滑肌、脂肪组织、纤维结缔组织、骨组织和上皮组织存在，外缘常有光滑的囊壁。

知识点4：错构瘤的影像学表现　　　　　　　　　　　　副高：掌握　正高：掌握

（1）约90%发生于外围肺组织，形成肺内孤立性结节或肿块。

（2）大多数肿瘤<4cm，但偶尔可大至10cm以上。

（3）几乎都为规则的圆形或卵圆形，但可有轻度分叶。

（4）边缘光滑锐利。

（5）约1/3有钙化或骨化，呈斑点状或小结节状。钙化多而表现为"爆米花"样者，有一定的特征性，无钙化者密度均匀一致。

（6）少数肿瘤中心密度较低，为脂肪组织引起。

（7）生长缓慢，直径每年约增大0.5cm，极个别恶变者可在短期内迅速增大。

知识点5：硬化性血管瘤的影像学表现　　　　　　　　　副高：掌握　正高：掌握

位于胸膜旁肺实质的圆形或卵圆形边缘光滑的结节或肿块；瘤体内可有钙化或外缘清楚的低密度囊变区；增强扫描瘤体可有显著强化。

第四节　肺转移瘤

知识点1：肺转移瘤的概念　　　　　　　　　　　副高：熟练掌握　正高：熟练掌握

肺是转移瘤的好发脏器，几乎全身各部位的恶性肿瘤都可以转移到肺。肺转移瘤是指原发于其他部位的恶性肿瘤经血液或淋巴液转移到肺脏组织。死于恶性肿瘤的患者中，20%~30%有肺转移。肺转移发生的时间长短不一，少数肺转移瘤比原发肿瘤更早发现。原发恶性肿瘤多来自乳腺、骨骼、消化道和泌尿生殖系统。肺转移瘤多为两肺多发性病灶，大小不一，密度均匀。以绒毛膜癌、乳腺癌多见，恶性软组织肿瘤、肝癌、骨肉瘤和胰腺癌次之；还有甲状腺癌、肾癌、前列腺癌和肾胚胎癌等。目前尚无有效的治疗方法，肺内单个转移病灶可考虑外科治疗。

知识点2：肺转移瘤的分类　　　　　　　　　　　　副高：掌握　正高：掌握

肺转移瘤分为血行性肺转移、淋巴道性肺转移、胸膜播种性转移和气道性肺转移。

知识点3：肺转移瘤的临床表现　　　　　　　　　　副高：掌握　正高：掌握

肺转移瘤的临床表现不一，多数患者因原发瘤已发展至晚期而以原发瘤的表现为主，常伴恶病质；某些患者可毫无呼吸道症状而在常规检查时发现，也有时原发瘤尚未被发现而已有肺部转移，有时原发瘤手术切除数年后又发生肺转移，肺转移瘤可引起咳嗽、胸痛、咯血和呼吸困难等症状，偶可引起自发性气胸。绒癌转移最易引起咯血，淋巴转移常有明显的呼吸困难。

知识点4：血行性肺转移瘤的影像学表现　　　　　　副高：掌握　正高：掌握

（1）一侧肺或两侧肺多发大小不一的圆球状阴影，边缘光滑、密度均匀，为血行转移的典型表现，诊断容易。

（2）两肺广泛弥散的粟粒状阴影，与其他粟粒样病变有时不易区别，但常常较大，大小不一致，边界较模糊。

（3）单个较大的结节肿块状病变，边缘光整，呈分叶状，密度均匀，与肺肉瘤相似，有时边缘毛糙与原发性肺癌不易区别。

（4）可形成空洞，以厚壁为多，也可为薄壁。

（5）骨肉瘤或软骨肉瘤的转移可见钙化或骨化。

（6）一侧或两侧胸腔积液。

知识点5：淋巴道性肺转移的影像学表现　　　　　　副高：掌握　正高：掌握

淋巴道肺转移的影像学特点，主要表现为淋巴结肿大和癌性淋巴管炎。通常以10mm为正常淋巴结短径的上限。

（1）一侧或两侧纵隔和/或肺门淋巴结增大。

（2）肺纹增粗，顺肺纹可见纤细扭曲的条索状阴影，以肺门区及中下肺多见。

（3）在肺纹增粗和网织阴影的基础上可见细小的结节状影。

（4）常可见间隔线，以克氏B线为多。

（5）胸腔积液。

知识点6：胸膜播种性转移的影像学表现　　　　　　副高：掌握　正高：掌握

①胸腔积液；②胸膜细小结节是胸膜播种性肺转移极其重要的病理和影像学表现，其出现率约为45.4%或者更低，位于叶间胸膜时，则表现为叶间胸膜区域多发结节状阴影，其出

现率在87.5%以上。

知识点7：气道性肺转移的影像学表现　　　　副高：掌握　正高：掌握

①片状肺叶或节段性肺实变；②炎症性特征，不形成肿瘤之块球状瘤体，病变轮廓或边缘模糊不清；③在主病灶的周围并与之相隔一段距离散在分布斑片状或模糊结节样阴影，有时为单侧或者两肺弥漫分布的斑片状或者模糊结节样阴影。

第五节　结　节　病

知识点1：结节病的病因病理　　　　副高：熟悉　正高：掌握

结节病是一种非干酪坏死性肉芽肿，多累及两侧肺门和纵隔淋巴结。

知识点2：结节病的临床表现　　　　副高：掌握　正高：掌握

发病年龄多在20～50岁。临床症状多数较轻或无症状，急性活动期可出现结节红斑、皮疹、发热、多发性关节炎及红细胞沉降率增快等，结节病抗原试验（Kveim试验）阳性，OT试验阴性。

知识点3：肺门纵隔淋巴结病变的影像学表现　　　　副高：掌握　正高：掌握

97%的淋巴结肿大表现为肺门淋巴结肿大，并多呈对称性、土豆样形态，边缘清楚。最常见组合为双侧肺门、右气管旁及主肺动脉窗淋巴结肿大。同时还可有内乳淋巴结、腋窝淋巴结等的肿大。

知识点4：肺内病变的影像学表现　　　　副高：掌握　正高：掌握

X线表现主要为小结节、不规则线影及二者混合的网格结节影和磨玻璃影。间质性浸润包括结节影和线影，主要位于胸膜下、叶间裂旁及沿支气管血管束周围分布，后者致支气管血管壁不规则增厚。部分出现斑片、块状影，并可能形成更大块影，内部出现支气管充气征。局灶磨玻璃影，累及一至数个小叶。

知识点5：支气管病变的影像学表现　　　　副高：掌握　正高：掌握

早期淋巴结肿大可压迫致支气管狭窄以及肺叶肺段不张，后期纤维化致支气管变形扭曲，造成阻塞性通气障碍。

知识点6：胸膜侵犯的影像学表现　　　　　　　　　　　　　副高：掌握　正高：掌握

主要是胸腔积液、胸膜增厚，2%～4%并发气胸，气胸多为肺大疱的并发症。

分期：0期——无异常X线所见；Ⅰ期——肺门淋巴结肿大；ⅡA期——肺内弥漫性浸润，伴肺门淋巴结肿大；ⅡB期——肺内弥漫性浸润（无明显纤维化），不伴肺门淋巴结肿大；Ⅲ期——肺纤维化：肺容积缩小，肺门变形，蜂窝，支气管血管集束变形。

第七章 肺血管疾病

第一节 肺循环高压

知识点1：肺循环高压的定义　　　　　　　　　　　副高：掌握　正高：掌握

目前肺循环高压的诊断标准是：在海平面的状态下，静息时，右心导管检查肺动脉收缩压>30mmHg，和/或肺动脉平均压>25mmHg；或者运动时平均压>30mmHg；肺动脉高压时还需包括肺毛细血管楔压<15mmHg。

知识点2：肺动脉高压X线及CT表现　　　　　　　　副高：掌握　正高：掌握

（1）肺动脉段明显凸出，肺动脉大分支扩张。
（2）肺门搏动增强。
（3）肺动脉外围分支变细，稀疏。
（4）肺动脉直径大于同层面升主动脉。
（5）可伴有右心室增大。

知识点3：肺静脉高压X线及CT表现　　　　　　　　副高：掌握　正高：掌握

（1）肺纹理增粗、模糊，肺野透亮度减低，肺门增大、模糊、搏动减弱。
（2）少量胸腔积液。
（3）心脏增大，主要为左心房、左心室增大。
（4）CT上可见肺静脉明显增粗。

第二节 肺 水 肿

知识点1：间质性肺水肿的概念　　　　　　　　　　副高：掌握　正高：掌握

间质性肺水肿是肺静脉高压进一步发展，肺毛细血管内血浆较大量地外渗到肺间质组织中；见于引起肺静脉高压的任何情况，主要为左心衰竭。毛细血管血浆主要渗出到血管、支气管周围组织及小叶间隔内。

知识点2：间质性肺水肿的影像学表现　　　　　副高：掌握　正高：掌握

（1）可见肺静脉高压表现，肺门及肺野血管纹边缘进一步模糊。

（2）上、下肺血流倒置，即上肺血管纹增粗，下肺血管纹变细。

（3）间隔线出现：B线主要出现于肋隔角区，长2～3cm，宽1～2mm，互相平行，常垂直于胸膜面，A线一般长5～6cm，宽1mm左右，从肺野外围引向肺门。

（4）中下肺野出现网状阴影，即C线。

（5）少量胸腔积液，常为双侧。

（6）心脏增大。

知识点3：肺泡性肺水肿的定义及病因　　　　　副高：掌握　正高：掌握

肺泡性肺水肿是毛细血管内血浆渗入肺泡，引起肺组织实变，体积可增大；病因很多，除心脏病外，常见原因有尿毒症、过敏、输液过量等。

知识点4：肺泡性肺水肿的影像学表现　　　　　副高：掌握　正高：掌握

（1）两肺广泛分布的斑片状阴影或两肺播散性粟粒状阴影，常能融合成大片，密度较淡，边缘模糊，称弥散型肺水肿。

（2）一侧或双侧肺门区的大片状模糊阴影，呈蝶翼状，肺尖、肺底及肺外带一般清晰，称中央型肺水肿。

（3）一侧肺或局部的实变阴影，称局限性肺水肿。

（4）实变阴影中可见支气管充气征。

（5）病变阴影变化迅速。

第三节　肺动脉栓塞和肺梗死

一、肺动脉栓塞

知识点1：肺动脉栓塞的概念　　　　　副高：掌握　正高：掌握

肺动脉栓塞又称肺栓塞，是内源性血栓形成或外源性栓子栓塞肺动脉或其分支所引起的呼吸系统和循环系统功能障碍的综合征。

知识点2：肺动脉栓塞的临床与病理　　　　　副高：熟悉　正高：掌握

下肢深静脉血栓是公认的肺栓塞首位病因，常见诱因有术后卧床少动、妊娠、静脉曲张和充血性心力衰竭等。肺栓塞的临床表现多样，主要决定于栓塞的位置和累及范围。常见症状有呼吸困难、胸痛、咯血等，体征有呼吸急促、心动过速、发绀等。

知识点3：肺动脉栓塞的X线表现　　　　　　　　副高：掌握　正高：掌握

胸部平片上，可见区域性肺纹理稀疏、纤细、肺透明度增加；并发肺梗死者，可见肺内朝向肺门的类楔形致密影。

知识点4：肺动脉造影　　　　　　　　　　　　副高：掌握　正高：掌握

主要征象为：①肺动脉段以上大分支的腔内充盈缺损，呈半圆形或边缘不规则的半弧形，亦可骑跨于肺动脉分支处呈钝圆形或位于肺动脉管腔的中央，造成管腔的不规则狭窄；②大分支的闭塞，断端呈杯口状或束袋状；③肺动脉分支的缺支、粗细不均、走行不规则；④肺实质期局限性显影缺损和/或肺动脉分支充盈及排空的延迟。

此项检查为有创检查，存在一定危险性，适应证应从严掌握。

知识点5：肺动脉栓塞的CT表现　　　　　　　　副高：掌握　正高：掌握

（1）直接征象：为肺动脉腔内充盈缺损或闭塞。前者表现为肺动脉及分支腔内偏心性或类圆形充盈缺损，也可呈附壁性环形充盈缺损，致管腔发生不同程度狭窄；后者表现为肺动脉分支内无对比剂充盈。

（2）间接征象：包括主肺动脉增宽、局限性肺动脉分支血管影稀疏、肺段楔形实变和胸腔积液等。

知识点6：肺动脉栓塞的MRI表现　　　　　　　副高：掌握　正高：掌握

三维增强磁共振肺动脉成像能显示肺段和部分亚段级的肺动脉分支，主要征象为肺动脉腔内充盈缺损和分支截断，对于肺段以上的大分支还可显示管腔狭窄的程度。主要征象的特点与肺动脉造影相似。

二、肺梗死

知识点7：肺梗死的病理　　　　　　　　　　　副高：熟悉　正高：掌握

肺动脉栓塞并发肺出血或坏死者称为肺梗死。肺梗死一般发生在肺内已有血液淤滞的基础上，因血管壁坏死，血浆渗出而引起肺组织坏死，范围最长为一个肺段。

知识点8：肺梗死的影像学表现　　　　　　　　副高：掌握　正高：掌握

（1）肺梗死典型表现为锥形或半圆形实变，底指向胸膜面，但少见。

（2）少数病例可呈片状模糊影，似炎症。

（3）患侧少量积液。

（4）可有空洞形成。

（5）可有心影扩大现象。

（6）供应肺动脉内可见充盈缺损或血管闭塞，无对比剂充盈。

第八章 胸部外伤

第一节 胸壁及胸膜创伤

知识点1：肋骨骨折的特点 　　　　　　　　　　　　　副高：掌握　正高：掌握

（1）最常见，多见于第4～10肋骨。

（2）不全骨折或膈下肋骨骨折，易漏诊。

（3）需注意有无并发的胸内损伤，如气胸、血胸、血气胸等。

（4）X线胸片观察肋骨骨折，由于肋骨连续性较好，根据有无骨皮质断裂及断端移位不难诊断；多层CT薄层扫描加容积数据重组可显示细微骨折及解剖复杂部位的隐匿骨折。

知识点2：胸骨骨折的特点 　　　　　　　　　　　　　副高：掌握　正高：掌握

（1）少见，多由直接撞击伤所致。

（2）常为胸骨体横行或斜行骨折。

（3）胸部侧位X线片较易发现骨折。

（4）CT横断面扫描及重组影像可清晰显示胸骨断端，并可发现胸骨后血肿。

知识点3：气胸、血胸及血气胸的特点 　　　　　　　　副高：掌握　正高：掌握

（1）胸壁外伤使胸腔与外界相通，造成开放性气胸。

（2）某些挤压伤可引起肺泡及脏层胸膜破裂而产生气胸。

（3）气胸如在胸膜破裂处形成活瓣性阻塞，胸腔内气体进多出少，压力增加可形成张力性气胸，心脏与纵隔明显向健侧移位。

（4）肺撕裂或肋间血管破裂可形成血气胸。

（5）少量气胸在仰卧位X线胸片常易漏诊，而在CT上可清楚显示少量气胸及被压缩的肺边缘。

（6）根据液体的密度能区分血胸与一般胸腔积液。

第二节 肺部创伤

知识点1：肺挫伤的特点　　　　　　　　　　副高：掌握　正高：掌握

（1）各种原因的肺部冲击伤或爆炸伤是气浪对胸部的冲击，胸廓可无损伤而伤及肺。

（2）撞击伤常伤及直接承受暴力的一侧，而爆炸伤和气浪冲击伤多为两侧，患者可有胸痛及咯血。

（3）肺挫伤的病理为肺泡渗出及血液渗入肺泡及肺间质。

（4）X线表现为不规则的片状实变或大片实变，肺纹理增粗模糊。

（5）CT上表现为大小范围不等的、边缘模糊的片状阴影。一般不按肺叶、肺段分布，而与受伤的部位有关。

（6）病变多在受伤后24～48小时开始吸收，如伤后48小时不吸收反而发展，提示可能继发感染。

知识点2：肺撕裂伤及肺血肿的特点　　　　　副高：掌握　正高：掌握

（1）严重的胸部闭合伤，可发生肺组织撕裂，肺外围胸膜下出现含气或含血的薄壁囊腔或血肿；受伤初期常被肺挫伤的影像遮盖而不能发现，待短期肺挫伤逐渐吸收后则可显示。

（2）X线胸片及CT均可表现为1个或多个、单房或多房的类圆形薄壁囊腔，囊内可有液平；有时囊内完全为血液充填，类似球形病灶，如未提供创伤史可误为肿瘤。

（3）血肿通常在数周至数月内逐渐缩小。

第三节 气管及支气管创伤

知识点1：气管及支气管裂伤的特点　　　　　副高：掌握　正高：掌握

（1）可发生于胸部闭合伤及穿通伤，病情较严重。

（2）成年人常同时有第1～3肋骨前段骨折。

（3）气管裂伤常发生在近隆突处，支气管裂伤多在主支气管距隆突1～2cm处。

（4）X线胸片可见胸壁骨折、气胸，多为张力性、纵隔气肿及皮下气肿。

（5）张力性气胸并发纵隔气肿而无胸腔积液，提示可能为气管支气管裂伤，断裂支气管远侧可发生肺不张。

（6）少量气体可从支气管断端逸出而停留在其周围的结缔组织内，可表现为支气管周围有透明的气体影。

（7）CT扫描对发现支气管周围积气比较敏感，并可显示支气管错位、成角变形或明显中断。

| 知识点2：气管异物 | 副高：掌握　正高：掌握 |

吸入异物后立即发生剧烈咳嗽、喘鸣，甚至窒息。

| 知识点3：气管异物的影像学表现 | 副高：掌握　正高：掌握 |

（1）直接征象：①金属类或骨质类异物可直接见于气管的透光气柱内，以异物最大径居于矢状位为其特点，即侧位片能见其最大宽度，正位片能见其侧位投影，此点与食管异物相反，可资鉴别。②CT可显示某些透光异物，可准确显示异物位置并可显示继发改变。

（2）间接征象：气管异物以呼气阻塞最为显著。因此呼吸气时肺野透亮度改变不明显，深呼气时两肺体积不缩小，如横膈不上升或升高很少，心影不增大甚至缩小，异物小时可无异常发现。

| 知识点4：支气管异物 | 副高：掌握　正高：掌握 |

异物进入支气管，可引起机械性阻塞、机械及化学刺激、过敏、损伤和继发支气管及肺组织感染，从而引起支气管的活瓣性或完全性阻塞造成一系列病理变化；异物吸入后突然呛咳，继而可有咳嗽、咳痰、发热等症状。

| 知识点5：支气管异物的影像学表现 | 副高：掌握　正高：掌握 |

（1）直接征象：不透光异物可直接显影；CT可显示某些透光异物，可准确显示异物位置并可显示继发改变。

气道内异物的显示

异物种类	CT表现
金属异物	高密度伴伪影
塑料制品或骨头	高密度，CT值常高于200HU
豆类、瓜子等食物	软组织密度

（2）间接征象：①支气管部分阻塞：纵隔向病侧摆动；纵隔向健侧摆动；肺气肿。②支气管完全阻塞可引起一侧全肺、肺叶或肺段的不张。

| 知识点6：气管、支气管异物的临床特点 | 副高：熟练掌握　正高：熟练掌握 |

支气管异物吸入，临床常见于儿童。常见异物包括食物、脱落牙齿、小塑料用品等。异物停留的位置常见于左、右主支气管，其次为气管，叶或段支气管少见。大多数患者有明确

的异物吸入史，吸入时出现呛咳。当异物停留在支气管内时，随着末梢神经及呼吸中枢的疲劳，会出现一段时间的无症状期，之后临床可出现咳嗽、咳痰、痰中带血、呼吸困难等症状，并反复发作。

第四节　纵隔气肿及血肿

知识点1：纵隔气肿的特点	副高：掌握　正高：掌握

（1）发生于胸部闭合伤。

（2）由于突然压力增高使肺泡破裂，气体进入肺间质内发生间质性肺气肿。气体再经肺门而进入纵隔发生纵隔气肿。

（3）气管支气管及食管裂伤也常并发纵隔气肿，纵隔内气体可以进入颈部及上胸部形成皮下气肿。

（4）X线及CT检查均可发现两侧纵隔胸膜下及胸骨后有含气带。

知识点2：纵隔血肿的特点	副高：掌握　正高：掌握

（1）见于胸部挤压伤。

（2）大量出血表现为纵隔向两侧增宽。

（3）CT扫描可发现纵隔间隙内有液体存在，根据CT值测定可区分纵隔血肿与其他性质的积液。

第九章　胸膜疾病

第一节　检查及定位

知识点1：增强检查对胸膜病变的价值　　　　　副高：掌握　正高：掌握

（1）对于胸膜的检查，通常不需要注射对比剂。

（2）增强有助于鉴别强化的肺不张和实变，与不强化的胸腔积液。

（3）胸膜结节或肿块的强化，有助于证实胸腔积液的原因。

（4）静脉注射对比剂还可以显示坏死的区域，发现脓胸周围的强化。

（5）如发现病变的肺血管，则可明确证实病变位于肺实质内。

知识点2：胸膜病变和肺内病变的定位　　　　　副高：掌握　正高：掌握

（1）透镜状或新月形的形态支持形态位于胸膜。

（2）与胸壁的夹角：①与胸壁呈锐角的病变常起自于肺实质，但是较大或有蒂的胸膜病变也可嵌入肺实质，类似于肺实质内的病变；②包裹性胸腔积液可突入肺内，与胸壁之间形成锐角；③肺实质的病变，如支气管肺癌可浸润胸膜，与胸壁呈钝角而非锐角。

（3）与邻近肺组织的边界是否清晰：①出现胸膜外软组织肿块、骨质破坏或胸膜外脂肪的移位，可有助于确定病变的起源部位，但胸膜外病变可有相似的表现；②尽管CT较常规X线平片可更准确地显示病变的范围，但胸膜外、胸膜和周围肺实质病变的CT表现仍然可有重叠。

第二节　胸腔积液

知识点1：胸腔积液的病理　　　　　副高：熟悉　正高：掌握

多种疾病可累及胸膜产生胸腔积液。病因不同，可以是感染性、肿瘤性、变态反应性，也可以是化学性或物理性。积液性质可以是血性、乳糜性、胆固醇性，也可以是脓性；可以是渗出液，也可以是漏出液。

知识点2：胸腔积液的分类　　　　　副高：掌握　正高：掌握

（1）游离性胸腔积液：分为少量游离性胸腔积液、中量游离性胸腔积液、大量游离性胸腔积液。

（2）局限性胸腔积液：分为①包裹性积液，为胸膜炎时，脏、壁层胸膜发生粘连而使积液局限于胸膜腔的某一部位，多见于下胸部侧后胸壁；②叶间积液，为局限于水平裂或斜裂内的积液，可单独存在，也可与游离性积液并存；③肺底积液，为位于肺底与横膈之间的胸腔积液，右侧较多见。

知识点3：游离性胸腔积液的X线表现 　　　　　副高：掌握　正高：掌握

（1）少量积液：站立后前位检查，积液最初仅积聚于位置最低的后肋膈角时，多难以发现；液量达250ml左右时，于站立后前位检查也仅见肋膈角变钝、变浅或填平；随液量增加，可依次闭塞外侧肋膈角，掩盖膈顶，进而呈外高内低的弧形凹面，其上缘在第4肋前端以下。

（2）中量积液：表现为弧形凹面，超过第4肋前端的下缘，并在第2肋前端下缘平面以下；此时，中下肺野呈均匀致密影。

（3）大量积液：为弧形凹面上缘达第2肋前端下缘以上的积液。此时，患侧肺野呈均匀致密影，有时仅见肺尖部透明，并可见肋间隙增宽，横膈下降，纵隔向健侧移位。

知识点4：局限性胸腔积液的X线表现 　　　　　副高：掌握　正高：掌握

切线位片上，包裹性积液表现为自胸壁向肺野突出的半圆形或扁丘状致密影，其上下缘均与胸壁呈钝角相交，密度均匀，边缘清楚。

知识点5：叶间积液的X线表现 　　　　　副高：掌握　正高：掌握

①为一种特殊类型的包裹积液，液体位于肺叶间的脏层胸膜之间；②X线投照方向与叶间裂一致时，显示为边界清晰、密度均匀的梭形阴影，两端细长而尖，其长轴与叶间裂方向一致；③积液位于水平裂者在正位与侧位均可显示；④斜裂间积液者正位表现为下肺野大片密度增高的模糊影像，侧位方能显示梭形阴影。

知识点6：肺底积液的X线表现 　　　　　副高：掌握　正高：掌握

被肺底积液向上推挤的肺下缘呈圆顶形，易误认为横膈升高。肺底积液所致的"横膈升高"圆顶最高点位于偏外1/3，且肋膈角深而锐利，仰卧位胸片能显示正常位置的横膈，可资鉴别。

知识点7：胸腔积液的CT表现 　　　　　副高：掌握　正高：掌握

（1）少量、中等量游离性积液：表现为后胸壁下弧形窄带状或新月形液体样密度影，边缘光整，俯卧位检查可见液体移至前胸壁下。

（2）大量游离性积液：显示整个胸腔为液体样密度影占据，肺被压缩于肺门部呈软组织影，纵隔向对侧移位。

（3）包裹性积液：表现为自胸壁向肺野突出的凸镜形液体样密度影，基底宽而紧贴胸壁，与胸壁的夹角多呈钝角，边缘光整，邻近胸膜多有增厚，形成胸膜尾征。

（4）叶间积液：表现为叶裂部条带状的液体密度影，有时呈梭状或球状，积液量多时可形似肿块，易误认为肺内肿瘤，其位置、走行与叶裂一致且为液体样密度，可资鉴别。

知识点8：胸腔积液的MRI表现　　　　　　　　　　副高：掌握　　正高：掌握

一般非出血性积液在T_1WI上多呈低信号，含蛋白和细胞成分较高的积液，在T_1WI上可呈中-高信号；各种胸腔积液在T_2WI上均呈高信号。

知识点9：胸腔积液与腹水的鉴别　　　　　副高：熟练掌握　　正高：熟练掌握

（1）容积扫描的多平面重组可能会有帮助。

（2）膈脚移位征是指膈脚后方存在的胸腔积液，使膈脚增宽，并推移膈肌远离脊柱；腹水位于膈脚的前外侧，对膈肌的作用相反，会向脊柱方向推压膈肌，并且在下方的腹部内体积更多。

（3）膈征是指在同时存在腹水和胸腔积液时，可更加清楚地显示膈肌，在这些病例中，膈肌内侧的液体位于膈下，膈外侧的液体位于胸膜腔内，但是在很大量胸腔积液时可发生例外，积液一侧的膈肌可发生反转，此时，腹水可位于膈肌外侧的同心环，而胸腔积液位于膈肌内侧；部分萎陷的下叶可表现为胸腔积液内的薄线状密度影，不要与膈上的胸腔积液和膈下的腹水相混淆；肺不张应能与膈肌相鉴别，因为肺不张通常较厚，可有强化，在上方的连续层面中与正常的肺组织相连。

（4）腹水的范围受到腹膜反折的限制；在右侧形成肝裸区的右冠状韧带，限制腹腔内液体向后内方的移动；在左侧脾肾韧带分隔相应但较小的脾区，并且可限制腹腔内液体向后内侧延伸；这些区域所见的液体几乎都位于胸腔；但是大量的腹水也可蔓延到膈顶下方，或向内侧到达肝或脾裸区的上方。

（5）界面征是指腹水和肝或脾之间有清楚锐利的边界，而胸腔积液与膈肌和肝或脾之间的界面模糊；这是相对不重要的鉴别征象，它甚至不需要容积扫描，可采用5mm或更薄的层厚。

第三节　气胸与液气胸

知识点1：气胸与液气胸的概念　　　　　　　　　副高：掌握　　正高：掌握

空气进入胸膜腔内为气胸。空气进入胸腔是因脏层或壁层胸膜破裂所致。胸膜腔内液体与气体同时存在为液气胸。

知识点2：气胸与液气胸的X线表现　　　　　　　副高：掌握　正高：掌握

气胸区无肺纹理，为气体密度。①少量气胸时，气胸区呈线状或带状无纹理区，可见被压缩肺的边缘，呼气时显示较清楚；②大量气胸时，气胸区可占据肺野的中外带，内带为压缩的肺，呈密度均匀软组织影；同侧肋间隙增宽，横膈下降，纵隔向健侧移位；③液气胸时，立位片可见气-液面，严重时，气-液面横贯胸腔；④如脏、壁层胸膜粘连，也可形成局限性或多房性气胸或液气胸。

知识点3：气胸与液气胸的CT表现　　　　　　　副高：掌握　正高：掌握

肺窗上：①气胸，表现为肺外侧带状无肺纹理的极低密度区，其内侧可见弧形的脏层胸膜呈细线状软组织密度影，与胸壁平行；肺组织有不同程度的受压萎陷，严重时整个肺被压缩至肺门成球状，伴纵隔向对侧移位，横膈下降。②液气胸，由于重力关系，液体分布于背侧，气体分布于腹侧，可见明确的气-液平面及萎陷的肺边缘。

知识点4：气胸与液气胸的MRI表现　　　　　　　副高：掌握　正高：掌握

不能显示气胸，只能显示液气胸的液体信号。

第四节　胸膜肥厚、粘连及钙化

知识点1：胸膜肥厚、粘连及钙化的病理　　　　　　　副高：熟悉　正高：掌握

胸膜炎性纤维素性渗出、肉芽组织增生、外伤出血机化均可引起胸膜肥厚、粘连及钙化。胸膜肥厚与粘连常同时存在。轻度局限性胸膜肥厚、粘连多发生在肋膈角区。胸膜钙化多见于结核性胸膜炎、出血机化和尘肺。

知识点2：胸膜肥厚、粘连及钙化的X线表现　　　　　　　副高：掌握　正高：掌握

胸片：①局限性胸膜肥厚、粘连，常表现为肋膈角变浅、变平；广泛性胸膜肥厚、粘连时，可见患侧胸廓塌陷，肋间隙变窄，肺野密度增高，肋膈角近似直角或封闭，横膈升高且顶部变平，纵隔可向患侧移位。②胸膜钙化时，在肺野边缘呈片状、不规则点状或条状高密度影；包裹性胸膜炎时，胸膜钙化可呈弧线形或不规则环形。

知识点3：胸膜肥厚、粘连及钙化的CT表现　　　　　　　副高：掌握　正高：掌握

①胸膜肥厚，表现为沿胸壁的带状软组织影，厚薄不均匀，表面不光滑，与肺的交界

面多可见小的粘连影；胸膜肥厚可达1cm以上，当厚度达2cm或以上时多为恶性。②胸膜钙化，多呈点状、带状或块状高密度影，其CT值接近骨骼。

第五节 胸膜肿块

知识点1：胸膜肿块的病理 　　副高：熟悉　正高：掌握

胸膜肿块主要见于胸膜原发或转移性肿瘤。原发者多为胸膜间皮瘤，少数为来自结缔组织的纤维瘤、平滑肌瘤、神经纤维瘤等。胸膜肿瘤可为局限性或弥漫性，弥漫性均为恶性。可伴或不伴有胸腔积液，肿块合并胸腔积液多为恶性。此外，胸膜肿块也可见于机化性脓胸及石棉肺形成的胸膜斑块等。

知识点2：胸膜肿块的X线表现 　　副高：掌握　正高：掌握

胸片上，胸膜肿块表现为半球形、凸镜状或不规则形致密影，密度多均匀，边缘清楚，与胸壁呈钝角相交。弥漫性间皮瘤可伴胸腔积液，转移瘤可伴有肋骨破坏。

知识点3：胸膜肿块的CT表现 　　副高：掌握　正高：掌握

表现为广基与胸壁相连的软组织密度肿块，有时可见肿块周边与胸膜相延续而形成胸膜尾征；增强扫描，肿块多有较明显强化。弥漫性胸膜肿瘤多呈普遍性胸膜增厚，内缘高低不平，呈多结节状或波浪状，范围较广者可累及整个一侧胸膜。机化性脓胸或石棉肺的胸膜斑块多伴有钙化。

知识点4：胸膜肿块的MRI表现 　　副高：掌握　正高：掌握

在T_1WI上胸膜肿块呈中等信号，T_2WI上呈不同程度高信号。

第十章　膈肌病变

第一节　膈肌解剖及变异

知识点1：膈肌的正常解剖　　　　　　　　副高：掌握　正高：掌握

（1）分隔胸、腹腔的一块扁肌，由中心腱和周围的肌性部分组成。
（2）两侧均有肌束附着于肋骨、胸骨及腰椎。
（3）膈上有数个孔供连结胸腹腔的结构通过。
（4）在膈肌肋部和腰部肌束间以及胸骨部和肋部肌束间，各有三角形裂隙，前者为胸腹膜裂孔，后者为胸骨旁裂孔。这些裂隙是膈肌的薄弱区，是膈疝的好发部位。

知识点2：膈肌的正常影像表现　　　　　　副高：掌握　正高：掌握

（1）后前位X线胸片上，两侧膈呈圆顶状。
（2）膈在外侧及前、后方与胸壁相交形成肋膈角，在内侧与心脏形成心膈角。
（3）膈的圆顶偏内前方，故外、后肋膈角深而锐。
（4）右膈顶较左侧高1~2cm，一般位于第9、10后肋水平，相当于第6前肋间隙。
（5）呼吸时两膈上、下对称运动；运动范围为1~3cm，深呼吸时可达3~6cm。
（6）膈的形态、位置及运动，可因膈的发育及胸腹腔的病变而改变。

知识点3：膈肌变异　　　　　　　　　　　副高：掌握　正高：掌握

（1）局限性膈膨升：①膈的局部可发育较薄，向上呈局限性隆起；②多发生于右侧。
（2）波浪膈：有时深吸气时膈顶可呈波浪状；系因膈肌附着于各肋骨前端，深吸气时受牵拉所致。

知识点4：膈肌轮廓的改变　　　　　副高：熟练掌握　正高：熟练掌握

（1）横膈轮廓模糊，多为胸膜反应或粘连造成，致横膈毛糙不整。
（2）膈影部分消失，为膈肌先天性缺损或脆弱，腹腔内脏器部分疝入胸腔所致。
（3）局部半圆形隆起，多因膈神经麻痹造成，常在左侧，并可出现反常运动。
（4）"幕顶"状突起，是因胸膜与横膈粘连造成，常见于斜裂与膈顶交接区域。

知识点5：膈肌位置及运动的改变　　　　　　副高：熟练掌握　正高：熟练掌握

（1）胸腔及腹腔压力的改变，可影响膈的位置。①胸腔压力减低如肺不张、肺纤维化，腹腔压力升高如妊娠、腹水、腹部巨大肿块等均可使膈升高；②胸腔压力升高可使膈位置降低，如肺气肿、气胸、胸腔积液等。

（2）一侧膈肌发育不良张力低，位置可以升高，称膈膨升。

（3）膈神经麻痹时，膈也升高。

（4）上述引起膈位置改变的因素以及胸腹腔的炎症可使膈动度减低。

（5）膈麻痹时由于自主运动丧失可出现呼吸时的矛盾运动，即吸气时患侧升高，健侧下降，呼气时反之。

第二节　膈　疝

知识点1：先天性膈疝的病因　　　　　　　　副高：掌握　正高：掌握

由于膈肌结构缺损或脆弱，致腹腔内或腹膜后组织器官疝入胸内。

知识点2：食管裂孔疝的病理分型　　　　　　副高：熟悉　正高：掌握

（1）Ⅰ型：也称为滑动型食管裂孔疝，膈食管韧带薄弱，胃食管交界区和部分胃可移动到膈肌的食管裂孔以上，进入后纵隔，滑动型食管裂孔疝的患者可无症状或出现反流的症状。

（2）Ⅱ型：少见，也称为食管旁型食管裂孔疝，膈食管韧带断裂，使部分胃或其他结构沿着胃食管交界区疝至食管裂孔以上，而胃食管交界区仍然位于膈肌以下，当食管旁型疝很小时可无症状，不会产生胃灼热或反流性食管炎，但可导致餐后不适、胸骨后胀满感和嗳气。

知识点3：外伤性膈疝的特点　　　　　　　　副高：掌握　正高：掌握

（1）可因直接穿通伤，或因撞击等间接暴力引起。

（2）常发生在左侧，多位于膈顶部。

（3）经胸腹膜裂孔疝入的脏器可压迫肺脏造成发育不良，并产生呼吸道症状，如发生胃肠道嵌顿绞窄则出现相应症状。

（4）胸骨旁裂孔疝一般较小，常无明显症状。

（5）外伤性膈疝除呈现脏器疝入胸腔的症状外，尚可合并脏器及大血管损伤。

知识点4：膈疝的X线表现　　　　　　　　　副高：掌握　正高：掌握

（1）膈肌轮廓被遮盖而显示模糊。

（2）若疝入肝、肾、大网膜等实质性脏器，则显示胸腔内团块状软组织阴影。

（3）若合并有胃肠脏器疝入，则显示软组织阴影内含气液面及肠腔内容物。

（4）纵隔被推向健侧。

（5）胸腹膜裂孔疝多发生在左侧，由于疝入脏器较多故易于发现。

（6）胸骨旁疝较小，常位于右侧似胸骨旁及胸骨后方软组织阴影，易被误诊。

知识点5：膈疝的钡剂造影表现　　　　　副高：掌握　正高：掌握

（1）因显示疝入胸腔内的胃肠脏器而得以确诊。

（2）如为大网膜疝入纵隔，则可见团块状软组织阴影牵引横结肠，横结肠局部位置升高并突向前上方。

知识点6：膈疝的CT及MRI表现　　　　　副高：掌握　正高：掌握

（1）可显示膈肌的缺损或天然孔道的扩大，多可见相似的表现，小的局部膈肌缺损或不连续。

（2）可显示疝入胸腔的内容物：如网膜、结肠、胃、小肠和肝脏等。

（3）矢状位或冠状位影像有助于显示膈肌缺损及疝入内容物。

第三节　膈肌肿瘤

知识点1：膈肌肿瘤的特点　　　　　副高：掌握　正高：掌握

（1）膈肌的原发性肿瘤非常罕见，大多起源于腱部或其前方肌性部分。

（2）良性肿瘤的发生率等于或稍高于恶性肿瘤，左右侧受累概率相同。

（3）良性肿瘤包括间皮瘤、畸胎瘤、支气管囊肿、脂肪瘤、血管瘤、神经源性肿瘤、纤维瘤和肌肉的良性肿瘤。

（4）原发性恶性肿瘤大多数是起自纤维或肌肉的肉瘤，其中以纤维肉瘤最为常见。

（5）转移性肿瘤多来自邻近肿瘤的直接侵犯如间皮瘤、胸腺瘤、胸部网状细胞肉瘤，也可为淋巴或血行转移至膈肌。

知识点2：膈肌肿瘤的X线表现　　　　　副高：掌握　正高：掌握

①良性肿瘤一般表现为自膈顶突向上方的半圆形或分叶状软组织肿块，轮廓光滑，可有钙化；②肿瘤随膈肌运动上下移动，但其形态与大小不随呼吸而改变；③通过气胸或气腹等进一步检查可明确其来源于膈肌；④恶性肿瘤常侵犯一侧膈肌的大部，酷似膈肌升高，常伴胸腔积液。

知识点3：膈肌肿瘤的CT表现　　　　　　　　　　　副高：掌握　正高：掌握

①软组织肿物的表现通常没有特异性；②由于膈肌为薄的软组织密度结构，采用CT可明确发现膈肌起源的肿物，而邻近肝脏或胸膜起源的肿物通常较困难或不容易被发现。

第十一章 纵隔疾病

第一节 纵隔解剖及分区

| 知识点1：纵隔的解剖 | 副高：掌握 正高：掌握 |

（1）位于胸骨之后，胸椎之前，介于两肺之间。

（2）上为胸廓入口，下为膈，两侧为纵隔胸膜和肺门。

（3）其中包含心脏、大血管、气管、食管、主支气管、淋巴组织、胸腺、神经及脂肪等。

（4）在X线胸片上除气管及主支气管可以分辨外，其余结构因缺乏对比，只能观察其与肺部邻接的轮廓。

| 知识点2：纵隔的分区 | 副高：掌握 正高：掌握 |

（1）在侧位X线胸片上，从胸骨柄体交界处至第4胸椎下缘画一水平线，其上为上纵隔，下为下纵隔。

（2）以气管、升主动脉及心脏前缘的连线作为前、中纵隔的分界，再以食管前壁及心脏后缘连线作为中、后纵隔的分界。

（3）将上、下纵隔各分为前、中、后3区，共6区。

第二节 纵隔炎症

| 知识点1：纵隔炎症的分类及病因 | 副高：掌握 正高：掌握 |

纵隔炎症分急性和慢性。急性纵隔炎最常见于食管破裂或心胸手术的并发症，其他原因还包括邻近感染的播散（如颈部、肺、胸膜腔）和穿通伤。慢性者少见。

| 知识点2：纵隔炎症的X线表现 | 副高：掌握 正高：掌握 |

（1）纵隔向两侧增宽，轮廓模糊，如炎症位于上纵隔，则增宽阴影常超出肺尖伸向颈部。

（2）侧位观胸骨后区及心后间隙密度增高而模糊，主动脉弓与气管轮廓亦模糊不清。

（3）形成脓肿后常局限于纵隔某一部位，表现为软组织阴影凸向一侧，以右侧常见，气管常受压移位。

（4）合并上腔静脉阻塞时，右上纵隔影增宽更显著。

（5）脓肿与气管或食管相通时可出现液平面。

（6）脓肿可穿入肺或胸腔形成肺脓肿或脓胸，可并发气胸或液气胸，还可伴皮下气肿。

（7）肉芽肿性纵隔炎可显示气管旁分叶状块状阴影，常伴钙化。

知识点3：纵隔炎症的CT及MRI表现　　　　　　　　副高：掌握　正高：掌握

（1）纵隔脂肪的弥漫性软组织浸润，偶尔可见气泡。

（2）在食管穿孔的患者，食管周围可见气体。

（3）边界清晰的液体聚集（有或无气泡），可提示脓肿。

第三节　纵隔气肿

知识点1：纵隔气肿的原因　　　　　　　　　　　　副高：掌握　正高：掌握

（1）气管或食管破裂。

（2）胸腔与纵隔区穿通伤。

（3）气管切开。

（4）甲状腺切除及胸部手术后。

（5）肺泡破裂可形成自发性纵隔气肿。

（6）气腹及腹膜后间隙气体也可进入纵隔。

知识点2：纵隔气肿的X线表现　　　　　　　　　　副高：掌握　正高：掌握

（1）后前位显示纵隔胸膜向两侧移位，纵隔器官之间有细条状气体阴影，右侧从颈部沿纵隔边缘直达右心缘，左侧由大血管主动脉弓沿左心缘到横膈与心脏边缘平行，左侧较为明显。

（2）X线侧位见前纵隔大量气体将心脏向后推移，胸腺显示良好并向上移位，X线侧位显示纵隔气肿较后前位明显。

（3）在婴儿，气体很少进入颈部与前胸壁，常造成一侧或双侧气胸。

（4）"胸膜外气征"是气体聚积在壁层胸膜与横膈之间，可被误认为气腹。

（5）"连续横膈征"是指气体聚积在心脏与膈肌之间，在横跨之中央部位显示。

第四节 纵隔肿瘤

知识点1：纵隔常见原发肿瘤的临床特点　　　　　　　副高：熟练掌握　正高：熟练掌握

见下表所示。

纵隔常见原发肿瘤的临床特点

常见疾病	临床特点
胸腺瘤	多数胸腺瘤患者无任何症状；部分患者因肿瘤压迫或侵犯周围结构而产生相应的症状；部分患者伴有自身免疫性疾病，其中重症肌无力最为常见
淋巴瘤	部分患者没有任何症状；部分患者表现为局部症状，如局部疼痛、紧束感、咳嗽（常无痰）、呼吸困难、声音嘶哑等。如侵犯肺、支气管、胸膜，可出现类似肺炎的表现和胸腔积液，部分患者还有一些与淋巴瘤相关的全身表现如发热
神经源性肿瘤	大多无症状，部分患者有胸背疼痛、咳嗽以及四肢麻木等表现；部分位于椎管内，可压迫脊髓引起瘫痪；少数患者有特殊的临床表现，如神经纤维瘤可伴发全身多发性纤维瘤，颈交感神经节受累，可出现Honer综合征

知识点2：纵隔肿瘤常用影像学检查方法的选择

副高：熟练掌握　正高：熟练掌握

（1）X线检查：透视检查可观察肿块是否随吞咽上下移动、是否随呼吸有形态改变以及有无搏动等。可以显示纵隔增宽，肺组织有无浸润。由于常见的纵隔肿瘤都有其特定的好发部位，因而后前位和侧位胸部摄片往往能够初步判定肿瘤的类别。

（2）CT检查：能鉴别实性、囊性和脂肪性病变。实性病变CT值常为30~40HU；囊性病变CT值常为0~20HU；脂肪性病变的CT值一般为负值。CT对显示病变边缘征象、间质性病变与小病灶较MRI好，CT能清楚地显示各种病变内的钙化灶。动态增强扫描有助于了解肿瘤的血供情况。

（3）MRI检查：在鉴别组织特性方面更优。MRI无需对比剂即可显示肿瘤与大血管疾病，平扫结合增强能够准确地显示肿瘤的血供特征及血管受侵情况。矢状面和冠状面的图像能够清楚地显示肿瘤和邻近结构的解剖，在判断神经源性肿瘤有无椎管内或硬脊膜内扩展方面优于CT。

知识点3：纵隔肿瘤的影像检查的流程　　　　　　副高：熟练掌握　　正高：熟练掌握

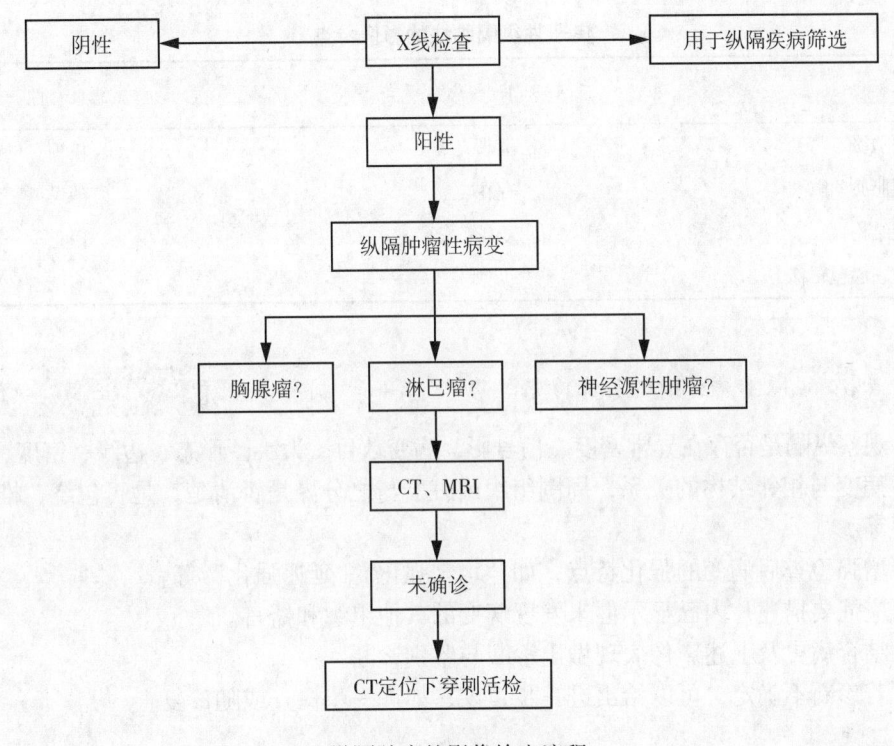

纵隔肿瘤的影像检查流程

知识点4：纵隔常见病变的影像学征象　　　　　　副高：熟练掌握　　正高：熟练掌握

纵隔常见病变的影像学征象

	常见疾病	CT表现	MR表现
脂肪性	脂肪瘤、畸胎瘤脂肪堆积等	脂肪密度	T_1WI高信号，T_2WI为中高信号，脂肪抑制序列呈低信号
囊性	支气管囊肿、食管囊肿、心包囊肿等	水样密度	T_1WI均匀低信号，T_2WI高信号。囊液内含黏液或蛋白成分增加时，T_1WI的信号增高
实性	胸腺瘤、淋巴瘤、神经源性肿瘤等	软组织密度	T_1WI呈中低信号，T_2WI呈中高信号
血管性	胸主动脉瘤、夹层动脉瘤等	软组织密度，增强后呈血管性强化，可见低密度的附壁血栓或内膜片	主动脉增宽，附壁血栓及内膜片呈高信号，真腔呈流空信号，假腔呈较高信号

知识点5：良恶性纵隔肿块的影像特点　　　　副高：熟练掌握　正高：熟练掌握

良恶性纵隔肿块的影像特点

	良　性	恶　性
肿块边缘	清晰光滑	模糊
周围脂肪间隙	存在	消失
邻近结构	受压移位	侵犯
胸腔、心包转移	少见	多见

知识点6：纵隔常见肿瘤的影像诊断思路　　　　副高：熟练掌握　正高：熟练掌握

（1）观察纵隔是否存在异常密度、信号影，病变数目、大小、形态、边缘、密度、信号。

（2）病变与相邻结构的关系，周围组织或脏器与之分界是否清楚，是否包绕、推挤、压迫、浸润等。

（3）增强检查后病变的强化特点，如"均匀强化""延迟强化"等。

（4）应简要描述片内已显示但未发现病变的其他组织和器官。

（5）结合病史及上述影像表现做出诊断与鉴别诊断。

（6）若诊断不确定，可以给出进一步建议，如进一步检查或随诊复查。

一、胸腺瘤

知识点7：胸腺瘤的临床与病理　　　　副高：熟悉　正高：掌握

胸腺瘤是前纵隔最常见的肿瘤，可发生于任何年龄，以中年人发病率最高。胸腺瘤发生于未退化的胸腺组织，组织学上分为上皮细胞型、淋巴细胞型及混合型。胸腺瘤有明显的恶变倾向。良性胸腺瘤有完整的包膜，侵袭性胸腺瘤可侵及周围组织。胸腺癌包膜不完整，肿瘤突破包膜向邻近组织侵犯。

胸腺瘤与重症肌无力有明显关系，30%～45%胸腺瘤患者出现重症肌无力症状。

知识点8：胸腺瘤的X线表现　　　　副高：掌握　正高：掌握

较大的胸腺肿瘤（巨型胸腺瘤）表现为纵隔阴影的增宽变形，纵隔胸膜向肺野呈弓形移位，如果肿瘤侵犯破坏胸膜则表现为胸膜肺界面不清、胸膜增厚和积液。

知识点9：胸腺瘤的CT表现　　　　副高：掌握　正高：掌握

（1）良性胸腺瘤CT特点：①前纵隔内软组织密度圆形或卵圆形肿块；②肿块的周缘光

滑锐利；③肿块的边缘有弧形钙化；④肿块的周围脂肪层存在完整；⑤临床症状不明显或无症状者。

（2）胸腺癌CT特点：①胸腺肿块的周界不清，或具有分叶征象和毛刺征象；②胸腺肿块与附近的器官之间界限不清，其间的脂肪层（线）消失变形，为肿瘤组织代替；③胸腺肿块的密度（CT）不均匀，可见坏死、出血和囊性变；④纵隔内组织器官受压变形，如上腔静脉受压变形、梗阻；⑤胸膜、心包增厚，出现胸腔、心包积液。

知识点10：胸腺瘤的MRI表现　　　　副高：熟练掌握　正高：熟练掌握

①在T_1WI上肿瘤呈中等或略低信号，T_2WI上多呈中等略高信号，信号均匀；②当发生囊变时表现为T_1WI低信号，T_2WI高信号；③MRI不能显示肿瘤内的钙化；④侵袭性胸腺瘤与CT表现相似。

知识点11：胸腺瘤的诊断及鉴别诊断　　　　副高：熟练掌握　正高：熟练掌握

多数胸腺瘤患者无任何症状，仅在胸部平片或CT检查时偶然发现。良性胸腺瘤最常见，为实质性有包膜肿块。胸腺瘤最常见于前纵隔，也可分布在从颈部到心膈角的任何位置，偶见于纵隔的其他部分。肿瘤多为圆形或卵圆形，表面光滑或有浅分叶。40%的病例可因囊性变或变性而出现坏死和出血区。侵袭性胸腺瘤还可发生胸膜、心包种植，经横膈腹部播散以及肝脏、淋巴结、骨骼、肾脏和脑的淋巴和血行转移。

（1）畸胎瘤：常发生在中青年，可无症状，或有反复发作的肺部感染，有时有咳出毛发或油脂样物的病史，常有脂肪及钙化，密度极不均匀。

（2）胸骨后甲状腺：与颈部甲状腺相连，位于气管前间隙内，也可伸入到气管与食管后方，位置多较胸腺瘤稍高，边界清晰，肿物多为实质性，密度不均匀，可伴有点状、环状钙化和不强化的低密度区，体积较大者可压迫推移气管、食管等周围结构。

（3）胸腺脂肪瘤：少见的纵隔良性肿瘤。胸片上，典型的肿瘤表现为巨大悬垂泪珠样肿块，正位片上的表现与心脏扩大征相似，侧位片上近似单侧横膈抬高，透过肿瘤能观察到横膈有利于确诊。在CT上表现为内部包埋条状、漩涡样或圆形软组织区的含脂肿块。寻找肿瘤与正常胸腺位置的关系是重要鉴别方法。MRI上胸腺脂肪瘤的典型表现为T_1WI上，为与脂肪信号强度相同的肿块，T_2WI上可见由纤维和胸腺组织产生的中等信号强度区域。

二、神经源性肿瘤

知识点12：神经源性肿瘤的概念　　　　副高：熟练掌握　正高：熟练掌握

神经源性肿瘤可来源于躯体神经、交感神经或副交感神经。多发生在神经鞘与神经纤维，也可发生在神经节细胞。多为良性，恶性者少见。绝大多数为位于后纵隔或脊柱旁之脊神经瘤，可部分伸入椎管，突入纵隔，呈哑铃状生长。极少数可位于中纵隔或前纵隔如迷走神经瘤。神经纤维瘤可单发，也可多发成为神经纤维瘤病。

知识点 13：神经源性肿瘤的临床与病理 　　　　　　副高：熟悉　正高：掌握

神经源性肿瘤是纵隔中最常见的肿瘤。良性神经源性肿瘤分为神经鞘瘤、神经纤维瘤和节细胞瘤。恶性神经源性肿瘤分为恶性神经鞘瘤、节细胞神经母细胞瘤和交感神经母细胞瘤。神经源性肿瘤多见于后纵隔，后纵隔肿瘤多为神经源性肿瘤。个别少见的神经源性肿瘤（如起源于迷走神经）可位于中纵隔。

常无明显症状，肿瘤侵入椎管压迫脊髓引起相应症状。

知识点 14：神经源性肿瘤的影像学表现 　　　　　　副高：掌握　正高：掌握

大多数神经源性肿瘤表现为脊柱旁肿块，CT为凸向肺野的结节，其脊柱及后胸壁侧的边缘因附近胸廓结构的限制而呈相应的形状。有些肿瘤呈"哑铃状"，椎管内外均有肿块，可压迫、侵蚀邻近骨质。

MRI表现：神经源性肿瘤MRI T_1WI 上呈中等偏低信号，T_2WI 上呈高信号。增强扫描可见肿瘤明显均匀强化。MRI对椎管内、外哑铃状肿瘤的显示、观察脊髓的受压情况较CT更清晰。

知识点 15：神经源性肿瘤的鉴别诊断 　　　　　　副高：熟练掌握　正高：熟练掌握

神经源性肿瘤好发于后纵隔，而胸腺瘤、淋巴瘤、畸胎瘤、心包囊肿、胸内甲状腺等纵隔肿瘤好发于前纵隔，淋巴瘤好发于前中纵隔，可资鉴别。神经源性肿瘤一般密度或信号较均匀，好发于后纵隔脊柱旁，较典型的征象为肿块呈哑铃状，并伴相邻椎间孔扩大，增强扫描肿块有不同程度的强化。

三、畸胎类肿瘤

知识点 16：畸胎类肿瘤的临床与病理 　　　　　　副高：熟悉　正高：掌握

畸胎类肿瘤分为囊性和实性两类，囊性畸胎瘤包含外、中胚层组织，实性畸胎瘤包含外、中、内胚层组织。肿瘤较小时无明显症状，较大时可压迫大血管引起相应症状。

知识点 17：畸胎类肿瘤的影像学表现 　　　　　　副高：掌握　正高：掌握

（1）X线表现：①畸胎瘤多位于前纵隔中部，心脏与主动脉连接区，偶可位于后纵隔；②因含有多种组织而密度不均匀，有时其中可见牙齿及骨骼影；③皮样囊肿壁可发生蛋壳样钙化；④良性者多为单侧突出的类圆形肿块，边缘光滑；⑤恶性者多呈分叶状，边缘可不规则。

（2）CT表现：①多数畸胎瘤表现为边缘光滑的厚壁囊性肿块；②肿块囊性部分CT值一般近似水，少数CT值偏高；③30%～60%可显示有钙化；④50%～60%肿瘤内含有脂肪，可出现脂肪液体分层表现；⑤可有骨及牙齿结构；⑥恶性畸胎瘤特点为：常较大、多成分叶状实质性肿块、边缘不规则、很少含有脂肪及钙化、中心可以发生坏死、增强扫描显示更为清晰、肿块与邻近结构间脂肪间隙消失、可侵及邻近脏器。

（3）MRI表现：①囊性畸胎瘤的MRI表现与CT类似，但囊内液体信号变化较大，T_1WI多呈低信号，T_2WI上呈高信号，但当脂质含量较高时，T_1WI上即呈高信号；②MRI不能显示肿瘤的钙化；③实质性畸胎瘤的MRI信号不均匀，T_1WI上脂肪成分呈高信号。软组织成分呈中等信号，水样液体呈低信号，T_2WI上呈不均匀的高信号。

第五节　先天性纵隔囊肿

知识点1：先天性纵隔囊肿的分类　　　　副高：掌握　正高：掌握

（1）支气管肺前肠囊肿：支气管源性囊肿；食管重复囊肿；神经肠源性囊肿。
（2）心包囊肿。
（3）胸腺囊肿。

知识点2：支气管囊肿的特点　　　　副高：掌握　正高：掌握

（1）最常见的前肠囊肿，几乎占纵隔囊肿的2/3。
（2）主要沿气管支气管树分布。
（3）最常见于右侧的气管旁区或隆突附近。
（4）较肺内的支气管囊肿常见，后者仅见于15%的病例。
（5）囊肿内可充满不同黏度的液体，颜色可从清亮到奶白或棕色。

知识点3：食管重复囊肿的特点　　　　副高：掌握　正高：掌握

（1）支气管囊肿和食管重复囊肿很难进行鉴别。
（2）囊壁缺乏软骨，或者出现含清楚双层平滑肌结构的固有肌层，可以提示为食管起源。
（3）食管重复囊肿通常发生于后纵隔，邻近或位于食管壁内，多在胸段食管的远端。
（4）食管重复囊肿由于存在肌层，囊壁通常可见。
（5）大多数食管重复囊肿不与食管腔相交通。
（6）大部分食管重复囊肿由于压迫症状而在儿童期发现。
（7）囊肿内胃黏膜或胰腺组织的分泌液，可使囊肿发生出血和破裂。

知识点4：神经肠源性囊肿的特点　　　　副高：掌握　正高：掌握

（1）神经肠源性囊肿是罕见的先天性后纵隔囊肿。

（2）病理学上的表现与食管重复囊肿相同。

（3）它们可通过纤维条索附于椎体，在20%的病例中，可并存向椎管内延伸的囊肿，任何伴随的椎体异常（如脊柱侧弯、脊柱裂、半椎体或蝴蝶椎）则可提示此诊断。

（4）大多数神经肠源性囊肿，发生于隆突上方，位于右侧。

知识点5：心包囊肿的特点　　　　　　　　　　　　　副高：掌握　正高：掌握

（1）尽管与心包相连，但很少和心包腔相连通。

（2）最常见于右侧心膈角，但可位于邻近心包的任何位置。

（3）通常为均匀的水样密度，壁很薄。

（4）心包囊肿边界清晰，可呈椭圆形、泪滴形或三角形。

（5）MRI的T_2WI上可显示明显的高信号。

（6）形态可随邻近位置的情况而改变，可提示囊肿柔软的特征。

知识点6：胸腺囊肿的特点　　　　　　　　　　　　　副高：掌握　正高：掌握

（1）胸腺囊肿可见于颈部和/或纵隔，或者胸腺发育路径中的任何位置。

（2）它们分为先天性（最常见）、退行性/炎性和肿瘤性。

（3）先天性囊肿通常为单房，多房性胸腺囊肿被认为是炎性起源。

（4）是继支气管囊肿后第2位常见的纵隔囊肿，占非肿瘤性纵隔囊性肿物的28%。

（5）CT上表现为前纵隔内的单房、局限性的三角形、呈均匀的水样密度。它们偶也可由于出血或含蛋白样物质而呈稍高密度，或可类似于实性肿物，在多房性的炎症后囊肿中，常可见非肿瘤性的软组织密度成分，它们也可因分隔较薄或小的未发现的卫星囊肿，而表现为单房。

（6）在MRI上，胸腺囊肿在T_1WI上表现为低信号，在T_2WI上表现为很高的信号，反映了它们的液体成分；如果液体内有亚急性出血或较高的蛋白质成分，在T_1WI上的信号强度可升高。

第六节　纵隔及肺门淋巴结增大

知识点1：纵隔淋巴结增大　　　　　　　　　　　　　副高：掌握　正高：掌握

（1）淋巴结短径的1cm阈值，是目前最常用的正常淋巴结大小的上限。

（2）隆突下淋巴结，在正常情况下就较其他部位的淋巴结更大，采用12mm的阈值对此区域内的淋巴结更合适。

（3）CT不能进行淋巴结内部结构的评价，正常大小的淋巴结也可能含或不含有病理性组织。

（4）采用18-氟脱氧葡萄糖（FDG）的正电子发射体层成像（PET）能够发现异常高代

谢的淋巴结。

知识点2：肺门淋巴结增大　　　　　　　　　　　　　　　副高：掌握　正高：掌握

（1）尽管注射对比剂后，肺门淋巴结增大或肺门肿物可很容易地与正常血管结构进行鉴别但平扫图像的表现常也可做出充分的诊断。

（2）如果不能注射对比剂或血管内的强化不明显时，如下表现有助于判断：①局部或全部肺门增大；②正常肺门轮廓和解剖界面的改变（如左下肺动脉和降主动脉间隙的消失）；③右上叶支气管后壁、中间支气管或左主支气管的增厚；④支气管压迫或移位，常见于肺窗图像中。

知识点3：有助于鉴别诊断纵隔及肺门淋巴结增大的征象——钙化的淋巴结
　　　　　　　　　　　　　　　　　　　副高：熟练掌握　正高：熟练掌握

纵隔和肺门淋巴结的钙化。

（1）常继发于肉芽肿性疾病（如组织胞质菌病、结核）。

（2）也见于AIDS患者的卡氏肺孢子菌感染。

（3）感染性肉芽肿性疾病也可有肺外部位钙化，例如脾、肾、肝和肾上腺。

（4）各种的吸入性疾病（如硅沉着病）也伴有淋巴结钙化：①典型表现为蛋壳形钙化，也可见中央和周围同时钙化；②类似的淋巴结钙化表现，也可见于治疗后的淋巴瘤、治疗后的转移癌、肉瘤、治愈的感染性肉芽肿性疾病和淀粉样变性；③如还伴有进行性的大量纤维化改变，可提示吸入性疾病；④Castleman病（血管滤泡样淋巴结增生）也是淋巴结钙化的少见原因。

（5）纵隔和/或肺门淋巴结的转移（如骨肉瘤、黏液性卵巢癌或结肠癌、甲状腺乳头状癌或支气管肺癌）可含有钙化；在多数情况下，临床病史和其他伴随的CT表现（如肺、肝、腹膜的转移）可提示正确的诊断；治疗前的淋巴瘤罕见钙化。

知识点4：有助于鉴别诊断纵隔及肺门淋巴结增大的征象——低密度的淋巴结
　　　　　　　　　　　　　　　　　　　副高：熟练掌握　正高：熟练掌握

淋巴结在CT上可含有低密度区，或呈囊性的表现。

（1）尽管平扫图像中可见这种表现，但在增强后可更加明显。

（2）在某些情况下，这些淋巴结可相对于强化的壁而呈低密度，而实际测量显示淋巴结的内部更接近于软组织，而非水的密度。

（3）伴低密度区的淋巴结增大，可见于囊性转移（如睾丸癌和卵巢癌）、坏死性转移（支气管肺癌、食管癌、头颈部癌）或治疗前或治疗后的淋巴瘤；在大多数情况下，低密度区的淋巴结不会是单独的表现，因此不会与先天性囊肿相类似。

（4）在结核或真菌感染所致的淋巴结增大时，由于干酪坏死和液化，（强化的外周）中心可呈低密度区。

强化的纵隔淋巴结的鉴别诊断包括以下几方面。

（1）富血管性转移（如肾细胞癌、黑色素瘤、甲状腺乳头状癌）。

（2）血管免疫母细胞的淋巴结增大。

（3）Castleman病。

1）透明血管型：①占80%～90%；②好发于纵隔；③CT常显示局灶性的纵隔或肺门肿物；④注射对比剂后可出现强化，有时强化程度类似于主动脉，反映它的富血供特征；⑤可见针尖样或粗糙的钙化；⑥少数情况下，可见纵隔或肺门的多发性肿物；⑦在MRI成像时，病变在T_1WI上表现为较骨骼肌高的信号，在T_2WI上呈非常高的信号，外周可见供血血管的流空现象和增强后的明显强化，提示肿物的富血供特点。

2）浆细胞型：①常起自纵隔外（如颈部、肠系膜、腹膜后腔）；②常伴有全身症状和广泛的淋巴结增大；③在胸部，病变常呈多发淋巴结增大为特点的弥漫性过程，最常累及前纵隔，出现双侧对称性的淋巴结增大；④与透明血管型相比，淋巴结强化的程度要稍轻。

（4）在HIV相关的淋巴结增大和Kaposi肉瘤所累及的淋巴结中，也可出现富血供的表现。

第七节　纵隔疾病的鉴别诊断

（1）气管周围有气管旁淋巴结、气管肿瘤、支气管囊肿。

（2）食管周围有食管肿瘤、食管扩张、食管憩室、胃肠道重复、膈食管裂孔疝。

（3）心脏基底部周围者有胸腺瘤、畸胎瘤。

（4）心膈角者有脂肪垫、心包囊肿、胸骨旁裂孔疝等。

（5）由腹部进入纵隔者有各种膈裂孔疝、胃肠道重复、胰腺假性囊肿。

（1）边缘光滑者纵隔病变的可能性大于肺部病变。

（2）病变与纵隔所成角为锐角以胸膜以内或肺部病变可能大，若为钝角则以胸膜以外病变可能大。

（1）分叶多为肿大的淋巴结群，如淋巴瘤或肉芽肿。

（2）泪滴状尖端指向起源，常为支气管囊肿。

（3）纵梭形，如巨大食管。

（4）船帆征，如胸腺。

知识点4：纵隔疾病病变中异常结构　　　　　　　副高：掌握　正高：掌握

（1）气体：起源于食管病变、膈疝、纵隔脓肿、胃肠道重复等。

（2）脂肪：脂肪垫、脂肪瘤、畸胎瘤、大网膜疝、激素治疗之后脂肪块。

（3）液体或液体气体同时存在：食管病变、支气管囊肿、膈疝、脓肿。

（4）钙化：①细环形：囊肿；②花斑形：甲状腺癌、肉芽肿；③米花糖：软骨瘤、错构瘤、畸胎瘤、肉芽肿；④分层形：动脉瘤；⑤同心形：静脉石。

（5）骨和牙齿：畸胎瘤。

知识点5：肿瘤与周围器官关系　　　　　　　　　副高：掌握　正高：掌握

（1）气管旁的肿瘤常压迫气管使之受压和移位，附着于气管的肿瘤可随吞咽运动而向上移动。

（2）食管旁或起源于食管壁的肿瘤可使之受压、移位、变形或充盈缺损。

（3）主动脉附近肿瘤需与主动脉病变区别，要注意肿块搏动为血管性或传导性。

（4）骨骼附近肿瘤使之发生压迫性骨质缺损多为良性肿瘤，发生侵蚀性骨质破坏多为恶性肿瘤。

第十二章　乳腺疾病

第一节　正常影像表现

| 知识点1: 正常乳头的X线表现 | 副高: 掌握　正高: 掌握 |

乳头位于锥形乳腺的顶端和乳晕的中央,密度较高,大小不一,但一般两侧等大。

| 知识点2: 正常乳晕的X线表现 | 副高: 掌握　正高: 掌握 |

乳晕呈盘状,位于乳头周围,乳晕区皮肤厚度为1~5mm,较其他部位的皮肤稍厚。

| 知识点3: 正常皮肤的X线表现 | 副高: 掌握　正高: 掌握 |

皮肤呈线样影,厚度均一,但在下后方邻近胸壁反褶处的皮肤略厚。皮肤的厚度因人而异,为0.5~3mm。

| 知识点4: 正常皮下脂肪层的X线表现 | 副高: 掌握　正高: 掌握 |

通常表现为皮肤下方厚度为5~25mm透亮的低密度带,其内交错、纤细而密度较淡的线样影为纤维间隔、血管和悬吊韧带。皮下脂肪层厚度随年龄及胖瘦不同而异:年轻致密型乳腺此层较薄;肥胖者则此层较厚;脂肪型乳腺的皮下脂肪层与乳腺内脂肪组织影混为一体。

| 知识点5: 正常纤维腺体组织的X线表现 | 副高: 掌握　正高: 掌握 |

X线上的纤维腺体影是由许多小叶及其周围纤维组织间质重叠、融合而成的片状致密影,边缘多较模糊。通常,纤维腺体组织的X线表现随年龄增长而有较大变化。年轻女性或中年未育者,X线表现为整个乳腺呈致密影,称为致密型乳腺;中年女性X线表现为散在片状致密影,其间可见散在的脂肪透亮区;生育后的老年女性X线上较为透亮,称为脂肪型乳腺。

知识点6：正常乳导管的X线表现　　　　　　　　　副高：掌握　正高：掌握

正常人有15～20支输乳管即乳导管，开口于乳头，呈放射状向乳腺深部走行。X线平片上有时可显示大导管，起自乳头下方，呈线样放射状向乳腺深部走行，但也可表现为均匀密度的扇形影而无法辨认各支导管。X线平片上乳导管表现的线样影同纤维组织构成的线样影难以鉴别，可统称为乳腺小梁。乳腺导管造影能清楚显示大导管及其分支导管。

知识点7：正常乳腺后脂肪的X线表现　　　　　　　副高：掌握　正高：掌握

乳腺后脂肪位于乳腺纤维腺体层后方、胸大肌前方，与胸壁平行，X线上表现为线样或带状透亮影，厚度0.5～2mm，向上可达腋部。在X线片上，乳腺后脂肪的显示率较低。

知识点8：正常血管的X线表现　　　　　　　　　　副高：掌握　正高：掌握

X线上在乳腺上部的皮下脂肪层内多能见到线状静脉影，静脉的粗细因人而异，一般两侧大致等粗。未婚妇女静脉多较细小；生育及哺乳后静脉增粗。乳腺动脉在致密型乳腺多不易显示；在脂肪型乳腺有时可见迂曲走行的动脉影。动脉壁钙化时，呈双轨或柱状表现。

知识点9：正常淋巴结的X线表现　　　　　　　　　副高：掌握　正高：掌握

乳腺内淋巴结一般不能显示，偶尔可呈圆形结节影，直径多<1cm。X线上常见的淋巴结多位于腋前或腋窝软组织内，根据其走向与X线投照的关系可呈圆、椭圆形或蚕豆状的环形或半环形影，边缘光滑。淋巴结的一侧凹陷部称为"门"部，表现为低密度区，此处有较疏松的结缔组织，血管、神经和淋巴管由此进出淋巴结。正常淋巴结大小差异较大，当淋巴结内含有大量脂肪即脂肪化时可至数厘米。

知识点10：正常乳房组织的MRI表现　　　　　　　副高：掌握　正高：掌握

通常在T_1WI和T_2WI上呈高和中高信号，而在脂肪抑制序列上均呈低信号，增强检查几乎无强化。

知识点11：正常纤维腺体组织和乳导管的MRI表现　　副高：掌握　正高：掌握

在T_1WI和T_2WI上，纤维和腺体组织通常不能区分；T_1WI上表现为较低或中等信号，与肌肉大致呈等信号；T_2WI上，表现为中等信号（高于肌肉，低于液体和脂肪）；在T_2WI脂肪抑制像上则呈中等或较高信号。乳腺类型不同，MRI表现有所差异：致密型乳腺的纤维腺体组织占乳腺的大部或全部，T_1WI为低或中等信号，T_2WI上为中等或稍高信号，周围是较高信号的脂肪组织；脂肪型乳腺主要由高或较高信号的脂肪组织构成，残留的部分索条状乳腺小梁在T_1WI和T_2WI上均表现为低或中等信号；中间混合型乳腺的表现介于脂肪型与致密型之间。动态增强T_1WI扫描时，正常乳腺实质通常表现为轻度、渐进性强化，增强幅度不超过强化前信号强度的1/3，如在经期或经前期也可呈中度甚至重度强化表现。

知识点12：正常皮肤和乳头的MRI表现	副高：掌握 正高：掌握

乳房皮肤厚度大致均匀，增强后呈程度不一渐进性强化。乳头双侧大致对称，亦呈轻至中等程度渐进性强化。

知识点13：正常脂肪组织的CT表现	副高：掌握 正高：掌握

乳腺脂肪组织在CT上清晰可辨，呈较低密度，CT值在$-110\sim-80HU$。在CT上，乳腺后脂肪间隙的显示明显优于X线片。

知识点14：正常纤维腺体组织和乳导管的CT表现	副高：掌握 正高：掌握

纤维腺体组织在CT上表现为片状致密影，其内可见或多或少的斑点或斑片状低密度的脂肪岛。纤维腺体的CT值随年龄和生理变化而不同，为$10\sim30HU$。乳腺实质类型不同，CT表现亦有所差异：致密型乳腺呈一致性致密影，缺乏组织间层次对比；脂肪型乳腺密度较低，层次对比较为清晰；而中间混合型表现则介于脂肪型与致密型之间。增强CT扫描，正常纤维腺体显示轻度强化，CT值增加$10\sim20HU$。大导管在CT上表现为乳头下呈扇形分布的致密影，多难以辨认出各支乳导管。

第二节 基本病变表现

知识点1：乳腺肿块的X线表现	副高：掌握 正高：掌握

（1）形状：可为圆形、卵圆形、分叶状及不规则形。

（2）边缘：肿块边缘特征可以是边缘清晰、模糊、小分叶及毛刺。

（3）密度：肿块与周围或对侧相同体积的正常乳腺组织密度比较，分为高密度、等密度、低密度或含脂肪密度等类型。

（4）大小：X线和临床触诊肿块大小的差异程度与肿块边缘特征有关，通常有明显毛刺或浸润时差异较大，而边缘光滑锐利者相差较少。

知识点2：乳腺钙化的X线表现	副高：掌握 正高：掌握

乳腺良、恶性病变均可出现钙化。通常，良性钙化多较粗大，形态可为颗粒状、爆米花样、粗杆状、蛋壳状、圆形、新月形或环形，密度较高，分布较为分散；而恶性钙化的形态

多呈细小砂粒状、线样或线样分支状，大小不等，浓淡不一，分布上常密集成簇或呈线性及段性走行。钙化可单独存在，也可位于肿块内。对于大多数临床隐匿性乳腺癌而言，多依据X线上恶性钙化表现而做出诊断。

知识点3：乳腺结构扭曲的定义	副高：掌握　正高：掌握

乳腺结构扭曲是指乳腺实质与脂肪间界面发生扭曲、变形、紊乱，但无明显肿块。为浸润性癌导致的反应性纤维组织增生所致。慢性炎症术后瘢痕，近期活检、放疗后可有类似表现。

知识点4：乳腺局部不对称阴影的X线表现	副高：掌握　正高：掌握

两侧乳腺比对，有不对称局限性致密区，或与以前X线片比较发现一新出现的局限性致密区，特别是当致密区呈进行性密度增高或扩大时，应考虑浸润性癌的可能，需行活检。

知识点5：皮肤局限性增厚、回缩的X线表现	副高：掌握　正高：掌握

多见于恶性肿瘤，由于肿瘤与表面皮肤之间有浸润，可致皮肤局限性增厚并向肿瘤方向回缩，即酒窝征；也可以见于术后瘢痕形成。

知识点6：乳头内陷的X线表现	副高：掌握　正高：掌握

中央区乳头后方的癌瘤与乳头之间有浸润时，可致乳头内陷，即漏斗征；也可见于先天性乳头发育不良者。

知识点7：乳腺肿块的CT表现	副高：掌握　正高：掌握

CT的密度分辨力高，可以发现密度差别较小的病变，而且根据CT值测量还可对囊肿、肿块内的脂肪以及出血、坏死进行判断。增强CT检查，良性肿块可呈中等程度强化，CT值常增高30~40HU；恶性肿块多有明显强化，CT值常增高50HU以上。

知识点8：乳腺钙化的CT表现	副高：掌握　正高：掌握

（1）CT扫描可清晰显示乳腺内的钙化。
（2）良性病变的钙化多较粗大，可呈条状或环状。
（3）恶性病变的钙化较细微，多呈砂粒状。

知识点9：乳头内陷及局部皮肤增厚回缩的CT表现 副高：掌握 正高：掌握

当乳腺癌与乳头或表面皮肤之间有浸润时，可导致乳头内陷或局部皮肤增厚，密度增高，并向肿瘤方向回缩。

知识点10：乳腺后间隙消失及淋巴结增大的CT表现 副高：掌握 正高：掌握

当乳腺恶性肿瘤侵及胸壁肌肉时，表现乳腺后间隙消失；当发生淋巴结转移时，可在腋窝部及胸骨后见增大的淋巴结。

知识点11：乳腺良性肿块的MRI表现 副高：掌握 正高：掌握

T_1WI上呈低信号或略低信号，信号强度类似于纤维腺体组织；呈类圆形，边缘锐利，可有分叶，内部信号均匀；在T_2WI上肿块的信号特点与肿块的组织学结构有关，如以纤维组织为主的肿块则呈低信号，如以液体、黏液为主则表现为高信号，含有脂肪的肿块在T_1WI、T_2WI上均为高信号；动态增强曲线无峰值或延迟强化。

知识点12：乳腺恶性肿块的MRI表现 副高：掌握 正高：掌握

在T_1WI上呈低信号，边缘不整，可见毛刺、分叶；在T_1WI上呈高信号，含黏液成分多者则信号更高；动态增强呈速升速降型。

知识点13：乳腺常见疾病的临床特点 副高：熟练掌握 正高：熟练掌握

（1）乳腺癌：好发于中老年女性，80%患者以乳腺肿块首诊，多为单发，质硬，边缘不规则，表面欠光滑，大多数乳腺癌为无痛性肿块，仅少数伴不同程度隐痛或刺痛，临床最常见的病理类型为浸润性导管癌。

（2）乳腺炎：多见于哺乳期妇女，急性患者可有寒战，高热，患侧乳房肿痛，患侧腋窝淋巴结增大，血白细胞升高。慢性者多伴有触痛。

（3）乳腺纤维腺瘤：多见于青春期女性，一般无任何症状，少数轻度胀痛，肿块边界清楚，质地中等，有较大活动度。

（4）乳腺增生症：以20～40岁多见，又称乳腺小叶增生症，是一种十分常见的非炎症性，非肿瘤性的乳腺主质和间质有不同程度的增生为主要表现的病变，可合并囊肿形成。

知识点14：乳腺影像检查方法的选择 副高：熟练掌握 正高：熟练掌握

（1）乳腺X线摄影：美国放射学会提出乳腺BI-RADS分类标准（乳腺影像报告和数据系统），将乳腺实质分为4型：①脂肪型：乳腺内几乎全部为脂肪组织，腺体组织占25%以下；②少量腺体型：乳腺内散在腺体组织，占25%以下；③多量腺体型：乳腺呈不均匀致密表现，腺体占51%～75%；④致密型：乳腺组织非常致密，腺体组织占75%以上。国际上采用美国放射学会制定的乳腺影像报告及数据系统（BI-RADS）进行描述和诊断分类。共分为6类：0类为此种影像学检查不能全面评价病变，需要结合其他影像学检查；1类为未见异常；2类为良性病变；3类为良性可能性大；4类为可疑恶性病变，分为4A、4B、4C，恶性的概率为2%～50%，建议活检；5类为恶性病变可能性大；6类为已知恶性病变，通常为已经活检证实的乳腺恶性病变。BI-RADS分类有助于建立标准化乳腺影像诊断及病灶的评估方式，有利于提高乳腺影像学检查在临床中的应用价值，便于影像学医师与临床医师间的交流。

（2）US检查：具有较高的软组织分别率，诊断准确率为80%～90%，可显示肿瘤形态、大小、边界、乳腺导管和腋窝淋巴结等。

（3）乳导管造影：主要用于乳头溢液患者。如果乳腺导管系统出现病变，造影可见不同程度的导管受压，管腔受阻、狭窄、中断，或见不规则分支导管，导管腔扩张，导管移位等变化。

（4）乳腺MRI：对于乳腺X线摄影表现为致密型的腺体、US提示异常者，MRI检查能进一步提供定量及定性信息。平扫及动态增强曲线有利于鉴别乳腺癌、乳腺炎、纤维腺瘤和叶状肿瘤等。

知识点15：乳腺常见疾病的影像学特征	副高：熟练掌握 正高：熟练掌握

乳腺常见疾病的影像学特征鉴别

	乳腺癌	乳腺炎	乳腺纤维瘤	乳腺增生
形状	不规则形或星芒状	脓肿形成时可表现为圆形或不规则形	圆形或椭圆形	无
病灶个数	单发	弥漫	多发	弥漫
边界	欠清	欠清	清楚	无
边缘	毛刺	模糊	清晰	模糊
超声回声	低回声	低回声	等或低回声	无异常
X线检查	高密度肿块或成簇细小沙砾样钙化	弥漫性稍高密度团片影，蜂窝状改变	等或稍高密度	弥漫性稍高密度
MRI平扫	T_1WI呈等或低信号，T_2WI呈高信号	蜂窝状改变	T_1WI呈低信号，T_2WI呈高信号	弥漫性等信号
BI-RADS分类	4～6类	2～4类	1～3类	1～3类
强化方式	早期强化明显	弥漫性环状强化	均匀渐进性强化	腺体边缘可见渐进性强化结节及斑片影
时间信号强度曲线	流出型或平台型	上升型，流出型或平台型	上升型	上升型为主
伴随征象	乳头凹陷，皮肤增厚，腋窝淋巴结肿大	皮肤水肿	无	无

知识点16：乳腺常见疾病的影像诊断思路　　　　　副高：熟练掌握　　正高：熟练掌握

（1）观察乳腺外形、内部回声、密度、信号是否均匀。

（2）观察乳腺内是否存在异常回声/密度/信号影、病灶数目、大小、形态、边界、边缘、回声、密度、信号。

（3）病变与相邻结构关系、是否伴有导管扩张、乳头凹陷、皮肤增厚。

（4）增强检查后病变的强化特点，如早期强化、渐进性强化、环状强化。

（5）曲线类型；上升型、流出型、平台型。

（6）结合病史及上述影像表现作出诊断与鉴别诊断。

（7）若诊断不确定，可以给出进一步建议，如进一步检查或随诊复查。

第三节　乳腺纤维腺瘤

知识点1：乳腺纤维腺瘤的病理　　　　　副高：熟悉　　正高：掌握

乳腺纤维腺瘤是最常见的乳腺良性肿瘤，多发生在40岁以下妇女，可为一侧或两侧，也可多发，多发者约占15%。病理上，其由增生的乳腺纤维组织和腺管两种成分构成，其中多数以纤维组织为主要成分，但也可以腺上皮为主要成分。

知识点2：乳腺纤维腺瘤的临床表现　　　　　副高：掌握　　正高：掌握

临床上常为偶然发现的乳腺肿块，不伴疼痛及其他不适，少数可有轻度疼痛，为阵发性或偶发性，以月经期明显。触诊时多为类圆形肿块，质地实韧，表面光滑，边界清楚，活动度好。

知识点3：乳腺纤维腺瘤的X线表现　　　　　副高：掌握　　正高：掌握

（1）圆形或卵圆形肿块，亦可呈分叶状，边缘光滑整齐。

（2）密度近似或稍高于正常腺体密度。

（3）肿块周围有时可见晕圈征，为被推压的周围脂肪组织。

（4）部分肿瘤内可见钙化，位于边缘部分或中心。

（5）可呈蛋壳状、粗颗粒状、树枝状或爆米花样。

（6）钙化可逐渐发展，相互融合为大块状钙化或骨化，而占据肿块的大部或全部。

知识点4：乳腺纤维腺瘤的CT表现　　　　　副高：掌握　　正高：掌握

①平扫时，纤维腺瘤的形态学表现基本与X线相同；②增强CT检查，纤维腺瘤通常呈

轻、中度均匀强化，强化后CT值常增高30~40HU，但少数纤维腺瘤亦可呈明显强化而类似乳腺癌表现。

| 知识点5：乳腺纤维腺瘤的MRI表现 | 副高：掌握　正高：掌握 |

（1）平扫T_1WI上，肿瘤多表现为低信号或中等信号圆形、卵圆形或分叶状肿块，边界清晰；T_2WI上，纤维成分含量多的纤维腺瘤信号强度低，而细胞及水含量多的纤维腺瘤信号强度高；大多数纤维腺瘤内有胶原纤维形成的分隔，其在T_2WI上表现为低或中等信号强度，此征象为纤维腺瘤较特征性表现。

（2）钙化灶在T_1WI和T_2WI上均呈无信号。

（3）DWI检查，纤维腺瘤的ADC值多较高。

（4）动态增强MRI检查，纤维腺瘤表现各异，但大多数表现为缓慢渐进性的均匀强化或由中心向外围扩散的离心样强化；少数肿瘤亦可呈快速显著强化，有时难与乳腺癌鉴别。

| 知识点6：乳腺纤维腺瘤的诊断要点 | 副高：掌握　正高：掌握 |

①患者多为40岁以下的年轻女性，无明显症状，常为偶然发现；②X线检查，表现为类圆形肿块，边缘光滑、锐利，可有分叶，密度均匀且近似或稍高于正常腺体密度，部分瘤内可见粗颗粒状钙化；③多数纤维腺瘤在T_2WI上可见内部呈低或中等信号分隔的特征性表现；④MRI增强检查，大多数纤维腺瘤表现为缓慢渐进性均匀强化或由中心向外围扩散的离心样强化。

| 知识点7：乳腺纤维腺瘤的鉴别诊断 | 副高：掌握　正高：掌握 |

纤维腺瘤需与常见的乳腺癌鉴别：①乳腺癌患者年龄多在40岁以上，常有相应的临床症状；②X线检查，乳腺癌形态不规则，边缘不整，常有毛刺，密度较高，钙化多细小；③MRI动态增强检查，乳腺癌信号强度常具有快速明显增高且快速减低的特点，强化方式也多由边缘向中心渗透呈向心样强化，DWI上大多数乳腺癌ADC值较低。

第四节　乳腺增生

| 知识点1：乳腺增生的临床与病理 | 副高：熟悉　正高：掌握 |

乳腺增生是乳腺组织在雌、孕激素周期性刺激下发生增生与退化共同作用的结果，是女性乳腺多见的一类临床综合征，常发生在30~40岁患者，多为双侧发病。包括囊性增生、小叶增生、腺病和纤维性病。其中囊性增生病包括囊肿、导管上皮增生、乳头状瘤病、腺管型腺病和大汗腺样化生。乳腺增生并非炎症性或肿瘤性疾病，大多数为乳腺组织对激素的生理性反应，而不是真正的病变。然而，少数可能属于病变，出现非典型增生或发展成原位

癌，甚至最终演变为浸润性乳腺癌。临床症状为乳房胀痛和乳腺内多发性"肿块"，常与月经周期有关，以经前期明显。

知识点2：乳腺增生的X线表现　　　　　　　　　副高：掌握　正高：掌握

（1）乳腺内局限性或弥漫性片状、棉絮状或大小不等的结节状影，边界不清。

（2）反复增生退化的交替过程中，可出现钙盐沉积，表现为边界清楚的点状钙化，大小从勉强辨认至2~4mm，轮廓多光滑、清晰，单发、成簇或弥漫性分布，若钙化分布广泛且比较散在，易与恶性钙化区别，若钙化较局限而成簇，则易被误诊为恶性钙化。

（3）小乳管高度扩张形成囊肿时，表现为大小不等圆形或卵圆形影，密度较纤维腺瘤略淡或近似，边缘光滑、锐利；部分囊肿密度近似纤维腺瘤，X线上有时难以准确区分乳腺囊肿与纤维腺瘤，需结合临床、超声或MRI检查进行鉴别；乳腺囊肿如有钙化多表现为囊壁线样钙化。

知识点3：乳腺增生的MRI表现　　　　　　　　　副高：掌握　正高：掌握

（1）平扫T_1WI上，增生的导管腺体组织表现为中等信号，与正常乳腺组织信号相似；T_2WI上，信号强度主要依赖增生组织内的含水量，含水量越高信号强度亦越高。

（2）当导管、腺泡扩张严重，分泌物潴留时可形成大小不等囊肿，T_1WI上呈低信号，T_2WI上呈高信号；少数囊肿因液体内蛋白含量较高，T_1WI上亦呈高信号。

（3）动态增强检查，多数增生表现为多发或弥漫性斑片状或斑点状轻至中度的渐进性强化，随强化时间的延长，强化程度和强化范围逐渐增高和扩大；强化程度通常与增生的严重程度成正比，增生程度越重，强化就越明显；严重时强化表现可类似乳腺恶性病变，正确诊断需结合其形态学表现；囊肿一般不强化，少数囊肿如有破裂或感染时，其囊壁可有强化。

知识点4：乳腺增生的CT表现　　　　　　　　　副高：掌握　正高：掌握

①CT平扫可见乳腺组织增厚，呈片状或块状多发致密影，密度略高于周围腺体，在增厚的组织中可见条索状低密度影；②当有囊肿形成时，表现为圆形或椭圆形均匀水样低密度区，且无强化。

知识点5：乳腺增生的诊断要点　　　　　　　　　副高：掌握　正高：掌握

①患者多为30~40岁，病变常为双乳，临床症状与月经周期有关，乳腺胀痛和乳腺内"肿块"在经前期明显；②X线和CT上，增生的乳腺组织多表现为弥漫性片状或结节状致密影；③MRI动态增强检查病变多表现为缓慢渐进性强化，随强化时间的延长，强化程度和强化范围逐渐增高和扩大。

第五节　乳　腺　癌

知识点1：乳腺癌的病理　　　　　　　　　　　　副高：熟悉　正高：掌握

乳腺癌好发于绝经期前后的40～60岁妇女，仅约1%的肿瘤见于男性，通常为单发，但也可为多发、双侧性，或发生于副乳。病理上通常将乳腺癌分为三类：①非浸润性癌；②浸润性非特殊型癌；③浸润性特殊型癌。

知识点2：乳腺癌的临床表现　　　　　　　　　　副高：掌握　正高：掌握

临床常表现为乳腺肿块、伴或不伴疼痛，也可有乳头回缩、乳头溢血等，肿瘤广泛浸润时可出现整个乳腺质地坚硬、固定；腋窝及锁骨上有时可触及增大的淋巴结，也可发生纵隔淋巴结、肝脏、骨等转移而出现相应的症状和体征。

知识点3：乳腺癌的X线表现　　　　　　　　　　副高：掌握　正高：掌握

（1）肿块是乳腺癌常见的X线征象，在脂肪型乳腺显示率高，而在致密型乳腺显示率则相对较低；肿块的形状多呈分叶状或不规则形；肿块的边缘多呈小分叶、毛刺或浸润，或兼而有之；肿块密度通常高于同等大小的良性肿块，其内可有多发细小钙化。

（2）钙化是乳腺癌另一个常见的X线征象，形态多呈细小砂粒状、线样或线样分支状，大小不等，浓淡不一；分布上常成簇、线样或段样走行；钙化可单独存在，亦可位于肿块内或外。

（3）部分乳腺癌亦可表现为乳腺结构扭曲或局限性不对称致密。

（4）此外，还可见与乳腺癌相伴随的异常征象包括导管征、血供增加、皮肤增厚和局限凹陷、乳头内陷和淋巴结增大等。

知识点4：乳腺癌的MRI表现　　　　　　　　　　副高：掌握　正高：掌握

（1）在平扫T_1WI上，乳腺癌表现为低信号，当病变周围有高信号脂肪组织围绕时，则轮廓清楚，若周围为与之信号强度类似的腺体组织，则轮廓不清；肿块形态常不规则，呈星芒状或蟹足样，边缘可见毛刺；在T_2WI上，肿瘤信号通常不均，成胶原纤维所占比例越大则信号强度越低，细胞水含量高则信号强度亦高。

（2）动态增强MRI检查时，乳腺癌信号强度趋于快速明显增高且快速减低的特点，且强化多不均匀或呈边缘强化；强化方式多由边缘强化向中心渗透而呈向心样强化；而表现为非肿块性病变的乳腺癌，可呈导管或段性分布强化，易见于导管内原位瘤。

（3）在DWI上，大多数乳腺癌呈高信号，ADC值较低。

（4）在^{1}H-MRS上，部分乳腺癌于3.2ppm处可见胆碱峰。

知识点5：乳腺癌的CT表现　　　　　　　　　　　　副高：掌握　正高：掌握

增强CT检查乳腺癌多有明显强化，且表现为"快进快出"类型，CT值常增高50HU以上，但有少数良性肿瘤亦可有较明显强化，此时需结合病变的形态学表现进行综合判断。

知识点6：乳腺癌的诊断要点　　　　　　　　　　　副高：掌握　正高：掌握

①患者多为40～60岁的妇女，有相应的临床症状；②X线片上，肿块形状不规则，边缘不光滑，多有小分叶或毛刺，密度高，钙化常表现为细小砂粒状、线样或线样分支状，大小不等，浓淡不一，分布上成簇、线样或段样走行；③MRI增强检查，病变信号强度趋向快速明显增高且快速减低的特点，DWI上大多数乳腺癌ADC值较低。

知识点7：乳腺癌的鉴别诊断　　　　　　　　　　　副高：熟练掌握　正高：熟练掌握

浸润性导管癌应该与乳腺导管内癌（DCIS）及硬化性腺病进行鉴别。因三种疾病可以有相似的影像学表现，术前的MRI检查及穿刺活检很重要。DCIS多表现为成簇细小砂粒状钙化，较少合并肿块。浸润性导管癌多表现为肿块合并钙化，而硬化性腺病表现多样，为一种癌前病变，多需活检证实。

第五篇

循环系统

第一章 正常影像表现

第一节 正常心脏大血管的X线表现

（1）正常心影一般是2/3位于胸骨中线左侧，1/3位于右侧。

（2）心尖指向左下，心底部朝向右后上方，形成斜的纵轴。

（3）心脏大血管右缘：①上段为主动脉与上腔静脉的总合影，在幼年和青年主要为上腔静脉，在老年，升主动脉突出于上腔静脉边缘之外，呈弧形；②下段为右心房。

（4）心左缘分为3段：①上段为主动脉球，由主动脉弓组成；②中段为肺动脉主干，但偶尔可为左肺动脉构成，称为心腰，又称肺动脉段；③下段由左心室构成，为一最大的弧，明显向左突出，左心室在下方形成心尖；④左心室与肺动脉之间，有长约1.0cm的一小段，由左心耳构成，正常时，不能与左心室区分。

（5）左心室与肺动脉段的搏动方向相反，二者的交点称为相反搏动点，是衡量左右心室增大的一个重要标志。

（1）心前缘，自上而下为主动脉弓及升主动脉、肺动脉、右心室前壁、左心室下端。

（2）心后缘上段为左心房，下段为右心房，二者无清楚分界；心后缘与脊柱之间较透明，称为心后间隙或心后区；食管在心后间隙通过，钡剂充盈时显影。

知识点3：心脏大血管左前斜位（第二斜位）的正常投影　　副高：掌握　正高：掌握

（1）心前缘上段为右心房；下段为右心室，右心房段主要由右心耳构成，房室分界不清。

（2）心后缘可分为上下两段，上段由左心房，下段由左心室构成。

（3）在此斜位，还可显示胸主动脉和主动脉窗。

知识点4：心脏大血管左侧位的正常投影　　副高：掌握　正高：掌握

（1）心前缘下段为右心室前壁；上段则由右心室漏斗部与肺动脉主干构成。

（2）心后缘上中段由左心房构成，下段则由左心室构成。

（3）心后下缘、食管与膈之间的三角形间隙，为心后食管前间隙。

知识点5：心脏大血管的搏动　　副高：掌握　正高：掌握

（1）心左缘的搏动主要代表左心室的搏动：①收缩期急剧内收；②舒张期逐渐向外扩张，左心室以上可见主动脉和肺动脉的搏动，方向与左心室的搏动相反，肺动脉的搏动与主动脉类似，但较弱。

（2）心右缘的搏动代表右心房的搏动：①右心室增大时，强而有力的心室搏动可传导至心右缘；②右心房以上，如果主要由升主动脉构成边缘，则可见主动脉搏动。

知识点6：心脏大血管的形态　　副高：掌握　正高：掌握

（1）横位心：①见于短胖体形；②心纵轴与水平面夹角＜45°；③心与膈的接触面大，心胸比率常＞0.5；④主动脉球明显，心腰凹陷；⑤右前斜位吞钡食管压迹较明显；⑥肺动脉段和右心室漏斗部稍凹陷；⑦左前斜位室间沟位于膈面水平；⑧心后缘可稍与脊柱重叠。

（2）斜位心：①见于适中体形；②心纵轴与水平面夹角约为45°；③心与膈接触面适中，心胸比率约0.5；④心腰平直；⑤右前斜位肺动脉段和右心室漏斗部平直或稍凸起；⑥左前斜位心膈面适中。

（3）垂位心：①见于瘦长体形；②膈位置低，心纵轴与水平面夹角＞45°；③心与膈接触面小，心胸比率＜0.5；④肺动脉段较长且稍突；⑤右前斜位肺动脉段和右心室漏斗部膨隆，吞钡食管无明显压迹；⑥左前斜位室间沟位于膈上，主动脉窗较小。

知识点7：确定心脏整体有无增大的方法　　副高：掌握　正高：掌握

在后前位像上测量心胸比率：①心胸比率是心影最大横径与胸廓最大横径之比；②心最大横径是心影左右缘最突点至胸廓中线垂直距离之和；③胸廓最大横径是在右膈顶平面两侧胸廓肋骨内缘之间的距离；④正常成人的心胸比率≤0.5。

知识点8：影响心脏大血管影像形态和大小的因素　　　副高：掌握　正高：掌握

（1）年龄：①婴幼儿心影接近球形，横径较大，左右半心大致对称；因胸腺与心血管影重叠，心腰分界不清，心底部较宽；随年龄增长，心脏逐渐变成斜位心；3周以内婴儿心胸比率为0.55，7～12岁心胸比率为0.5，与成人接近或相同。②老年人胸廓较宽阔，膈位置较高，心脏趋向横位。

（2）呼吸运动：①平静呼吸时，心影形状和大小无明显改变；②深吸气时，膈下降，心膈接触面减少，心影伸长，心脏趋向垂位心；③深呼气时情况相反，心脏趋向横位心；④呼吸运动还可改变胸腔内压力和各心腔血容量，如闭住声门做强迫呼气时，胸腔内压力明显增加，静脉回流减少，透视下可见心影缩小，吸气时血液向心回流增多，心影大小恢复原状。

（3）体位：①平卧时，由于心上移，膈升高，体静脉回流增加，上腔静脉影增宽，心影增大；②立位时，心下垂，膈降低，心影伸长；③右侧卧位时，心影向右侧偏移，右心房弧度加深；④左侧卧位时，心影向左偏移，右心房弧度变浅，下腔静脉可清楚显示。

第二节　正常心脏大血管的CT表现

知识点1：心脏与心包CT表现　　　副高：掌握　正高：掌握

（1）横轴位：可以清楚地显示心脏的结构，各房室间的解剖关系以及心脏各房室的大小。心包呈1～2mm厚的弧线状软组织密度影，其内侧见低密度脂肪影。

（2）短轴位：与心脏长轴垂直的短轴位主要用于观察左室壁心肌，结合电影软件还可动态了解心肌收缩运动和各室壁厚度。左室占据纵隔左缘大部，呈椭圆形，可显示左室前间隔壁、侧壁、侧后壁、后壁及室间隔；左室腔内一些小的类圆形充盈缺损为前、后乳头肌影。

（3）长轴位：心脏长轴位主要用于观察瓣膜（主动脉瓣及二尖瓣），左室流出道及心尖部。左室流出道层面可清楚显示左室流出道、主动脉瓣及升主动脉根部。左室腔内可见乳头肌影，并可见左房、室间的二尖瓣。

（4）三维容积再现及冠状动脉探针：三维容积再现能够立体、直观地显示心脏与大血管的解剖、毗邻关系。冠状动脉探针融合了曲面重组技术，通过沿冠状动脉长轴不同角度的剖面和截面，了解其管壁、管腔情况。

知识点2：血管CT表现　　　副高：掌握　正高：掌握

（1）CT平扫：正常血管可在周围脂肪组织（如颈部血管）和气体（如肺内血管）的对比下得以显示，表现为圆形、椭圆形或带状均匀中等密度结构；当血管与周围组织缺乏对比时，则平扫不能显示。

（2）增强扫描：正常血管呈均匀高密度影，边缘光滑，管径由近心端到远心端逐渐变细。连续观察增强CT检查各个横断层面图像，能够清楚显示正常血管解剖结构、形态、管腔大小、位置、与邻近结构关系等。

（3）CTA三维立体图像（MIP、VR）：可直观正常主动脉和肺动脉及其分支、上腔静脉和下腔静脉及其属支的位置、走行、管径大小及连接情况，类似正常血管造影检查所见。

第三节 正常心脏大血管的MRI表现

知识点1：正常心脏的MRI表现 　　　　　　　　　副高：掌握　正高：掌握

（1）心肌：①呈中等信号强度，与横纹肌相仿；②正常时室间隔较其他心壁稍薄，左心室下壁较其余心壁稍薄，信号亦稍低；③在收缩期，左心室心肌厚度至少比舒张期厚度增加30%。

（2）心内膜：呈较心肌信号高的细线状影被覆在心脏内面，并与大血管内膜相续。

（3）瓣膜：呈中等强度信号，与房间隔相仿，比心肌信号略高。

（4）心房：①右心房耳部呈宽基底三角形，与右心房固有心腔的连接处较宽；②左心耳呈管状，与左心房固有心腔的连接处较窄；③上及下腔静脉进入右心房的位置在横断位、冠状位和矢状位上均容易识别；④MRI可准确测定左、右心房的大小，其正常数值可参照超声心动图的测量数值。

（5）心室：①左、右心室均由入口部、小梁部和流出道组成；②右心室腔呈三角形，肌小梁粗大，内壁粗糙，有调节束，房室瓣与心尖距离较近；③左心室腔呈椭圆形，内壁光滑，肌小梁纤细，无调节束，房室瓣与心尖距离较远。

知识点2：正常心脏大血管的MRI表现 　　　　　　　副高：掌握　正高：掌握

（1）冠状位扫描所获图像上的解剖，类似于胸部后前位X线片上的解剖。

（2）而矢状位扫描所获图像上的解剖，类似于侧位X线片上的解剖。

（3）肺动脉主干及左、右肺动脉属纵隔内结构，可清楚显示，而肺动脉的肺内分支与含气的肺组织缺乏对比，往往不能显示。

（4）肺内部分的肺静脉也不能显示，而位于纵隔内的肺静脉和腔静脉，可显示得相当清楚。

（5）冠状动脉也可在MRI上显示，这主要是指右冠状动脉、左冠状动脉的左前降支和回旋支的近心端部分，不过，冠状动脉的显示并不稳定，且难以判断有无钙化。

知识点3：正常心包的MRI表现 　　　　　　　　　　副高：掌握　正高：掌握

（1）壁层心包因有足够的厚度可以在MRI上显示，由于其主要由纤维组织形成，故在T_1WI或T_2WI上均呈低信号。

（2）在壁层心包周围纵隔内脂肪的高信号和脏层心包下心表面脂肪高信号的衬托下，心包腔表现为介于两者之间的低信号弧线影，其厚度在舒张期为0.5～1.2mm，在收缩末期为0.5～1.7mm。

（3）由于心包腔内的液体趋向于汇集在心尖部，故在靠近心尖的层面上，心包腔的厚度明显增加，可达7mm。

第二章 基本病变表现

第一节 心脏大血管病变的基本X线表现

知识点1：心脏大血管整体位置异常的种类 副高：掌握 正高：掌握

（1）心脏移位：是由于胸肺疾患或畸形使心脏偏离其正常位置。

（2）心脏异位：是指心脏位置的先天异常。

知识点2：心脏大血管整体形态异常的种类 副高：掌握 正高：掌握

（1）二尖瓣型心脏：呈梨形，主动脉结较小，肺动脉段丰满或突出，心左缘下段圆钝，心右缘下段较膨隆，常见于二尖瓣病变、房间隔缺损等。

（2）主动脉型心脏：左心室段延长，心尖下移，肺动脉段内凹，升主动脉右突，主动脉球增大，常见于主动脉瓣病变和高血压心脏病时。

（3）普大型心脏：心脏向两侧均匀增大，较对称，常见于全心衰竭、大量心包积液等。

知识点3：确定心脏增大与否的最简便方法 副高：掌握 正高：掌握

心胸比率法：①临床上以0.5为正常上限；②0.51~0.55为轻度增大；③0.56~0.60为中度增大；④0.6以上为重度增大。

知识点4：左心室增大的X线表现 副高：熟练掌握 正高：熟练掌握

（1）心尖向下向左延伸。

（2）相反搏动点上移。

（3）左心室段延长、圆隆并向左扩展。

（4）左前斜60°时，左心室仍与脊柱重叠，室间沟向前下移位。

（5）左侧位，心后下缘膈上食管前间隙消失、心后膈上脊柱前间隙变窄甚至消失。

（6）左心室增大的常见原因为高血压、主动脉瓣关闭不全或狭窄、二尖瓣关闭不全及部分先天性心脏病，如动脉导管未闭等。

知识点5：右心室增大的X线表现　　　　副高：熟练掌握　正高：熟练掌握

（1）右心缘下段向右膨突，最凸点偏下，心尖圆隆上翘。

（2）肺动脉段膨凸，相反搏动点下移。

（3）右前斜位心前缘下段膨隆，心前间隙变窄。

（4）左前斜位心室膈段增大，室间沟向后上移位。

（5）右心室增大的常见原因是二尖瓣狭窄、慢性肺源性心脏病、肺动脉高压、心内间隔缺损、肺动脉瓣狭窄、法洛四联症等。

知识点6：左心房增大的X线表现　　　　副高：熟练掌握　正高：熟练掌握

（1）食管中段受压向后移位。

（2）心右缘出现增大的左心房右缘形成的弧影，心底部双房影。

（3）心左缘可见左心耳形成的第3弓影。

（4）左主支气管受压抬高。

（5）左心房增大的常见原因为二尖瓣病变、左心室衰竭及某些先天性心脏病，如动脉导管未闭、室间隔缺损等。

知识点7：右心房增大的X线表现　　　　副高：熟练掌握　正高：熟练掌握

（1）左前斜位右心房段延长超过心前缘长度的1/2以上，膨隆并与心室段成角。

（2）后前位心右缘下段向右扩展、膨隆，最突点位置偏高。

（3）右心房增大常见于右心衰竭、房间隔缺损、三尖瓣病变、肺静脉异位和心房黏液瘤。

知识点8：全心增大的X线表现　　　　副高：熟练掌握　正高：熟练掌握

（1）后前位心影向两侧增大。

（2）心横径显著增加，右前斜位和侧位心前间隙和心后间隙均变小，食管普遍受压后移。

（3）左前斜位，支气管分叉角度增大，气管后移。

（4）多见于儿童心腔增大。

（5）增大的原因不一，常见的瓣膜病中，初始负担最大的心腔增大，最后由于整个心肌代偿不全，心脏普遍增大，但增大程度并不一致，另一种情况是心肌本身损害或某些全身疾病影响心脏，如中毒性心肌炎、严重贫血时，心脏常呈对称性增大且表现软弱无力。

知识点9：主动脉扩张的X线表现　　　　副高：熟练掌握　正高：熟练掌握

（1）主动脉的扩张往往与伸长同时出现。

（2）在后前位上，可见主动脉升段向右侧凸隆，主动脉结上升达到或超过胸锁关节水平并向左侧肺野凸出，降主动脉亦向左侧肺野弯凸。

（3）左前斜位上，主动脉弓呈宽广的弧形，主动脉窗增大，伸长的主动脉压迫食管上部，使主动脉压迹增深，而压迹以下食管受降主动脉牵引向背侧形成弯曲。

（4）主动脉扩张常见于主动脉瓣关闭不全、高血压、动脉粥样硬化时。

知识点10：肺动脉干扩张与萎缩的X线表现　　　　副高：熟练掌握　正高：熟练掌握

（1）在后前位及右前斜位上，肺动脉干的扩张表现为肺动脉段的凸隆，左右肺动脉亦呈扩张表现，搏动均可增强。

（2）肺动脉于萎缩则表现为肺动脉段的凹陷，以致主动脉结和心室的弧段相对凸出。

（3）肺动脉干扩张常见于肺血流量增加、肺动脉高压及肺动脉瓣狭窄时，萎缩常见于漏斗部狭窄或发育不全。

知识点11：上腔静脉与奇静脉扩张的X线表现　　　　副高：熟练掌握　正高：熟练掌握

（1）上腔静脉扩张表现为右上纵隔升主动脉旁增宽的带状影或弧形影。

（2）奇静脉扩张表现为气管与右上叶支气管夹角处半圆形影的增大。

（3）常见于右心衰竭，下腔静脉（肝下段）缺如时，奇静脉和半奇静脉均可扩张。

知识点12：心脏大血管搏动异常的表现　　　　　　副高：掌握　正高：掌握

（1）当心脏大血管需克服阻力或负担过重而仍有代偿功能时，心脏搏动幅度增大，频率不变，常见于早期高血压患者。

（2）当心脏功能代偿不全时，心脏搏动幅度减小，频率加快，常见于各种原因引起的心力衰竭时。

（3）心脏搏动也可完全消失，主要见于心包积液。

（4）心脏和主动脉的搏动增强常见于某些高动力性循环疾病，如甲状腺功能亢进和贫血时，亦可见于主动脉瓣关闭不全时。

（5）肺动脉的搏动增强见于肺心病、左向右分流的先天性心脏病及肺动脉瓣狭窄时。

知识点13：心脏大血管病变钙化的X线表现　　　　副高：熟练掌握　正高：熟练掌握

钙化多数是病理性的。

（1）如缩窄性心包炎时的心包钙化。

（2）冠状动脉粥样硬化时的冠状动脉钙化。

（3）风湿性心脏瓣膜病时的二尖瓣、主动脉瓣钙化、长期高血压患者的主动脉壁钙化等。

（4）主动脉瘤、大动脉炎和主动脉粥样硬化时也可见壁的钙化。

知识点14：心脏大血管病变边缘异常的X线表现　　副高：熟练掌握　正高：熟练掌握

心脏大血管疾病时的边缘异常主要见于心包疾病时，如缩窄性心包炎时，可见一侧或两侧心缘变直、各弓分界不清、局部异常膨凸或成角。

知识点15：肺门改变的表现　　副高：掌握　正高：掌握

（1）左肺门上移甚至达主动脉弓水平，见于永存动脉干Ⅰ型。
（2）右肺门呈瀑布样改变，见于完全性大动脉转位。
（3）双侧肺门增大增浓，可见于肺充血及肺淤血，但前者常见搏动增强，血管边缘清楚，后者无搏动增强且血管边缘模糊。
（4）肺动脉瓣狭窄时双侧肺门大小及搏动不一致，表现为左肺门动脉扩张、搏动增强、右肺门动脉变细无搏动。

知识点16：肺血管改变的表现　　副高：掌握　正高：掌握

（1）肺充血：①肺野透明度正常、肺动脉分支向外周伸展，呈比例增粗，边缘清晰锐利；②长期肺充血，可促使肺小动脉痉挛、收缩，血管内膜增生、管腔变窄，最后引起肺动脉高压；③常见于左向右分流的先天性心脏病如房或室间隔缺损、动脉导管未闭，亦见于循环血量增加的甲状腺功能亢进和贫血时。
（2）肺少血：①肺野透明度增加；②肺门动脉变细，严重时出现粗乱的网状纹理，为来自体动脉的侧支循环影；③肺动脉血管纹理变细、稀疏；④主要见于三尖瓣狭窄、肺动脉狭窄和其他右心排血受阻的先天性心脏病。

第二节　心脏大血管病变的基本CT表现

知识点1：心包病变的CT表现　　副高：掌握　正高：掌握

（1）心包积液：①CT表现为心包腔增宽。②心包腔内液体呈水样密度，因液体性质不同其CT值为12～40HU，血性及渗出液CT值较高，漏出液及乳糜性液体CT值较低。③少量积液仰卧位多在左心室背侧呈薄层液体密度影，中量积液则液体扩展至心脏的腹侧，大量积液时液体充满心包腔并可见不对称的环绕心脏及大血管根部的液体密度影。
（2）心包增厚及钙化：①缩窄性心包炎时心包可增厚达数毫米至数厘米。②增厚的心包常伴有钙化，可表现为斑点状、条状、结节状及片状。
（3）心包肿瘤：①可以原发或继发。②原发者多为心包间皮瘤，可表现为心包膜的单个或多个斑块，伴有心包增厚、积液。③继发性肿瘤多表现为血性心包积液，少数可见心包结节影。

知识点2：右位主动脉弓的CT表现　　　　　　副高：掌握　正高：掌握

CT增强扫描见主动脉弓位于气管及食管的右侧，常伴有迷走的左锁骨下动脉自主动脉弓左后方发出。

知识点3：上腔静脉梗阻的CT表现　　　　　　副高：掌握　正高：掌握

由腔静脉周围淋巴结增大或肿块压迫者表现为上腔静脉受压、变形和移位；腔静脉内癌栓或血栓形成者表现为腔内充盈缺损。

知识点4：真性主动脉瘤的CT表现　　　　　　副高：掌握　正高：掌握

主动脉管腔的局部异常扩大；直径超过4cm或超过邻近主动脉管径的1/3，可诊断为真性主动脉瘤；CT可显示主动脉的扩张及发生于主动脉内膜的钙化，增强扫描并可显示主动脉瘤壁下低密度的附壁血栓。

知识点5：假性主动脉瘤的CT表现　　　　副高：熟练掌握　正高：熟练掌握

（1）由于创伤或手术致主动脉壁破裂，在血管周围形成一局限性纤维组织包绕的血肿，且仍与主动脉相通。

（2）增强扫描可清晰显示主动脉腔显影后假腔也相继显影，并可显示假腔内的血栓形成，呈低密度的充盈缺损。

第三节　心脏大血管病变的基本MRI表现

知识点1：心脏整体的位置异常　　　　　　　副高：掌握　正高：掌握

根据心脏位置和内脏位置的关系，可判断心脏位置是正常左位心、左旋心、中位心，亦或右旋心或镜面右位心。

知识点2：房室相对位置异常的MRI表现　　副高：熟练掌握　正高：熟练掌握

（1）正常时解剖学右心房居右，解剖学左心房居左。

（2）如情况颠倒，为心房反位。

（3）双侧心房可同时具有右心房结构，为不定位心房中的右同分异构型，常合并无脾。

（4）若双侧心房同时具有左心房结构，为不定位心房中的左同分异构型，常合并多脾。

（5）正常情况下解剖学右心室居右，解剖学左心室居左，如情况颠倒，为心室转位。

知识点3：房室连接关系异常的MRI表现　　　　副高：掌握　正高：掌握

（1）解剖学右心房与解剖学右心室相连，解剖学左心房与解剖学左心室相连称为对应的房室连接。相反时，称为不对应的房室连接。

（2）若双侧心房具有同样的解剖构造时，不论心室的相对位置关系如何，均为不定位心房-心室连接。

知识点4：间隔异常的MRI表现　　　　副高：熟练掌握　正高：熟练掌握

（1）主要表现为间隔位置、形态、厚度和连续性的异常。

（2）左心室型扩张型心肌病时，室间隔呈弧形突向右心室。

（3）右心室型扩张型心肌病时，室间隔呈弧形突向左侧。

（4）梗阻型肥厚型心肌病时，室间隔呈非对称性增厚。

（5）室间隔缺损时，无论先天性或继发性，均表现为室间隔的连续性中断。

（6）房间隔的连续性中断提示房间隔缺损的存在，根据其出现部位，可区分房间隔缺损的类型。

知识点5：瓣膜异常的MRI表现　　　　副高：掌握　正高：掌握

（1）主要表现为位置、形态、厚度等的异常。

（2）三尖瓣下移畸形时，可见下移的三尖瓣叶及三尖瓣前叶过长。

（3）三尖瓣闭锁时可见三尖瓣的位置上有一带状较高或中低信号的组织，将右心房室分开。

（4）肺动脉瓣狭窄时，可见收缩期瓣膜呈圆顶样凸向肺动脉。

（5）风湿性心脏病二尖瓣狭窄时，可见二尖瓣狭窄、瓣叶增厚变形。

（6）主动脉瓣狭窄时，可见主动脉瓣狭窄、瓣叶增厚及二瓣化等。

知识点6：心壁异常的MRI表现　　　　副高：熟练掌握　正高：熟练掌握

（1）主要表现为厚度、形态、信号的异常。

（2）心壁厚度的增加主要见于肥厚型心肌病及各种原因引起的心室阻力负荷增加但未失代偿时。

（3）心壁厚度的减小主要见于扩张型心肌病、心室容量负荷增加或心力衰竭时。

（4）心肌梗死并发室壁瘤时，局部心壁外突、变薄，急性期室壁呈高信号，陈旧期呈低信号。

知识点7：心腔异常的MRI表现　　　　　　　　副高：掌握　正高：掌握

（1）主要表现为大小异常和心脏内占位。

（2）心腔大小异常的判断可参照超声心动图测量标准，而心脏内占位最常见为血栓和黏液瘤。①急性心肌梗死合并的附壁血栓在T_1WI上呈较高信号，在T_2WI上信号强度不变或略有降低；②陈旧性心肌梗死合并附壁血栓T_1WI上为中等强度信号与心肌相似，而在T_2WI上信号强度高于心肌；③黏液瘤在T_1WI上多呈中等强度信号，均匀或不均匀，在T_2WI上呈中等强度的高信号，多不均匀。

知识点8：大血管与心腔连接关系异常的MRI表现

　　　　　　　　　　　　　　　　　　　　　副高：熟练掌握　正高：熟练掌握

（1）主动脉连于解剖左心室、肺动脉连于解剖右心室称对应性心室连接。

（2）若情况颠倒，称大动脉转位。

（3）单一动脉起于双侧心室是永存动脉干的表现。

（4）单一心发出两大动脉可为右心室或左心室双出口。

（5）肺静脉可异常连接于右心结构，腔静脉可异常连接于左心房，这些改变均可由MRI显示。

知识点9：两大动脉相对位置关系异常的MRI表现　　副高：掌握　正高：掌握

MRI可清楚显示两大动脉空间中的位置关系，以内脏正位的左位心为例，正常情况下主动脉根部在肺动脉根部的右后下方；若主动脉根部出现在肺动脉根部的左前、正前或右前方，则为两大动脉相对位置关系异常。

知识点10：管壁异常的MRI表现　　　　　　　　副高：掌握　正高：掌握

先天性管壁异常的代表是主动脉缩窄，MRI上可见局部管壁增厚，呈嵴状突向主动脉腔；获得性管壁异常的代表是主动脉夹层，MRI可见动脉中层内出现假腔，内膜有破口，内膜片移位。

知识点11：管腔异常的MRI表现　　　　　　　副高：熟练掌握　正高：熟练掌握

（1）MRI显示的管腔改变主要有大小改变及附壁血栓。

（2）管腔大小是否异常的判断标准可参考造影或超声测量标准。

（3）附壁血栓的检出主要靠其与无信号血流的信号差别。

（4）新鲜的附壁血栓在T_1WI上为较高信号，在T_2WI上信号强度不变或略有降低。

（5）陈旧的血栓在T_1WI上呈中等强度信号。

知识点12：心包异常的MRI表现   副高：掌握   正高：掌握

（1）心包腔积液：在MRI上，心包腔积液的信号强度依所选用脉冲序列和积液性质而不同，SE序列T_1WI上多呈均匀低信号，GRE序列呈高信号，在T_2WI上心包腔积液多为高信号。

（2）心包膜增厚：可直接显示增厚的心包，厚度在4mm以上，重者合并不同程度的心室舒张功能受限。

第三章　先天性心脏病

第一节　房间隔缺损

知识点1: 先天性心脏病的概述　　　　　　　　副高: 熟练掌握　正高: 熟练掌握

先天性心脏病（先心病）由胚胎期心脏血管发育异常所致。我国先心病患儿占活产新生儿的7‰~8‰，每年有12万~15万先心病患儿出生，其中复杂性先心病约占29%。先心病的解剖结构及血流动力学都很复杂，影像学检查能对其诊断和治疗提供极大的帮助。临床最常见的先心病主要有房间隔缺损（ASD）、室间隔缺损（VSD）、动脉导管未闭（PDA）、法洛四联症（TOF）等，其次有肺动脉瓣狭窄（PS）、主动脉缩窄（COA）、肺静脉异位引流（APVD）等。

知识点2: 常见先天性心脏病的临床特点　　　　　副高: 熟练掌握　正高: 熟练掌握

（1）房间隔缺损（ASD）: 占先心病的10%~20%。胸骨左缘第2~3肋间可闻及收缩期吹风样杂音，肺动脉第二心音亢进。按其部位分为原发孔型和继发孔型。继发孔型又分为中央型（约占76%）、下腔静脉型、上腔静脉型及混合型。早期心房水平左向右分流，成年后部分病例出现双向分流甚至右向左分流。

（2）室间隔缺损（VSD）: 为最常见先心病，约占先心病的20%。胸骨左缘第3~4肋间可闻及收缩期杂音。按其部位分为膜周部（最常见，约占78%）、漏斗部（约占20%）及肌部（约占2%）缺损。早期心室水平左向右分流，继而出现不同程度肺动脉高压。当右心室压力超过左心室时，出现右向左分流，即艾森门格（Eisenmenger）综合征。

（3）动脉导管未闭（PDA）: 约占先心病的12%。动脉导管是胎儿时期肺动脉与主动脉之间的正常交通，如果在1岁以后仍持续开放，即形成动脉导管未闭。胸骨左缘第2肋间可闻及连续性杂音。按其形态分为漏斗型、管型及窗型。早期大动脉水平左向右分流，随着肺动脉压不同程度增高，晚期可出现右向左分流。

（4）法洛四联症（TOF）: 约占先心病的10%，占发绀型先心病的50%。主要病理改变是肺动脉狭窄、室间隔缺损、主动脉骑跨及右心室肥厚，其中肺动脉狭窄及室间隔缺损为主要畸形基础。根据肺动脉狭窄程度分为轻、中、重型。室间隔缺损以膜周部最常见。主动脉骑跨程度在25%~75%。右心室肥厚表现为心肌壁增厚、肌小梁粗大，右心室腔可扩大。临床症状与肺动脉狭窄、缺氧程度有关，患儿常于生后6个月至1岁出现发绀，活动后心悸、气促，伴杵状指，喜蹲踞；于胸骨左缘3~4肋间可闻及收缩期杂音伴震颤；肺动脉第二心音减弱。

知识点3：先心病常用影像检查方法的选择　　　副高：熟练掌握　正高：熟练掌握

（1）X线平片：是最基本的检查方法。可观察心脏整体大小和肺血改变，同时显示合并的肺内病变，对术后随访复查亦有帮助。但因结构重叠，无法直视心内结构，对心脏—大血管连接及心外大血管的判断也是间接性的。

（2）心脏超声检查：无辐射，时间分辨率较高，对心内结构可以很好显示，且可同时测量心功能及估测肺动脉压力。但对操作者依赖性大，空间分辨率低，且由于超声不能穿透肺组织，对心外大血管结构显示不佳（尤其是年龄偏大的患者）。

（3）CT检查：多层螺旋CT时间及空间分辨率高，可任意层面重组图像，可显示心内、心外畸形的直接及间接征象，可同时评估肺组织，对冠状动脉等细微结构的显示亦有帮助。但对评价血流动力学仍有局限，同时辐射问题（尤其对婴幼儿）应引起重视。

（4）MRI检查：无辐射、无创伤，可准确显示解剖结构，并同时测量心功能及血流动力学参数。不足是其空间分辨率不如CT，检查时间较长，对小儿均需要镇静用药，同时评估肺组织的能力欠缺。

（5）心导管检查：是诊断先心病的金标准。心导管检查可以测量血流动力学参数，通过造影显示解剖结构改变，诊断的同时可进行介入治疗。有创及存在辐射为其不足。

知识点4：先心病常用影像检查程序　　　副高：熟练掌握　正高：熟练掌握

X线平片为常规检查，主要观察心脏整体大小和肺内情况。心脏超声检查为首选，能够准确显示心内畸形，对单纯心内畸形的患者无需进一步检查。CT或MRI检查主要用于排除合并心室、动脉连接或心外大血管畸形的患者。心导管检查用于需测血流动力学参数的患者，同时可做介入治疗。心血管造影虽然仍是先心病诊断的金标准，但单纯解剖结构的显示

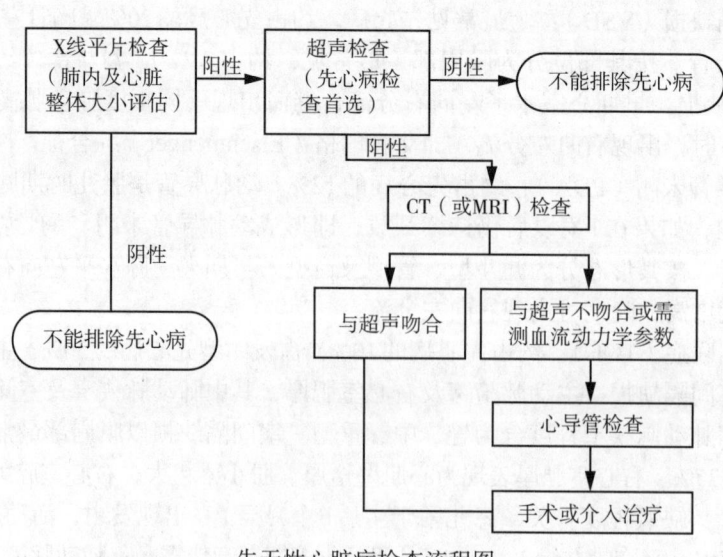

先天性心脏病检查流程图

一般可由无创的心脏超声、CT、MRI检查替代。除非需要评价心肌活性，否则一般不进行核医学检查。

知识点5：常见先心病的影像诊断思路　　　　　副高：熟练掌握　正高：熟练掌握

（1）影像学分析前的准备：①临床症状，如有无心悸、气急、心力衰竭；有无发绀及其出现年龄等；②体格检查：如触诊、听诊杂音等；③辅助检查，如心电图、心脏超声结果等。

（2）X线平片通过心脏外形与肺血等改变来推断引起相应异常改变的可能病因。①内脏位置判断：胃泡及肝脏位置是否正常或反位；②心脏大小和形态：心脏大小与病变严重程度无必然关系，而主要取决于血流动力学改变。梗阻性病变——对心房是扩张，对心室是肥厚，心室腔扩张不明显。分流或反流性病变——心脏增大明显。常见心形与病变：木靴心——法洛四联症，球形心——三尖瓣下移畸形，八字心、雪人形心——肺静脉畸形引流，葫芦心——肺动脉狭窄等；③肺血改变：肺动脉血变化可有三种情况，肺多血、肺少血、肺血在正常范围。左向右分流多是肺多血；右向左分流或肺血管梗阻性病变多是肺少血；肺血在正常范围时亦有可能是畸形的分流量与梗阻相抵消时的表现。心功能不全或静脉回流受阻时可出现肺淤血；④主动脉改变：心内分流时，主动脉结缩小；心外分流时，主动脉结增大。法洛四联症与永存动脉干最多合并右位主动脉弓；⑤肺动脉段改变：突出可见于肺动脉高压、肺动脉瓣狭窄、左向右分流；凹陷可见于法洛四联症、肺动脉不发育、缺如、三尖瓣闭锁等。当患者病变较轻时，往往不能发现异常X线改变。因此，X线平片未见异常征象不能排除先心病。

（3）CT、MRI可显示畸形的直接征象，如缺损、分流管的位置、大小、形态，狭窄的部位、程度，血管的骑跨程度等。同时还可显示间接征象，包括各房室的大小、侧支血管等。MR还可以测量血流方向、流速、流量及心功能，观察室壁及瓣膜的运动情况。

（4）若诊断不确定，可以给出进一步建议，如心导管检查或随诊复查。

知识点6：房间隔缺损的病理分型　　　　　副高：熟练掌握　正高：熟练掌握

房间隔缺损是最常见的先天性心脏病之一。女性发病略高，单独或与其他心血管畸形并存。房间隔缺损分为第一孔型（原发孔型）和第二孔型（继发孔型）缺损。

（1）第一孔型：由心内膜垫发育障碍所致的房间隔缺损，缺损位置靠前靠下，且常伴有二尖瓣或三尖瓣的发育异常，此型少见。

（2）第二孔型：由原始房间隔自行吸收过多，或继发房间隔生长不足造成，缺损位置居房间隔中心部位，此型约占房间隔缺损的80%。

知识点7：房间隔缺损的X线表现　　　　　副高：掌握　正高：掌握

①心影增大，呈"二尖瓣"心型，右房、室增大为其突出表现，尤其右房增大是房间隔缺损的重要征象；②心胸比率增大，其中50%以上病例为中度以上增大；③随分流量增加，肺血增多，表现为肺动脉段突出，肺门动脉扩张，外围分支增多增粗；④主动脉结多数偏

小，或正常；⑤合并重度肺动脉高压时，肺动脉段和肺门动脉扩张更趋明显，而外周肺动脉分支则变细、扭曲；心影增大以右室增大为主。

知识点8：房间隔缺损的CT表现 　　　　　　　副高：掌握　　正高：掌握

MSCT检查也能直接显示房间隔缺损的部位和大小；其他征象有右房、室增大，主肺动脉增宽。

知识点9：房间隔缺损的MRI表现 　　　　　　　副高：掌握　　正高：掌握

①在垂直于室间隔的长轴位上，常规序列成像可显示部分房间隔信号缺失；②在上述层面，MRI电影序列可显示部分房间隔信号的缺失和血流经缺损处的动态表现；③在增强扫描序列上，通过后处理可显示左、右房间的异常沟通。此外，MRI对于显示肺动脉增粗、主肺动脉扩张、右房室扩大等间接征象均有较高的准确性。

知识点10：常见先心病的影像鉴别诊断 　　　　副高：熟练掌握　　正高：熟练掌握

常见先心病的影像鉴别诊断

	房间隔缺损	室间隔缺损	动脉导管未闭	法洛四联症
X线表现	肺多血，肺动脉段隆凸，右心房、右心室增大，左心房、左心室缩小，主动脉结正常或缩小	小型缺损心肺改变不明显。中型缺损肺多血，左心室增大为主。大型缺损左、右心室均大。肺动脉段隆凸，主动脉结正常	分流量小时，心肺改变不明显。分流量大时，肺多血。左心室增大为主、左心房亦可增大。肺动脉段隆凸，主动脉结下漏斗征	①木靴型心，肺少血，心腰凹陷，右心室增大，升主动脉增宽；②非木靴型心，肺少血，心腰平直，升主动脉增宽，肺动脉干稍细小
CT表现	房间隔连续性中断。右心房及右心室增大，左心房及左心室缩小，肺动脉增粗	室间隔连续性中断。左、右心室增大，肺动脉增粗	主动脉弓降部与主肺动脉的分叉部或左肺动脉起始部间见异常血管相连，可为漏斗型、管型或窗型。左心室增大为主，肺动脉增粗	①肺动脉狭窄；②室间隔缺损；③主动脉骑跨，骑跨程度一般在25%~75%；④右心室壁增厚，右心室腔可扩大；⑤可有粗大主动脉侧支血管
MRI表现	黑血序列显示房间隔连续性中断；白血序列显示心房水平存在分流；相位对比法（PC-MRI）可显示心房水平分流方向及大小；增强扫描（CE-MRA）显示肺动脉增粗	黑血序列显示室间隔连续性中断；白血序列显示室间隔水平分流存在；PC-MRI可显示血流分流方向及大小；CE-MRA可显示肺动脉增粗	CE-MRA显示主动脉弓降部与主肺动脉或左肺动脉起始部间见异常血管相连；白血序列显示主动脉与肺动脉间通过异常血管分流	①肺动脉狭窄；②室间隔缺损；③主动脉骑跨；④右心室壁增厚，右心室腔可扩大；⑤可有粗大主动脉侧支血管

知识点11：房间隔缺损的鉴别诊断　　　　　副高：熟练掌握　正高：熟练掌握

CT直接征象的存在可作诊断，一般无需鉴别；但当图像质量较差，或缺损小时，CT容易漏诊，此时需要参考心脏B超。

第二节　室间隔缺损

知识点1：室间隔缺损的分型　　　　　　　　副高：掌握　正高：掌握

（1）膜部缺损型：常见，位置多较高，缺损面积也较大。
（2）漏斗部缺损型。
（3）肌部缺损型：少见。

知识点2：室间隔缺损的X线表现　　　　　　副高：掌握　正高：掌握

（1）肺血增多，肺门血管扩张、增粗。
（2）左、右心室增大，左心室增大为主。
（3）肺动脉段突出，心影呈二尖瓣型。
（4）主动脉结正常或缩小。
（5）透视见肺门舞蹈征。

知识点3：室间隔缺损的心血管造影　　　　　副高：掌握　正高：掌握

左心室造影见左右心室同时显影，左向右分流。

知识点4：室间隔缺损的MRI表现　　　　　　副高：掌握　正高：掌握

（1）T_1WI可直接显示室间隔组织信号不连续、中断或缺失。
（2）电影扫描于心室收缩期，肺动脉腔内可见异常高信号血流和右心室腔内源于左心室喷射湍流的无信号影。

知识点5：室间隔缺损的鉴别诊断　　　　　　副高：熟练掌握　正高：熟练掌握

要与其他左向右分流、肺多血先心病相鉴别，如房间隔缺损。还需注意是否合并其他复杂畸形。由于CT能显示畸形的直接征象，因此多数毋需鉴别，但CT容易漏诊细小的VSD或修补术后的残留分流，此时需结合心脏超声检查。

第三节 动脉导管未闭

知识点1：动脉导管未闭的概念　　　　　　　　副高：掌握　正高：掌握

　　未闭的动脉导管多位于主动脉峡部和肺动脉根部之间，出生后6个月内动脉导管仍未关闭者提示为动脉导管未闭。

知识点2：动脉导管未闭的分型　　　　　　　　副高：掌握　正高：掌握

　　（1）圆柱形或管状型：导管的主动脉端和肺动脉端粗细基本一致。
　　（2）漏斗型：主动脉端膨大，肺动脉端细小，形状如漏斗。
　　（3）窗型或缺损型：导管短而细，或主动脉与肺动脉直接接触形成一个孔道，后者少见。

知识点3：动脉导管未闭的X线表现　　　　　　　副高：掌握　正高：掌握

　　（1）肺血增多，肺动脉增粗，肺动脉段突出。
　　（2）左心室增大，部分患者存在主动脉结增宽和漏斗征。
　　（3）伴肺动脉高压时可出现双心室增大。
　　（4）肺血明显增多或肺门血管增粗而肺外带血管稀少。

知识点4：动脉导管未闭的心血管造影　　　　　副高：掌握　正高：掌握

　　（1）左心室造影见对比剂从降主动脉进入主动脉，使主动脉早期显影。
　　（2）主动脉和左肺动脉干之间可见未闭的动脉导管。

知识点5：动脉导管未闭的MRI表现　　　　　　副高：掌握　正高：掌握

　　（1）横断面和矢状面T_1WI未闭的动脉导管表现为主动脉降段内下壁与左肺动脉起始段上外壁之间的异常通道，呈管状或漏斗状无信号低信号影。
　　（2）电影扫描表现为动脉导管腔内高速血流的无信号影或低信号影，并可显示血流的射流方向。

知识点6：动脉导管未闭的鉴别诊断　　　　　副高：熟练掌握　正高：熟练掌握

　　动脉导管未闭需与肺动脉狭窄时出现的体－肺侧支血管鉴别。动脉导管位置恒定，其主动脉端位于主动脉弓降部，肺动脉端位于主肺动脉分叉或左肺动脉开口附近，不在此位置的血管均为侧支血管。

第四节 法洛四联症

（1）肺动脉、肺动脉和/或瓣下狭窄：肺动脉狭窄多为中到重度，以漏斗部狭窄或合并肺动脉瓣环、瓣膜部狭窄多见。

（2）室间隔缺损：主要位于膜部。

（3）主动脉骑跨：主动脉根部前移，骑跨于室间隔之上，管径增粗。

（4）右室肥厚：为继发性改变，与肺动脉狭窄有关。

①患者发育迟缓，活动能力下降，常有气急表现，喜蹲踞或有晕厥史；②发绀多于生后 4~6 个月出现，伴有杵状指（趾）；③听诊于胸骨左缘 2~4 肋间可闻及较响亮的收缩期杂音，可扪及震颤；④肺动脉第二音减弱或消失；⑤心电图示右室肥厚。

（1）肺门阴影缩小、心腰部凹陷，使心影呈或近似靴形。

（2）肺血减少，表现为肺血管纹理纤细、稀疏。

（3）主动脉升弓部多有不同程度的增宽。

轻型（无发绀型）法洛四联症室间隔缺损较小、肺动脉狭窄较明显时，X 线表现与单纯肺动脉狭窄相似；而室间隔缺损较大、肺动脉狭窄较轻时，X 线表现与室间隔缺损相似。

重型法洛四联症发绀明显，肺动脉重度狭窄或闭锁，室间隔缺损大，其 X 线表现典型，肺血减少更加明显，且肺野内可出现由支气管动脉形成的网状侧支血管影。

MSCT 心脏扫描结合三维重组技术，可直接显示包括肺动脉狭窄、室间隔缺损、主动脉骑跨和右室肥厚及并存的其他畸形，还可确定主动脉和肺动脉管径、位置关系以及肺内血管稀疏等改变。

知识点7：法洛四联症的血管造影表现　　　副高：熟练掌握　正高：熟练掌握

（1）右心室造影可见右心室、肺动脉显影的同时或稍后，左心室及主动脉的提前显影。

（2）后者向右及前方移位并扩大，骑跨于室间隔上。

（3）肺动脉狭窄的部位、范围和程度可被清楚显示。

（4）漏斗部局限性狭窄时，于狭窄后、肺动脉瓣前可见小的第三心室。

（5）室间隔缺损在侧位上显示好，居主动脉瓣下方，常较大。

（6）主肺动脉及左、右分支可有不同程度的变细或狭窄。

知识点8：法洛四联症的MRI表现　　　　　　　副高：掌握　正高：掌握

MRI可以行轴、矢、冠位和其他任意角度成像，以对心脏的形态变化进行准确评估。普通MRI检查，可以清楚地显示主动脉与肺动脉的排列关系、管径大小、各个房室的大小和厚度改变等征象；还可以显示室间隔缺损的位置、大小，主动脉骑跨的程度，主动脉弓的走行。增强MRI检查，尚可对左右肺动脉、肺内动脉分支和体-肺动脉侧支血管进行细致的观察和显示。

知识点9：法洛四联症与其他先天性心脏病的鉴别诊断　　　副高：掌握　正高：掌握

（1）发绀型法洛四联症需与其他合并肺动脉狭窄的发绀型先天性心脏病鉴别，如右室双出口、大动脉转位、单心室、三尖瓣闭锁、肺动脉闭锁等。

（2）无发绀的轻型法洛四联症肺动脉狭窄较著者需与单纯肺动脉狭窄鉴别；室间隔缺损较著者需与单纯室间隔缺损鉴别。CT与MRI显示畸形较清楚，不难做出鉴别。

第四章　获得性心脏病

第一节　风湿性心脏病

| 知识点1：风湿性心脏病的分类 | 副高：掌握　正高：掌握 |

风湿性心脏病（RHD）包括急性或亚急性风湿性心脏炎及慢性风湿性瓣膜病。前者为风湿热累及心脏，包括心包、心肌和心内膜，以心肌受累较重，影像学改变无特异性；后者是风湿性瓣膜炎的后遗改变，可发生于任何瓣膜，以二尖瓣最常见，其次为主动脉瓣和三尖瓣，最少为肺动脉瓣。

| 知识点2：风湿性心脏病的临床与病理 | 副高：熟悉　正高：掌握 |

风湿性心脏病多发生于20～40岁，女性略多。慢性风湿性瓣膜病的基本病理改变为：瓣叶增厚、粘连，开放和关闭受限。血流动力学改变因受累瓣膜部位和受损程度而异。

早期，临床虽有相应的体征，但无明显症状，失代偿时出现症状并逐渐加重。二尖瓣狭窄时，表现为劳力性呼吸困难、咯血等，心尖部可闻及隆隆样舒张期杂音。二尖瓣关闭不全时，表现为心悸、气短、左心衰竭症状，心尖部可闻及收缩期杂音。主动脉瓣受累时患者可有心绞痛、头晕、晕厥等。

| 知识点3：风湿性心脏病的X线影像学表现 | 副高：掌握　正高：掌握 |

①二尖瓣狭窄时，表现肺淤血，可伴肺水肿，心影呈二尖瓣型，肺动脉段突出，左房及右室增大；②二尖瓣关闭不全所致的中度以上反流时，可见左室增大；③主动脉瓣狭窄时，左室不同程度增大，左房可轻度增大，多数患者升主动脉中段局限性扩张；④主动脉瓣关闭不全时，左室增大，升主动脉、主动脉弓普遍扩张；⑤联合瓣膜损害时，心脏常呈高度增大，X线常仅显示受累较重的瓣膜病变的征象。

| 知识点4：风湿性心脏病的CT表现 | 副高：掌握　正高：掌握 |

MSCT检查可见瓣叶的钙化及房、室增大，并可显示左房后壁及左房耳部的血栓。电影观察显示瓣膜的运动受限及瓣口的狭窄，可计算、评估瓣口面积及反流量，但不能直接显示瓣膜的关闭不全。

知识点5：风湿性心脏病的MRI的影像学表现　　　　　副高：掌握　正高：掌握

SE序列可显示房、室的大小及心腔内的血栓，电影MRI可显示血流通过狭窄及关闭不全的瓣口后形成的异常低信号。

第二节　肺源性心脏病

知识点1：肺源性心脏病的概念　　　　　副高：掌握　正高：掌握

肺源性心脏病（肺心病）是指由肺、胸廓或肺动脉的慢性病变引起肺循环阻力增加，导致肺动脉高压、右心室肥厚、伴有或不伴有右心衰竭的一类心脏病。

知识点2：肺源性心脏病的病因病理　　　　　副高：熟练掌握　正高：掌握

（1）支气管和肺疾病：包括慢性支气管炎、肺气肿、支气管哮喘、弥漫性肺间质纤维化、肺结核、硅沉着病（矽肺）、放疗后肺纤维化和肺叶切除等。

（2）限制呼吸运动的肺外疾病：包括胸廓畸形、胸部改型术后、胸膜纤维化和脊髓灰质炎等。

（3）呼吸功能障碍疾病：例如原发性肺泡通气不足和慢性高原病等。

（4）肺血管病变：包括原发肺动脉高压、多发性肺小动脉栓塞、结节性动脉炎等。

知识点3：肺源性心脏病的临床表现　　　　　副高：熟练掌握　正高：掌握

（1）功能代偿期：患者常有咳嗽、咳痰、心悸、乏力等，甚至有咯血。查体有慢性支气管炎、肺气肿体征。心电图可见肺性P波和右室肥厚。

（2）功能失代偿期：患者有心悸、胸闷、发绀、少尿和食欲缺乏等症状，心率增快，心前区闻及奔马律、收缩期杂音及心律不齐，肝大、腹水和下肢水肿等体征，晚期可见多脏器损害。

知识点4：肺源性心脏病的影像学表现　　　　　副高：掌握　正高：掌握

（1）X线平片：肺血轻度增多，主动脉结正常，肺动脉段突出，右下肺动脉增宽，肺门"舞蹈"及肺周围动脉变细等肺动脉高压的征象，右心室扩大，其他房室一般不增大。还可显示肺气肿、弥漫性肺间质纤维化、肺结核和硅沉着病等肺原发病变。

（2）X线心血管造影：肺动脉造影显示肺动脉及其分支狭窄、阻塞或充盈缺损。

（3）螺旋CT：主肺动脉和左右肺动脉的扩张，右心室壁增厚等肺动脉高压的征象，同时亦清楚显示肺气肿和肺间质病变等原发肺疾病。

知识点5：肺源性心脏病的鉴别诊断与比较影像学　　　副高：掌握　正高：掌握

肺源性心脏病应与继发性左向右分流所致的肺动脉高压相鉴别。X线平片可"心肺兼顾"，是首选的基本检查方法。CT、MRI对中心型肺动脉栓塞的诊断有重要作用，CT还可以同时显示双肺和纵隔的病变。肺动脉造影目前很少使用，只在需要测量肺动脉压力、评价全肺阻力以及药物治疗疗效和预后评估时使用。

第三节　原发性心肌病

知识点1：原发性心肌病的种类　　　副高：掌握　正高：掌握

原发性心肌病属于一组原因不明心肌受累的疾病，可分为扩张型、肥厚型、限制型及未分类4种。

知识点2：原发性心肌病的病因病理　　　副高：熟悉　正高：掌握

（1）扩张型心肌病：主要累及心室壁，心肌细胞肥大、变性，甚至坏死，间质纤维组织增生，心内膜增厚，可有附壁血栓。表现为心腔扩大，心室收缩功能减退，最终发展为充血性心力衰竭，常伴心室附壁血栓和房室瓣关闭不全。按累及部位，可分为左室型、右室型和双室型，以前者多见。

（2）肥厚型心肌病：心肌细胞肥大，排列紊乱，间质纤维增生，可累及任何节段，主要累及室间隔和左心室。依血流动力学改变，本病可分为梗阻型和非梗阻型两种。患者舒张功能受限，收缩功能增强，左心房可扩大，合并二尖瓣关闭不全，晚期左心室腔扩大。

（3）限制型心肌病：心内膜下纤维组织增生，使心内膜增厚，可继发玻璃样变性，病变主要累及心室的流入道和心尖，心内膜表面可有附壁血栓并继发钙化。病变使心室舒张功能受限，伴收缩功能受损，房室瓣关闭不全，心排血量降低，终致心力衰竭。根据受累心室不同，本病分为右室型、左室型和双室型。

知识点3：原发性心肌病的临床表现　　　副高：掌握　正高：掌握

扩张型心肌病有充血性心力衰竭、心律失常和体动脉栓塞症状。查体无病理性杂音，或于心尖部闻及2级收缩期杂音。心电图示右室或双室肥厚，心律失常，传导阻滞或异常Q波等。肥厚型心肌病可有家族史，为常染色体显性遗传。患者起病缓慢，逐渐出现心前区疼痛、乏力，常有心悸、气短、头痛，少数病例可发生晕厥、猝死，于胸骨左缘或心尖部闻及较强的收缩期杂音。心电图示左室或双室肥厚，心律失常，传导阻滞或异常Q波等。限制型心肌病的右心型者表现以三尖瓣关闭不全、肝大、腹水、但下肢无明显水肿为特点；左心型者表现为似二尖瓣关闭不全，常有呼吸困难、胸痛等，双室型兼而有之，但常以右室型为主，心电图无特异变化。

知识点4：原发性心肌病的X线平片的影像学表现　　　副高：掌握　正高：掌握

（1）扩张型心肌病：肺淤血，普大型心脏，以心室中至重度增大为主，心脏搏动普遍减弱。

（2）肥厚型心肌病：可见肺淤血和左心室轻度增大，无特异性改变。

（3）右室型：肺血减少，普大型心脏，主动脉结正常，肺动脉段凸，上腔静脉影增宽，心脏各房室均大。

（4）左室型：肺淤血，左心房、右心室增大。

知识点5：原发性心肌病的X线心血管造影的影像学表现　　　副高：掌握　正高：掌握

（1）肥厚型心肌病：左心室流出道呈"倒锥形"改变。

（2）右室型：心尖闭塞，流入道短缩变形，流出道扩张，可见三尖瓣反流和巨大右心房，肺动脉细小。

（3）左室型：左心室心尖圆钝，心内膜不规则增厚，二尖瓣关闭不全，左心房增大。

知识点6：原发性心肌病的CT的表现　　　副高：掌握　正高：掌握

可显示心室增大和体肺静脉扩张等改变，可见附壁血栓。应用CT检查的最主要目的是排除冠心病。主要诊断依据为肥厚处室壁与左室后壁比值≥1.5。

知识点7：原发性心肌病的鉴别诊断　　　副高：掌握　正高：掌握

（1）扩张型心肌病应与各种导致左心室扩大且左心功能不全的疾病鉴别，如冠心病、二尖瓣关闭不全、高血压病失代偿、缺血性心肌病等。

（2）肥厚型心肌病应与各种导致心肌肥厚的疾病鉴别，如主动脉瓣狭窄、主动脉瓣上狭窄、主动脉缩窄、大动脉炎等。

（3）限制型心肌病主要表现为右心室心尖部的变钝或消失，心室舒张功能受限，需要与缩窄性心包炎相鉴别。

第四节　冠状动脉粥样硬化性心脏病

知识点1：冠状动脉性心脏病的概念　　　副高：掌握　正高：掌握

冠状动脉性心脏病（CHD）简称冠心病，是指因冠状动脉狭窄、供血不足而引起的心肌功能障碍和/或器质性病变，故又称缺血性心脏病。冠心病的主要病因是冠状动脉粥样硬化，硬化斑块渐渐增多造成冠状动脉管腔狭窄，使血流受阻，进而导致心脏缺血、缺氧，产生心绞痛症状。随着技术的不断进步，影像学检查对于冠状动脉疾病的诊断和治疗提供了越来越大的帮助。

知识点2：冠状动脉粥样硬化性心脏病的病因病理　　　　副高：熟悉　正高：掌握

冠状动脉粥样硬化最好发的动脉为左冠状动脉前降支近段，其次为右冠状动脉近段、左冠状动脉回旋支。粥样硬化病变主要位于冠状动脉的内膜，早期内膜出现黄色平坦或略隆起的脂纹；中期内膜可见黄白色明显隆起的粥样硬化斑；晚期斑块中心组织发生退变，脂质崩解、破溃，形成附壁血栓，导致冠状动脉管腔狭窄和阻塞。进而引起所支配心肌供血不全，心肌细胞因缺血缺氧而变性、坏死，使患者出现相应的临床症状。

知识点3：冠状动脉狭窄程度判定标准　　　　副高：掌握　正高：掌握

通常采用目测直径法：Ⅰ级：管腔狭窄<25%；Ⅱ级：管腔狭窄26%～50%；Ⅲ级：管腔狭窄51%～75%；Ⅳ级：管腔狭窄>75%；Ⅴ级：管腔狭窄100%。

知识点4：冠状动脉粥样硬化性心脏病的分型及临床表现　　　　副高：掌握　正高：掌握

WHO将冠心病主要分为隐匿型、心绞痛型、心肌梗死型、心力衰竭型（缺血性心脏病）、猝死型5个类型。其中临床最常见的是心绞痛型，最严重的是心肌梗死和猝死两种类型。

（1）无症状性心肌缺血型：很多患者无心绞痛症状，常规体检时发现心肌梗死后才被发现。部分患者由于心电图有缺血表现，发生了心律失常，或因为运动试验阳性而做冠脉造影才发现。

（2）心绞痛型：胸骨后压榨感、闷胀感，持续3～5分钟，常发散到左侧臂部、肩部、下颌、咽喉部、背部，也可放射到右臂。用力、情绪激动时发作，休息和含化硝酸甘油缓解。

（3）心肌梗死型：梗死发生前一周左右常有前驱症状，如静息和轻微体力活动时心绞痛发作。梗死时表现为持续性剧烈压迫感、闷塞感，甚至刀割样疼痛，疼痛部位与以前心绞痛部位一致，但持续更久，达30分钟以上甚至数小时。疼痛更重，休息和含化硝酸甘油不能缓解。

（4）心力衰竭和心律失常型：部分患者原有心绞痛发作，以后由于病变广泛，心肌广泛纤维化，心绞痛逐渐减少到消失，却出现心力衰竭的表现，如气促、水肿、乏力等，还有各种心律失常，表现为心悸。还有部分患者从来没有心绞痛，而直接表现为心力衰竭和心律失常。

（5）猝死型：指由于冠心病引起的不可预测的突然死亡，在急性症状出现以后6小时内发生心脏骤停所致。主要是由于缺血造成心肌细胞电生理活动异常，而发生严重心律失常导致。

知识点5：冠状动脉粥样硬化性心脏病影像检查方法的选择

副高：熟练掌握 正高：熟练掌握

（1）X线检查：可观察心脏大血管及肺血改变的整体情况，少数病例可见冠脉内支架形态或钙化影，不能显示冠状动脉狭窄程度及部位。

（2）超声检查：优点是可测量心肌厚度、心腔大小、瓣膜运动情况，同时检测室壁运动及心功能。但大多数冠心病患者超声心动图是正常的，基本不能发现冠状动脉狭窄部位并判定狭窄程度。临床可将其作为冠心病与其他心脏瓣膜疾病或心肌疾病的鉴别手段，以及评估心功能的便捷工具。

（3）CTA检查：可作为不典型心绞痛及中高危冠心病的筛查，及冠心病治疗后随访的有效手段，对冠心病的阴性预测值达95%以上，但对钙化严重或支架置入术后管腔评价仍有局限。

（4）MRI检查：能一站式完成解剖及心功能评价。在冠心病诊断方面的应用主要是心功能评估及作心肌血供及存活性评价。冠状动脉MR成像不及CT，目前只是临床研究阶段。

（5）核医学检查：图像空间分辨力低，不能评估冠脉病变情况，是评价冠心病心肌缺血及心肌存活情况的"金标准"。

（6）冠状动脉造影检查：是冠心病诊断的"金标准"，可明确有无冠状动脉病变，狭窄部位、程度，同时可以观察管腔血流速度。在诊断的同时可行介入治疗。对典型心绞痛发作患者，可直接行冠状动脉造影检查。缺点是价格较昂贵、且为有创性检查。

知识点6：冠状动脉粥样硬化性心脏病的影像检查程序

副高：熟练掌握 正高：熟练掌握

超声检查能够筛查有无心脏明显病变及心脏功能。X线平片主要用于观察肺内情况及心脏大体外形，作为入院常规检查。冠状动脉CTA用于冠心病中高危患者的筛查及术后随访。对于CTA检查结果阳性或者有典型心绞痛、心电图有心肌缺血表现患者，可选择冠状动脉造影。MRI主要用于评估心肌情况及心功能。核医学检查可评价心肌缺血及心肌活性。

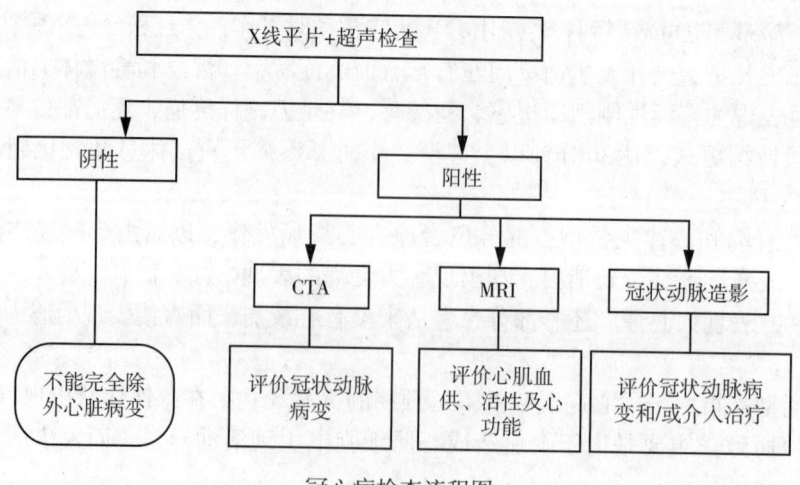

冠心病检查流程图

知识点7：冠状动脉粥样硬化性心脏病的X线、CT表现　　副高：掌握　正高：掌握

（1）X线平片：本病在没有心肌梗死和心力衰竭（心衰）时，心脏外形无异常表现；发生心衰后，心脏开始扩大，主要为左心室增大，可伴有肺淤血。若发现左心缘局限性膨隆，与邻近心脏轮廓缺乏突然分界，其边缘可见弧形钙化，则考虑有室壁瘤的可能。

（2）X线心血管造影：冠状动脉造影是诊断本病的确诊性方法。其主要征象有：冠状动脉狭窄，管腔阻塞，动脉变细伴走行僵直，病变远段有侧支循环血管，个别可见动脉局限性扩张，甚至形成动脉瘤。左心室造影显示室壁节段性运动障碍和进行性左心功能降低，根据室壁无运动或反向运动诊断室壁瘤。还可发现乳头肌断裂和室间隔穿孔等心肌梗死的并发症。

（3）CT：应用专门软件对冠状动脉钙化灶做定量分析（通常以钙化灶的CT峰值×钙化面积的积分值为指标），CT可用于检测冠状动脉钙化及其程度，进而预测冠心病。增强CT电影扫描可用于左心功能测定。冠脉MDCTA检查已成为冠心病筛查的无创检查手段，通过VR、MIP、CPR等图像重组技术，可直接观察冠脉狭窄情况和斑块的分布、大体组成成分。

知识点8：冠状动脉粥样硬化性心脏病的MRI表现　　副高：熟练掌握　正高：熟练掌握

（1）能显示心绞痛时的心肌缺血改变。

（2）急性心肌梗死时。①梗死区心肌信号强度增高，特别在T_2WI上。②增强后扫描，梗死处心肌在T_1WI呈明显高信号。③梗死处室壁变薄、运动减弱、邻近心室腔内出现缓慢血流的高信号或附壁血栓。在T_1WI上呈较高信号，在T_2WI上信号强度不变或略有降低。

（3）陈旧性心肌梗死时，梗死处室壁的形态和运动改变大体同急性者，但梗死处心肌信号强度减弱，尤其在T_2WI上。①急性期室壁瘤时，瘤壁呈高信号。②陈旧性室壁瘤时，瘤壁呈低信号。③室壁瘤时心壁变薄的范围较梗死时大，程度较重，收缩期增厚率消失，局部无运动或反相运动，并多伴有左心房、左心室的增大和左心功能的损害。④室壁瘤腔内常有附壁血栓形成，与心肌梗死时的附壁血栓一样，在T_1WI上呈较高信号，在T_2WI上信号强度不变或略有降低。

知识点9：冠状动脉粥样硬化性心脏病的核素显像表现

副高：熟练掌握　正高：熟练掌握

这是评判心肌活性的"金标准"。缺血或冬眠心肌表现为心肌血流、代谢降低。心肌血流灌注与放射性缺损不匹配，代表心肌存活；两者匹配代表心肌坏死或纤维化。

知识点10：冠状动脉粥样硬化性心脏病的比较影像学　　副高：掌握　正高：掌握

X线平片对冠心病的诊断是一种辅助方法，但对左心衰竭、室壁瘤、室间隔破裂和/或

乳头肌断裂、功能失调的诊断及心肌梗死病情和预后的评估有一定价值。CT对冠状动脉钙化的测定有助于冠心病的筛选诊断，MRI可评价心肌功能，冠状动脉造影是诊断本病的首选方法。

知识点11：冠状动脉粥样硬化性心脏病的影像诊断思路

副高：熟练掌握　正高：熟练掌握

（1）影像学分析前的准备：①临床症状，如有无冠心病的危险因素，如高血压、高血脂、高血糖等；②有无心绞痛症状；③辅助检查，如心电图有无缺血改变等。

（2）X线平片：首先通过X线平片上心脏外形及肺血的改变来初步推断。当患者冠状动脉病变较轻或侧支血管代偿良好时，往往无异常发现。X线平片阴性不能除外冠心病。还可用于排除引起相应临床症状的其他病变：如心脏瓣膜病患者有时可见瓣膜区钙化，主动脉夹层患者胸主动脉轮廓可增宽、增大。

（3）冠状动脉CTA：能够直观显示冠状动脉斑块的性质、部位及狭窄程度，并观察瓣膜、心腔、心肌情况。是中高危患者冠心病筛查及术后随访的极好手段。少数患者冠状动脉管腔细小或钙化严重影响管腔狭窄程度评估时可选择冠状动脉造影。

（4）冠状动脉造影：可明确冠状动脉狭窄部位及程度，是诊断冠心病的"金标准"，在诊断冠状动脉病变同时可进行介入治疗。心室造影可观察心肌运动及测量心功能。

（5）心脏MRI检查：对严重钙化的冠状动脉，MRI可作为补充，但目前冠状动脉MR成像临床上尚未普及应用。目前MRI主要用于评价冠心病患者的心功能、心肌灌注及存活情况。

（6）核素显像：是评判心肌活性的"金标准"。大面积心肌坏死患者，血运重构临床意义不大。

第五章 心包疾病

第一节 心包积液

知识点1：心包积液的概述 副高：熟练掌握 正高：熟练掌握

心包积液可为漏出液、渗出液。最常见的病因为恶性肿瘤侵犯心包，常为肺癌、乳腺癌、白血病或淋巴瘤；其次为心包炎，可为自身免疫性或感染性；亦可见于心源性疾病、慢性肾衰竭（尿毒症）、内分泌及代谢性疾病等。

知识点2：心包积液的分类 副高：掌握 正高：掌握

心包积液按起病方式分为急性和慢性，按原因可分为感染性和非感染性。按积液性质可分为浆液性、浆液血性、血性、化脓性、浆液纤维蛋白性、乳糜性等。

知识点3：心包积液的临床表现 副高：掌握 正高：掌握

临床表现缺乏特异性。心包积液的症状变化很大，急性渗出几毫升即可引发心脏压塞，而慢性渗出超过2L也可没有症状。由于右心压力较小，心脏压塞常为右心受压引发。常见症状为心脏压塞症状，如心前区闷胀感、心悸气促、进行性呼吸困难、夜间不能平卧入睡等。体征包括面色苍白、口唇发绀、颈静脉怒张、心浊音界扩大等。严重可致肝脏肿大、腹水、双下肢水肿等。

知识点4：心包疾病常用影像检查方法的选择 副高：熟练掌握 正高：熟练掌握

（1）X线检查：常用，透视可见心尖冲动减弱、消失；少量心包积液平片可无异常表现；大量积液心影增大，呈烧瓶形，心弓消失。缩窄性心包炎可见怪异型心及心包钙化。

（2）超声检查：超声心动图为诊断心包积液最敏感的方法，<15ml的少量心包积液即可诊断。同时也是诊断缩窄性心包炎最为重要的方法，可同时显示心包增厚及评价心功能，尤其可用于房室沟缩窄与二尖瓣狭窄的鉴别诊断。

（3）CT检查：为诊断心包积液及缩窄性心包炎的常用辅助方法，可以显示位于左室后侧壁或右方、外方的少量心包积液，增强扫描显示更加清晰。对缩窄性心包炎的钙化检测敏感，同时可以显示心脏结构。

（4）MRI检查：与CT相仿，为诊断心包积液及缩窄性心包炎的辅助方法，较为敏感，定位准确。可以观察心脏结构及其运动功能，可鉴别缩窄性心包炎及限制型心肌病。

知识点5：心包疾病影像检查程序　　　　　　　　副高：熟练掌握　正高：熟练掌握

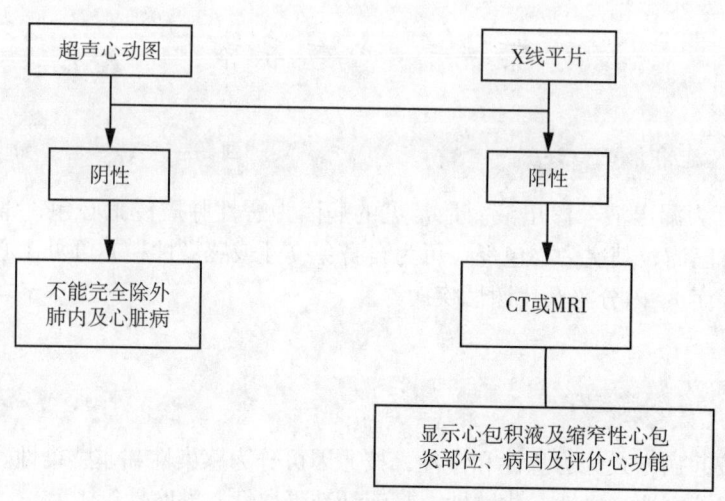

心包疾病检查流程图

知识点6：心包积液的影像学表现　　　　　　　　　　　副高：掌握　正高：掌握

（1）X线平片：心包积液在300～500ml及以上者X线平片才有异常改变。典型者表现为心影短期内迅速增大而肺野清晰，心脏向两侧扩大，呈烧瓶样或球状，上腔静脉增宽，主动脉变短，心脏搏动明显减弱而主动脉搏动正常。

（2）CT扫描：心包脏、壁层间距增宽，腔静脉扩张等变化。

知识点7：心包积液的鉴别诊断　　　　　　　　　　　副高：掌握　正高：掌握

左侧胸腔积液合并心包积液时难以鉴别，大量心包积液时应与扩张型心肌病、三尖瓣下移畸形鉴别。

知识点8：心包积液与缩窄性心包炎的影像鉴别诊断

　　　　　　　　　　　　　　　　　　　　　　　副高：熟练掌握　正高：熟练掌握

见下表所示。

心包积液与缩窄性心包炎的影像鉴别诊断

	心包积液	缩窄性心包炎
X线检查	少量心包积液平片可无异常表现；大量积液心影呈"烧瓶状"，各心弓消失，心膈角变钝，肺淤血；可伴上腔静脉扩张；透视可见心脏搏动减弱	心脏大小正常或轻度增大，一侧或双侧心缘僵直，各弓分界不清，外形怪异；部分病例可见特征性心包钙化，多位于右室前缘、膈面及房室沟区，呈蛋壳状、带状稍高密度；多数伴有上腔静脉扩张，可伴奇静脉扩张；肺淤血及间质性肺水肿，肺血正常者少见
CT	少量心包积液多位于左室后侧壁或右房外方；平扫呈沿心脏轮廓分布的环形低密度带，增强扫描无强化	心包不规则增厚，常>4mm，脏壁层分界不清，可见钙化；两心室内径缩小，心室壁外缘僵直，心室舒张功能受限；心房扩大；部分病例可见腔静脉扩张以及继发肝大、腹水及胸腔积液等
MRI	心包脏、壁层间距增宽，内见异常信号影。根据液体性质不同信号不同：积液T_1WI呈低信号，T_2WI呈高信号；积血T_1WI及T_2WI均呈高信号	同CT表现，但钙化不能直接显示

知识点9：心包疾病的影像诊断思路　　　　副高：熟练掌握　正高：熟练掌握

X线平片可观察心包积液所致的心脏的形态、大小改变，观察心缘各弓是否存在，大量心包积液可见上腔静脉回流受阻所致的上腔静脉扩张，表现为上纵隔影增宽，肺淤血。少量心包积液X线平片可无异常表现，因此，X线平片未见异常征象不能排除少量心包积液。如心脏形态怪异，心脏边缘可见线条状钙化，则为缩窄性心包炎的直接征象。

CT、MRI能够直接观察心包积液的部位以及积液量，根据积液的信号及密度，可大致判断积液的性质；此外，可观察是否伴有心包增厚、缩窄及强化，心脏结构改变及是否伴有胸部、纵隔肿瘤、胸水及腹水等。心脏MR及超声心动图可观察心室收缩及舒张功能。

第二节　缩窄性心包炎

知识点1：缩窄性心包炎的病因病理　　　　　　副高：熟悉　正高：掌握

缩窄性心包炎以结核性、化脓性、病毒性和非特异性感染常见，还见于创伤、尿毒症、心包恶性肿瘤放射治疗术后，以及风湿热、心脏手术术后等情况。

本病主要引起心室舒张功能受限，累及右心室者，体循环淤血，引起静脉压升高；若左心室受压，舒张期进入左心室血量减少，导致心排血量低下，脉压下降；左侧房室环部位受压，造成肺循环淤血，患者出现类似二尖瓣狭窄的血流动力学改变。

知识点2：缩窄性心包炎的临床表现　　　　　　副高：掌握　正高：掌握

缩窄性心包炎表现为心包增厚、纤维化、粘连致心脏舒张受限。多数病因不清，可继发于结核、化脓性炎、肿瘤转移及外科手术等。右心室舒张末期压力增高，可引起体静脉淤血等症状，表现为呼吸困难、腹胀、水肿、乏力、胸闷等；查体可见颈静脉怒张、奇脉、静脉压升高等。

知识点3：缩窄性心包炎的影像学表现　　　　　　副高：掌握　正高：掌握

（1）X线平片：心脏大小正常或轻度增大，心缘不规则、僵直、可见钙化，搏动减弱或消失，上腔静脉影增宽，肺淤血等，钙化为本病的特征性表现，显示率约为13%，可呈蛋壳样、带状、斑片状，多分布于右室前缘、膈面和房室沟区。常伴胸膜增厚粘连。

（2）CT：心包增厚和钙化，下腔静脉扩张、心室变形和室间隔僵直等征象，可反映其血流动力学改变。

知识点4：缩窄性心包炎的鉴别诊断　　　　　　副高：熟练掌握　正高：熟练掌握

主要与限制型心肌病鉴别。限制型心肌病为各种原因导致心室壁顺应性降低，心脏舒张功能受限，从而引起一系列临床症状的心肌疾病。两者的临床表现均为静脉压增高和心排血量降低。限制型心肌病常累及右心室，右心室内膜纤维化，心室腔不规则，尤以心尖部为明显，表面可有血栓形成，附壁血栓及心内膜增厚可致心尖闭塞，右房增大，上、下腔静脉扩张。与缩窄性心包炎重要鉴别要点：心包无增厚及钙化。

第三节　心　包　囊　肿

知识点1：心包囊肿的病因病理　　　　　　副高：熟悉　正高：掌握

心包囊肿属先天性病变，多位于前纵隔，常见于心隔角（右侧更多见），约数厘米大小，囊壁薄，光滑，内含浆液，不与心包腔相通。

知识点2：心包囊肿的临床表现　　　　　　副高：掌握　正高：掌握

一般不引起临床症状。

知识点3：心包囊肿的影像学表现　　　　　　副高：掌握　正高：掌握

（1）X线平片：见边界光滑、轮廓清晰的纵隔软组织块影。
（2）CT：囊肿的CT值接近于水，形态随呼吸和体位改变而变化。

　　心包憩室因与心包腔相通，多呈半球状贴于心脏轮廓，有时应与部分性心包缺如鉴别，后者示相反性搏动，心腔造影示心脏部分疝入。

　　MRI显示紧邻心脏、心包外有泪滴状异常信号，T_1加权像为均匀低信号，T_2加权像呈均匀高信号。根据支气管囊肿、前肠囊肿等囊液蛋白含量高在T_1加权像呈中等或稍高信号，有利于本病的鉴别诊断。

第六章 大血管疾病

第一节 胸主动脉瘤

知识点1：主动脉疾病的概述　　　　　　副高：熟练掌握　正高：熟练掌握

主动脉为体循环的动脉主干，为人体最大的弹性血管。主动脉疾病在临床上相对比较少见，但多起病急、风险高、进展快、预后差，且治疗方法复杂、昂贵。影像学检查能对主动脉的解剖结构、主动脉疾病的诊断、治疗和随访提供极大的帮助。临床上常见的主动脉疾病主要包括主动脉夹层、真性主动脉瘤、假性主动脉瘤等，少见的疾病有大动脉炎、主动脉闭塞等。

知识点2：胸主动脉瘤的病因病理　　　　　　　　副高：熟悉　正高：掌握

动脉呈病理性扩张，并超过原主动脉管腔的50%（或1.5倍）时称为动脉瘤。一般胸主动脉直径>40mm，或与邻近管腔（尤其近心端）比较大于1/3者称病理性扩张。根据瘤壁的结构，动脉瘤分为：①主要由动脉粥样硬化引起，瘤壁由动脉壁三层组织构成真性动脉瘤；②动脉破裂形成血肿，周围包绕结缔组织形成假性动脉瘤。胸主动脉瘤的主要原因有动脉粥样硬化、感染、外伤、先天性因素及大动脉炎等。

知识点3：胸主动脉瘤的临床表现　　　　　　　　副高：掌握　正高：掌握

动脉粥样硬化引起的主动脉瘤好发于男性老年人，可无症状，或出现瘤体局部钝、胀痛，闻及收缩期杂音。较大动脉瘤可压迫周围脏器产生相应的临床表现。

知识点4：大血管疾病常用影像检查方法的选择

　　　　　　　　　　　　　　　　　　　　　　副高：熟练掌握　正高：熟练掌握

（1）胸部X线：敏感性及特异性低。主动脉疾病X线主要表现为纵隔或主动脉影增宽；透视下主动脉搏动减弱或消失；主动脉壁钙化和或钙化斑内移；心包积液或胸腔积液等。

（2）DSA：是诊断主动脉疾病的"金标准"，可显示主动脉病变的范围、大小、分支受累情况，同时鉴别不同类型主动脉疾病，并可进行分型。

（3）超声：方便、无创、实时成像，但因经胸超声穿透力低，易受气体干扰，对升主动脉疾病敏感性较高，而对于降主动脉疾病诊断能力甚低，常用于主动脉疾病的筛查，可直接显示主动脉腔的大小、主动脉壁厚度、主动脉腔内血流情况等。

（4）CT：空间分辨率及时间分辨率高、扫描速度快、后处理方便，是主动脉疾病诊断、随访的首选检查方法。可直接显示主动脉病变的范围、主动脉腔的大小及腔内改变、主动脉壁厚度、分支受累情况等，可准确诊断及鉴别诊断不同主动脉疾病并进行分型、分类，可准确测量各种参数。

（5）MRI：能显示CT所提供的解剖信息，同时对显示主动脉壁情况具有一定帮助，可鉴别不同时间的血栓，可在一定程度上显示主动脉腔内血流及主动脉瓣膜运动情况。但因其扫描时间长，临床上较少用于主动脉疾病急诊检查。

知识点5：大血管疾病的影像检查程序	副高：熟练掌握　正高：熟练掌握

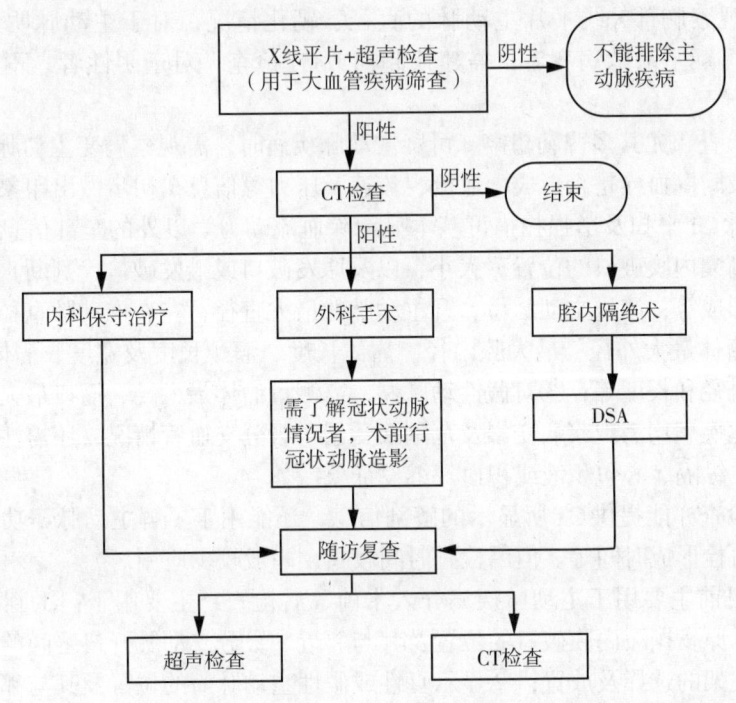

大血管疾病检查流程图

知识点6：胸主动脉瘤的影像学表现	副高：掌握　正高：掌握

（1）X线平片：见大中动脉有梭形和/或囊状扩张，瘤壁可钙化，邻近脊柱者压迫椎体可形成椎体的侵蚀性骨缺损。透视可见扩张性搏动。

（2）X线血管造影：可确定动脉瘤的部位、大小、形态及载瘤动脉分支受累情况，既往为本病诊断的"金标准"。目前因CT和MRI的应用增多，血管造影通常仅用于进行介入治疗时。

（3）CT：可显示动脉瘤的部位、大小、形态、附壁血栓形成等情况，结合应用CTA可清楚显示载瘤动脉的其他异常改变。通常以动脉瘤直径超过近端动脉管径1/3以上为诊断标准。CT发现动脉瘤壁钙化敏感。

知识点7：胸主动脉瘤的鉴别诊断与比较影像学　　　　副高：掌握　正高：掌握

胸主动脉瘤需与胸主动脉附近的纵隔肿瘤或胸主动脉迂曲、扩张鉴别。X线平片只应用于该病的初步诊断，MRI和CT均可做出明确诊断，MRI、CT更有利于鉴别诊断，X线血管造影目前仅用于进行介入治疗时。

知识点8：大血管疾病的影像诊断思路　　　　副高：熟练掌握　正高：熟练掌握

（1）详细观察胸部X线平片主动脉的直径、钙化情况，对于主动脉明显增宽或显示钙化内移者，可疑主动脉病变者，需建议超声或CT检查；对于阴性者，不能排除主动脉疾病。

（2）超声检查，尤其多普勒超声，可疑主动脉疾病时，需观察病变主动脉内外径、主动脉内病变特征及附壁血栓是否形成，血流、流速及压力等信息，初步做出印象诊断。

（3）主动脉CT平扫及增强扫描可基本显示除血流动力学以外的全部信息。①对主动脉夹层，须观察撕裂内膜破口的位置、大小，以及原发破口或继发破口；判断真腔、假腔，假腔内是否血栓形成等；测量主动脉弓、升主动脉的最大直径，左右椎动脉直径；②对真性动脉瘤，需测量瘤体最大外径、最大腔内径、瘤体长度、瘤颈长度及宽度、瘤体与瘤颈夹角、双侧髂总动脉直径和长度等；③对假性动脉瘤，需测量瘤体最大径、瘤口最大径、瘤颈长度及宽度。对上述疾病均需观察病变累及范围及受累一级分支血管情况，还需注意是否存在胸腔积液、积血，纵隔、心包积液或积血等继发征象。

（4）MRI检查亦能提供CT所显示的解剖信息，还能用于了解主动脉瓣功能，主动脉腔内血流情况及血栓形成时间等。但因检查时间较长，一般较少应用。

（5）DSA目前主要用于主动脉疾病介入术前、后检查，主要用于：①判断主动脉夹层真、假腔，显示原发撕裂内膜破口的位置及其与邻近一级分支动脉开口之间的距离，主动脉的直径，指导支架的选择及放置；②显示真性或假性主动脉瘤的位置及其与邻近一级分支动脉开口之间的距离，测量瘤腔的大小、长度，瘤颈的宽度及长度，指导支架的选择及放置。

第二节　主动脉夹层

知识点1：主动脉夹层的病因病理　　　　副高：熟悉　正高：掌握

本病90%病例伴高血压和动脉粥样硬化，年轻患者多见于动脉囊性中层坏死（如马方综合征），或因中膜弹力纤维和平滑肌病损、发育欠缺等。此外，外伤和医源性损伤也是发病原因之一。

主动脉内膜撕裂，血液进入动脉壁的中膜；或因中膜弹力纤维和平滑肌病损、发育欠缺等形成主动脉壁间血肿即为主动脉夹层。

知识点2：主动脉夹层的分类	副高：掌握　正高：掌握

（1）Debakey分型

Ⅰ型：夹层波及升主动脉、主动脉弓、降主动脉并延至腹主动脉中远段，破口多位于升主动脉。

Ⅱ型：夹层局限于升主动脉、主动脉弓，破口多位于升主动脉。

Ⅲ型：夹层位于主动脉弓和降主动脉，可向远侧扩展。Ⅲ甲型，夹层局限于胸段降主动脉；Ⅲ乙型，夹层延至腹主动脉远端。

（2）Stanford分型

A型：破口位于左锁骨下动脉分支开口近端。

B型：破口位于左锁骨下动脉分支开口远端。

知识点3：主动脉夹层的临床表现	副高：掌握　正高：掌握

患者多急性起病，突发胸背部撕裂痛，疼痛可向下延及腹部，严重者可导致休克。

知识点4：主动脉夹层的影像学表现	副高：掌握　正高：掌握

（1）X线平片：根据主动脉进行性增宽，主动脉壁（内膜）钙化内移>4mm，可做出本病的定性诊断，还可见心脏增大，心包或左侧胸腔积液。

（2）X线血管造影：主要应用动脉法DSA显示内膜片负影、主动脉双腔、破口和再破口的部位和数目，有利于对主动脉夹层的总体观察。但是因其属有创检查，操作有一定危险性，一般不作为常规检查，仅在指导介入治疗时使用。

（3）CT和MRI：CT和MRI（结合应用CTA和MRA）均可显示主动脉夹层的真、假腔，内膜片及内膜破口，确定主动脉夹层的类型，主要分支是否受累，以及其他并发症。扫描速度快，显示附壁血栓敏感为CT的主要优点；但是CT不适于观察主动脉瓣关闭不全。MRI有时无须造影剂可以成像，适用于碘过敏者，但是，因检查时间长，不是常规检查方法。

知识点5：主动脉夹层的鉴别诊断与比较影像学	副高：掌握　正高：掌握

主动脉夹层应与胸主动脉附近的纵隔肿瘤、胸主动脉瘤、主动脉迂曲、扩张等鉴别。X线平片只作为该病的初诊，MRI和CT均可作出明确诊断，X线血管造影目前仅用于介入治

疗时。

知识点6：主动脉夹层、真性主动脉瘤、假性主动脉瘤的临床特征鉴别

副高：熟练掌握　正高：熟练掌握

主动脉夹层、真性主动脉瘤、假性主动脉瘤的临床特征鉴别

疾　病	病理特点	分　型	临床特点
主动脉夹层	主动脉壁局部内膜破损导致中层撕裂，在撕裂的内膜和中层之间有流动或凝固的血液	①依据夹层累及范围（Stanford分型）：A型：夹层累及升主动脉；B型：仅累及左锁骨下动脉以远降主动脉。②依据内膜撕裂破口位置（DeBakey分型）：Ⅰ型：破口在升主动脉，但累及升主动脉和降主动脉；Ⅱ型：破口在升主动脉，但仅限于升主动脉；Ⅲ型：破口在左锁骨下动脉以远，并向远端发展，夹层仅限于降主动脉（Ⅲa型）或夹层扩展至腹主动脉（Ⅲb型）	男性多于女性，好发于45~65岁。一般有动脉粥样硬化、高血压病史。临床表现为突发胸背部撕裂样痛、胸闷、气促，可伴血压下降和休克，如累及肠系膜上动脉可引起腹痛；累及肾动脉可引起血尿，累及颈动脉可引起脑缺血相关症状等。胸腔、心包及纵隔积血和短期内主动脉增粗为夹层破裂的危险信号
真性主动脉瘤	主动脉管腔的局部异常扩张膨大，而血管壁内、中、外3层结构保持完整。主动脉瘤可呈梭形或囊状，并常伴钙化和附壁血栓形成	①胸主动脉瘤：包括升主动脉、主动脉弓动脉瘤、降主动脉瘤。②腹主动脉瘤	①胸主动脉瘤：多见于老年男性。多数无明显症状，查体发现；可表现为胸背部隐痛、胀闷痛或酸痛，以及压迫周围气管、食管等产生相应的症状，破裂时可引起急性心脏压塞。②腹主动脉瘤：以40岁以上男性多见；主要表现为脐周或中上腹部搏动性肿块、钝痛或胀痛，瘤体表面可有压痛或闻及收缩期杂音
假性主动脉瘤	多为外伤、手术、感染等原因导致血管壁缓慢撕裂，在血管周围形成局限性血肿，并与血管相通，其瘤壁不具有正常的动脉壁结构、仅由纤维结缔组织构成		假性主动脉瘤非常少见，其临床表现无特异性

知识点7：主动脉夹层、真性主动脉瘤、假性主动脉瘤的影像学特征鉴别

副高：熟练掌握　正高：熟练掌握

见下表所示。

主动脉夹层、真性主动脉瘤、假性主动脉瘤的影像学特征鉴别

		主动脉夹层	真性主动脉瘤	假性主动脉瘤
主动脉直径		可正常或弥漫性增宽	膨胀性增宽	偏心性增宽
病变范围与形态		广	局限；梭形或囊状	局限；憩室样
主动脉腔		"真""假"两腔	单腔	单腔
撕裂内膜片		有	无	无
内膜破口		有	无	无
CT平扫	密度	假腔呈新月形等或稍高密度	附壁血栓呈不规整环壁等或稍高密度	附壁血栓呈不规整环壁等或稍高密度
	钙化位置	血管内部	血管边缘	血管边缘
	撕裂内膜片	线样高密度影	无	无
MRI平扫	信号	假腔呈低或混杂信号	附壁血栓呈不规整环壁低或混杂信号	附壁血栓呈不规整环壁低或混杂信号
	内膜破口	内膜中断	无	无
CT或MRI增强	主动脉腔	增强早期真腔高密度/信号，假腔低密度/信号；增强晚期真腔低密度/信号，假腔高密度/信号	高密度/信号	高密度/信号，窄颈与主动脉腔相连
	撕裂内膜片	线样低密度/信号影	无	无
	破口	内膜中断	无	无
	主动脉内壁	多光整	不光整	不光整
	附壁血栓	真腔少，假腔多	多	多
DSA	主动脉腔	增强早期真腔高密度，假腔低密度；增强晚期真腔低密度，假腔高密度	高密度	高密度，窄颈与主动脉腔相连
	撕裂内膜片	线样低密度影	无	无
	破口	内膜中断，对比剂自真腔向假腔分流	无	无

第三节　大动脉炎

知识点1：大动脉炎的病因病理　　　　　　　　　　副高：熟悉　正高：掌握

　　大动脉炎是以中膜损害为主的病因不明的非特异性血管炎，主要侵犯胸、腹主动脉及其主要分支，通常为多发病灶。中膜的弹力纤维和平滑肌细胞损害为基础病变，继发内膜和外膜广泛纤维性增厚，造成动脉不同程度狭窄，继发血栓形成可引起血管闭塞。按病变累及部位分为头臂动脉型、胸腹主动脉型、广泛型及肺动脉型。

知识点2：大动脉炎的临床表现　　　　　　　　　　　　　　副高：掌握　正高：掌握

多见于青年女性，以发热、食欲缺乏、周身不适、体重减轻、胸痛、乏力等症状起病，有受累动脉狭窄和闭塞的多种临床表现。

知识点3：大动脉炎的影像学表现　　　　　　　　　　　　　副高：掌握　正高：掌握

（1）X线平片：可见降主动脉中下段或全段普遍内收，内收段搏动减弱甚至消失，动脉边缘不规则，可伴动脉局限性扩张和边缘钙化。

（2）X线血管造影：显示降主动脉向心性狭窄，管腔变细，病变多较广泛，常伴狭窄后扩张和不同程度的侧支循环。心脏增大，多以左室增大为主。并全面显示主动脉分支和肺动脉受累情况，但是诊断本病的重点是观察管壁的增厚和钙化情况，造影在此方面有限度，目前不是临床常用的方法。

（3）CT和MRI：CT是目前最常规并且能够定性诊断的无创方法。平扫显示受累主动脉壁明显毛糙和钙化；CTA可见受累血管管壁的增厚和导致的管腔狭窄，活动期患者可见增厚动脉壁的非均匀强化，有助于判断本病活动期与非活动期。MRI能直接显示受累动脉管壁僵直、管腔狭窄和阻塞、扩张和动脉瘤形成等情况，电影MRI可显示继发的主动脉瓣关闭不全。结合应用CTA和MRA，CT和MRI对本病的诊断和鉴别诊断效果更佳。

第六篇
消化系统

第一章 食管与胃肠道

第一节 正常影像表现

知识点1：食管的X线造影检查　　　　　　　副高：掌握　正高：掌握

　　梨状窝两侧对称，于中线汇合，向下引入食管。食管上端于第6颈椎水平与下咽部相连，下端于第10~11胸椎水平与贲门相连。在与咽连接处及在膈的食管裂孔处各有一生理性高压区，为上、下食管括约肌。下食管括约肌有防止胃内容物反流的作用。

　　吞钡后食管的蠕动将钡剂自上向下推进，显示食管轮廓光滑整齐，管壁伸缩自如，宽度可达2~3cm。食管的黏膜皱襞表现为数条纵行且相互平行的纤细透明条纹影，相邻透明条纹影之间的致密线影为充盈钡剂的黏膜皱襞间沟，食管黏膜皱襞向下通过贲门与胃小弯的黏膜皱襞相连续。食管前缘可见三个压迹，由上至下依次为主动脉弓、左主支气管和左心房压迹。

知识点2：食管的CT表现　　　　　　　　　　副高：掌握　正高：掌握

　　食管在胸部CT横断层面图像上呈圆形软组织影，位于胸椎及胸主动脉前方。如管腔内含气体或对比剂时可观察食管壁的厚度，约为3mm。穿过横膈后食管转向左侧连于胃贲门。食管胃连接部与扫描层面斜交，故显示其壁呈局限性增厚，不要误认为病变。

知识点3：胃与十二指肠的X线造影表现 副高：掌握 正高：掌握

胃分为胃底、胃体、胃窦三部分及胃小弯和胃大弯。胃轮廓的右侧缘为胃小弯，左侧缘为胃大弯。贲门入口水平线以上的胃腔称胃底，立位胃底含气时又称胃泡；胃小弯转弯处为角切迹，角切迹与胃大弯最下一点连线以远的胃腔称胃窦；此连线与胃底之间的部分则称胃体。幽门连接胃和十二指肠。

（1）胃的形状：与体型、张力和神经功能状态有关，分四种类型：①牛角型胃：张力高，呈横位，胃角不明显，多见于胖型人；②钩型胃：张力中等，胃角明显，胃下极大致位于髂嵴水平；③瀑布型胃：胃底呈囊袋状向后倾，胃泡大，张力高，钡剂先进入后倾的胃底，再溢入胃体，犹如瀑布；④长型胃：又称无力型胃，位置与张力均较低，胃腔上窄下宽如水袋状，胃下极常在髂嵴平面以下，多见于瘦长型人。

（2）胃的轮廓：在胃小弯和胃窦大弯侧光滑整齐；胃底及胃体大弯侧轮廓常呈锯齿状，系横、斜走行的黏膜皱襞所致。

（3）胃的黏膜：黏膜像上，皱襞本身为条状透明影，皱襞间沟内含钡剂呈条纹状致密影。胃小弯侧的皱襞平行整齐，大弯侧逐渐变粗并呈横行或斜行。胃底皱襞较粗而弯曲，略呈网状。胃窦黏膜皱襞主要与小弯平行，有时也可呈斜行。

（4）胃的蠕动和排空：蠕动由胃体上部开始，有节律地向幽门方向推进。胃的排空受胃张力、蠕动、幽门功能和精神状态等影响，一般于服钡后2～4小时排空。

十二指肠全程呈C型，分球部、降部、水平部和升部，将胰头包绕其中。球部一般呈锥形，两缘对称，底部平整，幽门开口于底部中央；球部轮廓光滑整齐；黏膜皱襞为纵行平行的条纹；球部的运动为整体性收缩，可一次将钡排入降部。降部及以下黏膜皱襞多呈羽毛状，与空肠相似；蠕动多呈波浪状向前推进。

知识点4：胃与十二指肠的CT和MRI表现 副高：掌握 正高：掌握

CT和MRI可以观察胃壁的厚度，胃充分扩张时，正常胃壁厚度不超5mm，其中胃窦部的胃壁稍厚。MSCT增强扫描动脉期，有时能清楚显示明显强化、连续的胃黏膜，而黏膜下层强化程度较弱；在静脉期，整个胃壁呈均匀一致的强化。MRI增强扫描的动脉期和静脉期，胃壁的强化表现类似CT增强所见。

知识点5：小肠的X线造影检查 副高：掌握 正高：掌握

（1）口服钡剂小肠造影：空肠位于左上中腹，富于环状黏膜皱襞，常显示为羽毛状影像。空肠与回肠之间没有明确的分界。回肠位于右下腹和盆腔，肠腔较窄，黏膜皱襞少而浅，轮廓光滑；末段回肠自盆腔向右上行与盲肠相连。回盲瓣的上下瓣呈唇状突起，可在充钡的盲肠中形成透明影。空肠蠕动迅速有力，回肠蠕动慢而弱。

（2）小肠灌肠气钡双重对比造影：小肠管腔被钡剂涂布并被气体充分扩张，肠管粗细均匀，空肠可宽达4cm（充气后为4.5cm），回肠管径稍细，为3.5cm（充气后为4cm）。由于肠管充分扩张，羽毛状黏膜皱襞被展平而变得不明显，仅显示密集的环形黏膜皱襞，愈近回肠末端，环形皱襞愈稀疏。

知识点6：小肠的CT和MRI检查　　　　　　　　　　　副高：掌握　正高：掌握

在肠腔内对比剂充盈良好的CT图像上，肠管呈充满对比剂的连续管状结构。肠壁内缘因黏膜皱襞可呈锯齿状，肠壁厚度均匀。较常规CT和MRI检查相比，CT和MRI小肠灌肠造影能确保小肠肠腔内对比剂充盈良好；若同时行增强检查，在肠腔内对比剂与肠壁外脂肪低密度或抑脂后低信号的衬托下，能清楚地显示呈高密度或高信号的强化肠壁，扩展的小肠壁厚度不超过3mm。

知识点7：大肠的X线造影检查　　　　　　　　　　　副高：掌握　正高：掌握

结肠气钡双重对比造影时，钡剂逆向涂布直肠、结肠和盲肠内壁。盲肠位于右髂窝处，下方为盲端，阑尾开口于其内下方，内侧通过回盲瓣与回肠相续。升、降结肠分别位于腹腔两侧，纵向走行，降结肠与乙状结肠在左髂嵴处相移行。结肠的主要特征是充钡时可见多个大致对称的袋状凸出，称为结肠袋，它们之间是由半月皱襞形成的不完全间隔。

阑尾在钡剂或结肠气钡双重对比造影时都可能显影，呈长带状，位于盲肠内下方。一般粗细均匀，边缘光整，易推动。阑尾不显影、充盈不均匀或含粪石而造成的充盈缺损，不一定代表病变。

知识点8：大肠的CT和MRI检查　　　　　　　　　　　副高：掌握　正高：掌握

MSCT、MRI仿真结肠内镜可获得类似纤维内镜检查的效果，也可获得如同结肠气钡双重对比造影的图像。结直肠壁厚度为1~3mm，>5mm提示病变可能。

第二节　基本病变表现

一、轮廓改变的X线造影表现

知识点1：龛影　　　　　　　　　　　　　　　　　副高：掌握　正高：掌握

龛影是指钡剂涂布的轮廓有局限性外突的影像，为消化性溃疡及肿瘤坏死性溃疡形成的腔壁凹陷，使钡剂充填滞留其内所致。龛影形态较固定，无排空，内无黏膜皱襞。肿瘤引起的恶性溃疡多为腔内龛影。

知识点2：憩室　　　　　　　　　　　　　　　　　副高：掌握　正高：掌握

憩室表现为器官轮廓外的囊袋状突起，黏膜伸入其内，可有收缩，与龛影不同。

知识点3：充盈缺损　　　　　　　　　　　副高：掌握　正高：掌握

充盈缺损指管腔内因隆起性、占位性病变致使钡剂不能在该处充盈。多见于消化道良、恶性肿瘤及非肿瘤性病变（如炎性息肉、异位胰腺等），少数亦可为异物所引起，应和局限性外压性改变（如肿大淋巴结、异位血管）鉴别。恶性充盈缺损轮廓不规则、多无蒂，可有浅而大的溃疡形成。

二、黏膜及黏膜皱襞改变的X线造影表现

知识点4：黏膜破坏　　　　　　　　　　　副高：掌握　正高：掌握

黏膜破坏的X线表现为黏膜皱襞消失，代之以杂乱无章的钡影或充盈缺损，与正常黏膜皱襞的连续性中断。

知识点5：黏膜皱襞平坦　　　　　　　　　副高：掌握　正高：掌握

黏膜皱襞平坦的X线表现为皱襞不明显或消失。水肿者多为逐渐移行，与正常皱襞无明确分界；肿瘤浸润者多伴有形态固定、僵硬，与正常黏膜有明显分界。

知识点6：黏膜纠集　　　　　　　　　　　副高：掌握　正高：掌握

黏膜纠集的X线表现为皱襞呈放射状从四周向病变集中，多见于慢性溃疡瘢痕挛缩所致。

知识点7：黏膜皱襞增宽和迂曲　　　　　　副高：掌握　正高：掌握

黏膜皱襞增宽和迂曲的X线表现为黏膜皱襞的透明条纹影增宽、迂曲和紊乱。

知识点8：微黏膜皱襞改变　　　　　　　　副高：掌握　正高：掌握

双重造影时胃小区、胃小沟及结肠的无名区和无名沟等，称微皱襞影像或黏膜表面细微结构。炎性疾病时，小区呈非均匀性、颗粒状增大，小沟增宽且模糊，伴有糜烂时小区和小沟结构破坏消失；癌瘤时局部小区和小沟完全破坏。

三、管腔、位置及功能性改变的X线造影表现

知识点9：管腔改变　　　　　　　　　　　副高：掌握　正高：掌握

炎性狭窄范围较广，边缘较光整；癌性狭窄管壁僵硬、边缘不规则；外压性狭窄多偏于

管腔一侧且伴有移位，管腔压迹常光整；痉挛性狭窄以其可变性和可消失性为特点。管腔及管壁异常改变可利用对比剂充盈肠道后行CT检查，更准确显示肠道的增宽与狭窄，并可观察到管壁的下述改变：

（1）管壁增厚：管腔充盈状态下，食管壁及小肠壁超过5mm、胃壁超过10mm、大肠壁超过10mm可诊断为管壁增厚。

（2）管壁肿块：造影表现为充盈缺损，CT可直接观察到肿块的轮廓和位置、坏死、腔外生长、侵犯情况。

（3）管腔外改变：炎症可致邻近肠系膜水肿、充血及结缔组织增生，肿瘤可致浆膜层外脂肪层消失、淋巴结肿大、器官浸润及远处转移。

知识点10：消化管位置改变　　　　副高：掌握　正高：掌握

邻近病变的压迫可致消化管位置改变，粘连和牵拉不仅有胃肠道的移位，还有活动性受限；先天性异常和胃肠道的扭转亦是导致位置异常的常见原因。

知识点11：功能性改变　　　　副高：掌握　正高：掌握

（1）张力改变：张力高内腔缩小，如牛角型胃；张力低内腔扩大、松弛，如长型胃；张力过低可出现胃下垂。

（2）蠕动改变：蠕动增强表现为蠕动波增多、加深和运行加快。肿瘤浸润可使病变处蠕动消失，肠麻痹则全部肠管无蠕动可见。

（3）排空功能改变：排空功能与张力、蠕动、括约肌功能和病变本身有关。正常成年人胃排空时间约为4小时，小肠排空时间为9小时，超过上述时间而仍有钡剂停留则称为排空延迟。服钡后2小时即抵达盲肠则意味着运动力增强。

（4）分泌功能改变：胃溃疡时胃液增多；吸收不良综合征时肠腔分泌物增加；过敏性结肠炎时肠腔内大量黏液存在，充钡后表现为细长线样影或结肠黏膜钡剂附着不良，肠管轮廓不清。

知识点12：CT和MRI检查病变表现　　　副高：熟练掌握　正高：熟练掌握

（1）腔壁局限性增厚和肿块：CT、MRI可直接显示病变腔壁的不规则增厚或肿块。炎性病变腔壁增厚较弥漫，肿瘤则较局限。良性肿瘤肿块边缘光滑；恶性肿瘤表面不规则可伴有溃疡形成。缺血性肠梗死时，肠壁早期增厚，晚期变薄。

（2）腔壁密度或信号异常：正常消化道腔壁密度或信号均匀。肠缺血性病变时，CT平扫肠壁密度常减低，强化程度减弱甚至消失。出血时常表现为平扫密度增高，活动性出血时多期增强扫描可见对比剂血管外溢。肠壁的炎性病变活动期时肠壁的强化明显。

（3）系膜血管的改变和淋巴结异常：动脉供血增多及静脉回流受阻，均可引起肠系膜小血管的增粗、增多、密集；而动脉阻塞引起肠系膜血流灌注减少，系膜血管变细、稀疏。炎症和肿瘤都可引起淋巴结的增大和密度不均。

第三节 食管静脉曲张

知识点1：胃肠道疾病的概述 　　副高：熟练掌握　正高：熟练掌握

胃肠道是人体消化系统的重要组成部分，根据解剖部位的不同，可大致分为上消化道和下消化道。其中，上消化道主要由口腔、咽、食管、胃、十二指肠组成，而下消化道则由小肠和大肠组成。上消化道疾病主要包括炎症性疾病、溃疡性疾病、肿瘤及其他疾病，临床常见的分别有食管静脉曲张、食管癌、胃溃疡（GU）及十二指肠溃疡（DU）、胃癌等。下消化道疾病主要包括有炎性疾病、结核、肿瘤性疾病和及其他疾病，而结直肠癌是临床常见病与好发病之一。

知识点2：消化道常见疾病的临床特点 　　副高：熟练掌握　正高：熟练掌握

消化道常见疾病的临床特点

	常见疾病	临床特点
上消化道疾病	食管静脉曲张	常有长期肝病病史及相应临床表现（腹胀、黄疸、腹水、脾大等），可有呕血病史或急性上消化道出血病史。进食梗阻感不明显或轻微
	食管癌	男性多于女性，多发生于40岁以上。典型临床表现为进行性加重进食困难
	胃、十二指肠溃疡	常有周期性节律性上腹疼痛、反酸、嗳气等症状。常反复发作，呈慢性过程。十二指肠溃疡较胃溃疡多见，前者约占70%，后者约占25%，两者合并存在的复合性溃疡约5%。前者好发年龄（20~35岁）相对较后者（40~50岁）年轻，前者多位于十二指肠球部，具有饥饿性疼痛特点，而后者则在发生部位较广泛，具有餐后疼痛的特点
	胃癌	好发年龄在50岁以上，男女比例约为2∶1。早期症状不特异，疼痛与体重减轻是常见临床表现
下消化道疾病	结直肠癌	发病年龄以40~50岁最多，男性较多
	近端结肠癌	症状隐蔽，以大便潜血为主，伴有腹部包块、腹泻，进展期时可伴有肠梗阻
	远端结肠癌	症状发现较早，以粪便形状发生改变为主，粪便变形伴有里急后重感，可伴有便血、黏液样便等

知识点3：胃肠道常用影像检查方法的选择 　　副高：熟练掌握　正高：熟练掌握

（1）气钡双重造影：利用钡剂和气体对观察器官形成对比，能观察空腔脏器的黏膜、轮廓和运动动态情况，留存资料时须排除人为因素对假象的误判，受检查者影响较多。对食管、胃肠道先天性、功能性和器质性疾病仍以该检查为主。

（2）CT检查：对肠道准备充分的消化道常见肿瘤，不仅可以进行定位及定性诊断，还能够进行肿瘤分期、供血判断，为临床进一步诊治提供更多信息。

（3）MRI检查：不优先用于胃肠道检查，但是对CT诊断和鉴别有困难的病变，能够提供丰富的鉴别诊断信息。

知识点4：胃肠道影像检查的检查前准备　　　　　副高：熟练掌握　正高：熟练掌握

消化道常见影像检查的检查前准备和标准化流程

	检查前准备	体　位
食管造影	检查当天非严格禁食，必要时检查前服用产气粉	右前斜位+正位，透视下转动体位并摄片
上消化道造影	检查前一晚晚餐后严格禁食，检查当天检查前严格禁食，检查前需正确服用产气粉	食管部分检查同食管，吞入钡剂后由立位转为卧位，自左侧转体一周以上，待钡剂均匀涂布后，透视下转动体位并摄片。胃窦部及十二指肠球部须立位加压片
钡剂灌肠	检查前一天清洁肠道，检查前晚晚餐后禁食。检查当天检查前严格禁食	肛门插管后，俯卧足高头低位透视下注入钡剂及气体，钡头达到脾区后透视下转动体位，结肠袋充气满意情况下拔管
CT	检查当天严格禁食。下消化道检查前一天肠道准备或检查前两天软食，造影检查后需待钡剂排空后方可检查，检查前可喝1000～1500ml等渗等张液体充盈肠腔	仰卧位为主，必要时可加以俯卧位
MRI	检查当天严格禁食，下消化道检查前一天肠道准备或检查前两天软食，造影检查后需待钡剂排空后方可检查，带环妇女须取环后方可进行下腹盆腔扫描。检查前可喝1000～1500ml等渗等张液体充盈肠腔	仰卧位为主，必要时可加以俯卧位

知识点5：胃肠道常见疾病的影像诊断思路　　　　副高：熟练掌握　正高：熟练掌握

（1）观察食管全段，充盈相显示轮廓是否规整，管壁是否柔软；黏膜相显示食管的数条纵行黏膜，排列情况，有没有黏膜线中断，有无固定存在的充盈缺损。

（2）观察胃的轮廓、大小及蠕动情况，充盈相显示轮廓是否规整，管壁是否柔软，黏膜相显示胃各部分黏膜排列情况，有没有黏膜线中断，有无固定存在的充盈缺损、龛影等表现。摄取留存的图像有没有包含足够的正常结构及异常病变信息。

（3）观察直结肠的轮廓，结肠袋形态，充盈相显示轮廓是否规整，管壁是否柔软；黏膜相显示直结肠各部分黏膜排列情况，有没有黏膜线中断，有无固定存在的充盈缺损。摄取留存的图像有没有包含足够的正常结构及异常病变信息。

（4）CT、MRI应观察食管、胃、十二指肠及结直肠走行区域，各空腔脏器管壁厚度，充盈情况，对气钡双重造影及临床提示区域重点观察，有无管壁增厚及异常强化，黏膜线显示情况，是否完整，有无中断。

（5）病变与邻近结构的关系，周围组织或脏器与之分界是否清楚，有无推移、包绕及浸润等。

（6）观察伴随症状，有无周围淋巴结的肿大，是否有胸腹水，腹腔其他脏器是否存在异常。

（7）简要描述检查所见的脏器及其他已显示但未发现其他病变的组织和器官。

（8）结合病史以及以上影像表现做出初步诊断和鉴别诊断。

（9）对诊断不确定时，给出进一步建议，进一步检查或随访。

知识点6：食管静脉曲张的临床与病理 　　副高：熟悉　正高：掌握

食管静脉曲张是由食管任何部位的静脉回流障碍所致的疾病，是门静脉高压的并发症，常由肝硬化引起，其发生率可高达80%～90%。正常情况下，食管黏膜下层和食管周围各有一组静脉丛，汇集食管的静脉血。当门静脉血液受阻时，来自消化器官及脾等的回心血液不能完全进入肝，大量血液通过门静脉系统的胃冠状静脉和胃短静脉进入食管黏膜下静脉和食管周围静脉丛，经奇静脉进入上腔静脉，形成食管和/或胃底静脉曲张。

早期一般无明显症状。重者主要表现为呕血，可伴脾大、脾功能亢进、肝功能异常或腹水等症状。

知识点7：食管静脉曲张的X线造影 　　副高：掌握　正高：掌握

（1）轻度静脉曲张最初局限于食管下段。黏膜皱襞稍增宽或略微迂曲，管壁边缘略不平整。

（2）中度静脉曲张常累及食管的中段，典型表现为食管中、下段的黏膜皱襞明显增宽、迂曲，呈蚯蚓状或串珠状充盈缺损。

（3）重度静脉曲张扩展至中、上段，甚至食管的全长。除上述表现外，管壁蠕动明显减弱，钡剂排空延迟。

（4）合并胃底静脉曲张时，表现为胃底和贲门部呈葡萄状、息肉状、圆形、分叶状充盈缺损。

知识点8：食管静脉曲张的CT表现 　　副高：掌握　正高：掌握

平扫可见食管壁增厚或小叶样、簇状、蚯蚓状突入腔内的软组织肿块，CT值约50HU，增强扫描该迂曲扩张的静脉强化程度与腔静脉同步，病变可累及食管全层。

知识点9：食管静脉曲张的MRI表现 　　副高：熟练掌握　正高：熟练掌握

（1）T_1WI上呈低信号，T_2WI上呈中等程度高低混杂信号。

（2）可见蚯蚓状流空信号。

（3）增厚的食管下段在毛细血管期和延迟期呈条带状明显强化。

知识点10：食管静脉曲张的鉴别诊断　　　　　　　副高：掌握　正高：掌握

食管下段癌可呈息肉状表现，应与静脉曲张鉴别。静脉曲张管壁柔软而伸缩自如，一般肿瘤病变较局限，上、下界限清楚，充盈缺损不规则，管壁僵硬不能扩张。

（1）检查中的假象：由于唾液与气泡形成的充盈缺损假象，会随着钡剂的下移而消失，而食管静脉曲张的充盈缺损会持续存在且不会移位。

（2）贲门失弛缓症：①临床表现类似，为吞咽困难；但病程较长，发病缓慢，患者常伴有呕吐，呕吐物内可有宿食，患者喜食温热食物；②食管上段扩张，食管下段逐渐变细，管壁尚柔软，少量钡剂可间断进入胃，扩大食管内可见食糜悬挂；③中晚期患者食管扩张可达正常横径的4~5倍，食管下段呈漏斗样狭窄，食管蠕动减弱或消失。

知识点11：食管静脉曲张与食管癌的影像鉴别诊断
副高：熟练掌握　正高：熟练掌握

食管静脉曲张与食管癌的影像鉴别诊断

	食管静脉曲张	食管癌
部位	下段食管	食管任何部位
范围	范围较广	范围局限
管壁	柔软	僵直
X线	①早期表现为黏膜皱襞稍增粗或稍迂曲，管腔边缘略呈锯齿状，管壁柔软，钡剂通过良好。②进展期典型者为串珠状或蚯蚓状充盈缺损	①早期：食管黏膜皱襞紊乱、粗糙或中断；小的充盈缺损；局限性管壁僵硬，蠕动中断；小龛影；②中晚期：明显不规则狭窄和充盈缺损，管壁僵硬
CT	食管下段壁增厚，可见结节样突向腔内；增强后门脉期可见充盈粗大的静脉	食管壁增厚，增强可呈轻度强化
MRI	食管下段壁增厚，呈长T_1长T_2信号。增强可见增多及迂曲粗大的血管和侧支血管	显示增厚食管壁不如CT，但是显示纵隔淋巴结肿大较好
伴随症状	胃底静脉曲张时表现为胃底贲门附近黏膜皱襞呈多发息肉状充盈缺损，能随互相发生形状改变	壁外可见软组织肿块，纵隔内可见淋巴结肿大

第四节　食　管　癌

知识点1：食管癌的病因　　　　　　　　　　副高：熟悉　正高：掌握

食管癌好发于40~70岁的男性，男女之比为（2~3）:1。病因尚不明确，饮食引起的慢性刺激、感染及营养缺乏、遗传等均可能为本病的发病因素。

（1）化学病因：进食含多量亚硝胺的食物，亚硝胺是极强的致癌物。

（2）生物性因素：真菌。

（3）缺乏某些微量元素及维生素：饮食中缺少维生素A、维生素C及钙、钼、铁、锌、氟等。

（4）物理性、化学性或感染性的损害：食过热、过快；长期吸烟，饮烈性酒；口腔不洁或龋齿。

（5）人类乳头瘤病毒感染。

（6）遗传因素。

知识点2：食管癌的病理分型　　　　　副高：熟练掌握　　正高：熟练掌握

最常见于食管中段（50%），食管下段次之（30%），上段最少见。

（1）早期食管癌：①平坦型：癌肿限于黏膜层，无隆起或凹陷，局部充血，色泽较深。②糜烂型：病变处黏膜轻度糜烂，略凹陷，边界清，色泽较深。③斑块型：病变处黏膜肿胀隆起，表面轻度结节状隆起，边界清。④乳头型：癌肿呈乳头状或蕈伞状，表面轻度结节状隆起，边界清。

（2）中晚期食管癌：①髓质型：肿瘤沿食管壁浸润生长，侵及管壁各层及周围组织，受累管壁不对称性变厚，上下缘呈坡状隆起，常累及管径的大部分。②蕈伞型：突入管腔的卵圆形扁平肿块，可见分叶及溃疡，累及管径的一部分。③溃疡型：癌肿为不规则溃疡，底部较深且不规则，可达肌层或穿透肌层，甚至达食管周围组织，一般不引起梗阻。④缩窄型：管腔环形狭窄甚至梗阻，上端食管明显扩张，累及管径的全部。⑤食管癌的扩散：可以壁内扩散，直接侵犯周围组织，淋巴及血行转移。

知识点3：食管癌的镜下表现　　　　　副高：熟练掌握　　正高：熟练掌握

（1）以鳞状上皮癌多见，腺癌、分化小细胞癌或癌肉瘤少见。

（2）可见再生、异常增生、原位癌或浸润癌表现。

知识点4：食管癌的临床表现　　　　　副高：熟练掌握　　正高：熟练掌握

（1）早期：一般无明显症状，可有间歇性进食时胸骨后不适、摩擦感、微痛或异物感，咽喉部干燥与紧缩感。

（2）中晚期：表现为进行性吞咽困难，甚至滴水难进，并可逐渐出现侵犯邻近器官或癌转移的表现，如声嘶、气急、呕血或黑便、肝大、黄疸、腹水等。

（3）终末期：贫血、脱水、恶病质。

知识点5：食管癌的X线表现　　　　　　　　　　　副高：掌握　正高：掌握

（1）早期食管癌表现：食管局部黏膜皱襞增粗、扭曲、紊乱，其中常见有1条或2条以上黏膜中断，边缘毛糙。局部可见有0.2～0.4cm的小龛影。局限性的小充盈缺损直径一般在0.5cm左右，最大不超过3cm。

（2）中、晚期食管癌表现：①黏膜皱襞消失、中断、破坏；②管腔狭窄，狭窄为不对称性或呈环形，管壁僵硬，蠕动不对称或消失，狭窄一般为局限性，与正常区分界清楚，钡剂通过受阻，近端食管扩张；③表现为形状不规则、大小不等的充盈缺损；④轮廓不规则的较大龛影，其长径与食管的纵轴一致。

知识点6：食管癌的CT表现　　　　　　　　　　　副高：掌握　正高：掌握

（1）CT扫描可以显示食管与邻近的纵隔器官、组织的关系；确定肿瘤在食管腔外的侵犯范围、程度及周围和远处淋巴结转移情况，可用于食管癌的分期。①Ⅰ期：肿瘤局限于病变部位食管内，管壁局限性或全周性增厚和/或伴有局部管腔不规则狭窄，病变上方食管扩张，无纵隔内蔓延或转移；②Ⅱ期：食管壁增厚超过5mm，未向外浸润；③Ⅲ期：肿瘤直接浸润周围组织，并有局部纵隔淋巴结转移，无远处转移；④Ⅳ期：肿瘤远处转移；⑤早期食管癌局限于食管黏膜面，CT难以发现；⑥Ⅱ期以上食管癌可有阳性发现；⑦食管腔狭窄，多为肿块突入食管腔造成偏心性狭窄，缩窄型食管癌食管腔为向心性狭窄；⑧食管壁增厚，多为局限性偏心性增厚，形成不规则软组织肿块。

（2）CT增强检查，肿瘤呈明显不均匀强化，与正常结构及邻近纵隔结构分界清楚，较大肿瘤内可见点片状不强化的液化坏死区。

知识点7：食管癌的MRI表现　　　　　　　　　　副高：熟练掌握　正高：熟练掌握

（1）可见食管软组织肿块。

（2）病变于T_1WI上呈中等信号，T_2WI上呈不均匀高信号。

（3）MR增强检查，肿瘤发生明显强化，与正常食管形成明显反差，充分显示肿瘤的轮廓。

知识点8：食管癌的诊断与诊断要点　　　　　　　　副高：掌握　正高：掌握

早期食管癌的诊断依赖于钡剂透视与内镜检查，CT、MRI检查能评价食管壁浸润程度和周围组织器官的关系及有无淋巴结转移等，有助于分期。

（1）典型的临床表现是进行性吞咽困难。

（2）食管钡剂造影，充盈缺损、龛影；管壁僵硬、黏膜中断、管腔变窄或梗阻。

（3）CT发现肿瘤外侵情况、淋巴结增大及远处转移有助于诊断。

知识点9：食管癌的鉴别诊断　　　　　　　副高：熟练掌握　正高：熟练掌握

（1）消化性食管炎：①溃疡较小。②黏膜皱襞完整，无破坏、中断。③管腔狭窄，但尚能扩张。

（2）食管下段静脉曲张：①有肝硬化及肝门脉高压的病史。②充盈缺损呈蚯蚓状与串珠状。③管壁比较柔软，伸展度较好。④食管黏膜增粗，但无破坏中断。⑤无梗阻症状。

（3）食管平滑肌瘤：①呈边缘光滑锐利的充盈缺损。②突向腔内的半圆形阴影，以宽基底与管壁呈钝角。③周围食管壁柔软，扩张好。④病变呈偏心状。⑤少有梗阻。⑥肿瘤局部黏膜完整，黏膜被展平。

（4）食管裂孔疝：①膈肌上方类圆形疝囊影，其内密度混杂。②黏膜像可见胃黏膜影并与膈下胃腔相连。③疝囊形态可随呼吸运动发生改变。

（5）食管外在性压迫：①压迹边缘光滑。②食管黏膜规则、完整。③食管壁柔软。

第五节　食管平滑肌瘤

知识点1：食管平滑肌瘤的病理　　　　　　　副高：熟悉　正高：掌握

食管平滑肌瘤起于食管的肌层、黏膜肌层，故肿瘤位于黏膜下层内，好发于食管的中下段。肿瘤一般呈膨胀性生长，质地坚实，外有完整的包膜，其边界光滑，可有轻度分叶或呈结节状。肿瘤大小不一，一般在2~5cm，较小的肿瘤多呈卵圆形，较大者可呈肾形与蹄形，少数平滑肌瘤可多发、表面偶可见有溃疡。

知识点2：食管平滑肌瘤的临床表现　　　　　　副高：掌握　正高：掌握

食管平滑肌瘤约占食管良性肿瘤的2/3，病史一般较长，数月至数年不等。症状多轻微，可有间歇性吞咽阻塞感、异物感或疼痛。个别病例因肿瘤明显凸入后纵隔可出现背部疼痛。

知识点3：食管平滑肌瘤的X线表现　　　　　　副高：掌握　正高：掌握

钡剂检查病变处管壁仍较柔软，蠕动存在，钡剂通过可有停滞，一般无明显梗阻征象。肿瘤区黏膜皱襞被展平，无破坏中断征象。钡剂均匀涂抹在肿瘤表面，而表现为均一的"涂抹征"。肿瘤常呈边界锐利、光整的充盈缺损。切线位呈宽基底半圆形，少数病变呈分叶状或多结节状。病变与正常食管分界清楚，其夹角常为钝角。当肿瘤被清楚地勾画出来呈"环形征"时，为本病的典型表现。

知识点4：食管平滑肌瘤的CT表现　　　　　　副高：掌握　正高：掌握

食管平滑肌瘤的CT表现为轮廓光滑、边缘清晰、密度均匀的软组织肿块，不侵犯邻近脂肪和纵隔结构；平滑肌瘤发生恶变时密度可不均匀或形成溃疡，其内可见气体或液气平面，周围可见淋巴结转移。

知识点5：食管平滑肌瘤的鉴别诊断　　　　　　副高：掌握　正高：掌握

①增生性食管癌，充盈缺损不规则，表面黏膜破坏中断，常伴有龛影或糜烂，局部管腔扩张受限、狭窄及梗阻时，常提示为食管癌；②食管外压性病变，如主动脉弓压迹、异位右锁骨下动脉、淋巴结肿大等，可行CT检查鉴别。

第六节　胃　溃　疡

知识点1：胃溃疡的病理　　　　　　副高：熟悉　正高：掌握

胃溃疡多数为单发，好发部位为胃体小弯侧或胃窦部。溃疡先从黏膜开始，逐渐侵及黏膜下层、肌层及浆膜层，形成深浅不一的壁龛。溃疡邻近的组织有不同程度的细胞浸润、纤维组织增生和水肿，逐渐向胃壁过渡，与正常胃壁分界不清。由于纤维组织增生、收缩，溃疡的黏膜皱襞以壁龛为中心，呈放射状纠集。纠集的黏膜皱襞可以直达壁龛的口部或距口部数毫米至1~2cm处逐渐变平或消失。

知识点2：胃溃疡的临床表现　　　　　　副高：掌握　正高：掌握

患者有上腹疼痛史，常在饮食失调、过度疲劳、季节变化后发作。疼痛的性质可为钝痛、胀痛、刺痛或灼痛，多数在进食后缓解。

知识点3：胃溃疡的直接征象　　　　　　副高：掌握　正高：掌握

为溃疡所致的龛影。多见于小弯，切线呈乳头状、锥状或其他形状，边缘光滑整齐，密度均匀。局部平整或稍不平。良性溃疡龛影口部常见黏膜水肿造成的透明带，依其范围而有不同的表现：①黏膜线：为龛影口部宽1~2mm的光滑整齐的透明线；②项圈征：龛影口部的透明带宽约数毫米，如一个项圈；③狭颈征：龛影口部明显狭小，使龛影犹如具有一个狭长的颈。此外，龛影口部可见黏膜纠集征象，黏膜皱襞如车轮状向龛影口部集中且到达口部边缘并逐渐变窄为良性溃疡的又一特征表现。

知识点4：胃溃疡的间接征象　　　　　　　　　副高：掌握　正高：掌握

①痉挛性改变：表现为胃轮廓上的凹陷（又称切迹），小弯龛影，在大弯的相对处出现的手指样痉挛切迹，称"手指征"；②分泌增加：潴留液较多，钡剂不易附着于胃壁，透视有时可见液平面；③胃蠕动增强或减弱，张力增高或减低，排空加速或减慢；④龛影处常有不同程度的压痛。

知识点5：胃溃疡的恶变征象　　　　　　　　　副高：掌握　正高：掌握

龛影周围出现小结节状充盈缺损或小段环堤；周围黏膜皱襞呈杵状增粗或中断；龛影变为不规则或边缘出现尖角征；治疗过程中龛影增大。

知识点6：胃溃疡的诊断要点　　　　　　　　　副高：熟练掌握　正高：熟练掌握

（1）上腹部疼痛，与进食有关，进食后疼痛。
（2）疼痛的特点，慢性反复发作、周期性、节律性。
（3）消化道造影发现龛影。

知识点7：胃溃疡、溃疡型胃癌、十二指肠溃疡的鉴别诊断
　　　　　　　　　　　　　　　　　　　　　副高：熟练掌握　正高：熟练掌握

胃溃疡、溃疡型胃癌、十二指肠溃疡的鉴别诊断

	胃溃疡	溃疡型胃癌	十二指肠溃疡
部位	全胃可发生，小弯侧多见	全胃可发生	十二指肠球部多见
范围	局限	局限或广泛	局限
管壁	柔软或筋挛	僵直	变形、柔软
X线	突向胃腔外的龛影，黏膜线向龛影聚集	胃腔内龛影，黏膜线聚集，但是不能到达龛影口，周边黏膜出现中断	球部正常三角形态消失，可见点状龛影，严重时可变形呈三叶草形
CT	肠道准备充分时，可见胃黏膜线中断，不同深度的龛影及周边组织情况	局部胃壁增厚，突向腔内的肿块，肿块可发生坏死，形成龛影，增强时可轻度或中度强化	肠道准备充分时，可见球部变形
MRI	显示不如CT。肠道准备充分时，可见胃黏膜线中断，不同深度的龛影及周边组织情况	显示不如CT，可显示增厚胃壁、肿块、龛影。DWI上肿瘤呈高信号，黏膜线中断	显示欠佳
伴随症状		胃周淋巴结肿大	穿孔时，可有游离气体和炎性反应

第七节　胃　癌

知识点1：胃癌的临床与病理　　　　　　　　　副高：熟悉　正高：掌握

　　胃癌是指发生在胃上皮组织的恶性肿瘤，是消化道最常见的恶性肿瘤之一。好发于40~60岁，男性多于女性，为（2~3）:1。胃癌可发生在胃的任何部位，50%~60%发生在胃窦部，其次为贲门和胃体小弯。
　　（1）早期：上腹部隐痛不适，食欲不振，恶心呕吐，呕吐物为棕褐色食物残渣。
　　（2）晚期：①上腹部肿块；②贫血、恶病质、粪便潜血阳性。

知识点2：胃癌的病因　　　　　　　　　副高：熟练掌握　正高：熟练掌握

　　（1）发病原因不明。
　　（2）可能与多种因素有关，如生活习惯、饮食种类、环境因素、遗传素质、精神因素等。
　　（3）也与慢性胃炎、胃息肉、胃黏膜异形增生和肠上皮化生、手术后残胃，以及长期幽门螺杆菌感染等有一定的关系。

知识点3：胃癌的病理分型　　　　　　　　　副高：熟悉　正高：掌握

　　①蕈伞型：肿瘤向腔内生长，表面多高低不平，如菜花状；②浸润型：肿瘤沿胃壁浸润生长，常侵犯胃壁各层，使胃壁增厚、僵硬、弹性消失；③溃疡型：肿瘤常深达肌层，形成大而浅的盘状溃疡，边缘有一圈堤状隆起，溃疡型癌又称恶性溃疡。

知识点4：胃癌的消化道造影　　　　　　　　　副高：掌握　正高：掌握

　　（1）黏膜皱襞改变：中断或消失。
　　（2）胃轮廓改变和胃腔狭窄：狭窄性梗阻，革袋胃。
　　（3）充盈缺损：多见于息肉样胃癌，边缘不整，凹凸不平。
　　（4）恶性溃疡：①半月综合征：龛影形状不规则，多呈半月形，外缘平直，内缘不整；龛影位于胃轮廓内；龛影周围有一圈边界清楚的透亮带（环堤）。②指压迹：溃疡边缘呈结节状癌性浸润。③尖角征：龛影边缘不规则角形尖刺影，多位于指压迹间。
　　（5）胃蠕动改变：减低或消失。
　　（6）肿块。

知识点5：胃癌的CT表现　　　　　　　　　副高：掌握　正高：掌握

　　CT可显示软组织肿块，胃壁增厚，胃周脂肪层消失（提示肿瘤突破胃壁）、周围器官浸润及腹膜后、腹腔淋巴结转移等。

知识点6：胃癌的鉴别诊断　　　　　　　　　　副高：掌握　正高：掌握

（1）胃原发性淋巴瘤：①X线征为弥漫胃黏膜皱襞不规则增厚；②有不规则地图形多发性溃疡，溃疡边缘黏膜形成大皱襞；③单个或多发的圆形充盈缺损，呈"鹅蛋石样"改变。

（2）胃平滑肌肉瘤：①多见于老年人；②好发胃底胃体部；③肿瘤常＞10cm，呈球形或半球形；④可因缺血出现大溃疡。

（3）胃良性溃疡：①龛影性状为圆形或椭圆形，边缘光滑整齐；②龛影位置突出于胃轮廓外；③龛影周围和口部黏膜水肿表现；④附近胃壁柔软，有蠕动。

（4）胃恶性溃疡：①龛影性状不规则，扁平，有多个尖角；②龛影位于胃轮廓内；③龛影周围和口部有不规则的环堤、指压痕、裂隙征，黏膜皱襞中断、破坏；④附近胃壁僵硬，峭直，蠕动消失。

（5）胃间质瘤：根据发生部位不同，临床症状有所差异，浆膜型胃间质瘤临床症状出现较晚而黏膜型及浆肌层发生的间质瘤临床症状出现较早。肿块多半呈圆或卵圆形，血供丰富，强化明显，较大时容易发生坏死，部分可伴有钙化发生。

知识点7：特殊部位胃癌与胃窦炎的影像鉴别诊断　　副高：熟练掌握　正高：熟练掌握

特殊部位胃癌与胃窦炎的影像鉴别诊断

	全胃癌	胃窦癌	胃窦炎
部位	全胃	发生于胃窦	发生于胃窦
范围	全胃累及	界限清晰	界限不清
管壁	全胃管壁僵硬，蠕动消失	胃窦部管壁僵硬	柔软，呈波浪状
X线	胃腔缩小，僵硬呈革袋状，黏膜完全消失，蠕动消失	胃窦黏膜破坏消失；可有肿块	胃窦黏膜存在，肥大、迂曲、粗乱，没有肿块
CT	显示病变范围及肿块范围清楚，肿块可发生坏死，形成龛影，增强时可轻度或中度强化	显示胃窦部胃壁增厚，突向腔内的肿块清楚，肿块可发生坏死，形成龛影，增强时可轻度或中度强化	胃窦壁可增厚，轻度强化，三期扫描形态可发生变化
MRI	显示不如CT，可显示增厚胃壁、肿块，龛影	显示不如CT，可显示增厚胃壁、肿块，龛影	显示不如CT，胃窦壁轻度增厚
	DWI上肿瘤呈高信号，黏膜线中断	DWI上肿瘤呈高信号，黏膜线中断	DWI上信号可部分升高，但黏膜线完整
伴随症状	胃周淋巴结增多，肿大晚期可有邻近脏器（结肠、肝、腹膜、网膜）累及和远处脏器（肝、肺、肾上腺、卵巢等）转移	胃周淋巴结增多，肿大晚期可有邻近脏器（结肠、肝、腹膜、网膜）累及和远处脏器（肝、肺、肾上腺、卵巢等）转移	

第八节　胃肠道间质瘤

知识点1：胃肠道间质瘤的临床与病理　　　副高：熟悉　正高：掌握

胃肠道间质瘤（GIST）是一类起源于胃肠道间叶组织的肿瘤，部分可伴有平滑肌瘤和/或神经鞘瘤的不完全分化，占消化道间叶肿瘤的大部分。其不包括完全由平滑肌细胞起源的平滑肌类肿瘤和由神经细胞或神经鞘细胞起源的神经源性肿瘤。GIST好发中老年人，也可见年轻人。多发于胃和小肠，而食管、结直肠少见，极少数还可发生在肠系膜甚或腹膜后。GIST起源于胃肠壁黏膜下，可向腔内或腔内、外同时生长。肿瘤边界清楚，黏膜破坏不明显。肿瘤常侵犯一侧胃肠壁，多无明显梗阻。

知识点2：胃肠道间质瘤的X线表现　　　副高：掌握　正高：掌握

钡剂造影检查可表现为边缘光整的充盈缺损，与正常胃肠壁分界清，肿块表面黏膜皱襞可被展平或有龛影。血管造影显示为血供丰富、染色明显的肿瘤。

知识点3：胃肠道间质瘤的CT和MRI表现　　　副高：掌握　正高：掌握

表现为胃肠壁起源的实性肿块；直径小于5cm的肿块，趋向边界清楚，肿块密度或信号也趋向均匀，呈中度或明显强化；较大的肿块，常有坏死、囊变和出血，强化不均，境界欠清，当肿瘤坏死与肠管相通时，其内可见气液平，肝脏转移较为常见。

知识点4：胃肠道间质瘤的诊断　　　副高：掌握　正高：掌握

依据患者消化道出血病史，无明显肠梗阻表现，影像检查显示腔内或腔内、外边界较清晰的肿块，强化较明显，可对大对数GIST做出诊断。

第九节　胃肠道淋巴瘤

知识点1：胃肠道淋巴瘤的临床与病理　　　副高：熟悉　正高：掌握

胃肠道淋巴瘤分原发性和继发性。病变起源于胃肠道黏膜下层的淋巴组织。以胃最多见；其次是小肠，小肠淋巴瘤主要发生在回盲部；食管和结肠较少见。病理上多为非霍奇金B细胞淋巴瘤。肿瘤可为局限性或较弥漫性浸润而使胃肠壁增厚，也可在局部形成多发结节或肿块。

临床主要表现为腹痛、恶心、呕吐、腹泻、消瘦、发热等。

知识点2：胃肠道淋巴瘤的X线表现   副高：掌握   正高：掌握

①黏膜皱襞改变，黏膜皱襞有不同程度的变平、增宽、破坏消失；②弥漫多发小结节状或肿块样充盈缺损，缺损区表面胃、肠黏膜平坦或不规则；③龛影，病变部位可有大小不等的溃疡龛影；④胃肠壁和内腔，胃肠壁多柔软，内腔狭窄不明显。

知识点3：胃肠道淋巴瘤的CT和MRI表现   副高：掌握   正高：掌握

①病变部位胃肠壁增厚明显，虽病变较广，但若病变发生在胃部，胃仍有一定的扩张性及柔软度，胃形态各期扫描可改变；②病变肠管呈动脉瘤样扩张，虽病变段肠壁不规则环形增厚，但肠腔并非狭窄而是扩展，该征象为肠道淋巴瘤的特征性表现；③胃、肠壁肿块，肿块密度或信号大体均匀，呈轻中度强化；未经治疗者，坏死和钙化少见；④广泛胃周或系膜淋巴结及腹膜后淋巴结肿大，肿大的淋巴结可融合呈团块样；⑤"三明治征"，即肿块和/或肿大的淋巴结相融合，包绕血管，强化明显的血管在肿块中穿行。

知识点4：胃肠道淋巴瘤的诊断要点   副高：掌握   正高：掌握

胃肠道淋巴瘤影像表现较具特征，若胃肠壁不规则环形增厚，保持一定柔软度，梗阻不明显，肠管动脉瘤样扩张，若为肿块，肿块密度、信号较均匀，轻中度强化，呈"三明治征"表现，据此多可诊断为胃肠道淋巴瘤。

知识点5：胃肠道淋巴瘤的鉴别诊断   副高：掌握   正高：掌握

①胃肠癌：胃癌广泛侵犯者引起胃壁僵硬，呈"皮革胃"；肠癌病变较局限，好发于近段小肠，肠壁增厚常导致肠腔狭窄和肠梗阻表现；如形成肿块，肿块密度多不均。②GIST：较小的GIST边界清楚，肿块密度均匀，强化明显；较大的GIST，密度常不均匀，强化程度较淋巴瘤明显，且淋巴结增大少见。

第十节 十二指肠憩室

知识点1：十二指肠憩室的病因病理   副高：熟悉   正高：掌握

十二指肠憩室90%~95%位于降段内侧，距壶腹部2.5cm范围内居多，老年人多见。

知识点2：十二指肠憩室的临床表现   副高：掌握   正高：掌握

多无症状，合并炎症时类似胃炎和溃疡，憩室炎可引起憩室出血、穿孔及胆道梗阻等严重并发症。

知识点3：十二指肠憩室的X线表现　　　　　副高：掌握　正高：掌握

钡剂显示为突向腔外的囊袋状含钡影，轮廓光滑，十二指肠黏膜突入其内，壁软、有蠕动及排空，亦可有内容物，表现为充盈缺损。继发炎症时黏膜增粗紊乱，可有小龛影。

知识点4：十二指肠憩室的鉴别诊断　　　　　副高：掌握　正高：掌握

钡剂透视即可确诊，需与溃疡鉴别。

第十一节　溃疡性结肠炎

知识点1：溃疡性结肠炎的概念　　　　　副高：掌握　正高：掌握

溃疡性结肠炎是一种非特异性大肠黏膜的慢性炎症性病变，好发于直肠与乙状结肠。

知识点2：溃疡性结肠炎的钡灌肠双对比造影　　　　　副高：掌握　正高：掌握

（1）黏膜面呈粗颗粒状改变。
（2）多发小溃疡在结肠充盈像上显示为肠壁外缘的锯齿状改变。
（3）较大溃疡向外突出形成"领扣状"或"T"字形龛影。
（4）当炎性息肉形成时，黏膜粗乱，可见大小不一的充盈缺损。
（5）晚期，肠管向心性狭窄，肠管短缩，管壁僵直呈铅管状。

知识点3：溃疡性结肠炎的X线腹平片　　　　　副高：掌握　正高：掌握

由于结肠排空加快，X线腹平片显示"干净肠腔"。

知识点4：溃疡性结肠炎的CT表现　　　　　副高：掌握　正高：掌握

（1）肠壁轻度增厚，常<1cm，轮廓光滑、对称，肠腔略狭窄。
（2）结肠轴位像可见黏膜下低密度区位于增厚的结肠壁内外层之间，形成环状密度改变，称为"靶征"。
（3）肠系膜和直肠周围间隙的脂肪浸润和纤维化。

知识点5：溃疡性结肠炎的病理表现　　　　　副高：熟悉　正高：掌握

（1）早期：黏膜水肿、充血、坏死，形成小溃疡。

（2）晚期：黏膜萎缩，大量瘢痕形成导致结肠缩短，肠腔狭窄，出现假性息肉。

知识点6：溃疡性结肠炎的临床表现 　　　　　　　　副高：掌握　正高：掌握

（1）好发于20~40岁的青壮年。
（2）起病缓慢，腹痛、腹泻伴里急后重，便中带血和黏液。
（3）可有发热、贫血、消瘦等全身性症状。
（4）病程长，常缓解与发作交替出现。
（5）本病易复发，易发生肠穿孔、肠梗阻、腹膜炎。
（6）主要的并发症有中毒性巨结肠、肠狭窄、继发感染和结肠癌。

知识点7：溃疡性结肠炎的鉴别诊断 　　　　　　　　副高：掌握　正高：掌握

（1）结肠克罗恩病：①病变不累及直肠；②病变呈节段性不连续性，病变分布不对称；③溃疡多为移行的，炎症改变的黏膜上有"卵石征"表现；④晚期有瘘管形成。
（2）肠结核：①好发部位：右侧结肠、回盲部、盲肠和升结肠；②发展趋势：由上向下；③累及范围：病变呈不连续性；④黏膜改变：黏膜可见不规则浅糜烂，无假性息肉改变。
（3）家族性息肉综合征：①有遗传性家族史；②无结肠炎性改变；③以便血为主要症状。

知识点8：溃疡性结肠炎的诊断要点 　　　　　　　　副高：掌握　正高：掌握

好发于直肠与乙状结肠；缓解与发作交替出现；黏膜粗乱，多发溃疡、息肉形成；肠管狭窄短缩，结肠袋消失呈管状肠管；X线腹平片示"干净肠腔"。

第十二节　克罗恩病

知识点1：克罗恩病的病因病理 　　　　　　　　副高：熟悉　正高：掌握

克罗恩病为非特异性炎性病变，可发生于消化道任何部位，好发于回肠末端，又称局限性肠炎。早期病理改变为黏膜充血、水肿，炎性细胞浸润、巨细胞形成、多发小溃疡形成，淋巴管内皮细胞增生，管腔阻塞，淋巴结肿大。病变发展，可累及肠壁全层，引起肠壁增厚，黏膜表面形成肉芽结节，溃疡呈纵行，易形成窦道或瘘管，溃疡多位于系膜侧。

知识点2：克罗恩病的临床表现 　　　　　　　　副高：掌握　正高：掌握

本病以青壮年肠结核患者为好发人群，主要有腹痛、低热、腹泻或便秘、食欲缺乏等。

知识点3：克罗恩病的X线表现 副高：掌握 正高：掌握

①回肠末端黏膜增粗，当侵及黏膜下层出现肉芽组织时，见卵石样或息肉样充盈缺损；②并可见多发小刺状或典型的系膜侧纵行溃疡，系膜对侧可见成串的假憩室，可有激惹征；③晚期伴有管壁增厚、僵硬、狭窄，瘘管、脓肿形成。

本病特征是病变呈节段性分布、"卵石征"及纵行溃疡。

知识点4：克罗恩病的CT表现 副高：掌握 正高：掌握

可见肠壁增厚、脓肿及肠系膜异常，有利于显示穿孔后形成的肿块。

知识点5：克罗恩病的诊断与鉴别诊断 副高：掌握 正高：掌握

钡剂造影为首选检查方法，需与肠结核鉴别。
（1）正常与病变之间分界不清，而本病分界清晰。
（2）多为较大肉芽肿形成较大的充盈缺损，而非鹅卵石征。
（3）形成瘘管及窦道较少。
（4）无系膜侧损害的假憩室样改变。
（5）临床有结核病史。

第十三节 结肠息肉

知识点1：结肠息肉的概念 副高：掌握 正高：掌握

结肠息肉是指隆起于结肠黏膜上皮表面的局限性病变，好发于直肠、乙状结肠，可单发或多发。

知识点2：结肠息肉的病理 副高：熟悉 正高：掌握

以组织学角度说结肠息肉可以是腺瘤性息肉、炎性息肉、错构瘤灶息肉、增生性息肉，以前二者最为多见。息肉呈圆形或类圆形肿块，轮廓光滑或是分叶状，基底可较宽，也可窄基底，甚至可有一长蒂。息肉大小不一，直径从数毫米到 $2\sim3cm$ 以上，一般在2cm以下。

知识点3：结肠息肉的临床表现 副高：掌握 正高：掌握

多见于儿童，以反复性血便为主，或有黏液便、腹痛等。

知识点4：结肠息肉的气钡双重对比造影 副高：掌握 正高：掌握

息肉表现为边界锐利的肿块影，周围常有一圈钡影环绕，如表面有糜烂或有溃疡可显示为不规则龛影。息肉如带蒂，可见息肉有一定活动度。带蒂息肉可自行脱落，再次检查时则消失。

知识点5：结肠息肉的鉴别诊断 副高：掌握 正高：掌握

结肠息肉主要和结肠癌鉴别。气钡双重造影是诊断该病最重要且首选的检查手段。怀疑恶变时应辅以内镜活检。

第十四节 结 肠 癌

知识点1：结肠癌的病理 副高：熟悉 正高：掌握

结肠癌的病因不详，可能与饮食习惯有关，食物中纤维素过少而引起；肠道息肉易恶变成癌；长期的溃疡性结肠炎和血吸虫病基础上都易产生癌肿。结肠癌约70%好发在直肠和乙状结肠，其次为盲、升结肠。

知识点2：结肠癌的病理分型 副高：熟悉 正高：掌握

（1）增生型：肿瘤向腔内生长，呈菜花样，表面可有溃疡，基底较宽，肠壁增厚。
（2）浸润型：肿瘤沿肠壁浸润，使肠壁增厚，并常绕肠壁呈环形生长，而致肠腔呈环形狭窄。
（3）溃疡型：表现为深而不规则的溃疡。
（4）混合型：以上述形式混合表现，多属晚期。

知识点3：结肠癌的临床表现 副高：掌握 正高：掌握

腹部包块、便血或腹泻，或有顽固性便秘，也可有脓血便或黏液样便。直肠癌主要表现为便血、大便变细和里急后重感。

知识点4：结肠癌的钡灌肠 副高：掌握 正高：掌握

（1）肠腔可见轮廓不规则的充盈缺损，病变多位于肠壁的一侧，黏膜破坏消失，局部管壁僵硬平直，结肠袋消失，肿瘤较大时，钡剂通过受阻。
（2）管腔狭窄，可偏于一侧，或呈环形狭窄，肠壁僵硬，黏膜破坏消失，但界限清楚，环形狭窄是浸润型结肠癌的典型表现，此型肿瘤易造成梗阻，钡剂可仅限于肿瘤的下界。

（3）可表现为形态不规则，边缘不整齐的较大龛影，周围常有不同程度的充盈缺损或狭窄，肠壁僵硬，袋形消失，黏膜破坏。

知识点5：结肠癌的CT表现	副高：掌握　正高：掌握

分四期：一期只有腔内肿块而无肠壁增厚；二期管壁增厚超过10mm，但不侵犯邻近器官；三期侵及邻近器官；四期有远处转移。

知识点6：结肠癌的诊断与鉴别诊断	副高：掌握　正高：掌握

怀疑结肠癌时首选的检查方法是钡灌肠。早期较小病变在常规钡灌肠中容易遗漏，应做结肠气钡双重造影。可检出5mm以下的肿瘤。无肠道梗阻症状时，可采用口服钡剂检查作为辅助，但对于疑为左侧结肠癌或出现梗阻症状者忌用钡剂检查，以免钡剂积留于肠道内导致结肠完全性梗阻。

CT检查的作用在于明确病变侵犯肠壁的深度、向壁外蔓延的范围和远处转移，从而进行肿瘤分期并为治疗方案提供依据。

知识点7：结直肠癌与结直肠腺瘤的影像鉴别诊断	副高：熟练掌握　正高：熟练掌握

结直肠癌与结直肠腺瘤的影像鉴别诊断

	结直肠癌	结直肠腺瘤
范围	局限或多发	单发或多发
管壁	僵硬	柔软
X线	管腔狭窄，黏膜破坏，充缺影较固定	突向腔内的充盈缺损，可发生移动，一般不引起管腔狭窄
CT	管壁局限增厚，异常不均匀强化	突向腔内结节，轻度均匀强化
MRI	显示不如CT。管壁增厚，DWI上呈高信号表现	显示不如CT
伴随症状	周边淋巴结可肿大，可发生远处器官转移，如肝脏	

第二章 肝 脏

第一节 正常影像表现

知识点1：肝脏的位置与形态　　　　　　　　　　　　副高：掌握　正高：掌握

肝脏是上腹部最大的实质性器官，位于右上中腹部，上方紧贴右膈下，外缘紧靠腹壁，内侧与食管、右肾及肾上腺、胃、十二指肠、胰腺等器官毗邻，下方与结肠紧邻。正常肝脏呈楔形，右叶厚而大，向左逐渐变小变薄。CT及MRI可自横断、冠状、矢状位上显示肝脏形态。肝脏边缘光滑，棱角锐利。

知识点2：肝脏的大小　　　　　　　　　　　　　　　副高：掌握　正高：掌握

正常肝右叶前后径为8～10cm，最大斜径为10～14cm；左叶厚度不超过6cm，长度不超过9cm。多层螺旋CT及MRI检查，可定量检测肝脏体积，但较费时；通常方法是测量肝叶最大径线并计算其间比例，以对各叶大小进行评价，正常肝右/左叶前后径比值为1.2～1.9，肝右/尾叶横径比值为2～3。

知识点3：肝叶、肝段划分　　　　　　　　　　　　　副高：掌握　正高：掌握

肝脏分为左叶、右叶和尾叶。CT、MRI检查均可根据肝内血管分布特点把肝脏划分为若干肝段。通常以左、中、右肝静脉作为纵向划分标志，以门静脉左、右支主干作为横向划分标志，如此将肝脏划分为八个肝段，即尾叶为 I 段，左外上段为 II 段，左外下段为 III 段，左内段为 IV 段，右前下段为 V 段，右后下段为 VI 段，右后上段为 VII 段，右前上段为 VIII 段。

知识点4：肝实质　　　　　　　　　　　　　　　　　副高：掌握　正高：掌握

（1）CT：①平扫，正常肝实质呈均匀软组织密度，比脾密度高，CT值为55～75HU，其中的血管可表现为圆形或管状低密度影；②CT多期增强检查可反映肝实质的供血特点，即动脉期强化并不明显，门静脉期强化开始明显，于平衡期强化达到高峰。

（2）MRI：正常肝实质信号均匀，T_1WI上呈中等信号，高于脾的信号，T_2WI上呈较低信号，明显低于脾的信号；多期增强T_1WI上，肝实质强化表现与CT相同。

知识点5：肝血管　　　　　　　　　　　　　　　副高：掌握　正高：掌握

肝动脉和门静脉由肝门进入肝内继续分成各肝叶、段血管；肝静脉属支最后汇合形成左、中、右肝静脉，并于第二肝门进入下腔静脉。

（1）DSA检查：可以显示肝动脉、门静脉及其分支，在肝内呈树枝状分布，走行自然，边缘光滑。

（2）CT检查：①平扫时，肝静脉和门静脉分支通常表现为肝实质内条形或圆形低密度影，肝动脉分支则不能显示；②多期增强检查，动脉期可显示肝动脉及其分支，表现为散在分布的线状、点状高密度影；③门静脉期可见门静脉及其左右分支明显强化；④平衡期左、中、右肝静脉发生强化；⑤CTA可从多方位显示血管的全貌。

（3）MRI检查：较大的门静脉、肝静脉及下腔静脉由于流空效应，于SE序列T_1WI、T_2WI上都表现无信号的管状结构，但肝内较小的血管则因流动相关增强效应而于T_2WI上呈高信号的管状结构。MRA可从不同方位更好地显示门静脉和肝静脉。

第二节　基本病变表现

知识点1：肝大小与形态异常　　　　　　　　　　副高：掌握　正高：掌握

（1）肝脏增大：多见于弥漫性肝病和肝内较大的占位性病变。CT或MRI均可表现为肝脏饱满，前后径、横径及上下径线超过正常范围。

（2）肝萎缩：表现为全肝体积缩小，常有变形，肝外缘与腹壁距离增宽，肝裂、胆囊窝增宽。

（3）肝脏变形：表现为一个肝叶增大而另一肝叶萎缩，导致各肝叶大小比例失常。

知识点2：肝边缘与轮廓异常　　　　　　　　　　副高：掌握　正高：掌握

（1）肝硬化，可导致肝边缘与轮廓异常；CT和MRI检查均可发现肝轮廓凹凸不平，边缘呈锯齿状或波浪状。

（2）肝内占位性病变，可突出肝表面，表现为局限性隆起。

知识点3：肝弥漫性病变　　　　　　　　　　　　副高：掌握　正高：掌握

常见的病变有慢性肝炎、肝硬化、脂肪肝、肝血色病等。

（1）CT检查：表现为全肝密度弥漫性增高或减低，也可呈高低相间混杂密度，境界可清楚或模糊。

（2）MRI检查：肝硬化时可表现为弥漫分布的T_1WI中高信号、T_2WI低信号结节；重度脂肪浸润，T_1WI和T_2WI上均呈稍高信号；肝血色素沉着症，则T_1WI和T_2WI都表现为弥漫性低信号。

| 知识点4：肝局灶性病变 | 副高：掌握　正高：掌握 |

　　肝肿瘤、肿瘤样病变、脓肿、寄生虫病和囊肿等均可表现为肝内局灶性病变，并对周围肝实质、血管、胆管等组织产生推压移位，形成占位性病变。CT、MRI检查均可确切显示肝内占位性病变的大小、数目、形态及其内部结构。

　　（1）CT检查：①平扫上，肝占位性病变多表现为低密度肿块，少数表现为等或高密度；②增强CT检查，囊性占位性病变可表现为不强化或仅边缘强化，乏血供的占位性病变一般仅表现为轻度强化，富血供的占位性病变表现为动脉期明显强化。

　　（2）MRI检查：占位性病变表现与CT相似，多表现为T_1WI低信号，T_2WI为高或稍高信号，增强MRI也与CT增强表现相同。

| 知识点5：肝血管异常 | 副高：掌握　正高：掌握 |

　　DSA、CTA、MRA等影像检查方法均可清楚地显示肝动脉、门静脉和肝静脉异常。这些血管异常可为先天性变异，但更常见的是病变所致。病变所致的血管异常主要有以下表现。

　　（1）肝血管位置及走向异常：较大的占位性病变压迫周围的肝血管，可使之牵直、弧形移位。

　　（2）肝血管增粗、扭曲：最常见为肝硬化所致的门静脉主干及左、右主支增粗。

　　（3）肝血管腔异常：表现为肝血管狭窄、阻塞或充盈缺损，后者常见于肝细胞癌所致的静脉内瘤栓。

　　（4）病理血管：常见于恶性肿瘤内大小不一、走行紊乱、扭曲的新生血管。

　　（5）静脉早显：行肝动脉DSA或CT、MRI增强的动脉期扫描，在肝动脉显影的同时，肝静脉或门静脉也同时显影，称为静脉早显，提示肝动静脉瘘。

第三节　肝　脓　肿

| 知识点1：肝脓肿的临床与病理 | 副高：熟悉　正高：掌握 |

　　肝脓肿为肝组织局限性化脓性炎症，根据致病微生物的不同分为细菌性肝脓肿、阿米巴性肝脓肿、真菌性肝脓肿、结核性肝脓肿等，以细菌性、阿米巴性肝脓肿多见。感染途径主要有3种：①经胆管感染；②经血行感染；③邻近组织感染直接蔓延。致病菌到达肝脏产生局部炎性反应，肝组织充血、水肿、组织液化坏死，形成脓腔，周围肉芽组织增生则形成脓肿壁，脓肿壁周围肝组织可有水肿。脓肿常为单房，部分为多房，可单发或多发。

　　临床上表现为肝大、肝区疼痛和全身性炎症反应。阿米巴性肝脓肿粪便中可找到阿米巴滋养体。

知识点2：肝脓肿的CT表现　　　　　　　　　　　　副高：掌握　正高：掌握

（1）直接征象：①平扫，脓腔可表现为肝实质内低密度区，其内可有分隔，也可有小气泡或气液平面；②脓肿壁环绕脓腔周围，密度低于肝而高于脓腔；③增强检查，脓肿壁呈环形明显强化，分隔也明显强化，而脓腔无强化。

（2）间接征象：①急性期脓肿壁外周可出现环状低密度水肿带，水肿带呈延迟强化，与无强化脓腔和强化的脓肿壁共同构成"环征"；②部分病例，在动脉期可见病变所属肝段出现一过性强化，可能是由于炎症刺激导致肝动脉扩张，使肝实质局部血供增多；③肝脓肿易发生右侧胸腔积液。

知识点3：肝脓肿的MRI表现　　　　　　　　　　　副高：掌握　正高：掌握

（1）直接征象：脓腔在T_1WI呈均匀或不均匀的低信号，T_2WI表现明显高信号，DWI上呈显著高信号。脓肿壁T_1WI上的信号强度高于脓腔而低于肝实质；T_2WI上则表现为低于脓腔而略高于肝实质的信号强度。增强检查，脓肿壁强化表现与CT相同。

（2）间接征象：与CT所见相似。

知识点4：肝脓肿的鉴别诊断　　　　　　　　　　　副高：掌握　正高：掌握

①肝囊肿：CT及MRI检查尽管表现为液性肿块，与肝脓肿相似，但肝囊肿壁菲薄并无强化表现，容易与肝脓肿鉴别；②肝细胞癌：肝脓肿早期未出现液化时也可表现为实质性肿块，但肝细胞癌CT或MRI多期增强检查时通常呈"快进快出"的强化表现，常有肿瘤周边假包膜等，与肝脓肿不同；③肝转移瘤：坏死液化明显的肝转移瘤有时需与肝脓肿鉴别，但肝转移瘤的坏死液化腔在DWI上信号较低，结合原发瘤病史，通常不难鉴别。

知识点5：肝脓肿的诊断要点　　　　　　　　　　　副高：掌握　正高：掌握

①脓肿壁呈环形明显增强，表现为"环征"或"靶征"；②脓肿内可出现气泡。

第四节　肝包虫病

知识点1：肝包虫病的病因与病理　　　　　　　　　副高：熟悉　正高：掌握

肝包虫病又称肝棘球蚴病，是由棘球绦虫的幼虫寄生于肝内所引起的。绦虫卵被吞食后，在小肠内孵化出六钩蚴，六钩蚴经肠壁毛细血管并经由门静脉到达肝，在此逐渐发育成包虫囊肿。包虫囊肿一般有内、外两层囊，内囊为棘球蚴本身形成的囊，含内侧的生发层和外侧的角质层。生发层可向腔内生出生发囊、头节和子囊。外囊为包围囊虫的肝组织形成的纤维层，部分可出现钙化。

知识点2：肝包虫病的临床表现　　　　　　副高：掌握　正高：掌握

一般都有牧区生活史或牲畜接触史。早期无症状。囊肿生长到一定大小时，可出现压迫症状，如肝区隐痛、上腹胀满、食欲缺乏、贫血等。巨大病变可出现呼吸困难及肝明显肿大。血清补体结合试验敏感性和特异性均较高。

知识点3：肝包虫病的CT表现　　　　　　副高：掌握　正高：掌握

（1）平扫显示囊壁密度略高于肝组织。
（2）增强扫描囊壁无强化，但囊壁在增强的肝组织衬托下可以显示。
（3）母囊内可见子囊，子囊的数目和大小不一，而且无钙化的子囊密度总是低于母囊，近周边部新生子囊密度常低于中心部较陈旧子囊，多个子囊充满母囊时，呈多房状或蜂窝状改变。
（4）囊内分离表现特殊，为诊断的可靠征象。①内、外囊部分分离，"双边征"；②内囊完全分离悬浮于囊液中，"水上百合征"；③内囊完全分离脱落于囊液中，"飘带征"。
（5）通常在病灶区内可见钙化，外囊壁钙化呈弧形或蛋壳状，厚薄可以不规则；囊内容物钙化常呈无定形的条片状或片状。

知识点4：肝包虫病的MRI表现　　　　　　副高：掌握　正高：掌握

肝包虫囊肿T_1WI呈低信号，T_2WI呈高信号，其信号强度多不均匀。T_2WI显示子囊信号略低于母囊，呈囊内囊特点，并能清晰显示低信号囊壁及分隔。MRI对钙化显示不敏感，不易与低信号囊壁区分开来。

知识点5：肝包虫病的鉴别诊断　　　　　　副高：掌握　正高：掌握

（1）单纯肝囊肿：①临床无症状；②包虫免疫试验阴性。
（2）肝脓肿：①临床有感染症状；②病变周围有水肿带，增强扫描呈环形强化。
（3）肝癌：①肝癌患者临床常有肝炎病史，血AFP升高等表现；②动脉期即出现明显强化，通常表现为"快进快出"。

知识点6：肝包虫病的诊断要点　　　　　　副高：掌握　正高：掌握

（1）棘球绦虫的幼虫寄生于肝脏而发生的寄生虫病。
（2）肝内囊性病灶，囊壁可见薄壳状、弧形、碎块状钙化。
（3）囊内囊为其特征性表现。
（4）囊内分离表现，"双边征""飘带征""水上百合征"。

（5）无强化。

第五节　肝血吸虫病

知识点1：肝血吸虫病的病因　　　　　　　　　副高：熟练掌握　正高：熟练掌握

肝血吸虫病是由于血吸虫卵在肝门静脉及肝内引起的慢性炎性增生性疾病。病因主要与以下因素有关。

（1）血吸虫尾蚴穿过人体皮肤后侵入静脉。

（2）在肠系膜静脉和肝门静脉内发育为成虫并长期寄生。

（3）成虫产生大量虫卵，部分虫卵逆流到肝脏。

知识点2：肝血吸虫病的病理　　　　　　　　　　　副高：熟悉　正高：掌握

（1）虫卵沿肝门静脉循环进入肝脏的肝门静脉小分支，沉着在汇管区，虫卵结节形成和纤维组织增生导致肝硬化。

（2）肝门静脉分支血管壁增厚、钙化，并有血栓形成。

（3）肝包膜也出现明显纤维化。

知识点3：肝血吸虫病的临床表现　　　　　　　　　　副高：掌握　正高：掌握

（1）急性感染期症状主要为发热、咳嗽、肝脾大、腹痛、腹泻和乏力等。

（2）慢性晚期病例可出现肝硬化等肝功能损害症状，临床表现为腹水、脾大、肝门静脉高压，粪便可检出虫卵或孵化出尾蚴。

知识点4：肝血吸虫病的CT表现　　　　　　　　　　副高：掌握　正高：掌握

（1）肝硬化和肝门脉高压改变。

（2）肝内钙化：线状、蟹足状、地图状钙化。

（3）肝内汇管区纤维性低密度灶及中心血管影。

（4）常见脾静脉、肝门静脉、肠系膜上静脉血管壁呈线状、环状钙化。

（5）肝内低密度结节动脉期无供血血管，静脉期为边缘强化，延迟无明显强化。

（6）肠系膜、肠壁增厚、钙化。

知识点5：肝血吸虫病的X线表现　　　　　　　　　　副高：掌握　正高：掌握

（1）食管钡剂检查可显示食管静脉曲张。

（2）结肠钡剂灌肠显示结肠炎改变。

知识点6：肝血吸虫病的鉴别诊断　　　　　　　副高：掌握　正高：掌握

（1）肝炎后肝硬化：①肝缩小，尾叶相对增大；②肝边缘呈较均匀的局限性隆起，直径
<1.0cm；③肝包膜下及肝实质无钙化区。

（2）肝癌：①肝癌患者临床常有肝炎病史，血AFP升高等表现；②动脉期即出现明显
强化，通常表现为"快进快出"；③钙化不常见。

知识点7：肝血吸虫病的诊断要点　　　　　　　副高：掌握　正高：掌握

①疫区接触史；②肝硬化和肝门脉高压改变；③肝内地图样钙化。

第六节　脂　肪　肝

知识点1：脂肪肝的病因　　　　　　　　　　　副高：掌握　正高：掌握

脂肪肝的发生与下列疾病和因素有关：肝炎、早期肝硬化、糖尿病、库欣病、高血脂、
酗酒、肥胖、营养不良、妊娠、化疗、激素治疗等。

知识点2：脂肪肝的病理　　　　　　　　　　　副高：熟悉　正高：掌握

脂肪肝是指肝的代谢和功能异常导致大量脂肪在肝细胞内异常沉积，以三酰甘油的过度
沉积最为重要。沉积可为局灶性，也可弥漫性，后者常伴有肝体积增大，质地变软，切面呈
淡黄色。镜下肝细胞明显肿大，内含大量脂肪滴，细胞核受压推移至周边呈月牙形。

知识点3：脂肪肝的临床表现　　　　　　　　　副高：掌握　正高：掌握

轻度或局灶性脂肪肝无症状。重度者常可出现不同程度的肝功能损害，可出现上腹部不
适、腹胀或与病因相关的临床症状。

知识点4：脂肪肝的CT表现　　　　　　　　　副高：掌握　正高：掌握

（1）密度减低，低于脾CT值。
（2）轻度时肝内血管模糊不清，严重时平扫血管呈相对高密度。
（3）增强扫描，均匀强化，低于增强后的脾，肝内血管显影特别清晰。
（4）局灶性脂肪肝。
（5）肝岛。

知识点5：脂肪肝的MRI表现　　　　　　　　　副高：掌握　正高：掌握

（1）肝脂肪变性的常规MRI没有特异性表现，T_1WI及T_2WI显示病变区信号均不同程度升高。

（2）梯度回波序列，根据回波时间不同，水和脂肪质子处于同相位或反相位，可借此检出脂肪。

（3）当病变部位像素内同时含有水和脂肪时，反相位图像信号较同相位图像信号减低。若只含有水或脂肪单一成分时，则信号强度无明显变化。

（4）增强扫描与正常肝实质强化方式类似，可见血管影进入其内。

（5）T_1WI及T_2WI显示脂肪变性区呈高信号，正常肝岛呈相对低信号，而且无肿块效应。

知识点6：脂肪肝的鉴别诊断　　　　　　　　　副高：掌握　正高：掌握

（1）局灶性脂肪肝和肝岛需要与肿瘤鉴别：①肿瘤的血供发生变化，有时可显示异常血管，而本病无此征象；②肝细胞癌可发生脂肪变性，但仍具有典型的肝细胞癌的影像特征；③局部肝组织含脂肪组织成分MRI脂肪抑制成像及反相位成像显示局部信号减低；④血管瘤、肝脓肿、肝癌等有其各自的强化特点，而局灶性脂肪肝或肝岛均匀强化。

（2）肝弥漫性不均匀脂肪变性与浸润型肝癌鉴别：①肝脏脂肪变性不会累及肝门静脉，而后者常早期侵犯肝门静脉或癌栓形成；②脂肪变性在增强扫描不同时相肝的整体强化平行一致。

第七节　肝　硬　化

知识点1：肝硬化的概念　　　　　　　　　副高：熟练掌握　正高：熟练掌握

肝硬化是以肝组织弥漫性纤维化、假小叶和再生结节形成为特征的慢性肝病。多见于20～50岁男性；主要继发于肝炎；分为三型：小结节型（再生结节2～5mm）、大结节型（再生结节>10mm）、混合型。

知识点2：肝硬化的病因　　　　　　　　　副高：掌握　正高：掌握

肝硬化是一种或多种病因长期或反复作用，引起弥漫性、不可逆性的肝损害。常见病因包括病毒性肝炎、酗酒、药物中毒、胆汁淤积、肝淤血、某些代谢性疾病和寄生虫病等。我国以病毒性肝炎所致肝硬化最为常见，尤以乙型肝炎多见，而在国外特别是北美、欧洲，以酒精性肝硬化更多见。

知识点3：肝硬化的病理	副高：熟悉 正高：掌握

肝硬化病理上以广泛的肝细胞变性、坏死，肝细胞结节状再生为特征，伴有结缔组织增生及纤维间隔形成，正常肝小叶结构破坏，假小叶形成，肝逐渐变形、变硬，最后发展为肝硬化。诊断基于以下三个标准：弥漫性病变、存在纤维化、肝细胞结节状再生。

知识点4：肝硬化的临床表现	副高：掌握 正高：掌握

主要临床表现为食欲减退、乏力、体重减轻、腹泻、腹痛；可伴有贫血、黄疸、发热、腹壁静脉曲张、腹水、脾大等。

知识点5：肝硬化的CT表现	副高：掌握 正高：掌握

（1）轻度、中度肝硬化者，肝密度可无明显变化。重度肝硬化肝密度高低不均匀。增强扫描动脉期显示肝密度不均匀可能甚于平扫，但在门静脉期和延迟期往往显示趋于均匀。再生结节强化方式与正常肝实质相同，以门静脉供血为主。

（2）继发性改变，严重肝硬化往往伴有门静脉高压、脾大和腹水。CT表现为门静脉主干扩张，侧支血管扩张和扭曲，常位于食管下段、胃底贲门区和脾门附近。平扫表现为团状或结节状或蚯蚓状软组织影，增强扫描显示血管样强化。门静脉或侧支血管内血栓形成时，增强扫描表现为增强血管内低密度充盈缺损。

知识点6：肝硬化的MRI表现	副高：掌握 正高：掌握

（1）肝硬化时，平扫肝信号强度可均匀或不均匀。伴肝炎或脂肪变性时，引起不同信号改变。合并炎症时，T_1WI显示病变区信号减低，T_2WI显示信号增高。合并脂肪变性，同相位T_1WI及T_2WI均显示病变区信号升高，反相位T_1WI显示信号降低。肝硬化伴铁沉积时，T_1WI及T_2WI均显示病变区信号降低。

（2）再生结节由于胆汁淤积、脂肪变性、胆色素及含铁血黄素沉积，T_1WI呈等、低或稍高信号，T_2WI呈等或稍低信号，且信号均匀，无包膜。增强扫描显示无异常强化。T_2WI显示低信号结节内出现高信号区，则提示有癌变可能。

（3）纤维间隔T_2WI可表现为环状或网状高信号，主要是由于纤维间隔内炎性细胞浸润及扩张的血管周围间隙使含水量增多。多期增强扫描动脉期纤维间隔轻度强化，延迟期强化明显。

（4）扩张的门静脉主干，扩张和扭曲的侧支血管呈流空信号。

知识点7：肝硬化的鉴别诊断	副高：掌握 正高：掌握

（1）大结节型肝硬化需与弥漫性肝癌鉴别。

（2）肝硬化在肝门静脉期可以均匀强化，而弥漫性肝癌在增强扫描时可见多发的小结节状坏死。

（3）MR扫描二者的信号差异显著，弥漫性肝癌在T_2WI呈稍高信号。

第八节　血　色　病

| 知识点1：血色病的概念 | 副高：掌握　正高：掌握 |

血色病又称血色素沉积症，是一种常染色体隐性遗传性疾病，病变导致饮食中的铁过量吸收，在肝细胞、胰腺、心脏和垂体中沉积。

| 知识点2：血色病的CT表现 | 副高：掌握　正高：掌握 |

（1）有特征性表现，平扫可见全肝密度增高，CT值在80～130HU或以上。

（2）肝硬化及肝门静脉高压或并发肝癌的其他CT表现也是本病的重要征象。

| 知识点3：血色病的MRI表现 | 副高：掌握　正高：掌握 |

（1）铁质的沉积缩短质子的弛豫时间，各脉冲序列肝实质信号均降低，以T_2值明显缩短为主要改变。

（2）正常肝的各个序列上信号均较骨骼肌高，一旦肝脏的信号低于骨骼肌，即可考虑肝铁含量增高。

（3）MRI可以作为判定疗效的标准。

| 知识点4：血色病的鉴别诊断 | 副高：掌握　正高：掌握 |

（1）血色病所致的肝硬化需要与其他原因肝硬化合并含铁血黄素沉积进行鉴别。

（2）血液病或肾功能衰竭等所致的铁过度沉积，伴有脾的信号减低，而血色病脾脏信号一般正常。①Dubin Johnson综合征：患者常有慢性、间歇性轻度黄疸发作史，并常有家族史；血液内直接胆红素升高。②Gilbert综合征：常染色体显性遗传病，有家族史；患者自幼年起即有间歇性黄疸，血中间接胆红素阳性；血清总胆红素浓度一般不超过50mg/L；肝、脾不大，肝活检无异常改变。

| 知识点5：血色病的病理 | 副高：熟悉　正高：掌握 |

（1）肝组织含铁浓度＞250μg/g，晚期发生肝硬化，多为小结节性，也可表现为大结节性。

（2）长期持续血色病患者肝细胞癌发病率（约14%）高于任何类型的肝硬化。

知识点6：血色病的临床表现	副高：掌握　正高：掌握

（1）一般在40～60岁发病。

（2）肝硬化、皮肤青铜样色素沉着和糖尿病为本病的三大临床特征。

第九节　肝海绵状血管瘤

知识点1：肝海绵状血管瘤的病因与病理	副高：熟悉　正高：掌握

肝海绵状血管瘤是最常见的肝良性肿瘤样病变。年轻女性多见。肝海绵状血管瘤多为单发，9%～22%为多发。肝左、右叶均可发生。小者多为实性，大者可发生囊性变。病灶外观呈紫红色，质地较软，边界清楚。一般无包膜。切面呈蜂窝状，形如海绵。部分病灶中央可见瘢痕组织，偶见钙化。光镜下病灶可见大小不等血管腔及血窦，腔内表面被覆单层扁平内皮细胞，腔内常见新鲜或已机化血栓，机化的血栓可使管腔消失和纤维化。管腔间由薄的结缔组织分隔。主要由肝动脉供血。多数为薄壁型，窦腔较大，而腔壁内一般无肌性组织；少数为厚壁型，窦腔较小。

知识点2：肝海绵状血管瘤的临床表现	副高：掌握　正高：掌握

大多数患者无临床症状，多在查体时或检查其他疾病时偶然发现。少数较大的海绵状血管瘤因压迫周围肝组织或邻近脏器而产生上腹部闷胀不适，有时可上腹部疼痛。自发性破裂出血少见。

知识点3：肝海绵状血管瘤的CT表现	副高：掌握　正高：掌握

（1）CT平扫：病变多为圆形或类圆形肿块，少数为浅分叶状或不规则形。边界清楚。多呈均匀低密度影，少数因脂肪肝的存在表现为等密度或高密度。大病灶（直径>4cm）者，中央可见更低密度区，呈裂隙状、星形或不规则形，组织学上为瘢痕或出血、血栓形成。钙化偶见。

（2）CT增强扫描：①典型表现：三期增强模式呈"早进晚出"。动脉期病灶边缘呈结节样、云絮状强化，其范围大小差异较大，强化程度等于或接近于腹主动脉密度；门静脉期强化区逐渐向病灶中央扩散；延迟期病灶呈等密度或略高密度，病灶与周围正常肝实质无明确分界。平扫显示中央更低密度区无强化表现。②病灶小者<4cm增强表现：动脉期整个病灶呈明显强化，持续时间较长，多见于1～2cm小血管瘤；病灶一部分明显强化，强化区域逐渐扩大；肝动脉期病灶无强化，门静脉期和延迟期可见强化；病灶于肝动脉早期即呈等密度。

知识点4：肝海绵状血管瘤的MRI表现　　　　　副高：掌握　正高：掌握

平扫呈圆形或类圆形、边界清晰肿块影，T_1WI呈低信号，T_2WI呈非常高信号，称"灯泡征"，且多回波T_2WI序列显示，随着TE延长，病灶的信号逐渐增高。Gd-DTPA增强扫描病灶的强化方式与CT表现相似。

知识点5：肝海绵状血管瘤的诊断与鉴别诊断　　副高：熟练掌握　正高：熟练掌握

CT或MRI检查，表现典型的海绵状血管瘤诊断不难。诊断时需鉴别的疾病有：①肝细胞癌：CT平扫两者均表现为低密度肿块，但肝细胞癌多期增强扫描表现"快进快出"的强化特征，不同于海绵状血管瘤；MRI检查，肝细胞癌在T_2WI上表现为稍高信号，与海绵状血管瘤表现明显不同；②肝转移瘤：血供丰富的肝转移瘤于动脉期也可表现边缘明显强化，但为非结节性强化，并在门静脉期强化程度多明显减低。

第十节　肝细胞腺瘤

知识点1：肝细胞腺瘤的病因与病理　　　　　副高：熟悉　正高：掌握

肝细胞腺瘤是起源于肝细胞的一种良性肿瘤。多见于年轻女性。与长期口服避孕药密切相关。多为单发结节，占70%～80%。肿瘤体积一般较大，与周围组织分界清楚，呈圆形或椭圆形。多数有完整或不完整的包膜。表面血管丰富，间质内散在较大的薄壁血管，内有新鲜或陈旧出血区。肿瘤质地较软。切面呈灰白色和黄褐色斑块状，常有不同程度出血、坏死和脂肪变性，甚至形成巨大囊腔；无明显肝炎和肝硬化背景。镜下肿瘤由分化较好的肝细胞和不同数量Kupffer细胞构成，但排列紊乱，失去正常小叶结构。无中央静脉、汇管区、小胆管结构。肿瘤实质内可见脂肪。

知识点2：肝细胞腺瘤的临床表现　　　　　　副高：掌握　正高：掌握

可无任何异常。亦可上腹部疼痛、腹部肿块，如肿瘤大量出血，可出现休克。因有恶变可能，多主张手术切除。

知识点3：肝细胞腺瘤的CT表现　　　　　　　副高：掌握　正高：掌握

（1）平扫肿瘤呈圆形，边缘清晰、锐利。通常呈等密度或略低密度。新鲜出血可表现为病灶内斑点状、片状高密度影；陈旧性出血则为低密度灶。

（2）增强扫描表现为肝动脉供血为主的富血供肿瘤强化特点：动脉期明显均匀强化呈高密度，门静脉期显示病灶密度下降，呈等密度或略低或略高密度，延迟期显示病灶呈低或等密度。病灶内出血区无强化。

知识点4：肝细胞腺瘤的MRI表现　　　　　　　　副高：掌握　正高：掌握

病灶在T_1WI呈稍低信号，T_2WI呈稍高信号，甚至等信号。病灶内出血、坏死、脂肪或钙化，使信号常不均匀。多期增强扫描显示肿瘤为富血供病变，动脉期除中心出血、坏死或脂肪变外，其他部分明显均匀强化。门静脉期和延迟期可为等低混合信号或等高混合信号。

知识点5：肝细胞腺瘤的鉴别诊断　　　　　　　　副高：掌握　正高：掌握

（1）肝细胞肝癌：①有慢性肝炎、肝硬化病史，AFP增高；②强化后呈"快进快出"型；③MRI特异性对比剂可行鉴别。

（2）局灶性结节增生：①与口服避孕药无关，常合并出血、恶变等并发症；②可有中心瘢痕，T_2WI呈高信号，增强扫描延迟强化；③MRI反相位检查或脂肪抑制图像中无信号减低；④无包膜；⑤注射SPIO后T_2WI信号显著降低。

（3）血管瘤：①T_2WI为明显高信号，重T_2WI上呈"灯泡征"；②向心性、"快进慢出"型强化；③MRI反相位检查或脂肪抑制图像中无信号减低；④MRI特异性对比剂可行鉴别。

第十一节　肝炎性假瘤

知识点1：肝炎性假瘤的概念　　　　　　　　　　副高：掌握　正高：掌握

肝炎性假瘤是一种少见的由各种致炎因子引起的局部肝组织炎性细胞浸润、凝固坏死、肉芽肿形成和纤维组织增生为特征的肿瘤样病变。典型表现是闭塞性静脉炎。

知识点2：肝炎性假瘤的病理　　　　　　　　　　副高：熟悉　正高：掌握

慢性炎症和胆汁淤积；胆管壁变性坏死；胆管周围脓肿或黄色肉芽肿形成。

知识点3：肝炎性假瘤的临床表现　　　　　　　　副高：掌握　正高：掌握

男女均可发病；单发或多发；肝右叶多见；一般无临床表现而偶然发现。

知识点4：肝炎性假瘤的影像学表现　　　　　　　副高：掌握　正高：掌握

（1）CT表现：①低密度；②密度均匀或不均匀；③增强无或轻度强化。

（2）MRI表现：①T_2WI呈中央低信号，周围高信号；②似葫芦形改变，可见脐凹切迹。

知识点5：肝炎性假瘤的鉴别诊断　　　　　　　副高：掌握　正高：掌握

（1）肝细胞肝癌：①有肝炎、肝硬化病史，AFP升高；②肿块强化模式呈"快进快出"的特点。

（2）肝转移瘤：①有原发肿瘤病史，常为多发；②增强呈环形强化。

（3）胆管细胞癌：①肝左叶多见；②有肝内胆管扩张、结石等；③肿块呈延迟强化。

（4）肝脓肿：①临床有高热、寒战；②液化坏死明显；③增强后呈"双环征"。

第十二节　肝局灶性结节增生

知识点1：肝局灶性结节增生的病因与病理　　　　副高：熟悉　正高：掌握

肝局灶性结节增生是肝内少见的良性肿瘤样病变，无恶变可能。多位于肝包膜下。为单发、质地坚硬肿块，呈分叶状。肿块与周围肝组织分界清楚，多无纤维包膜。肿块内主要由正常肝细胞和Kupffer细胞组成，也含有血管和胆管组织。肝细胞排列紊乱，无正常肝小叶结构。病灶中心部位为呈星状瘢痕组织，且向周围延伸呈放射状排列似分隔状，瘢痕内含有大的动脉和静脉。发生机制尚不明确，少数学者认为口服避孕药可作为局灶性结节增生的刺激因素。

知识点2：肝局灶性结节增生的临床表现　　　　　副高：掌握　正高：掌握

女性明显多于男性。一般无临床症状，通常是在检查其他疾病时偶然发现。肿块较大时，可出现上腹不适，上腹扪及肿块。

知识点3：肝局灶性结节增生的CT表现　　　　　副高：掌握　正高：掌握

平扫显示肿块密度均匀，呈略低密度或等密度。中心瘢痕组织呈低密度或略低密度。多期增强扫描动脉期多呈均匀明显强化。有些病灶可见粗大供血动脉，位于病灶周边或中心。中心瘢痕组织无强化，表现为低密度，周围条索状纤维分隔在强化实质衬托下，呈放射状低密度条影；门静脉期和延迟期病灶强化程度下降，呈等密度或略低密度，中心瘢痕可有延迟强化。

知识点4：肝局灶性结节增生的MRI表现　　　　　副高：掌握　正高：掌握

肿块在T_1WI呈等信号或稍低信号，T_2WI呈等信号或稍高信号。中心瘢痕在T_1WI呈低信号，T_2WI呈高信号。无包膜。多期增强扫描病灶强化方式与CT增强扫描相似：动脉期明显强化，门静脉期及延迟期病灶强化程度下降，而中心瘢痕有延迟强化。使用SPIO增强扫描，病灶产生与肝组织相似的负性强化。莫迪司等对比剂，产生与正常肝组织相似的延迟强化。

知识点5：肝局灶性结节增生的鉴别诊断　　　　　　副高：掌握　正高：掌握

（1）肝细胞癌：①患者多有AFP阳性和肝硬化病史；②病灶多以肝动脉供血，多期增强扫描呈现特征性"快进快出"强化方式；③无中心瘢痕延迟强化。可有假包膜，并可有延迟强化；④MR T_1WI多为不均匀低信号，T_2WI呈不均匀高信号。

（2）纤维板层状肝细胞癌：①男女发病率相等，青少年好发；②中央瘢痕粗大，并可见斑点状钙化；③强化呈"快进快出"型，中央瘢痕无强化；④MRI特异性对比剂可行鉴别。

（3）肝细胞腺瘤：①肝细胞腺瘤为富血供肿瘤，缺乏中央瘢痕，有包膜，有自发破裂和出血的倾向；②其强化方式类似于局灶性结节性增生，但瘤内无中央瘢痕的延迟强化；③由于局灶性结节性增生内含有Kupffer细胞，放射性核素胶体^{99m}Tc显像时，多表现为胶体^{99m}Tc摄取正常或增多，较有特异性。

（4）血管瘤：①T_2WI为明显高信号，重T_2WI上呈"灯泡征"；②向心性、"快进慢出"型强化；③中心瘢痕T_2WI信号较亮，无延迟强化；④MRI特异性对比剂可行鉴别。

第十三节　脂　肪　瘤

知识点1：脂肪瘤的概念　　　　　　副高：掌握　正高：掌握

脂肪瘤是一种少见的肝脏良性间叶性肿瘤，起源于肝窦周围有蓄积脂类能力的干细胞。

知识点2：脂肪瘤的病理　　　　　　副高：熟悉　正高：掌握

（1）完全由成熟脂肪组织构成。
（2）周围可有完整的薄层纤维组织包膜或无包膜。

知识点3：脂肪瘤的临床特征　　　　　　副高：掌握　正高：掌握

（1）病因不明。
（2）40岁以上女性多见。
（3）多位于肝右叶。
（4）多无症状而偶然发现，少数可破裂出血。

知识点4：脂肪瘤的影像学表现　　　　　　副高：掌握　正高：掌握

（1）CT表现：①边界清楚的脂肪密度肿块；②密度均匀或可见细分隔；③增强扫描无强化。

（2）MRI表现：①T$_1$WI、T$_2$WI均呈高信号；②脂肪抑制序列信号明显下降；③增强扫描无强化。

知识点5：脂肪瘤的鉴别诊断　　　　　　　　　　　　　副高：掌握　正高：掌握

（1）肝局灶性脂肪浸润：①楔形或不规则状，边缘不清；②无占位效应；③有正常走行的血管影穿行其中；④增强后均匀强化。

（2）肝血管平滑肌脂肪瘤：①由不同含量的脂肪组织、异常血管和平滑肌组织构成；②增强扫描可见强化的血管影和软组织影；③免疫组化HMB45$^+$。

（3）脂肪肉瘤：①少见；②CT上密度比正常脂肪高；③需活检或术后病理确诊。

（4）血管瘤：CT和MRI易于鉴别。

（5）肝癌脂肪变性：①有肝炎、肝硬化病史，AFP升高；②肿块强化模式呈"快进快出"的特点。

第十四节　血管平滑肌脂肪瘤

知识点1：血管平滑肌脂肪瘤的概念　　　　　　　　　　副高：掌握　正高：掌握

血管平滑肌脂肪瘤（HAML）是一种罕见的良性间叶性肿瘤，由不同比例的血管、平滑肌和脂肪构成，部分HAML尚可见髓外造血细胞。

知识点2：血管平滑肌脂肪瘤的影像学表现　　　　　　　副高：掌握　正高：掌握

（1）脂瘤型：①主要由分化成熟的脂肪细胞组成，可见少量畸形血管和平滑肌细胞；②CT平扫密度与脂肪相似，其内可见软组织密度；③MRI平扫在短T$_1$、长T$_2$脂肪信号内出现条片状稍长T$_1$、稍长T$_2$信号；④增强扫描脂肪成分无强化，而软组织结构强化明显。

（2）肌瘤型：①主要由平滑肌成分组成，脂肪成分≤10%；②CT平扫呈稍低密度软组织肿块，其内密度不均匀；③MRI平扫T$_1$WI呈稍低信号，T$_2$WI呈稍高信号，信号混杂；④增强扫描强化明显。

（3）血管瘤型：①由大量的畸形血管及平滑肌细胞组成，脂肪成分较少；②CT平扫呈低密度，其内可见点条状血管样钙化；③MRI呈长T$_1$、稍长T$_2$信号，钙化呈低信号；④动脉期明显强化，门脉期强化有所减退，延迟期呈低密度或信号。

知识点3：血管平滑肌脂肪瘤的鉴别诊断　　　　　　　　副高：掌握　正高：掌握

（1）脂肪瘤：①均匀脂肪密度肿块，无其他成分；②增强扫描不强化。

（2）脂肪肉瘤：①发病率低；②体积较大，边缘不光滑；③内部脂肪密度高且不均匀；④软组织成分增强扫描呈轻度强化。

（3）肝细胞肝癌：①有慢性肝炎、肝硬化病史，AFP增高；②合并脂肪变性时鉴别困难；③强化后呈"快进快出"型；④包膜常见。

（4）血管瘤：①T_2WI为明显高信号，重T_2WI上呈"灯泡征"；②多回波序列随TE时间延长而信号增高；③向心性、"快进慢出"型强化。

知识点4：血管平滑肌脂肪瘤的病理　　　　　　副高：熟悉　正高：掌握

（1）多位于肝右叶，单发多见。
（2）属错构瘤样病变，但不含胆管上皮。
（3）由畸形血管、平滑肌细胞和成熟的脂肪细胞3种成分组成。
（4）联合表达HMB45和肌动蛋白，免疫组化有助于诊断。

知识点5：血管平滑肌脂肪瘤的临床特征　　　　副高：掌握　正高：掌握

（1）中老年女性多见。
（2）5%～10%合并结节性硬化。
（3）多无症状而偶然发现。
（4）多为良性，切除后不再复发。
（5）已有恶性血管平滑肌脂肪瘤的报道，故一经发现应尽快手术。

第十五节　血管内皮细胞瘤

知识点1：血管内皮细胞瘤的概念　　　　　　　副高：掌握　正高：掌握

　　血管内皮细胞瘤是一种少见的血管内皮细胞源性肿瘤，多发生在软组织或肺、骨、脑和小肠等脏器，原发于肝脏者甚少。婴儿型肝血管内皮细胞瘤（IHHE）是婴儿期最常见的来源于间叶组织的肝脏良性肿瘤，约占儿童肝脏肿瘤的12%。

知识点2：血管内皮细胞瘤的病理　　　　　　　副高：熟悉　正高：掌握

（1）多发、多见。
（2）是一种血管源性肿瘤，主要由血管内皮细胞增生形成大小不等的血管。
（3）Ⅰ型为良性，Ⅱ型具有潜在恶性。
（4）部分可见出血、钙化、血栓和纤维化。
（5）对血管内皮细胞抗原（CD31、CD34等）染色阳性。
（6）血供非常丰富，主要由肝动脉供血。

知识点3：血管内皮细胞瘤的临床特征　　　副高：掌握　正高：掌握

（1）发病年龄20～80岁，男女比例为1：2。
（2）IHHE多见于6个月内的婴幼儿，女孩多见。
（3）临床症状无特征性。
（4）多数IHHE患儿甲胎蛋白（AFP）增高。

知识点4：血管内皮细胞瘤的影像学表现　　　副高：掌握　正高：掌握

（1）CT表现：①低密度肿块，边界清楚；②常多发；③密度均匀或不均匀，50%可见钙化、坏死、出血、血栓或纤维化；④增强后呈向心性强化，与肝血管瘤"快进慢出"相似；⑤坏死、出血、血栓或纤维化区不强化。
（2）MRI表现：①T_1WI多呈低信号，T_2WI呈不同程度的高信号；②增强扫描与CT类似。

知识点5：血管内皮细胞瘤的鉴别诊断　　　副高：掌握　正高：掌握

（1）血管瘤：①1岁以下患者罕见；②钙化少见。
（2）肝母细胞瘤：①是小儿肝脏最常见的恶性肿瘤；②AFP可明显升高；③也可见散在或聚集的钙化灶；④强化行为与HCC类似，呈"快进快出"型。
（3）肝脏转移瘤：①婴儿最多见为神经母细胞瘤肝转移；②钙化少见；③无明显强化或轻度强化。

第十六节　肝囊腺瘤

知识点1：肝囊腺瘤的病因与病理　　　副高：熟悉　正高：掌握

肿瘤起源于胆管，也称胆管性囊腺瘤，属少见肝肿瘤。病因不详。肿瘤呈囊实性，包膜完整，边界清晰。瘤体内可见多个囊腔，囊腔内含有液体，囊腔之间间隔由纤维基质构成，囊壁由纤维组织和上皮组织组成。囊腔与胆管不通。

知识点2：肝囊腺瘤的临床表现　　　副高：掌握　正高：掌握

常见于30岁以上女性。肿瘤生长缓慢，病史长。早期一般无症状，肿瘤较大时，可扪及上腹部肿块。囊内出血时，可产生急腹症症状。

知识点3：肝囊腺瘤的CT表现　　　副高：掌握　正高：掌握

（1）平扫显示肝内低密度囊实性肿块，以囊性成分为主。

（2）包膜完整，边缘清晰。

（3）多数为多囊状，囊壁较薄。

（4）可见壁结节和纤维分隔。

（5）增强扫描显示囊壁、分隔和壁结节延迟强化。

知识点4：肝囊腺瘤的MRI表现	副高：掌握　正高：掌握

（1）病灶T_1WI显示囊性区呈低信号，分隔和壁结节信号较囊液高，但较肝实质低。

（2）T_2WI显示囊液呈不同程度高信号，壁结节呈稍高信号。

（3）多期增强扫描与CT增强方式类似。

知识点5：肝囊腺瘤的鉴别诊断	副高：掌握　正高：掌握

（1）胆管囊腺癌：①囊壁及间隔不规则增厚；②可见多发乳头状突起；③可见钙化及出血；④>10cm提示囊腺癌可能大。

（2）囊性转移瘤：①囊壁较厚，内壁不光滑；②多为单房，常多发；③原发肿瘤病史。

（3）囊性肝癌：①常合并肝炎、肝硬化病史，AFP阳性；②强化呈"快进快出"型。

（4）单纯肝囊肿：①壁菲薄光滑，无分隔；②增强无强化。

（5）肝脓肿：①临床有高热等感染症状，白细胞增高；②有分隔或分房；③囊壁及间隔不规则且厚，增强后壁及分隔可见强化；④周围多可见水肿带。

（6）肝包虫囊肿：①壁可有不同程度的弧形、环形钙化；②典型可见囊中囊及"水上浮莲征"；③包虫补体试验阳性；④疫区生活史。

第十七节　肝细胞癌

知识点1：肝细胞癌的病因与病理	副高：熟悉　正高：掌握

肝细胞癌是原发性肝癌最常见的一种细胞类型，占95%。好发于中青年男性，常在慢性肝炎和肝硬化基础上发生。肝细胞癌可呈浸润性或膨胀性生长，浸润性生长时病灶边界不清，膨胀性生长时病灶周边可形成假包膜，边界清楚。肝细胞癌可通过血行转移或通过淋巴系统转移，但通常血行转移多见，常见转移部位依次为肺、肾上腺、骨、肾、脑等。少数情况下，可种植转移。肝细胞癌易形成门静脉、肝静脉或下腔静脉内癌栓。

知识点2：肝细胞癌的病理分型	副高：熟悉　正高：掌握

①巨块型：直径≥5cm，由单个结节或多个结节融合而成；②结节型：直径<5cm，单个或多个结节组成；③弥漫型：多为1cm以下小结节，弥漫分布于全肝。

知识点3：肝细胞癌的临床表现　　　　　副高：掌握　正高：掌握

常缺乏特征性临床表现。早期多无症状。进展期可出现肝区疼痛、腹胀、腹部肿块、食欲缺乏、消瘦乏力等。晚期可出现肝、脾大，腹水、消化道出血、肝性脑病、恶病质等表现。实验室检查甲胎蛋白明显升高是其特征。

知识点4：肝细胞癌的CT表现　　　　　　副高：掌握　正高：掌握

（1）多有肝硬化背景。
（2）多呈低密度病灶，CT值21～37HU，密度均匀或不均匀。
（3）病灶周围可见环形低密度带，即肿瘤包膜。
（4）增强特点为"快进快出"式，肿瘤内可见杂乱血管影。
（5）其他恶性征象：静脉系统癌栓、动-静脉分流、淋巴结或其他器官转移等。
（6）纤维板层样肝细胞癌：左叶多见，肿瘤内出现钙化是其特点。

知识点5：肝细胞癌的MRI表现　　　　　　副高：掌握　正高：掌握

（1）MR平扫：T_1WI上病灶一般呈边界不清的稍低信号，T_2WI上表现为稍高信号。较大的瘤灶内可有脂肪变性、出血、坏死、囊变等，在T_1WI上呈不均匀低信号为主，内混杂高、低信号区；T_2WI为不均匀稍高信号为主。假包膜在各个序列上均为低信号。部分结节型肝癌内部可见小结节，表现为"结节内结节"，为肝硬化结节癌变的典型表现。

（2）MR增强扫描：多期增强MRI可反映肝细胞癌的分化程度、组织结构和血流动力学，也有利于发现小病灶和平扫等信号病灶。肝癌在多期MR增强扫描时可表现为速升速降型、速升缓降型、缓慢上升型和轻微强化型四种强化模式。小病灶在动脉期可呈均匀强化。假包膜一般为延迟环形强化。

知识点6：肝细胞癌的鉴别诊断　　　　　　副高：掌握　正高：掌握

（1）肝血管瘤：边界一般较清楚，增强扫描动脉期病灶由周边开始结节状强化，并向中心扩展，延迟扫描，病灶呈等密度。
（2）肝转移瘤：大部分患者有原发恶性肿瘤病史，病灶一般多发，可出现"牛眼征"，增强扫描病灶呈边缘强化。
（3）肝脓肿：一般具有特征性临床症状，病灶一般呈圆形，中央密度减低，增强扫描病灶呈环状强化，并可出现"靶征"。
（4）肝硬化结节　结节密度较正常肝组织稍高，增强扫描动脉期强化不明显，延迟后病灶呈等密度，门静脉内无癌栓。

知识点7：肝细胞癌、肝转移瘤、肝血管瘤的临床特点鉴别

副高：熟练掌握　正高：熟练掌握

（1）肝癌：男性多见，好发于30~60岁；可合并有乙型肝炎、丙型肝炎和肝硬化（39%~50%的肝硬化并发肝癌）。表现为肝区疼痛、消瘦乏力、黄疸等；甲胎蛋白（AFP）增高（>25μg/L）为其征象性改变。分为肝细胞癌、胆管细胞癌和混合型肝癌，以肝细胞癌多见；大体上分为巨块型（直径≥5cm）、结节型（直径<5cm）、弥漫型（直径<1cm，弥漫分布）；小肝癌是指单个癌结节直径不超3cm，多个时数目不超过2个，最大直径之和小于3cm。

（2）肝转移瘤：常为多发，多来自消化道、肺、胰腺、肾及乳腺等；组织学征象与原发癌相似，可发生坏死、囊性变、病灶内出血以及钙化等。

（3）肝血管瘤：50岁以上女性多见；最常见肝脏良性肿瘤，以海绵状血管瘤最为多见；多数无明显不适症状，较大者可出现压迫症状。

知识点8：肝细胞癌、肝转移瘤、肝海绵状血管瘤、肝硬化的影像鉴别

副高：熟练掌握　正高：熟练掌握

肝细胞癌、肝转移瘤、肝海绵状血管瘤、肝硬化的影像鉴别

	肝细胞癌	肝转移瘤	肝海绵状血管瘤	肝硬化
形状	圆形或不规则形	圆形	圆形或类圆形	肝体积减小、各叶比例失调（左叶及尾状叶肥大）、肝裂增宽
边缘	模糊	模糊	清晰；可有浅分叶	表面凹凸不平
包膜	假包膜	无	无	—
CT密度	稍低或等密度，内可见高密度出血、钙化及低密度坏死；周围肝实质多存在肝硬化	低密度，可以出血、钙化、坏死	均匀稍低密度；中心有坏死时则为更低密度	肝实质密度减低、欠均匀
MRI信号	长T_1、长T_2信号，信号可由于内部存在出血、钙化、坏死而混杂不均	长T_1、长T_2信号	长T_1、明显长T_2信号，T_2WI呈"灯泡征"	肝组织信号混杂多变
强化方式	动脉期强化明显，随后强化迅速消退	动脉期环形强化，随后强化程度低于周围肝实质	动脉期边缘结节样强化，随时间延迟病灶向心性强化，延迟期强化高于或等于周围	门脉期再生结节和发育不良结节均匀强化
血管造影	肝动脉变形、移位、扭曲；肿瘤染色明显；强化迅速消退，"快进快出"；动静脉瘘；门静脉可有癌栓形成	多为动脉供血；部分呈"环状"强化	动脉期肿瘤血管粗细不等，走行紊乱；实质期肿瘤染色，中心斑片状或结节状血管池；肿瘤染色"快进慢出"	

续　表

	肝细胞癌	肝转移瘤	肝海绵状血管瘤	肝硬化
伴随征象	可侵袭血管，形成动静脉瘘、门脉癌栓或肝静脉内癌栓，淋巴结转移及腹腔脏器转移	注意有无其他腹腔脏器转移灶，腹腔内及腹膜后淋巴结是否肿大	较大外生性者可压迫邻近脏器	脾大、腹水、门脉高压、侧支循环开放

第十八节　胆管细胞癌

知识点1：胆管细胞癌的概念　　　　　　副高：掌握　正高：掌握

胆管细胞癌又称胆管细胞性肝癌，是原发性肝癌的一种组织类型，是指起源于肝内胆管上皮细胞的恶性肿瘤，是肝第二位高发的原发恶性肿瘤。

知识点2：胆管细胞癌的病理　　　　　　副高：熟悉　正高：掌握

左叶多见；常较大，质地较硬，无包膜；中心有致密的纤维条索，坏死、出血少见，囊变罕见；可以有卫星灶；未分化或分化很差的腺癌，可分泌黏液，常伴钙化；缺乏血供。

知识点3：胆管细胞癌的临床表现　　　　副高：掌握　正高：掌握

男女性别无明显差异，多发生于30～50岁的青壮年。临床上早期可无症状，随病情进展，可出现上腹不适、疼痛、上腹部包块等表现。如出现胆系梗阻，可出现皮肤及巩膜黄染。甲胎蛋白及癌胚抗原多在正常范围。

知识点4：胆管细胞癌的CT表现　　　　　副高：掌握　正高：掌握

（1）CT平扫：病灶表现为类圆形或不规则、分叶状肿块，呈低密度实性病灶，轮廓不清。低密度病灶内可见更低密度区，与肿块内部散在坏死、囊变及黏液聚集有关。部分病灶内可见不规则高密度钙化影，数目多而小，形态不规则。肿块内或远侧可伴有胆管扩张。主病灶周围可见小的卫星灶。

（2）CT增强扫描：多数周围型胆管细胞癌表现为少血供肿瘤，动脉期和门静脉期病灶周边出现薄层环状强化，中央低密度区无明显强化，主要与肿瘤间质丰富，对比剂在其中弥散缓慢有关。延迟期扫描强化范围由周边向中心延伸充填，病灶中心可呈相对高密度，与对比剂在肿瘤间质内弥散缓慢、廓清缓慢有关。

知识点5：胆管细胞癌的MRI表现 副高：掌握 正高：掌握

（1）MRI平扫：T_1WI多表现为低信号，坏死及黏液聚集区信号更低；T_2WI呈稍高信号，坏死及黏液聚集区信号更高。病灶信号一般不均匀。肿块无明显包膜，边界不清。

（2）MRI增强扫描：增强动脉期及门静脉期往往显示病灶呈轻度至中度周边强化，强化程度不如肝细胞癌；随着时间延长，病灶中心逐渐出现延迟强化。

知识点6：胆管细胞癌的鉴别诊断 副高：掌握 正高：掌握

（1）肝细胞肝癌：肝细胞肝癌是最常见的肝恶性肿瘤。常在肝硬化基础上发生，甲胎蛋白阳性率高。增强扫描动脉期病灶不均匀明显强化，静脉期及延迟期病灶内对比剂迅速廓清，呈相对低密度，增强方式呈"快进快出"。胆管细胞性肝癌在动脉期及门静脉期强化不明显，延迟期强化明显，表现为缓慢逐渐强化模式。

（2）肝转移瘤：大部分患者有原发恶性肿瘤病史。病灶一般多发。典型病灶在增强扫描可出现"牛眼征"。病灶周围一般不常出现胆管扩张。

（3）肝脓肿：一般具有特征性临床症状。病灶一般呈圆形。病灶周围围绕不同程度水肿带。增强扫描病灶呈环状强化，可出现"靶征"。

知识点7：胆管细胞癌的鉴别诊断 副高：掌握 正高：掌握

胆管细胞性肝癌影像学检查手段多。超声声像图无特异性，是一种筛查和初诊手段。CT及MRI可判断肿瘤的血供特点及淋巴结转移部位，是首选检查方法。血管造影为有创性检查，不作为胆管细胞癌诊断手段。PET可很好地显示淋巴结转移。

第十九节 胆管细胞囊腺癌

知识点1：胆管细胞囊腺癌的病因与病理 副高：熟悉 正高：掌握

胆管细胞囊腺癌是起源于肝内胆管（绝大多数）和肝外胆管（少数）内皮的罕见恶性肿瘤。多是由肝内胆管乳头状囊腺瘤恶变所致。大体标本呈多中心囊性肿块，内含黏液或透明液体，囊壁厚薄不均，可见囊内乳头突起及纤维间隔。镜下肿瘤细胞呈多形性，且分化不良，可见核分裂象，并可见间质浸润。

知识点2：胆管细胞囊腺癌的临床表现 副高：掌握 正高：掌握

女性多见。临床表现无特异性，起病缓、病程长。有症状者，以上腹胀多见。

知识点3：胆管细胞囊腺癌的影像学表现　　　　　副高：掌握　正高：掌握

（1）CT表现：平扫显示病灶呈多房性囊性占位，囊内呈液体密度，其囊壁、囊内间隔厚薄不均，可见乳头状软组织肿块向囊内突出。增强后囊壁、囊内间隔和乳头状肿块可见增强。

（2）MRI表现：典型者T_2WI呈高信号，T_1WI可呈低或等信号。囊内间隔及软组织结节T_1WI呈稍低信号，T_2WI呈稍高信号，增强扫描可见强化。

第二十节　肝脏淋巴瘤

知识点1：肝脏淋巴瘤的概念　　　　　　　　　副高：掌握　正高：掌握

肝脏淋巴瘤分为肝脏原发淋巴瘤（PHL）和继发淋巴瘤。PHL很少见，只占所有结外淋巴瘤的不到1%；继发性肝脏淋巴瘤即淋巴瘤浸润肝脏，NHL多见，尤以B细胞性为多。

知识点2：肝脏淋巴瘤的病理　　　　　　　　　副高：熟悉　正高：掌握

（1）无包膜或有不完整的纤维包膜。
（2）肿瘤细胞较大，核异型明显，病理性核分裂易见。
（3）向肝窦内浸润性生长，瘤组织内常可见残留的肝组织。

知识点3：肝脏淋巴瘤的临床特征　　　　　　　副高：掌握　正高：掌握

（1）无痛性、进行性淋巴结肿大。
（2）中年男性多见。
（3）合并免疫抑制疾病或状态。

知识点4：肝脏淋巴瘤的CT表现　　　　　　　　副高：掌握　正高：掌握

（1）单发肝脏肿块：低密度肿块，边界清或不清；密度多均匀，合并出血、坏死少见；增强后无强化或轻度强化；少数可见边缘明显强化，呈"靶征"。
（2）肝脏多发局灶性结节：多发低密度结节，边界清楚或略模糊；增强后无明显强化或轻度强化。
（3）弥漫性淋巴瘤：肝大，肝脏密度改变。

知识点5：肝脏淋巴瘤的鉴别诊断　　　　　　　副高：掌握　正高：掌握

（1）肝细胞肝癌：①常有AFP升高，肝炎、肝硬化背景；②增强扫描呈"快进快出"

型；③可见包膜及肝门静脉侵犯等；④包膜常见。

（2）胆管细胞癌：①肝左叶多见；②增强后病灶中心可有延迟强化；③常伴肝内胆管扩张。

（3）血管瘤：肝内最常见的良性肿瘤；增强后呈向心性强化。

（4）局灶性结节增生：①肝少见的良性占位性病变；②增强早期即明显强化；③中心瘢痕延迟强化。

（5）肝脓肿：①全身中毒症状明显，白细胞计数升高；②典型者可见"环征"，脓肿壁延迟强化，周围水肿带明显。

（6）肝转移瘤：①常有原发肿瘤病史；病灶常为多发；②典型者可见"牛眼征"。

第二十一节　肝母细胞瘤

知识点1：肝母细胞瘤的概念　　　　　　　　　　　副高：掌握　正高：掌握

肝母细胞瘤是儿童最常见的肝脏恶性肿瘤，3岁以下男孩多见，约占15岁以下儿童恶性肿瘤的1%，占肝脏原发恶性肿瘤的79%。

知识点2：肝母细胞瘤的病理　　　　　　　　　　　副高：熟悉　正高：掌握

（1）肝右叶多见。

（2）远处转移（肺、脑和骨髓）。

（3）胚胎性肿瘤，源于多潜能干细胞。

（4）上皮型、上皮/间充质混合型。

知识点3：肝母细胞瘤的临床特征　　　　　　　　　副高：掌握　正高：掌握

（1）3岁以下男孩多见。

（2）11号及5号染色体畸变。

（3）起病隐匿，多无症状。

（4）90%患儿AFP升高，且升高水平与疾病程度具有相关性。

知识点4：肝母细胞瘤的影像学表现　　　　　　　　副高：掌握　正高：掌握

（1）CT表现：①单发或多发肿块，分界清楚；②瘤周可见部分或完整包膜（70.3%）；③混合型者钙化概率高（38%~50%）；④密度常不均匀，出血、坏死、瘢痕多见；⑤增强扫描呈弧线状或网格状强化。

（2）MRI表现：①T_1WI呈低信号，T_2WI呈稍高信号；②瘢痕呈长T_1、短T_2信号；③包膜显示较好。

知识点5：肝母细胞瘤的鉴别诊断　　　　　　　副高：掌握　正高：掌握

（1）儿童期肝癌：①肝硬化背景不明显时鉴别困难；②3岁以上多见。
（2）肝横纹肌肉瘤：①出血坏死少见，罕有钙化；②发病年龄5~11岁；③AFP阴性。
（3）神经母细胞瘤肝转移：①有原发灶；②AFP阴性。
（4）肝未分化胚胎性肉瘤：①发病年龄4~8岁；AFP阴性；②肝内单发大囊腔，内含结节状或云絮状软组织影，可有厚薄不一的分隔。

第二十二节　肝血管肉瘤

知识点1：肝血管肉瘤的概念　　　　　　　　　副高：掌握　正高：掌握

肝血管肉瘤是一种非常罕见的起自肝窦血管内皮细胞的恶性肿瘤，约占肝脏原发肿瘤的2%，但却是肝脏最常见的恶性间叶组织肿瘤。

知识点2：肝血管肉瘤的病理　　　　　　　　　副高：熟悉　正高：掌握

（1）多中心海绵状生长，累及两叶。
（2）血管性肿瘤，具有丰富血窦。
（3）肿瘤性内皮细胞呈弥散性生长，可有息肉样和乳头样突起。
（4）肉瘤细胞沿肝窦浸润生长，与正常肝组织分界不清。
（5）肿瘤细胞质内有Weibel-Palade小体。
（6）CD34、CD31、Ⅷ因子和Vimentin等指标的免疫组化染色阳性。

知识点3：肝血管肉瘤的临床特征　　　　　　　副高：掌握　正高：掌握

（1）60~70岁男性多见。
（2）40%有二氧化钍、氯乙烯、砷剂或放射性镭的长期接触史。
（3）临床表现无特异性，但AFP阴性。
（4）常多发，恶性度高，临床进展迅速，预后极差，多在1年内死亡。

知识点4：肝血管肉瘤的影像学表现　　　　　　副高：掌握　正高：掌握

（1）均匀或不均匀低密度灶。
（2）可伴钙化、出血。
（3）有二氧化钍肝内积聚者，整个肝脏可呈典型的网格状改变。
（4）增强表现与血管瘤相似，呈典型的渐进性强化特征。

知识点5：肝血管肉瘤的鉴别诊断　　　　　　　副高：掌握　正高：掌握

（1）肝细胞肝癌：①有慢性肝炎、肝硬化病史，AFP增高；②强化后呈"快进快出"型；③可见包膜，T_1WI及T_2WI均呈低信号。

（2）胆管细胞癌：多为女性；易囊变；增强后轻度、延迟强化；常见肝内胆管扩张。

（3）肝脏转移瘤：有原发肿瘤病史；延迟扫描无造影剂充填。

（4）血管瘤：①良性病变，30～50岁女性多见；②呈向心性、"快进慢出"的强化特点；③重T_2WI上呈亮白高信号，即"灯泡征"；④多回波T_2WI上，随TE时间延长，肿瘤的信号强度递增。

（5）多发性肝脓肿：①临床有发热、白细胞计数升高等病史；②延迟扫描无造影剂充填。

第二十三节　肝脏恶性间叶瘤

知识点1：肝脏恶性间叶瘤的概念　　　　　　　副高：掌握　正高：掌握

肝脏恶性间叶瘤，又称未分化或胚胎性肉瘤，是一种起源于中胚层组织、由两种或两种以上肉瘤成分构成的混合性肿瘤。可发生于身体任何部位，以腹膜后和下肢最多见。肝脏恶性间叶瘤十分罕见，主要见于儿童。

知识点2：肝脏恶性间叶瘤的影像学表现　　　　副高：掌握　正高：掌握

（1）坏死、液化、囊变多见。

（2）囊实性占位，壁厚薄不均，内缘不整，可见分隔，周围有水肿带。

（3）不规则强化。

知识点3：肝脏恶性间叶瘤的鉴别诊断　　　　　副高：掌握　正高：掌握

（1）肝母细胞瘤：①儿童最常见的肝脏恶性肿瘤；②3岁以下男孩多见；③90%AFP升高；④钙化、出血多见；⑤增强扫描呈弧线状或网格状强化。

（2）肝细胞肝癌：①有肝炎、肝硬化病史，AFP升高；②3岁以上多见。

（3）肝横纹肌肉瘤：①出血坏死少见；②发病年龄5～11岁。

（4）神经母细胞瘤肝转移：有原发灶。

（5）肝未分化胚胎性肉瘤：发病年龄4～8岁；肝内单发大囊腔，内含结节状或云絮状软组织影，可有厚薄不一的分隔。

知识点4：肝脏恶性间叶瘤的病理　　　　　　　　　　　　副高：熟悉　正高：掌握

（1）起源于中胚层组织。

（2）由两种或两种以上肉瘤成分构成。

第二十四节　肝 转 移 瘤

知识点1：肝转移瘤的病理　　　　　　　　　　　　　　副高：熟悉　正高：掌握

肝转移瘤是肝脏常见的恶性肿瘤。转移途径主要有：①经血行转移，肿瘤细胞经肝动脉、门静脉循环到达肝脏；②邻近器官肿瘤的直接侵犯。肝转移瘤的数目、大小和形态多变。通常为多发、散在结节，形态多样，组织学特征与原发肿瘤相似，肝转移瘤易发生坏死，也可出现囊变、出血及钙化。病灶血供较差，一般无包膜。

知识点2：肝转移瘤的临床表现　　　　　　　　　　　　副高：掌握　正高：掌握

肝转移瘤早期可无明显症状和体征，主要为原发性肿瘤表现。多在原发肿瘤的治疗过程中出现肝转移，少数以肝转移瘤为首发表现，部分病例难以找到原发灶。晚期可出现消瘦、乏力、腹胀、上腹疼痛、腹部包块，部分患者可出现黄疸、腹水、发热、恶病质状态。

知识点3：肝转移瘤的CT表现　　　　　　　　　　　　　副高：掌握　正高：掌握

（1）直接征象：①平扫，平扫呈低密度影，病灶内密度不均，可见坏死、囊变、出血及钙化。部分病灶边缘模糊，部分清晰；②增强扫描，表现与肿瘤血供有关，富血供转移瘤表现为一过性明显结节样强化；但更多见的是肿瘤边缘环状强化，而中央坏死区无强化，呈"牛眼征"表现；乏血供转移瘤则表现强化不明显或有延迟强化。

（2）间接征象：①可查出其他部位原发性恶性肿瘤；②同时还可能显示其他部位的转移瘤。

知识点4：肝转移瘤的MRI表现　　　　　　　　　　　　副高：掌握　正高：掌握

（1）平扫：肿瘤组织实性部分 T_1WI 多表现为稍低信号，T_2WI 多呈稍高信号。形成明显中心坏死区后，坏死区 T_1WI 呈低信号，T_2WI 为高信号，形成典型"牛眼征"。约有20%的病例 T_2WI 可见瘤周"晕征"或"光环征"，表现为病灶周围略高信号环，代表了瘤周水肿。

（2）增强扫描：强化方式与CT增强扫描类似。由于肝转移瘤血供多不丰富，增强扫描后肿瘤组织门静脉期信号强度低于周围肝实质，因此，门静脉期是最好的检出肿瘤时相。

知识点5：肝转移瘤的鉴别诊断 *副高：掌握 正高：掌握*

（1）肝血管瘤：肝血管瘤边界一般较清楚，增强扫描动脉期病灶由周边开始结节状强化，并向中心扩展，延迟期扫描病灶呈等密度。肝转移瘤动脉期强化，但门静脉期及延迟期病灶呈相对低密度。

（2）原发性肝细胞癌：多有慢性肝炎、肝硬化病史，甲胎蛋白多升高。多为单发病灶，增强扫描典型者表现为"快进快出"强化特点，可有假包膜及形成门静脉癌栓。

（3）肝囊肿：与坏死明显的转移瘤相似，但囊肿壁菲薄并无强化为其特点。

（4）肝脓肿：多发、中央坏死、边缘强化等也是肝脓肿常见征象，有时与肝转移瘤难以鉴别，但肝脓肿DWI上脓腔信号强度显著高于转移瘤的坏死区，且患者临床上有发热、腹痛及白细胞计数升高等表现。

第三章 胆 管

第一节 正常影像表现

知识点1：正常胆道的X线表现　　　　　　　副高：掌握　正高：掌握

PTC或ERCP都能清楚地显示胆管。

（1）正常胆管显影密度均匀，边缘光滑。

（2）肝内胆管呈树枝状分布，走向自然，经逐级汇合后形成左、右肝管，再联合为肝总管。

（3）肝总管长为3~4cm，内径为0.4~0.6cm，向下续为胆总管。

（4）胆总管长为4~8cm，内径为0.6~0.8cm，末端与胰管汇合后共同开口于十二指肠乳头部。

知识点2：正常胆囊的CT表现　　　　　　　副高：掌握　正高：掌握

（1）平扫检查：①胆囊通常位于肝门下方，肝右叶前内侧；②横断层表现圆形或类圆形，直径为4~5cm；③胆囊腔表现均匀水样低密度，CT值为0~20HU；④胆囊壁光滑锐利，厚度为2~3mm，呈均匀薄壁软组织密度。

（2）增强检查：胆囊腔内无强化，胆囊壁表现为细线样环状强化。

知识点3：正常胆管的CT表现　　　　　　　副高：掌握　正高：掌握

平扫，正常肝内胆管不显示，肝外胆管尤其是胆总管通常可显示，特别是薄层扫描和对比增强检查时，表现为小圆形或管状低密度影。

知识点4：正常胆道的MRI表现　　　　　　　副高：掌握　正高：掌握

（1）胆囊内信号多均匀，T_1WI呈低信号，T_2WI呈高信号。

（2）部分胆囊内T_1WI信号不均，其腹侧为低信号，背侧为高信号，分别代表新鲜和浓缩胆汁。

（3）MRCP多数胆囊都能清晰显示，正常胆囊内含有胆汁，表现为均匀的高信号，边缘光滑。

（4）正常胆管内含有胆汁，普通MRI检查，肝内胆管多难以分辨，肝外胆管T$_1$WI呈低信号，T$_2$WI呈高信号，表现为圆形或柱状影。

（5）MRCP正常肝内、外胆管显示率高达90%～100%，表现为边缘光整的树枝状高信号；胆囊为类圆或卵圆形边缘光整的高信号。

第二节 基本病变表现

知识点1：胆囊大小、数目和位置异常　　　　副高：掌握　正高：掌握

（1）胆囊增大：CT、MRI检查容易显示胆囊增大，常见于胆囊炎或胆系梗阻，CT、MRI检查显示胆囊横断面直径超过5cm。

（2）胆囊缩小：常并有胆囊壁增厚，可见于慢性胆囊炎。

（3）胆囊壁增厚：胆囊壁厚度超过3mm即为增厚。环形增厚常见于胆囊炎，CT增强检查增厚的胆囊壁呈分层状或均一强化；局限性增厚常见于肿瘤或肿瘤样病变。

（4）胆囊位置、数目异常：位于肝门部胆囊床以外的胆囊为异位胆囊，此外还可发现双胆囊或无胆囊。

以上均属先天异常。

知识点2：胆系钙化灶　　　　副高：掌握　正高：掌握

胆系内钙化灶多为结石所致。

（1）X线平片：胆囊结石常表现为中央低密度、边缘高密度影但需要与右肾钙化灶等胆系外钙化灶鉴别。

（2）CT检查：胆囊和胆管内结石常表现为胆囊或扩张胆管内单发或多发、密度均匀或不均匀的高密度影。

（3）MRI检查：大部分胆囊和胆管内结石在T$_1$WI和T$_2$WI上均表现低信号，部分胆囊和胆管结石可在T$_1$WI上呈高信号表现；T$_2$WI及MRCP显示更加清晰，表现高信号的胆汁中圆形、类圆形或多边形低信号充盈缺损。

知识点3：胆管扩张　　　　副高：掌握　正高：掌握

胆管扩张可为先天性和后天性胆管扩张。先天性胆管扩张表现为肝内或肝外单发或多发的局部胆管梭形或囊状扩大，其与正常胆管相通。后天性胆管扩张是由于下端阻塞或狭窄而引起上段胆管全程扩张。

（1）PTC、ERCP检查：显示肝内胆管合并或不合并肝外胆管扩张，胆总管扩张时直径超过1.1cm，肝内胆管扩张时，形成"软藤征"或"枯树枝征"。

（2）CT检查：表现正常不能显示的肝内胆管呈小圆形或细管状低密度影，肝总管直径超过8mm，胆总管直径超过1cm；MPR或三维重组图像可更直观地显示自下而上扩张的胆

管，壶腹部周围病变除引起胆管扩张，同时可见胰管扩张，出现"双管征"。

（3）MRI检查：扩张的胆管T_1WI表现低信号，T_2WI表现高信号。MRCP可全程显示扩张的胆管，且更为直观清晰。

此外，胆囊切除术后，肝外胆管可发生轻度代偿性扩张，而不累及肝内周围胆管。

知识点4：胆管狭窄或阻塞	副高：掌握　正高：掌握

最常见引起胆管狭窄或阻塞的原因是结石、肿瘤、炎症。胆管狭窄或阻塞时，ERCP、MRCP以及CT重组图像上均可显示。

（1）结石常致胆管腔偏心性狭窄或突然截断，阻塞上方的胆管出现扩张。

（2）肿瘤引起局部胆管偏心性狭窄，或突然截断，其上方胆管扩张。

（3）炎症引起胆管狭窄呈鼠尾状或漏斗状狭窄，边缘光滑，狭窄段较长。

知识点5：充盈缺损	副高：掌握　正高：掌握

胆管和胆囊内结石或肿瘤均可造成腔内充盈缺损，通常结石所致的充盈缺损边缘光整，而肿瘤所致者多不规则。结石性和肿瘤性充盈缺损具有不同的异常回声、密度和信号强度。

（1）CT检查：胆囊或胆管内阳性结石表现为其内的钙化性高密度影；胆囊或胆管肿瘤可见自壁向腔内生长的软组织肿块。

（2）MRI检查：结石在T_2WI上表现为高信号胆汁内的低信号充盈缺损，肿瘤则显示为胆囊或胆管内软组织信号的充盈缺损；MRCP上，胆管结石表现为扩张胆管内的低信号影，在胆总管末端则呈边缘光滑的倒"杯口"状充盈缺损，而胆管肿瘤所致充盈缺损的边缘不规则。

第三节 胆 石 症

知识点1：胆石症的概念	副高：掌握　正高：掌握

胆石症是胆管系统的常见病变，在胆汁淤滞和胆管感染等因素的影响下，胆汁中胆色素、胆固醇、黏液物质和钙盐析出、凝集而形成结石，胆管结石和胆囊结石统称为胆石症。

知识点2：胆石症的病理	副高：熟悉　正高：掌握

根据化学成分不同，胆结石分为胆固醇性、色素性和混合性胆结石。

（1）胆固醇结石：结石一般较大，大小可达数厘米。常单发，圆形或类圆形。表面光滑，剖面呈放射状，质轻软。

（2）色素性胆结石：多发，呈泥沙样或颗粒状。剖面见分层状。

（3）混合性胆结石：大小、数目不等，常呈多面体形。切面成层，形似树干年轮或呈放射状。

知识点3：胆石症的临床表现　　　　　　　　　　　副高：掌握　　正高：掌握

（1）急性期可发生胆绞痛、呕吐和轻度黄疸。
（2）间歇期主要表现为右上腹不适和消化不良等胃肠道症状。
（3）伴发急性胆囊炎时可出现寒战、高热、白细胞计数升高等。

知识点4：胆石症的CT表现　　　　　　　　　　　副高：掌握　　正高：掌握

（1）高密度结石（CT值＞25HU）CT平扫易显示，单发或多发类圆形状高密度影。
（2）等、低密度结石在胆囊造影CT表现胆囊内的充盈缺损，其位置可随体位变换而改变。
（3）胆管结石以高密度结石多见。
（4）肝内胆管结石，与肝管走向一致，常伴有周围胆管扩张。
（5）胆总管结石时上部胆管扩张，结石部位的层面，呈"环靶"征或"半月"征。

知识点5：胆石症的MRI表现　　　　　　　　　　　副高：掌握　　正高：掌握

（1）胆囊内结石T_1WI、T_2WI均呈低信号，T_2WI有胆汁对比显示良好。
（2）MRCP扩张胆总管下端呈"杯口"状充盈缺损，为胆总管结石典型表现。

知识点6：胆石症的X线表现　　　　　　　　　　　副高：掌握　　正高：掌握

（1）平片可发现胆囊阳性结石。
（2）PTC或ERCP检查，可见胆管或胆囊内结石的充盈缺损或胆管狭窄、梗阻。

知识点7：胆石症的鉴别诊断　　　　　　　　　　　副高：掌握　　正高：掌握

（1）胆总管结石需与肝外胆总管癌鉴别：①病变部位胆管突然截断；②胆管壁不规则增厚；③病变以上肝内外胆管明显扩张；④周围可见软组织肿块影；⑤增强后呈渐进性强化。
（2）胆囊结石有时需与腺瘤和息肉鉴别：①腺瘤和息肉不能随体位不同改变位置；②对比增强可见强化。

知识点8：胆石症的诊断要点　　　　　　　　　　　副高：熟练掌握　　正高：熟练掌握

（1）典型声像图表现，胆囊内强回声团，后方伴声影，随体位改变而移动。
（2）CT/MR可显示结石。

（3）胆管结石可引起阻塞远端胆管扩张。

第四节　胆　囊　炎

一、急性胆囊炎

| 知识点1：急性胆囊炎的病因病理 | 副高：熟悉　正高：掌握 |

急性胆囊炎的主要病因是梗阻与感染。90%以上的梗阻与结石嵌顿有密切关系，胆囊管发生阻塞后，内容物排泄受阻，胆囊膨胀，内压增高，压迫血管和淋巴管，继而发生胆囊壁的供血不足，因而引起抵抗力下降而产生炎症。初期为急性单纯性炎症，主要为胆囊黏膜充血、水肿、增厚，有大量炎性细胞渗出；随着病变加重，炎症波及胆囊全层，胆囊壁内小脓肿形成，即成为急性化脓性炎症；病变进一步发展，则可出现胆囊坏死、穿孔，成为急性坏疽性胆囊炎。

| 知识点2：急性胆囊炎的病理分型 | 副高：熟练掌握　正高：熟练掌握 |

（1）单纯性急性胆囊炎：胆囊黏膜充血、水肿；胆囊轻度肿胀。
（2）化脓性急性胆囊炎：①胆囊壁内弥漫性白细胞浸润形成广泛蜂窝织炎；②胆囊增大，胆囊壁增厚；③浆膜纤维素性、脓性渗出，发生胆囊周围粘连或脓肿。
（3）坏疽性急性胆囊炎：①胆囊高度增大；②胆囊壁缺血、坏死、出血、甚至穿孔，引起胆汁性腹膜炎；③气肿性急性胆囊炎胆囊坏疽的同时，胆囊内和胆囊壁积气。

| 知识点3：急性胆囊炎的临床表现 | 副高：掌握　正高：掌握 |

急性胆囊炎常有胆绞痛发作史，主要症状为右上腹痛，向右肩胛区放射。严重者可有高热、畏寒和轻度黄疸。查体可有右上腹压痛，肌紧张和Murphy征阳性。

| 知识点4：急性胆囊炎的CT表现 | 副高：掌握　正高：掌握 |

①胆囊体积增大，前后径常大于5cm，轮廓不清；②胆囊壁增厚，超过4mm，呈弥漫性和向心性增厚，增强扫描后胆囊壁黏膜面一侧可明显强化，呈浓密细线状；③胆囊周围低密度水肿带环绕胆囊全壁，胆囊窝可有不同程度的液体积聚。其他如胆囊内结石、积气、出血、穿孔等；④胆囊床邻近肝组织动脉期一过性斑片状强化——急性胆囊炎特异性征象。

| 知识点5：急性胆囊炎的MRI及X线表现 | 副高：熟练掌握　正高：熟练掌握 |

（1）MRI：①形态学改变与CT表现相似；②更容易显示胆囊增大，胆囊壁增厚及胆囊

周围的改变。

（2）X线：①X线平片多数阴性。②可协助排除胃肠道穿孔、肠梗阻等急腹症。③显示阳性结石，间接提示本病。

知识点6：急性胆囊炎的诊断要点　　　　副高：熟练掌握　正高：熟练掌握

（1）急性发作的右上腹痛，放射至右肩胛部，Murphy征阳性。
（2）胆囊增大，胆囊壁弥漫性增厚。
（3）特异性征象，CT增强示胆囊床邻近肝组织动脉期一过性斑片状强化。

二、慢性胆囊炎

知识点7：慢性胆囊炎的病因病理　　　　　　副高：熟悉　正高：掌握

慢性胆囊炎可以为急性胆囊炎反复发作的结果；也可以开始即为慢性，往往与胆结石共存。慢性胆囊炎时，胆囊壁纤维组织增生而增厚、钙化。胆囊黏膜萎缩，粗糙不平。胆囊可萎缩变小，也可因积水而增大。胆囊周围水肿、炎症，甚至形成慢性肉芽肿。

知识点8：慢性胆囊炎的临床表现　　　　　　副高：掌握　正高：掌握

患者可无不适，或右上隐痛及轻度消化道症状，也可局部压痛、厌油等。急性发作时与急性胆囊炎临床表现一致。

知识点9：慢性胆囊炎的CT/MRI表现　　　　副高：掌握　正高：掌握

（1）胆囊壁增厚是慢性胆囊炎的主要表现之一。充盈良好时，厚度≥3mm有一定诊断意义。
（2）少数可见胆囊壁钙化。瓷胆囊是慢性胆囊炎的典型改变之一。
（3）胆囊多缩小，为胆囊纤维化改变。
（4）少数胆囊可显著增大，可合并胆囊结石。
（5）增强扫描显示胆囊壁及周围组织往往不同程度强化。

知识点10：慢性胆囊炎的鉴别诊断　　　　　副高：熟练掌握　正高：熟练掌握

（1）厚壁型胆囊癌：①囊壁局限性或弥漫性不规则增厚，厚度多>10mm。②可出现胆管阻塞。③无周围的液体渗出所致的晕圈征。④增强扫描增厚的囊壁内壁毛糙不整，强化明显并有持续强化的特点。⑤可出现恶性征象，如较早侵犯肝脏及肝内出现结节状转移灶等。

（2）胆囊腺肌增生症：①局限或广泛的胆囊壁不规则增厚，可达2cm以上。②对比增强有强化。③特征性表现为胆影葡胺造影CT呈现"花环"征。

（3）黄色肉芽肿性胆囊炎：①增厚的胆囊壁间出现低密度结节或低密度带。②胆囊壁强化，周围壁间低密度结节或低密度带无强化。③胆囊腔内缘完整，所见壁间结节均从胆囊壁外缘突出，而不是向胆囊腔内突入。④黏膜线：胆囊腔内可见密度较高的线状影。

知识点11：慢性胆囊炎的诊断要点	副高：熟练掌握 正高：熟练掌握

（1）右上腹慢性疼痛或不适。

（2）超声表现，囊壁-结石-声影三合征——萎缩的胆囊呈一强网声带，同时有结石存在。

（3）CT示胆囊壁增厚，增厚的胆囊壁出现均匀增强。

第五节 胆囊息肉

知识点1：胆囊息肉的临床与病理	副高：熟悉 正高：掌握

胆囊息肉是指各种胆囊黏膜良性隆起的简称。多发较常见，大小为2～4mm，常有蒂与黏膜相连，触之易脱落。镜检黏膜固有层内大量泡沫细胞积聚，突出表面覆盖有柱状上皮。常无明显症状，少数患者可出现上腹不适。

知识点2：胆囊息肉的影像学表现	副高：掌握 正高：掌握

超声检查往往可以诊断，而且较CT、MRI更有优势。CT表现为胆囊壁小结节灶，CT值低于含钙结石，而高于胆汁和胆固醇结石。可以合并胆石症。胆囊壁无增厚，对比增强可见强化。

知识点3：胆囊息肉的鉴别诊断	副高：掌握 正高：掌握

胆囊息肉样病变主要与恶性病变，如早期胆囊癌鉴别。当胆囊息肉样病变直径＞1cm，患者年龄大于60岁，应怀疑有恶变；位于胆囊颈部息肉样病变，即使直径＜1cm也应高度怀疑有恶性可能。

第六节 胆囊癌

知识点1：胆囊癌的病因	副高：掌握 正高：掌握

胆囊癌是起源于胆囊上皮的恶性肿瘤，胆系最常见的恶性肿瘤，多发生于50～80岁，

女性多见。病因不明，一般认为可能与胆囊炎、胆结石的慢性长期刺激有关。约75%病例合并胆囊结石。

知识点2：胆囊癌的病理　　　　　副高：熟悉　正高：掌握

（1）多发生在胆囊底或颈部。
（2）胆囊壁明显增厚或厚薄不均，表面高低不平。
（3）85%为腺癌，少数为鳞癌、腺鳞癌等。
（4）生长方式可分为浸润型、乳头状型和黏液型，以浸润型最为常见。

知识点3：胆囊癌的临床表现　　　　　副高：掌握　正高：掌握

胆囊癌早期症状多不明显。患者多有长期慢性胆囊炎病史。后期有进行性体重减轻、持续性右上腹痛等。胆管阻塞后可出现黄疸，且进行性加重。胆囊癌转移出现早，可有相应的临床表现。

以上右上腹痛为主要症状，向右肩胛部放射，伴有消瘦、乏力、黄疸等。

知识点4：胆囊癌的X线表现　　　　　副高：掌握　正高：掌握

①侵犯胆管，PTC出现胆管不规则狭窄、充盈缺损及胆道梗阻；②进展期浆膜层受累，动脉造影可显示胆囊动脉增粗，受压移位，血管受侵不规则、狭窄甚至阻塞；③肿瘤内可见肿瘤血管，后期可见肿瘤染色。

知识点5：胆囊癌的CT表现　　　　　副高：掌握　正高：掌握

（1）早期胆囊癌局限于黏膜层至固有肌层，影像诊断较为困难。
（2）中晚期胆囊癌。①厚壁型，胆囊壁呈局限性或弥漫性不规则增厚，厚度多>10mm，增强扫描呈持续明显强化趋势；②结节型，胆囊腔内肿块，其基底部囊壁局限性不同程度增厚，胆囊形态轮廓正常，增强扫描肿块及肿块基底部囊壁强化显著；③肿块型，多为胆囊癌晚期的表现，胆囊窝内不规则软组织肿块，不均匀斑片状强化。
（3）胆囊癌常见并发的表现。①邻近胆囊的肝实质内不规则低密度区，常见于肿块型，多为肝实质受累所致。②高位胆管扩张，为胆囊癌或肿大淋巴结压迫或侵及胆管所致。③淋巴结转移，多见于肝门或胰周腹膜后淋巴结，而远处淋巴结转移极少见。④腹水，一般量少且较为局限。

知识点6：胆囊癌的MRI表现　　　　　副高：掌握　正高：掌握

肿瘤组织在T_1WI表现为不均匀低信号，T_2WI呈不均匀高信号。增强扫描明显不均匀强化。侵犯肝时，与受累肝组织分界不清。

知识点7：胆囊癌的诊断与鉴别诊断　　　　　　副高：掌握　正高：掌握

　　MRI在评价胆囊癌侵犯邻近器官及转移方面，优于超声和CT。胆囊癌侵犯肝时，需要与原发性肝细胞癌鉴别。表现为胆囊壁弥漫性增厚时，需要与慢性胆囊炎鉴别。结节突出时，需要与胆囊良性占位性病变，如胆囊息肉、腺瘤进行鉴别。结合临床病史、生化检查、病变形态特征、对胆囊壁有无浸润性改变等有助于最终的诊断和鉴别诊断。

知识点8：厚壁型胆囊癌的鉴别诊断　　　　副高：熟练掌握　正高：熟练掌握

　　（1）慢性胆囊炎：①囊壁多均匀一致增厚，腔内面光整，厚度多为3～8mm，很少超过10mm；②很少出现胆管阻塞；③胆囊周围可出现晕圈征，反映了胆囊壁的水肿或胆囊周围的液体渗出，而胆囊癌无此征象；④增强扫描轻到中等程度强化；⑤不伴有恶性征象。

　　（2）胆囊腺肌增生症：①局限或广泛的胆囊壁不规则增厚，可达2cm以上；②对比增强有强化；③胆影葡胺造影CT呈"花环"征。

　　（3）黄色肉芽肿性胆囊炎：①增厚的胆囊壁间出现低密度结节或低密度带；②胆囊壁强化，周围壁间低密度结节或低密度带无强化；③肝内胆管一般无扩张；④胆囊腔内缘完整，所见壁间结节均从胆囊壁外缘突出，而不是向胆囊腔内突入黏膜线，胆囊腔内可见密度较高的线状影。

知识点9：结节型胆囊癌与胆囊炎性息肉、腺瘤的鉴别诊断
　　　　　　　　　　　　　　　　　　　副高：熟练掌握　正高：熟练掌握

　　（1）炎性息肉和腺瘤通常较小，一般直径＜1cm。
　　（2）边缘光整，多数可见结节病灶与囊壁有分界，蒂内有游离感，而无囊壁增厚。
　　（3）良性病变的强化程度低于癌结节。

知识点10：肿块型胆囊癌侵犯肝脏与肝癌的鉴别诊断
　　　　　　　　　　　　　　　　　　　副高：熟练掌握　正高：熟练掌握

　　（1）肝癌不伴胆管扩张。
　　（2）肝门静脉侵犯形成癌栓常见。
　　（3）动态增强扫描具有"速升速降，快进快退"的特点。

知识点11：胆囊癌的诊断要点　　　　　　副高：熟练掌握　正高：熟练掌握

　　（1）以右上腹痛为主要症状，向右肩胛部放射。

（2）CT/MR表现为胆囊壁不规则增厚，厚度可超过10mm，胆囊腔内软组织肿块。

（3）增强扫描呈持续明显强化。

第七节 胆 管 癌

知识点1：胆管癌的病因	副高：熟练掌握 正高：熟练掌握

胆管癌是指发生于肝外胆管恶性上皮性肿瘤。病因不明，可能与胆管结石、原发性硬化性胆管炎、胆总管囊肿等有关。多发生在较大胆管。

知识点2：胆管癌的病理	副高：熟练掌握 正高：掌握

病理多为腺癌，其次为鳞癌。腺癌以分化较好者多见，未分化和乳头状癌少见。肿瘤大体病理上可分为浸润型、结节型和乳头状型，以浸润型最多见。结节型和乳头型肿瘤在胆管内生长，形成肿块；浸润型则引起胆管局限性狭窄。浸润型肿瘤进展则发生胆道梗阻，按其发生部位分类：①上段癌，包括左、右肝管汇合部、肝总管的肿瘤；②中段癌，肝总管和胆囊管汇合部以下至胆总管中段的肿瘤；③下段癌，为胆总管下段、胰腺段和十二指肠壁内段的肿瘤；④上段胆管癌占肝外胆管癌50%。

知识点3：胆管癌的临床表现	副高：掌握 正高：掌握

胆管癌好发于50～70岁男性患者。起病隐匿，随病情发展出现阻塞性黄疸，且进行性加重，可伴有皮肤瘙痒、上腹部胀痛、体重减轻、脂肪泻、陶土样便等胆道梗阻表现。

知识点4：胆管癌经皮肝穿刺胆管造影	副高：掌握 正高：掌握

肿瘤近侧端胆管形态和肿瘤的部位与病灶的大体形态有关。浸润型表现为胆管局限性狭窄，形态不规则；结节型和乳头状型表现为胆管腔内不规则的充盈缺损。近侧端胆管及肝内胆管不同程度扩张，往往呈软藤状。

知识点5：胆管癌的CT表现	副高：掌握 正高：掌握

（1）浸润型：肝外胆管壁不规则环形增厚和管腔向心性狭窄，管腔及周围可无明确结节或肿块；若发生在肝门区，则仅显示扩张的左、右肝管未联合。

（2）结节型：肿瘤较小，呈结节状，占据扩张胆管，胆管突然中断或变窄，增强扫描后可见结节强化。

（3）乳头状型：肿瘤呈息肉状，实性瘤组织向胆管内生长，致胆管膨胀。胆总管癌表现为管壁不规则增厚，厚度可超过5mm，或胆总管内充盈缺损和软组织肿块，伴发近端胆管扩张。

知识点6：胆管癌的MRI表现   副高：掌握   正高：掌握

T_1WI显示肿块多表现为低信号，T_2WI表现为稍高信号。多期增强扫描显示病灶多于门静脉期和延迟期强化。磁共振胰胆管造影可显示胆管突然狭窄或中断，梗阻端呈锥形或不规则形，肝内胆管扩张呈"软藤征"。

知识点7：胆管癌的诊断   副高：掌握   正高：掌握

超声检查可确立有无胆系梗阻。CT和MRI表现能进一步明确梗阻的部位、原因，尤其是MRCP能清晰显示胆系狭窄部位、程度和扩张的肝内胆管，与常规MRI相结合能更加准确地判断胆管阻塞的部位和原因，是诊断胆管癌的可靠方法。

知识点8：胆管癌的鉴别诊断   副高：掌握   正高：掌握

①胆总管结石，于扩张胆总管末端可见高密度结石影；②胆管炎，通常表现扩张的胆管逐渐变窄，呈"鼠尾状"表现，且末端既无高密度结石影，也无软组织肿块。

知识点9：胆管癌、胆管结石、胰头癌的临床特点鉴别

        副高：熟练掌握   正高：熟练掌握

（1）胆管癌：无痛性、进行性黄疸，伴皮肤瘙痒、体重减轻、食欲缺乏、陶土样便等，有时伴发热。

（2）胆管结石：症状与结石的大小、数量、部位以及有无阻塞和炎症等有关。无感染时，无特殊体征或偶有上腹消化不良症状。急性感染时，中上腹及右上腹压痛、肌紧张，墨菲征（＋）。结石造成梗阻时可出现腹痛、寒战高热和黄疸，称查科（Charcot）三联征。查体示剑突下、右上腹压痛、肝区叩痛。

（3）胰头癌：上腹部不适、隐痛、消瘦、体重减轻、消化不良、呕吐、腹泻、黄疸、皮肤瘙痒、尿色黄、大便色淡甚至呈白陶土样，出现腹水、腹部包块、淋巴结肿大等提示晚期病变。

知识点10：胆管癌、胆管结石、胰头癌的影像鉴别

副高：熟练掌握　正高：熟练掌握

常见引起梗阻性黄疸的胆胰疾病影像鉴别

	胆管癌	胆管结石	胰头癌
形状	胆管走行区不规则肿块影	胆管内类圆形或不规则影，亦可呈泥沙样	胰头区不规则肿块影
边缘	不规则，与周围分界不清，呈浸润性生长	边界清晰	不规则，与周围分界不清，呈浸润性生长
CT密度	等或稍低密度的软组织肿块或结节影	阳性结石（胆红素及钙含量高）呈单发或多发高密度结节影；阴性结石（胆固醇含量高）可呈等或低密度影	与胰腺的密度相等或略低
MRI信号	T_1WI稍低信号，T_2WI较高信号的结节或肿块影	在T_1WI呈低、等或高信号；在T_2WI和MRCP上被高信号胆汁衬托呈低信号的"充盈缺损"征	在T_1WI一般稍低或等于胰腺信号，T_2WI上呈不均匀稍高信号
强化	延迟强化	不强化	乏血供肿瘤，强化程度低于正常胰腺
胆胰管扩张	梗阻平面以上肝内外胆管中重度扩张呈"软藤征"，扩张的胆管远端突然截断，胰管一般不扩张	结石上方的肝内外胆管扩张，扩张的胆总管下端呈"杯口样"，胰管不扩张	胰管、肝内外胆管常常均有扩张，扩张的胆总管和主胰管在胰头肿块处突然截断，呈"双管征"
伴随征象	可伴有肝脏及上腹部淋巴结转移	可伴有胆囊结石、胆囊炎、胆源性胰腺炎等	胰腺癌进一步发展，可见胰周脂肪层受侵、推移、包埋或侵及邻近血管，胰周、腹膜后、肝门淋巴结转移及肝转移

第八节　原发性硬化性胆管炎

知识点1：原发性硬化性胆管炎的概念　　副高：掌握　正高：掌握

原发性硬化性胆管炎是一种慢性胆管阻塞性疾病，以肝内外胆管的慢性进行性炎症及纤维化改变，最终导致胆管变形和节段性狭窄为特征的病变。

知识点2：原发性硬化性胆管炎的影像学表现　　副高：掌握　正高：掌握

（1）CT表现：①跳跃性扩张；②剪枝征，长度≥4cm的肝内胆管无次级分支；③串珠征；④胆管壁增厚、管壁密度增高及壁结节等。

（2）MRCP表现：①可显示胆管异常，包括肝内外胆管狭窄、扩张、串珠样变、剪枝样

变，胆管壁增厚；②发现肝周边高度狭窄以远扩张的胆管，更易显示肝内胆管扩张。

知识点3：原发性硬化性胆管炎的鉴别诊断　　　　　副高：掌握　正高：掌握

（1）急性化脓性胆管炎：①起病常急骤，突发上腹绞痛伴高热、黄疸；②胆总管明显扩张；③肝内胆管扩张呈不对称性或局限性分布；④增强检查，"靶征"。

（2）慢性胆管炎：①以明显的肝内外胆管扩张并胆结石为主要表现；②特征性表现，结石常呈条状或柱状；③临床表现无特异性，很少有发热和黄疸。

知识点4：原发性硬化性胆管炎的病理　　　　　副高：熟悉　正高：掌握

（1）80%的病变累及包括胆囊在内的整个胆管系统。

（2）受累胆管管壁增厚，外径变化不明显，管腔明显狭窄，其内径可<2mm。

（3）后期可发生胆汁性肝硬化和肝门脉高压症。

知识点5：原发性硬化性胆管炎的病因　　　　　副高：掌握　正高：掌握

病因不明；感染和自身免疫可能与本病有关。

知识点6：原发性硬化性胆管炎的临床表现　　　　　副高：掌握　正高：掌握

多发于成年人；男性多发；起病隐匿，症状无特异性；进行性黄疸，间歇性上腹钝痛，食欲缺乏，消化不良，乏力，消瘦。

知识点7：原发性硬化性胆管炎的诊断要点　　　　　副高：掌握　正高：掌握

（1）胆管变形和节段性狭窄。

（2）跳跃性扩张、剪枝征、串珠征。

第九节　急性化脓性胆管炎

知识点1：急性化脓性胆管炎的概念　　　　　副高：掌握　正高：掌握

急性化脓性胆管炎系胆道梗阻（最常见为胆石梗阻）使胆汁淤滞、胆管内压力迅速增高所致胆道急性化脓性感染。感染的菌种主要是革兰阴性杆菌，其中大肠埃希菌最多见。

知识点2：急性化脓性胆管炎的影像学表现　　　　　副高：掌握　正高：掌握

（1）CT表现：①胆总管明显扩张，其内脓液CT值可达48HU（高于胆汁、低于肝实质）；②肝内胆管扩张呈不对称性或局限性分布；③一、二级分支扩张，周围胆管丧失扩张能力，表现为中央箭头征；④胆管积气；⑤增强检查，"靶征"，明显强化的胆管壁与不强化的脓液。

（2）MRCP表现：可显示胆管扩张。

知识点3：急性化脓性胆管炎的鉴别诊断　　　　　副高：掌握　正高：掌握

（1）原发性硬化性胆管炎：①管腔狭窄，管腔外径变化不大；②散在分布；③串状或不规则状；④临床为慢性病程。

（2）慢性胆管炎：①以明显的肝内外胆管扩张并胆结石为主要表现；②特征性表现：结石常呈条状或柱状；③临床表现无特异性，很少有发热和黄疸。

知识点4：急性化脓性胆管炎的病理　　　　　　副高：熟悉　正高：掌握

胆总管明显扩张，管壁充血、水肿、增厚，管内压增高。

知识点5：急性化脓性胆管炎的病因　　　　　　副高：掌握　正高：掌握

（1）胆道梗阻和感染，最常见为胆石梗阻。

（2）胆道蛔虫病，胆管狭窄，肿瘤和胰腺疾病。

（3）感染的菌种主要是革兰阴性杆菌，其中大肠埃希菌最多见。

知识点6：急性化脓性胆管炎的临床表现　　　　副高：掌握　正高：掌握

（1）起病常急骤，突然发生剑突下或右上腹剧烈疼痛，一般呈持续性。

（2）寒战、弛张型高热、黄疸。

（3）中枢神经系统抑制。

（4）血培养常有细菌生长。

知识点7：急性化脓性胆管炎的诊断要点　　　　副高：掌握　正高：掌握

（1）典型临床表现。

（2）胆总管明显扩张。

（3）肝内胆管扩张呈不对称性或局限性分布。

（4）增强检查：呈"靶征"。

第四章　胰　　腺

第一节　正常影像表现

知识点1：正常胰腺的X线表现　　　　　　　　　副高：掌握　正高：掌握

ERCP显示正常胰管自胰头部向尾部斜行，管径逐渐变细，最大径不超过5mm，边缘光滑整齐，主胰管上有一些分支，有时还可显示位置高于主胰管的副胰管。

知识点2：正常胰腺的CT表现　　　　　　　　　副高：掌握　正高：掌握

可清楚显示胰腺的轮廓、密度、形状和大小。

（1）正常胰腺边缘光滑或呈小分叶状。

（2）密度均匀，低于肝实质，年长者其内常因脂肪浸润而有散在小灶性脂肪密度，增强后密度均匀增高。

（3）胰腺形似弓状，凸面向前，横跨腰1、腰2椎体前方，多数由头向尾逐渐变细，正常胰头、体、尾与胰腺长轴垂直的径线与超声测量值相同。

（4）一般胰尾位置高；胰头位置低；钩突是胰头下方向内延伸的楔形突出，其前方为肠系膜上动、静脉，外侧是十二指肠降段，下方为十二指肠水平段。

（5）脾静脉沿胰腺体尾部后缘走行，是识别胰腺的标志。

（6）胰管位于胰腺实质内，可不显示或表现为细线状低密度影。

知识点3：正常胰腺的MRI表现　　　　　　　　　副高：掌握　正高：掌握

腹膜后高信号脂肪组织有助于勾画出胰腺轮廓。胰腺形态、大小、径线等同CT所示。

（1）在T_1WI和T_2WI上，胰腺为均匀较低信号结构，与肝实质信号相似，应用T_1WI抑脂序列，胰腺呈相对高信号表现。

（2）其背侧的脾静脉由于流空效应可呈无信号影，有助于勾画出胰腺的后缘。

（3）胰头位于十二指肠曲内，十二指肠内液体表现为T_2WI高信号影。

第二节 基本病变表现

知识点1：胰腺大小和形态异常　　　　　副高：掌握　正高：掌握

（1）胰腺弥漫性增大：表现为胰头体尾均增粗，常见于急性胰腺炎。

（2）胰腺弥漫性缩小：常见于慢性胰腺炎或老年性胰腺萎缩。

（3）胰腺局部增大、外凸：多为肿瘤，亦可见于慢性胰腺炎。

知识点2：胰腺实质内回声、密度和信号异常　　　副高：掌握　正高：掌握

（1）急性出血坏死性胰腺炎：CT上坏死区呈低密度，伴有急性出血时可呈高密度，MRI上则表现为不均匀信号，增强扫描出血坏死区无强化。

（2）胰腺囊肿：CT上呈囊状低密度，MRI上呈T_1WI低信号、T_2WI高信号影，无强化。

（3）胰腺脓肿（感染性囊壁内坏死）：病变内有时可见气体影，脓肿壁可强化。

（4）胰腺肿瘤或肿瘤样病变：常为实质性病灶，其回声、密度往往低于周围的胰腺实质，MRI上常呈T_1WI低信号、T_2WI高信号影；胰腺癌多系乏血供肿瘤，增强扫描病灶强化不明显而周围胰腺明显强化，有助于病变的进一步检出及定性。

知识点3：胰管异常　　　　　　　　　　副高：掌握　正高：掌握

包括胰管扩张、狭窄、钙化及行走异常。

（1）胰管扩张：表示有梗阻或慢性胰腺炎，超声、CT和MRI均可显示，呈粗细不均、管状或串珠状无回声、低密度和长T_1、长T_2信号，MRCP可完整显示扩张胰管的形态；其中，胰腺癌以光滑或串珠样扩张为主，慢性胰腺炎以不规则扩张为主。

（2）胰管结石、钙化：主要见于慢性胰腺炎，CT上表现为高密度影。

知识点4：胰周间隙及血管异常　　　　　副高：掌握　正高：掌握

（1）急性胰腺炎：CT和MRI上均显示胰腺边缘毛糙或边界模糊不清，为周围组织水肿、渗出和蜂窝织炎所致。

（2）胰腺癌：可侵犯周围结构及邻近的大血管，CT和MRI检查可显示邻近胰周脂肪层消失，并可发现受累血管被推移、包埋、不规则狭窄和闭塞等。

第三节 急性胰腺炎

知识点1：急性胰腺炎的病因　　　　　　副高：掌握　正高：掌握

急性胰腺炎指胰腺及其周围组织被胰腺分泌的消化酶自身消化的化学性炎症，是一种

常见的急腹症。急性胰腺炎的病因复杂，一般认为，胆汁和胰液反流和胰酶损害胰腺组织在发病中起着重要作用。半数以上病例伴有胆管疾患，如结石、炎症和狭窄等；还可以由于感染、创伤、十二指肠疾患、药物、代谢因素及饮酒所致。

知识点2：急性胰腺炎的病理　　　　　副高：熟悉　正高：掌握

（1）急性水肿型：最为多见，表现为胰腺肿胀，间质充血水肿，中性粒细胞浸润。
（2）出血坏死型：胰腺腺泡和间质局限性或弥漫性出血坏死，腺泡及小叶结构模糊不清，胰腺内、胰腺周围、肠系膜、网膜及后腹膜脂肪组织不同程度坏死。

知识点3：急性胰腺炎的临床表现　　　　副高：掌握　正高：掌握

急性胰腺炎发病急，均有不同程度的上腹部剧痛及向腰背部放射，伴有恶心、呕吐、腹胀、体温升高及腹膜炎体征等。腹痛为持续性并阵发性加重，坏死性胰腺炎病情较为严重，可伴有休克。实验室检查，血白细胞计数升高；血、尿淀粉酶升高。

知识点4：急性胰腺炎腹部X线平片　　　副高：掌握　正高：掌握

可表现为局限性腹膜炎引起的胃、结肠、小肠胀气和积液；可引起横结肠中段以下肠管不含气，称为"结肠切断"征；胃十二指肠受压移位，出现胃结肠分离征；有时可以出现左侧膈肌抬高和双侧胸膜炎改变。

知识点5：消化道钡剂造影表现　　　　　副高：掌握　正高：掌握

可出现胃窦部痉挛和十二指肠激惹、痉挛；胃十二指肠受压移位，出现胃部"垫征"（系增大的胰头，压迫胃窦时出现局限性压迹）和十二指肠曲扩大；空肠黏膜可呈雪花状及分节改变。

知识点6：急性胰腺炎的CT表现　　　　　副高：掌握　正高：掌握

（1）急性水肿型胰腺炎：胰腺肿大，多为弥漫性，胰腺密度正常或轻度减低，密度均匀或不均匀，胰腺轮廓清楚或模糊，可有胰周积液。增强扫描胰腺均匀强化。
（2）急性出血坏死型胰腺炎：胰腺弥漫性明显肿大，胰腺密度不均匀，坏死和积液区呈低密度，出血区可呈略高密度，并可形成小脓肿，增强扫描可见胰腺内的坏死和脓肿形成区。胰腺周围脂肪层模糊。胰腺周围液体渗出，表现为肾筋膜增厚及肾前间隙、小网膜囊内、肾后间隙内液体潴留，甚至出现腹水及胸腔积液。

知识点7：急性胰腺炎的MRI表现　　　　副高：掌握　正高：掌握

很少用于检查急性胰腺炎。

（1）常规平扫：胰腺体积增大，形态不规则，边缘模糊不清，T_1WI上胰腺信号减低，T_2WI呈高信号，腺体内如有出血，T_1WI上表现为高信号。

（2）Gd-DTPA增强扫描：呈不均匀强化，坏死组织区不强化。当炎症扩散至腹膜后，在T_1WI上，该处高信号的脂肪层消失，代之以低信号改变，二者界限不清。胰腺假性囊肿、胰周积液在T_1WI像表现为低信号，T_2WI呈高信号。

知识点8：急性胰腺的诊断与鉴别诊断　　　　副高：掌握　正高：掌握

临床上，根据急性胰腺炎病史、体征及实验室检查结果，诊断并不困难。其并发症常需与其他急腹症，如急性胆囊炎、急性胃肠穿孔等相鉴别。应当指出，在轻型急性水肿型胰腺炎时，影像学检查可无明确异常所见，此时诊断需依据临床资料而非影像学检查结果。

第四节　慢性胰腺炎

知识点1：慢性胰腺炎的概念　　　　副高：掌握　正高：掌握

慢性胰腺炎是胰腺实质复发性和持续性炎症病变，胰腺体有部分或广泛纤维化和钙化，腺泡萎缩，胰腺导管内结石形成，假囊肿形成，有不同程度的胰腺外、内分泌功能障碍。多由急性胰腺炎迁延、反复发作而形成。

知识点2：慢性胰腺炎的病理　　　　副高：熟悉　正高：掌握

慢性胰腺炎病理改变主要为胰腺广泛纤维组织增生，腺泡和胰岛均有不同程度萎缩、减少，胰腺质地变硬体积缩小。常有假性囊肿形成，胰腺内可有钙化。胰腺被膜增厚，表面呈结节状。胰管一处或多处狭窄，狭窄远段扩张，可有胰腺钙化或结石形成。

知识点3：慢性胰腺炎的临床表现　　　　副高：掌握　正高：掌握

临床上患者表现为中上腹痛，体重减轻，胰腺功能不全。可合并糖尿病，常伴有胆管疾患。

知识点4：慢性胰腺炎的X线表现　　　　副高：掌握　正高：掌握

（1）腹部X线平片：可出现胰腺钙化和胰腺结石形成，钙化位于胰腺实质，呈斑点状，沿胰腺走行分布；胰石多位于主胰管内，大小不等。

（2）消化道钡剂造影表现：可出现急性胰腺炎消化道钡剂造影的各种表现；十二指肠降部内缘黏膜皱襞可有稀疏、平坦和侵蚀改变，管腔有狭窄和激惹征象；十二指肠降部内缘可出现反3字征。

（3）胰胆管造影：主胰管僵直、扭曲、扩张与狭窄交替存在，形成串珠状，并有钙化和阻塞。胰管分支扩张、粗细不均，可呈小囊状。胰腺腺泡显影，边界模糊。胰管内胰石形成。

知识点5：慢性胰腺炎的CT表现　　　　　　　　　副高：掌握　正高：掌握

（1）平扫检查：胰腺大小可以正常、缩小或增大，胰腺缩小表示有萎缩，可以呈局灶性，亦可为完全性；增大表明有炎症水肿、囊肿或纤维化。胰管扩张，可呈串珠状，亦可扩张与狭窄交替存在。胰腺钙化和胰腺结石形成。假性囊肿形成，常位于胰腺内，胰头区常见，常多发，囊壁较厚，可伴钙化。

（2）增强检查：胰腺实质可强化不均，纤维化强化程度较低。

知识点6：慢性胰腺炎的MRI表现　　　　　　　　　副高：掌握　正高：掌握

（1）平扫：胰腺大小可以正常、增大或缩小，腺体内信号正常或不均匀的低信号或中等信号，主胰管扩张及胰腺周围筋膜增厚，钙化呈黑色低信号，但微小钙化在MRI上难以识别。合并假囊肿形成时表现为局部圆形T_1WI低信号，T_2WI高信号区。

（2）Gd-DTPA增强扫描：囊肿边缘更清楚，囊内无强化。

知识点7：慢性胰腺炎的鉴别诊断　　　　　　　　　副高：掌握　正高：掌握

慢性胰腺炎，特别是伴有胰头局限增大者，有时与胰腺癌鉴别困难，它们都可表现为胰头增大及胰体尾部萎缩。鉴别要点：①胰头慢性炎性肿大以纤维化改变为主，在T_2WI上呈较低信号；②动态增强扫描时，慢性炎症在各期基本与正常胰腺的强化规律一致，胰头癌则在动脉期为低密度或低信号；③发现钙化、假性囊肿，提示炎症可能性大；④胰腺癌更易侵犯或包埋邻近血管；⑤胰腺癌较早即可能出现肝、腹膜后转移。有时需穿刺活检或随访才能确诊。

第五节　胰　腺　癌

知识点1：胰腺癌的病理　　　　　　　　　副高：熟悉　正高：掌握

胰腺癌是消化系统较常见的恶性肿瘤，好发于40～70岁的中老年人。60%～70%肿瘤发生在胰头，余见于体、尾部，也可累及胰腺大部甚至全胰。病理上，肿瘤富有黏蛋白和致密胶原纤维性基质，易发生局部延伸、侵犯周围血管和神经，也易发生淋巴结及肝转移。

知识点2：胰腺癌的临床表现　　　　　　　　　　　　　副高：掌握　正高：掌握

　　胰腺癌早期症状不明显，随病变进展可出现腹痛、黄疸、体重明显下降，也可出现食欲缺乏、恶心、呕吐、消化不良和乏力等症状。无痛性黄疸为胰头癌最突出的症状；胰体尾部癌常有腹痛和腹部肿块。

知识点3：胰腺癌的X线表现　　　　　　　　　　　　　　副高：掌握　正高：掌握

　　（1）上消化道钡剂造影：①胰头癌：十二指肠内缘黏膜皱襞受压变平或呈异常的毛刷状，以及十二指肠腔内出现充盈缺损或内缘出现双边压迹。十二指肠球顶部和球后部出现扩大胆管或胆囊的带状或弧形压迹。十二指肠圈扩大，降部内缘出现反3字征。②胰体和胰尾癌：胃后间隙增宽和胃后壁呈分叶状弧形压迹。又根据肿瘤部位的不同可见胃大、小弯的压迹，称为"垫样"征。十二指肠空肠区向下移位，附近黏膜皱襞侵蚀破坏，十二指肠横行部管腔变窄和移位。
　　（2）胰胆管造影：胰腺癌表现为主胰管的阻塞，可呈截然中断，末端可呈直线形或尖端变细，亦可表现为偏心性充盈缺损。胰管壁不规则，胰管狭窄，尾端胰管扩张。主胰管及分支有侵蚀破坏，对比剂漏出于胰管外，出现对比剂不规则斑点状潴留。胰腺癌发生于远离主胰管的末梢时，可显示主胰管正常，胰管分支表现为稀少、阻塞、受压和不规则僵硬等征象。

知识点4：胰腺癌的CT表现　　　　　　　　　　　　　　　副高：掌握　正高：掌握

　　（1）直接征象：①平扫检查，肿块密度常与邻近胰腺组织相似，较小者不易发现，较大者则表现为胰腺局部增大，少数肿块内有坏死性低密度灶；②增强检查，胰腺癌为乏血供肿瘤，强化不明显，呈相对低密度，可有一定程度延迟强化。
　　（2）间接征象：肿块上游胰管常扩张；胰头癌多同时伴有胰管和胆总管扩张，形成"双管征"，可有胰腺体、尾部萎缩或胰内潴留性假性囊肿，还可伴有急性胰腺炎表现；周围血管受侵表现为胰腺与血管间脂肪层消失；血管被肿块部分或全部包绕；胰周、肝门和腹膜后淋巴结转移时，相应部位可见多发软组织密度结节，还可检出低密度的肝转移灶。

知识点5：胰腺癌的MRI表现　　　　　　　　　　　　　　副高：掌握　正高：掌握

　　（1）胰腺轮廓发生改变，局部不规则肿大。
　　（2）肿瘤T_1WI上多数呈低信号，与正常胰腺组织分界不清，T_2WI上呈不均匀高信号。
　　（3）Gd-DTPA增强扫描早期肿瘤强化不明显，与强化的正常胰腺组织形成明显对比。
　　（4）胰头癌压迫侵犯主胰管和胆总管下端造成梗阻，梗阻部位以上胰管、胆管和胆囊扩张。

（5）MRCP可显示胰头段胆总管狭窄、中断，同时伴有病变段以上胆系和胰管均匀性的扩张。

| 知识点6：胰腺癌的鉴别诊断 | 副高：掌握 正高：掌握 |

（1）局灶性自体免疫性胰腺炎：可表现为胰头局限性增大，但边界清楚，邻近血管无侵犯，常合并其他器官自体免疫性疾病，实验室检查血清IgG4升高，且激素治疗有效。

（2）副脾或多脾综合征：位于胰尾部的肿块应注意与副脾或多脾综合征鉴别，后者的强化方式与脾脏相同且同步，并且多脾综合征常伴有其他畸形，如下腔静脉或胆道闭锁等。

（3）慢性胰腺炎：①有反复发作上腹部疼痛，血、尿淀粉酶升高的病史。②胰腺增大为弥漫性。③CT检查可见胰腺钙化，胰管不规则扩张，尤胆总管梗阻。

（4）腹腔淋巴结结核：①增强扫描包膜环状强化，其中央低密度；②特征性表现，蜂窝状肿块影。

（5）肿块型胰腺炎：①炎性肿块边界小清、散在分布、密度混杂不均，而胰腺癌的肿块边界较清楚、密度较均匀。②增强扫描慢性胰腺炎与胰腺组织强化方式基本一致。③慢性胰腺炎多有弥漫、沿胰管走向分布的钙化。④肿块远端胰管及胆管不规则扩张或呈串珠状改变支持炎性狭窄。

第六节　胰腺囊性肿瘤

| 知识点1：胰腺囊性肿瘤的病因病理 | 副高：熟悉 正高：掌握 |

（1）浆液性囊腺瘤：为良性，大小为1~12cm，平均5cm，边缘规整或分叶，切面呈蜂窝状，内含多个小囊，有时有一个中央瘢痕，有时合并Van Hippel Lindau病。

（2）黏液性囊腺瘤或囊腺癌：囊内充满黏液，多位于胰腺体、尾部。常较大，平均10cm，多有分叶和包膜，常可侵犯邻近器官。有恶性倾向或恶性，小的肿瘤可为实性。内有小囊，与浆液性囊腺瘤较难鉴别。

| 知识点2：胰腺囊性肿瘤的临床表现 | 副高：掌握 正高：掌握 |

肿瘤较小时常无明显临床症状和体征，肿瘤较大时可出现腹痛和腹部不适，腹部扪及肿块。

| 知识点3：胰腺囊性肿瘤的CT表现 | 副高：掌握 正高：掌握 |

（1）平扫检查：①浆液性囊腺瘤内有多个分隔，呈蜂窝状表现，中央的纤维组织和分隔有时可见"星芒状钙化"。肿瘤多呈边缘光滑的圆形或卵圆形水样低密度灶。②黏液性囊腺瘤和囊腺癌的壁厚薄不均，囊内有少量分隔，有时可见乳头状结节突入腔内，恶性者囊壁和

分隔常较厚。

（2）增强检查：①浆液性囊腺瘤因囊壁和分隔强化，蜂窝状表现更加清楚；②黏液性囊性肿瘤的不规则厚壁、间隔和附壁结节发生强化。

知识点4：胰腺囊性肿瘤的MRI表现	副高：掌握 正高：掌握

（1）浆液性囊腺瘤：T_1WI 为均匀低信号、T_2WI 为均匀高信号病灶，瘤内可见多个分隔。

（2）黏液性囊腺瘤或囊腺癌：为多囊性的圆形或不规则的椭圆形肿物，其内可见分隔，多呈长 T_1 和长 T_2 信号改变，亦可见大的乳头状结节突入囊内。各房的信号可因囊内出血、囊液内蛋白质含量不同或肿瘤内囊实性成分之间的比例不同而不同。

知识点5：胰腺囊性肿瘤的鉴别诊断	副高：掌握 正高：掌握

（1）浆液性囊腺瘤与黏液性腺瘤的鉴别点为前者囊小、数目多，囊的直径多在2cm以下，中心多伴有放射状钙化。

（2）黏液性囊腺瘤囊直径常>2cm，如果囊壁较厚、可见乳头状结节突入囊腔，以及病灶呈不均质强化时多为黏液性囊腺癌。

（3）胰腺假囊肿的囊壁无结节，但不典型时如含血凝块、坏死物、壁不光整或有分隔与胰腺囊性肿瘤常难以鉴别，要密切结合病史，如胰腺炎的发病史、胰腺外伤史以及临床实验室检查加以鉴别。

（4）胰腺实性假乳头状瘤发病多为年轻女性，为囊实性的肿瘤，病灶边界清晰，包膜完整，肿瘤实性部分和包膜可有钙化，增强后实性部分强化明显。

第七节　胰腺内分泌肿瘤

一、胰岛素瘤

知识点1：胰岛素瘤的概念	副高：掌握 正高：掌握

胰岛素瘤是起源于胰岛B细胞的肿瘤，是功能性胰腺内分泌肿瘤中最常见的一类，占胰腺内分泌肿瘤的70%~75%。多数为良性，约占90%；90%为单发。

知识点2：胰岛素瘤的影像学表现	副高：掌握 正高：掌握

（1）CT表现：①肿瘤一般较小，平扫呈低密度或等密度；②动脉期明显均匀强化，边界清楚；③实质期和静脉期持续强化或变成等密度。

（2）MRI表现：①T_1WI 抑脂序列呈类圆形的低信号；②T_2WI 呈高信号；③增强后明显强化，有时呈环状强化。

知识点3：胰岛素瘤的鉴别诊断　　　　　　副高：掌握　正高：掌握

（1）胰腺癌：①胰腺癌常向胰腺背侧生长而侵犯后腹膜，而本病常向腹侧生长；②增强扫描无强化或仅有轻度强化；③胰腺癌常引起胰腺导管扩张，侵犯或包埋周围血管。

（2）微小囊腺瘤：①分隔呈轻度强化，无明显强化；②囊性变与实性部分分界清楚，而本病分界较模糊，呈移行改变。

知识点4：胰岛素瘤的临床表现　　　　　　副高：掌握　正高：掌握

（1）占胰腺内分泌肿瘤的70%～75%。

（2）胰岛素瘤可发生于任何年龄，40～60岁为多，20岁以下极少见。

（3）男性较女性多见。

（4）Whipple 三联症：①反复发作性低血糖；②发作时血糖低于2.78mmol/L；③口服或静脉注射葡萄糖后，症状可立即消失。

知识点5：胰岛素瘤的诊断要点　　　　　　副高：掌握　正高：掌握

反复发作性低血糖；动脉期明显强化；实质期和静脉期持续强化或变成等密度。

二、胃泌素瘤

知识点6：胃泌素瘤的概念　　　　　　副高：掌握　正高：掌握

胃泌素瘤是胰岛G细胞肿瘤，是一种具有分泌胃泌素功能的肿瘤，其临床表现为胃液、胃酸分泌过多，高胃泌素血症，多发、非典型部位难治性消化性溃疡和/或腹泻等综合征。

知识点7：胃泌素瘤的影像学表现　　　　　　副高：掌握　正高：掌握

（1）CT表现：①通常较小，为1～5cm；②呈低密度或等密度；增强扫描动脉期强化不明显，静脉期肿瘤强化程度增加，常呈不均匀强化。

（2）MRI表现：①T_1WI抑脂序列上，肿瘤表现为低信号；②T_2WI上肿瘤呈高信号；③增强后肿瘤有轻度强化。

知识点8：胃泌素瘤的病理　　　　　　副高：熟悉　正高：掌握

来自胰岛G细胞；肿瘤生长缓慢，但原发灶呈多中心倾向；75%的肿瘤呈多发性，多为恶性，单发肿瘤则大多为良性；其大体病理形态和胰岛素瘤类似细胞可呈团状或小腺腔样排列。

知识点9：胃泌素瘤的临床表现 　　　　　　　副高：掌握　正高：掌握

本病可发生于任何年龄，以40~50岁居多；顽固性胃十二指肠溃疡；消化道出血的发生率近50%；约30%的患者发生腹泻，多为水样便；还可有内分泌功能紊乱等症状；血清胃泌素测定常有明显的升高。

知识点10：胃泌素瘤的诊断要点 　　　　　　　副高：掌握　正高：掌握

顽固性消化性溃疡；胃液分析和血清促胃液素测定有助于诊断。

三、胰高血糖素瘤

知识点11：胰高血糖素瘤的概念 　　　　　　　副高：掌握　正高：掌握

胰高血糖素瘤是起源于胰岛A细胞的肿瘤，肿瘤细胞分泌过量的胰高血糖素，临床上主要表现为皮肤坏死性迁移性红斑，口角、唇、舌等部位的慢性炎症，指甲松动，外阴阴道炎，贫血，糖尿病等，故又称高血糖皮肤综合征。

知识点12：胰高血糖素瘤的CT表现 　　　　　　副高：掌握　正高：掌握

①肿瘤体积一般较大，常超过5cm；②单发较多；③大多呈不均匀的较低密度；④增强后可有较明显的强化，其内密度不均匀，肿瘤内可有坏死。

知识点13：胰高血糖素瘤的病理 　　　　　　　副高：熟悉　正高：掌握

肿瘤细胞通常呈巢状或网状结构排列；免疫组化染色等，含有免疫染色阳性胰高糖素颗粒；恶性肿瘤含有丰富的血管。

知识点14：胰高血糖素瘤的临床表现 　　　　　副高：掌握　正高：掌握

女性较男性多见，男女之比为2:3；约60%有家族史，发病年龄平均为50~55岁；游走性和周期性发作的皮肤红斑；糖尿病，体重下降，舌炎。

四、生长抑素瘤

知识点15：生长抑素瘤的概念 　　　　　　　　副高：掌握　正高：掌握

生长抑素瘤是起源于胰岛D细胞的肿瘤，大多为恶性。

知识点16：生长抑素瘤的影像学表现　　　　　　副高：掌握　正高：掌握

诊断时体积较大；增强后肿瘤大多有较明显的强化。

知识点17：生长抑素瘤的病理　　　　　　　　　副高：熟悉　正高：掌握

肿瘤呈圆形，边界较清楚，瘤细胞呈索状或团状排列、形态多不规则。

知识点18：生长抑素瘤的临床表现　　　　　　　副高：掌握　正高：掌握

腹泻、脂肪痢、消瘦、贫血。

五、血管活性肠肽瘤

知识点19：血管活性肠肽瘤的概念　　　　　　　副高：掌握　正高：掌握

血管活性肠肽瘤是起源于胰岛D_1细胞的内分泌肿瘤，由于D_1细胞分泌大量血管活性肠肽而引起严重水泻、低钾血症、胃酸缺乏或胃酸过少，故又称WDHA或WDHH综合征。

知识点20：血管活性肠肽瘤的影像学表现　　　　副高：掌握　正高：掌握

CT/MRI表现：①平扫时大多表现为等或稍低密度（信号）；②增强后可出现强化；③有时肿瘤位于胰尾部，平扫时可类似增大变异的胰尾。

知识点21：血管活性肠肽瘤的病理　　　　　　　副高：熟悉　正高：掌握

90%的发生于胰腺；一半为恶性、并可发生转移，最常见的转移部位为肝脏和局部淋巴结；多数肿瘤直径>3cm，约80%的肿瘤发生在胰腺体尾部。

知识点22：血管活性肠肽瘤的临床表现　　　　　副高：掌握　正高：掌握

严重的水泻、低钾血症、低胃酸。

六、无功能性内分泌肿瘤

知识点23：无功能性内分泌肿瘤的概念　　　　　副高：掌握　正高：掌握

无功能性内分泌肿瘤是起源于胰腺内分泌细胞而不具有特异性的生物学功能的肿瘤，临床上通常无明显内分泌功能紊乱的症状。

知识点24：无功能性内分泌肿瘤的影像学表现　　　　副高：掌握　正高：掌握

CT平扫时呈等密度或低密度；注射对比剂后病灶可有较明显的强化，其内密度可不均匀；囊性肿瘤在CT检查时常可显示其囊壁和其内分隔的囊状结构。

知识点25：无功能性内分泌肿瘤的病理　　　　副高：熟悉　正高：掌握

（1）在大体上可分为实性、囊性和混合性3种。
（2）肿瘤通常较大，呈圆形或类圆形。
（3）表面大多数光整，可呈分叶状。
（4）肿瘤与胰腺组织常有明显的分界，并常向胰腺外生长。

知识点26：无功能性内分泌肿瘤的临床表现　　　　副高：掌握　正高：掌握

无明显的内分泌症状、缺乏特异性的临床表现。

第五章　脾

第一节　正常影像表现

知识点1：正常脾的CT表现　　　　　副高：掌握　正高：掌握

正常脾前后径≤10cm、宽径≤6cm、上下径≤15cm；另一较简单的测量方法是在显示脾最大的横断层面上，正常脾外缘通常少于5个肋单位（肋单位为同层CT上肋骨和肋间隙的数目之和），但不及三维径线测量准确。平扫，脾形态近似于新月形或为内缘凹陷的半圆形，密度均匀并略低于肝脏；脾内侧缘常有切迹，其中可见大血管出入的脾门。增强扫描，动脉期脾呈不均匀明显强化；静脉期和实质期脾的密度逐渐达到均匀。

知识点2：正常脾的MRI表现　　　　　副高：掌握　正高：掌握

脾在横断层上表现与CT类似，冠状位显示脾的大小、形态及其与邻近器官的关系要优于CT横断层。脾信号均匀，由于脾内血窦丰富，故T_1及T_2比肝、胰长，而与肾相似。脾门血管呈流空信号。

第二节　基本病变表现

知识点1：脾数目、位置、大小和形态异常　　　　　副高：掌握　正高：掌握

脾数目增多如副脾和多脾，数目减少为脾缺如，位置异常如异位脾和游走脾，这些多为脾先天发育异常，变异脾的密度、信号强度及增强检查表现均与脾相同。脾增大在影像上表现为脾各径线超过正常值范围，明显超出者易判断，不明显者由于个体间有较大差异而难以判断。CT和MRI均易发现脾形态异常，如占位性病变突出脾表面时可致脾边缘与轮廓改变，脾破裂可见脾轮廓不规整、形态失常。

知识点2：脾回声、密度和信号异常　　　　　副高：掌握　正高：掌握

（1）脾内钙化灶：在CT上表现为极高密度影，MRI上呈低信号影。
（2）脾梗死灶：多呈楔形，CT上密度减低，MRI上呈T_1WI低信号，T_2WI高信号影，

无强化。

（3）脾外伤：新鲜出血在CT上表现为高密度影，MRI上表现为高低混杂信号影，出血的密度、信号变化与损伤的时间有关。

（4）脾囊肿：在CT和MRI上与其他部位囊肿表现相同。

（5）原发和转移性脾肿瘤：CT上多呈稍低密度影，MRI上常呈T_1WI低信号，T_2WI高信号影。

CT、MRI增强检查可提高病灶检出率，但由于脾肿瘤影像表现多类似，定性诊断时有困难。

第三节 脾 脓 肿

知识点1：脾脓肿的病因病理　　　　　　　　　　　副高：熟悉　正高：掌握

脾脓肿较少见，一般由多种细菌引起，常见细菌有链球菌、葡萄球菌、沙门菌等，最常见病因为亚急性细菌性心内膜炎、腹部脏器严重感染。病灶早期以急性炎症反应为主，随之病灶局限，并发生液化坏死，周边形成以毛细血管、纤维细胞和炎性细胞为主的脓肿壁。脾脓肿是脾的化脓性感染，多来自血行感染，为全身感染的并发症，可继发于脾外伤、脾梗死，脾动脉结扎或栓塞术后等。

知识点2：脾脓肿的临床表现　　　　　　　　　　　副高：掌握　正高：掌握

脾脓肿早期无特殊表现，大部分有某种先驱感染史，后出现败血症。典型患者表现为寒战、高热、恶心、呕吐，并出现腹部疼痛，检查时可出现左上腹部压痛，脾大等。实验室检查示血白细胞计数明显升高，血培养呈阳性。

知识点3：脾脓肿的CT表现　　　　　　　　　　　副高：掌握　正高：掌握

早期脾脏弥漫性增大，密度均匀减低，当组织液化坏死后，脾内出现单个或多个圆形或椭圆形低密度灶，边界不清。增强后脓肿壁明显强化，中央坏死区无改变。壁外有时可见水肿带环绕引起的低密度带。少数病灶内可出现气体或液气平面。

知识点4：脾脓肿的MRI表现　　　　　　　　　　　副高：掌握　正高：掌握

早期脾脏轻度增大，信号轻微异常改变。当组织液化坏死后形成脓肿后，在T_1WI表现为低信号，在T_2WI表现为明显高信号，信号不均匀，灶周见界限不清的水肿区域，增强后脓肿壁环形强化，中央坏死区无强化。

知识点5：脾脓肿的诊断与鉴别诊断	副高：掌握 正高：掌握

（1）脾囊肿：囊壁薄，囊内密度低，增强扫描边缘无强化。

（2）血管瘤：增强扫描早期病灶周边强化，延迟后进一步充填。

（3）错构瘤：其内可含脂肪成分，增强扫描病灶强化。

（4）脾脏淋巴管瘤：一般无症状，表现为单个或多个低密度灶，边缘锐利，病灶内可见粗大分隔，增强扫描病灶中央无强化，周围可有轻度强化。

第四节 脾 结 核

知识点1：脾结核的概念	副高：掌握 正高：掌握

脾结核一般由肺结核通过血液循环播散到脾而引起的干酪样坏死病灶。

知识点2：脾结核的CT表现	副高：掌握 正高：掌握

（1）粟粒型脾结核：不能分辨，脾增大，密度稍低或不均。

（2）结核性肉芽肿：①边界清或不清、大小不等的多发结节状或斑点状低或稍低密度灶；②增强时，多不强化，边界变清楚。

（3）结核性脾脓肿：①脾内单发或多发较大类圆形或不规则形低密度灶；②增强时，边缘环形强化。

（4）脾结核钙化：①脾内多发的斑点状或小结节状高密度影，或花冠状、羊毛状钙化；②其他脏器结核或后腹膜、肠系膜根部、肝脾门区等淋巴结增大钙化或周边环状强化。

知识点3：脾结核的MRI表现	副高：掌握 正高：掌握

无特异性，T_1WI低信号，T_2WI高信号；增强轻中度边缘强化。

知识点4：脾结核与淋巴瘤的鉴别诊断	副高：掌握 正高：掌握

（1）脾最常见的原发性肿瘤。

（2）临床表现与脾结核无明显区别。

（3）单发或多发，很少为弥漫性病变。

（4）脾内单发或多发低密度病灶，或仅表现为脾大。

（5）增强后轻度强化，与正常脾界限更清晰。

（6）肿大淋巴结多无环状强化。

（7）多同时伴有腹腔和/或腹膜后淋巴结肿大。

（8）结合临床表现、骨髓象、血象等做出诊断。

知识点 5：脾结核与转移瘤的鉴别诊断 　　副高：掌握　正高：掌握

（1）原发灶多来自肺、乳腺、结肠、卵巢、胰腺、肝等部位的癌。
（2）多为血行转移。
（3）多伴有其他脏器和腹膜后淋巴道转移。
（4）脾无或轻度增大，脾内单发或多发类圆形囊性或囊实性病灶。
（5）边缘可清楚或不清楚。
（6）转移性病变囊壁往往较厚且有强化，内缘多欠规则，部分可见壁结节。
（7）典型者呈牛眼征或靶心征。

知识点 6：脾结核与脾脓肿的鉴别诊断 　　副高：掌握　正高：掌握

（1）少见，多为继发性疾病，常有其他器官疾病，多见于成年人。
（2）胰腺炎并发脾脓肿占胰腺炎患者的1%～5%。
（3）高热、寒战、腹痛，左上腹压痛，白细胞增多。
（4）脾内单个或多个圆形或椭圆形低密度病灶。
（5）壁不完整，CT值较真性囊肿高。
（6）增强后脓肿壁呈环形强化，周围可见水肿带，囊内成分无强化。
（7）典型脓肿内有气-液平面。

知识点 7：脾结核的病理 　　副高：熟悉　正高：掌握

（1）粟粒型脾结核：结核菌感染脾初期产生渗出性病变，病灶广泛即形成粟粒型脾结核。
（2）结节型脾结核：渗出性病灶不吸收可发展成结核性肉芽肿，并发生干酪样坏死，直径多在5～20mm。
（3）结核性脾脓肿：干酪性结节病灶相互融合或孤立性病灶发展增大液化。
（4）脾结核钙化：机体抵抗力增强或经抗结核治疗，干酪病灶在愈合过程中可产生钙化，治愈的脾结核可无钙化灶，脾形态可恢复正常。

知识点 8：脾结核的临床表现 　　副高：掌握　正高：掌握

（1）一般表现无特异性：①发热，以低热为主，合并脾脓肿时可有高热；②全身消耗症状，消瘦、乏力、贫血及腹痛等；③部分患者可有食欲缺乏、盗汗及脾大、腹部包块等；④可同时有肝大，部分患者表现为多血症；⑤脾结核的"三主征"：脾大、发绀、多血症。

（2）脾外结核表现：①特殊类型脾结核表现：脾功能亢进，胃底－食管静脉曲张破裂出血；②血常规：贫血、多血、血小板及白细胞减少、红细胞沉降率增快等；③OT试验：阳性可支持诊断，但阴性也不能排除结核可能。

知识点9：脾结核的诊断要点　　　　　　　　　　副高：掌握　正高：掌握

结核中毒症状及体征；钙化、环形强化。

第五节　脾　增　大

知识点1：脾增大的病因　　　　　　　　　　　　副高：掌握　正高：掌握

脾增大的原因包括感染性病变、血液系统病变、肝硬化及门静脉高压，以及结缔组织病、糖尿病、Gaucher病等。

知识点2：脾增大的临床表现　　　　　　　　　　副高：掌握　正高：掌握

脾增大临床主要表现有贫血、发热、乏力、消瘦、紫癜等，检查可扪及左上腹部肿大的脾脏。

知识点3：脾增大的CT及MRI表现　　　　　　　　副高：掌握　正高：掌握

在CT及MR横断面上脾长径超过10cm，短径超过4cm，头尾方向长度超过13cm，即为脾增大。此外，有学者提出以脾周肋单元进行表示，脾大于5个肋单元即为脾增大；脾小于5个肋单元，但其下缘超过肝下缘也被认为是脾脏增大。

第六节　脾　血　管　瘤

知识点1：脾血管瘤的病因与病理　　　　　　　　副高：熟悉　正高：掌握

脾血管组织的胚胎发育异常是脾脏血管瘤的形成基础。脾脏血管瘤分为海绵状血管瘤、毛细血管瘤和混合性血管瘤，以海绵状血管瘤最为多见。脾血管瘤可以是孤立的、多发的，甚至弥漫性的；它可是全身性血管瘤病的一部分。镜下可见血管内皮细胞增生，较大血管瘤内中心可见纤维瘢痕组织。

知识点2：脾血管瘤的临床表现　　　　　　　　　副高：掌握　正高：掌握

通常临床上无症状，巨大的弥漫型血管瘤可侵犯整个脾脏，表现为左上腹包块，可伴有呕吐、气急、心悸等症状；当血管瘤并发梗死、感染、出血、钙化等改变时，可出现相应的症状。

知识点3：脾血管瘤的CT表现 　　　　　　　　　　　　副高：掌握　正高：掌握

平扫为边界清楚的低或等密度区，增强扫描示强化差异较大，多数明显强化，个别可强化不明显；多数在增强早期显示病灶周边结节状强化，延迟扫描对比剂逐渐向中心充填，增强范围扩大，最后病灶呈等密度，偶尔可见病变中心始终不被对比剂充填，呈低密度区，表示血管瘤内血栓形成或坏死、囊变等；少数整个病灶可呈均匀强化，延迟期大多仍呈低密度。

知识点4：脾血管瘤的MRI表现 　　　　　　　　　　　　副高：掌握　正高：掌握

脾血管瘤在T_1WI呈低信号，血管瘤内具有瘤样扩张的血管成分，血流缓慢；在T_2WI上呈明显高信号，信号均匀，边界清楚。Gd-DTPA增强后多有明显的渐进性强化。

知识点5：脾血管瘤的鉴别诊断 　　　　　　　　　　　　副高：掌握　正高：掌握

脾血管瘤需与脾错构瘤、脾血管肉瘤及脾转移瘤相鉴别。

（1）脾错构瘤：①低密度实质性单发占位性病灶，偶为多发，病灶轮廓清楚或不清。②中央偶可见星状或团块状粗糙钙化。③内部可含脂肪组织，具有特征性。④增强，弥漫渐进性强化，延迟增强，也可明显增强但强化不均匀。

（2）脾血管肉瘤：①脾增大，呈囊实性改变或结节状改变，钙化多见。②边界多不清。③增强特点酷似海绵状血管瘤，但延迟期强化不均匀，内部多有囊变、坏死。④常有周边淋巴结增大，伴有肝内、腹膜后淋巴结等处转移多见。

（3）脾转移瘤：①增强多不强化，或边缘环状强化，典型征象"牛眼征""靶心征"。②有原发灶，多合并其他脏器和腹膜后淋巴结转移。

知识点6：脾血管瘤、脾淋巴瘤、脾梗死的临床特点鉴别 　　　　　　　　　　　　副高：熟练掌握　正高：熟练掌握

（1）脾血管瘤：多无症状，较大的血管瘤压迫周围脏器可产生相应症状。约5%的患者可发生脾破裂出血，也可有脾功能亢进而产生贫血、乏力、心悸等。

（2）脾淋巴瘤：多见于40岁以上，脾增大、左上腹部疼痛及包块，部分患者伴有低热、食欲减退、恶心、呕吐、贫血、体重减轻或乏力，少数患者可表现为胸腔积液、呼吸困难、急腹症等。全身淋巴瘤者腹股沟、腋下或锁骨上区可触及肿大淋巴结。

（3）脾梗死：可无症状或有左上腹疼痛、左膈抬高、左胸腔积液、发热等。

知识点7：脾血管瘤、脾淋巴瘤、脾梗死的影像鉴别

知识点7：脾血管瘤、脾淋巴瘤、脾梗死的影像鉴别

副高：熟练掌握　正高：熟练掌握

脾血管瘤、脾淋巴瘤、脾梗死的影像鉴别

	脾血管瘤	脾淋巴瘤	脾梗死
形状	类圆形	典型者呈地图样，也可呈类圆形	楔形、三角形：底部朝向脾外缘、尖端向脾门
边缘	边界清楚	不规则，边界清或不清	边界清晰
CT密度	低密度或等密度肿块，可有少许钙化	弥漫或单发或多发稍低密度灶	低密度影
MRI信号	肿块在T_1WI为界清低信号区，T_2WI呈明显高信号影	可仅表现为脾弥漫性增大，也可表现为脾内单个或多个大小不等的混杂信号圆形肿块	急性和亚急性梗死区在T_1WI呈低信号，在T_2WI呈高信号影；慢性期梗死区在MRI各种序列均呈低信号
强化	肿块强化，延迟增强呈等密度	轻度不均匀强化，与正常脾实质分界清楚	不强化
伴随征象	强化可从边缘开始，随时间推迟，向中心扩大	全身恶性淋巴瘤脾浸润还伴有脾大、邻近淋巴结肿大和全身淋巴瘤表现	可有脾大，急性期可伴有胸腔积液、腹水

第七节　脾错构瘤

知识点1：脾错构瘤的概念

副高：掌握　正高：掌握

　　脾错构瘤是由于脾胚基的早期发育异常，使脾正常构成成分的组合比例发生混乱所致，在脾内呈局限性瘤样增生。病灶由失调的脾窦构成，窦腔内充血液，脾小体很少见到，脾小梁缺如。构成成分以纤维、血管或淋巴细胞为主时，又称脾纤维瘤、脾内副脾、脾结节状增生等。

知识点2：脾错构瘤的CT表现

副高：掌握　正高：掌握

　　（1）低密度实质性单发占位性病灶，偶为多发，病灶轮廓清楚或不清。

　　（2）中央偶可见星状或团块状粗糙钙化。

　　（3）内部可含脂肪组织，具有特征性。

　　（4）动态增强多呈弥漫渐进性强化，并呈延迟增强现象，也可明显强化但强化不均匀。

知识点 3：脾错构瘤的 MRI 表现　　　　　　　副高：掌握　正高：掌握

（1）T_1WI 等信号，T_2WI 不均匀高信号，也可呈低信号灶。

（2）常规及脂肪抑制序列可显示病变内脂肪成分。

（3）动态增强早期呈弥漫不均匀斑块状强化，随着扫描时间的推迟呈渐进性均匀强化，并呈延迟强化现象。

知识点 4：脾错构瘤的血管造影及核素　　　　　副高：掌握　正高：掌握

（1）血管造影：富血供，可见肿瘤血管，血管湖或瘤样血管扩张。

（2）核素：^{99m}Tc 扫描病灶标记显著，对脾错构瘤的诊断有特异性。

知识点 5：脾错构瘤的鉴别诊断　　　　　　　　副高：掌握　正高：掌握

（1）脾血管瘤：①实性脾血管瘤：CT增强扫描早期肿块边缘结节状强化并逐渐向心性充填，延迟期强化均匀呈等密度，这一征象具有鉴别诊断意义。②MRI：T_2WI "亮灯泡征"，增强后与CT强化相似，而不呈弥漫性均匀或斑块状强化。③动脉造影示动脉相早期有棉花团状浓聚影，对比剂在血窦内停留时间可延迟至毛细血管相。④偶有出现血管紊乱征象。

（2）脾转移瘤：①增强多不强化，或边缘环状强化，典型特征为"牛眼征""靶心征"。②有原发灶，多合并其他脏器和腹膜后淋巴结转移。

知识点 6：脾错构瘤的病理　　　　　　　　　　副高：熟悉　正高：掌握

（1）白髓型含淋巴组织，红髓型含血窦和类似红髓的组织结构；通常是两种类型的混合型病灶大小不等，呈圆形、椭圆形或不规则形；没有包膜，境界清楚。

（2）病灶内成分多样化，如扩大的血管腔、淋巴网织样细胞、纤维组织和脂肪组织等，偶见含铁血黄素沉着和钙化。

知识点 7：脾错构瘤的临床表现　　　　　　　　副高：掌握　正高：掌握

少见，多单发；女性略多，中年多发；临床表现无特异，偶表现为上腹不适、消化不良，多不引起脾大及脾功能亢进；实验室检查多正常，少数并发脾亢可致外周血"三高一低"。

第八节　脾淋巴管瘤

知识点 1：脾淋巴管瘤的概念　　　　　　　　　副高：掌握　正高：掌握

脾淋巴管瘤是淋巴管的良性病变，由衬有内皮细胞的囊腔组成，囊内含有嗜酸性均匀基质。该病的发生与先天性淋巴组织发育不良有关。

知识点2：脾淋巴管瘤的CT表现　　　　　　　　副高：掌握　正高：掌握

（1）单发或多发，境界清楚。
（2）水样低密度区，CT值比一般囊肿高，为15~20HU。
（3）实质内或囊壁可有曲线样钙化。
（4）增强CT扫描病灶边缘及间隔可有轻度强化，囊内容物无强化。

知识点3：脾淋巴管瘤的MRI表现　　　　　　　　副高：掌握　正高：掌握

（1）大部分囊腔T_1WI呈低信号，部分呈高或等信号，T_2WI呈高信号。
（2）囊内可见少许等信号的分隔。
（3）增强扫描可见分隔及病灶间的脾实质均有强化，分隔强化相对较轻。

知识点4：脾淋巴管瘤的动脉血管造影　　　　　　副高：掌握　正高：掌握

（1）脾内散在的边界清晰的大小不等的无血供病变。
（2）脾实质内动脉分支拉长，无肿瘤血管、动静脉分流或静脉湖。
（3）"瑞士奶酪"样外观是脾淋巴管瘤的特异性病征。

知识点5：脾淋巴管瘤的放射性核素扫描　　　　　副高：掌握　正高：掌握

脾大伴多发局灶性实质缺失。

知识点6：脾淋巴管瘤与脾囊肿的鉴别诊断　　　　副高：掌握　正高：掌握

（1）脾内囊性病灶，有真假之分，生长缓慢，症状轻微。
（2）多见于年轻人，80%为单发，约10%可伴钙化。
（3）CT表现为密度均匀、边界清楚的低密度影，有时边缘可有蛋壳或弧线样钙化，增强扫描无强化。

知识点7：脾淋巴管瘤与脾脓肿的鉴别诊断　　　　副高：掌握　正高：掌握

（1）少见，多为继发性疾病，常有其他器官疾病，多见于成年人。
（2）胰腺炎并发脾脓肿占胰腺炎患者的1%~5%。
（3）高热、寒战、腹痛，左上腹压痛，白细胞增多。
（4）CT表现为脾内单个或多个圆形或椭圆形低密度病灶，壁不完整，CT值较真性囊肿高。

（5）增强：脓肿壁呈环形强化，脓肿壁周围可见水肿带，囊内成分无强化，典型脓肿内有气-液平面。

知识点8：脾淋巴管瘤与囊性海绵状血管瘤的鉴别诊断　　　副高：掌握　正高：掌握

（1）单发或多发，大小各异。
（2）一般无临床症状，可有左上腹无痛性包块。
（3）脾内边缘清楚的低密度囊实性肿块影。
（4）囊壁内缘大多欠规则。
（5）血管瘤边缘可见蛋壳样钙化，中心钙化呈斑点状。
（6）增强，周边明显结节状强化——向心性填充——延迟期扫描实性部分呈等密度。

知识点9：脾淋巴管瘤与转移瘤的鉴别诊断　　　副高：掌握　正高：掌握

（1）有原发灶，多来自肺、乳腺、结肠、卵巢、胰腺、肝等。
（2）脾是黑色素瘤最常见的继发部位。
（3）脾无或轻度增大，脾内单发或多发类圆形囊性或囊实性病灶。
（4）边缘可清楚或不清楚。
（5）转移性病变囊壁往往较厚且有强化，内缘多欠规则，部分可见壁结节。
（6）典型者呈牛眼征或靶心征。
（7）多合并其他脏器和腹膜后淋巴结转移。

知识点10：脾淋巴管瘤与脾原发恶性淋巴瘤囊变的鉴别诊断

副高：熟练掌握　正高：熟练掌握

（1）脾大，脾内囊性低密度肿块。
（2）内缘不规则，部分可见分隔，以单发多见。
（3）增强，病灶周边可见轻度强化，中央囊性部分无强化。
（4）可有脾门及腹膜后淋巴结肿大。
（5）临床表现、血象、骨髓象可鉴别。

知识点11：脾淋巴管瘤的病理　　　副高：熟悉　正高：掌握

脾淋巴管瘤是淋巴管的良性病变，由衬有内皮细胞的囊腔组成，囊内含有嗜酸件均匀基质根据淋巴管的形态和分布，淋巴管瘤可分为3种类型。

（1）单纯性淋巴管瘤：又称毛细淋巴管瘤，罕见，由许多密集微小的淋巴管组成。
（2）海绵状淋巴管瘤：淋巴管扩张呈窦状，其内充满淋巴液，呈多房性囊腔，周围间质较多，包膜不完整。

（3）囊性淋巴管瘤：囊腔较大，可单房或多房，相互沟通，腔内有大量淋巴液，囊壁内衬正常内皮细胞，间质很少。

知识点12：脾淋巴管瘤的临床表现　　　　　　　　副高：掌握　正高：掌握

腹部胀痛不适，腹部肿块，也可无症状。

知识点13：脾淋巴管瘤的诊断要点　　　　　　　　副高：掌握　正高：掌握

水样密度，CT值略高于水。

第九节　脾淋巴瘤

知识点1：脾淋巴瘤的病因与病理　　　　　　　　副高：熟悉　正高：掌握

脾淋巴瘤分为原发性和继发性两类，淋巴瘤约半数可累及脾，但原发于脾的淋巴瘤少见；按细胞类型可分为霍奇金和非霍奇金淋巴瘤两类，可产生弥漫性或结节性脾浸润，在霍奇金淋巴瘤患者中，脾往往是首先和唯一受累的器官。大体病理分为弥漫肿大型、粟粒结节型、巨块型及混合型四型。

知识点2：脾淋巴瘤的临床表现　　　　　　　　　副高：掌握　正高：掌握

左上腹疼痛和脾脏迅速增大为最突出的症状，触诊可呈硬结状，可伴压痛，可伴有体重减轻、贫血、恶病质、发热等全身症状。原发脾淋巴瘤浅表淋巴结多无异常，继发脾淋巴瘤大多由腹部淋巴结病灶经淋巴管扩散而来，此类患者多伴有腹腔淋巴结增大。

知识点3：脾淋巴瘤的CT表现　　　　　　　　　　副高：掌握　正高：掌握

脾均匀增大。平扫可见脾内单发或多发稍低密度灶，边界不清；增强扫描病灶轻度不规则强化，与正常脾实质分界清楚。<5mm的病变CT常不能检出，因此部分患者不能表现出脾异常密度改变。

知识点4：脾淋巴瘤的MRI表现　　　　　　　　　副高：掌握　正高：掌握

MRI显示淋巴瘤的敏感性可达94%，脾淋巴瘤在MRI上表现为单个或多个大小不等的圆形结节或肿块，边界不清，在T_1WI呈等或等低混杂信号，在T_2WI表现为不均匀性混杂稍高信号，Gd-DTPA增强后病灶轻度强化。

知识点5：脾淋巴瘤的鉴别诊断　　　　　　　　　副高：掌握　正高：掌握

脾淋巴瘤CT和MRI检查时，可有不同表现：①仅表现脾增大的脾原发淋巴瘤，诊断困难，需与其他病因所致的脾增大鉴别；②仅表现为脾内单发或多发病灶的脾原发淋巴瘤，需与其他脾肿瘤鉴别，尤为转移瘤；③同时合并脾内病灶和邻近淋巴结增大或其他部位淋巴结增大表现时，多提示为全身淋巴瘤并累及脾，但仍需与广泛转移瘤鉴别。

第十节　脾血管肉瘤

知识点1：脾血管肉瘤的病因与病理　　　　　　　副高：熟悉　正高：掌握

脾血管肉瘤是由血管内皮细胞或向血管内皮细胞方向分化的间叶细胞发生的恶性肿瘤，罕见，高度恶性肿瘤，约占脾恶性肿瘤7%。病灶大小不一，实质内含实性和囊性部分，无包膜，内皮细胞呈不典型增生，核异变，细胞排列紊乱。

知识点2：脾血管肉瘤的临床表现　　　　　　　　副高：掌握　正高：掌握

临床表现脾大，腹痛，全身症状包括乏力、发热、体重减轻、自发性脾破裂伴腹腔出血。偶而有气喘、胃肠溃疡出血、左肋间痛、厌食等症状。实验室检查可有红细胞减少、白细胞增多、血小板减少。

知识点3：脾血管肉瘤的CT表现　　　　　　　　　副高：掌握　正高：掌握

（1）平扫可见脾脏增大，有的轮廓呈分叶状。
（2）病灶区呈低密度影，境界不清，形态为圆形或椭圆形；多数为孤立性病变，少数可为多发性。
（3）增强扫描表现似血管瘤，先从病灶边缘强化，然后逐渐向中央充填。病灶内常伴有囊变。但血管肉瘤不规则强化征象更为显著。
（4）此外应注意肝脏有无转移，腹膜后有无淋巴结肿大。

知识点4：脾血管肉瘤的MRI表现　　　　　　　　副高：掌握　正高：掌握

（1）T_1WI为低信号，界限不清，T_2WI为高信号，信号不均匀，边界不清。
（2）病变内可见出血、坏死及含铁血黄素沉着。
（3）增强后呈不均匀强化。

知识点5：脾血管肉瘤的鉴别诊断 副高：熟练掌握 正高：熟练掌握

（1）脾血管瘤：①CT增强扫描早期肿块边缘结节状强化并逐渐向心性充填，延迟期强化均匀呈等密度，这一征象具有鉴别诊断意义。②MRI：T_2WI"亮灯泡征"。③B超示高、低或混合回声结节，内无搏动性血流信号，边界清晰规整并绕以动静脉血流像。④动脉造影示动脉相早期有棉花团状浓影，对比剂在血窦内停留时间可延迟至毛细血管相，偶有出现血管紊乱征象。

（2）脾转移瘤：①CT增强多不强化，或边缘环状强化，"牛眼征""靶心征"。②有原发灶，多脏器转移。

（3）淋巴瘤：①脾内单发或多发低密度病灶，或仅表现为脾大。②增强后轻度强化，与正常脾界限更清晰。③^{18}F-FDG PET-CT显示肿瘤异常高度摄取^{18}F-FDG可确定诊断。④多同时伴有腹腔和/或腹膜后淋巴结肿大，尤其是肾门以下水平腹膜后淋巴结增大时提示淋巴瘤的诊断。⑤临床表现、血象、骨髓象可鉴别。

（4）其他脾肉瘤类：①软组织肿块，密度不均。②边界不清。③增强行为多样，多不均匀强化。④与脾血管肉瘤有时鉴别困难，确诊依靠病理诊断。

知识点6：脾血管肉瘤的诊断要点 副高：熟练掌握 正高：熟练掌握

（1）脾大、红细胞减少、白细胞增多、血小板减少。
（2）增强特点酷似海绵状血管瘤，可见软组织影。
（3）多伴有肝内、腹膜后淋巴结等处转移。

第十一节 脾 转 移 瘤

知识点1：脾转移瘤的病因与病理 副高：熟悉 正高：掌握

脾转移瘤是脾脏最常见的恶性肿瘤之一，但仍较少见，造成脾脏转移的原发恶性肿瘤包括肺癌、乳腺癌、前列腺癌、结肠癌、恶性黑色素瘤等。脾转移瘤多为血行转移，少数为直接侵犯。转移常位于脾静脉窦、红髓、白髓和小梁血管等处，病灶大小不一，界限不清。分为结节型、弥漫型、粟粒型和被膜型4型。以结节型最常见，而弥漫型和被膜型少见，粟粒型病变罕见。大的结节可以伴有液化坏死区。

知识点2：脾转移瘤的临床表现 副高：掌握 正高：掌握

多数患者有原发恶性肿瘤病史，并出现恶病质、消瘦、乏力、低热、贫血等症状，还可出现上腹不适、胀痛、脾大等表现。触诊质硬有压痛。

知识点3：脾转移瘤的CT表现　　　　　副高：掌握　正高：掌握

（1）脾脏正常或轻到中度增大，其内可见大小不等、数量不一的不规则低密度区，边界清楚或不清楚。

（2）少数病灶呈等密度，少数呈厚壁囊性病变。

（3）增强后病灶呈不均匀轻度强化，强化程度较正常脾实质差。

（4）部分病灶平扫不能发现，增强后显示为低密度改变。

知识点4：脾转移瘤的MRI表现　　　　　副高：掌握　正高：掌握

（1）在T_1WI呈不规则低信号，在T_2WI表现为稍高信号，Gd-DTPA增强后病灶轻、中度强化，与明显强化的脾实质相比为相对低信号。

（2）囊性病变在T_1WI呈低信号，在T_2WI表现为高信号。

（3）黑色素瘤转移在T_1WI呈高信号，在T_2WI表现为低信号。

知识点5：脾转移瘤的X线腹部平片　　　　副高：掌握　正高：掌握

有时可见脾区钙化影，多来源于卵巢假性黏液瘤转移或胃腺癌的脾转移灶。

知识点6：脾转移瘤的选择性脾动脉造影　　副高：掌握　正高：掌握

良性表现为动脉分支压迫性改变；恶性表现为不规则血管狭窄、中断、移位及新生血管不规则分布。

知识点7：脾转移瘤的鉴别诊断　　　　　副高：掌握　正高：掌握

脾转移瘤与脾囊肿的鉴别诊断为：脾囊肿①脾内囊性病灶，有真假之分，生长缓慢，症状轻微；②多见于年轻人，80%为单发，约10%可伴钙化；③CT表现为密度均匀，边界清楚的低密度影，有时边缘可有蛋壳或弧线样钙化，增强扫描无强化。

第十二节　脾　梗　死

知识点1：脾梗死的病因　　　　　　　　副高：掌握　正高：掌握

脾梗死是指脾内动脉分支阻塞导致局部组织缺血坏死。病因包括：动脉粥样硬化、血栓形成、慢性白血病所致脾动脉内皮细胞下白细胞浸润、镰状细胞性贫血所致微循环内凝血和血流停滞、左心附壁血栓脱落等。

知识点2：脾梗死的病理　　　　　　　　副高：熟悉　正高：掌握

脾是动脉终末循环部位，加之脾动脉常扭曲，在行程中又缺乏支持组织，易形成脾梗死。脾梗死常发生于前缘近脾切迹处，梗死灶呈锥形，底部位于被膜，尖端指向脾门，病变区内可见坏死细胞，随后被纤维组织取代。

知识点3：脾梗死的临床表现　　　　　　　副高：掌握　正高：掌握

多数脾梗死无症状，常在尸检时偶然发现，有时可出现左上腹疼痛，左侧膈肌抬高、胸腔积液，少数听诊可闻及摩擦音。

知识点4：脾梗死的CT表现　　　　　　　　副高：掌握　正高：掌握

（1）早期平扫表现为脾内三角形低密度灶，基底位于外缘，尖端指向脾门，病灶边缘模糊，无占位征象。

（2）增强后病灶无强化，与明显强化脾实质形成明显对比，轮廓较平扫时清晰。

（3）多数梗死灶在中央区域可见囊变，晚期梗死灶范围缩小，轮廓可呈分叶状。

知识点5：脾梗死的MRI表现　　　　　　　副高：掌握　正高：掌握

（1）MRI上梗死区的信号强度根据梗死时间长短可有不同表现。急性和亚急性梗死区在T_1WI和T_2WI上分别为低信号和高信号区；慢性期由于梗死区有瘢痕和钙化形成，在MRI任何序列上均为低信号。

（2）Gd-DTPA增强扫描梗死区不强化。

知识点6：脾梗死的诊断与鉴别诊断　　　　副高：掌握　正高：掌握

脾梗死影像学上出现病灶呈楔形这一典型表现时，诊断不难；非典型脾梗死需与脾破裂及脾脓肿相鉴别。脾破裂常有明确腹部外伤史，脾轮廓不规则，增强扫描脾实质内见线样低密度区，常合并包膜下血肿或腹腔内出血。脾脓肿表现为类圆形低密度灶，壁有强化，壁外有时可见水肿带。

第六章 腹膜腔和腹膜后

第一节 正常影像表现

知识点1：腹膜腔和腹膜后的CT表现　　　　　副高：掌握　正高：掌握

CT检查时，正常壁层和脏层腹膜均不能直接识别，但其被覆于腹壁内面和脏器表面，从而能显示其光滑整齐的边缘。网膜、系膜和韧带内有丰富的脂肪组织及血管、淋巴结，而表现为脂肪性低密度并内夹杂着血管和小结节状影，还可根据其部位，推测所代表的解剖结构；增强CT，可见其中血管发生明显强化。正常情况下，无论平扫或增强检查，多不能确定网膜、系膜和韧带的边界。

知识点2：腹膜腔和腹膜后的MRI表现　　　　　副高：掌握　正高：掌握

MRI检查，腹膜、系膜、网膜和韧带的表现类似CT检查，所不同的是系膜、网膜和韧带内脂肪组织在T_1WI和T_2WI上均呈高和较高信号，且在抑脂检查时转变为低信号，其内血管多呈流空信号。

第二节 基本病变表现

知识点1：腹腔积气的基本病变表现　　　　　副高：掌握　正高：掌握

正常时，腹膜腔内无气体，病变可致其内含气，称为腹腔积气，也称气腹。常见于胃肠道穿孔，也可为腹部术后或合并感染。X线平片、CT和MRI检查均可发现腹腔积气，分别呈气体样强回声反射、气体样低密度和无信号表现；其中CT检查效果最佳。

知识点2：腹水的基本病变表现　　　　　副高：掌握　正高：掌握

正常时，腹膜腔内可有少量液体，当病变致腹膜腔内有明显量液体时称为腹水。少量游离腹水聚集在腹膜腔最低位，即站立位为盆腔腹膜陷凹，仰卧位时则为肝肾隐窝；大量腹水时，可占据腹膜腔各个间隙。腹水常见于肝、肾功能异常，心力衰竭，腹膜原发和继发肿瘤以及结核性腹膜炎等。腹水在超声、CT和MRI检查时，分别呈液性无回声区、水样密度和信号强度，其中CT检查能够整体显示腹水的分布情况，MRI检查还有可能依其信号强度区分浆液性还是血性积液。应注意，正常生育期女性多可在盆腔腹膜陷凹处发现少量积液。

知识点3：腹膜增厚的基本病变表现	副高：掌握　正高：掌握

腹膜增厚可为均一增厚或结节状增厚，前者常见于结核性腹膜炎和急性胰腺炎等，后者多为腹膜原发或继发肿瘤。CT和MRI均可发现腹膜增厚，常同时伴有腹水；其中结节性增厚的结节分别呈低回声、软组织密度和信号强度，增强CT和MRI检查显示增厚的腹膜及结节发生强化，在腹水的对比下，显示更为清楚。

知识点4：网膜和系膜异常	副高：掌握　正高：掌握

网膜和系膜较常见的异常是炎性病变造成的水肿；炎性肉芽肿或肿瘤浸润、转移所形成的结节或肿块，多发结节也可相互融合而形成较大肿块。此外，系膜常见的异常还有淋巴结炎性或肿瘤性增大；偶尔，还可见系膜病变所致的钙化。超声、CT和MRI检查均可发现这些异常，其中CT检查效果较好，MRI对发现钙化不敏感；增强检查还可进一步显示结节或肿块的细节以及强化程度，有助于病变定性诊断。

第三节　急性腹膜炎

知识点1：急性腹膜炎的临床与病理	副高：熟悉　正高：掌握

急性腹膜炎绝大多数为继发性，常见于胃肠道穿孔、腹部外伤以及手术后并发症等。病理改变为腹膜和系膜充血、水肿和渗出，渗出液含有纤维蛋白并继发多种致病菌感染，进而导致急性化脓性腹膜炎。急性腹膜炎有多种不同病因，但临床症状和体征近似，表现为腹痛、发热、腹肌紧张、有压痛及反跳痛。

知识点2：急性腹膜炎的X线表现	副高：掌握　正高：掌握

平片很少用于检查急性腹膜炎。可显示肠管充气、扩张；胁腹线增宽、密度增高或消失；可有腹水征象；若为胃肠道穿孔，还可见腹腔内游离气体。

知识点3：急性腹膜炎的CT表现	副高：掌握　正高：掌握

可以直接显示腹腔内不同程度的积液；若有胃肠道穿孔，还可见游离积气；受累的肠系膜发生水肿增厚，显示密度增高，并有散在条片状致密影；腹膜增厚一般比较均匀；可并有

肠壁增厚等表现。

第四节 结核性腹膜炎

知识点1：结核性腹膜炎的概念　　　　　副高：掌握　正高：掌握

结核性腹膜炎是由结核菌引起的腹膜特异性感染，在肺外结核中并不少见，可发生在任何年龄，以青壮年居多。

知识点2：结核性腹膜炎的病理分型　　　　副高：熟悉　正高：掌握

（1）渗出型：①腹膜充血、水肿、增厚，纤维蛋白渗出并沉积，腹膜上有许多黄白色或灰白色小结节，可融合成较大结节；②腹水少量至中等量。

（2）粘连型：①大量纤维组织增生，腹膜及肠系膜、网膜增厚，大网膜可成团块状；②肠管相互粘连，也可与其他脏器粘连。

（3）干酪型：①腹膜、肠系膜、网膜以及与其他脏器之间有广泛粘连；②粘连之间有结核性肉芽肿和肠系膜淋巴结干酪性坏死，可形成多房性结核脓肿；③少数可有瘘、窦道形成。

知识点3：结核性腹膜炎的临床表现　　　　副高：掌握　正高：掌握

临床表现因病理类型及机体反应性的不同而异。一般起病缓慢，早期症状较轻；少数起病急骤，以急性腹痛或高热为主要表现。

知识点4：结核性腹膜炎的CT表现　　　　副高：掌握　正高：掌握

（1）渗出型：①显示密度稍高于水的腹水；②腹膜较均匀增厚，增强后明显强化；③大网膜有较多渗出时呈污垢样改变。

（2）粘连型：①稍高密度的腹腔积液，常呈多发包裹性；②网膜呈小片状增厚并有不同程度强化；③肠系膜增厚呈线状、星芒状改变。

（3）干酪型：①表现为肠系膜淋巴结增大并环形强化；②腹内多发囊样病灶，常有分隔，增强后囊壁、分隔多为轻度强化，也可因复合感染而有明显强化。

第五节 腹腔脓肿

知识点1：腹腔脓肿的临床与病理　　　　　副高：熟悉　正高：掌握

腹腔脓肿是腹腔内化脓性感染局限于某些解剖间隙内，周围被纤维组织或脏器包绕而形成。腹膜腔各个间隙有一定的连通关系，因此脓肿既可以局限于某一间隙，也可以蔓延至多个间隙。临床上腹腔脓肿表现为发热、局部疼痛和白细胞计数升高。

知识点2：腹腔脓肿的CT表现　　　　副高：掌握　正高：掌握

①脓肿早期，呈软组织密度肿块，边界不清，增强检查无强化。②脓肿形成后，平扫脓肿中心为低密度，周边密度稍高，部分脓肿内可见到气体样密度影；脓肿周围的脂肪组织密度多显示增高，相邻肠曲的肠壁常有增厚，邻近结构可受压移位；增强检查，可见脓肿壁呈不同形态环状强化。

知识点3：腹腔脓肿的MRI表现　　　　副高：掌握　正高：掌握

①平扫，脓肿中心坏死均匀，脓液主要为炎性渗出时，T_2WI呈高信号，T_1WI呈低信号；脓肿中心坏死不均匀时，各序列上为不均匀信号影；脓液含蛋白成分较多时，T_2WI及T_1WI信号均较高；脓肿内伴有出血时，根据出血的时期有相应的信号改变。②增强检查，表现同CT增强检查。

第六节　原发腹膜后肿瘤

知识点1：原发腹膜后肿瘤的概念　　　　副高：掌握　正高：掌握

原发腹膜后肿瘤指来自腹膜后间隙间质内的脂肪、结缔组织、筋膜、肌肉、血管、淋巴、神经和胚胎残余组织等的肿瘤，不包括腹膜后腔脏器本身的肿瘤，绝大多数为恶性。

知识点2：原发腹膜后肿瘤的典型特征　　　　副高：掌握　正高：掌握

（1）肿瘤与腹膜内器官间脂肪间隔存在。
（2）腹膜后器官（如胰腺、肾脏等）受压向前移位。
（3）肿瘤与相邻后腹壁或盆腔肌肉脂肪间隙不清或消失。
（4）肿瘤包裹腹主动脉或下腔静脉，腹部大血管向前及向对侧移位。

知识点3：原发腹膜后肿瘤的CT表现　　　　副高：熟练掌握　正高：熟练掌握

恶性肿瘤中以平滑肌肉瘤、脂肪肉瘤和恶性纤维组织细胞瘤为多见，其他类型少见，恶性肿瘤密度常常不均，坏死、囊变多见，多呈不均一强化。
（1）脂肪肉瘤：①可分为实体型、假囊肿型和混合型。②混合型者表现为不均一密度并含有脂肪性低密度灶。③其特点为肿瘤常呈侵袭性生长，可深入各种间隙内。

（2）平滑肌肉瘤：①易发生坏死、囊变，甚至呈厚壁囊肿表现。②最常转移至肝，转移灶呈"牛眼征"。

（3）恶性纤维组织细胞瘤：①分为5型，纤维型、巨细胞型、黏液型、炎症型、血管瘤型。②肿瘤较大并向周围浸润生长，肿瘤内部坏死显著，瘤内出血常见，可伴转移。③团块状或环状钙化是特征性表现。④轨道征强化可提示本病，为间隔样强化伸入肿瘤坏死区所致。

（4）神经母细胞瘤：①常有斑点状钙化。②易发生在婴幼儿或儿童。③良性肿瘤常呈圆形或椭圆形肿块，边界清楚，与邻近结构多有明确分界。

（5）神经源性良性肿瘤：①通常位于脊柱两旁，边界清楚。②其密度可从水样密度到肌肉密度。③增强检查肿瘤实体部分发生强化。

（6）脂肪瘤：呈均一脂肪性低密度。

（7）畸胎瘤：含有3个胚层组织结构的囊实性肿块。

知识点4：原发腹膜后肿瘤的MRI表现　　　副高：熟练掌握　正高：熟练掌握

形态学表现同CT检查；分化良好的脂肪肉瘤含有脂肪组织。

（1）平滑肌肉瘤：①肿块信号不均，T_1WI上以低至中等信号为主，T_2WI上以中至高信号为主，坏死区信号更高。②肿瘤富有侵袭性，易侵犯下腔静脉。

（2）脂肪瘤：具有特征性MRI表现，呈均匀短T_1、长T_2脂肪信号，并可为脂肪抑制序列所抑制。

（3）畸胎瘤：①通过不同成像序列，可识别出其内含脂肪、囊液、软组织和钙化。②增强扫描囊壁及实体性部分可增强。

（4）异位的腹主动脉旁嗜铬细胞瘤：①T_2WI上呈显著高信号。②实体部分有明显强化。

知识点5：原发腹膜后肿瘤的X线表现　　　副高：熟练掌握　正高：熟练掌握

（1）平片、胃肠道和尿路造影可发现病变相邻器官受压移位。

（2）平片可发现某些恶性肿瘤造成脊椎骨质破坏。

知识点6：原发腹膜后肿瘤的鉴别诊断　　　副高：掌握　正高：掌握

（1）肿块密度：①软组织密度多见于纤维瘤、神经源性肿瘤、肉瘤等；②脂肪密度多见于脂肪瘤、纤维脂肪瘤、脂肪肉瘤和畸胎瘤等；③水样密度多见于囊肿、囊性淋巴管瘤等。

（2）强化程度：①高度强化的肿瘤有血管性肿瘤（如血管内、外皮肉瘤）和副神经节瘤；②中度强化的肿瘤有平滑肌肉瘤、MFH和其他肉瘤；③低强化的肿瘤有淋巴瘤和其他良性肿瘤。

（3）肿块位置：①神经源性肿瘤和异位嗜铬细胞瘤多见于脊柱两旁；②淋巴管瘤发生部位与淋巴管走行一致。

知识点7：原发腹膜后肿瘤的临床表现　　　　　　副高：掌握　正高：掌握

（1）缺乏特异性，肿瘤较小时，一般无明显症状。
（2）病变增大到一定程度，影响邻近器官出现相应症状，如腰背部胀痛或肋部不适伴腹部包块。

知识点8：原发腹膜后肿瘤的诊断要点　　　　　　副高：掌握　正高：掌握

（1）来自腹膜后间隙间质成分的肿瘤，绝大多数为恶性。
（2）恶性肿瘤中以平滑肌肉瘤、脂肪肉瘤和恶性纤维组织细胞瘤为多见，其他类型少见。
（3）肿块的位置、密度、强化程度有助于鉴别诊断。

第七节　腹膜后淋巴瘤

知识点1：淋巴瘤的概念　　　　　　副高：掌握　正高：掌握

淋巴瘤是原发于网状淋巴系统的恶性肿瘤，病变主要侵犯淋巴结和结外淋巴组织。

知识点2：淋巴瘤的CT表现　　　　　　副高：掌握　正高：掌握

（1）初期，淋巴结以轻至中度增大为主，边界清楚。
（2）进展期，受累淋巴结增大、融合。
（3）增大的淋巴结包绕腹主动脉、下腔静脉，呈所谓主动脉、下腔静脉"漂浮征"。
（4）增强检查呈轻度强化。

知识点3：淋巴瘤的MRI表现　　　　　　副高：掌握　正高：掌握

（1）T_1WI为等或稍低信号，略高于肌肉而低于脂肪。
（2）T_2WI上呈稍高信号，明显高于肌肉信号，并与周围脂肪信号类似。
（3）抑脂像上淋巴结仍呈较高信号，有助于检出小的病变淋巴结。
（4）PET-CT显示异常高度摄取^{18}F-FDG高度提示淋巴瘤。

知识点4：淋巴瘤与腹膜后淋巴结转移瘤的鉴别诊断　　　　副高：掌握　正高：掌握

（1）一般有原发肿瘤的病史和原发肿瘤的CT表现。
（2）病灶亦可融和成团块状、其内可见坏死灶，单凭CT表现较难鉴别。
（3）根据淋巴瘤对放射治疗较敏感的特性可进行诊断治疗。

知识点5：淋巴瘤与腹膜后淋巴结结核的鉴别诊断　　　　副高：掌握　正高：掌握

（1）周围轮廓模糊。
（2）结核性淋巴结增大具有自限性、淋巴结直径常<4cm。
（3）增强扫描可因淋巴结内干酪坏死而出现环形强化。
（4）后期可见高密度钙化影。

知识点6：淋巴瘤与腹膜后巨大淋巴结增生的鉴别诊断

副高：掌握　正高：掌握

（1）均匀或不均匀肿块，钙化少见。
（2）CT增强扫描，动脉期明显均匀强化，肝门脉期和平衡期持续强化。

知识点7：淋巴瘤的病理　　　　副高：熟悉　正高：掌握

（1）切面呈鱼肉样，仅少数组织类型发生坏死。
（2）典型病理学特征：①正常滤泡结构被大量异常的淋巴细胞和组织细胞破坏；②被膜周围组织受浸润；③被膜及被膜下窦破坏。
（3）病理分型：①霍奇金淋巴瘤：淋巴细胞为主型；结节硬化型；混合细胞型；淋巴细胞减少型；②非霍奇金淋巴瘤：淋巴细胞分化良好型；淋巴细胞分化不良型；混合（淋巴-组织）细胞型；组织细胞型。

知识点8：淋巴瘤的临床表现　　　　副高：掌握　正高：掌握

（1）淋巴瘤占全身恶性肿瘤的4%左右。
（2）淋巴瘤多发生在中青年，男性多于女性。
（3）腹膜后淋巴瘤多为全身淋巴瘤的一部分，但也可单独发生或为首先受累部位。
（4）淋巴瘤常以无痛性、进行性浅表淋巴结肿大就诊。
（5）腹膜后淋巴瘤：①腹部不适、腹痛、腹部包块等；②亦可有贫血、发热、体重减轻等全身症状；③检查可触及腹部肿块及肝、脾大等。

知识点9：淋巴瘤的诊断要点　　　　　　　　　　　　副高：掌握　正高：掌握

（1）肿大的淋巴结包绕腹主动脉、下腔静脉，呈所谓主动脉、下腔静脉"漂浮征"。

（2）增强检查呈轻度强化。

（3）PET-CT显示异常高度摄取^{18}F-FDG高度提示淋巴瘤。

第八节　腹膜后转移瘤

知识点1：腹膜后转移瘤的概念　　　　　　　　　　　副高：掌握　正高：掌握

腹膜后转移指身体其他部位的恶性肿瘤经血行、淋巴、直接蔓延等途径转移至腹膜后间隙所形成的继发性肿瘤，以胃、肝、结肠、胰腺、胆道及卵巢和子宫的恶性肿瘤最为多见。

知识点2：腹膜后转移瘤的CT表现　　　　　　　　　副高：掌握　正高：掌握

（1）最常见的两种表现：实质性肿块，淋巴结增大。

（2）实质性肿块表现多样，没有一定的特征性。

（3）淋巴转移：①多位于腹主动脉旁；②可呈单一或多个类圆形结节影，边缘清楚，呈软组织密度；③多个增大淋巴结可融合成块而呈分叶状表现，推移或包绕大血管；④部分淋巴结可发生坏死而致密度不均；⑤增强扫描呈轻度强化。

知识点3：腹膜后转移瘤的MRI表现　　　　　　　　　副高：掌握　正高：掌握

（1）实质性转移灶表现为软组织肿块，其内可见肿瘤坏死所致长T_1、长T_2信号。

（2）淋巴结转移呈单发或多发结节影，T_1WI上等信号，而T_2WI上为显著高信号。

（3）脂肪抑制技术可区分淋巴结与周围脂肪。

（4）能更多了解椎体转移瘤侵犯的范围，并可鉴别治疗后肿瘤残留或复发与纤维化。

知识点4：腹膜后转移瘤与淋巴瘤的鉴别诊断　　　　　副高：掌握　正高：掌握

（1）二者单凭CT表现较难鉴别。

（2）转移瘤一般有原发肿瘤的病史和原发肿瘤的CT表现。

（3）淋巴瘤对放射线治疗较敏感，可进行诊断治疗。

（4）PET-CT显示异常高度摄取^{18}F-FDG高度提示淋巴瘤。

知识点5：腹膜后转移瘤的病理　　　　　　　　　　　副高：熟悉　正高：掌握

（1）转移途径可经淋巴、血行播散，经肠系膜和韧带附着处直接扩散或种植。

（2）原发瘤部位不同，其淋巴转移途径和腹膜后淋巴结受累情况也就有所不同。

知识点6：腹膜后转移瘤的诊断要点　　　　　　　　　　　　副高：掌握　正高：掌握

（1）一般有原发肿瘤的病史和原发肿瘤的CT表现。
（2）腹膜后多个增大淋巴结，并可融合，推移或包绕大血管。
（3）增强扫描呈轻度强化。

第七篇
骨关节系统

第一章 正常影像表现

第一节 骨骼正常影像表现

知识点1：骨的结构	副高：熟练掌握 正高：熟练掌握

人体骨骼因形状不同分为长骨、短骨、扁骨和不规则骨四类。骨质按其结构分为密质骨和松质骨两种。骨皮质和颅骨的内外板为密质骨，主要由数量众多的哈氏系统组成。哈氏系统包括哈氏管和以哈氏管为中心的多层环形同心板层骨。松质骨由骨小梁组成，骨小梁自骨皮质向骨髓腔延伸，互相连接形成海绵状，骨小梁间隙内充以骨髓。

知识点2：骨的发育	副高：熟练掌握 正高：熟练掌握

骨的发育包括骨化与生长，在胚胎期即开始进行。骨化有两种形式：一种为膜化骨，包括颅盖诸骨和面骨。膜化骨是间充质细胞演变为成纤维细胞，形成结缔组织膜，在膜的特定部位开始化骨，成为骨化中心，再逐步扩大，完成骨的发育；另一种为软骨内化骨，包括躯干骨、四肢骨、颅底骨与筛骨。软骨内化骨是由间充质细胞演变为软骨原基，后由成骨细胞的成骨活动而形成原始骨化中心（又称一次骨化中心）。出生以后，在骨端部位还出现继发骨化中心（又称二次骨化中心）。骨化中心不断扩大，最后软骨原基全部骨化，原始与继发骨化中心互相愈合而完成骨骼的发育。锁骨及下颌骨则兼有两种形式的骨化，称为混合型化骨。

骨骼在发育生长过程中不断增大，根据生理功能的需要，通过破骨细胞的骨质吸收活动和成骨细胞的成骨活动而改建塑形。骨质的吸收过程称为破骨。骨髓腔的形成就是在骨发育过程中骨皮质内面骨吸收造成的。骨骼的发育主要是以成骨和破骨的形式进行的。

| 知识点3：影响骨发育的因素 | 副高：熟练掌握　正高：熟练掌握 |

骨组织的生长必须具备两个条件：一是由成骨细胞的作用形成细胞外的有机质，成骨细胞埋置其中成为骨细胞，形成骨样组织；二是矿物盐在骨样组织上的沉积。与此同时，由破骨细胞作用进行骨吸收、改建，以维持正常骨组织代谢的平衡和使骨的外形适应生理功能的需要。如果成骨细胞活动、矿物盐沉积和破骨细胞活动发生变化，都将影响骨骼的发育。其中关系密切的有钙磷代谢、内分泌激素和维生素等。

| 知识点4：小儿骨 | 副高：熟练掌握　正高：熟练掌握 |

长骨一般有3个骨化中心，1个在骨干，另外2个在两端。前者为原始骨化中心，后者为继发骨化中心。出生时，长骨骨干已大部骨化，两端仍为软骨即骺软骨。因此，小儿长骨的主要特点是有骺软骨，且未完全骨化。长骨可分为骨干、干骺端、骺板和骨骺等部分。

（1）骨干：①X线平片：骨皮质X线表现为密度均匀的致密影，外缘清楚，在骨干中部最厚，越近两端越薄。骨皮质外面（除外关节囊内部分）和里面均覆有骨膜，前者为骨外膜，后者为骨内膜。松质骨X线表现为致密网格影。骨干中央为骨髓腔，充满骨髓，X线表现为无结构的半透明区。②CT检查：骨皮质为致密线状或带状影，骨小梁为细密网状影，骨髓腔呈低密度影。③MRI检查：骨皮质和骨松质在T_1WI和T_2WI上均为低信号影，骨髓腔如为红髓，则T_1WI为中等信号影，T_2WI为高信号影；如为黄髓，T_1WI和T_2WI上均为高信号影。正常骨膜在X线、CT和MRI上均不显影，如出现骨膜影则为病理现象。

（2）干骺端：为骨干两端向骨骺移行的较粗大部分，周边为薄层骨皮质，内由松质骨构成。①X线平片：彼此交叉呈海绵状结构影。顶端在X线上为一横行薄层致密带影，为临时钙化带。由钙化的软骨基质和初级骨小梁组成。骨干与干骺端间无清楚分界线。②CT检查：干骺端表现为骨小梁交错构成细密的网状影，密度低于骨皮质，网格间为低密度的骨髓组织。③MRI检查：由于干骺端骨髓常为红髓且含有一定量的骨小梁，信号往往低于骨干区的髓腔。临时钙化带在CT上呈致密影，而在MRI上呈低信号。

（3）骨骺：为未完成发育的长骨末端。在胎儿及幼儿时期为软骨即骺软骨。①X线平片：不显影。骺软骨有骨化功能。在骨化初期于骺软骨中出现一个或几个二次骨化中心，X线片上表现为小点状致密影。骺软骨不断增大，其中的二次骨化中心也由于骨化而不断增大，形成松质骨，边缘由不规则变为光滑整齐，最后与骨干融合。②CT检查：骺软骨为软组织密度影，其中骨化中心的结构和密度类似干骺端。③MRI检查：骺软骨为中等信号影，而骨化中心的信号特点与干骺端类似。

（4）骺板：当骨骺与干骺端不断骨化，二者间的软骨逐渐变薄而呈板状时，则称为骺板。X线片上呈横行透明带状影，位于二次骨化中心与干骺端之间。骺板进一步变薄，形成线状透明影，称为骺线。骺软骨不断变薄，最后消失，即骨骺与骨干融合，完成骨的发育。

X线上表现为骺线消失，原骺线所在部位可见不规则线样致密影为骺板遗迹。骺板和骺线在CT和MRI上的特点与骺软骨相似。

知识点5：测定骨龄的方法　　　　　　　　　　　　副高：掌握　正高：掌握

在骨的发育过程中，原始骨化中心和继发骨化中心的出现时间、骨骺与干骺端骨性融合的时间及其形态的变化都有一定的规律性，这种规律以时间（月和年）来表示即骨龄。测定骨龄的方法有简单计数法、图谱法、评分法和计算机骨龄评分系统，在实际工作中可根据情况混合应用。通常为2岁以下拍摄手-腕、足及膝部X线片；2岁以上只摄手-腕部X线片，若成熟延迟仍需拍摄足及膝片，8～10岁以上者可加摄肘部片。将X线片与相应的图谱对照，找寻相符的一张，可做出骨龄的判断。但因种族、地区及性别差别，被检者骨龄低于或高于实际年龄1～2岁，多数属于正常范围。检测骨龄是了解被检查者实际骨发育的年龄，若骨龄与被检查者实际年龄不符，且相差超出一定范围，常提示骨发育过早或过晚，对诊断内分泌疾病和一些先天性畸形或综合征有一定的价值。

知识点6：成年骨的影像学表现　　　　　　　　　　　副高：掌握　正高：掌握

（1）X线平片：成年骨应发育完全，骨骺与干骺端已融合，骺线消失，只有骨干和由骨松质构成的骨端；骨端有一薄层壳状骨板为骨性关节面，表面光整，其上方覆盖一层软骨为关节软骨，X线上不能显示；成年长骨骨皮质较厚，密度高；骨端各部位所承受重力、肌肉张力以及功能活动不同，其骨小梁分布的比例和排列方向也不同；此外，部分关节附近还常有光滑的籽骨位于骨骼附近的肌腱中，位置与数目时有差异，以手及足部为多见。

（2）CT检查：成年骨CT所见与小儿骨类似，但不再显示骺软骨与骺板。

（3）MRI检查：由于随年龄增长骨髓中的脂肪成分增多，故成人骨髓信号较婴幼儿为高。

知识点7：脊柱的组成　　　　　　　　　　　　　　副高：熟练掌握　正高：熟练掌握

脊柱由脊椎和椎间盘组成。除第1颈椎外，每个脊椎分椎体及椎弓两部分。椎弓由椎弓根、椎弓板、棘突、横突和关节突组成。同侧上下两个关节突组成脊椎小关节，有关节软骨和关节囊。

知识点8：脊柱X线正位片上的表现　　　　　　　　　副高：掌握　正高：掌握

（1）椎体：呈长方形，从上向下依次增大；主要由松质骨构成，纵行骨小梁比横行骨小梁明显，周围为一层致密的骨皮质，密度均匀，轮廓光滑；其上下缘的致密线状影为终板。

（2）横突和椎弓板：椎体两侧有向外延伸的横突影；在横突内侧可见椭圆形环状致密影，为椎弓根的投影，称椎弓环。

（3）关节突、椎弓板和棘突：在椎弓环的上下方为上下关节突的影像；椎弓板由椎弓根向后内延续，在中线联合成棘突。投影于椎体中央的偏下方，呈尖向上类三角形结构，周边为线状致密影，大小与形状可有不同。

知识点9：脊柱X线侧位片上的表现　　　　　　　　副高：掌握　正高：掌握

（1）椎体：也呈长方形，其上下缘与前后缘成直角，椎弓根紧居其后方。

（2）椎管：表现为椎体后方的纵行的半透亮区。

（3）椎弓板和棘突：椎弓板位于椎弓根与棘突之间；棘突在上胸段斜向后下方，与肋骨重叠不易观察，在腰段则向后突，易于显示。

（4）关节突：上下关节突分别起于椎弓根与椎弓板连接处之上、下方，下关节突在下个脊椎上关节突的后方，以保持脊椎的稳定，不向前滑动；同一脊椎上下关节突之间为椎弓峡部，腰椎者于斜位片显示清楚；脊椎小关节间隙为匀称的半透明影，颈、胸椎小关节侧位片显示清楚，腰椎者则正位清楚。

（5）椎间盘：椎间盘的纤维软骨板、髓核及周围的纤维环均系软组织密度，故呈宽度匀称的横行半透明影，称为椎间隙。

（6）椎间孔：椎间孔居相邻椎弓根、椎体、关节突及椎间盘之间，呈半透明影，颈椎于斜位片显示清楚，胸、腰椎于侧位片清楚，呈类圆形。

知识点10：脊椎CT横断面图像上的表现　　　　　　副高：掌握　正高：掌握

（1）椎体：在骨窗像上显示为由薄层骨皮质包绕的海绵状松质骨结构，其后缘向前凹；在椎体中部层面上有时可见松质骨中的"Y"形低密度线条影，为椎体中央静脉管。

（2）椎管：由椎体、椎弓根和椎弓板共同构成椎管骨环，为骨性椎管横截面，硬膜囊居椎管中央，呈较低密度影，与周围结构有较好的对比；黄韧带为软组织密度，附着在椎弓板和关节突的内侧，正常厚2～4mm；腰段神经根位于硬膜囊前外侧，呈圆形中等密度影，两侧对称；侧隐窝呈漏斗状，其前方是椎体后外面，后方为上关节突，侧方为椎弓根内壁，其前后径不小于3mm，隐窝内有即将穿出椎间孔的神经根。

（3）椎间盘：由髓核、纤维环和软骨板组成，其密度低于椎体，CT值为50～110HU，表现为均匀的软组织密度影，但由于层厚和扫描位置的原因常见椎体终板影混入其中。

知识点11：脊柱的MRI检查　　　　　　　　　　　　副高：掌握　正高：掌握

（1）脊椎各骨性结构的皮质、前及后纵韧带和黄韧带：均呈低信号。

（2）骨髓：在T_1WI上为高信号，在T_2WI上为中等或略高信号。

（3）椎间盘：在T_1WI上信号较低且不能区分纤维环和髓核，在T_2WI上纤维环为低信号、髓核为高信号；随着年龄增长，髓核T_2WI信号减低。

（4）脊髓：在T_1WI上呈中等信号，信号高于脑脊液；在T_2WI上则低于脑脊液信号。

（5）神经根：在分辨力高的MRI T_2WI上可见神经根穿行于高信号的脑脊液中。

第二节 关节正常影像表现

知识点1：关节骨端的正常影像表现 　　　　　副高：掌握　正高：掌握

关节骨端骨性关节面在X线上表现为边缘光滑整齐的线样致密影，CT表现为高密度，MRI表现为在各种序列图像上均呈一薄层清晰锐利的低信号影。关节面上覆盖的关节软骨及儿童期尚未骨化的骺软骨在X线和CT上均不能分辨；在SE T_1WI 和 T_2WI 上关节软骨呈一层弧形中等偏低均匀信号影，在脂肪抑制 T_2WI 上呈相对高信号影。

知识点2：关节间隙的正常影像表现 　　　　　副高：掌握　正高：掌握

关节间隙在X线平片上表现为两个骨性关节面之间的透亮间隙，包括关节软骨、潜在关节腔及少量滑液的投影。CT表现为关节骨端间的低密度间隙，在冠状和矢状重组图像上比较直观；关节软骨及少量滑液在CT上常不能分辨。滑液在SE T_1WI 上呈薄层低信号，在 T_2WI 上呈细条状高信号。儿童因骺软骨未完全骨化，在X线和CT上关节间隙较成人宽。

知识点3：关节囊、韧带、关节盘的正常影像表现 　　　副高：掌握　正高：掌握

关节囊、韧带、关节盘在X线上不能分辨。关节囊壁在CT上有时可显示呈窄条状软组织密度影，厚约3mm，在MRI各序列上均呈光滑连续的弧形线样低信号。韧带在CT上有时可见，显示为线条状或短带状软组织影，MRI表现为条状低信号影。一些关节内的关节盘，如膝关节半月板在薄层CT横断面上显示为轮廓光滑密度均匀的"C"形或"O"形结构，CT值为 $70 \sim 90HU$；膝关节半月板在 T_1WI、T_2WI 的矢状和冠状图像上表现为领结状或三角形低信号结构。

第二章 基本病变表现

第一节 骨骼基本病变表现

知识点1: 骨质疏松的影像表现　　　　　　副高: 掌握　正高: 掌握

骨质疏松是指单位体积内正常钙化骨组织的有机成分和钙盐成比例减少。组织学变化为骨皮质变薄、哈氏管扩大和骨小梁变细并减少。广泛性骨质疏松主要见于老年、绝经后、甲状旁腺功能亢进、维生素C缺乏、酒精中毒等。局限性骨质疏松多见于骨折后、感染、肿瘤等。

（1）X线平片: 主要表现是骨密度减低; 在长骨可见骨小梁变细、减少, 但边缘清晰, 小梁间隙增宽, 骨皮质出现分层和变薄现象; 在脊椎, 椎体内结构呈纵行条纹, 周围骨皮质变薄, 严重时, 椎体内结构消失, 椎体变扁, 其上下缘内凹, 而椎间隙增宽, 呈梭形, 致椎体呈鱼脊椎状; 疏松的骨骼易发生骨折, 椎体可压缩呈楔状。

（2）CT检查: 骨质疏松的CT表现与X线表现基本相同。

（3）MRI检查: 除可见骨外形的改变外, 老年性骨质疏松由于骨小梁变细和数量减少以及黄骨髓增多, 在T_1WI和T_2WI上信号增高; 骨皮质变薄及其内出现线状高信号, 代表哈氏管扩张和黄骨髓侵入; 炎症、外伤等病变的长骨骨质疏松区因局部充血、水肿而表现为边界模糊的长T_1、长T_2信号影。

知识点2: 骨质软化的影像表现　　　　　　副高: 掌握　正高: 掌握

骨质软化是指骨在代谢过程中钙化不足。骨组织有机成分正常, 而矿物质含量减少。

X线平片: 主要表现是骨密度减低, 以腰椎和骨盆为明显; 与骨质疏松不同的是骨小梁和骨皮质边缘模糊, 系骨组织内含有大量未经钙化的骨样组织所致; 由于骨质软化, 承重骨骼常发生各种变形, 如三叶草样骨盆等; 可见假骨折线, 表现为宽1~2mm的透明线, 与骨皮质垂直, 边缘稍致密, 好发于耻骨支、肱骨、股骨上段和胫骨等。在儿童期可见干骺端和骨骺的改变。产生骨软化的病因主要是钙磷代谢障碍、维生素D缺乏。常见的疾病有佝偻病、骨化症和疏松型氟骨症等。

知识点3: 骨质破坏的影像表现　　　　　　副高: 掌握　正高: 掌握

骨质破坏是局部骨质为病理组织所代替而造成的骨组织消失。可以由病理组织本身或由其引起破骨细胞生成和活动增强所致。骨质破坏见于炎症、肉芽肿、肿瘤或瘤样病变。恶性骨肿瘤或炎症急性期，骨质破坏常较迅速，轮廓多不规则，边界模糊。良性骨肿瘤或炎症慢性期，则骨质破坏进展缓慢，边界清楚。

（1）X线平片：表现为骨质局限性密度减低，骨小梁稀疏消失，正常骨结构消失；在早期，骨松质破坏可表现为斑片状骨小梁缺损，骨皮质破坏发生于哈氏管而致其扩大，X线上呈筛孔状密度减低影，当骨皮质表层破坏时则呈虫蚀状改变；骨破坏严重时，往往有骨皮质和松质的大片缺失。

（2）CT检查：骨松质的破坏表现为斑片状缺损区，骨皮质破坏表现为皮质内筛孔样破坏和其内外表面的不规则虫蚀样改变、骨皮质变薄，甚至斑块状的骨皮质和骨松质缺损。

（3）MRI检查：骨质破坏表现为低信号的骨质被不同信号强度的病理组织所取代，骨皮质破坏的形态改变与CT所见相同，骨松质破坏常表现为高信号的骨髓被较低信号或混杂信号影所取代。

知识点4：骨质增生硬化的影像表现　　　　　　　　　　　副高：掌握　正高：掌握

骨质增生硬化是一定单位体积内骨量的增多。由于成骨增多或破骨减少或两者同时存在，导致骨皮质增厚、骨小梁粗密。多数为局限性骨增生，见于慢性炎症、退变、外伤和某些原发性骨肿瘤（骨肉瘤、成骨性转移瘤）。少数为普遍性骨增生，见于某些代谢或内分泌障碍如甲状旁腺功能减退、氟中毒、石骨症等。

（1）X线平片：表现为骨质密度增高，伴或不伴有骨骼的增大；骨小梁增粗、增多、密集；骨皮质增厚、致密；明显者，则难于分清骨皮质与骨松质；发生于长骨可见骨干粗大，骨髓腔变窄或消失。

（2）CT检查：骨质增生硬化表现与X线平片所见相似。

（3）MRI检查：增生硬化的骨质在T_1WI和T_2WI上均为低信号。

知识点5：骨膜增生的影像表现　　　　　　　　　　　　副高：掌握　正高：掌握

骨膜增生又称骨膜反应，是因骨膜受刺激，骨膜内层成骨细胞活动增加形成骨膜新生骨，通常表示有病变存在。骨膜增生多见于炎症、结核、肿瘤、外伤、骨膜下出血等疾病。

（1）X线平片和CT：在早期表现为一段长短不定、与骨皮质平行的细线状致密影，与骨皮质间可见1～2mm宽的透亮间隙；继而骨膜新生骨增厚，呈与骨皮质表面平行排列的线状、层状或花边状表现；骨膜增生的厚度与范围同病变发生的部位、性质和发展阶段有关，一般以长骨骨干者明显，炎症者较广泛，而肿瘤者则较局限；随着病变的好转，骨膜新生骨可变得致密，并逐渐与骨皮质融合，表现为皮质增厚，痊愈后骨膜新生骨还可逐渐被吸收；若引起骨膜增生的病变进展，已形成的骨膜新生骨可被破坏，破坏区两侧的残留骨膜新生骨与骨皮质间呈三角形改变，称为骨膜三角或Codman三角，常为恶性肿瘤的征象。

（2）MRI检查：显示骨膜增生早于X线和CT，早期的骨膜水肿在T_1WI为中等信号，T_2WI为高信号，骨膜新生骨在T_1WI和T_2WI均为低信号。

知识点6：瘤软骨钙化的影像表现 　　　　　副高：掌握　正高：掌握

软骨钙化是指软骨基质钙化，可反映骨内或骨外有软骨组织或瘤软骨的存在。软骨类肿瘤可出现肿瘤软骨内钙化，良性瘤软骨钙化密度高，边缘清楚；软骨肉瘤钙化不充分，密度低，边缘模糊。少数关节软骨或椎间盘软骨退行性变也可出现软骨钙化。骨梗死所致骨质坏死可出现骨髓内钙化。

（1）X线平片：表现为颗粒状、小环或半环状的致密影，数量不等，可在瘤体内广泛分布或局限于某一区域。

（2）CT检查：能显示平片不能见到的钙化影，瘤软骨钙化的形态同X线所见。

（3）MRI检查：骨内与软骨内钙化在T_1WI和T_2WI一般均为低信号，MRI对发现和确定细小的钙化不敏感。

知识点7：骨质坏死的影像表现 　　　　　副高：掌握　正高：掌握

骨质坏死是骨组织局部代谢停止，坏死的骨质称为死骨。主要原因是血液供应的中断。组织学上是骨细胞死亡、消失和骨髓液化。骨质坏死多见于慢性化脓性骨髓炎、骨结核、骨梗死、骨缺血性坏死和外伤骨折后等。

（1）X线平片：坏死早期，X线平片上无异常表现；其后，死骨表现为骨质局限性密度增高。其原因：一是死骨骨小梁表面有新骨形成，骨小梁增粗，绝对密度增高；二是死骨周围骨质被吸收，或在肉芽、脓液包绕衬托下，死骨相对高密度。晚期，死骨被清除，破坏区缩小。

（2）CT检查：表现与X线所见相似。

（3）MRI检查：表现T_1WI为等或低信号，T_2WI为等或稍高信号；死骨周围肉芽组织和软骨化生组织带在T_1WI为低信号，T_2WI为高信号；最外侧新生骨质硬化带在T_1WI和T_2WI均为低信号。

知识点8：矿物质沉积骨骼的影像表现 　　　　　副高：掌握　正高：掌握

铅、磷、铋等进入体内，大部沉积于骨内，在生长期主要沉积于生长较快的干骺端。

X线平片：表现为干骺端内多条平行于骺线的致密带，厚薄不一，于成年期则不易显示。

知识点9：骨骼变形的影像表现 　　　　　副高：掌握　正高：掌握

骨骼变形可累及一骨、多骨或全身骨骼。局部病变或全身性疾病均可引起，如骨的先天性发育异常、创伤、炎症以及代谢性、营养性、遗传性、地方流行性和肿瘤性病变均可导致骨骼变形。如骨肿瘤可使骨局部膨大、变形；骨折后可引起畸形愈合；发育畸形可使一侧骨骼增大。脑垂体功能亢进引起全身骨骼增大；骨软化症和成骨不全使全身骨骼变形。

　　X线平片和CT检查：易显示局部和全身骨骼变形，对于适合矫形治疗的骨骼变形还可于术前进行精确测量。

第二节　关节基本病变表现

知识点1：关节肿胀的影像表现　　　　　　　　　　　副高：掌握　正高：掌握

　　常由于关节积液或关节囊及其周围软组织充血、水肿、出血和炎症所致。关节肿胀常见于炎症、外伤和出血性疾病。

　　（1）X线平片：关节周围软组织影增大、密度增高，病变累及的层次结构难以区别；大量关节积液可致关节间隙增宽。

　　（2）CT检查：可见软组织密度的关节囊肿胀、增厚；关节腔内积液表现为关节腔内水样密度影，如合并出血或积脓其密度可较高；关节附近的滑液囊积液在CT上也可见到，表现为关节附近含液的囊状影。

　　（3）MRI检查：关节肿胀除见关节囊增厚外，在T_2WI上可见关节囊尤其是滑膜层呈高信号；关节周围软组织肿胀可呈弥漫性长T_1、长T_2信号；MRI对关节积液及软组织水肿很敏感，并且能清楚显示滑膜炎症和关节内结构变化。一般积液表现为液性长T_1、长T_2信号，合并出血时T_1WI和T_2WI均为高信号。

知识点2：关节破坏的影像表现　　　　　　　　　　　副高：掌握　正高：掌握

　　关节破坏是关节软骨及其下方的骨质为病理组织侵犯、代替所致，常见于各种急慢性关节感染、肿瘤及痛风等疾病。

　　（1）X线平片：当破坏只累及关节软骨时，仅见关节间隙变窄；在累及骨质时，则出现相应区的骨质破坏和缺损，严重时可引起关节半脱位和变形。

　　（2）CT检查：可清晰显示关节软骨下的骨质破坏，即使是微细的改变也能发现，目前CT尚不能显示软骨，但软骨破坏导致的关节间隙狭窄却易于发现，尤其是与健侧对比时。

　　（3）MRI检查：关节软骨的破坏早期可见关节软骨表面毛糙、凹凸不平、表层缺损致局部软骨变薄，严重时可见关节软骨不连续、呈碎片状或者大片状破坏消失；关节骨质破坏时低信号的骨性关节面中断、不连续。

知识点3：关节退行性变的影像表现　　　　　　　　　副高：掌握　正高：掌握

　　关节退行性变基本病理变化为关节软骨变性、坏死、变薄、缺如，软骨下骨质裸露、骨质增生硬化、软骨下囊变等，多见于老年人、慢性创伤和长期关节负担过度等。

　　（1）X线平片：关节退行性变的早期X线表现主要是骨性关节面模糊、中断、消失；中晚期表现为关节间隙狭窄（尤其在关节负重部位）、软骨下骨质囊变和关节非负重部位形成明显的骨赘，严重者可导致关节变形，不发生明显骨质破坏，一般无骨质疏松。

（2）CT检查：关节退行性变的各种X线征象在CT上均可发现，且更加清楚。

（3）MRI检查：在关节退行性变时，可明确显示关节软骨变薄或缺损、关节间隙变窄；还可见骨性关节面中断或局部增厚；关节面下的骨质增生在T_1WI和T_2WI上均为低信号；骨赘的表面为低信号的骨皮质，其内可见高信号的骨髓；关节面下的囊变区呈长T_1、长T_2信号，大小不等，边缘清晰。

知识点4：关节强直的影像表现　　　　　　　副高：掌握　正高：掌握

可分为骨性和纤维性强直。

（1）X线平片：骨性强直表现为关节间隙明显变窄或消失，并有骨小梁通过关节连接两侧骨端，多见于急性化脓性关节炎愈合后；纤维性强直也是关节破坏的后果，虽然关节活动消失，但X线上仍可见狭窄的关节间隙，且无骨小梁贯穿，常见于关节结核。

（2）CT检查：关节强直的各种X线表现在CT上均可清楚显示。

（3）MRI检查：关节骨性强直时，可见关节软骨完全破坏，关节间隙消失，骨髓信号贯穿于关节骨端之间；纤维性强直时，关节间隙仍可存在，但关节骨端有破坏，骨端间可有高、低混杂异常信号影。

知识点5：关节脱位的影像表现　　　　　　　副高：掌握　正高：掌握

构成关节的两个骨端正常相对位置发生改变（如距离增宽）称为关节脱位，从病因上可分为外伤性、先天性和病理性三种。关节骨端完全脱开为全脱位，X线易诊断。部分脱开者为半脱位，X线表现为关节骨端部分相对应。

（1）X线平片：对一般部位的关节脱位，可做出诊断，但对有些部位的关节脱位则难以明确。

（2）CT检查：对平片上难以发现的关节脱位，CT也可清晰显示，如胸锁关节前、后脱位和骶髂关节脱位等。

（3）MRI检查：不但能显示关节脱位，还可直观地显示关节脱位合并的损伤；对显示解剖结构复杂部位的关节脱位，MRI有其独到之处，如矢状面成像可清楚显示寰枢关节脱位及对颈髓的压迫。

知识点6：软组织基本病变的影像表现　　　　副高：熟练掌握　正高：熟练掌握

骨关节病变常引起周围软组织的改变，而软组织病变也可引起骨骼的改变。

（1）软组织肿胀可因炎症、水肿、出血或邻近骨的急性化脓性骨髓炎而引起。表现为密度增高，软组织内的正常层次模糊不清。

（2）软组织肿块可因软组织的良恶性肿瘤和瘤样病变引起，也见于骨恶性肿瘤侵入软组织内形成肿块。良性者境界清楚，而恶性的常边缘模糊。

（3）软组织内钙化和骨化软组织内的出血、退变、坏死、肿瘤、结核、寄生虫感染和血管病变均可导致软组织中发生钙化，可发生于肌肉、肌腱、关节囊、血管、淋巴结等处。软组织中的骨化影可见于骨化性肌炎和来自骨膜和软组织内的骨肉瘤。

（4）软组织内气体常由于肋骨骨折穿破肺部或软组织产气杆菌感染所引起。

（5）肌肉萎缩先天性骨疾病可引起全身肌肉发育不良，肢体运动不良可导致肌肉失用性萎缩。

第三章 脊柱、脊髓先天畸形

第一节 开放性神经管闭合不全

知识点1: 开放性神经管闭合不全的病因 　　副高: 掌握　正高: 掌握

妊娠3周末, 神经管关闭时皮肤外胚层与神经外胚层不完全分离, 使神经基板经脊柱裂向外膨出。

知识点2: 开放性神经管闭合不全的临床表现 　　副高: 掌握　正高: 掌握

(1) 背部中线处缺乏皮肤、筋膜、肌肉和骨组织, 使神经组织或脊膜直接暴露在周围环境中, 包括脊髓膨出和脊髓脊膜膨出。

(2) 好发于腰骶部中线处。

知识点3: 开放性神经管闭合不全的影像学表现 　　副高: 掌握　正高: 掌握

(1) X线平片: 正位能显示脊柱裂, 椎弓根间距的增宽, 侧位显示相应部位外凸的软组织肿块影。

(2) CT: 能显示椎弓、棘突等骨骼发育缺损、膨出的方向和膨出内容物不同组织密度。脑脊液为低密度, 神经组织为中等密度。

(3) MRI: ①首选的检查方法。②矢状面: 显示脊柱骨质缺损, 脊髓低位, 脊髓变形从背侧骨质缺损处突向背侧。③横断面: 两侧椎板外翻, 背侧神经根从腹侧发出, 蛛网膜下腔位于腹侧; 脊髓脊膜膨出与脊髓膨出的不同点在于膨出物中除脊髓外尚含有脊膜和脑脊液。

知识点4: 开放性神经管闭合不全的伴随畸形 　　副高: 熟练掌握　正高: 熟练掌握

(1) Chiari Ⅱ型畸形: 95%~100%伴有Chiari Ⅱ型畸形。

(2) 脊髓积水: 30%~75%伴有脊髓积水。

(3) 脑积水80%伴有脑积水。

(4) 胼胝体发育不全及脊髓纵裂: 30%~45%伴有胼胝体发育不全及脊髓纵裂。

(5) 脊柱侧弯或后凸及髋部畸形: 10%~20%伴此类畸形。

第二节　隐性神经管闭合不全

一、脊膜膨出

知识点1：脊膜膨出的位置　　　　　　　　　　　副高：掌握　正高：掌握

病变处脊膜和脑脊液通过棘突裂疝入背侧软组织内，以蛛网膜作内衬，突出物中一般不含神经组织，偶尔有部分神经根进入囊内，但不与囊壁粘连。

80%位于腰骶部，其他可位于头颈交界处、颈段及胸段。

知识点2：脊膜膨出的影像学表现　　　　　　　　副高：掌握　正高：掌握

（1）X线平片：脊柱裂、侧位见背侧软组织肿块。

（2）CT：显示棘突裂，外突的脊膜囊，囊内充满低密度的脑脊液，而无其他软组织密度影。

（3）MRI：清楚显示背侧棘突裂，并可显示脊膜和脑脊液通过该骨质缺损突向背侧皮下，囊内容物信号均匀，在各个序列上均与脑脊液信号一致，囊与椎管相通，外侧覆盖皮肤及皮下脂肪，伴有或不伴有脊髓低位。

二、脊髓脂肪瘤

知识点3：脊髓脂肪瘤的概念　　　　　　　　　　副高：掌握　正高：掌握

脊髓脂肪瘤指含成熟脂肪组织的肿块与软脊膜或脊髓相连；根据脂肪瘤部位不同分为脂肪脊髓脊膜膨出、硬膜内脂肪瘤、终丝脂肪瘤。

知识点4：脂肪脊髓脊膜膨出的病因与病理　　　　副高：熟悉　正高：掌握

胚胎第3周末，神经管未闭合前，中胚层间充质移至未闭合的神经管内，阻止了神经管闭合，这部分中胚层间充质发育成脊髓背侧脂肪，且与脊髓紧密相连，受累的脊髓和脂肪瘤可位于椎管内，也可经棘突裂进入背侧皮下组织内，此部位脊髓背侧无脊膜形成。

知识点5：脂肪脊髓脊膜膨出的临床表现　　　　　副高：掌握　正高：掌握

（1）占脊髓脂肪瘤的84%，是脊髓栓系的最常见原因。

（2）女男之比为1:1.5～1:2。

（3）主要为位于腰骶部外突肿块，皮肤表面可有血管瘤、毛发等。

（4）神经系统损害：大小便失禁、下肢感觉异常、运动障碍等。

| 知识点6：脂肪脊髓脊膜膨出的影像学表现 | 副高：掌握 正高：掌握 |

（1）X线平片：①X线正位，棘突裂、椎弓根间距增宽；②X线侧位，背侧软组织肿块，可伴脊柱分节不全畸形。

（2）CT：显示棘突裂及外翻椎板，椎管内低密度脂肪瘤经棘突裂与背侧脂肪相连，脊髓随脂肪瘤疝出椎管。

（3）MRI：①首选检查方法；②腰骶部椎管增宽、椎板外翻；③脊髓、圆锥形态异常，圆锥低位，脊髓背侧可见脂肪瘤与之相连，该脂肪瘤与脊髓通过棘突裂与背侧脂肪相连续；④突出物中同时可见脊膜和脑脊液信号；⑤背侧神经根从腹侧发出，蛛网膜下腔位于腹侧；⑥与脊髓脊膜膨出的区别在于脊髓背侧有脂肪瘤和完整的皮肤；⑦可伴有半椎、蝴蝶椎、椎体分节不全、骶骨及骶髂关节畸形、脊髓积水症Chiari畸形Ⅰ型。

| 知识点7：硬膜内脂肪瘤的病理及影像表现 | 副高：熟悉 正高：掌握 |

（1）占脊髓脂肪瘤4%，颈、胸段多见。

（2）位于脊髓背侧或后外侧硬膜内，使脊髓发生旋转和移位，硬膜完整。

（3）主要依靠MRI诊断，矢状图像示硬膜内条状或梭形脂肪信号，位于脊髓背侧与硬膜外脂肪有清楚硬膜分隔。

（4）可伴有椎体分节不全。

| 知识点8：终丝脂肪瘤的病理及影像表现 | 副高：熟悉 正高：掌握 |

（1）占脊髓脂肪瘤12%。

（2）如不伴脊髓栓系为正常变异。

（3）可位于硬膜内终丝，也可位于硬膜外终丝或两者同时受累。

（4）MRI，如单纯影响内终丝表现为受累终丝增粗，呈短T_1、长T_2信号，伴有或不伴有脊髓栓系。若影响外终丝，脂肪瘤大，表现为终丝远端脂肪团块与硬膜外脂肪相连，腰骶管扩大，脊髓栓系。

三、脊髓纵裂

| 知识点9：脊髓纵裂的病因与病理 | 副高：熟悉 正高：掌握 |

胚胎3周原始神经外胚层与内胚层粘连，致脊索开裂，诱导发育成2个半脊髓，亦可诱导产生蝴蝶椎及半椎畸形，髓核形成不良。

| 知识点10：脊髓纵裂的临床表现 | 副高：掌握 正高：掌握 |

女性多见，儿童多见；背部皮肤异常，毛发丛、血管瘤、色素沉着，毛发丛是特征性表

现；神经系统症状，下肢乏力、反射不对称、感觉下降、尿便失禁等。

知识点11：脊髓纵裂的影像学表现　　副高：掌握　正高：掌握

（1）X线平片：显示伴发的脊柱发育异常，如半椎体、蝴蝶椎，脊椎分节不全等，如有骨性分隔，有时可显示椎管内骨刺影。

（2）CT：显示分裂的脊髓及椎管中线的纵形骨性分隔。

（3）MRI：①冠状T_2WI为首选序列；②可为脊髓前后径完全开裂，也可为腹侧开裂、背侧正常的部分开裂；③50%纵裂脊髓位于一个硬膜囊内，另50%可各自拥有硬膜囊；④纵裂的脊髓被骨、软骨或纤维分隔；⑤常伴脊髓栓系，纵裂以上脊髓易发生脊髓积水；⑥常伴其他隐性神经管闭合不全及椎体发育畸形。

四、原发性脊髓栓系综合征

知识点12：原发性脊髓栓系综合征　　副高：掌握　正高：掌握

原发性脊髓栓系综合征指脊髓低位，圆锥位于L_2以下，终丝增粗，直径>2mm，同时排除其他导致脊髓栓系的原因。

知识点13：原发性脊髓栓系综合征的病因与病理　　副高：熟悉　正高：掌握

由于胚胎期尾侧神经管退行性分化异常或圆锥上升时终丝未能延长所致。

知识点14：原发性脊髓栓系综合征的临床表现　　副高：掌握　正高：掌握

（1）背痛。

（2）神经系统功能损害：尿便失禁，下肢肌力减退，感觉丧失，足畸形。

知识点15：原发性脊髓栓系综合征的影像学表现　　副高：掌握　正高：掌握

（1）100%伴发棘突裂。

（2）MRI：圆锥失去正常形态，位于L_2以下，终丝增粗，直径>2mm。

五、背侧上皮窦

知识点16：背侧上皮窦的概念　　副高：掌握　正高：掌握

背侧上皮窦是指从皮肤到深部组织的有上皮组织内衬的窦道。

知识点17：背侧上皮窦的病因与病理　　副高：熟悉　正高：掌握

（1）胚胎第4周神经外胚层与皮肤外胚层未完全分离，发生粘连所致。

（2）内衬上皮组织的窦道盲端可局限于皮下脂肪，也可穿过棘突裂止于硬膜或穿透硬膜与蛛网膜下腔相通。

（3）59%伴发硬膜下皮样囊肿、表皮样囊肿或脂肪瘤。

知识点18：背侧上皮窦的临床表现　　　　　副高：掌握　　正高：掌握

（1）背侧中线或旁中线可见皮肤窦口，窦口处可见毛发丛，周围皮肤可见色素沉着，海绵状血管瘤或皮赘等。

（2）不伴发椎管内病变和感染时常无症状。

知识点19：背侧上皮窦的影像学表现　　　　副高：掌握　　正高：掌握

（1）CT：背侧低密度皮下脂肪中见中等密度的条状窦道影。

（2）MRI：①矢状面T_1及T_2加权像示高信号皮下脂肪内相对低信号的线状窦道影。②能显示硬膜下皮样囊肿、表皮样囊肿和脂肪瘤。③常合并脊髓栓系。④如合并感染增强检查示病变呈弥漫、边界欠清的边缘强化。⑤与潜毛窦的鉴别在于潜毛窦位于尾部近肛门处，窦口常见毛发，窦道止于尾骨背侧不与椎管相通，无临床症状。

第三节　尾侧脊柱脊髓畸形

知识点1：尾侧脊柱脊髓畸形的概念　　　　副高：掌握　　正高：掌握

尾侧脊柱脊髓畸形是远侧脊柱脊髓脊膜畸形伴肾脏、膀胱、生殖道和后肠畸形的一组疾病。

一、尾部退化综合征

知识点2：尾部退化综合征的构成　　　　　副高：掌握　　正高：掌握

（1）下部脊柱发育不全：如尾骨缺如、骶骨发育不全、腰骶部发育不全等。

（2）泌尿生殖系统畸形：如无肛、生殖系统畸形、肾发育不全等。

知识点3：尾部退化综合征的病因与病理　　　副高：熟悉　　正高：掌握

致畸因素（如射线等）作用于后神经管闭合后的尾芽所致。

知识点4：尾部退化综合征的临床表现　　　　副高：掌握　　正高：掌握

椎骨缺如程度不同而临床表现不同。

知识点5：尾部退化综合征的影像学表现　　　　副高：掌握　正高：掌握

（1）X线平片及CT：直观反映骶尾骨缺如的程度、骨盆狭窄或倾斜。

（2）MRI：①圆锥止于L_1椎体下缘以上：占40%，圆锥突然中断或呈杵状增粗，末端脊髓中央管扩张，骶尾部缺损较严重，S_1以下骶尾骨常缺如，神经系统损害症状轻。②圆锥低于L_1下缘：圆锥常被远处病灶如终丝增粗、脂肪瘤等栓系，可伴中央管积水，骶尾骨缺损程度轻，神经系统损害症状明显。

（3）伴随畸形：常伴泌尿生殖系统畸形及神经管闭合不全性疾病。

二、骶前脊膜膨出

知识点6：骶前脊膜膨出的概念　　　　副高：掌握　正高：掌握

骶前脊膜膨出是指硬膜囊通过骶尾骨或椎间盘的缺损突向腹膜外骶前间隙形成的憩室样病变。

知识点7：骶前脊膜膨出的病因与病理　　　　副高：熟悉　正高：掌握

（1）病因同尾部退化综合征。

（2）硬膜囊及脑脊液通过骶尾骨缺损形成突向盆腔的憩室样改变，囊性病变外衬硬膜，内衬蛛网膜，内含脑脊液，20%病例神经根或终丝可疝入囊内，可伴有骶骨缺损、肛直肠畸形。

知识点8：骶前脊膜膨出的临床表现　　　　副高：掌握　正高：掌握

直肠后肿块压迫盆腔脏器引起的症状。

知识点9：骶前脊膜膨出的影像学表现　　　　副高：掌握　正高：掌握

（1）X线：骶孔扩大，骶管增宽，骶骨后缘花边样压迹。

（2）CT：骶骨前含脑脊液的囊肿，典型者见突出的硬膜囊通过囊颈与椎管内硬膜囊相通，囊内脑脊液与蛛网膜下腔相通，囊可以是单囊，也可以是多囊，对骶骨缺损显示佳。

（3）MRI：能显示骶前囊肿与椎管内交通情况，并能显示囊内是否含有神经根或终丝。

三、隐性骶管内脊膜膨出

知识点10：隐性骶管内脊膜膨出的概念　　　　副高：掌握　正高：掌握

隐性骶管内脊膜膨出是指硬膜轻度发育异常，蛛网膜通过部分缺损的硬膜疝入骶管远端，形成含有脑脊液的囊肿，并造成骶骨膨胀，花边样改变，囊肿与蛛网膜下腔相通或不相通。

| 知识点11：隐性骶管内脊膜膨出的影像学表现 | 副高：掌握　正高：掌握 |

MRI显示骶管内边界清楚的与脑脊液信号一致的囊性病变。

四、骶尾部畸胎瘤

| 知识点12：骶尾部畸胎瘤的概念 | 副高：掌握　正高：掌握 |

骶尾部畸胎瘤是指儿童骶尾部常见的生殖细胞源性肿瘤，含有3个胚层组织，约2/3为良性。

| 知识点13：骶尾部畸胎瘤的病因与病理 | 副高：熟悉　正高：掌握 |

起源于胚胎早期多级胚芽细胞，故含有3个胚层组织。

| 知识点14：骶尾部畸胎瘤的临床表现 | 副高：掌握　正高：掌握 |

先天性肿瘤，女性占80%，90%为良性，随年龄增长恶变发生率增加。

| 知识点15：骶尾部畸胎瘤的影像学表现 | 副高：掌握　正高：掌握 |

（1）X线平片：伴钙化的骶尾部软组织肿块。

（2）CT：①囊实性肿物位于骶尾骨后部，少数可位于骶尾骨前部及盆腔；②密度混杂，典型者可见钙化及脂肪成分；③囊液因蛋白质含量的不同密度不同；骶骨破坏提示为恶性病变；④增强检查囊性部分不强化，实性部分强化。

（3）MRI：可清晰显示病变部位及与椎管内结构的关系，脂肪抑制序列对脂肪成分的认识有帮助。

第四节　Chiari 畸形

| 知识点1：Chiari畸形的类型 | 副高：掌握　正高：掌握 |

Chiari畸形是先天性后脑畸形，共分四型：

（1）Ⅰ型：①扁桃体与小脑下蚓部下移、疝入椎管内；②第四脑室、延髓位置正常或延髓轻度下移，但不与颈髓重叠；③常合并脊髓空洞，罕见合并脊髓脊膜膨出；④儿童晚期或成人发病。

（2）Ⅱ型：①小脑扁桃体与延髓下移并疝入椎管，延髓延长与上颈髓重叠；②颈髓小而变形；③脑桥延长变薄；④第四脑室正中孔与导水管粘连狭窄，致梗阻性脑积水；⑤几乎均伴有脊髓脊膜膨出；⑥婴儿期发病。

（3）Ⅲ型：①延髓、小脑、第四脑室向枕部移位，形成枕部脑膜脑膨出；②常合并颈椎裂，形成颈部脊膜膨出与脑膨出；③常合并脑积水；④新生儿期发病。

（4）Ⅳ型：严重小脑发育不良但不伴有颅后窝脑组织下移。

知识点2：Chiari畸形的影像学表现   副高：掌握   正高：掌握

（1）Ⅰ型：①小脑扁桃体由枕大孔向下疝入椎管超过5mm；②枕大池极小；③合并脊髓空洞（20%～75%）；④合并脑积水（0～44%）。

（2）Ⅱ型：①脊髓下移，延髓延长疝入椎管；②小脑发育不良向尾侧延长，小脑与第四脑室疝入椎管；③枕大孔扩大，天幕发育不良；④合并脊髓脊膜膨出；⑤合并脑积水、脊髓空洞。

第四章 骨 损 伤

第一节 骨损伤概述

知识点1：骨创伤影像检查的目的　　　　　　　　　　副高：掌握　　正高：掌握

①明确有无骨折；②判断是否为病理性骨折；③了解骨折错位的情况；④复位固定后，观察复位情况；⑤定期复查，观察愈合情况和有无并发症。骨折患者一般行X线平片检查，结构复杂、X线影像重叠较多的部位可以首选CT检查，而要了解软骨和软组织损伤多需行MRI检查。

知识点2：骨折的定义　　　　　　　　　　　　　　副高：掌握　　正高：掌握

骨折是骨和/或软骨结构发生断裂，骨的连续性中断。骨折以长骨和脊椎骨较多。骨折后在骨断端之间及其周围形成血肿，为日后形成骨痂修复的基础。患者一般均有明显的外伤史，并有局部持续性疼痛、肿胀、功能障碍，有时局部畸形。严重创伤常合并广泛软组织撕裂、内脏损伤、出血或外伤性休克。根据外力作用情况和骨骼本身是否正常，骨折分为四类：外伤性骨折、隐匿性骨折、应力性骨折和病理性骨折。

知识点3：四肢骨关节创伤影像检查方法的选择
　　　　　　　　　　　　　　　　　副高：熟练掌握　　正高：熟练掌握

（1）X线平片：是四肢骨关节创伤的首选和基本的影像学技术，规范的投照技术是正确诊断的保证，大部分四肢骨关节创伤通过X线平片可作出明确诊断。

（2）CT检查：对结构复杂的骨关节，患者有明确的外伤史和临床症状而X线平片未能发现异常时，应加做CT进一步显示骨折的情况。

（3）MRI检查：如考虑到创伤可能累及肌腱韧带或血管、神经等软组织结构，在X线平片检查的基础上，可进一步应用MRI显示上述结构损伤的情况。

知识点4：四肢创伤的解剖形态学改变　　　　副高：熟练掌握　　正高：熟练掌握

（1）发现不同类型的骨折线，透亮的骨折线提示骨折端有分离；致密的骨折线提示骨折端有重叠或嵌入改变。骨折线的出现提示局部骨皮质、骨小梁有断裂、不连续或嵌插，是诊断骨折的直接证据，应在不同的投照体位的照片上仔细寻找。

（2）受伤局部的软组织肿胀，提示挫伤和血肿的可能，同时亦提示局部可能有骨折存在。注意关节囊内、外的脂肪垫、脂肪线的移位情况可提示关节囊内出血渗液，必要时可做受伤关节的特殊体位（如侧位水平投照）仔细观察是否出现关节囊"脂-液"平面，提示关节囊内骨折或关节结构的损伤撕裂的可能。

（3）骨折的对位对线情况，成角移位情况，邻近组织结构的伴发创伤，神经血管的损伤均是重要的骨折诊断信息，应及时提供给临床以便治疗。

（4）关节的对位情况，构成关节的骨骼失去正常的对位关系，可单独出现或伴有邻近骨骼的骨折。

知识点5：四肢创伤的影像诊断思路及检查流程　　副高：熟练掌握　正高：熟练掌握

（1）熟悉正常骨骼解剖细节及生物力学表现。

（2）熟悉骨折的生物力学改变。引起骨折的致伤外力分为直接外力和间接外力。①直接外力如打击、碰撞、砸、压等，常见的创伤类型是直接撞击或砸压部位的骨折，如颅骨骨折、骨干骨折、肱骨远端屈曲型骨折、车祸骨折创伤等；②间接外力引起的创伤骨折很常见，成角或扭转的剪切力、肌肉韧带的牵拉等均可造成骨折，如腕部的Colles骨折、肱骨远端伸直型骨折和踝关节的扭伤骨折脱位等；③对环状结构的骨骼而言，其连续性中断的发生往往是两处以上，如骨盆骨折，如仅发现一处骨折或脱位，应继续寻找另一处创伤，以免遗漏。

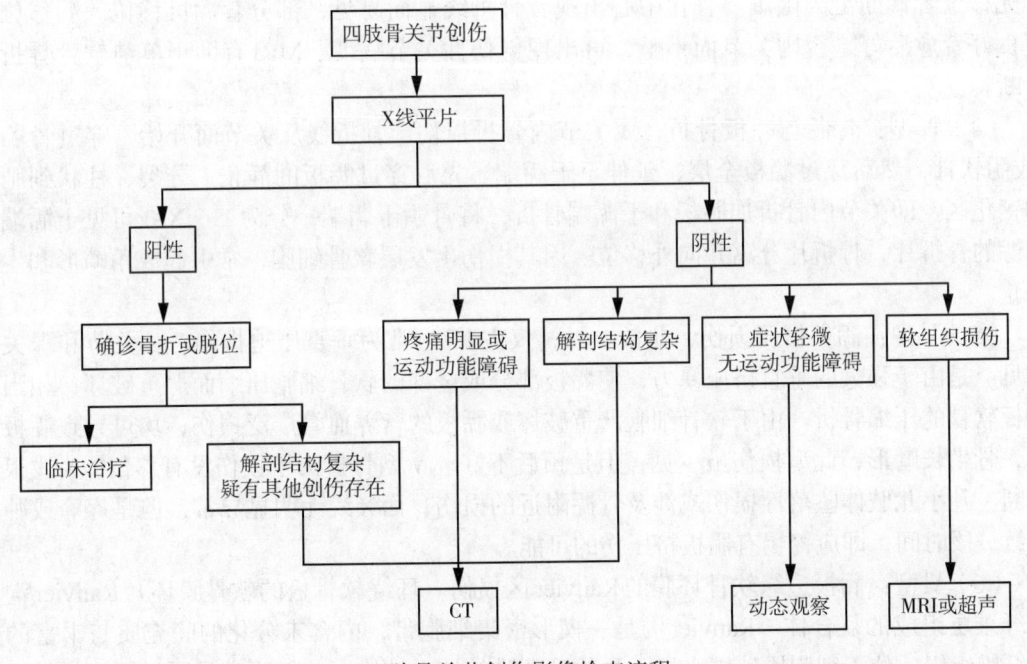

四肢骨关节创伤影像检查流程

知识点6：儿童骨骼创伤的类型及影像诊断　　　　　副高：熟练掌握　正高：熟练掌握

儿童骨骼创伤特有的骨折类型，包括青枝骨折、创伤性骨弯曲、隆突骨折、骨骺创伤。骨骺与干骺端由骺软骨板分隔，为较薄弱部位。骨骺损伤根据损伤发生部位，分为骨骺分离、骨骺骨折和骺软骨板损伤等，目前临床和影像学诊断中常用的骨骺创伤的分型是基于X线表现的Salter-Harris（包括Rang增加的Ⅵ型）分类：

（1）Ⅰ型：骺分离，骨折线通过骺板软骨的薄弱区即成熟层的肥大区和钙化区，生长带留在骨骺一侧，骺分离而无骨折。此型骨折易漏诊，X线不易显示，尤其是髋关节骺滑脱，常需拍水平侧位片诊断；另外，双侧对比检查是很好的诊断方法。骨骺出现以前发生的骺分离更难诊断，常常数日以后，出现骨膜新生骨时才发现有损伤，提示骨折，但需与骨髓炎鉴别。骺板骨折出现骨骺分离和骺与骨干成角时X线不难诊断。表现为骺板间隙增大或骺板成角变形。此型骨折多发于婴幼儿期，预后良好。

（2）Ⅱ型：骨骺分离性骨折，与Ⅰ型相似，10岁以上青少年多见。骨折线通过骺板的薄弱区再向干骺端延伸引起干骺端的小撕脱骨折片，对侧的骨膜断裂，即骺分离加干骺端骨折。因软骨X线不显影，X线平片仅能见到干骺端三角形或薄层骨折片，骨折片大小不等，骨折常与骨骺一起移位，移位程度不等，此时不能单纯诊断为骨干干骺端骨折，实际上是骺和干骺端一起与骨干分离。移位不明显者易漏诊，若骨骺不显影，也造成诊断上的困难，此型最常见。

（3）Ⅲ型：部分骨骺骨折，属关节内骨折损伤，不常见。骨折线从关节面开始，穿过骨骺和/或骺软骨，然后穿过骺板全层，延伸至干骺端。先后穿过骺板的静止、分裂、柱状到肥大和钙化区，最后在该区骨骺分离。此型因其累及的软骨不显影，故诊断困难，尤其无移位者诊断更为困难。骨化中心出现者骨折线显而易见，部分骨骺可移位。骺移位整复良好者愈后好，否则关节面不整，可出现创伤性关节病变。MRI有助于单纯软骨骨折的诊断。

（4）Ⅳ型：骨骺与骺板骨折，属关节内骨折损伤。骨折线从关节面开始，穿过骨骺和/或骺软骨，然后穿过骺板全层，延伸至干骺端。先后穿过骺板的静止、分裂、柱状到肥大和钙化区，即关节内骨折加骺板和干骺端骨折，将骨骺干骺端一分为二。X线可见干骺端和骨骺的骨折片，骨折片分离并向外移位。因其损伤生发层软骨细胞，常引起成角畸形和生长停止。

（5）Ⅴ型：骺板挤压损伤，非常罕见，仅占1%。常为垂直压迫损伤，膝关节和踝关节常见。是由于强大的垂直挤压暴力，使骺板部分或全部的软骨细胞压缩而严重破坏，相当于骺板软骨的压缩骨折。由于软骨细胞严重破坏或骺板的营养血管广泛损伤，均可导致骺板早闭，骨生长畸形，此型损伤虽少见，但是预后不好。Ⅴ型骨折由于损伤没有移位，X线很难诊断。凡小儿肢体坠落性损伤或涉及骨骺附近的损伤，而X线无明显异常，但是疼痛或肿胀持续一段时间，即应警惕有骺板挤压伤的可能。

（6）Ⅵ型：骺板边缘软骨环膜的Ranvier区损伤。环绕软骨板的软骨膜环乃Ranvier沟与外纤维层组成的复合体。Ranvier沟是一楔形密集细胞带，内含未分化的间充质与丰富的血管纤维组织，位于细胞增殖层水平，是软骨环膜的核心结构。此细胞带是骺板周缘软骨贴附生长的源泉，是骺端繁衍成骨细胞所在。此型骨折可在骺板的一端形成骨桥，而另一端继续生长，导致骨生长不均匀而倾斜，形成骨干弯曲和缩短畸形。

在上述各种儿童骨关节创伤分类并非都是单独存在，在前四型中也可能同时合并V或VI型损伤，因此对每一型损伤预后的估计都不可绝对化。

无论哪一型骨折，在骨折同时往往伴有邻近软组织的损伤，包括神经、血管、韧带、肌腱和内脏器官的挫伤和断裂。在评价骨折时，除了要注意骨折的解剖，包括骨折线形状、有无关节损伤和错位，骨折对软组织的损伤和周围软组织对骨折的影响也不容忽视。软组织的损伤可导致严重合并症和后遗症的发生。

知识点7：创伤性骨折、应力性骨折、病理性骨折的影像诊断

副高：熟练掌握　正高：熟练掌握

（1）临床症状与明确的外伤史对骨折类型的影像诊断非常重要

1）创伤性骨折：患者有明显的外力致伤过程，症状与特征受伤当时突然出现。

2）应力性骨折：根据致伤外力及骨骼本身的强度不同，又分为疲劳性骨折和功能不全性骨折（又称衰竭骨折）。疲劳性骨折是正常外力反复作用于弹性强度正常的骨骼而引起的骨折，常见于长时间持续负重、长途行军等情况，好发于运动员、士兵和学生；功能不全性骨折发生于弹性抵抗力减弱（骨矿物质丢失）的骨骼，不能承受正常体重或肌肉生理性活动的作用力而引起骨折，好发于骨质疏松、骨质软化或放射治疗后骨脆性增高的骨骼。

3）病理性骨折：是局部骨骼正常骨组织被病理组织不可逆取代，致局部骨骼的弹性强度明显减低，轻微外力，甚至咳嗽即可引起病变部位的工作。患者病变局部原有疼痛不适或肿胀等症状体征，以及全身症状如肿瘤患者有消瘦贫血、感染性病变有发热或消耗体质等在前。

（2）骨折的部位和影像学表现

1）急性创伤性骨折：根据致伤的直接或间接外力，各有好发部位，如间接外力的Colles骨折、肱骨外科颈骨折和踝关节骨折等，直接外力的Smith骨折、肱骨髁上屈曲型骨折和跟骨骨折等。X线和CT均可显示清楚锐利的骨折线，未见骨痂或骨膜反应改变。

2）疲劳性骨折：常见于跖骨、胫骨、骶骨、耻骨、股骨颈等负重应力部位，患者就诊时以局部慢性疼痛，摸到硬块为主诉，仍可负重行走。X线或CT可显示好发部位骨骼出现边缘模糊的致密或透亮骨折线，局部往往有明显骨痂生长。

3）功能不全性骨折：好发于中老年女性，或绝经后、局部放疗、自身免疫性疾病的患者；好发部位为骶骨、髂骨、耻骨、坐骨、髋臼、股骨头颈及距骨。患者就诊是往往没有明确的外伤史，但局部疼痛明显，骨折征象以CT显示较好。

4）病理性骨折的患者的致伤的外力不明显，就诊前局部往往有疼痛不适和全身症状的病史，根据不同的病因症状有异；影像学显示骨折端不规则骨质破坏，甚至可见明显软组织肿块或骨膜反应。

知识点8：脊柱损伤的病因　　　　　　　　　　副高：掌握　正高：掌握

（1）间接外力：屈曲、伸展、牵拉、压缩、剪切和旋转外力。

（2）直接外力：直接作用于受累节段脊柱。

脊柱损伤多由间接外力引起，常见部位是$T_{12} \sim L_1$，其次为$C_{1 \sim 2}$、$C_{5 \sim 7}$，但有20%为多椎体受累。

知识点9：脊柱损伤的分型　　　　　　　　　　副高：掌握　正高：掌握

（1）屈曲型脊柱损伤：外力使脊柱骤然过度前屈所致，占脊柱损伤80% ~ 90%，好发于脊柱活动度大的节段，如$C_{1 \sim 2}$、$C_{5 \sim 6}$、$T_{11} \sim L_2$。可造成椎体压缩骨折，棘上、棘间韧带撕裂、后纵韧带、附件、椎间盘损伤。常伴椎体脱位，严重者可损伤脊髓。

（2）过伸型脊柱损伤：外力使脊柱骤然过度后伸所致，可发生前纵韧带撕裂，椎板、棘突、关节突骨折，严重者椎体开裂损伤脊髓。

（3）直接暴力型脊柱损伤：直接暴力致打击部位的椎体和附件骨折，可伴椎体移位和脊髓损伤。

知识点10：脊柱稳定骨折和不稳定骨折　　　　　副高：掌握　正高：掌握

（1）脊柱分前、中、后3柱，前柱包括前纵韧带、椎体及椎间盘的前2/3，中柱包括椎体和椎间盘的后1/3和后纵韧带，后柱包括后纵韧带之后的所有骨结构（椎弓根、椎板、关节突、棘突）和软组织（小关节的关节囊、黄韧带、棘上和棘间韧带）。

（2）压缩骨折：是前柱在屈曲外力时断裂的结果。

（3）爆裂骨折：是前柱和中柱在压紧时崩裂的结果。

（4）安全带骨折：是中柱和后柱在牵拉时发生断裂的结果。

（5）一般认为累及中柱的骨折是不稳定骨折，而未累及中柱的骨折是稳定骨折。不稳定骨折常致椎管狭窄，将椎管横断面分成3等份，并用0、Ⅰ、Ⅱ、Ⅲ度表示狭窄程度，无狭窄为0度，椎管狭窄1/3为Ⅰ度狭窄，狭窄2/3为Ⅱ度狭窄，椎管完全堵塞为Ⅲ度狭窄，Ⅰ ~ Ⅲ度狭窄为不稳定骨折，不稳定骨折时脊髓损伤发生率显著提高。

知识点11：脊柱创伤影像检查方法的选择　　　副高：熟练掌握　正高：熟练掌握

（1）检查部位：根据患者的受伤体位和临床症状，包括疼痛部位、神经定位症状等决定。必要时除脊椎外，还需要进行头颅、胸部和骨盆、四肢的影像学检查。

（2）脊柱创伤首选MSCT检查。过去认为常规X线脊柱的正侧位片是必需的，寰枢椎损伤者除X线平片外，还须拍寰枢椎的张口位照片以便观察寰枢关节和枢椎齿状突的骨折、脱位情况。由于CT，特别是MSCT的广泛使用，目前普遍认为脊椎骨骼创伤首选是做CT检查并进行三维多平面重建，可以发现椎体骨折及移位程度，尤其是附件的骨折和错位；头颈部的创伤怀疑有血管损伤者，必要时可行CTA检查以确定血管损伤的程度。

（3）如怀疑神经损伤，可首选MRI检查，有利于明确脊髓神经损伤的情况。同时MRI可显示PLC创伤的情况，有利于评价脊椎创伤后的稳定性。

（4）如受伤后局部疼痛而X线照片或CT没有发现骨折者，可做MRI或核素检查，以免遗漏隐匿型脊柱骨折。

知识点12：脊柱创伤的神经损伤的影像学诊断	副高：熟练掌握　正高：熟练掌握

脊髓神经损伤的类型：①脊髓横断性损伤；②脊髓休克，属脊髓功能性损伤，可因损伤导致脊髓组织水肿或出血引起；③脊髓不完全性损伤；④马尾神经损伤。

影像学对脊髓神经损伤的诊断，主要是MRI的诊断：①创伤脊柱的节段和类型，椎管和硬膜囊是否受压狭窄；②脊髓的连续性及形态学改变，脊髓连续性中断或脊髓明显受压狭窄是脊髓神经损伤的直接征象，脊髓受压段上下方脊髓出现肿胀；或脊柱损伤节段的脊髓出现边缘不清的梭形肿胀；③脊髓信号强度的改变，损伤节段脊髓出现T_2WI高信号改变；④有些患者临床上有神经功能障碍，但影像学上可表现为正常，为脊髓休克或一过性功能障碍所致。

第二节　长骨骨折

知识点1：Colles骨折	副高：掌握　正高：掌握

Colles骨折又称伸直型桡骨远端骨折，为桡骨远端3cm以内的横行或粉碎性骨折，骨折远段向背侧移位，断端向掌侧成角畸形，可伴尺骨茎突骨折。

知识点2：肱骨髁上骨折	副高：掌握　正高：掌握

肱骨髁上骨折多见于儿童。骨折线横过喙突窝和鹰嘴窝，远侧端多向背侧移位。

知识点3：股骨颈骨折	副高：掌握　正高：掌握

股骨颈骨折可发生于股骨头下、股骨颈中部或基底部。断端常有错位或嵌插。股骨头的血供几乎均来自股骨颈基底部，股骨头下骨折影响了对股骨头及颈的血供，致骨折愈合缓慢，甚至发生股骨头缺血性坏死。

知识点4：长骨骨折的X线表现	副高：掌握　正高：掌握

X线平片易于发现Colles骨折、肱骨髁上骨折的骨折线，并可确定骨折移位、成角等改变，复位后还可评估骨折对位、对线情况。对股骨颈骨折，X线平片能发现其中大多数

骨折，但约有10%为嵌入性骨折而难以检出，此时需结合临床表现，进一步行CT或MRI检查。

第三节 脊柱损伤

一、颈椎骨折和脱位

知识点1：寰椎骨折	副高：掌握 正高：掌握

寰椎骨折又称杰氏骨折，骨折发生在与侧块连接的前后弓，同时伴有侧块的侧向移位。典型的杰氏骨折有4条骨折线，分别位于两侧侧块与前后弓的连接处。同时可伴有横韧带附着结节的撕脱骨折和齿状突移位。

知识点2：枢椎骨折的类型	副高：掌握 正高：掌握

（1）齿状突尖撕裂伴翼状韧带不连。
（2）齿状突基底骨折，是不稳定骨折，有形成假关节倾向。
（3）椎体骨折。

知识点3：第2、3颈椎骨折	副高：掌握 正高：掌握

第2、3颈椎骨折又称汉氏骨折（Hangman），第3颈椎两侧椎弓根骨折和第2颈椎向前半脱位。

知识点4：第3～7颈椎骨折	副高：掌握 正高：掌握

第3～7颈椎是最常发生损伤的位置，常发生压缩骨折和爆裂骨折。

知识点5：寰枢关节脱位	副高：掌握 正高：掌握

（1）寰齿关节脱位：寰椎前弓后缘与齿状突前缘距离＞3mm，即为脱位，正常人寰枕线（寰椎前弓下缘与枕大孔后缘连线）与齿状突后缘的相交点至寰椎前结节下缘的距离（寰齿间距），恰好为寰枕线全长的1/3，如超过1/3即为脱位。
（2）外侧关节脱位：齿状突与两侧块间距不等，相邻关节面亦不平行。

知识点6：寰枕关节脱位的类型	副高：掌握 正高：掌握

（1）Ⅰ型：寰枕之间横向分离同时伴有纵向分离。

（2）Ⅱ型：枕骨相对于寰椎向前移位。

（3）Ⅲ型：枕骨相对于寰椎向后移位。

知识点7：颈椎脱位的类型　　　　　　　　　　　　副高：掌握　正高：掌握

（1）前脱位：$C_{4~7}$多见，上一椎骨的下关节突完全移至下一椎骨的上关节突前方，通常为双侧性，两椎体棘突间距加宽，可伴有椎体压缩骨折或椎体前缘小片骨折，常伴脊髓损伤。

（2）后脱位：$C_{4~7}$多见，上位颈椎向后移位，伴有脊髓受压。

二、胸、腰椎骨折和脱位

知识点8：单纯压缩骨折的影像学表现　　　　　　　副高：掌握　正高：掌握

好发于$T_{11} \sim L_2$，由于过曲外力，引起前柱压缩。

（1）X线表现：椎体前部皮质断裂，而中柱和后柱正常，椎体呈楔形。

（2）CT表现：松质骨密度增加，骨小梁中断、变形，椎体前缘皮质皱褶、中断、嵌入。

（3）MRI表现：T_1加权像显示信号高于骨皮质而低于骨松质的骨折线，T_2加权像及STIR显示骨髓水肿的高信号。

知识点9：爆裂骨折　　　　　　　　　　　　　　　副高：掌握　正高：掌握

脊柱在伸直状态下，由垂直暴力引起椎体轴向压缩，形成上和/或下终板的粉碎骨折，累及前、中柱，并有骨碎片突入椎管，同时可伴有椎板骨折、椎弓根间距增大（后柱受累）。

知识点10：爆裂骨折的影像学表现　　　　　　　　副高：掌握　正高：掌握

（1）X线表现：椎体高度变矮，累及前、中柱，骨折处椎体后缘连线不光滑，骨折椎体向后突入椎管。

（2）CT表现：可清楚显示突入椎管的骨碎片，并可显示椎弓根及椎板的骨折。

（3）MRI表现：可显示骨碎片对脊髓的压迫及脊髓的损伤情况。

知识点11：安全带骨折　　　　　　　　　　　　　副高：掌握　正高：掌握

安全带骨折也称Chance骨折，发生机制是以安全带为支点上部躯干前屈，中柱与后柱受到牵张力而断裂。也可以是骨折线横行经过椎体、椎板、椎弓根和棘突，脊椎后部张开，还可以是棘上、棘间与黄韧带的断裂、关节突分离，椎间盘后部破裂，或骨折与韧带断裂同时存在。

知识点12：安全带骨折的影像学表现　　　　副高：掌握　正高：掌握

（1）X线表现：可显示横行骨折线和张开的棘突。
（2）CT表现：横断面图像及重组图像可清晰显示椎体及附件的骨折。
（3）MRI表现：对棘上韧带、棘间韧带和黄韧带损伤及脊髓受累情况显示良好。

知识点13：附件骨折的种类　　　　副高：掌握　正高：掌握

（1）椎板骨折：多位于椎弓峡部，一侧或两侧同时发生，可伴有脊柱滑脱。
（2）椎弓根骨折：为严重脊柱压缩骨折的并发症。
（3）关节突骨折：如两侧同时发生，可伴有椎体前滑脱。
（4）横突骨折：可单独发生，骨折线多与横突垂直。
（5）棘突骨折：多位于棘突根部或中部，骨折线多与棘突方向垂直。

知识点14：椎体滑脱　　　　副高：掌握　正高：掌握

（1）椎体滑脱指一个椎体相对于另一个椎体部分或全部的滑移。椎体相对于下方椎体向后脱位称为反向脊椎滑脱。
（2）可由先天发育异常、脊柱退行性变或外伤引起。
（3）外伤性脊柱滑脱多伴有附件骨折。
（4）将下位椎体上缘平均分为4等份，上位椎体每向前或向后移动1/4为Ⅰ度滑脱，以此类推。

知识点15：骶尾椎骨折和脱位的病因与病理　　　　副高：熟悉　正高：掌握

（1）骶尾椎单发骨折和脱位多因仰面滑到，骶尾椎首先着地，直接撞击所致。
（2）骶骨横形骨折，多因仰面摔倒、骶骨着地引起，多发生在骶髂关节平面以下（$S_4 \sim S_5$），X线侧位片易于显示，正常骶骨前缘光滑锐利，骨折时骶骨前缘皮质断裂，出现皱褶。
（3）骶骨纵形骨折，多由骨盆多发伤引起，骨盆双侧骨折45%伴有骶骨骨折，好发于骶椎侧块与椎体交界处，因该部分有前后骶孔穿过，结构比较薄弱。X线正位片观察骶孔周围的骨质排列，如骶孔边缘不整齐，说明有骨折存在，并注意骶椎两侧的宽窄。如一侧变窄，有挤压骨折可能；如一侧增宽，则骨折多伴有裂缝。
（4）尾椎解剖变异很大，骶尾角能从0°～90°，因此诊断尾骨脱位必须结合临床。

第四节 椎管内损伤

知识点1：脊髓损伤的病因与病理　　　副高：熟悉　正高：掌握

脊髓损伤多由脊柱骨折和脱位引起，骨碎片或移位的椎体及附件造成脊髓受压，也可因外伤性椎管内血肿压迫脊髓，或脊髓供血动脉损伤导致脊髓缺血等引起脊髓损伤。另外，火器伤等直接作用于脊髓，引起脊髓的穿通损伤。脊髓损伤包括脊髓震荡、脊髓挫裂伤和脊髓横断伤。

知识点2：脊髓震荡　　　副高：掌握　正高：掌握

脊髓震荡是脊髓损伤中最轻的一种，系脊髓神经细胞受强烈刺激产生的功能性抑制。这种可逆过程的病理基础是神经内传递功能的短暂异常和脊髓微循环的一过性中断，表现为脊髓损伤平面以下运动障碍、感觉异常、内脏麻痹、括约肌功能缺失等。影像学无异常发现，2～4周脊髓功能可逐渐恢复正常。

知识点3：脊髓挫裂伤　　　副高：掌握　正高：掌握

（1）非出血型脊髓损伤：主要为脊髓水肿，CT表现为脊髓增粗，边缘模糊，与正常脊髓相比呈相对低或等密度，MRI T_1WI 矢状面显示局限性脊髓肿胀或外形正常，病变区为等或低信号，T_2WI 为梭形高信号，自损伤部位向上向下延伸，多在1～3周消退，患者症状可消退。

（2）出血型脊髓损伤：CT表现为脊髓增粗，其内密度不均匀，可见点片状高密度区，MRI在出血急性期（<3天），T_1WI 为等或稍低信号，T_2WI 为典型的低信号，在出血4～7天，T_1WI 为高信号，T_2WI 为低信号，在出血1周至数月内，T_1WI 及 T_2WI 均为高信号。伴有出血的脊髓损伤功能多不能恢复，预后不良。

知识点4：脊髓横断伤　　　副高：掌握　正高：掌握

脊髓横断伤是最严重的脊髓损伤，脊髓可发生部分或完全断裂，往往伴有相应节段的神经根撕脱和硬膜囊撕裂，MRI矢状 T_1WI 能清晰显示脊髓横断部位、形态及其周围结构的损伤，T_2WI 可显示断裂处的脊髓呈两个盲端。

知识点5：外伤后脊髓软化和囊变　　　副高：掌握　正高：掌握

损伤1～2周以后水肿消退，出血产物逐渐吸收，脊髓发生脱髓鞘改变，最后脊髓中央坏死区发生溶解液化而形成囊腔，损伤的边缘发生特征性神经胶质增生和血管增殖，构成了囊腔的壁。由于囊腔的形成，外伤后数年症状可进一步恶化，外伤的晚期亦可有脊髓萎缩。囊肿在T_1WI为边界清楚的低信号，T_2WI为高信号，如囊腔内液体有波动，则在T_2WI双回波图像上出现低信号；外伤的上方或下方出现脊髓局限性或广泛性萎缩。

知识点6：神经根损伤的构成 　　　　　副高：掌握　正高：掌握

包括神经根撕裂、脊膜膨出和假脊膜膨出。神经根撕裂多见于$C_5 \sim T_1$，脊膜膨出系蛛网膜通过撕裂的硬膜向外膨出，假脊膜膨出是脊髓蛛网膜和硬膜均破裂，形成硬脊膜外积液，积液范围可较广泛，跨越几个椎间孔。

知识点7：神经根损伤的影像学表现 　　　　副高：掌握　正高：掌握

MRI不能显示断裂的神经根，但能显示伴发的脊膜膨出或假脊膜膨出，主要表现为经过椎间孔的矢状图像上椎间孔内正常脂肪信号消失，代之以囊状脑脊液信号影。横断图像可见蛛网膜下腔的脑脊液信号延伸至椎间孔。尽管MRI能够显示外伤性神经根撕裂合并的脊膜膨出，但X线脊髓造影和CT脊髓造影仍是诊断的金标准，可见对比剂经撕裂的硬膜囊溢入至撕裂的神经根鞘内，呈条状或囊状致密影。

知识点8：硬膜下血肿的位置及病理 　　　　副高：熟悉　正高：掌握

硬膜下血肿位于硬膜下腔内，并由硬膜和硬膜外脂肪与椎体附件隔开，横断面有助于分辨硬膜囊周围的硬膜外脂肪和硬膜内血肿，硬膜下血肿可将硬膜囊分隔成前部和后部，分隔的腔室如三叶草状，硬膜下血肿不会延伸至椎间孔内。

知识点9：硬膜外血肿的位置及病理 　　　　副高：熟悉　正高：掌握

硬膜外血肿较硬膜下血肿局限，多位于椎管的后外侧，与硬膜夹角常为钝角，上下缘为双凸形态，病变可侵及椎间孔内，血肿的信号特点也符合HBO2-DHB-MHB-含铁血黄素的演变规律。

第五章 关节创伤

第一节 膝 关 节

（1）股骨下端与胫骨上端构成的内、外侧胫股关节。

（2）股骨与髌骨构成的髌股关节。

（3）韧带：①前交叉韧带：自胫骨髁间嵴前方呈散开状止于股骨外侧髁内侧而后部。②后交叉韧带：自胫骨髁间嵴后方斜向内前上方止于股骨内侧髁外侧面。③胫侧副韧带：起自股骨内侧髁收肌结节之下，止于胫骨内侧，由深、浅两层组成，浅层通常所称的胫侧副韧带，深层为增厚的关节囊。④腓侧副韧带：起自股骨外上髁上方，止于腓骨小头下方。

（4）半月板：①内侧半月板：为一环形软骨，后角比前角宽，与胫侧副韧带紧密相连。②外侧半月板：近为"O"形，其前角、体部、后角宽度相近，且比内侧半月板宽。

仰卧位，膝关节自然伸直/外旋15°～20°。

3个方向缺一不可：

（1）矢状面：最重要的扫描方向；诊断半月板、交叉韧带的最主要依据。

（2）冠状面：①非常重要，观察内外侧副韧带；②辅助观察内外侧半月板及交叉韧带。

（3）横断面：①主要观察髌股间隙及内外侧支持带；②观察交叉韧带起止点。

（1）SE T_1WI：信噪比高、解剖结构显示好；对骨髓病变敏感。

（2）FSE PDWI：对于半月板损伤的显示较敏感。

（3）FSE T_2WI：具有较小磁化率伪影，适于韧带重建后患者的检查。

（4）GRE T_2WI：利于显示半月板、关节软骨病变，对骨髓、韧带病变诊断能力较差，对含铁血黄素沉着较敏感。

（5）STIR：对骨髓、软骨异常较敏感。

知识点5：膝关节半月板撕裂　　　　　　　　　　副高：掌握　　正高：掌握

膝关节半月板撕裂是指由于外伤或在半月板变性的基础上发生的半月板结构的部分性或完全性撕裂。

知识点6：膝关节半月板损伤的分级　　　　　　副高：熟练掌握　　正高：熟练掌握

（1）0级：正常半月板，其内无异常信号。

（2）Ⅰ级：半月板内圆形或椭圆形异常信号，未达关节面。

（3）Ⅱ级：半月板内线样异常信号，亦未达关节面。

（4）Ⅲ级：半月板内高信号影，达关节面。

（5）Ⅰ、Ⅱ级提示半月板退变，Ⅲ级为半月板撕裂。

知识点7：膝关节半月板损伤的类型　　　　　　副高：熟练掌握　　正高：熟练掌握

（1）纵行撕裂：半月板内高信号影的方向与半月板长轴平行。

（2）水平撕裂：半月板内高信号的方向与胫骨平台平行，内缘达半月板游离缘；多见于年龄较大患者。

（3）垂直撕裂：半月板内高信号影与胫骨平台垂直。

（4）斜行撕裂：半月板内高信号影的方向与胫骨平台呈一定角度；为常见的撕裂类型。

（5）放射状撕裂：半月板内高信号影的方向与半月板的长轴方向垂直；多见于外侧半月板。

（6）桶柄样撕裂：①纵行撕裂的一种特殊类型；②撕裂的内侧半月板碎片向髁间窝移位，类似水桶的柄，外侧碎片不移位，类似桶；③多见于年轻人、内侧半月板；④影像表现："双后交叉韧带征"：冠状及矢状像上显示后交叉韧带下方移位的半月板碎片与后交叉韧带一起形成类似两条后交叉韧带，半月板前角/后角假性肥大，撕裂的半月板碎块向前或后方移位；冠状面、在髁间窝内有低信号的半月板组织位于交叉韧带旁；矢状面，残余的半月板前角或后角变小或截断。

（7）鹦鹉嘴样撕裂：一种特殊的斜行撕裂；不完全向前或向后的撕裂或伴有一小的水平撕裂的斜行撕裂。

知识点8：膝关节半月板撕裂的影像学表现　　　　　副高：掌握　　正高：掌握

半月板异常表现：①如果单纯半月板内高信号不达其上、下和附着侧边缘，则一般为正常或变性改变。②如果高信号影达到其上、下或附着侧边缘，则为撕裂，严重者可以呈碎裂状表现；半月板撕裂常伴有局部关节软骨的损伤、剥脱及软骨下骨骨髓水肿表现。

知识点9：膝关节前交叉韧带损伤的影像表现　　副高：熟练掌握　正高：熟练掌握

（1）直接征象：①前交叉韧带连续性中断；②前交叉韧带呈弥漫性高信号；③前交叉韧带异常水平走行，呈波浪状或不规则状；④前交叉韧带内形成假瘤，$T_2WI/STIR$序列呈高信号；⑤前交叉韧带弥漫性萎缩或消失。

（2）间接征象：胫骨向股骨前方移位；外侧胫骨平台和股骨外侧髁的骨挫伤或骨折。

知识点10：膝关节后交叉韧带撕裂的影像表现　　副高：熟练掌握　正高：熟练掌握

（1）直接征象：①后交叉韧带连续性中断，残余后交叉韧带退缩扭曲；②未显示后交叉韧带；③T_2WI上后交叉韧带呈不规则高信号；④后交叉韧带附着点撕脱、后交叉韧带连续性无中断。

（2）间接征象：无上述完全撕裂的MRI征象；后交叉韧带内有异常信号改变。

知识点11：膝关节侧副韧带撕裂的影像表现　　副高：熟练掌握　正高：熟练掌握

（1）胫侧副韧带损伤多于腓侧副韧带。

（2）胫侧副韧带撕裂以股骨附着部最多，韧带中部次之，远端最少。

（3）Ⅰ级损伤，侧副韧带形态正常，但T_1WI为低/高信号，$T_2WI/STIR$为高信号；Ⅱ级损伤，韧带肿胀，边缘不清，纤维部分断裂于T_2WI呈高信号；Ⅲ级损伤，韧带连续性中断及T_2WI呈弥漫性高信号。

第二节　肩　关　节

知识点1：肩关节构成及特点　　副高：掌握　正高：掌握

（1）典型球窝关节，由肩胛骨关节盂和肱骨头构成。

（2）人体运动范围最大，稳定性较差的关节。

（3）由肩胛下肌、冈上肌、冈下肌、小圆肌及其肌腱构成肩袖与关节囊密切相连维持关节稳定性。

（4）喙肩韧带、肩胛骨肩峰及肩袖构成冈上肌出口，肩胛骨肩峰及喙肩弓（由喙肩韧带和喙突构成）防止肱骨头向上方脱出。

（5）盂肱上、中、下韧带位于关节囊内与关节囊融合在一起加强关节囊前壁。

（6）冈下肌、小圆肌及其肌腱加强关节囊后壁。

（7）肩关节囊下壁较松弛。

知识点2：肩关节常规检查时患者的体位	副高：掌握 正高：掌握

患者需仰卧位，上肢贴于身体两侧，呈中立位。

知识点3：肩关节常规检查时扫描方向	副高：掌握 正高：掌握

（1）横断面：自肩锁关节至关节盂下缘。
（2）斜冠状面：平行于冈上肌腱，利于显示冈上肌腱及关节盂上方的盂唇。
（3）斜矢状面：垂直于冈上肌腱，利于显示肩袖4个组成成分及喙肩弓。

知识点4：肩关节常规检查时检查序列	副高：掌握 正高：掌握

（1）SE T_1WI，信噪比高，肩关节中应用较多。
（2）脂肪抑制的FSE PDWI，易于显示关节盂唇的病变。
（3）GRE T_2WI，对肩袖病变敏感性高。

知识点5：肩袖撕裂的特征	副高：掌握 正高：掌握

肩袖肌腱不连续；T_2WI像上肌腱内高信号；冈上肌肌肉肌腱结合部回缩；冈上肌萎缩与脂肪浸润；肩峰下黏液囊积液。

知识点6：肩关节脱位的病因	副高：掌握 正高：掌握

肩关节活动范围最大，肩胛盂浅，关节囊与韧带相对松弛而薄弱，易因外伤而脱位。

知识点7：肩关节脱位的种类	副高：掌握 正高：掌握

（1）肱骨头前脱位：常见，多同时向下移位，位于肩胛盂的下方，称为盂下脱位；也可向上移位，位于喙突下方或锁骨下方，分别称为喙突下或锁骨下脱位；肩关节脱位常并发肱骨大结节或肱骨颈骨折。
（2）肱骨头后脱位：少见，只有侧位才能发现肱骨头在肩胛盂的后方，正位易漏诊。

第三节 髋 关 节

知识点1：MRI检查髋关节的主要原因	副高：掌握 正高：掌握

髋臼唇的病变，股骨头缺血性坏死。

知识点2：髋关节的构成及特点　　　　　　副高：掌握　正高：掌握

人体最大、最完善的杵臼关节；髋臼由髂骨、坐骨及耻骨构成，周围有髋臼唇、髋臼横韧带加深髋臼窝；关节囊近端附着于髋臼边缘、盂缘及髋臼横韧带，远侧止于小转子间线，后缘止于转子间嵴内侧相当于股骨颈中外1/3交界处——股骨颈前面全部包括在关节囊内，后面外侧1/3不被关节囊包绕。

知识点3：髋关节扫描方向　　　　　　副高：熟练掌握　正高：熟练掌握

（1）髋关节唇病变。小FOV单侧髋关节扫描。①斜矢状面，平行于股骨颈扫描获得，易于观察前后髋臼盂唇；②斜冠状面，斜矢状面图像上垂直于髋臼进行扫描，易于观察上下髋臼唇；③髋臼唇的辐散成像。

（2）股骨头坏死病变：大FOV双髋关节扫描。①冠状面及横断面即可满足诊断需要；②对股骨头坏死进行定量测量时需补充矢状扫描。

知识点4：髋关节扫描序列　　　　　　副高：熟练掌握　正高：熟练掌握

（1）髋关节唇病变：①脂肪抑制的FSE T_2WI，易于观察关节盂唇；②2D/3D GRE序列：主要显示关节盂唇及髋关节软骨。

（2）股骨头缺血性坏死：①SE T_1WI，股骨头缺血性坏死的基本检查序列，对骨髓病变敏感；②STIR序列：骨髓病变及骨挫伤具有极高敏感性。

知识点5：关节盂唇撕裂的特征　　　　　　副高：掌握　正高：掌握

低信号关节盂内可见线样高信号影；关节盂唇旁囊肿；髋臼顶软骨下关节面不规整，与关节唇的慢性撕裂有关；MRI造影检查可以提高盂唇撕裂的检出率。

知识点6：髋关节脱位的种类　　　　　　副高：掌握　正高：掌握

（1）后脱位：因髋关节囊后壁较薄弱，表现为股骨头脱离髋臼并向后、上移位，Shenton线（耻骨上支下缘与股骨颈内侧缘的弧形连线）不连续，可伴有髋臼、股骨头骨折。

（2）前脱位：股骨头突破关节囊向前、下方移位，Shenton线不连续，可合并髋臼前缘骨折。

（3）中心脱位：常继发于髋臼骨折，股骨头通过髋臼底骨折突入盆腔内，此型脱位较为严重，常合并髂外动脉损伤。

第四节 踝 关 节

知识点1：踝关节构成及特点 副高：掌握 正高：掌握

（1）由胫骨、腓骨远端和距骨滑车构成的滑膜关节。

（2）韧带：①内侧韧带：即三角韧带，由胫舟韧带、胫跟韧带、胫距韧带构成；②外侧韧带：由距腓前韧带、跟腓韧带、距腓后韧带构成。

知识点2：踝关节的常规检查技术 副高：掌握 正高：掌握

（1）扫描方向：①横断面：最重要的方向，主要提示内外侧韧带和肌腱的信息；②冠状面：观察胫距关节的最佳方向，利于观察胫距韧带病变；③矢状面：利于显示肌腱和关节软骨病变，特别是观察跟腱，对内外侧三角韧带显示不佳。

（2）扫描序列：①SE T_1WI基本序列；②TSE PDWI/T_2WI易于显示软骨及韧带病变；③STIR对骨髓病变及韧带损伤敏感。

第六章　骨关节化脓性感染

第一节　急性化脓性骨髓炎

知识点1：骨关节化脓性感染的概述　　　　副高：熟练掌握　正高：熟练掌握

骨关节以及软组织的感染性病变是临床的常见病和多发病，早期诊断可以使病变得以及时治疗，避免严重合并症或后遗畸形的发生。但由于本病早期影像学改变不明显，由于抗生素的滥用导致疾病过程不典型，往往给临床医生和影像学医生造成困扰。骨关节化脓性感染的感染途径主要包括血行播散、邻近组织感染蔓延、直接种植感染、手术相关感染，其中最常见为血行性播散。骨关节感染性病变的发病部位与患者年龄、病原体、机体是否有潜在病变等密切相关。在儿童、婴幼儿，病变通常累及四肢长骨的干骺端；但在成人多累及关节和脊柱，脊椎的感染也常见于静脉吸毒者。

知识点2：急性化脓性骨髓炎的病因与病理　　　　副高：熟悉　正高：掌握

急性化脓性骨髓炎是骨、骨髓、骨膜的急性化脓性感染，病原菌多为金黄色葡萄球菌。血行感染时，细菌栓子经滋养动脉进入并停留于干骺端骨髓内，形成局部化脓性病灶；炎症先在骨髓腔内蔓延，再穿破骨皮质形成骨膜下脓肿；再经哈弗管进入骨髓腔；骨膜掀起和血栓性动脉炎引起血供障碍导致死骨形成；发病10天后死骨开始吸收并有新生骨形成。

知识点3：急性化脓性骨髓炎的临床表现　　　　副高：掌握　正高：掌握

急骤寒战、高热；局部红、肿、热、痛；血白细胞尤其是中性粒细胞计数增高。

知识点4：急性化脓性骨髓炎的X线表现　　　　副高：掌握　正高：掌握

①软组织肿胀：发病10天内仅有软组织改变，骨质改变不明显；②骨质破坏：发病10多天后，可出现局部骨质疏松；继而出现多数分散的斑点状边缘模糊的骨质破坏区，可融合形成大片骨质破坏区；病变范围可较大，可累及骨干大部或全部；③死骨形成：表现为小片或长条状高密度致密影，周围有低密度脓液或肉芽组织环绕；④骨膜增生或骨膜反应：呈层状、花边状高密度影，多与骨长轴平行；⑤骨质增生常较轻微，表现为骨破坏区周围密度增高。

知识点5：急性化脓性骨髓炎的CT表现　　　副高：掌握　正高：掌握

能很好显示软组织感染、骨膜下脓肿、骨髓内的炎症、骨质破坏，特别是能显示平片难以显示的小的骨质破坏、小死骨及轻微的软组织改变。

知识点6：急性化脓性骨髓炎的MRI表现　　　副高：掌握　正高：掌握

对周围软组织水肿和脓肿形成的情况显示较CT理想；骨质增生硬化表现为骨髓腔内T_1WI与T_2WI均呈低信号区，骨皮质增厚；其内骨质破坏区表现为T_1WI低信号与T_2WI高信号区，压脂序列有利于小的骨质破坏区的显示。死骨表现为T_1WI均匀或不均匀低信号，T_2WI为中到高信号，周围绕以肉芽组织和脓肿形成的T_1WI呈低信号、T_2WI呈高信号带。

知识点7：急性化脓性骨髓炎的鉴别诊断　　　副高：掌握　正高：掌握

（1）主要应与尤因肉瘤鉴别，二者好发年龄和临床症状、影像学表现类似，但急性骨髓炎临床起病急，全身症状明显，骨质破坏范围大，可有明显死骨形成；尤因肉瘤起病慢，骨质破坏呈筛孔状，一般无死骨形成，常可见葱皮样骨膜反应，周围软组织肿块为实性肿块。

（2）成骨肉瘤：好发年龄及部位相似，影像学上以骨质破坏为主，病灶内可见密度增高的肿瘤骨以下影像，局部没有明显的急性炎症症状和实验室改变。

知识点8：急性化脓性骨髓炎的诊断依据　　　副高：熟练掌握　正高：熟练掌握

（1）好发于青少年，病变发生于长骨的干骺端。

（2）影像学以局部软组织肿胀、层次不清为明显，骨质破坏轻微，骨膜反应明显甚至部分被破坏消失。

（3）临床上有急性感染的临床症状，如高热、病变局部的红肿热痛，血象白细胞升高，ESR增快。

第二节　慢性化脓性骨髓炎

知识点1：慢性化脓性骨髓炎的病因　　　副高：掌握　正高：掌握

多由于急性化脓性骨髓炎治疗不及时或不彻底而迁延不愈转为慢性。

知识点2：慢性化脓性骨髓炎的临床表现　　　副高：掌握　正高：掌握

全身症状轻微，但病变可迁延数年或数十年，局部可有窦道流脓，有时可流出死骨，若长期不愈合，患肢可有畸形。

知识点3：慢性化脓性骨髓炎的X线、CT表现　　　　副高：掌握　正高：掌握

骨破坏周围广泛的增生硬化；可见脓腔和死骨；骨内膜增生使骨髓腔变窄或消失，骨外膜增生使骨干增粗，骨外缘不规则；在CT上更易显示骨质硬化掩盖下的骨质破坏、脓腔和死骨。

知识点4：慢性化脓性骨髓炎的MRI表现　　　　副高：掌握　正高：掌握

骨质增生硬化、骨皮质增厚表现为骨髓腔内T_1WI与T_2WI低信号，其内骨质破坏区表现为T_1WI低信号与T_2WI高信号区，压脂序列有利于小的骨质破坏区的显示。死骨表现为T_1WI均匀或不均匀低信号，T_2WI为中到高信号，周围环以肉芽组织和脓肿形成的T_1WI呈低信号、T_2WI呈高信号带。

第三节　慢性硬化性骨髓炎

知识点1：慢性硬化性骨髓炎的病因与病理　　　　副高：熟悉　正高：掌握

一般认为病因是低毒力感染；病理上表现为骨质硬化。

知识点2：慢性硬化性骨髓炎的影像学表现　　　　副高：掌握　正高：掌握

X线、CT表现：骨膜增生，皮质增厚，髓腔狭窄或闭塞；局限或广泛的骨质硬化，边界不清；一般无骨质破坏或死骨。

第四节　化脓性关节炎

知识点1：化脓性关节炎的概念　　　　副高：掌握　正高：掌握

化脓性关节炎由细菌感染滑膜引起，可发生于任何年龄，多见于髋、膝、踝承重关节，单发。常为邻近关节的骨骺干骨后端化脓性骨髓炎累及钙化软骨板，继发侵犯关节。

知识点2：化脓性关节炎的病因　　　　副高：掌握　正高：掌握

多为金黄色葡萄球菌感染，经血行感染滑膜，或骨髓炎侵犯关节所致。

知识点3：化脓性关节炎的病理　　　　副高：熟悉　正高：掌握

滑膜充血、水肿，关节腔内积液，滑膜坏死，软骨及软骨下骨质破坏，肉芽组织增生进

入关节腔，最后可使关节纤维性强直或骨性强直。

知识点4：化脓性关节炎的临床表现　　　　　　副高：掌握　正高：掌握

（1）急性发病，可有全身症状如寒战、高热，血白细胞计数增高。
（2）局部关节有红、肿、热、痛及活动障碍。

知识点5：化脓性关节炎的影像学表现　　　　　　副高：掌握　正高：掌握

病变早期影像学诊断困难，仅表现为关节内少量积液致关节间隙略增宽和轻度骨质疏松改变；随着病程进展，出现关节间隙短期内明显变窄和关节承重面骨质破坏；严重者关节囊破坏明显致关节脱位和病理骨折。影像学检查技术在病变早期是X线平片和MRI检查，而病变明显者X线平片即可满足诊断。

（1）X线平片：①发病早期可见关节囊和周围软组织肿胀，关节间隙轻度增宽，局部骨质疏松；②随着病变发展关节间隙很快变窄（病变以周计算），软骨下骨质破坏，以承重面为明显，随破坏灶扩大，可出现大块骨质破坏和死骨，关节结构严重破坏时可发生病理性骨折或关节脱位；③儿童还可引起骨骺分离骨折；④晚期多出现骨性强直，周围软组织可出现钙化。

（2）MRI：显示化脓性关节炎的滑膜炎和关节渗出液较敏感，通常T_2WI呈高信号，T_1WI呈等、低信号，增强后可见增厚的滑膜强化，炎症累及的骨及软组织亦可见强化，还可以显示关节囊、韧带、肌腱、软骨等关节结构的破坏情况。

知识点6：化脓性关节炎与关节结核的鉴别诊断　　　　副高：掌握　正高：掌握

关节结核为缓慢发病，关节面破坏多在关节边缘非持重部位，关节间隙变窄出现晚，骨质疏松明显，骨质硬化轻微，后期出现的是关节纤维性强直。

第七章　骨与关节结核

第一节　脊柱结核

知识点1：骨关节结核的概述　　　　　　　副高：熟练掌握　正高：熟练掌握

骨关节结核是由结核杆菌感染引起的慢性骨关节感染性疾病，95%以上的骨关节结核继发于肺结核，结核菌通过呼吸道或消化道进入机体，经血行播散至全身各脏器包括骨关节，但多数结核菌被单核-吞噬细胞系统的吞噬细胞所消灭，极少数潜伏下来，是否发病，除了结核菌的数量及毒素作用以外，主要取决于机体的抵抗力、免疫力和变态反应状态。

骨结核大多起于骨松质和红骨髓，因此好发于长骨的干骺端、椎体等红骨髓最丰富的部位。骨关节结核按照发病部位分为长管状骨结核、短管状骨结核、扁骨结核、骨突结核、脊柱结核、关节结核等，以脊柱结核最为常见，可见于任何年龄，近年来中老年人发病率有上升趋势。

知识点2：脊柱结核/结核性脊柱炎的概述　　　　副高：熟练掌握　正高：熟练掌握

脊柱结核/结核性脊柱炎，为结核累及骨关节中最常见者，占25%~60%，可见于任何年龄，近年来中老年人发病率上升。胸12腰1椎为最常见的发病部位，并以此椎体为中心其上下水平椎体的发病率依次递减，但上颈椎、骶尾关节的结核感染也并非罕见。典型病例一般多椎体发病，也可椎体病变同时累及附件。

知识点3：脊柱结核的病因与病理　　　　　　副高：熟悉　正高：掌握

多由结核菌血行感染而来。根据病变部位可分为椎体结核和附件结核，前者多见，后者少见；椎体结核又可分为中心型、边缘型和韧带下型但当病变扩散和进展后，多个椎体病变融合，则无法区分其原始病变的类型。

知识点4：脊柱结核的临床表现　　　　　　　副高：掌握　正高：掌握

脊柱结核在骨关节结核中最为多见，易发于儿童和青年。发病部位以腰椎最多。临床主要表现为疼痛、脊柱运动障碍和弯曲畸形、冷脓肿和窦道形成、脊髓受累现象。

知识点5：脊柱结核的X线平片	副高：熟练掌握 正高：熟练掌握

主要征象为椎间隙狭窄或消失、椎体缘骨质破坏、椎旁脓肿形成，以及由于椎体骨质破坏、椎体塌陷等引起的脊柱后凸侧弯畸形等。

（1）椎体骨质破坏：①中心型：多见于胸椎。表现为椎体内圆形、不规则形的骨质破坏区，边界不清，可有"砂砾"状松质骨坏死的小死骨。椎体可塌陷变扁，甚至整个椎体破坏消失；②边缘型：多见于胸腰椎，一般先累及椎体前半部，尤其是软骨下骨板的位置，然后逐步蔓延至邻近椎间盘，随后同时出现椎体以及椎间盘的破坏，使椎间隙变窄，与化脓性脊柱炎有相似之处，但一般病程相对进展较慢；③韧带下型：病变常开始于前纵韧带下，累及数个椎体前缘，导致椎体破坏。病变向后扩散可同时累及多个椎体及椎间盘；④附件型：较少见，表现为棘突、横突、椎弓、椎板或小关节突等脊椎附件骨小梁模糊，骨质密度减低，骨皮质模糊中断。

（2）椎间隙变窄或消失：相邻两椎体的软骨终板破坏，导致椎体上下缘终板的致密线模糊、中断、消失，进而椎间盘破坏，椎间隙变窄消失，相邻椎体融合，脊柱后凸畸形，此为结核性脊柱炎的典型性表现。

（3）椎旁冷脓肿：结核性脊柱炎可向周围韧带、软组织蔓延，形成椎旁冷脓肿，椎旁软组织肿胀范围往往大于骨质破坏的节段，并且可沿着韧带蔓延至远处椎体。腰椎结核的脓液流注可形成腰大肌脓肿，表现为腰大肌轮廓不清呈弧形突出；胸椎结核椎旁脓肿表现为胸椎两旁梭形软组织肿胀影；颈椎结核形成咽后壁脓肿，表现为咽后软组织影增厚并呈弧形前突。脓液可沿组织的间隙流注至远处。最典型者为腰椎结核的腰大肌脓肿沿腰大肌流注至髂窝形成髂窝脓肿，甚至可以下行至大腿内侧及膝关节的背侧。

知识点6：脊柱结核的CT表现	副高：熟练掌握 正高：熟练掌握

较X线更清楚地显示结核性脊柱炎较隐蔽和较小的骨质破坏、小脓肿及松质骨坏死形成的"砂砾状"小死骨。平扫及增强可以明确结核脓肿的位置、大小、累及的范围及其与周围血管和器官的关系，更为清楚显示流注脓肿，显示脓肿的钙化。

知识点7：脊柱结核的MRI表现	副高：熟练掌握 正高：熟练掌握

优于发现早期结核性脊柱炎的炎性水肿。脊椎结核灶在T_1WI多呈现均匀或混杂的低信号，T_2WI多呈混杂的高信号或部分均匀的高信号，椎体终板破坏表现为椎体终板的T_2WI线状低信号不完整或为高信号病变所替代。病变椎间盘多呈T_1WI低信号，T_2WI不均匀混杂高信号，增强扫描椎间盘不均匀环状强化。结核性肉芽肿和椎旁脓肿在T_1WI呈低或等信号，T_2WI多呈混杂高信号或均匀高信号，结核性肉芽肿增强后轻度强化，椎旁脓肿增强扫描多为边缘强化，梭形的椎旁冷脓肿可沿椎体旁向上、下解剖间隙流注、蔓延。

知识点8：脊柱结核的鉴别诊断　　　　副高：掌握　正高：掌握

脊柱结核需与化脓性脊椎炎、脊椎转移瘤、强直性脊柱炎和骨质疏松所致压缩性骨折鉴别。

（1）化脓性脊椎炎：急性起病，临床症状明显。X线平片可见病变脊椎椎间盘狭窄明显，进展较快，相邻椎体可见骨质密度增高、骨质增生硬化改变，椎旁软组织肿胀较轻。

（2）脊椎转移瘤：以椎体局限性骨质破坏为主，很少累及椎间盘。

（3）强直性脊柱炎：病变可侵犯椎间盘和椎体终板，但很少出现椎间盘狭窄、消失改变，不伴椎旁软组织肿胀，而脊椎韧带炎症、脊椎骨水肿等炎症性关节炎是征象明显。

（4）骨质疏松所致压缩性骨折：好发于老年妇女，明显骨质疏松基础上出现椎体压缩性改变，椎间盘不受累，椎体终板中断塌陷，但骨质破坏不明显，椎旁软组织肿胀不明显。

第二节　短管骨结核

知识点1：短管骨结核的病理　　　　副高：熟悉　正高：掌握

分为肉芽肿型和干酪型两种。肉芽肿型结核引起骨质吸收破坏，刺激骨膜引起骨膜增生，使骨皮质增厚、骨干梭形膨胀；干酪型结核坏死的骨组织干酪样变，甚至液化，形成骨质缺损，其内可有小死骨；液化的干酪样物穿破可形成窦道。

知识点2：短管骨结核的临床表现　　　　副高：掌握　正高：掌握

多见于5岁以下儿童，好发于近节指（趾）骨，表现为局部软组织梭形肿胀，但无明显疼痛或压痛，无活动受限，偶有窦道形成。

知识点3：短管骨结核的影像学表现　　　　副高：掌握　正高：掌握

X线、CT表现：常为双侧多发，多位于短管骨骨干，表现为囊状骨质破坏，其内可见小死骨，层状骨膜增生，骨干膨胀增粗，但皮质变薄，形如纺锤，称为"骨气鼓"，为典型表现。CT对小死骨的显示优于平片。

第三节　长骨结核

知识点1：长骨结核的病理　　　　副高：熟悉　正高：掌握

分为骺与干骺结核、骨干结核两种类型，前者多见。

知识点2：长骨结核的临床表现　　　　　　　　　副高：掌握　正高：掌握

多见于儿童，症状轻微，可表现为局部不适。

知识点3：长骨结核的影像学表现　　　　　　　　副高：掌握　正高：掌握

X线及CT表现：

（1）长骨的骺与干骺结核：在长骨结核中最为多见，表现为骨骺内或干骺端骨松质内类圆形边缘清楚的骨质破坏区，常跨越骨骺板累及骨骺及干骺，破坏区内可见泥沙状或碎屑状死骨，骨膜反应无或轻微，周围骨质疏松，无明显骨质增生硬化。

（2）长骨骨干结核：发展缓慢者表现以增生硬化为主，骨髓腔密度增高，夹杂少许骨质破坏区，可有轻微骨膜反应。幼儿或老年患者等抵抗力低者病变发展迅速，表现以囊状骨质破坏为主伴有骨皮质膨胀，与短管骨结核的"骨气鼓"相仿。

第四节　关节结核

知识点1：关节结核的概念　　　　　　　　　　　副高：掌握　正高：掌握

关节结核95%以上继发于肺结核，结核分枝杆菌经血行播散到骨关节，停留在血管丰富和负重大、活动较多的髋、膝关节滑膜而发病。

知识点2：关节结核的病因　　　　　　　　　　　副高：掌握　正高：掌握

关节结核多继发于肺结核或其他部位结核，可分为滑膜型和骨型两种，以前者多见。前者由结核菌血行播散累及滑膜；后者起源于邻近的骨骺、干骺结核，也可由脊椎结核蔓延而来。

知识点3：关节结核的病理　　　　　　　　　　　副高：熟悉　正高：掌握

滑膜型关节结核的病理改变主要为结核性肉芽组织增生。滑膜充血、肿胀和增生，形成特异性的肉芽组织逐渐侵犯软骨和关节面。首先引起承重轻的边缘部分，造成关节面骨质破坏，由于病变首先侵犯滑膜，虽有明显关节面骨质破坏，而关节间隙变窄则较晚。邻近骨骼骨质疏松明显，肌肉萎缩变细，关节周围软组织常因干酪化而形成冷性脓肿，有时穿破关节囊，形成瘘管。晚期可发生关节半脱位和纤维性强直。

知识点4：关节结核的临床表现　　　　　　　　　副高：掌握　正高：掌握

（1）多见于儿童和少年，好发于持重的大关节，最多见于髋、膝关节，一般为单发。
（2）本病起病缓慢，病程较长。

（3）局部可有肿痛和功能障碍。

（4）红细胞沉降率增快。

知识点5：关节结核的影像学表现　　　　　副高：掌握　正高：掌握

（1）X线平片：结核性关节炎在X线平片的典型表现为三联征：关节周围骨质疏松、边缘性骨质侵蚀以及关节间隙变窄。边缘性骨质侵蚀在承重关节的非承重面尤为典型，表现为骨质边缘性侵蚀缺损。关节间隙变窄的发展快慢差异较大，而骨质增生反应通常不如化脓性关节炎明显。结核性关节炎最终会发展为关节的纤维强直，偶见骨性强直，但死骨较化脓性关节炎少见。

（2）CT：平扫关节囊及其周围软组织肿胀和关节腔积液，后者CT值与水相近。关节边缘骨质结构模糊或虫蚀状骨质破坏，进而骨性关节面及其下的骨松质破坏和坏死，关节面不规则、中断，附近骨松质有不规则低密度骨破坏，其内可有点、片状较高密度"砂砾状"小死骨。增强扫描增生增厚的滑膜明显强化，关节周围冷脓肿平扫密度略低于周围肿胀软组织，增强后脓肿壁薄层环形强化。

（3）MRI：平扫可见关节囊及其周围软组织肿胀，增厚的滑膜T_1WI呈等信号，T_2WI稍高信号，增强扫描明显强化；关节腔内积液T_1WI呈均匀低信号，T_2WI呈均匀高信号；若有软组织冷脓肿存在，T_1WI呈低信号，T_2WI呈高信号。病变进展，关节软骨、骨性关节面及其下骨松质可见破坏区，病变内的肉芽组织T_1WI呈均匀低信号，T_2WI呈等、高混杂信号，增强后明显强化；而干酪样坏死物增强后无强化改变。关节软骨破坏时可见中高信号带状软骨影不连续，碎裂或大部分消失，关节间隙不对称狭窄。儿童骨骺、骺板常被破坏，破坏区T_1WI呈不均匀低信号，T_2WI呈不均匀高信号。

知识点6：关节结核与化脓性关节炎的鉴别诊断　　　副高：掌握　正高：掌握

（1）化脓性关节炎起病急，常有高热，局部红、肿、热、痛。

（2）骨质破坏出现早，且以承重部位为著，与关节结核的非承重区破坏不同。

结核性关节炎与化脓性关节炎的鉴别

	结核性关节炎	化脓性关节炎
软组织肿胀	+	+
骨质疏松	+	±
关节间隙变窄	迟发	早发
边缘性骨质侵袭	+	+
骨质增生硬化	±	+
骨性强直	±	+
缓慢进展	+	−

第八章 骨关节病

第一节 退行性骨关节病

知识点1：退行性骨关节病的概念　　副高：熟悉　正高：掌握

退行性骨关节病是关节软骨发生变性或损伤后引起的关节病变，也称退行性骨关节炎、增生性关节炎、肥大性关节炎、老年性关节炎，是最常见的一组慢性、进展性、非炎症性关节疾病。本病好发于手、膝、髋和脊柱关节。多见于老年人，以承受体重的脊柱、髋、膝关节为明显。以关节活动不灵、疼痛为主要症状。

知识点2：退行性骨关节病的病理特点　　副高：熟练掌握　正高：熟练掌握

其病理特点为关节软骨变性、破坏、软骨下骨硬化，关节边缘和软骨下骨反应性增生、骨赘形成。基本病理变化过程为关节软骨变性坏死，逐渐被纤维组织取代，引起不同程度的关节间隙狭窄。当关节软骨受损后，表面不规则，使其下骨质受力不均匀而破坏及发生反应性硬化，导致骨性关节面骨质增生硬化，关节面凹凸不平，并于关节边缘形成骨赘，组织学上为成熟骨质，活动期其远端有软骨，骨端变形增大，关节囊肥厚、韧带骨化。软骨改变主要为水含量减少、表层侵蚀或磨损而引起软骨变薄，严重的可完全被破坏而剥脱。关节液通过关节软骨微小缺损，长久压迫其下方组织可引起关节软骨下囊变。囊变周围是致密纤维组织和反应性新生骨，其内可有黏液。囊变的关节面侧常有裂隙。晚期可见关节内游离体。游离体多由软骨退行性变，碎片脱落而来，并可发生钙化及骨化。

知识点3：退行性骨关节病的分型　　副高：熟练掌握　正高：熟练掌握

本病分原发性和继发性两类。原发性者最多见，无明确原因，见于老年人，为随年龄增长关节软骨退行性变的结果，一般认为与衰老、多次轻微外伤、关节结构失稳、内分泌失调等因素有关。继发性者为任何原因引起的关节软骨破坏所致（包括关节内的创伤、关节发育不良、无菌性坏死、关节感染、代谢性疾病、神经性疾病、内分泌性疾病等）。

知识点4：常见退行性骨关节病的临床特点　　副高：熟练掌握　正高：熟练掌握

（1）颈椎退行性疾病：好发于中老年人，分为：①神经根型，常表现为颈肩痛、上肢麻木、感觉障碍、肌力减弱等；②椎动脉型，反复发作的眩晕、头昏，部分患者有猝倒病史；③脊髓型，常表现为上下肢麻木、腱反射亢进、出现病理反射、感觉障碍、运动障碍等；④交感神经型，心动过缓或过速、多汗或者少汗等。

（2）腰椎退行性疾病：腰痛、腰僵、腰椎活动受限，部分患者伴有单侧或双侧下肢麻痛，压迫神经根时可出现放射性疼痛和相应的感觉、运动、反射改变，检查可有腰肌紧张。

（3）膝关节退行性骨关节病：是引起膝关节痛的主要原因之一。常表现为主动屈膝关节疼痛和髌下摩擦感，可有关节肿胀。严重时膝关节出现内、外翻畸形及屈曲畸形，关节活动范围减小。

知识点5：退行性骨关节病影像检查方法的选择　　　副高：熟练掌握　正高：熟练掌握

（1）X线检查：X线能够发现骨质增生、疏松；关节间隙或椎间隙的狭窄。

（2）CT检查：能够更全面清晰地反映骨质增生或疏松的程度；能够鉴别椎间盘膨出、突出或突出的程度；能够显示椎间盘变性、半月板的钙化或者囊变等。

（3）MRI检查：对于韧带、关节周围软组织、关节软骨、半月板及椎间盘的显示有特殊重要意义。

（4）超声检查：能够发现关节腔内积液。

（5）放射性核素扫描和PET：对于退行性骨关节病的诊断价值有限。

（6）血管造影检查：对于退行性骨关节病的诊断价值有限。

知识点6：退行性骨关节病影像检查流程　　　副高：熟练掌握　正高：熟练掌握

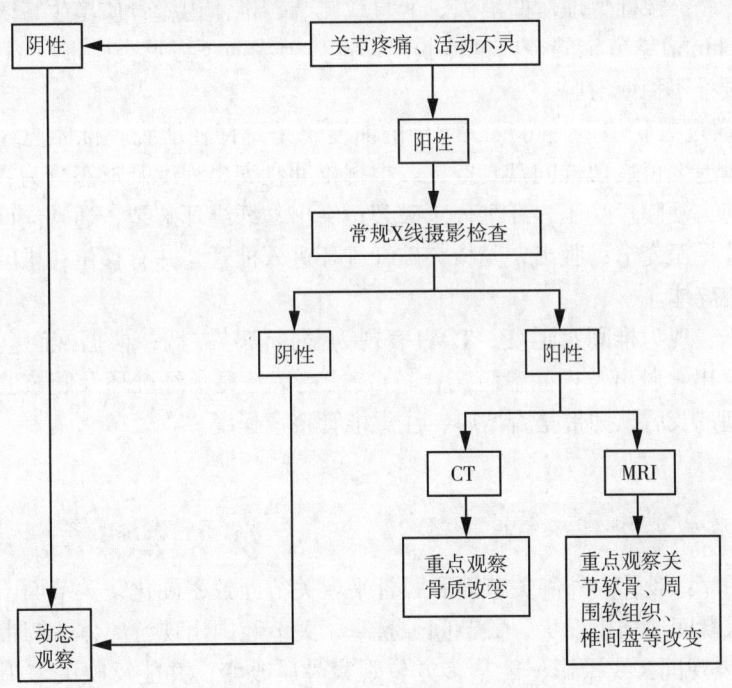

退行性骨关节病影像检查流程

知识点 7：颈椎退行性疾病的影像表现　　　　副高：熟练掌握　正高：熟练掌握

（1）X 线平片：颈椎三位像（侧位及双斜位）及过伸过屈位像用于颈椎退行性病变的诊断。主要表现：颈椎曲度变直或反突成角；椎体前后缘骨质增生，通常椎体后缘骨质增生临床意义更为重要；钩椎关节增生，椎间孔狭窄；椎间隙狭窄；项韧带钙化；椎体裂隙征；颈椎失稳或滑脱。

（2）CT：其表现基本同普通 X 线摄影，通过三维重建技术能更多方位、更直观反映椎体骨质的变化及椎间盘突出的位置、大小、形态及周围结构的关系。其 CT 表现可有生理曲度改变、椎小关节骨质增生、后纵韧带钙化和轻度骨质增生。神经根型颈椎病 CT 表现为椎间盘侧方型突出，侧隐窝、椎间孔狭窄，钩椎关节及椎小关节骨质增生致神经根受压。脊髓型颈椎病 CT 表现为椎间盘中央型突出、椎体后纵韧带钙化或后缘骨质增生致椎管狭窄，硬膜囊、脊髓受压。椎动脉型颈椎病 CT 表现为钩突肥大和钩突关节、小关节骨质增生致横突孔变形狭窄使椎动脉受压而痉挛。

（3）MRI：主要表现为椎间盘退变，T_2WI 表现为髓核信号减低；重点观察脊髓及硬膜囊受压程度，纤维环、黄韧带及后纵韧带结构是否改变，脊髓形态及信号改变及椎管狭窄程度。脊髓型颈椎病 MRI 表现为椎间盘向后突出，硬膜囊及脊髓受压，相应水平脊髓水肿，T_2WI 表现为高信号。椎动脉颈椎病 MRA 可以显示椎动脉的扭曲、狭窄或闭塞。

知识点 8：腰椎退行性疾病的影像表现　　　　副高：熟练掌握　正高：熟练掌握

（1）X 线平片：腰椎生理弯曲消失、变直或侧凸；椎体边缘骨质增生，表现为唇样、鸟嘴样、桥状；Schmorl 结节，髓核向椎体脱出，椎体上缘或下缘见类圆形凹陷区，边缘硬化；椎间隙狭窄；腰椎不稳或滑脱。

（2）CT：通过矢状位重建可反映腰椎的曲度，是否存在滑脱。椎体边缘及椎小关节骨质增生。椎间盘退变可表现椎间盘真空征。根据椎间盘突出程度及形态分为：膨出，椎间盘通常向四周隆起，硬膜囊受压，纤维环未破裂；突出，纤维环破裂，通常向两侧突出，侧隐窝狭窄、椎间孔受压变窄；脱出，髓核突破纤维环进入椎管，并有移位；椎间盘游离，髓核进入椎管形成游离体。

（3）MRI：表现为椎间盘退变，T_2WI 表现为髓核信号减低；根据椎间盘突出程度及形态分为膨出、突出、脱出及椎间盘游离，较 CT 能更清楚显示纤维环及髓核的情况及硬膜囊受压情况，黄韧带及后纵韧带是否增厚，注意椎管狭窄程度。

知识点 9：膝关节退行性疾病的影像表现　　　　副高：熟练掌握　正高：熟练掌握

（1）X 线平片：股骨内外髁关节面和胫骨平台关节面致密硬化，关节面不整，关节边缘骨赘形成，胫骨髁间嵴增生变尖，关节间隙狭窄，关节腔内出现游离体，韧带钙化等。

（2）CT：表现同 X 线摄影，能从多方位观察骨质改变，并能反映关节周围软组织水肿情况及关节腔积液。

（3）MRI：关节软骨的退变和损伤，关节软骨异常在关节的承重面表现较明显，可见软骨内出现异常低信号影，关节面变薄或厚薄不均，软骨正常的层次结构模糊或消失，严重的软骨缺损。

知识点10：关节软骨的MRI表现及软骨损伤和退变的分级

副高：熟练掌握　正高：熟练掌握

0级，信号及形态正常；Ⅰ级，关节软骨内有局部的异常低信号影，软骨表面光整，软骨的层次清楚；Ⅱ级，软骨内出现低信号影，软骨表面不光整，软骨的层次欠清楚；Ⅲ级，软骨缺损，软骨下骨质暴露。当半月板撕裂和退变时，低信号的半月板内出现异常的高信号影。0级，正常，半月板呈均匀一致的低信号，形态规则；Ⅰ级，半月板内出现点状、球状的信号增强影，不累及半月板的关节缘和关节面；Ⅱ级，半月板内出现线状、条状的高信号影，可延伸至半月板的关节缘，但未达到半月板关节面；Ⅲ级，半月板内的异常信号影累及关节面。韧带的慢性损伤，表现为交叉韧带、髌韧带轻度粗细不均，韧带松弛，韧带内可出现局部高信号影。关节腔内积液，表现为T_1WI低信号，T_2WI呈高信号。骨质增生，表现为关节边缘骨赘形成，关节面骨质增生。软骨下骨囊变，表现为类圆形，T_1WI低信号，T_2WI高信号，边缘见环形的骨质硬化低信号影，囊腔与关节腔相通。关节内游离体，表现为类圆形，T_1WI、T_2WI均为低信号。

知识点11：颈椎、腰椎退行性疾病的影像诊断思路

副高：熟练掌握　正高：熟练掌握

（1）观察颈椎椎体附件、小关节和钩突关节的形态、结构、密度有无变化。
（2）观察骨性椎管、椎间孔和侧隐窝有无变窄、扩大。
（3）观察椎间盘的形态、结构。
（4）观察硬膜囊、神经根鞘有无受压移位、增粗、变窄。
（5）观察黄韧带有无肥厚。
（6）观察椎旁软组织的形态、结构和密度变化。
（7）观察扫描视野内其他组织的情况。
（8）结合病史及上述影像表现做出诊断与鉴别诊断。
（9）若诊断不确定，可以给出进一步建议，如进一步检查或随诊复查。

知识点12：膝关节退行性疾病的影像诊断思路

副高：熟练掌握　正高：熟练掌握

（1）观察膝关节骨质结构、形态、密度变化，髓腔内密度是否改变。
（2）观察膝关节面是否光滑。
（3）观察关节间隙有无增宽、狭窄、融合。

（4）观察关节囊内有无积液。

（5）观察骨膜情况。

（6）观察关节周围软组织情况。

（7）结合病史及上述影像表现做出诊断与鉴别诊断。

（8）若诊断不确定，可以给出进一步建议，如进一步检查或随诊复查。

第二节　神经营养性关节病

知识点1：神经营养性关节病的概念　　　　　　　副高：掌握　正高：掌握

因中枢性或周围性神经系统疾病引起感觉障碍，关节屡次受到外伤而造成关节结构退行性及增生性改变者，称为神经营养性关节病，也称为夏科关节。

知识点2：神经营养性关节病的临床及病因　　　　副高：掌握　正高：掌握

（1）糖尿病性神经病，易累及下肢、跗骨、跗跖关节、跖趾关节。

（2）脊髓病，易累及膝、髋、踝、下段脊柱。

（3）脊髓空洞症，易累及肩、肘、颈椎。

（4）脊膜脊髓膨出。

（5）麻风。

（6）乙醇中毒性神经病。

（7）先天性痛觉失灵。

（8）关节严重破坏与患者较轻微疼痛、功能障碍极不相符是本病特点。

知识点3：神经营养性关节病的病理　　　　　　　副高：熟悉　正高：掌握

（1）萎缩型：以骨质破坏和骨质疏松为主，少见。

（2）肥大型：以大量新生骨形成和骨旁骨化为主。

（3）混合型：以上两者都有。

知识点4：神经营养性关节病的影像学表现　　　　副高：掌握　正高：掌握

（1）早期：关节面轻度侵袭、破坏。

（2）晚期：①骨与软骨碎裂，碎屑充填关节；②慢性骨膜炎伴关节积液；③关节脱位、半脱位。

第三节　痛风性关节炎

| 知识点 1：痛风性关节炎的概念 | 副高：掌握　正高：掌握 |

痛风是嘌呤代谢紊乱性疾病，其特点为血清和体液中尿酸增高，急性关节炎的反复发作和尿酸盐在软组织和骨内沉积。

| 知识点 2：痛风性关节炎的临床表现 | 副高：掌握　正高：掌握 |

（1）无症状期：仅有高尿酸血症。

（2）急性痛风性关节炎期：多为单关节侵犯，以第 1 跖趾关节最多见，此期症状间歇发作，逐渐频繁，受累关节渐增多。

（3）慢性痛风性关节炎期：炎症不能消退，关节畸形。

| 知识点 3：痛风性关节炎的病理 | 副高：熟悉　正高：掌握 |

（1）早期：尿酸盐结晶在关节软骨表面沉积，引起关节软骨受侵变薄和关节内纤维组织增生。

（2）进展期：继发性关节退变、关节硬化、骨赘增生。

（3）晚期：关节半脱位，纤维性/骨性强直，软组织内钙盐沉积和钙化形成痛风结节。

| 知识点 4：痛风性关节炎的影像学表现 | 副高：掌握　正高：掌握 |

（1）X 线：①早期：可无阳性发现。②进展期：第 1 跖趾关节（掌指关节）处软组织肿胀；边缘锐利的关节周围及关节侵蚀，伴"悬挂边缘"表现；关节间隙部分保留；破坏区周围可有骨硬化；非对称性关节受累、无骨质疏松。

（2）CT：①骨质改变同 X 线平片；②易显示骨旁软组织内的痛风结节。

第四节　类风湿关节炎

| 知识点 1：类风湿关节炎的概念 | 副高：掌握　正高：掌握 |

类风湿关节炎是以关节病变为主的慢性全身性自身免疫性疾病，病变侵犯全身结缔组织，以关节滑膜为主的多关节侵犯、对称性的慢性关节炎性病变，多累及四肢手足小关节，可累及全身各器官。经常伴有关节外器官受累及血清类风湿因子阳性，可以导致关节畸形及功能丧失。

知识点2：类风湿关节炎的病因　　　　　　　　　　副高：掌握　　正高：掌握

类风湿关节炎系结缔组织病。其病因不明，一般认为与免疫反应有关。

知识点3：类风湿关节炎的病理　　　　　　　　　　副高：熟悉　　正高：掌握

病变开始于关节滑膜，早期滑膜炎性反应，充血、水肿、渗出液增多。滑膜逐渐增厚，表面形成血管翳。血管翳多由关节边缘部无软骨覆盖区开始，逐渐破坏关节软骨及软骨下骨质，关节腔逐渐消失，形成纤维性强直或骨性强直。骨端部可由于充血和局部代谢障碍而发生骨质疏松。关节囊可因滑膜和纤维层的增殖而变厚、收缩。韧带松弛可使关节发生半脱位并形成肢体畸形。

知识点4：类风湿关节炎的临床表现　　　　　　　　副高：掌握　　正高：掌握

（1）本病以20～40岁为常见，女男之比为3：1。
（2）多发生在咽峡炎、流感或扁桃体炎之后。
（3）关节症状包括关节梭形肿胀、疼痛、活动受限，并呈过伸、过屈性挛缩和半脱位。
（4）约1/4患者出现典型的皮下结节，常见于腕、尺骨鹰嘴和踝部。
（5）关节侵犯最常起于近侧指间关节，常为对称性。
（6）实验室检查：血清类风湿因子在本病中大多数为阳性。

知识点5：类风湿关节炎的X线、CT表现　　　　　　副高：掌握　　正高：掌握

（1）关节周围软组织肿胀：呈对称性梭形，最常见于近侧指间关节，其次为掌指关节和腕关节的尺侧。
（2）关节邻近骨质疏松。
（3）骨膜增生：起初，呈层状新骨形成，继而呈一致性增厚，并与骨皮质融合，通常限于邻近关节部。
（4）关节间隙变窄：是关节软骨破坏的结果，常见于指间关节、腕、膝和肘关节。
（5）骨侵蚀和假囊肿形成：骨侵蚀常显示为关节皮质面的边缘性破坏、表浅性侵蚀、中断，近侧指间关节出现最早。手骨的改变对早期诊断十分重要。假囊肿最常见于关节软骨下方，常呈多发、较小的透亮影，周边有骨硬化，最后可为骨质充填。
（6）关节脱位与半脱位：寰枢椎半脱位常见，并可是早期唯一的表现。脱位以指间关节、掌指关节和肘关节为著，常造成手指向尺侧偏斜畸形，是本病的典型晚期表现。
（7）滑膜囊肿：常见于膝、髋和肩，其他关节亦可发生。滑膜囊肿为正常滑膜之延伸，或为关节囊破裂的结果。

知识点6：类风湿关节炎的MRI表现 　　　副高：掌握　正高：掌握

（1）血管翳：早期位于关节间隙边缘部呈长T_1、长T_2信号，间歇期或后期，血管翳内纤维成分增多，T_1WI和T_2WI上均呈中等信号。

（2）腱鞘炎：50%～64%患者有腕背侧腱鞘炎。正常肌腱周围腱鞘内可有少量液体，但不超过1mm，宽度＞1mm即为腱鞘积液。

（3）关节软骨改变：脂肪抑制质子密度加权及T_2WI上，关节软骨连续性中断或出现局限性缺损，中晚期则关节软骨破坏消失。

知识点7：类风湿关节炎与关节结核鉴别诊断 　　　副高：掌握　正高：掌握

关节结核多发生于单侧大关节，双侧不对称，骨质破坏较明显，类风湿因子阴性。

X线检查是诊断本病的主要方法；CT有利于显示复杂解剖部位关节的骨结构变化，但显示关节面和关节间隙改变，需要进行图像的多平面重建，对骨性关节面表浅侵蚀及软骨下囊肿的显示能力优于X线平片。MRI是显示本病早期表现的主要检查手段。

第五节　强直性脊柱炎

知识点1：强直性脊柱炎的概念 　　　副高：掌握　正高：掌握

强直性脊柱炎是一种累及中轴骨关节为主的全身性慢性炎症性疾病，早期侵犯骶髂关节，然后逐渐向上蔓延。主要侵犯骶髂关节、脊柱骨突、脊柱旁软组织及外周关节，并可伴关节外表现，严重者可发生脊柱畸形和关节僵直。

知识点2：强直性脊柱炎的病因与病理 　　　副高：熟悉　正高：掌握

强直性脊柱炎的病理组织学变化与类风湿关节炎相似，前者渗出性变化较轻，而增殖性变化明显并出现软骨化生及软骨内化骨，引起关节骨性强直及关节囊钙化。韧带、肌腱在骨表面附着部炎症细胞浸润和反应性骨质增生，导致骨侵蚀及骨硬化。

知识点3：强直性脊柱炎的临床表现 　　　副高：掌握　正高：掌握

（1）本病多发生于45岁以下，男性多于女性。

（2）发病隐匿，下腰部疼痛不适为主要症状，脊柱活动受限，晨僵。

（3）晚期出现脊柱和关节强直，形成驼背及关节屈曲畸形，胸廓关节强直可使呼吸运动受限。

知识点4：强直性脊柱炎的X线、CT表现　　　　　副高：掌握　正高：掌握

（1）本病多自骶髂关节开始，为双侧对称性受累，向上逐渐扩展至脊柱。少数病变自颈椎或下段胸椎开始，向下扩延。

（2）骶髂关节改变：从骶髂关节的中下2/3处开始，早期关节边缘模糊，主要发生在关节的髂骨侧，骶骨侧改变较轻。因关节面的侵蚀破坏致关节间隙增宽（假性增宽）。继而关节面呈锯齿状或串珠状破坏，周围骨质硬化。病变进一步发展，整个关节间隙逐渐变窄、消失，骶髂关节发生骨性强直，有粗糙的条束状骨小梁交错通过关节，而软骨下骨硬化带缓慢消失，病变趋于停止。

（3）脊椎改变：往往于椎体前部角隅处发生骨炎、骨质破坏和硬化，致椎体"变方"。关节突间小关节有糜烂和软骨下骨硬化。椎间盘纤维环外层钙化，可波及前纵韧带深层，并延伸至椎体边缘，形成韧带赘，呈与椎体终板垂直的细条状影。至病变晚期可出现广泛的椎旁软组织钙化和椎体间骨桥，脊椎呈竹节状强直。在前后位片上，两侧椎间小关节之关节囊和关节周围韧带钙化，呈两条平行的纵行致密"轨道状"影，而棘上韧带钙化则为循棘突间的单条正中致密带。脊柱强直后椎体显示骨质疏松。脊柱常呈后凸畸形，后凸最显著处多在胸腰段交界处。强直性脊柱炎也可发生寰枢半脱位，但其发生率远较类风湿关节炎少。

（4）髋关节改变：髋关节是强直性脊柱炎最常侵犯的外周关节，多为双侧受累。X线表现为髋关节间隙变窄，关节面有骨质破坏，股骨头轴性移位，关节面外缘特别在股骨头与股骨颈交界处有骨赘形成，最终可发生骨性强直。关节局部骨质无普遍脱钙征象。幼年性强直性脊椎炎髋部症状出现最早，其X线改变也早于骶髂关节病变。

（5）胸骨改变：胸骨柄、体间关节病理改变与骶髂关节改变相似，有边缘糜烂，并可发生骨性强直。

（6）耻骨联合和坐骨结节改变：与骶髂关节处的改变相类似，在女性中，耻骨骨炎较严重，但产生骨性强直罕见。坐骨结节处有骨侵蚀和附丽病改变。

（7）附丽病：又称附着点炎，是指肌腱、关节囊、韧带于骨附着处的骨化和骨质侵蚀改变，常见于坐骨结节、髂骨嵴、坐骨耻骨支、股骨大小粗隆、跟骨结节等处。X线表现为具有骨密度的细条索状影自骨面伸向附近的韧带、肌腱，宛如浓厚的胡须，以病变晚期更为明显，并有局部骨质侵蚀。

知识点5：强直性脊柱炎的MRI表现　　　　　副高：掌握　正高：掌握

（1）骶髂关节滑膜炎：主要表现为关节积液，呈长T_1、长T_2样信号。

（2）关节软骨破坏：软骨表面不规则，软骨连续性中断。软骨破坏后可继发骶髂骨骨髓水肿，表现为关节面周围髓腔斑片状长T_1、长T_2信号。

（3）软骨下骨侵蚀：骨质缺损区呈长T_1、长T_2信号。

知识点6：强直性脊柱炎的鉴别诊断　　　　　副高：掌握　正高：掌握

（1）感染性病变，如化脓性骨关节炎和结核，多为单关节发病，骨质破坏较明显，多累及周围软组织，可有脓肿形成。临床和实验室检查有相应的改变。

（2）肿瘤性病变，病灶一般位于单块骨骼内，跨关节生长较少见，病灶骨质破坏明显，肿瘤为实质性病变，增强扫描可有明显强化。

（3）功能不全性骨折，是应力性骨折的亚型，患者多有骨骼弹性或强度下降的基础病史，是弹性下降的骨骼承受正常应力时产生的骨折，好发于骶骨、髂骨等承重的骨骼，影像学上发现骨折线是诊断的依据。

第六节　色素沉着绒毛结节性滑膜炎

知识点1：色素沉着绒毛结节性滑膜炎的概念　　　　副高：掌握　正高：掌握

色素沉着绒毛结节性滑膜炎是一种原因不明的关节病变，主要累及关节滑膜、滑膜囊和腱鞘。

知识点2：色素沉着绒毛结节性滑膜炎的病因病理　　　副高：熟悉　正高：掌握

本病是一种原因不明的炎症病变，主要累及滑膜、黏液囊及腱鞘。滑膜明显增厚，凹凸不平呈暗红或棕黄色，无光泽。滑膜表面有局限性或弥漫性绒毛增生、集聚成海绵垫状，有的绒毛融合在一起形成结节。结节大小不一，带铁锈斑，质硬，滑膜病变局限于滑膜腔内，亦可穿出关节囊外。滑膜病变可引起邻近关节软骨及软骨下骨质破坏。破坏通常由软骨与骨交界处开始。

知识点3：色素沉着绒毛结节性滑膜炎的临床表现　　　副高：掌握　正高：掌握

（1）本病多发生于青壮年，男性略多于女性。
（2）通常为单一关节受累，好发于下肢关节，尤以膝关节为多见。
（3）发病缓慢，病程较长，间歇发作。
（4）关节周围可触及局限性肿块。
（5）关节抽出液呈巧克力色，系因出血或血性浆液性积液所致，对诊断有重要意义。

知识点4：色素沉着绒毛结节性滑膜炎的X线、CT表现　　副高：掌握　正高：掌握

（1）膝关节最易受累，其次为髋、踝、肩、肘、足跗间及腕关节。
（2）早期显示关节周围软组织肿胀及关节积液征，以CT显示清楚。
（3）关节软骨受破坏时，出现关节间隙变窄。

（4）软骨下骨的改变系因滑膜病变直接侵蚀及压迫性骨吸收共同造成的，表现为关节骨端边缘部骨侵蚀破坏，伴边界不清的小囊状透亮区。

| 知识点5：色素沉着绒毛结节性滑膜炎的MRI表现 | 副高：掌握　正高：掌握 |

（1）关节滑膜呈结节状和/或弥漫性增厚，T_1WI与肌肉信号相似，T_2WI高信号或不均匀的高低混杂信号。由于含铁血黄素沉积，在T_2WI上见有霉斑样或胡须样低信号，为本病特征性表现。

（2）滑囊、腱鞘或关节腔内积液呈长T_1、长T_2信号。

（3）压迫性骨吸收，病变边界清楚，与邻近正常骨之间出现长T_1、短T_2硬化线。

| 知识点6：色素沉着绒毛结节性滑膜炎的鉴别诊断 | 副高：掌握　正高：掌握 |

本病需与滑膜肉瘤、血友病性关节病、类风湿关节炎等相鉴别。

（1）如果关节旁软组织肿块呈单发结节状且有散在钙斑，则滑膜肉瘤的可能性大。

（2）血友病性关节病为多关节病变，因继发关节内出血，故关节破坏更广泛、关节面不规则、间隙狭窄，发生于膝关节常见股骨髁间凹加深、出凝血时间皆异常，均可作为鉴别诊断的参考。

（3）类风湿关节炎主要为四肢小关节病变，关节间隙变窄更为明显，伴明显骨质疏松，但无关节内肿块阴影。

第七节　血友病性关节病

| 知识点1：血友病性关节病的概念 | 副高：掌握　正高：掌握 |

血友病性关节病是指并发于血友病且以关节血肿及强直为主的关节病总称。

| 知识点2：血友病性关节病的临床表现 | 副高：掌握　正高：掌握 |

女性携带，男性发病。

（1）出血期：关节突然出血伴剧痛，关节肿胀，活动受限。

（2）炎症期：关节反复出血，关节囊及滑膜增厚。

（3）退变期：关节畸形、运动受损。

| 知识点3：血友病性关节病的病因及病理 | 副高：熟悉　正高：掌握 |

（1）Ⅷ因子缺乏→血友病A。

（2）Ⅸ因子缺乏→血友病B。

（3）Ⅺ因子缺乏→血友病C，此型很少关节内出血。

（4）早期：单纯关节囊内出血、关节内压力增高。

（5）关节炎期：纤维素、含铁血黄素及其他血中化学物质的侵袭，使滑膜增生肥厚，破坏关节软骨，继发骨性关节炎。

知识点4：血友病性关节病的X线表现	副高：掌握　正高：掌握

（1）急性期：①单纯关节内出血；②关节囊肿大，密度增高；③关节间隙增宽；④不规则软组织密度肿块和钙化斑块。

（2）慢性关节炎期：①骨骺发育加速；②骨骺、骨端体积变大，边缘不规则；③干骺端早期闭合；④股骨髁间窝及尺骨鹰嘴窝增宽为特征性表现之一。

（3）晚期：①继发退变和纤维性强直；②骨膜下出血引起骨膜增生。

知识点5：血友病性关节病的CT表现	副高：掌握　正高：掌握

（1）关节囊内密度增高。

（2）进而关节滑膜增厚，可伴有斑点样钙化影。

（3）骨端骨质疏松。

（4）软骨下骨髓腔不规则破坏区。

（5）反复出血所致骨骺增大。

（6）晚期，继发骨性关节病。

知识点6：血友病性关节病的MRI表现	副高：掌握　正高：掌握

（1）可显示关节内出血、滑膜增厚、软骨及软骨下骨的破坏。

（2）GRE T_2WI 序列显示的含铁血黄素沉着的低信号表现对本病有提示作用。

第九章 骨缺血性疾病

第一节 成人股骨头缺血坏死

知识点1：成人股骨头缺血坏死的病因与病理　　副高：熟悉　正高：掌握

引起股骨头缺血性坏死的病因，常见有创伤、激素、酒精及特发性股骨头坏死。病理上自坏死中心到正常骨质区分为4个带：细胞坏死带、缺血损伤带、充血反应修复带及正常组织。

知识点2：成人股骨头缺血坏死的临床表现　　副高：掌握　正高：掌握

成人股骨头缺血坏死近年来日趋增多，其发病率远远超过儿童股骨头骨骺缺血坏死。前者多见于30～60岁男性。主要症状和体征为髋关节疼痛、压痛及放射痛，髋关节活动受限，部分患者可出现跛行。

知识点3：成人股骨头缺血坏死的X线表现　　副高：掌握　正高：掌握

（1）初期：股骨头皮质下方可出现新月状透亮影（新月征），以及条带状和/或斑片状硬化。

（2）中期：股骨头塌陷、扁平，轮廓不规则。股骨头皮质呈台阶样断开（台阶征）、成角和股骨头基底外侧出现平行的双皮质影（双边征）亦为股骨头塌陷的征象。

（3）晚期：股骨头明显变扁或呈蕈状变形，内为弥漫或局限性不规则硬化或透光区，股骨颈增粗，可伴有髋关节半脱位和退变。

知识点4：成人股骨头缺血坏死的CT表现　　副高：掌握　正高：掌握

（1）早期：股骨头外形完整无碎裂，但股骨头星芒状结构变形，股骨头内可有点片状或条带状密度增高影，周边部分呈丛状改变或相互融合。

（2）晚期：股骨头塌陷、碎裂，股骨头内星芒状结构消失，代之以斑片状、条带状钙质样高密度硬化和软组织密度透光区。

知识点5：成人股骨头缺血坏死的MRI表现　　副高：掌握　正高：掌握

股骨头内地图样或半月形异常信号，坏死区边缘呈现线样长T_1和长或短T_2信号，称为"线样征"或"双线征"，为股骨头缺血坏死的特异性表现。

知识点6：成人股骨头缺血坏死的鉴别诊断　　副高：掌握　正高：掌握

成人股骨头缺血坏死需与退行性骨关节病鉴别，前者关节间隙一般无改变，后者关节间隙明显变窄，骨质增生及关节下囊变显著，股骨头塌陷及股骨颈缩短变粗不如缺血坏死明显，CT检查无特征性"双边征"出现。

第二节　腕月骨缺血坏死

知识点1：腕月骨缺血坏死的临床表现　　副高：掌握　正高：掌握

本病好发于20～30岁的手工业工人。男性发病为女性的3～4倍，右侧发病为左侧的5倍。症状常出现于外伤之后，表现为腕部疼痛、无力，活动障碍。

知识点2：腕月骨缺血坏死的影像学表现　　副高：掌握　正高：掌握

（1）X线、CT表现：早期月骨靠近桡侧边缘软骨下出现一裂隙，之后常可见到数条细小的横行骨质疏松线，并呈碎裂现象。典型表现为月骨正常的新月形轮廓变形或消失，外形扁平，体积缩小，骨密度增高，正常骨小梁消失，有时出现囊变。邻近腕骨密度正常或骨质疏松。周围相邻关节间隙常增宽。晚期出现退行性骨关节病改变。

（2）MRI表现：早期可见月骨内局限或弥漫性长T_1、稍长T_2信号。病变进展可见月骨内点状长T_1、长T_2信号，同时伴有月骨塌陷或节裂。晚期呈弥漫性长T_1、短T_2信号，塌陷明显，甚至碎裂。

第三节　足舟骨缺血坏死

知识点1：足舟骨缺血坏死的临床表现　　副高：掌握　正高：掌握

好发于3～10岁儿童，常单侧受累。主要症状为局部疼痛或触痛，足背肿胀，跛行，部分可无症状。

知识点2：足舟骨缺血坏死的影像学表现　　副高：掌握　正高：掌握

X线、CT表现：幼儿期发病者，早期征象为骨骺碎裂，周围骨质疏松。较大儿童发病者，舟骨已发育完好，最先表现为骨密度不均匀性增高，外形无改变。随后舟骨变小、变扁，呈盘状，厚度仅为正常1/4~1/2，边缘不整，并可见到裂隙或节裂现象。相邻诸关节间隙正常或增宽。在发病数月内，足舟骨呈进行性破坏，并逐渐出现局部修复，2~3年后可逐渐恢复正常，有时在足舟骨背侧可存留不规则隆起。

第四节 椎体骺板缺血坏死

知识点1：椎体骺板缺血坏死的临床表现　　　　　　　　副高：掌握　正高：掌握

椎体骺板缺血坏死又称Scheuermann病、青年性脊柱后突、青年驼背症等。

正常椎体骨骺的骨化中心于8~13岁出现，18岁左右闭合。椎体骺板缺血坏死好发于10~18岁青少年，以14~16岁最为常见。常侵犯多个椎体，好发于胸椎下段和腰椎上段，以生理后突明显且负重较大的第8~11胸椎受累最多见，偶尔累及全部胸腰椎。

知识点2：椎体骺板缺血坏死的影像学表现　　　　　　　　副高：掌握　正高：掌握

（1）X线、CT表现：椎体骨骺出现迟缓，呈分节状，密度增高，轮廓不清，形态不规则。椎体前部楔形变致典型圆驼状脊柱后突。椎体前部上下缘亦可局限性凹陷，呈阶梯状变形，椎体前缘亦可不整齐。椎间隙正常或前部加宽。椎体相邻面常可见Schmorl结节。恢复期，骺板与椎体融合，但椎体仍呈楔形或阶梯状，脊柱后突畸形亦永久存在。

（2）MRI表现：椎体楔形变、上下缘阶梯状变形与X线平片、脊椎CT矢状位重建表现一致。Schmorl结节多呈长T_1、长T_2信号，边缘有更长T_1、更短T_2信号线围绕。

第十章　内分泌及代谢性骨病

第一节　原发性甲状旁腺亢进骨改变

知识点1：甲状旁腺激素生理功能　　　　副高：掌握　正高：掌握

刺激破骨细胞活动，增加骨吸收；抑制肾小管对磷的回吸收，促使磷从尿中排泄；增加肠道对钙的吸收。

知识点2：原发性甲状旁腺亢进骨病的形成机制　　　　副高：掌握　正高：掌握

甲状旁腺激素分泌过多，①刺激破骨细胞活动→加速骨吸收→纤维囊性骨炎；②抑制肾小管对磷的重吸收→血磷降低→血钙升高→尿钙增多→肾结石；③血钙升高→抑制维生素D代谢→1,25-双羟维生素D在肾内形成减低→类骨质内矿物质沉积不足→佝偻病或软骨病。

知识点3：原发性甲状旁腺亢进骨改变的X线表现　　　　副高：掌握　正高：掌握

（1）骨膜下骨吸收：好发于中节指骨桡侧缘、牙槽硬板具有特征性。
（2）软骨下骨吸收：见于锁骨肩峰端、耻骨联合、骶髂关节。
（3）皮质内骨吸收：皮质条纹征，最易见于第2掌骨皮质。
（4）骨内膜性骨吸收：皮质内面局限性囊状骨缺损，很少单独出现骨小梁性骨吸收。
（5）韧带下骨吸收：常见于肱骨大小结节、股骨大小粗隆、坐骨结节。
（6）局限性囊性骨破坏：即棕色瘤，多见于长骨、下颌骨，单发/多发囊状透亮区，边界清楚。

知识点4：原发性甲状旁腺亢进骨改变的CT表现　　　　副高：掌握　正高：掌握

CT可显示骨质疏松、骨吸收、囊变外，还可发现甲状旁腺腺瘤。

知识点5：原发性甲状旁腺亢进骨改变的MRI表现　　　　副高：掌握　正高：掌握

MRI显示骨骼改变不如CT、X线平片，但可检出甲状旁腺腺瘤。

第二节 肾性骨病

知识点1：肾性骨病的概念 副高：掌握 正高：掌握

肾性骨病为各种肾性疾病所致钙磷代谢障碍、酸碱平衡失调、维生素D代谢障碍及继发性甲旁亢等所造成的骨骼损害。

知识点2：肾性骨病的病因 副高：掌握 正高：掌握

（1）肾小球功能障碍所致：①先天性：多囊肾、输尿管瓣膜、迷走血管压迫输尿管等；②后天性：慢性肾小管、肾炎、慢性肾盂肾炎、肾结核。

（2）肾小管病变所致：多为先天性肾小管功能缺陷。

知识点3：肾性骨病的病理 副高：熟悉 正高：掌握

（1）肾小球性骨营养不良所致骨改变：①软骨病、佝偻病改变：由于抗维生素D现象所致，即肾小球病变影响维生素D的代谢，妨碍25-羟维生素D在肾内转化成活性更大的1,25-二羟维生素D，使肠道钙吸收减少，直接影响骨内矿物质沉积，引起软骨病、佝偻病。②继发性甲旁亢改变：高血磷状态所致即慢性肾小球病变时，肾小球滤过磷减少，使血磷增高，血钙降低，造成继发性甲旁亢。因此，增高的PTH使骨细胞活动增强，骨吸收增加，即弥漫性骨质脱钙、纤维囊性骨炎及软组织多发性转移性钙化。③骨质硬化：见于病程较长的肾小球性骨营养不良。

（2）肾小管性骨营养不良所致骨改变：①抗维生素D性佝偻：本病为X伴性显性遗传，为X染色体短臂部分基因缺陷所致，因近曲小管上皮细胞磷转运系统障碍，引起磷吸收障碍，使尿磷增多，导致低血磷。另外，$1,25-(OH)_2D_3$合成障碍，类骨质矿化减少，在儿童表现为佝偻病，在成人表现为软骨病和关节畸形。②肾小管酸中毒：导致软骨病、泌尿系结石，肾小管主动分泌H^+能力下降或回吸收HCO_2障碍所致，使尿液不能酸化，尿pH升高、血pH降低。CO_2CP下降，造成酸中毒及电解质紊乱。大量Na^+、K^+、Ca^{2+}、P^{3+}从尿液中排除，引起低钠、低钾、低钙及低磷血症，酸中毒及低血钙低血磷使骨质矿化障碍，造成软骨病；尿钙增多可引起泌尿系结石。③Fanconi综合征：常染色体隐性遗传疾病，是近曲肾小管复合性功能缺陷，由于近曲小管某些酶缺乏造成近曲小管对多种物质重吸收障碍，造成肾性糖尿、氨基酸尿、磷酸盐尿、碳酸盐尿及近曲小管酸中毒；由此引起低钾、低钠、低钙及低磷血症，从而引起骨骼损害。

知识点4：肾性骨病的影像学表现 副高：掌握 正高：掌握

（1）佝偻病和骨软化：①成年人表现为骨软化：主要有假骨折、三叶样骨盆、椎体双凹变形及全身骨骼广泛骨皮质变薄、骨小梁粗糙、边缘模糊。②儿童表现为佝偻病：骺板增宽、干骺端增大呈杯口状，并有毛刷状改变；临时钙化带模糊，以尺桡骨远端出现最早；骨骺的出现及骨化延迟；骨骼易弯曲变形。

（2）继发性甲亢：①全身性骨质疏松：骨质密度减低、骨皮质变薄、骨小梁稀疏，病理骨折。②纤维囊性骨炎：骨吸收造成局限性骨质破坏区，其中有大量破骨细胞和纤维组织，继发黏液样变性与出血可引起激化而形成囊肿，囊肿内含有液体即棕色瘤。

（3）骨质硬化：①弥漫性骨质密度增高、骨小梁增粗或融合。②椎体，表现为"橄榄球衫征"，即椎体上下1/3骨质密度增高，中间1/3骨密度相对不高，呈浓淡交替的3层带影。③颅底骨，硬化呈象牙样增厚。④四肢骨，骨端硬化为著，干骺端膨大密度增高，延长骨骨干的边缘有不规则花边样骨质增生。

（4）软组织广泛的钙化和泌尿系结石。

第三节 痛 风

知识点1：痛风的病因病理　　　　　　　　　　　　　副高：熟悉　正高：掌握

痛风是以血清及体液中尿酸增加及尿酸钠结晶沉着于关节、关节周围及皮下组织，引起炎症反应为特征的代谢障碍性疾患。

初期尿酸钠沉积于关节软骨及滑膜，刺激滑膜而引起炎症性反应，导致滑膜增厚、肉芽组织形成。软骨下骨中也可有尿酸钠沉积，引起关节面骨质破坏。当肉芽组织累及关节面时，其血管翳破坏关节软骨及软骨下骨质造成关节间隙变窄。合并关节退行性变时出现骨端关节面硬化和骨赘形成，最终关节发生纤维性或骨性强直。

尿酸钠沉积于关节周围软组织中，可致其周围组织坏死及炎症性反应，而形成呈结节状突起的痛风结节，内可钙化。

知识点2：痛风的临床表现　　　　　　　　　　　　　副高：掌握　正高：掌握

男性发病多见，有家族遗传倾向。

临床上分三期：①潜伏期：常无不适，也可出现肾绞痛及血尿酸增多；②急性关节炎发作期：出现关节疼痛，多累及手、足小关节，最常见于第1跖趾关节，剧痛伴红、肿；症状可自行消退、多次反复发作，受累关节也逐渐增多，可有痛风结节、肾绞痛或鹰嘴黏液囊炎，血尿酸高，约1/3病例显示X线变化；③慢性痛风性关节炎期：关节肿痛持续存在，呈非对称性结节样肿胀，不同于类风湿关节炎对称性梭形肿胀，皮下痛风结节可溃破流出尿酸盐结晶，常出现慢性肾炎、肾绞痛及心血管病变。

知识点3：痛风的X线、CT表现　　　　　　　　　　　副高：掌握　正高：掌握

（1）早期：手、足小关节肿胀，无骨破坏。

（2）部位：常首先出现于第1跖趾关节，后逐渐侵及腕、踝、肘等大关节。

（3）关节局部软组织肿胀：典型表现为卵圆形，界限较分明的密度略高区，常偏于关节一侧，可钙化。

（4）骨质破坏：典型表现为关节端出现边缘锐利的小囊状或穿凿状圆形或椭圆形骨缺损区，其边缘部翘起且突出颇具特征。骨缺损区内可因尿酸盐沉积而密度不均匀，甚至呈高密度影，但不多见。

（5）病灶周围骨密度及结构正常。

（6）软骨破坏：为较晚期表现，呈现关节间隙变窄，关节面不规则且可并发关节退变，出现骨端硬化及关节边缘骨赘。

知识点4：痛风的MRI表现　　　　　副高：掌握　正高：掌握

MR可清楚显示骨质破坏区和关节周围软组织肿块，一般表现为长T_1、长T_2异常信号。关节旁痛风结节T_1WI多为均匀低信号，T_2WI多呈较均匀的等、高信号。其中蛋白成分为高信号，钙化、含铁血黄素、纤维组织和尿酸结晶为低信号。病灶多均匀强化，少数不均匀和周边强化。肌腱、韧带、肌肉甚至骨髓也可有强化。

知识点5：痛风的鉴别诊断　　　　　副高：掌握　正高：掌握

痛风性关节炎应与类风湿关节炎鉴别。后者多见于女性，手部小关节病变较足部者更常见，但极少累及远侧指间关节。关节呈对称性梭形肿胀，骨质破坏面积较小，常限于关节边缘部，有明显骨质疏松，类风湿因子阳性均可作为鉴别的参考。

第十一章　脊柱病变

第一节　脊柱退行性变

知识点1：脊柱退行性变的病因与病理　　　　　　　　　副高：熟悉　正高：掌握

　　开始为椎间盘和小关节软骨的退化变性，纤维环增厚，软骨变薄破损，椎体边缘骨质修复增生并形成唇样骨刺。失去弹性的椎间盘可以破裂，髓核可突入骨内形成Schmorl结节，椎体周围韧带也可有增厚和钙质沉着。小关节亦有骨质增生和周围韧带增厚钙化。由于关节软骨的损耗变薄和椎间盘变性使关节间隙和椎间隙狭窄，导致脊椎韧带折叠和脊柱后突或侧突畸形。椎间隙变窄合并椎体后缘和小关节边缘的骨质增生，可使相应椎间孔缩小。

知识点2：脊柱退行性变的临床表现　　　　　　　　　　副高：掌握　正高：掌握

　　脊柱骨关节退行性变极为常见，尤其是在活动度较大的下颈段、下胸段和腰段。改变多随年龄的增长而加重；但可以没有临床症状或症状并不显著。在脊椎陈旧骨折或愈合的结核所在处，一般都有继发退行性变存在。

知识点3：脊柱退行性变的X线表现　　　　　　　　　　副高：掌握　正高：掌握

　　（1）椎体边缘骨刺形成：表现为唇样、尖刺状、弧形弯曲，亦可上下联结形成骨桥。
　　（2）椎间隙狭窄：常不匀称，尤其当伴有髓核突出时更为明显。
　　（3）Schmorl结节：在椎体上下边缘造成弧形凹陷，周边常有薄层骨硬化，可连续出现于几个椎体。
　　（4）髓核和韧带钙化：前者在狭窄的椎间隙中出现零星点状或环状钙化影。后者在脊柱周围相当于前后纵韧带、黄韧带和棘间韧带等处的软组织内，可出现密度与骨质相仿或稍淡些的斑片状或线条状钙化，最常见于椎体的前后和两旁，钙化阴影的方向常与韧带纵轴一致。
　　（5）椎间盘真空现象。
　　（6）小关节间隙亦常变窄，关节面的骨质密度增高，小关节和邻近椎体后缘的骨质增生形成及间隙变窄，可使椎间孔的横径和上下径均缩小。

知识点4：脊柱退行性变的CT表现　　　　　　　　　副高：掌握　正高：掌握

椎间盘膨出表现为对称、均匀一致的轻度膨出于椎体边缘的软组织密度影，其CT值高于脑脊液，边缘光滑，与脊神经之间存有一脂肪分界，相应神经根不受压。硬膜囊前缘和两侧椎间孔脂肪弧形受压，硬膜囊前缘平直，脊髓无明显受压、移位。膨出椎间盘的外周可有弧形钙化。CT更易发现椎间盘"真空现象"和髓核钙化。

正常黄韧带厚度不超过5mm，变性增厚的韧带表现为椎板内侧梭形密度增高影，凸入椎管内，压迫硬膜囊后外缘。时间长者可发生钙化，并累及小关节囊。

后纵韧带肥厚、钙化和骨化，可发生于一个节段，亦可连续或不连续的多个节段，表现为椎管前壁椭圆形高密度钙化、骨化影，边缘清楚。

知识点5：脊柱退行性变的MRI表现　　　　　　　　　副高：掌握　正高：掌握

（1）椎间盘变性：表现为椎间隙变窄，T_2WI上椎间盘呈低信号，失去正常夹层样结构。

（2）椎间盘内积气和钙化：在T_1WI和T_2WI上均呈低信号或无信号区。

（3）椎间盘膨出：显示为纤维环低信号影响四周均匀膨隆，硬膜囊前缘和两侧椎间孔脂肪呈光滑、对称弧形压迹，高信号的髓核仍位于纤维环之内。

（4）椎体边缘骨质增生或骨赘：表现为椎体终板前后缘骨皮质呈三角形外突的长T_1、短T_2信号。

（5）相邻椎体终板下骨髓信号改变：①长T_1、长T_2信号，病理基础为椎体终板破裂，富血管的肉芽组织侵入邻近的骨髓中，致T_1、T_2时间延长；②短T_1、中等T_2信号，病理基础为椎体终板下骨髓内脂肪沉积明显增多（黄骨髓转换）；③长T_1、短T_2信号，代表椎体终板的骨质增生、硬化表现。

（6）黄韧带、后纵韧带的肥厚、钙化或骨化：表现为长T_1、短T_2信号。

第二节　椎间盘突出

知识点1：椎间盘突出的病因　　　　　　　　　　　副高：掌握　正高：掌握

（1）内因：椎间盘退变。

（2）外因：劳损、外伤、寒冷潮湿、突然肌肉收缩等。

知识点2：椎间盘突出的病理　　　　　　　　　　　副高：熟悉　正高：掌握

（1）纤维环退变出现裂隙，但未断裂，局部变弱，髓核在薄弱处突出，但仍在环内，突出部分由变薄的环和环内髓核构成。

（2）纤维环真正断裂，髓核突出在后纵韧带之下，称韧带下疝，韧带仍连续。

（3）椎间盘突出物突破韧带，游离在硬膜外腔，称为挤出型，游离体可移动，多向下移动，亦可向两侧移动，少数情况向上移动，向下移动，可压迫下一脊椎节段的神经根；向上则可游离在椎间孔内，接触和压迫上一脊椎节段的神经根。

知识点3：椎间盘突出的临床表现	副高：掌握　正高：掌握

（1）本病好发于30~50岁，男性多于女性。
（2）主要为局部刺激症状及脊髓、神经根的压迫症状。
（3）临床症状和体征依突出部位不同而有所不同。

知识点4：椎间盘突出的分型	副高：熟练掌握　正高：熟练掌握

根据北美脊柱学会分型。
（1）椎间盘膨出：纤维环保持完整，椎间盘向周围均匀膨出，超出椎体边缘之外。
（2）椎间盘凸出：指纤维环内层断裂，外层和后纵韧带保持完整，椎间盘向某一局部方向突出。
（3）椎间盘脱出：指髓核突破纤维环外层和后纵韧带进入硬膜外间隙。
（4）椎间盘游离：指脱出的髓核与椎间盘母体分离，落入椎管。

知识点5：椎间盘突出的X线表现	副高：掌握　正高：掌握

不能直接显示突出的椎间盘，但如出现椎体后1/3局限性压迹，脊柱生理曲度变直，椎间隙变窄和许莫结节，则间接提示椎间盘的退变。

知识点6：椎间盘突出的CT表现	副高：掌握　正高：掌握

（1）椎间盘膨出：椎间盘向四周均匀性膨大，明显超出椎体外缘，椎间盘后纵韧带处内凹消失并向外凸，侧隐窝狭窄。
（2）椎间盘凸出：椎间盘向后侧方或后正方局限性突出，基底较宽，边缘光滑清楚，提示纤维环外层并未破裂。
（3）椎间盘脱出：椎间盘向后侧方或后正方局限性突出，基底可宽可窄，边缘模糊，脱出物边缘不光滑，可成角度，提示纤维环外层破裂。
（4）椎间盘游离：椎管内见到游离的髓核，与突出的间盘分离。

知识点7：椎间盘突出的MRI表现	副高：掌握　正高：掌握

（1）直接征象：①髓核突出：髓核突出于低信号纤维环之下，呈扁平形、圆形、卵圆形或不规则形，突出与未突出部分之间多有一"窄颈"相连；椎间盘信号强度依髓核变性程

度而异，一般呈等T_1、中长T_2信号，变性明显者呈短T_2信号。②髓核游离：髓核突出于低信号的纤维环之外，突出部分与髓核本体无联系；游离部分可位于椎间盘水平，也可移位于椎间盘上或下方的椎体后方。③Schmorl结节：为一特殊类型的椎间盘突出，表现为椎体上/下缘半圆形或方形压迹，其内容与同水平髓核等信号，周边多绕一薄层低信号带。

（2）间接征象：①硬膜囊、脊髓或神经根受压，表现为局限性弧形受压，与突出的髓核相对应，局部硬膜外脂肪变窄或消失；②受压节段脊髓内等或长T_1、长T_2异常信号，为脊髓内水肿或缺血变性改变；③硬膜外静脉丛受压、迂曲，表现为突出层面椎间盘后缘与硬膜囊之间出现短条或弧状高信号。

第三节　脊椎滑脱症

| 知识点1：脊椎滑脱症的概念 | 副高：掌握　正高：掌握 |

脊椎滑脱症是指椎体上下之间滑脱，最常见的是上节段椎体向前滑移，因此亦称为脊椎前移症。脊椎滑脱症最常发生于第4、5腰椎。

| 知识点2：脊椎滑脱症的病因病理 | 副高：熟悉　正高：掌握 |

脊椎滑脱症的病因较复杂，一般都认为本症与先天发育异常加外伤或退行性变等因素有关。前者表现为椎弓峡部崩裂，发生滑脱时病变椎体、上关节突、椎弓根及横突前移位，而下关节突和棘突则无移位，又称椎弓崩裂性脊椎滑脱或真性脊椎滑脱。后者系因小关节退行性变造成脊椎不稳定状态，又称退行性脊椎滑脱或假性脊椎滑脱。

| 知识点3：脊椎滑脱症的X线表现 | 副高：掌握　正高：掌握 |

（1）脊椎滑脱前移：侧位片显示滑脱椎体移向前方或前下方，使椎体前、后缘连线的连续性中断、错位。脊椎滑脱前移程度常用Meyerding法测量：将下位椎体上缘分成四等份，以此来衡量上位椎体滑脱前移的程度。上位椎体后下缘超过下位椎体上面的1/4、2/4、3/4和完全超过者，分别为Ⅰ、Ⅱ、Ⅲ、Ⅳ度滑脱，重度滑脱者除向前移位外，并向下移位。

（2）脊椎椎弓峡部改变：椎弓崩裂者可见椎弓峡部有裂隙，断端骨质可硬化增生，滑脱严重者，断裂间隙明显增宽，一般以斜位片显示为佳。退变性滑脱，椎弓峡部正常，但小关节面明显增生肥大，关节间隙变狭，椎体亦有增生改变，整个脊椎前移。

| 知识点4：脊椎滑脱症的CT表现 | 副高：掌握　正高：掌握 |

CT横断扫描时，由于椎体前移，造成上、下椎体的相邻终板在同一层面前后错位显示，呈"双终板"征或"双边征"。椎弓崩裂者，横断CT可见"双关节征"，CT矢状位多平面重

组（MPR）可直接显示椎弓峡部的裂隙。

知识点5：脊椎滑脱症的MRI表现	副高：掌握 正高：掌握

矢状位显示椎体滑脱的程度，与X线侧位平片表现类似。同时可显示椎间盘及椎管内的改变。椎弓崩裂性脊椎滑脱时，椎管无狭窄，同水平椎管前后径反而增宽。硬膜囊无受压，椎间关节无明显退变；退行性脊椎滑脱时，多有同水平椎间盘和椎间关节有明显退变，椎管前后径变窄，椎弓峡部无断裂征象。

第四节 韧带肥厚和钙化

知识点1：韧带肥厚和钙化的概述	副高：熟练掌握 正高：熟练掌握

脊柱易发生肥厚和钙化并引起相应的临床症状和影像学表现的韧带有黄韧带、后纵韧带，后纵韧带和黄韧带椎板部肥厚和钙化可造成主椎管狭窄，黄韧带关节囊部肥厚和钙化可造成侧隐窝狭窄，狭窄到一定程度，则出现脊髓受压或神经根受压的表现。

知识点2：韧带肥厚和钙化的X线表现	副高：掌握 正高：掌握

（1）黄韧带肥厚、钙化X线平片难以发现。
（2）后纵韧带骨化：表现为沿椎体后缘的钙化影，钙化可连续几个椎体，也可跳跃发生或仅局限于一节椎间隙后缘，其与正常椎体间常有一透亮的线。

知识点3：韧带肥厚和钙化的CT表现	副高：掌握 正高：掌握

（1）黄韧带肥厚和钙化：黄韧带厚度＞5mm即可诊为黄韧带肥厚，黄韧带的钙化可发生于一侧也可发生在两侧，一般从前向后钙化。
（2）后纵韧带骨化：表现为椎体后缘正中或偏侧的条状、半圆形或分叶状的突入椎管的骨块。椎体和骨块间可有间隙或相连。

知识点4：韧带肥厚和钙化的MRI表现	副高：掌握 正高：掌握

（1）黄韧带肥厚：T_2WI较T_1WI检出率高，矢状T_1WI可清晰显示黄韧带和前方的脂肪层。黄韧带肥厚时，其前方脂肪层受压消失，增厚的黄韧带和低信号脑脊液难以区别，而T_2WI韧带呈低信号，脑脊液呈高信号，故肥厚的韧带可清晰显示，横断面上正常腰部黄韧带厚度为（5.5±1.3）mm，颈部黄韧带厚度1～3mm，胸部黄韧带厚度2mm，超过此范围即为黄韧带肥厚。
（2）后纵韧带肥厚和钙化：正常椎体后缘由后纵韧带、椎体后缘骨皮质及纤维环外层构

成的低信号带平滑，如有明显外突提示后纵韧带肥厚或钙化。

第五节　椎小关节退行性变

知识点1：椎小关节退行性变的病因　　　副高：掌握　正高：掌握

椎间盘退变致盘－椎连接松动。

知识点2：椎小关节退行性变的发病机制　　　副高：掌握　正高：掌握

椎间盘退变，使纤维环和椎旁韧带松弛，盘－椎连接松动导致在外力作用下，椎体和椎间盘不能吸收和承受大部分载荷，而将这些载荷传给了后方的小关节，过度的载荷作用于小关节面，使关节面无序碰撞和过度磨损，造成关节软骨破坏，软骨下骨质囊性变，骨质硬化，关节边缘骨质增生，晚期关节间隙变窄。

知识点3：椎小关节退行性变的临床表现　　　副高：掌握　正高：掌握

颈椎钩椎关节退变致骨质增生可压迫脊髓、神经根和椎动脉引起相应的临床表现，腰椎小关节的增生，主要是对神经根的刺激引起相应的临床表现。

知识点4：椎小关节退行性变的X线表现　　　副高：掌握　正高：掌握

（1）颈椎X线正位片可见：钩突变尖、翘起、肥大，突向侧方，钩椎关节间隙变窄。
（2）腰椎X线正位片示：上、下关节突肥大，边缘毛糙或硬化，关节面不平行，关节间隙变窄。

知识点5：椎小关节退行性变的CT表现　　　副高：掌握　正高：掌握

清楚显示关节突增生肥大，关节面不规整，关节面下假囊肿，关节间隙的狭窄及之中的真空现象；同时能显示退变的小关节造成的主椎管或侧隐窝的狭窄。

知识点6：椎小关节退行性变的MRI表现　　　副高：掌握　正高：掌握

小关节积液在T_2WI上表现为关节腔内线样高信号影，关节滑膜囊肿表现为关节前内侧的囊性占位，从外侧压迫硬膜囊，T_1WI为低信号，T_2WI为高信号，注射造影剂后表现为囊壁的环形强化。

第六节 椎 管 狭 窄

知识点1：椎管狭窄的概述　　　　　　　　　　　　　　　副高：熟练掌握　正高：熟练掌握

椎管狭窄是椎管的异常缩窄，一般分为先天性及后天性，可发生于脊柱的任意节段。先天性椎管狭窄是由于在脊柱的生长形成中，包括营养外伤等因素造成椎管发育的先天性狭窄致病。大部分患者开始无症状，到中年后由于脊柱的一些退行性病变或损伤，从而导致椎管狭窄的症状及体征出现。后天性椎管狭窄是由于椎间盘突出、椎体增生、椎体滑脱以及后纵韧带、黄韧带增生肥厚、钙化或骨化等刺激脊髓神经及周围血管，造成神经血管发生炎症粘连、充血、水肿，从而导致椎管狭窄的发生。按解剖部位分可分为中央型狭窄、侧隐窝狭窄、神经根孔狭窄，可导致不同的神经系统症状和体征。常见的症状有疼痛、肢体麻木、感觉异常及运动功能障碍等。不同的症状取决于椎管狭窄的部位及程度。本病好发于40～50岁男性，以颈椎管及腰椎管狭窄较多见，尤好发于第4～5腰椎和腰5～骶1椎管。

知识点2：椎管狭窄的病因　　　　　　　　　　　　　　　　　副高：掌握　正高：掌握

（1）先天性－发育性椎管狭窄、特发性、软骨发育不全性椎管狭窄等。
（2）获得性椎管狭窄：①退变性；②混合性：先天性，退变性及椎间盘突出，三者之中两种混合；③脊柱滑脱；④其他如Peget病、氟骨症等。

知识点3：椎管狭窄的临床特点　　　　　　　　　　　　　　副高：熟练掌握　正高：熟练掌握

（1）颈椎管狭窄：多见于中老年人，40～50岁开始出现临床症状，男性多于女性，好发部位为下颈椎，以$C_{4\sim6}$水平最为多见。发病较缓慢，病史较长，多数为数月至数年，呈进行性发展。大多数患者始发症状为四肢麻木、发凉、无力、活动僵硬、不灵活、行走不稳、脚落地有踩棉感。多数患者上肢症状出现早于下肢，表现为颈后及肩背部疼痛、双手麻木、握力差、持物易坠落。

（2）腰椎管狭窄：常见于中老年人，本病多隐匿起病，发展缓慢，有腰背痛史。起初疼痛不严重，随病程进展，疼痛位置可逐渐下移到小腿，并伴有局部感觉异常和麻木感。部分患者可有持续性坐骨神经痛。多数患者有下肢皮肤和肛门区皮肤感觉减退。肌肉可有疲劳感，下肢无力。压迫马尾神经时，可出现马尾性间歇性跛行。腰椎椎管狭窄症患者常有脊柱侧弯、椎旁肌肉痉挛、腰后伸受限、腰部过伸试验阳性等表现。

（3）胸椎管狭窄：多见于中老年人，多由胸椎黄韧带骨化、后纵韧带骨化或椎间盘突出等一种或多种病理因素压迫胸脊髓，根据狭窄的部位表现为不同的临床症候群，起病较为缓慢而且隐匿，偶有外伤或负重后突然加重。早期大多数患者诉有胸背疼痛。胸部僵硬及下肢麻木、无力，放射性肋间痛或胸部束带感等。在休息或身体前屈弯背后缓解或消失，站立行走或胸部后伸后则加重随着病变加重，连续行走距离逐渐缩短，跛行症状缓解所需时间越来越长，直至卧床不能活动。

知识点4：椎管狭窄影像检查方法的选择　　　　　　副高：熟练掌握　　正高：熟练掌握

（1）X线检查：能够整体反映脊柱的曲度以及骨质增生的情况，通过不同方位摄影能够反映椎管的狭窄程度。目前临床应用逐渐减少。

（2）CT检查：结合三维重建技术，较X线摄影能更清晰直观的反映椎管狭窄程度以及引起椎管狭窄的原因，是目前临床最常广泛应用的检查椎管狭窄的影像技术。

（3）MRI检查：除能直观反映椎管狭窄的程度和病因，还能判断有无脊髓及神经根压迫，并可在不同平面进行直观的测量，是对CT的一种重要补充。

知识点5：椎管狭窄的影像检查程序　　　　　　　　副高：熟练掌握　　正高：熟练掌握

对于考虑存在椎管狭窄的患者，再无检查禁忌证的情况下，需要进行CT及MRI的综合检查，以全面评估狭窄原因、程度、脊髓及神经根受累情况，帮助临床制定诊疗计划。

知识点6：椎管狭窄的影像表现　　　　　　　　　　副高：熟练掌握　　正高：熟练掌握

（1）X线摄影：脊柱滑脱表现为椎体偏离正常生理曲度位置，向不同方向移位，导致相应水平椎管狭窄。椎体骨折时表现为椎体后缘向后隆起或椎管内见游离骨片、关节脱位等。

（2）CT：①单纯性先天性椎管狭窄表现为椎弓发育性短小，骨性椎管正常结构消失，椎管矢状径变小、硬膜外脂肪消失、硬膜囊变形、脊髓变扁等。②退行性疾病是椎管狭窄表现为：椎体或椎板骨质增生，直接压迫硬膜囊；椎间盘膨出、突出、脱出向后压迫硬膜囊和脊髓，导致椎管矢状径相对缩小；黄韧带增厚（>5mm）、后纵韧带肥厚、钙化或骨化导致椎管内径减小。③外伤引起椎体滑脱、椎体骨折，导致椎管内径缩小，硬膜囊或脊髓受压。

（3）MRI：黄韧带肥厚在T_1WI和T_2WI均表现为条带状或结节状低信号。脊髓受压水肿呈表现为脊髓略粗或形态无明显变化，受压部位呈长T_1、长T_2信号。椎间盘向后或周围膨隆，压迫硬膜囊或脊髓。

知识点7：椎管狭窄的影像诊断思路　　　　　　　　副高：熟练掌握　　正高：熟练掌握

（1）观察脊柱生理曲度变化及椎间隙的变化。
（2）观察椎间盘的形态、结构。
（3）观察骨性椎管、椎间孔和侧隐窝有无变窄；观察硬膜囊、神经根鞘有无受压移位、增粗、变窄。
（4）观察附件、小关节和钩突关节的形态、结构、密度有无变化。
（5）观察黄韧带有无肥厚。

（6）观察椎旁软组织的形态、结构和密度变化。

（7）观察扫描视野内其他组织的情况。

（8）结合病史及上述影像表现做出诊断与鉴别诊断。

（9）若诊断不确定，可以给出进一步建议，如进一步检查或随诊复查。

知识点8：椎管狭窄的影像诊断标准　　　　　副高：掌握　　正高：掌握

（1）颈椎：矢状径（椎体后缘至棘突椎板间的最短距离）；正常>13mm，10～13mm为狭小椎管，<10mm为狭窄椎管。

（2）胸椎：椎体后下角至下位脊椎上关节突前缘的距离；正常>10mm，<10mm为狭窄椎管。

（3）腰椎：①矢状径：正常>17mm，15～17mm为狭小椎管，<15mm为狭窄椎管；②横径：正常>22mm，20～22mm为狭小椎管，<20mm为狭窄椎管。

（4）侧隐窝：正常侧隐窝前后径>5mm，2～5mm为侧隐窝狭小，<2mm为侧隐窝狭窄。

第七节　化脓性脊柱炎

知识点1：化脓性脊柱炎的概述　　　　　副高：熟练掌握　　正高：熟练掌握

化脓性脊柱炎占骨髓炎患者的2%～10%，最常见的致病菌是金黄色葡萄球菌，其次为链球菌、沙门菌等。

感染途径多为血源性，少数为外伤、椎间盘手术或腰椎穿刺术后的感染。血行感染多由泌尿生殖系统的感染或皮肤的化脓感染引起。根据病变的主要累及部位表现为3种类型：椎体化脓性骨髓炎，椎间盘炎和二者的混合型。腰椎是感染的多发部位，达50%，其次为胸椎占34%，颈椎占7%。

知识点2：化脓性脊柱炎的病理　　　　　副高：熟悉　　正高：掌握

致病菌经椎体前后滋养动脉和Batson静脉丛到达椎体骨骺区毛细血管床，细菌繁殖引发化脓性炎症，致椎体骨质破坏。感染可破坏终板进入椎间盘累及邻近椎体，感染灶可形成脓肿，扩散到椎旁组织或椎管内，后期椎体破坏严重，可形成压缩骨折及脊柱后突畸形。

知识点3：化脓性脊柱炎的临床表现　　　　　副高：掌握　　正高：掌握

（1）20～40岁多发，糖尿病、免疫缺陷患者和静脉内滥用药物者易患本病。

（2）急性症状包括高热、谵妄、昏迷等。

（3）脊柱剧痛，活动受限，肌肉痉挛。

（4）神经根及脊髓受压的表现。

知识点4：化脓性脊柱炎的X线表现　　　　　　　　　　　副高：掌握　正高：掌握

发病2～6周X线才出现阳性征象。

早期椎体中央或上下终板处骨质密度减低，后发展为边界模糊的骨质破坏区，由于椎间盘水肿，椎间隙可增宽，短时间内椎间盘破坏，可出现椎间隙变窄或消失，常可累及邻近椎体，并有椎旁软组织肿胀，累及附件可表现为受累部位的骨质疏松和破坏，在骨破坏的同时即可出现骨质增生硬化，在晚期（4～6周后），骨质破坏区边缘清楚，可见骨硬化环，椎体可有变形，严重塌陷少见，椎体血供丰富，不易出现大块死骨，可在骨破坏区内出现细小死骨，经短期固定后，相邻椎体间可有骨桥形成，脓肿通过韧带间隙扩散到周围软组织形成椎旁脓肿。

知识点5：化脓性脊柱炎的CT表现　　　　　　　　　　　副高：掌握　正高：掌握

CT在发病后1周即可有阳性发现，早期可见骨小梁吸收、破坏，继之出现溶骨性骨质破坏区，骨皮质虫蚀状破坏，椎旁软组织肿胀，椎间盘受累时表现为终板与椎间盘界限不清，继而出现成骨反应，表现为骨破坏区边缘硬化及终板硬化。另外CT可显示椎间隙狭窄、消失，椎旁和椎管内脓肿及椎体压缩等表现。

知识点6：化脓性脊柱炎的MRI表现　　　　　　　　　　　副高：掌握　正高：掌握

对脊椎化脓性炎症敏感性为96%，准确性94%，为首选检查方法。

早期表现为椎体近终板前上区或椎体中央正常骨髓信号消失，代之为T_1WI低信号，T_2WI稍高信号区，随后累及整个椎体，随病变进展可显示溶骨性骨破坏区及椎体前、后缘骨皮质的断裂，椎间盘受累时在T_2WI为低信号，与病变椎体分界不清，T_2WI低于正常椎间盘信号，若有脓液形成，T_2WI表现为明显高信号，椎旁脓肿T_1WI为低信号、T_2WI为高信号，增强检查呈环状强化。另外，MRI可显示脓液破入椎管及对脊髓侵犯情况。

知识点7：化脓性脊柱炎与脊柱结核的鉴别诊断　　　　　　副高：掌握　正高：掌握

（1）化脓性脊柱炎进展迅速，于骨破坏的同时出现骨增生硬化（4～6周出现），而脊柱结核病变以骨破坏为主，一般半年后才出现骨质增生硬化。

（2）化脓性脊柱炎由于骨质增生硬化出现早，椎体压缩骨折相对轻微。

（3）化脓性脊柱炎由于化脓细菌直接对椎间盘破坏，因此椎间隙狭窄出现相对较早，而结核椎间盘破坏主要是由于变性坏死和机械压迫所致，因此早期椎间隙保持正常。

（4）化脓性脊柱炎范围固定治疗后相邻椎体间很快形成骨桥（2～3个月），而结核要半年以后才能形成骨桥。

第八节 椎管内脓肿

知识点1：硬膜外脓肿的概念　　　　　　　　副高：掌握　正高：掌握

硬膜外脓肿是指椎管内硬膜外间隙的局限性化脓炎症。

知识点2：硬膜外脓肿的病因病理　　　　　　副高：熟悉　正高：掌握

绝大多数为继发性脓肿，可以是远处感染灶经血行播散而来，也可以是邻近组织感染如椎体骨髓炎等的直接蔓延，病变早期在硬膜外形成蜂窝织炎，然后形成脓肿和脓腔，并呈纵向扩散，可延伸数个节段或椎管全长，以后脓液逐渐吸收，肉芽组织形成，脊髓受压导致脊髓血液循环障碍，引发脊髓坏死和软化。

知识点3：硬膜外脓肿的临床表现　　　　　　副高：掌握　正高：掌握

早期持续高热、乏力、腰背部疼痛，继之出现神经根放射痛，双下肢无力、瘫痪、尿潴留、括约肌功能障碍，以及急性横贯性脊髓损害的表现。

知识点4：硬膜外脓肿的X线表现　　　　　　副高：掌握　正高：掌握

如非椎体骨髓炎引起，平片常无阳性发现。

知识点5：硬膜外脓肿的CT表现　　　　　　　副高：掌握　正高：掌握

硬膜外间隙脂肪层消失，代之以软组织密度影，硬膜囊受压移位，蛛网膜下腔变窄，变性期病变邻近椎体可有不规则破坏和轻度增生，增强检查，脓液表现为边缘强化，肉芽肿形成表现为均匀强化。

知识点6：硬膜外脓肿的MRI表现　　　　　　副高：掌握　正高：掌握

多为脊髓背侧硬膜外间隙梭形或结节状长 T_1、长 T_2 信号影，STIR呈高信号，脊髓受压，增强检查脓肿呈环状强化，慢性期肉芽组织形成可呈较均匀强化，如脊髓有坏死，可在相应平面见脊髓内片状长 T_1、长 T_2 信号。

知识点7：硬膜下脓肿的病因病理及临床表现　副高：熟悉　正高：掌握

硬膜下脓肿少见，多由化脓性硬脊膜炎和软脊膜炎所致，脓液积聚在硬膜下间隙。临床主要症状发热、背痛或相应水平的功能障碍。

知识点8：硬膜下脓肿的影像学表现　　　　　　　　　　副高：掌握　正高：掌握

X线平片无价值，CT及MRI显示病变位于硬膜下间隙，蛛网膜下腔狭窄，硬膜增厚，脊髓受压移位。

第十二章　骨肿瘤和肿瘤样病变概论

第一节　影像学检查

知识点1：诊断骨肿瘤的主要方法　　　　　　　　　副高：掌握　正高：掌握

影像学检查是临床诊断骨肿瘤的主要方法。①能够判断骨骼病变是否为肿瘤；②明确肿瘤大小及范围；③评估骨肿瘤是良性还是恶性，属原发性还是转移性；④推断肿瘤的组织类型。

知识点2：骨肿瘤影像检查方法的选择　　　　　副高：熟练掌握　正高：熟练掌握

（1）X线检查：X线平片仍是骨、关节疾病常用的首选影像检查方法，常见且典型的骨肿瘤通过X线平片即可确诊。当X线表现不典型或呈阴性或部位特殊、解剖结构复杂、相互重叠时，应根据临床需要定期复查或进一步作CT或MRI检查。

（2）CT检查：当临床和X线诊断有疑难时，可选用CT做进一步检查。CT可显示骨肿瘤的细微改变，对细微骨破坏区、死骨、微小钙化或骨化、骨膜增生、破坏区周围骨质增生、软组织脓肿等的显示，明显优于常规X线平片。对骨骼解剖较复杂的部位，如骨盆和脊柱的骨肿瘤，CT显示更好。

（3）MRI检查：MRI对未出现骨质破坏的骨髓内病变、解剖结构复杂的区域如脊柱病变及椎管内病灶等的显示优于CT，对多发脊柱骨转移瘤的显示效果更佳。对显示肿瘤周围软组织的病变、肿瘤在髓腔内的侵及范围、检查骨髓内的跳跃性子灶等具有冥想优势。但是MRI对钙化和骨化的显示不如X线和CT。因此多数骨和软组织病变的MRI检查应在X线平片或CT的基础上进行。

知识点3：骨肿瘤的影像诊断要求　　　　　　副高：熟练掌握　正高：熟练掌握

骨肿瘤的正确诊断对确定治疗方案和估计预后非常重要。影像学检查对骨肿瘤良恶性的判断准确率较高，而确定肿瘤的组织类型在多数情况下仍较困难。要求在分析时：①判断骨病变是否为肿瘤；②如是肿瘤，判断是良性还是恶性，是原发性还是转移性；③肿瘤的侵犯范围；④推断肿瘤的组织学类型。重点在于判断肿瘤的良恶性。在检查技术方面要求首选X线，透照正、侧位并适当选择其他位置，一定要包括软组织。必要时可进一步选择CT或MRI检查技术，确定骨髓及软组织受侵情况。

知识点4：骨肿瘤影像诊断的主要依据	副高：掌握 正高：掌握

在观察骨肿瘤的影像时，应注意发病部位、病变数目、骨质变化、骨膜增生和周围软组织变化等。

（1）发病部位：不同的骨肿瘤有其一定的好发部位，

（2）病变数目：原发性骨肿瘤多单发，转移性骨肿瘤和骨髓瘤常多发。

（3）骨质变化：①常见的变化是骨质破坏；②部分骨肿瘤可表现骨质增生。

（4）骨膜新生骨：良性骨肿瘤常无骨膜新生骨，若出现，一般为均匀、致密、完整，常与骨皮质融合；恶性骨肿瘤常有广泛的不同形式的骨膜新生骨，而且后者还可被肿瘤破坏，形成Codman三角。

（5）周围软组织变化：良性骨肿瘤多无软组织肿块，仅见软组织被肿瘤推移，然肿瘤较大突破骨性包壳时，可见局部软组织肿块，但其边缘与邻近软组织界限清楚；恶性骨肿瘤常侵入软组织，并形成肿块影，且与邻近软组织界限不清。

第二节 骨肿瘤分类及诊断

知识点1：骨肿瘤的概述	副高：熟练掌握 正高：熟练掌握

原发性骨肿瘤包括骨基本组织（骨、软骨和纤维组织）发生的肿瘤，如骨瘤、骨样骨瘤、骨肉瘤、骨软骨瘤、骨母细胞瘤、软骨肉瘤等；骨附属组织（血管、神经、脂肪和骨髓）发生的肿瘤，如尤因肉瘤、骨髓瘤、血管瘤、淋巴瘤、脂肪瘤、神经源性肿瘤等；特殊组织来源的肿瘤，如脊索瘤；组织来源未定的肿瘤如骨巨细胞瘤。

继发性骨肿瘤包括恶性肿瘤的骨转移和骨良性病变的恶变。

瘤样病变是指临床、病理和影像学表现与骨肿瘤相似而并非真性肿瘤，但也具有骨肿瘤的某些特征如复发和恶变的一类疾病，如骨囊肿、动脉瘤样骨囊肿、骨纤维异常增殖症和畸形性骨炎等。

知识点2：骨肿瘤的分类	副高：掌握 正高：掌握

（1）骨源性：①骨瘤；②骨样骨瘤；③成骨细胞瘤；④骨肉瘤。

（2）软骨源性：①骨软骨瘤；②软骨瘤；③成软骨细胞瘤；④软骨黏液样纤维瘤；⑤软骨肉瘤。

（3）纤维源性：①非骨化性纤维瘤；②骨化性纤维瘤；③硬韧带样纤维瘤；④骨纤维肉瘤。

（4）其他起源：①骨巨细胞瘤；②骨髓瘤；③尤因肉瘤；④骨淋巴瘤；⑤骨血管肉瘤；⑥骨脂肪肉瘤；⑦脊索瘤；⑧滑膜肉瘤；⑨骨转移瘤。

（5）骨肿瘤样病变：①骨囊肿；②动脉瘤样骨囊肿；③邻关节骨囊肿；④纤维性骨皮质缺损；⑤骨纤维异常增殖症；⑥畸形性骨炎。

知识点3：骨肿瘤的临床表现　　　　　　　　副高：熟练掌握　正高：熟练掌握

骨肿瘤的诊断须结合临床资料，应注意骨肿瘤的发病率、发病年龄、部位、症状、体征和实验室检查结果等。这些资料对骨肿瘤定性诊断有参考价值。

（1）发病率：良性肿瘤以骨软骨瘤为最多，其余依次为骨巨细胞瘤、软骨瘤和骨瘤等；恶性以骨肉瘤最多见，其余依次为软骨肉瘤、纤维肉瘤、骨髓瘤和尤因瘤等。无论良性、恶性和瘤样病变，在发病率上均男多于女，其比率约为1.6∶1。

（2）年龄：婴儿期以急性白血病和神经母细胞瘤的骨转移较常见，少年期以尤因瘤多见，青年期好发骨肉瘤、骨瘤、骨软骨瘤和成软骨细胞瘤，而转移瘤、骨髓瘤和软骨肉瘤多见于40岁以上。

（3）部位：骨巨细胞瘤好发于长骨的骨端，骨肉瘤见于长骨干骺端，软骨母细胞瘤多位于儿童长骨的骨骺与骺板区，骨瘤好发于膜内成骨部位如颅骨和面骨的良性骨肿瘤，骨软骨瘤好发于股骨及胫骨的干骺端。

（4）症状与体征：骨样骨瘤局部疼痛，以夜间为重，服用水杨酸钠类药物可缓解疼痛，其余良性骨肿瘤较少引起疼痛。而恶性者疼痛常是首发症状，而且常为剧痛。骨髓瘤和广泛的骨转移瘤往往引起全身性剧烈疼痛。大多数骨肿瘤均有明显肿块，良性者通常境界清楚，无明显压痛，一般局部皮肤无改变；而恶性者多境界不清，可有表面皮肤红肿，血管充血扩张，皮温升高，且皮肤常与深部组织粘连，邻近关节常有活动受限。

（5）实验室检查：良性骨肿瘤患者的血、尿和骨髓检验均正常，而恶性者则常有变化。如尤文瘤患者的白细胞总数可增高；多发性骨髓瘤及广泛的骨转移瘤患者可有贫血、血尿酸增高以及血钙、磷增高；骨髓瘤患者血中常出现异常免疫球蛋白，尿中可出现本－周蛋白。

知识点4：骨肿瘤的定位诊断原理　　　　　　　副高：掌握　正高：掌握

（1）根据骨的类型肿瘤发生部位分为长管状骨、短管状骨、脊椎及扁平骨。

（2）如发生于管状骨，发生部位可分为骨骺、干骺端及骨干（如骺板已闭合，则分为骨端及骨干）。

（3）如发生于脊椎，发生部位可分为椎体及附件。

（4）进一步根据肿瘤发生于骨表面或内部，发生部位可分为骨皮质、骨髓质及骨旁。根据以上原则可将骨肿瘤的定位细化，如"长管状骨干骺端皮质部"。

知识点5：骨肿瘤的定量诊断原理　　　　　　　副高：熟练掌握　正高：熟练掌握

若确定为异常，则需进一步判定病变大小、数量，如单骨单发或多发，或多骨多发。

知识点6：骨肿瘤的定性诊断原理　　　　　　　副高：熟练掌握　正高：熟练掌握

需仔细观察或分析下列内容进行综合判断：①各种影像学检查方法所提供信息的完整性

与一致性判断；②全面观察骨质、骨膜、周围软组织、邻近器官和远隔脏器情况；③根据骨质破坏、骨质增生硬化或瘤骨、病变数目与大小、形态、边缘、密度或信号、周围软组织改变等信息，判断病变是肿瘤还是非肿瘤，良性肿瘤还是恶性肿瘤，原发肿瘤还是继发肿瘤，成骨性、成软骨性还是纤维性肿瘤等；④结合临床、实验室检查及影像学表现，综合分析做出诊断与鉴别诊断；⑤若诊断不确定，需给出进一步建议，如穿刺活检、其他检查或随诊复查等。

知识点7：骨肿瘤的诊断思路 副高：掌握 正高：掌握

（1）将骨肿瘤定位，如"长管状骨干骺端皮质部"。

（2）确定骨肿瘤良恶性，如"良性"。

（3）确定骨肿瘤的组织起源，如"纤维源性"。

（4）依据以上定位定性结果列出鉴别诊断列表，如"非骨化性纤维瘤、纤维性骨皮质缺损等"。

（5）根据各种影像学方法及征象逐一排除鉴别诊断中的疾病，如"排除纤维性骨皮质缺损"。

（6）得出最终印象，如"右胫骨近侧干骺端非骨化性纤维瘤"。

第三节 良、恶性骨肿瘤的鉴别

知识点1：良性骨肿瘤的鉴别 副高：掌握 正高：掌握

（1）良性骨肿瘤边缘：光滑整齐，呈局限性，形状大多规则，周围常有一硬化缘，与周围骨界限清楚。

（2）囊性骨破坏：良性骨肿瘤可表现为囊状破坏区，常发生在松质骨内，生长缓慢，多呈膨胀状。

（3）骨皮质：一般不受侵犯，保持完整，可因膨胀性压迫而变薄。

（4）邻近骨骼：因肿瘤压迫出现凹陷、弯曲及边缘硬化等畸形。

（5）骨膜：一般无骨膜反应，如有病理骨折，可出现骨膜增生。

（6）钙化：骨破坏区内有时见到数量不等、形状不规则的钙化影。

（7）软组织：一般不受侵犯，无肿块或肿胀，可被推压移位，即使肿瘤突入软组织内仍清楚。

知识点2：恶性骨肿瘤的鉴别 副高：掌握 正高：掌握

（1）骨破坏：为肿瘤侵袭骨皮质与骨髓腔的表现，关节软骨破坏并向关节腔内发展时，表现为关节面的骨破坏、塌陷、关节间隙增宽、关节内出现游离体、关节变形，甚至脱位。

（2）瘤骨形成：瘤骨系一些分化较差的肿瘤细胞形成的骨组织，表现为磨玻璃样密度增高，斑片状或絮状骨硬化以及毛刷状不规则的垂直于骨干的放射状瘤骨。

（3）瘤软骨形成：肿瘤细胞亦可形成瘤软骨，呈钙化稀少，密度不高，边缘模糊，隐约可见的表现；亦可表现为细小的点状、条状及弧形钙化影；瘤软骨可与瘤骨交错混合存在。

（4）骨皮质：①骨皮质受侵破坏，多表现为变薄、中断、消失或呈不规则的残留骨片，因进展迅速与一般无膨胀性改变；②肿瘤细胞沿哈氏管浸润；③形成瘤骨，并与髓腔形成的瘤骨融合在一起，呈骨皮质硬化现象。

（5）骨膜反应：①原发性恶性骨肿瘤的骨膜反应约占78%，尤因瘤和纤维肉瘤几乎都有骨膜反应；②骨膜反应取决于骨膜增生的速度及骨小梁排列方式而表现为各种不同形态，如平行状、花边状、葱皮状、放射状及三角状等；③这些不同的形态，可作为诊断时的参考，如较薄而整齐的线样骨膜反应表示肿瘤早期、恶性度低或距离肿瘤较远，较厚的花边状或放射状骨膜反应，则反映肿瘤生长迅速，恶性度高或肿瘤已向骨外发展；④骨膜三角则表示肿瘤向骨外发展时，边缘部分的骨膜受肿瘤刺激，生长特别迅速，肿瘤突破处，骨膜被破坏，其两残端呈三角形。此种骨膜反应并非为恶性骨肿瘤所特有，也见于骨膜下出血、感染及肉芽组织形成等。

（6）软组织改变：恶性骨肿瘤常穿破骨皮质侵入软组织，形成边缘不清的肿块或弥漫性肿胀，表现为软组织密度增高。内可能有瘤骨或瘤软骨，或出现不规则钙化、不连续之壳状钙化等。

（7）合并症：常见为病理骨折及失用性骨萎缩。

知识点3：良、恶性骨肿瘤的鉴别	副高：熟练掌握　正高：熟练掌握

良、恶性骨肿瘤的鉴别

	良　性	恶　性
生长情况	生长缓慢，不侵及邻近组织，但可引起压迫移位；无转移	生长迅速，易侵及邻近组织，可有转移
局部骨质变化	呈膨胀性改变，边界清晰、锐利，骨皮质变薄、完整	呈浸润性骨破坏，边缘模糊、不整，骨皮质中断
骨膜增生	一般无骨膜增生，病理骨折后可有少量骨膜增生，骨膜新生骨无破坏	可出现不同形式的骨膜增生，并可被肿瘤侵犯破坏（Codman三角）
瘤骨	无	有
周围软组织变化	多无肿胀或肿块影，如有肿块，其边缘清楚	侵入软组织形成肿块，边缘模糊不清，其内有瘤骨或钙化

第十三章　良性骨肿瘤

第一节　骨　瘤

知识点1：骨瘤的病理　　　　　　　　　　　　副高：熟悉　正高：掌握

　　骨瘤是一种成骨性良性肿瘤，主要发生于膜内化骨的骨骼，多见于颅面骨、下颌骨，以颅骨外板和鼻窦壁多见。病理表现为骨表面的突起，坚硬，完全由成熟的骨组织组成，表面覆有骨膜；根据质地分为致密型骨瘤和海绵型（松质型）骨瘤。可发生于各个年龄组，其中以11～30岁最多。男多于女。

知识点2：骨瘤的临床表现　　　　　　　　　　副高：掌握　正高：掌握

生长缓慢，较少的骨瘤可无症状，较大者随部位不同可引起压迫症状和外貌畸形。

知识点3：骨瘤的影像学表现　　　　　　　　　副高：掌握　正高：掌握

　　可分为两型：①致密型：大多突出于骨表面，表现为半球状、分叶状边缘光滑的高密度影，呈象牙质样密度，基底与颅外板或骨皮质相连；②疏松型：密度似板障或呈磨玻璃样改变，可见骨小梁，呈半球状或扁平状突起，边缘光滑。CT能更好地显示X线平片上骨瘤表现的各种征象，并可发现位于骨性外耳道、乳突内侧等隐蔽部位的较小骨瘤。MRI上，致密型骨瘤在T_1WI和T_2WI上均呈边缘光滑的低信号或无信号影，其信号强度与邻近骨皮质一致，与宿主骨骨皮质间无间隙。邻近软组织信号正常。

知识点4：骨瘤的鉴别诊断　　　　　　　　　　副高：掌握　正高：掌握

　　（1）脑膜瘤：①生长快；②脑膜瘤基底宽，并可有颅板硬化性改变；③肿瘤血供增多，致附近血管沟影增宽增多。
　　（2）额骨内板增生症：①呈波浪形骨增生；②患者常有头痛、肥胖、性欲减退；③多见于停经后的女性，有时伴发糖尿病或尿崩。
　　（3）颅骨纤维异样增殖症：病变广泛，多处发病，累及板障和颅板；全身其他骨骼亦可发病，且有单侧趋向。
　　（4）骨岛：正常松质骨内的局灶性致密骨块，是软骨内成骨过程中次级骨小梁未被改建吸收的残留部分。表现为骨内的致密骨结构影，常见有骨小梁与周围正常小梁相连。

（5）骨软骨瘤：多自干骺端或相当于干骺端的部位背离关节面方向向外生长。其基底部由外围骨皮质和中央松质骨构成，两者均与母体骨相对应结构相连续。

第二节　骨样骨瘤

知识点1：骨样骨瘤的病理　　　　　　　　副高：熟悉　正高：掌握

骨样骨瘤由成骨细胞及其产生的骨样组织形成的良性成骨性肿瘤。肿瘤由瘤巢和周围硬化两部分组成。瘤巢呈圆形或椭圆形，直径多在0.1～1.5cm，由血供丰富的结缔组织、放射状骨样小梁、不同程度的钙化或骨化组成。好发于青年人，5～25岁占80%。男性多于女性。

知识点2：骨样骨瘤的临床表现　　　　　　　副高：掌握　正高：掌握

病灶部位疼痛，夜间痛明显，服用水杨酸类药物可解除疼痛为本病特点。脊柱活动受限、畸形。

知识点3：骨样骨瘤的影像学表现　　　　　　副高：掌握　正高：掌握

X线、CT表现：多见于股骨及胫骨的骨干、脊柱的椎弓、距骨，表现为0.1～1.5cm的瘤巢透亮区及周围明显的骨质硬化，瘤巢内常见小点状钙化。CT对显示骨质硬化掩盖下的瘤巢及其内的点状钙化，特别对于显示脊柱椎弓和距骨的病变有明显的优越性。

MRI：根据瘤巢内钙化成分的不同可以表现为长T_1、长T_2信号或长T_1、短T_2信号，病灶周围的增生和硬化表现为T_1WI和T_2WI低信号，如邻近结构有水肿，则表现为片状长T_1、长T_2信号。

知识点4：骨样骨瘤的鉴别诊断　　　　　　　副高：掌握　正高：掌握

（1）骨皮质脓肿：①常有红、肿、热、痛等炎症反应症状和反复发作史，无骨样骨瘤的规则性疼痛；②骨膜新生骨少，且更不规则；③骨质破坏区内无钙化或骨化；④MRI表现"靶征"或"晕征"。

（2）硬化性骨髓炎：①反应性硬化范围更广泛，可围绕整个骨干1周，皮质增厚呈不规则状，髓腔变小或消失；②一般无脓肿和死骨，亦无透亮"瘤巢"；③疼痛常呈间歇性，服用水杨酸类药物无效。

（3）成骨细胞瘤：①直径多>2cm；②发展较快，疼痛较轻，无骨样骨瘤所特有的疼痛，服水杨酸药物不缓解；③很少引起反应性骨皮质增厚，无透亮"瘤巢"。

第三节　成骨细胞瘤

知识点1：成骨细胞瘤的概述　　　　　　　副高：熟练掌握　正高：熟练掌握

　　成骨细胞瘤也称骨母细胞瘤，由富血管的结缔组织基质伴活动性成骨样与原始网状骨结构组成，原认为是良性骨肿瘤，现也有恶性报道。病因不明。

知识点2：成骨细胞瘤的临床表现　　　　　　　副高：掌握　正高：掌握

　　（1）常发生在脊椎附件，手足短骨次之，四肢长骨、肩胛骨、肋骨偶见，长骨多在骨干。
　　（2）发病年龄为10～15岁，幼儿及成年少见，男性多于女性。
　　（3）症状，逐渐发生疼痛，轻度，持续性，阿司匹林不能镇痛。
　　（4）脊柱侧弯、后凸、畸形。

知识点3：成骨细胞瘤的病理　　　　　　　　副高：熟悉　正高：掌握

　　（1）肿瘤血管丰富，呈棕色或紫红色，易出血和囊变，直径为2～10cm，皮质膨胀变薄，骨膜完整，如突破皮质可形成周围软组织肿块。
　　（2）瘤组织为颗粒或砂粒状，砂样硬度。
　　（3）镜下，纤维性血管丰富的间质中有大量成骨细胞，细胞间钙化形成小梁状骨样组织。

知识点4：成骨细胞瘤的分型　　　　　　　　副高：掌握　正高：掌握

　　（1）中心型：①边缘清晰的囊状骨质破坏区，皮质膨胀变薄；②如皮质破裂，形成软组织肿块；③有不同程度的成骨或钙化阴影；④肿瘤附近骨质轻度增生硬化；⑤一般无骨膜反应。
　　（2）皮质型：①发生在皮质内，偏心性生长；②皮质局部破坏，薄壳状骨质膨胀；③边缘清晰，可有不规则钙化斑。
　　（3）骨膜下型：①见于干骺端；②偏侧生长；③局部骨皮质呈压迫性破坏。
　　（4）松质骨型：①见于棘突、椎弓；②呈棉絮状不规则囊性破坏；③亦可为边缘清晰密度增高影。

知识点5：成骨细胞瘤的影像表现　　　　　　　副高：熟练掌握　正高：熟练掌握

　　（1）X线平片：①多位于附件的孤立有膨胀性的溶骨性病变；②有一薄的钙化边缘，病灶内可见不均匀钙化或骨化；③突破皮质者可侵入邻近软组织及硬膜外区。

（2）CT表现：CT可明确肿瘤的部位及其真实的大小，另外对肿瘤的钙化和骨化的显示、邻近骨皮质的改变及周围软组织肿块的显示更清楚。

（3）MRI表现：①T_1WI表现为中等信号，T_2WI表现为高信号。②之中的硬化性病变及周围薄的反应性骨增生在所有序列均表现为低信号。③邻近骨髓腔和周围软组织受侵，在T_1WI为低信号，T_2WI为高信号。④瘤内出血，MRI信号特点可反映出血的大致时间。⑤增强检查：肿瘤明显强化。

知识点6：成骨细胞瘤的鉴别诊断	副高：掌握 正高：掌握

（1）骨样骨瘤：无压痛。①夜间痛，服水杨酸制剂缓解，而骨母细胞瘤无此特点。②瘤巢直径＜2cm，骨母细胞瘤直径＞2cm。③有自愈倾向，骨母细胞瘤倾向进展，少数可恶变。④骨样骨瘤周围反应性增生硬化较骨母细胞瘤明显。⑤骨样骨瘤一般不突破皮质形成周围软组织肿块。

（2）骨肉瘤：①恶性，发展快，症状重；②有骨膜反应，破坏性大，有溶骨或成骨等型。

（3）巨细胞瘤：①无骨组织形成；②好发于长骨骨端；③发病年龄较晚，20～40岁；④MRI显示多有实质性肿瘤组织信号。

（4）动脉瘤样骨囊肿：①常有明确外伤史；②膨胀明显；③骨皮质明显变薄；④呈皂泡状。

第四节 骨软骨瘤

知识点1：骨软骨瘤的病理	副高：熟悉 正高：掌握

骨软骨瘤又称外生骨疣，为具有软骨帽的骨性突出物，常见于长骨干骺端的表面，只发生于软骨化骨的骨骼；组织病理学上肿瘤由骨性基底、软骨帽、纤维包膜三部分构成。以单发多见，好发于10～30岁，男性多于女性。好发于干骨后端，以股骨下端和胫骨上端最常见，约50%。

知识点2：骨软骨瘤的临床表现	副高：掌握 正高：掌握

儿童和少年多见，好发于股骨远端和胫骨近端。肿瘤生长慢，成年时停止生长，一般早期无明显临床症状，肿瘤较大时可有疼痛和局部畸形合并关节功能障碍，以及对神经血管压迫而产生的相应症状，个别可恶变成软骨肉瘤，多发性骨软骨瘤有家庭遗传倾向。

知识点3：骨软骨瘤的影像学表现	副高：掌握 正高：掌握

（1）X线、CT表现：表现为骨性突起，其皮质与正常骨皮质相连，背离关节生长，基

底部可呈细蒂状或宽基底，软骨帽可见钙化，邻近骨骼常可受压变形移位或形成压迹；位于长骨者多以窄基底连于干骺端；位于扁骨或不规则骨如肩胛骨、骨盆者多形态不规则、基底较宽，易恶变为软骨肉瘤，恶变时表现为软骨帽钙化溶解减少或消失，瘤体出现骨质破坏，周围形成软组织肿块。

（2）MRI：骨软骨瘤的软骨帽在T_1WI上呈低信号，在脂肪抑制T_2WI上为明显高信号。

知识点4：骨软骨瘤的鉴别诊断　　　　　　　副高：掌握　正高：掌握

（1）肱骨髁上突：①系先天发育异常，无症状，多在X线体检时发现；②发生于肱骨内上髁前内侧5~7cm处，侧位显示较好，表现为鸟嘴状骨性突起、密度较均匀，较骨皮质密度稍低；③基底较宽，基底与骨皮质间可有透亮区；④有时骨突与内髁之间有纤维组织相连。

（2）胫骨内髁骨软骨病：①又称胫骨畸形性骨软骨病，常见于婴儿及儿童；②膝部向外弯曲畸形；③胫骨内髁增大，关节面向内、下、后方倾斜塌陷；相对应的干骺端伴随向内下扩展塌陷，内侧关节间隙增宽；塌陷的干骺部可有斑片状密度不均或不规则钙化；④胫骨干内侧骨质增厚，甚至形成骨突，类似骨软骨瘤。

第五节　软　骨　瘤

知识点1：软骨瘤的病理　　　　　　　　　　副高：熟悉　正高：掌握

软骨瘤是一种常见的良性骨肿瘤。大体病理肿瘤呈分叶状，有一层纤维包膜；骨皮质膨胀变薄；以短管骨最为常见。组织学上其主要成分为透明软骨及其退化形成的胶样囊肿和软骨钙化、骨化。根据发生部位发生于骨髓腔者称为内生软骨瘤，发生于皮质骨或骨膜下者称皮质旁软骨瘤，多发性内生软骨瘤称软骨瘤病。多发软骨瘤合并一侧肢体发育畸形称Ollier病，多发内生软骨瘤合并软组织血管瘤者称Maffucci。

知识点2：软骨瘤的临床表现　　　　　　　　副高：掌握　正高：掌握

好发于青少年，病程缓慢，可长达数十年，一般无明显症状。发生于指骨髓质内的单发病变最多见，其次为掌骨。

知识点3：软骨瘤的影像学表现　　　　　　　副高：掌握　正高：掌握

（1）X线及CT表现：①内生软骨瘤，常见于短管骨，表现为中心性生长的、椭圆形或分叶状骨质破坏区，边缘整齐，有硬化边；内部可见钙化，骨皮质膨胀菲薄。②外生软骨瘤，少见，易发于短管骨，表现为骨干皮质旁由外向内的压迹或缺损，边缘硬化，内部散在钙化点。

（2）MRI表现：①因肿瘤含透明软骨，T_1WI呈稍低信号，T_2WI呈稍高信号。②肿瘤内钙化、骨化，在T_1WI及T_2WI均为低信号。③肿瘤内软骨黏液样变性在T_1WI及T_2WI均呈稍高信号。

多发性内生软骨瘤50%可恶变，恶变征象包括：①短期内肿瘤迅速增大，病灶周围出现虫蚀样骨破坏。②肿瘤突破骨皮质侵犯软组织，形成软组织肿块。③肿瘤内原有钙化、骨化被吸收消失或境界变模糊，或出现长短不一粗大骨针。

知识点4：软骨瘤的鉴别诊断   副高：掌握   正高：掌握

（1）发生于短骨的内生软骨瘤应与血管球瘤及上皮样囊肿鉴别：①两者发病部位多在末节指骨。②病灶内无钙化。③上皮样囊肿的外伤史和血管球瘤的针刺样疼痛有助于诊断。

（2）发生于长骨的内生软骨瘤应与骨囊肿、骨巨细胞瘤、骨化性纤维瘤鉴别：①钙化是内生软骨瘤与骨囊肿、骨巨细胞瘤鉴别的重要依据。②与骨化性纤维瘤鉴别需结合发病年龄、部位等各种资料。

第六节　成软骨细胞瘤

知识点1：成软骨细胞瘤的概述   副高：熟练掌握   正高：熟练掌握

成软骨细胞瘤又称软骨母细胞瘤，是一种良性成软骨性肿瘤，20%～25%的肿瘤可并发动脉瘤样骨囊肿。肿瘤可突破骨端进入关节，亦可跨越骺板向干骺端扩展。病变多表现为偏心性、轻度膨胀性、圆形或不规则形局限性骨破坏区，约半数病例病灶可见钙化。边界清楚，周围有硬化边。病变可穿破骨皮质形成局限的软组织肿块。

知识点2：成软骨细胞瘤的临床表现   副高：掌握   正高：掌握

（1）较少见，占原发骨肿瘤的1%。

（2）好发于10～20岁，骨骺闭合前，多见于男性，男女之比为1.8∶1。

（3）最常发生于四肢长骨骨骺，尤其是股骨下端和胫骨上端以及其他骨突部位。

（4）进展缓慢，症状轻微，局部肿痛，关节积液和活动障碍。

（5）具有恶变能力。

知识点3：成软骨细胞瘤的病理   副高：熟悉   正高：掌握

（1）边界清楚的，分叶状肿块，可含砂粒样钙化。

（2）中心可见囊性出血灶或坏死。

（3）由胚胎型软骨细胞组成，内含散在的软骨基质。

知识点4：成软骨细胞瘤的X线表现　　副高：掌握　正高：掌握

（1）病灶位于长骨骨骺。
（2）囊状透亮区，边缘清楚，有硬化缘。
（3）内散在斑点状钙化，且钙化具有发生于病灶周围的倾向。

知识点5：成软骨细胞瘤的CT表现　　副高：掌握　正高：掌握

（1）呈单房类圆形骨质破坏，可呈偏心性生长，邻近骨皮质无膨胀或有轻中度膨胀。
（2）病灶内有浅淡钙化影，呈斑点状、片絮状，较具特征性，CT可显示平片上难以显示的病灶边缘硬化或病灶内的细小钙化。
（3）多有边缘锐利的完整或不完整硬化带。
（4）部分骨皮质断裂，骨片可陷入病灶内或外突。
（5）病变穿破皮质则有软组织肿块，侵犯关节则可有关节囊肿胀、积液，CT可准确地评估皮质的完整性和是否存在软组织肿块。

知识点6：成软骨细胞瘤的MRI表现　　副高：掌握　正高：掌握

（1）MRI有助于评估病变在骨髓内侵犯的范围。
（2）MRI也可以显示病灶内囊性坏死或出血灶，但对点状钙化的显示不如CT。
（3）病灶T_1WI上多呈不均匀低信号，T_2WI上呈混杂信号。

知识点7：成软骨细胞瘤与软骨黏液性纤维瘤的鉴别诊断　　副高：掌握　正高：掌握

（1）多发生于干骺端，好发于膝关节周围。
（2）偏心性膨胀性单囊或多囊样病变，囊隔粗厚硬化似蜂窝状。
（3）很少有钙化。
（4）易向周围扩展连成更多骨皮质破坏和相当程度的反应性骨硬化。
（5）MRI上黏液成分于T_2WI上呈高信号。

知识点8：成软骨细胞瘤与骨巨细胞瘤的鉴别诊断　　副高：掌握　正高：掌握

（1）好发于骺板闭合后的骨端。
（2）发病年龄较晚，20～40岁。
（3）病灶较大。
（4）膨胀显著。
（5）内多无斑点状钙化影。
（6）X线多无明显硬化边缘。

（7）肿瘤在T_1WI呈中等信号，T_2WI呈等或高信号，合并出血时信号强度普遍增高。

知识点9：成软骨细胞瘤与内生软骨瘤的鉴别诊断　　　　副高：掌握　正高：掌握

（1）发病年龄较大。
（2）好发于短管状骨。
（3）起自干骺端向骨干延伸。
（4）钙化常更密实，并可呈团块状。

知识点10：成软骨细胞瘤与软骨肉瘤的鉴别诊断　　　　副高：掌握　正高：掌握

（1）发病于成人。
（2）扁骨和长管状骨的干骺端多见。
（3）边缘模糊。
（4）可见肿瘤骨。
（5）可形成较大软组织肿块。

第七节　软骨黏液样纤维瘤

知识点1：软骨黏液样纤维瘤的概念　　　　副高：掌握　正高：掌握

软骨黏液样纤维瘤是一种少见的以分叶状生长的黏液样和软骨样分化的良性骨肿瘤。

知识点2：软骨黏液样纤维瘤的临床表现　　　　副高：掌握　正高：掌握

10～30岁最常见，男性多于女性；病程缓慢；主要症状为轻微疼痛、肿胀、运动受限；大约1/3病例累及胫骨，特别好发于胫骨近端，股骨远侧干骺端亦常见。

知识点3：软骨黏液样纤维瘤的病理　　　　副高：熟悉　正高：掌握

病变类似纤维软骨，病变中无骨小梁，无明显的黏液样组织，偶见钙化；镜下肿瘤成分有纤维组织、黏液组织和软骨组织。

知识点4：软骨黏液样纤维瘤的影像学表现　　　　副高：掌握　正高：掌握

多累及干骺端，呈偏心生长；大小为1～10cm；病灶区皮质膨胀变薄，内缘呈扇贝样改变，无骨膜反应；肿瘤钙化少见。

知识点5：软骨黏液样纤维瘤的鉴别诊断　　　　副高：掌握　正高：掌握

（1）骨巨细胞瘤：①位于骨端；②X线多无明显硬化边缘。

（2）动脉瘤样骨囊肿：①生长迅速；②偏心性生长；③膨胀明显。

（3）软骨母细胞瘤：①位于骨骺，很少见于干骺端；②病变钙化常见；③好发年龄略低，为10~20岁。

（4）骨纤维异常增殖症：①如无病理性骨折很少产生症状；②病变四周有硬化边缘；③病变内常有钙化和骨化。

第八节　非骨化性纤维瘤

知识点1：非骨化性纤维瘤的病理　　　　副高：熟悉　正高：掌握

非骨化性纤维瘤是一种由骨髓结缔组织发生的良性肿瘤，由于无成骨活动，故称非骨化性纤维瘤。肿瘤由坚韧的纤维结缔组织构成。切面上呈多数散在的灰黄或褐色结节，界限分明，互相毗邻，每一病灶有一薄层硬化骨组织包绕，其内无成骨。

知识点2：非骨化性纤维瘤的临床表现　　　　副高：掌握　正高：掌握

好发于8~20岁的青少年的长骨，无症状或症状轻微，偶有酸痛和肿胀。骨骼发育趋于成熟时，可自行消失。

知识点3：非骨化性纤维瘤的影像学表现　　　　副高：掌握　正高：掌握

X线、CT表现：①多发生于四肢长骨的一侧，基底位于皮质，距骺板3~4cm，并随年龄增长向骨干侧移位；胫骨、股骨、腓骨多见，可多骨多发。②呈边界清楚有薄层硬化边的圆形或卵圆形的骨质破坏区，边缘膨胀，常多个病灶毗连成串珠或泡沫状，病变区域的长轴与长骨平行。

第九节　骨化性纤维瘤

知识点1：骨化性纤维瘤的临床表现　　　　副高：掌握　正高：掌握

（1）好发于颌骨，是一种少见的骨源性良性肿瘤。

（2）其发病原因可能与发育异常或外伤有一定的关联。

（3）发生于长骨的骨化性纤维瘤更少，几乎都典型地发生于胫骨。

（4）多见于10岁以前。

知识点2：骨化性纤维瘤的病理　　　　　　　　副高：熟悉　正高：掌握

纤维样物质包绕的骨小梁，周围有骨母细胞；带状结构。

知识点3：骨化性纤维瘤的影像学表现　　　　　副高：掌握　正高：掌握

（1）X线及CT：①好发于长骨骨干的一侧骨皮质，以胫骨中上段骨干前侧骨皮质最好发；②病灶沿长轴发展；③多呈囊性，囊内可见分隔；④囊壁常见明显的骨硬化；⑤以纤维组织为主者多表现囊状型，多伴有清楚的骨硬化边缘；⑥骨组织为主者表现为硬化型，病灶呈较高密度与正常骨质相似。

（2）MRI：①骨化部分呈程度不等的低信号；②囊变部分为程度不等的高信号；③纤维部分T_2WI呈低于肌肉及骨皮质高于髓腔的短T_2信号。

知识点4：骨化性纤维瘤的鉴别诊断　　　　　　副高：掌握　正高：掌握

（1）骨纤维异常增殖症：①病灶区呈磨玻璃状，内有骨嵴或残存的骨小梁，可有不同程度的骨化；②病灶边缘清楚，很少有硬化。

（2）骨巨细胞瘤：①好发于长骨的骨端常呈偏心性骨破坏，膨胀明显；②病灶内常见骨嵴，钙化骨化少见。

（3）非骨化性纤维瘤：①多发于膝关节附近的长骨干骺端，呈偏心性生长；②囊状低密度区内无磨玻璃样改变，边缘有细线样硬化；③病变范围常较骨化性纤维瘤小。

第十节　骨韧带样纤维瘤

知识点1：骨韧带样纤维瘤的临床表现　　　　　副高：掌握　正高：掌握

（1）很少见，占全部骨肿瘤的0.06%。
（2）本病属良性肿瘤，但局部侵袭能力很强，且切除后复发率很高。
（3）发病年龄范围大，以10～30岁发病率最高。
（4）症状较轻，病程较长，局部钝痛和肿胀。

知识点2：骨韧带样纤维瘤的病理　　　　　　　副高：熟悉　正高：掌握

肿瘤灰白色、质韧、富于弹性可呈编织样排列；肿瘤由少量成纤维细胞、纤维细胞和大量胶原纤维构成。

知识点3：骨韧带样纤维瘤的影像学表现　　　　副高：掌握　正高：掌握

（1）X线及CT表现：①多见于长骨干骺端；②边界清楚不规则，有轻度硬化；③特征性X线表现为大量的肿瘤性骨小梁形成"树根"状改变；④表现为恶性骨肿瘤征象时，骨质呈溶骨性或侵蚀性破坏，皮质缺损，界限不清，伴有明显软组织肿块。

（2）MRI：①T_1WI显示病灶边缘清晰，信号较均匀；②T_2WI以低、等信号占优势。

第十一节　骨巨细胞瘤

知识点1：骨巨细胞瘤的概述	副高：熟练掌握　正高：熟练掌握

骨巨细胞瘤是一种以多核巨细胞散在分布于圆形或纺锤形单核基质细胞中为特征的原发性骨肿瘤。骨巨细胞瘤是一种局部侵袭性肿瘤，大部分为良性，少数为恶性。在我国骨巨细胞瘤是最常见的骨肿瘤之一，居第三位，在良性骨肿瘤中仅次于骨软骨瘤。肿瘤好发于骨骺板已闭合的四肢长骨骨端，尤其是股骨远端、胫骨近端和桡骨远端。

知识点2：骨巨细胞瘤的病理	副高：熟悉　正高：掌握

骨巨细胞瘤是一种来源于骨内非成骨性的间充质组织的肿瘤。肿瘤组织质软而脆，似肉芽组织，富含血管，易出血，有时囊性变，内含黏液或血液；肿瘤呈侵袭性生长，穿破骨皮质后可形成软组织肿块。

知识点3：骨巨细胞瘤的临床表现	副高：掌握　正高：掌握

以20～40岁多见，主要症状为局部疼痛、肿胀、压痛，静脉曲张。恶性骨巨细胞瘤可表现为增大迅速、疼痛剧烈，局部皮温高，压痛明显，关节活动受限。

知识点4：骨巨细胞瘤的影像学表现	副高：掌握　正高：掌握

（1）X线、CT表现：①以膝关节周围的股骨下端和胫骨上端最为常见，其次为桡骨远端，肱骨近端和腓骨上端也较多见；②多位于骨骺闭合后的长骨骨端，累及至关节面下是典型特点；③多表现为偏心性溶骨性破坏，有横向发展的趋势，边界清楚但无硬化边；④膨胀性生长，骨皮质变薄；⑤病变低密度区内可见到不完整的骨嵴；⑥除非发生病理骨折，一般无骨膜反应；⑦提示恶性的征象有：病变与正常交界区见到筛孔样骨质破坏；骨皮质破坏中断，并形成软组织肿块；骨膜增生并中断形成骨膜三角；病变增大迅速。

CT可显示骨巨细胞瘤边缘有嵴状突起，增强扫描肿瘤明显强化，囊变区可见液－液平面。

（2）MRI表现：①有利于显示肿瘤与椎管内结构的关系。②肿瘤T_1WI上为低信号，T_2WI上为高信号。③骨壳在T_1WI及T_2WI上均为低信号。④肿瘤内囊变T_2WI表现为高信号瘤体内更高信号影。⑤出血依时间不同信号特点各异。

知识点5：骨巨细胞瘤的鉴别诊断 副高：掌握 正高：掌握

（1）成软骨细胞瘤：肿瘤多发生于干骺愈合前的骨骺，病变边缘有硬化，骨壳较厚且破坏区内可见钙化影。

（2）动脉瘤样骨囊肿：发生于长骨者多位于干骺端，常有硬化边。其内可有不规则钙化或骨化影。

第十四章 恶性骨肿瘤

第一节 骨 肉 瘤

知识点1：骨肉瘤的概念 　　　　　　　　　　副高：掌握　正高：掌握

骨肉瘤又称成骨肉瘤，是起源于骨间叶组织，以瘤细胞能直接形成骨样组织或骨质为特征的最常见的原发性骨恶性肿瘤。主要成分为肿瘤性成骨细胞、肿瘤性骨样组织、肿瘤骨，还可见到肿瘤性软骨组织和纤维组织。绝大多数位于髓腔，也可位于皮质、皮质旁、骨膜、骨表面和骨外。按发生部位可分为髓性骨肉瘤和表面骨肉瘤。也可分为原发性和继发性两种。继发性者是指在原先某种骨疾患的基础上所发生的骨肉瘤，如在畸形性骨炎、慢性化脓性骨髓炎的基础上和骨受放射线照射后所发生者。根据骨破坏和肿瘤骨的多寡，骨肉瘤可分为：①硬化型，骨内及软组织内均有大量的肿瘤新生骨形成。骨破坏一般并不显著。骨膜增生较明显。②溶骨型，以骨质破坏为主。广泛的溶骨性破坏易引起病理性骨折，可见少量瘤骨及骨膜增生。③混合型，即硬化型与溶骨型的X线征象并存。

知识点2：骨肉瘤的病理 　　　　　　　副高：熟练掌握　正高：熟练掌握

（1）好发于骨骼生长最活跃的时期和部位。

（2）起源于未分化的间充质组织，细胞分化具有多能性，可含纤维、软骨和骨组织等多种成分，且在同一肿瘤的不同部位，各种成分含量很不一致。

（3）常为溶骨性骨质破坏，之中可有钙化、坏死、出血，也可为成骨性或混合性病变。

（4）有穿破骨皮质的倾向。

（5）肿瘤骨是骨肉瘤的组织学特征。

知识点3：骨肉瘤的临床表现 　　　　　　　　　　副高：掌握　正高：掌握

疼痛、局部肿胀、运动障碍为三大主要症状。碱性磷酸酶常明显升高。

知识点4：骨肉瘤的X线表现 　　　　　　　　　　副高：掌握　正高：掌握

（1）溶骨性骨质破坏与瘤骨形成是骨肉瘤影像的基本特征。骨质破坏多始于干骺端中央或边缘部分，呈小斑片状或皮质边缘小而密集的虫噬样破坏区，晚期出现广泛性溶骨破坏。

骨质破坏常累及骨髓腔和骨皮质，松质骨破坏表现为骨质密度减低和小梁结构消失、皮质破坏的表现为皮质的骨缺损。骨破坏区和软组织肿块内的肿瘤骨是诊断骨肉瘤最重要的征象之一。云絮状瘤骨密度较低，边界模糊，提示为分化较差的瘤骨；斑块状瘤骨密度较高，边界清楚，多见于髓腔内或肿瘤的中心部，提示为分化较好的瘤骨；针状瘤骨为多数细长骨化影，大小不一，边界清楚或模糊，彼此平行或呈辐射状，位于骨外软组织肿块内。

（2）骨膜反应和骨膜三角：骨膜增生和Codman三角为骨肉瘤常见而重要的征象，但也可见于其他骨肿瘤和非肿瘤性病变。骨膜反应见于皮质破坏处，骨膜反应严重说明肿瘤恶性度高。

（3）软组织肿块：表示肿瘤已侵犯骨外软组织，呈梭形或半球形包绕骨干，境界不清楚，内常见瘤骨。

（4）肿瘤组织内可见残留骨和肿瘤骨。

（5）髓腔扩张。

（6）肿瘤较少经骺板或关节软骨而直接侵犯骨骺和关节。

（7）病理骨折。

知识点5：骨肉瘤的CT表现	副高：掌握　正高：掌握

①可见松质骨的斑片状缺损，骨皮质破坏呈虫蚀状、大块样缺损或不规则变薄，边缘不规则，偶尔可见轻度膨胀；②肿瘤组织内可见肿瘤骨形成；③可见横断面方向上出现的骨膜三角；④软组织密度肿块；⑤增强扫描肿瘤的实质部分（非骨化的部分）可有较明显的强化。

知识点6：骨肉瘤的MRI表现	副高：掌握　正高：掌握

①T_1WI上表现为不均匀的低信号，T_2WI上表现为不均匀的高信号；②MRI显示细小骨化或钙化的能力远不及CT；③可见外形不规则肿块，边缘多不清楚。动态增强MRI和灌注成像可反映肿瘤的血供和肿瘤的分化。

知识点7：骨肉瘤的鉴别诊断	副高：掌握　正高：掌握

（1）骨肉瘤主要需与急性骨髓炎鉴别。后者急性发病，全身症状明显，骨质破坏范围广泛，软组织内无肿瘤骨或肿瘤软骨及其钙化或骨化。

（2）Ewing肉瘤：①边界模糊，以渗透状虫蚀状骨破坏为特点。②骨膜反应常为侵袭性。③有与病变大小不相匹配的软组织肿块。

第二节　软骨肉瘤

知识点1：软骨肉瘤的概念	副高：掌握　正高：掌握

软骨肉瘤是起源于软骨或成软骨的结缔组织，以肿瘤细胞形成软骨基质为特点的骨的恶

性肿瘤，软骨基质内可有钙化和骨化。软骨肉瘤发病率仅次于骨肉瘤，任何年龄均可发病，男女之比约为1.8∶1。软骨内化骨的骨骼均可发生，以股骨和胫骨最为多见，骨盆部次之。根据部位分中心型（髓腔）和周围型（骨表面）。中心型是起源于骨髓的间叶组织或由内生软骨瘤恶变而来，以原发性居多，少数为内生性软骨瘤恶变。周围型是起源于骨膜或由骨软骨瘤恶变而来，以继发性居多，常继发于骨软骨瘤。

知识点2：软骨肉瘤的病理　　　　　　　　　　　　副高：熟悉　　正高：掌握

　　软骨肉瘤是起源于软骨组织的恶性肿瘤，肿瘤外侧可有一薄层纤维性假包膜。呈半透明分叶状肿物，常含软骨，呈灰白色或灰蓝色，肿瘤的主要成分是分化程度不同的瘤软骨。肿瘤可发生黏液变性，形成大小不等的囊腔。实质内可有不规则的钙化和骨化，钙化多，边界清楚，密度高提示肿瘤分化好。高度恶性的软骨肉瘤钙化不明显。肿瘤内可有出血。肿瘤按组织学分为3级，随分级增加，肿瘤恶性程度增加。肿瘤恶性程度易转化，可按组织学分级标准向更高一级转化，也可转化为恶性程度更高的骨肉瘤、纤维肉瘤或恶性纤维组织细胞瘤。

知识点3：软骨肉瘤的临床表现　　　　　　　　　　副高：掌握　　正高：掌握

　　主要症状是疼痛和质地较坚硬的肿块。病程长发展缓慢的疼痛为首发症状，后发展为无法控制的进行性疼痛。

知识点4：软骨肉瘤的影像学表现　　　　　　　　　副高：掌握　　正高：掌握

　　（1）X线表现：①常发生于腰、骶椎的椎体，大部分为边缘型。②骨质破坏和软组织肿块，以及其中的钙化和骨化；钙化表现为软组织肿块中的环状、多环状、斑片状或团块状的致密影。

　　（2）CT表现：①椎体骨质破坏和突向椎旁的软组织肿块。②肿块内可有多发环状、多环状钙化，钙化边界清楚。③CT增强检查如见肿块分叶状叶间血管，为软骨肉瘤定性征象。

　　（3）MRI表现：①肿瘤的软骨成分在T_1WI表现为稍低信号，T_2WI表现为高信号。②钙化和骨化在T_1WI及T_2WI均为低信号。③黏液变性在T_1WI为低信号，T_2WI为明显高信号。④能显示肿瘤的分叶状特征，较CT更精确显示病变范围。⑤增强检查肿瘤软骨基质呈中度不均匀强化。

知识点5：中央型骨肉瘤和周围型骨肉瘤的影像特点
　　　　　　　　　　　　　　　　　　　　　　　副高：熟练掌握　　正高：熟练掌握

　　（1）中央型骨肉瘤影像表现为溶骨性骨质破坏，边界多不清楚，邻近骨皮质膨胀、变薄或破坏，并形成软组织肿块。骨破坏区和软组织肿块内可见数量不等、分布不均、疏密不一的钙化影。环形或弧形钙化影有助于确定其为软骨来源的肿瘤。肿瘤的非钙化部分密度均匀，呈水样密度。偶可见骨膜反应和Codman三角。

（2）周围型骨肉瘤影像表现为软骨帽不规则增厚变大，边缘模糊，并形成不规则软组织肿块，其内出现不同形状的钙化影。

知识点6：软骨肉瘤的鉴别诊断　　　　　　　　　　副高：掌握　正高：掌握

（1）软骨瘤：①内常有散在砂粒钙化点，但较软骨肉瘤少而小；②骨皮质多保持完整，无肿瘤性软组织肿块。

（2）骨软骨瘤：①为附着于干骺端的骨性突起，形态多样；②软骨帽盖厚薄不一。

（3）骨肉瘤：①骨肉瘤具有的特征性肿瘤骨化；②骨膜反应显著。

第三节　骨纤维肉瘤

知识点1：骨纤维肉瘤的概念　　　　　　　　　　　副高：掌握　正高：掌握

骨纤维肉瘤是起源于非成骨性间叶组织，即成纤维细胞的恶性骨肿瘤。

知识点2：骨纤维肉瘤的临床表现　　　　　　　　　副高：掌握　正高：掌握

（1）本病好发于青壮年，男多于女。

（2）多见于四肢长骨的干骺端或骨干。

（3）主要症状为局部疼痛和肿胀，进行性加重。

（4）周围型早期除局部有肿块外，可无症状，疼痛出现较晚，肿块轻度压痛及波动感。

知识点3：骨纤维肉瘤的病理　　　　　　　　　　　副高：熟悉　正高：掌握

（1）成骨纤维结缔组织肿瘤。

（2）肿瘤细胞呈梭形、圆形、椭圆形，紧密地排列成囊状或旋涡形。

（3）按照病变的好发部位，可分为中心型和周围型（骨膜型）。

知识点4：骨纤维肉瘤的X线表现　　　　　　　　　副高：掌握　正高：掌握

①中央型：囊状骨质破坏，形态不规则，边缘参差不齐；病灶内有少量钙化；早期一般无骨膜反应；偶尔破坏区内有斑片状残留骨或大小不等的钙化和死骨，对本病诊断有一定意义。②周围型：瘤位于骨膜，骨旁有软组织肿块；局限性骨质疏松。③皮质骨凹陷缺损。

知识点5：骨纤维肉瘤的CT表现　　　　　　　　　副高：掌握　正高：掌握

①为较低密度区；②骨皮质不同程度变薄，但均无膨胀；③皮质内缘破坏明显，可呈鼠咬状，常可见断裂。

知识点6：骨纤维肉瘤的MRI表现　　　　　　　　　副高：掌握　正高：掌握

①表现为T_1WI上肿瘤信号强度中等或偏低；②T_2WI上随分化程度高低而不同，高分化者信号均匀而较低，低分化者信号杂乱；③MRI可清晰显示肿瘤在髓内的浸润。

第四节　骨　髓　瘤

知识点1：骨髓瘤的概念　　　　　　　　　　　　　副高：掌握　正高：掌握

骨髓瘤为起源于骨髓网织细胞的恶性肿瘤，由于其高分化的瘤细胞类似浆细胞，又称浆细胞瘤。

知识点2：骨髓瘤的病理　　　　　　　　　　　　　副高：熟悉　正高：掌握

骨髓瘤起于红骨髓，骨髓瘤细胞在髓腔内呈局限性或弥漫性浸润，最常受侵部位为中轴骨及四肢近侧长骨，四肢末端骨骼受侵犯少见。骨髓瘤结节由大片肿瘤性浆细胞所构成。

按发病数目可分为单发和多发型，分别称为单发性骨髓瘤和多发性骨髓瘤，多发者占绝大多数，单发者少见。

知识点3：骨髓瘤的临床表现　　　　　　　　　　　副高：掌握　正高：掌握

起病隐匿，呈进行性发展；全身骨痛、贫血和肾脏损害；易发生病理性骨折；尿中可出现Bence-Jones蛋白。

知识点4：骨髓瘤的影像学表现　　　　　　　　　　副高：掌握　正高：掌握

（1）X线、CT表现：①好发于中轴骨红骨髓分布区，如颅骨、脊柱、肋骨、骨盆等；②早期X线可表现正常；③常见弥漫性骨质疏松；④多发性骨质破坏呈多骨、多发骨破坏区，边界锐利呈穿凿状，无硬化边；⑤可见软组织肿块和病理性骨折；⑥在脊柱主要表现椎体的骨质破坏和病理性压缩骨折，椎弓多不受累。

（2）MRI表现：①T_1WI、T_2WI骨髓信号下降呈等信号。②STIR表现为絮状高信号。③多发、跳跃性病变。

知识点5：骨髓瘤的鉴别诊断　　　　　　　　　　副高：掌握　正高：掌握

（1）骨髓瘤主要需与骨转移瘤鉴别：后者多有原发恶性肿瘤的病史，多不伴有骨质疏松，在脊柱上除侵犯椎体外，常有椎弓的骨质破坏。

（2）老年性骨质疏松症：①女性多见，无症状。②无本-周蛋白尿。③无进行性骨破坏。

（3）甲状旁腺功能亢进症：①壮年好发。②常有全身骨质疏松。③颅骨囊性变的主要特征。④常并发尿路结石。

（4）畸形性骨炎：①血清碱性磷酸酶增高。②长骨弯曲畸形，身长缩短。③头颅不断增大。④颅板增厚，外板疏松，内板硬化。

第五节　脊　索　瘤

知识点1：脊索瘤的病理　　　　　　　　　　　　副高：熟悉　正高：掌握

脊索瘤是起源于残留的脊索组织的低度恶性肿瘤，在骨内呈膨胀性结节状生长，边界清楚，切面呈灰色或蓝白色，半透明，有光泽，术后易复发。

知识点2：脊索瘤的临床表现　　　　　　　　　　副高：掌握　正高：掌握

多发生于40~60岁中老年人的脊柱两端，即颅底和骶尾骨。主要症状为局部持续隐痛及肿瘤的压迫症状。

知识点3：脊索瘤的X线表现　　　　　　　　　　副高：掌握　正高：掌握

（1）骶尾部：①多位于骶骨远端；②呈中心性或偏心性生长；③膨胀性或溶骨性破坏；④边界清楚；⑤有厚薄不一且不完整的骨壳；⑥多侵犯骶孔显示一侧或两侧骶孔扩大。

（2）颅底区：①多发生于颅底蝶枕联合部；②蝶骨大翼溶骨性破坏；③常伴有不规则斑片状钙化；④鼻咽部肿瘤局部出现软组织肿块，内有散在钙化斑。

（3）脊椎：①椎体和椎弓的溶骨性破坏；②常累及多个椎体；③椎体压缩，椎间隙变窄；④椎前及椎旁出现软组织肿块。

知识点4：脊索瘤的CT表现　　　　　　　　　副高：熟练掌握　正高：熟练掌握

（1）颅底区：①大片状或溶冰状骨破坏；②可伴有硬化缘；③多伴有明显的软组织肿块；④增强扫描不均匀强化。

（2）骶尾部：①膨胀性或溶骨性破坏；②分叶形软组织肿块；③增强扫描多见边缘不明显强化。

知识点5：脊索瘤的MRI表现　　　　　　　　　副高：熟练掌握　正高：熟练掌握

（1）肿瘤信号不均匀。
（2）T_1WI多为等信号。
（3）T_2WI和STIR为高信号。
（4）增强扫描肿瘤轻度强化。

知识点6：脊索瘤的鉴别诊断　　　　　　　　　　　副高：掌握　正高：掌握

　　骶骨脊索瘤首先需与骶骨转移瘤鉴别，鉴别点主要在于后者骨质破坏区内一般无钙化，膨胀较轻。其次脊索瘤需与骶骨巨细胞瘤鉴别，鉴别点在于后者多发生于骶骨的上部，病变内无钙化，发病率亦明显少于前者。

　　（1）鼻咽癌：①好发于鼻咽顶后壁和咽隐窝。②颅底骨质明显破坏。③肿块中心主要在鼻咽部。④CT检查常明显强化。⑤很少累及鞍背及后床突。⑥临床上鼻咽部检查及组织活检可明确诊断。

　　（2）脑膜瘤：①主要为骨质增生性改变。②少有溶骨性改变。③一般与颅底骨呈宽基底附着。④MRI T_1WI上呈稍低信号，T_2WI上呈稍高信号。⑤病灶信号均匀。⑥增强后明显均匀强化，囊变较少。⑦增强后可见"脑膜尾征"。

　　（3）侵袭性垂体瘤：①可破坏颅底。②蝶鞍受累扩大。③鞍底下陷。④骨质有吸收，较少钙化。

　　（4）颅咽管瘤：①鞍上边界清楚的囊性肿块。②CT可见囊壁有弧线状或蛋壳样钙化。③T_1WI上信号多变，T_2WI多呈高信号。④邻近骨一般无破坏。

　　（5）软骨肉瘤：①多发生在颅底。②通常在斜坡或鞍旁发现等密度或略高密度肿瘤。③瘤内有钙化。④增强后无或有轻度强化。⑤MRI上肿瘤表现为T_1WI低信号、T_2WI高信号。⑥蜂窝状溶骨性改变为其特征。

第六节　尤因肉瘤

知识点1：尤因肉瘤的病理　　　　　　　　　　　副高：熟悉　正高：掌握

　　本病为累及骨髓的恶性圆形细胞肿瘤的一种，肿瘤位于髓腔，瘤组织富有细胞和血管，质地柔软。瘤内可出血、坏死形成囊腔。肿瘤沿骨皮质内哈弗管浸润扩散，侵犯骨膜可形成层状或"葱皮样"骨膜反应或放射状骨针。软组织肿块常大于骨质破坏的范围。

知识点2：尤因肉瘤的临床表现　　　　　　　　　副高：掌握　正高：掌握

　　本病好发于5～15岁青少年，20岁以前多发生于四肢长骨，20岁以上好发于扁骨，如髂骨、肋骨和肩胛骨，扁骨中以髂骨和肋骨多见。全身症状可有低热及红细胞沉降率（血沉）

增快，局部症状以疼痛为主。局部肿块有时早于骨骼改变出现。早期可发生骨骼、肺和其他脏器转移。对放射线极为敏感。

知识点3：尤因肉瘤的影像学表现　　　　　　　　　　　副高：掌握　正高：掌握

X线、CT表现：①病变起于髓腔，呈虫蚀样或筛孔样溶骨性破坏，也可表现为大片或"地图样"溶骨性破坏，髓腔扩大，皮质穿破；②约半数患者出现骨膜反应，呈层状或"葱皮样"，肿瘤突破骨膜后可形成Codman三角；③发生于扁骨者可见骨质硬化；④骨外形改变：本病常引起骨的膨胀性改变，为持续性骨膜反应所致；⑤软组织肿块多见，有时软组织肿块大于骨质破坏范围或主要表现为软组织肿块。

MRI表现：①正常骨髓信号消失，代之以不规则软组织信号。②T_1WI呈低信号，T_2WI呈高低混杂信号。③内可见点片状出血、坏死区。④瘤周水肿T_2WI表现为高信号。⑤增强扫描病灶呈不均匀强化，出血、坏死区无强化。

知识点4：尤因肉瘤的鉴别诊断　　　　　　　　　　　副高：掌握　正高：掌握

（1）溶骨型骨肉瘤：①发于四肢长骨干骺端；②血碱性磷酸酶显著增高；③骨质破坏区内常有瘤骨形成或瘤软骨钙化。

（2）骨淋巴瘤：①软组织肿块明显而骨皮质破坏相对较轻；②骨淋巴瘤发病年龄大；③病程较长，临床症状轻；④MRI检查T_2WI示病灶信号多较均匀。

（3）嗜酸性肉芽肿：①局限性朗汉斯细胞增多症。②具有自限自愈和病变多发的特点。③病灶一般较局限。④多呈囊样骨质破坏。⑤边缘常常部分清楚，可见增生硬化。⑥MRI矢状面或冠状面增强扫描常出现较特征的袖套征。

第七节　骨脂肪肉瘤

知识点1：骨脂肪肉瘤的概念　　　　　　　　　　　副高：掌握　正高：掌握

骨脂肪肉瘤为一种极为罕见的原发恶性骨肿瘤，由不成熟的脂肪组织构成。

知识点2：骨脂肪肉瘤的临床表现　　　　　　　　　　　副高：掌握　正高：掌握

局部疼痛，疼痛逐渐加重呈持续性剧痛；肿瘤生长快；软组织肿块，边缘不清；晚期出现患肢功能障碍、恶病质；碱性磷酸酶增高；红细胞沉降率加快。

知识点3：骨脂肪肉瘤的病理　　　　　　　　　　　副高：熟悉　正高：掌握

肿瘤灰褐、灰黄色；分叶状，无完整包膜；源于骨髓腔内，破坏骨组织呈浸润性生长；

累及骨周围的软组织；中心区域组织出血、坏死；由星形的黏液样细胞与高分化脂母细胞构成。

知识点4：骨脂肪肉瘤的影像学表现　　　　　　副高：掌握　正高：掌握

（1）X线：①病变位于长骨干骺端或骨干；②斑片状溶骨性破坏区；③位于干骺端时呈偏心性多囊状膨胀性改变；④周围可见软组织肿块影。

（2）CT：①病变呈脂肪和不规则软组织密度；②浸润性生长，边缘模糊；③有时可出现斑片状钙化；④增强扫描软组织密度区出现不均匀强化。

（3）MRI：①病灶内T_1WI出现等信号或低信号的坏死区；②STIR病灶为明显的高信号与软组织肿块融合。

知识点5：骨脂肪肉瘤与骨肉瘤的鉴别诊断　　　　副高：掌握　正高：掌握

一般无脂肪密度；骨脂肪肉瘤CT值为-50～-20HU。

第八节　滑膜肉瘤

知识点1：滑膜肉瘤的概念　　　　　　　　　　副高：掌握　正高：掌握

滑膜肉瘤是起源于滑膜组织高度恶性的软组织肿瘤。

知识点2：滑膜肉瘤的临床表现　　　　　　　　副高：掌握　正高：掌握

好发于男性，多数为15～35岁；多位于四肢大关节附近；生长缓慢，早期为无痛性肿物；后可为疼痛性肿块；肿块活动度差，边界不清；容易转移。

知识点3：滑膜肉瘤的病理　　　　　　　　　　副高：熟悉　正高：掌握

来源于未分化的纤维间叶组织；滑膜肉瘤有明显肉瘤及癌的分化潜能。

知识点4：滑膜肉瘤的影像学表现　　　　　　　副高：掌握　正高：掌握

（1）X线：①以弥漫性软组织肿胀为主，少数可见软组织肿块；②局部骨质破坏、钙化或骨化，其中最重要的是钙化或骨化；③钙化或骨化可位于肿瘤的边缘或中央，呈斑点状或斑片状，有的形成不连续的骨壳。

（2）CT：①软组织肿块呈结节状生长；②肿块密度均匀一致CT值为20～50HU；③骨皮质可见压迫、侵蚀性破坏。

（3）MRI：①T_1WI呈等信号，T_2WI呈混杂信号；②增强呈不均匀强化。

知识点5：滑膜肉瘤的鉴别诊断	副高：掌握　正高：掌握

（1）恶性纤维组织细胞瘤：①多见于50~70岁中老年人；②增强明显强化。

（2）脂肪肉瘤：①含脂肪成分；②瘤内一般没有钙化。

（3）平滑肌肉瘤：①常发生于肌肉组织内；②T_1WI为等肌肉信号为其特征；③增强后实质部分明显持续显著强化。

第九节　骨血管肉瘤

知识点1：骨血管肉瘤的临床表现	副高：掌握　正高：掌握

病情进展缓慢；局部疼痛和肿胀；全身乏力、头晕等。

知识点2：骨血管肉瘤的病理	副高：熟悉　正高：掌握

肿瘤界限清楚；肿瘤性新生血管；恶性内皮细胞增殖；嗜银染色可见血管壁的轮廓，嗜银纤维包绕瘤细胞。

知识点3：骨血管肉瘤的影像学表现	副高：掌握　正高：掌握

溶骨性骨质破坏；呈不规则的斑片状或大片状破坏灶；边界不清；骨皮质和髓质同时受累；软组织肿块常见；放射状骨针及骨膜反应少见。

第十节　骨淋巴瘤

知识点1：骨淋巴瘤的临床表现	副高：掌握　正高：掌握

早期可有自发疼痛或局部性压痛；有时可触及肿块；查体均有局部压痛、叩击痛，均无肝、脾及全身浅表淋巴结大；骨髓象可见典型淋巴瘤细胞或R-S细胞；实验室检查碱性磷酸酶升高，红细胞沉降率加快。

知识点2：骨淋巴瘤的病理	副高：熟悉　正高：掌握

骨髓腔内为鱼肉样物，灰红色，质软；远端内侧骨皮质破坏较重；周围软组织中有大量肿瘤组织侵犯；瘤组织由类圆形细胞组成；呈弥漫状分布，瘤细胞胞质中等；核呈圆形稍不规则，部分见有核裂，核分裂多见。

知识点3：骨淋巴瘤的影像学表现 副高：掌握 正高：掌握

（1）X线表现：①骨质破坏；②骨皮质破坏轻微，未见骨膜反应；③软组织肿块，表现为环形包绕病骨生长并明显超越骨病变范围。

（2）CT：①骨皮质连续性中断；②周围形成的软组织肿块；③可见死骨；④增强扫描骨内病变及周围软组织肿块可见中等均匀或不均匀强化。

（3）MRI：①T_1WI等或稍低信号、T_2WI等或稍高信号；②T_1WI及T_2WI均低信号；③骨膜反应轻微；④病变骨髓T_1WI呈低信号，T_2WI呈稍高信号；⑤增强扫描呈中度均匀或不均匀强化。

知识点4：骨淋巴瘤的鉴别诊断 副高：掌握 正高：掌握

（1）骨肉瘤：①X线表现为溶骨性破坏；②可有密度增高的钙化及骨化区；③也可有骨膜反应和软组织块影；④镜下有致密纤维组织将瘤细胞分割成许多小岛；⑤瘤细胞间有花边形肿瘤性骨样组织。

（2）尤因肉瘤：①发于青少年；②X线表现为广泛虫蚀样溶骨性破坏；③骨膜呈"洋葱皮样"改变，并常伴有软组织块影；④骨皮质破坏明显；⑤骨皮质破坏轻，仅见轻度骨膜反应。

（3）骨转移瘤：①多有原发肿瘤的症状；②溶骨性转移骨破坏区边缘多无硬化；③成骨性和混合性转移瘤成骨较明显。

（4）骨髓瘤：①年龄较大；②常为钻孔样囊状骨破坏，边缘清楚，硬化少见。

（5）骨霍奇金淋巴瘤：①原发于淋巴结和淋巴组织。②侵犯骨骼极少。③多侵犯脊柱、骨盆及股骨。④病理学上容易鉴别。

（6）慢性骨髓炎：①骨质硬化明显。②并可见软组织肿胀。

（7）嗜酸性肉芽肿：①见于小儿。②发生于脊柱者梭形软组织肿块多局限在病椎的两侧。③发生于长骨骨干者，骨硬化及骨膜反应明显。

第十一节 骨 转 移 瘤

知识点1：骨转移瘤的病理 副高：熟悉 正高：掌握

骨转移性肿瘤是最常见的恶性骨肿瘤，主要经血行由原发癌及肉瘤处转移而来。少数可直接由邻近的原发灶蔓延发病，如鼻咽癌侵犯颅底等。多见于中老年人。任何恶性肿瘤都可转移至骨内，但以癌多见。骨肉瘤、尤因肉瘤、骨的淋巴瘤也可发生骨转移。骨转移瘤常为多发，多见于脊柱、肋骨、骨盆、颅骨等红骨髓分布的区域，其次是肱骨、肩胛骨及股骨，膝和肘关节以下的骨骼发生转移者较少。

知识点2：骨转移瘤的临床表现　　　　　　　　　　　副高：掌握　正高：掌握

骨转移瘤的临床表现主要是疼痛，有时可出现肿块、病理骨折和压迫症状，同时出现消瘦、贫血等。核素扫描可提前发现转移瘤的存在，敏感性较高。

根据表现可分为溶骨型、成骨型和混合型，以溶骨型常见。

溶骨型转移瘤常见于鼻咽癌、乳腺癌和肺癌，表现为骨松质中多发或单发的斑片状骨质破坏，边缘模糊无硬化，无骨膜增生，可有软组织肿块，常并发病理骨折。成骨型转移瘤大多是前列腺癌，少数为乳癌、鼻咽癌、肺癌等，表现为在松质骨或髓腔内出现局部密度增高影，呈多发团状或广泛的硬化，边缘模糊，骨皮质多完整，骨轮廓多无改变。混合型转移瘤则兼有溶骨型和成骨型转移的骨改变。

知识点3：骨转移瘤的X线、CT表现　　　　　　　　　副高：掌握　正高：掌握

X线、CT表现：①溶骨性骨转移瘤表现为斑片状或融合大片状骨质破坏区，在脊柱表现为椎体骨质破坏密度减低，椎体可塌陷但椎间隙保持正常，椎弓常见受累出现骨质破坏；②成骨性骨转移瘤最多来源于前列腺癌，表现为斑片状、结节状骨密度增高，骨轮廓多无改变，发生于椎体时，椎体不被压缩，形态基本正常；③混合性骨转移瘤兼有前二者的特点，即溶骨与成骨同时存在。

知识点4：骨转移瘤的MRI表现　　　　　　　　　　　副高：掌握　正高：掌握

大多数骨转移瘤在T_1WI上呈低信号，在T_2WI上呈高信号，其内信号不均。加用脂肪抑制序列肿瘤不被抑制而呈高信号，显示更清楚；增强扫描常见肿瘤呈明显不均匀强化。

知识点5：骨转移瘤的鉴别诊断　　　　　　　　　　　副高：掌握　正高：掌握

（1）多发性骨髓瘤：骨质疏松；尿中可出现Bence-Jones蛋白；一般不侵犯椎弓根。

（2）转移性骨肿瘤以其高龄发病、多发、软组织肿块形成及少见骨膜增生，可与原发性骨肿瘤鉴别。另外，还需与多发性骨髓瘤鉴别。骨转移瘤病灶大小不一，椎体多先受累，常累及椎弓根，并有软组织肿块形成，不伴明显的骨质疏松；而多发性骨髓瘤的病灶大小多较一致，呈穿凿样骨质破坏，不形成软组织肿块，常伴有骨质疏松。MRI检出肿瘤比X线平片和CT敏感。X线未显示异常征象时，应行MRI或核素显像检查。

第十五章 骨肿瘤样病变

第一节 骨纤维异常增殖症

知识点1：骨纤维异常增殖症的病理　　　　　副高：熟悉　正高：掌握

本病系正常骨组织被纤维组织或纤维骨样组织取代，骨皮质膨胀、变形，镜下可见编织样骨。骨小梁排列紊乱，可见成纤维细胞、胶原基质、化生的骨样组织。胶原纤维呈束状或漩涡状。偶可见软骨组织及多核巨细胞。

知识点2：骨纤维异常增殖症的临床表现　　　　副高：掌握　正高：掌握

一般无症状，本病好发于4～62岁，以11～30岁最多。本病进展缓慢。可有轻度疼痛、肿胀、压痛。发生于头颅者，颅面部不对称隆突，眶间距增宽。局部可隆起并可有压迫症状。可并发病理骨折。骨纤维异常增殖症合并性早熟和皮肤色素沉着称为Albright综合征。

知识点3：骨纤维异常增殖症的X线、CT表现　　副高：掌握　正高：掌握

①囊状骨质破坏区、边缘硬化；②磨玻璃样改变；③丝瓜瓢样改变和患骨骨干增粗膨大；④骨质硬化改变，颅面部病变通常以增生硬化为主。

知识点4：骨纤维异常增殖症的MRI表现　　　副高：熟练掌握　正高：熟练掌握

（1）病变主体T_1WI、T_2WI上均呈低信号。
（2）囊变区内T_2WI上可见高信号影。

知识点5：骨纤维异常增殖症的鉴别诊断　　　副高：熟练掌握　正高：熟练掌握

（1）甲状旁腺功能亢进：①骨质疏松明显。②指骨骨膜下骨吸收。③血钙增高、血磷降低。④尿钙、磷增加。
（2）畸形性骨炎：①多见于成年和老年人。②骨皮质增厚，骨小梁呈粗大网眼状。③颅骨病变几乎累及全部骨骼。④血清碱性磷酸酶显著升高。

（3）骨巨细胞瘤：①多发病于骺板愈合后。②邻关节面偏心性生长。③病变范围较局限。

（4）骨化型纤维瘤：①病变范围局限。②膨胀明显。③多位于长骨皮质内或紧邻皮质下。

（5）非骨化型纤维瘤：①多位于长骨皮质内或紧邻皮质下。②为多囊分叶状软组织密度区。③周围有较厚的硬化环。

（6）内生软骨瘤：①多见于四肢短管骨。②囊状区内可见点环状软骨钙化。③T_2WI多呈簇集的小结节状高信号。

第二节　骨　囊　肿

知识点1：骨囊肿的概念　　　　　　　　　　　副高：掌握　正高：掌握

骨囊肿是在骨内形成的一个充满棕黄色液体的囊腔，为原因不明的骨内良性、膨胀性病变，大多认为与外伤有关。发病年龄在4～42岁，最常见于20岁以下。好发于长骨干骺端，尤其是肱骨和股骨上段，两处约占70%以上。随生长发育，病变有向骨干侧移行的趋势。一般为单发。

知识点2：骨囊肿的病理　　　　　　　　　　　副高：熟悉　正高：掌握

单纯性骨囊肿多为单发椭圆形囊腔，内含酱黄色浆液，骨皮质变薄。

知识点3：骨囊肿的临床表现　　　　　　　　　副高：掌握　正高：掌握

好发于儿童，一般无症状或仅有隐痛、运动劳累后酸痛。80%有局部外伤史。多数因病理骨折就诊。

知识点4：骨囊肿的X线表现　　　　　　　　　副高：掌握　正高：掌握

（1）骨囊肿发生于长骨骨干或干骺端膨胀性骨破坏，位于髓腔中央。

（2）边缘光整，周围有薄层硬化环包绕，骨皮质变薄。

（3）其长轴与骨干长轴平行，随年龄增长病灶有向骨干方向移行趋势。

（4）合并病理性骨折时，可见特异性表现"碎片陷落征"。

知识点5：骨囊肿的CT表现　　　　　　　　　副高：熟练掌握　正高：熟练掌握

（1）单囊或多房状，边缘光滑。

（2）多有高密度的硬化边和伸入囊腔的骨嵴。

（3）囊肿内呈均匀一致的水样密度，若囊内有出血则CT值可较高。

（4）增强扫描无强化。

（5）病理骨折后可见皮质断裂及液-液平面。

知识点6：骨囊肿的MRI表现	副高：熟练掌握　正高：熟练掌握

（1）囊肿边界光滑，囊内容物的信号通常与水的信号一致，即T_1WI上为低信号而T_2WI上为明显的高信号。

（2）病理性骨折并发出血时，T_1WI、T_2WI可均呈高信号，并可见液-液平面。

知识点7：骨囊肿的鉴别诊断	副高：熟练掌握　正高：熟练掌握

（1）骨巨细胞瘤：①于X线上最重要的鉴别点是边缘无"硬化环"。②好发于长骨骨端。③骨巨细胞瘤发病年龄较晚，20～40岁。④MRI显示多有实质性肿瘤组织信号。

（2）单骨性骨纤维异常增殖症：①病变范围广泛。②多非中心性对称生长。③病变主体T_1WI、T_2WI上均呈低信号。④囊变区内可见高密度影。

（3）嗜酸性肉芽肿：①病灶较小。②多伴有骨内外膜增生。③周围可见长T_1、长T_2水肿信号。

（4）动脉瘤样骨囊肿：①偏心性生长。②膨胀明显。③CT成皂泡状。④MRI信号不均匀。

（5）血管瘤：①病变广泛。②内有较多线样骨嵴。③T_1WI可呈高信号。④病灶明显强化。

第三节　动脉瘤样骨囊肿

知识点1：动脉瘤样骨囊肿的病理	副高：熟悉　正高：掌握

本病是一种充血性膨胀性的溶骨性病变，切面呈大小不一的蜂窝状囊腔，内含新鲜或陈旧血液，内部间隔由骨小梁和纤维组织构成。

知识点2：动脉瘤样骨囊肿的临床表现	副高：掌握　正高：掌握

多发生于10～20岁青少年，常有外伤史，症状以局部疼痛和肿块为主，可合并病理骨折；表浅部位的动脉瘤样骨囊肿听诊可闻及血管杂音。脊柱的病变可造成神经受压症状。

知识点3：动脉瘤样骨囊肿的影像学表现 副高：掌握 正高：掌握

以长骨和脊柱多见。长骨病变通常位于干骺端，呈偏心性吹气球样膨胀性改变，可突入周围软组织，病灶边缘可钙化或骨化形成薄层骨壳。CT或MRI可见囊内有液–液平。脊柱的病变呈特征性膨胀性改变，常累及椎体后部或整个椎体。

知识点4：动脉瘤样骨囊肿的鉴别诊断 副高：熟练掌握 正高：熟练掌握

（1）骨囊肿：①多发生于肱骨及股骨近端的干骺端，轻度膨胀，为均匀液性密度，多效为单房。②一般无临床症状，增强后无强化，无软组织肿块，病理性骨折常见。

（2）骨巨细胞瘤（GCT）：①骨巨细胞瘤好发于骨端，无硬化边。②发生于髂骨时，动脉瘤样骨囊肿不会侵及相邻的骶骨，而巨细胞瘤则可以。③动脉瘤样骨囊肿可见分房，也可为单房，巨细胞瘤在CT上几乎均为单房，X线片上的分隔是骨嵴形成的假象。④巨细胞瘤在CT上如果不继发动脉瘤样骨囊肿，则为软组织密度，但约14%的骨巨细胞瘤病例可合并动脉瘤样骨囊肿，此时鉴别较困难。

（3）硬韧带样纤维瘤：①发生于长骨的本病多位于干骺端，表现为一中心性骨质缺损区，病灶边界比较清楚，有沿骨干长轴发展的趋势，少数病例可越过骺板累及骨骺。②破坏性大的肿瘤，骨皮质可以消失，肿物进入软组织内。③在透亮的骨质缺损区，可看到残留的骨嵴形成的粗大骨小梁，并可对邻骨造成压迫性侵蚀、凹陷，肿瘤可能发展到骨化阶段，形成树根状骨须。

（4）嗜酸性肉芽肿：①是一种原因不明，往往发生于外伤后的全身性骨病。②好发于儿童和20岁左右的青年，男性较女性多见。③除指骨和趾骨外全身扁平骨均可发病，颅骨为好发部位，病变多为单发。④其发展分4个阶段：增殖期、肉芽期、黄色肿块期和纤维化期。⑤起病初时常有低热，局部肿胀疼痛。⑥累及肋骨、股骨和骨盆等骨骼而出现胸痛、骨盆疼痛和病理性骨折。

第四节　邻关节骨囊肿

知识点1：邻关节骨囊肿的概念 副高：掌握 正高：掌握

邻关节骨囊肿为一种发病于关节软骨下的骨囊肿。

知识点2：邻关节骨囊肿的临床表现 副高：掌握 正高：掌握

病变部位钝痛，活动后加重；病程较长，发展缓慢；查体患部局限性肿胀、压痛。

知识点3：邻关节骨囊肿的病理　　　　　副高：熟悉　正高：掌握

囊壁由纤维结缔组织构成；内衬骨滑膜细胞，产生较多黏液；深层可见新生的骨小梁；囊壁外为成熟的板层骨。

知识点4：邻关节骨囊肿的X线表现　　　　副高：掌握　正高：掌握

①好发于下肢，以股骨头及颈最为多见；②多位于骨骺，也可发生于干骺端；③圆形或卵圆形透亮区；④多偏心性，2～7mm；⑤为纯溶骨性无侵蚀性病变；⑥多有一硬化边缘；⑦邻近的关节通常正常。

知识点5：邻关节骨囊肿的CT表现　　　　副高：掌握　正高：掌握

①见于大关节的软骨板下方；②呈圆形或不规则低密度区；③周边骨质增生、硬化；④病灶内为黏液，CT值较高，为20～40HU；⑤可伴有关节内黏液性囊肿和关节腔积液。

知识点6：邻关节骨囊肿的MRI表现　　　　副高：掌握　正高：掌握

①T_1WI为等信号或低信号；②T_2WI和STIR囊肿为高信号，周边为低信号硬化带；③多伴有关节软骨的退变性损伤。

知识点7：邻关节骨囊肿的鉴别诊断　　　　副高：掌握　正高：掌握

（1）骨关节病性囊肿：①关节间隙狭窄；②软骨下骨质硬化；③边缘性骨赘；④好发于负重最大的部位；⑤囊肿为多发，可对称发生于两侧。

（2）色素绒毛结节性滑膜炎：①双侧关节多发性糜烂；②关节内软组织肿块。

（3）软骨黏液样纤维瘤：50%可见钙斑。

（4）骨巨细胞瘤：①发病年龄为20～40岁；②为偏心性骨端病灶；③很少有硬化缘。

第五节　骨嗜酸性肉芽肿

知识点1：骨嗜酸性肉芽肿的病理　　　　副高：熟悉　正高：掌握

本病是以骨骼病变为主或局限于骨的含有大量嗜酸性细胞的肉芽肿。肉眼观察病变呈溶骨性破坏区，肉芽肿质地脆软易碎，病变可穿破骨皮质侵入软组织；镜下以嗜酸性细胞集结最为明显，成熟或幼稚，亦可见大量组织细胞，胞质丰富，有时呈泡沫状。

| 知识点2：骨嗜酸性肉芽肿的临床表现 | 副高：掌握　正高：掌握 |

好发于儿童，一般无症状，多数为单发。发病部位以颅骨最多，股骨次之，再依次为脊柱、肋骨、骨盆等。

| 知识点3：骨嗜酸性肉芽肿的影像学表现 | 副高：掌握　正高：掌握 |

X线、CT表现：①颅骨：最常累及额骨、顶骨，表现为圆形或类圆形穿凿样骨质破坏，边缘锐利，多发破坏可融合成大片"地图"样骨缺损；②长骨：常发生于骨干或干骺端，呈中心性溶骨性骨质破坏，长圆形，边缘清楚，骨皮质变薄，可有层状骨膜增生；③椎体：侵犯单个或多个椎体（连续性或跳跃性），表现为溶骨性破坏，椎体压缩成薄板状，其横径及前后径均超出相邻椎体，椎间隙正常，可出现椎旁局限性软组织肿胀。修复期，椎体密度增高，少数可完全或接近正常大小和形态。

第六节　纤维性骨皮质缺损

| 知识点1：纤维性骨皮质缺损的概念 | 副高：掌握　正高：掌握 |

纤维性骨皮质缺损（FCD）为一种生长在长骨干骺端的表浅性、界限清楚、主要累及骨皮质的非肿瘤性、纤维性病变。

| 知识点2：纤维性骨皮质缺损的临床表现 | 副高：掌握　正高：掌握 |

好发于儿童；一般无明显症状；少数有局部疼痛和轻微肿胀及压痛。

| 知识点3：纤维性骨皮质缺损的病理 | 副高：熟悉　正高：掌握 |

缺损区内成熟结缔组织；呈螺纹状排列；内有多核巨细胞和含铁血黄素吞噬细胞。

| 知识点4：纤维性骨皮质缺损的X线表现 | 副高：掌握　正高：掌握 |

①长骨干骺端的骨皮质缺损，呈椭圆形透亮区；②透亮区界限清晰，与骨干长轴一致；③最大直径4~5cm；④缺损区域正常骨相连处可见硬化的或正常密度的边缘；⑤透亮区中可看到网状多房性小梁分隔；⑥股骨下1/3为好发部位。

| 知识点5：纤维性骨皮质缺损的CT表现 | 副高：掌握　正高：掌握 |

①骨皮质杯口状或碟状缺损；②内缘有硬化线与髓腔分隔；③外缘无骨壳亦无连续的骨

皮质；④缺损区CT值为30~70HU。

知识点6：纤维性骨皮质缺损的MRI表现　　　　副高：掌握　正高：掌握

①病灶在T_1WI、T_2WI上与肌肉信号相等或略低；②病灶周围有更低信号线围绕。

知识点7：纤维性骨皮质缺损的鉴别诊断　　　　副高：掌握　正高：掌握

（1）儿童干骺端结核：①位于干骺端骨松质内；②靠近干骺板，并可跨跃干骺板侵入骨骺；③病灶以骨质破坏为主；④病灶周围骨质疏松明显。

（2）骨样骨瘤：①在干骺区或骨干皮质内；②周围骨膜反应明显；③瘤灶内可见小点状钙化影；④局部疼痛和压痛明显。

（3）骨脓肿：①发生于骨干或干骺部；②脓肿呈圆形或椭圆形；③可见小块死骨；④周围有硬化骨壁。

第七节　畸形性骨炎

知识点1：畸形性骨炎的概念　　　　副高：掌握　正高：掌握

畸形性骨炎又称Paget病，是一种慢性进行性骨病。

知识点2：畸形性骨炎的临床表现　　　　副高：掌握　正高：掌握

多见于40岁以上男性；发病隐匿，进展缓慢，病程较长；骨盆发病率最高；头颅增大、腰背痛、跛行和肢体畸形；血清碱性磷酸酶常显著升高。

知识点3：畸形性骨炎的病理　　　　副高：熟悉　正高：掌握

病骨由纤维组织和分化差的骨组织代替；发生增生和硬化；发生于颅骨时，内外板均明显增厚，内外板界限消失。

知识点4：畸形性骨炎的影像学表现　　　　副高：掌握　正高：掌握

（1）X线表现：①单骨或多骨性病变；②胫骨常受累；③颅骨增厚，如虫蛀状，可见环状囊变区；④皮质增厚，疏松且弯曲；⑤骨小梁不规则且粗糙。

（2）CT表现：①海绵型表现为溶骨性破坏；②硬化型表现为有过量新骨形成；③如发现软组织肿胀或肿块提示有恶变可能。

（3）MRI表现：①无明显优势；②海绵型T_1WI、T_2WI均呈混杂信号；③硬化型T_1WI、

T_2WI均呈低信号。

| 知识点5：畸形性骨炎的鉴别诊断 | 副高：掌握　正高：掌握 |

（1）骨转移瘤：①无皮质增厚疏松；②无畸形；③碱性磷酸酶不升高。

（2）颅骨骨纤维异常增殖症：①病变范围局限；②血碱性磷酸酶不高；③骨皮质或内外板变薄。

第八篇
泌尿生殖系统

第一章　泌尿系统正常影像表现

第一节　肾与输尿管正常影像表现

知识点1：肾与输尿管X线检查的正常影像表现　　　　　副高：掌握　正高：掌握

（1）KUB平片：前后位上脊柱两侧可见密度略高的豆状肾影，肾影的长轴自内上斜向外下，边缘光滑，长12～13cm，宽5～6cm。

（2）尿路造影：行排泄性尿路造影时，静脉注药后1～2分钟，肾实质显影，密度均匀；2～3分钟后，肾盏和肾盂开始显影；15～30分钟时，肾盏和肾盂显影最佳。

正常肾盂常呈喇叭状，形态可有变异。每侧肾各有2～4个肾大盏和6～14个肾小盏，两侧肾大、小盏的形态可有很大差异，数目亦常不相同。肾大盏边缘光整，顶部连接一个或数个肾小盏，基底部与肾盂汇合。肾小盏又分为近端的体部和远端的穹隆部，体部与肾大盏相连，穹隆部的顶端因肾乳头的突入而形成杯口状凹陷。

输尿管近侧与肾盂相连，在脊柱两侧下行，入盆后在骶髂关节内侧走行，越过骶骨水平后再弯向外，最后向前内斜行入膀胱底部。输尿管在与肾盂相连处、通过骨盆缘处和进入膀胱前有三个生理狭窄区。输尿管宽度因蠕动变化，可有折曲，但边缘光滑，走行柔和。

逆行性尿路造影时，正常肾盏肾盂和输尿管的表现与排泄性尿路造影相似。然而，若注射压力过高会造成对比剂的肾脏回流，需正确识别，以免误诊。

（3）选择性肾动脉造影：注药后肾动脉主干及分支显影，从主干到分支逐渐变细，走行自然，边缘光滑；随后肾脏实质逐渐显影，轮廓、大小和形态可清楚分辨；最后可见肾静脉显影。

知识点2：肾与输尿管CT检查的正常影像表现　　　　　　副高：掌握　正高：掌握

肾脏横断层为圆形或椭圆形影，肾门内凹，平扫肾实质呈均匀软组织密度，边缘光整，肾窦脂肪呈极低密度，肾盂呈水样密度。自肾盂向下连续追踪多可确定腹段输尿管，而盆段输尿管难以识别。

多期增强检查，肾实质的强化表现随时间变化：①皮质期（注药后1分钟），肾血管和外周肾皮质及伸入锥体之间的肾柱发生明显强化，而髓质强化不明显；②实质期（注药后2～3分钟），皮质强化程度减低，髓质密度增高而与皮质近似并逐渐超过肾皮质；③排泄期（注药后5～10分钟），肾实质强化程度下降，而肾盏、肾盂和输尿管内可见对比剂浓集。

知识点3：肾与输尿管MRI检查的正常影像表现　　　　　副高：掌握　正高：掌握

平扫T_1WI上，由于肾髓质含水量较高，信号强度略低于皮质，预饱和脂肪抑制序列上皮髓质分界则更清楚；T_2WI上，肾皮、髓质均呈较高信号，且髓质信号常较皮质信号更高。增强检查，肾实质强化表现类似CT增强检查。

第二节　膀胱正常影像表现

知识点1：膀胱X线检查的正常影像表现　　　　　　　　副高：掌握　正高：掌握

膀胱造影能够显示膀胱腔大小和形态。充盈满意的膀胱腔呈椭圆形，横置在耻骨联合上方，边缘光滑、整齐，密度均一，膀胱腔的顶部可略凹，为乙状结肠或子宫压迹。若膀胱腔未充满，其粗大的黏膜皱襞致其边缘不整齐而呈锯齿状。

知识点2：膀胱CT检查的正常影像表现　　　　　　　　　副高：掌握　正高：掌握

膀胱一般呈圆形或椭圆形，充满的膀胱可呈类方形。膀胱腔内尿液呈均匀水样低密度。在周围低密度脂肪组织及腔内尿液的对比下，膀胱壁表现为厚度均一薄壁的软组织密度影，内、外缘均较光整。增强检查，早期扫描显示膀胱壁强化；30分钟后延迟扫描，膀胱腔呈均匀高密度，若对比剂与尿液混合不均，则出现液-液平面。

知识点3：膀胱MRI检查的正常影像表现　　　　　　　　　副高：掌握　正高：掌握

膀胱腔内尿液呈均匀长T_1信号和长T_2信号。膀胱壁表现为厚度一致的薄壁环状影，在T_1WI和T_2WI上均与肌肉信号类似。增强T_1WI检查，膀胱腔内尿液含对比剂而呈明显高信号，然而当对比剂浓度过高时，尿液反而可呈低信号。

第二章 泌尿系统基本病变表现

第一节 肾与输尿管基本病变表现

知识点1：肾脏数目、大小、外形和位置异常　　　　副高：掌握　正高：掌握

肾脏数目、大小或位置的改变主要见于肾的先天性发育异常。肾脏外形改变较为常见，少数为先天变异，多数为病理性改变，常合并肾脏大小改变。

知识点2：肾实质回声、密度、信号强度异常和强化异常　　副高：掌握　正高：掌握

CT或MRI检查均可发现表现为异常回声、密度或信号强度的病灶，常见于各种类型的肾脏肿瘤、囊肿、感染和血肿等。病灶的病理性质各异，因而各具不同的影像表现特征，常可据此做出诊断。由于肾脏囊性病变常见且影像学表现多样，为此Bosniak依据肾脏囊性病变的CT表现提出了分型标准，以评估可能的病理性质，用于指导诊断和治疗。

肾脏囊性病变的Bosniak分型

分型	病变性质	影像学表现（CT）
I型	良性单纯性囊肿	囊壁薄呈细线样，无分隔、无钙化、无实性部分，水样密度，无强化
II型	良性囊肿（不需随诊）	囊内有少数细线样分隔，囊壁和分隔略有强化；壁或分隔有细小或短段稍厚钙化；<3cm均一高密度病变，边缘光整，无强化
IIF型	不能确定（需随诊）	囊内有多发细线样分隔，囊壁或分隔轻度光滑增厚和略有强化；囊壁或分隔有粗厚或结节状钙化，但无强化的软组织部分；>3cm的高密度病变，无强化
III型	良恶性难以确定（需手术治疗）	囊壁或分隔呈光滑或不规则增厚，并有确切强化
IV型	恶性囊性病变（需手术治疗）	除具III型表现外，还有与囊壁或分隔相邻的强化软组织成分

知识点3：异常钙化　　　　　　　　　　　　　　　副高：掌握　正高：掌握

腹部平片尤其是CT检查易于发现肾区和输尿管的异常钙化灶，而MRI对显示钙化灶则不敏感。肾实质病灶内异常钙化可见于肾结核或肾细胞癌等病变，而肾盏、肾盂或输尿管内钙化则是泌尿系结石的基本表现，也是诊断的主要依据。

知识点4：肾盂、肾盏和输尿管异常　　　　　　　副高：掌握　正高：掌握

较常见的异常表现是肾盂、肾盏和/或输尿管积水扩张，多为梗阻所致，病因常为结石或肿瘤，少数为先天性发育异常所致。

知识点5：肾血管异常　　　　　　　　　　　　　副高：掌握　正高：掌握

常见的是肾动脉异常改变，可为不同病因造成的肾动脉管腔不规则狭窄，甚至闭塞，而肾动脉囊性扩张即肾动脉瘤则很少见。

第二节　膀胱基本病变表现

知识点1：膀胱大小、形态异常　　　　　　　　　副高：掌握　正高：掌握

大膀胱和小膀胱系指膀胱体积或容量显著大于或小于正常者，其中前者常为各种原因的尿路梗阻所致，而小膀胱主要见于慢性炎症或膀胱结核所造成的膀胱挛缩。膀胱形态不规则，有囊袋状突出，是膀胱憩室表现。

知识点2：膀胱壁增厚　　　　　　　　　　　　　副高：掌握　正高：掌握

根据范围分弥漫性增厚和局限性增厚，弥漫性增厚多为膀胱各种类型炎症或慢性梗阻所致；局限性增厚见于膀胱肿瘤或某些类型炎症，也可为膀胱周围肿瘤或炎症累及膀胱所致。

知识点3：膀胱内团块　　　　　　　　　　　　　副高：掌握　正高：掌握

膀胱内游离或与膀胱壁相连的腔内团块影是各种成像检查中常见的表现，其既可为血块或结石，也可为膀胱肿瘤。它们的影像表现各具特征，其间多不难鉴别。

第三章　泌尿系统发育异常及结石

第一节　肾与输尿管先天异常

知识点1：肾与输尿管先天异常的临床与病理　　　　副高：熟悉　正高：掌握

泌尿系统先天异常较为常见且类型繁多，这同泌尿系统胚胎发育过程复杂有关。这一过程包括来自胚胎不同始基的肾曲管与集合系统的连接、肾轴的旋转和肾脏自盆腔上升至腰部等。这些异常通常无症状，也可因并发症而出现梗阻、感染或结石表现。

知识点2：肾与输尿管先天异常的影像学表现　　　　副高：掌握　正高：掌握

（1）肾盂、输尿管重复畸形：即单侧或双侧肾分为上、下两部分，各自与独立的肾盂和输尿管连接。尿路造影可见独立的上、下肾盂及分别与之连接的双输尿管，下肾盂体积一般较大。重复的输尿管可以相互融合，也可分别汇入膀胱。当上肾盂输尿管积水时，排泄性尿路造影检查难以显示畸形，CTU和MRU可明确诊断。

（2）异位肾：为胚胎发育中肾脏上升过程发生异常所致，多位于盆腔，少数位于膈下，甚至后纵隔内。异位肾形态类似正常肾，唯位置有所不同。

（3）肾缺如：又称孤立肾，行排泄性尿路造影时，缺如侧无显影，健侧肾代偿性增大，但IVP检查并不能与其他病因所致病侧肾不显影相鉴别，进一步行CT和MRI检查能够确诊。

（4）马蹄肾：为两肾上极或下极且多为下极相互融合，状如马蹄。尿路造影显示两肾位置较低，且因下极融合致肾轴由外上斜向内下，肾盂位于腹侧，而肾盏指向背侧，可并有肾积水和结石。CT和MRI检查均能清楚显示两侧肾实质下极相连及肾门朝向异常。

知识点3：肾与输尿管先天异常的诊断与鉴别诊断　　　　副高：掌握　正高：掌握

尿路造影常可发现和诊断肾脏数目、位置以及肾盂和输尿管的先天异常，而CT和MRI检查不但能进一步明确诊断，而且有助于了解异常。肾脏和输尿管的形态及其与周围结构的关系。

第二节　膀胱先天发育异常

知识点1：膀胱发育不全　　　　副高：掌握　正高：掌握

静脉肾盂造影可显示膀胱发育不全，结合观察尿道开口进行逆行造影可以诊断。

知识点2：膀胱重复异常　　　　　　　　　　　副高：掌握　正高：掌握

以尿路造影为主，CT、MRI亦有助于诊断。充满尿液的膀胱可以在CT图像上显示为低密度影，使软组织密度的分隔有良好的对比而清楚显示。

知识点3：先天性膀胱憩室　　　　　　　　　　副高：掌握　正高：掌握

以静脉尿路造影为主，有时亦用膀胱造影。憩室常位于膀胱输尿管入口区的后外侧，70%为单发，多发憩室往往伴有神经源性膀胱或后尿道瓣膜等并发症，憩室可小如1~2cm，最大者如膀胱大小。

知识点4：脐尿管异常　　　　　　　　　　　　副高：掌握　正高：掌握

脐尿管囊肿平片侧位可见脐下有一软组织影与前腹壁相连，肠管受压移位。膀胱造影可见软组织肿物压迫膀胱顶部形成压迹。若存在瘘管，通过瘘管造影易显示囊肿与膀胱的关系，有时两者可沟通。CT可见腹膜后囊性占位，密度低，似液体CT值，位于膀胱上方。

知识点5：梅干腹综合征　　　　　　　　　　　副高：掌握　正高：掌握

静脉肾盂造影可见肾小盏缺乏，输尿管变长、迂曲及扩张。膀胱壁变薄及变大，前列腺尿道部变宽、变长及向后上移位。可合并脐尿管憩室或脐尿管不闭。CT可以很好显示泌尿道改变，但肾盏改变及尿道改变仍以泌尿系造影为佳。

知识点6：膀胱外翻　　　　　　　　　　　　　副高：掌握　正高：掌握

X线平片可见骨盆发育畸形，耻骨联合分离，静脉肾盂造影多见肾盂积水，输尿管远端轻度扩张，并见其进入外翻的膀胱内。

知识点7：先天性巨膀胱、细小结肠、蠕动低下综合征　副高：掌握　正高：掌握

膀胱壁光滑及膀胱显著扩张，尿道无闭合及狭窄，肾集合系统及输尿管明显扩张，肾功能可能受损，结肠细小，小肠扩张及蠕动减弱。

第三节　肾与输尿管结石

知识点1：肾与输尿管结石的临床与病理　　　　副高：熟悉　正高：掌握

尿液中的矿物质结晶可沉积在肾盂肾盏内形成结石，结石常由多种化学成分构成，主要

包括草酸钙、磷酸钙、尿酸盐和胱氨酸盐等，其中常以某一成分为主。不同成分构成的结石大小和形态差异很大。患者多无临床症状，小的肾结石可下移，易停留在输尿管生理性狭窄处而造成尿路梗阻，临床表现为向下腹和会阴部的放射性疼痛及血尿。结石常由多种化学成分构成，主要包括草酸钙、磷酸钙、尿酸盐和胱氨酸盐等，其中常以某一成分为主。不同成分构成的结石大小和形态差异很大。

知识点2：肾与输尿管结石的影像学表现　　　副高：掌握　正高：掌握

泌尿系结石的成分不同，含钙量亦不同，X线检查时密度有很大差异。约90%结石可由腹部X线平片显示，称为阳性结石；余少数结石如尿酸盐结石腹部平片难以发现，故称为阴性结石。由于成像原理不同，阳性结石和阴性结石均可被CT检查发现。

（1）肾结石：腹部X线平片上，结石位于肾影内，表现为圆形、卵圆形、桑葚状或鹿角状高密度影，可均匀一致，也可浓淡不均或分层；侧位片上，结石与脊柱影重叠，可与胆囊结石、淋巴结钙化等鉴别。CT检查能够确切发现位于肾盏和肾盂内的高密度结石影，近年出现的能谱CT还可根据不同单能量上结石的X线吸收率判断结石成分。

（2）输尿管结石：在腹部X线平片和平扫CT上，结石均表现为输尿管走行区内米粒大小的致密影，其间接征象为结石上方肾盂、肾盏和输尿管扩张积水。MRI对钙化显示不佳，常不能可靠地发现梗阻处的低信号结石影，但MRU可显示近侧输尿管和肾盂、肾盏扩张，有时可发现梗阻端处低信号结石影。

知识点3：肾与输尿管结石的诊断与鉴别诊断　　　副高：掌握　正高：掌握

当临床疑为肾和输尿管结石时，常以X线平片（KUB）作为初查方法，表现典型者诊断不难。CT检查是诊断泌尿系结石最准确的方法，若KUB确诊有困难，或需与其他急腹症鉴别时，应选择CT检查。腹腔内可存在其他原因导致的异常钙化，当KUB和平扫CT难以确定腹部钙化影是否为结石时，可行尿路造影或增强CT检查，以显示输尿管与钙化影的关系，有助于鉴别诊断。

第四节　膀　胱　结　石

知识点1：膀胱结石的病因与病理　　　副高：熟悉　正高：掌握

膀胱结石多在膀胱内形成，少数自上尿路移行而来。多见于10岁以下的男孩。老年人膀胱结石常为前列腺增生的并发症。结石的形成一般先有一核心，核心可为未排出的上泌尿道下降的结石，或为异物或膀胱内的各种渗出物等。

膀胱黏膜与不光滑的结石摩擦引起出血、感染、黏膜溃疡，偶可发生严重的膀胱溃疡，甚至穿破到阴道、直肠，形成尿瘘。结石和炎症长期刺激可诱发膀胱鳞状上皮癌。长期梗阻可造成输尿管与肾盂扩张、积水、肾功能受损。多数患者平时有尿频、尿急、尿痛和终末血尿，常有排尿中断现象。

知识点2：膀胱结石的临床表现　　　　　　　　　　　　副高：掌握　正高：掌握

膀胱结石的主要症状是膀胱刺激症状，如尿频、尿急、尿痛和排尿困难。白天活动时膀胱刺激症状更明显，夜间睡眠时上述症状可减轻或消失。典型的膀胱结石症状是排尿时，尿流突然中断，阴茎头部剧痛。当改变体位时，则疼痛缓解，可继续排尿。也可有血尿，常在排尿终了时出现血尿。

知识点3：膀胱结石的影像学表现　　　　　　　　　　　副高：掌握　正高：掌握

（1）平片：膀胱结石内钙含量多，X线平片易于确诊，表现为圆形、卵圆形或不规则形，大小不等，可单发或多发。因所含化学成分不同而密度不同，边缘多较光整。可随体位改变而移动。

（2）膀胱造影：一般采用逆行造影，其目的在于证实平片上发现的结石是否在膀胱内，发现阴性结石、膀胱憩室内结石及结石并发症。阴性结石表现为充盈缺损且随体位而动。

（3）CT：膀胱结石在CT平扫上显示为块状高密度灶，CT值在100HU以上，具有移动性，诊断明确。

（4）MRI：膀胱结石在T_1WI和T_2WI上都呈很低信号，表现为膀胱内的充盈缺损影，圆形或类圆形，边界清、光滑。

第四章 肾与输尿管感染性病变

第一节 急性肾盂肾炎

知识点1：急性肾盂肾炎的病因病理   副高：熟悉   正高：掌握

主要由下尿路感染上行累及肾脏引起。其病理改变包括间质水肿、炎性细胞浸润、多发微小脓肿形成，肾盂肾盏黏膜充血、水肿，严重病例肾盂充满脓。感染区之间存在正常的肾组织，正常组织与病变相间为特征性表现。肾实质内脓肿可发展并扩展至肾周组织，造成肾周脓肿。肾脏炎性水肿而增大，肾周脂肪水肿。

知识点2：急性肾盂肾炎的临床表现   副高：掌握   正高：掌握

起病急，可有寒战、高热、头痛、头晕、呕吐、乏力、衰弱等全身不适，并出现尿频、尿急、尿痛，尿液浑浊呈白色，腰痛、肾区压痛和叩击痛等泌尿系症状。

知识点3：急性肾盂肾炎的尿路造影   副高：掌握   正高：掌握

静脉尿路造影表现为肾影增大，肾实质影呈普遍或节段性均匀性密度减低。造影剂排泄功能减退，造影剂聚积于肾盏的时间延迟，肾盏内造影剂浓度减低；肾盏及其漏斗部痉挛变细或扭曲。肾盂肾盏和输尿管显示无梗阻性扩张。肾内脓肿显示为肾盂肾盏受压、移位和变形，肾实质内出现低密度区。

一般不做逆行肾盂造影。若肾脏造影剂排泄功能降低明显，静脉造影不能显影，临床上为排除尿路梗阻时，可行逆行肾盂造影，但应慎用。

知识点4：急性肾盂肾炎的CT表现   副高：掌握   正高：掌握

病灶可累及单侧或双侧肾脏，可呈弥漫性或局限性改变。肾脏体积可增大，病灶区密度不均，呈略低密度改变，增强后肾实质强化减弱，皮髓质交界模糊不清，并可见多个不强化区。延迟扫描示病灶呈多发大小不等低密度表现。有时可伴有肾盂扩张。肾脂肪囊密度增高，可见多发纤维索条影。肾筋膜也可增厚。严重者肾实质内可出现多发小脓肿，或者出现肾功能减退表现。

知识点5：急性肾盂肾炎的MRI表现　　　　　　　　　副高：掌握　正高：掌握

累及肾脏体积局限性或弥漫性增大，内部信号不均匀，皮髓质交界区模糊不清，增强扫描呈明显不均匀强化，可见肾周脂肪间隙不清、肾周筋膜增厚等。

第二节　慢性肾盂肾炎

知识点1：慢性肾盂肾炎的概念　　　　　　　　　　副高：掌握　正高：掌握

慢性肾盂肾炎是一种细菌感染性慢性肾脏疾病，往往是长期尿路感染伴反复发作的结果。最常见于尿路梗阻或膀胱输尿管反流患者。本病多见女性，多有泌尿系反复感染史。

知识点2：慢性肾盂肾炎的病因病理　　　　　　　　副高：熟悉　正高：掌握

肾脏实质形成不规则瘢痕，肾盂肾盏变形。肉眼见肾脏体积缩小或肾萎缩，表面可见深浅不一瘢痕凹陷。病变可累及双侧肾脏。镜下皮髓质内均见不同程度的间质慢性炎症、纤维化及部分肾小管萎缩，肾小球一般正常。肾内血管可发生硬化，造成肾缺血及肾功能减退。

知识点3：慢性肾盂肾炎的临床表现　　　　　　　　副高：掌握　正高：掌握

病程一般呈进行性，超过6个月。临床表现依肾实质损坏的范围、肾功能减退程度和感染的性质而有所不同。

知识点4：慢性肾盂肾炎的影像学表现　　　　　　　副高：掌握　正高：掌握

（1）平片：肾影体积缩小，两肾体积缩小程度可不同。如病变仅累及一侧肾脏，对侧肾可代偿性增大。肾轮廓不规则，局限性凹陷。

（2）尿路造影：特征性表现为肾脏缩小，肾皮质和肾盏变形。肾皮质瘢痕表现为不规则凹陷，瘢痕可单发或多发，多见于肾上下极，瘢痕间肾实质正常或显示增生肥大。由于瘢痕收缩可造成相应肾乳头收缩，相应肾盏失去正常锐利杯口状边缘，变钝呈杆状。

（3）CT：单侧或双侧肾脏体积缩小，或呈局部变小，形态不规则，表面不光滑，呈分叶状，肾实质厚薄不一。肾窦脂肪组织增多，肾脂肪囊相对较大。增强扫描示肾功能减弱，肾实质变薄。肾盂肾盏变形、扩张或积水。

（4）MRI：肾脏体积缩小，边缘不规整，肾盂肾盏扩张，内部信号不均，增强扫描强化不明显。

第三节 肾 脓 肿

知识点1：肾脓肿的概念
副高：掌握　正高：掌握

肾脓肿是指肾实质因炎症化脓而被破坏，形成一脓性包囊，多由血源性感染所致，也可为尿路逆行性感染引起。

知识点2：肾脓肿CT的影像学表现
副高：掌握　正高：掌握

（1）早期：①肾实质内略低密度肿块；②轻度不规则强化。

（2）脓肿成熟期：①类圆形均一低密度病变，周边环有厚薄不等的略高密度环；②周边环状明显强化，中心低密度区无强化；③部分脓腔内可见气体影。

（3）累及肾周：肾周脂肪密度增高。

（4）并发肾周和肾旁脓肿：①脂肪间隙消失，代之以混杂密度肿块；②规则或不规则单发或多发环形强化。

知识点3：肾脓肿MRI的影像学表现
副高：掌握　正高：掌握

脓腔呈长 T_1、长 T_2 信号；脓肿壁呈环形强化。

知识点4：肾脓肿X线的影像学表现
副高：掌握　正高：掌握

（1）平片见肾影增大，轮廓可模糊不清。

（2）排泄性尿路造影，患肾显影不良，部分脓肿局限者可显示肾盂肾盏受压。

知识点5：肾脓肿的鉴别诊断
副高：掌握　正高：掌握

肾脓肿早期需与肾肿瘤性病变鉴别。

（1）临床有发热、尿路刺激症状。

（2）实验室检查白细胞升高。

（3）随诊可好转或出现脓肿典型表现。

（4）必要时穿刺活检进行定性诊断。

知识点6：肾脓肿的病因
副高：掌握　正高：掌握

致病菌主要为大肠埃希菌和其他肠杆菌及革兰阳性细菌。

知识点 7: 肾脓肿的病理　　　　　　　　副高: 熟悉　正高: 掌握

病原菌经血行或尿路逆行进入肾脏; 肾皮质内形成数个小脓肿; 小脓肿融合成为较大脓肿; 1/2 可蔓延至肾周间隙, 形成肾周脓肿。

知识点 8: 肾脓肿的临床表现　　　　　　　副高: 掌握　正高: 掌握

女性的发病率高于男性数倍; 女性在儿童期、新婚期、妊娠期和老年时更易发生; 发热、肾区叩痛、局部肌紧张; 尿路刺激症状; 尿液中大量脓细胞, 可培养出致病菌; 血白细胞明显增多。

知识点 9: 肾脓肿的诊断要点　　　　　　　副高: 掌握　正高: 掌握

女性高发; 典型感染症状; 肾内低密度病变; 环形强化。

第四节　肾周脓肿

知识点 1: 肾周脓肿的病因病理　　　　　　副高: 熟悉　正高: 掌握

肾周脓肿指肾周脂肪囊内出现的化脓性感染。其来源为肾脓肿或肾内感染穿破肾被膜所引发, 也可通过血源性、邻近器官感染蔓延或穿通伤而导致肾周脓肿。感染细菌包括金黄色葡萄球菌和革兰阴性杆菌。

知识点 2: 肾周脓肿的临床表现　　　　　　副高: 掌握　正高: 掌握

主要表现为高热、寒战、腰痛、肋脊角叩击痛及腰部肿块。腰大肌受累时则发生肌紧张及剧痛。尿中仅有少量白细胞。由肾内病变引起者, 尿中可有脓细胞和致病菌。

知识点 3: 肾周脓肿的影像学表现　　　　　副高: 掌握　正高: 掌握

(1) 平片: 患侧肾影增大, 肾轮廓模糊不清, 同侧膈肌升高, 活动度减弱或消失。若脓肿较大, 肾区出现软组织肿块影。患侧腰大肌影模糊和脊柱侧弯。

(2) 尿路造影: 患侧肾脏向前、内或外侧移位。肾脏固定。患侧肾盂肾盏显示正常, 病变广泛或严重者, 静脉尿路造影可不显影。

(3) CT: 肾周脂肪消失, 可见渗出和积液, 局部密度增高, 有时可见少量气体。肾脏受压, 肾筋膜增厚, 腰大肌边缘模糊。

(4) MRI: 早期可见肾周间隙内液体积聚, 为长 T_1、长 T_2 信号, 脓肿形成期 T_1 加权像呈较均匀的低信号, T_2 加权像呈高信号, 肾周脓肿通常局限在筋膜内, 严重感染可突破肾筋膜并侵犯邻近间隙和器官。

第五节　肾　结　核

| 知识点1：肾结核的概念 | 副高：掌握　正高：掌握 |

结核病是由结核杆菌引起的传染病，它可侵及人体全身各器官，发生于肾脏者称为肾结核。肾结核多源于肺结核在泌尿系结核中最为常见、最先发生，病变进展可蔓延至整个泌尿系统，发病有逐年上升趋势。90%为单侧性。

| 知识点2：肾结核的影像学表现 | 副高：掌握　正高：掌握 |

（1）CT：①早期，肾实质内低密度灶，边缘不整，增强检查有对比剂进入——肾实质内结核性空洞；②进展期，肾盂肾盏扩张，呈多个囊状低密度影，肾盂壁增厚；③自截肾。

（2）MRI：脓肿、空洞及扩张的肾盂肾盏均呈长T_1、长T_2信号。

（3）X线：平片可无异常，或见肾区钙化。

| 知识点3：肾结核的鉴别诊断 | 副高：掌握　正高：掌握 |

（1）慢性肾盂肾炎：①泌尿系感染病史；②进行性肾功能不全和高血压表现；③尿细菌培养可培养出致病菌。

（2）肾脏肿瘤：①血尿为无痛性；②无尿路刺激症状；③尿液检查无特殊表现；④影像学检查可显示肾内占位。

| 知识点4：肾结核的病因及发病机制 | 副高：掌握　正高：掌握 |

（1）致病菌为结核杆菌。

（2）病原菌主要是来自肺结核，也可来自骨关节结核、肠结核等其他器官结核。

（3）血行播散为最主要的感染途径：①结核杆菌随血流侵入肾脏；②杆菌在肾皮质的肾小球毛细血管丛中形成结核病灶——临床前期肾结核；③病灶不愈合蔓延到肾髓质，侵入肾盏或肾盂——临床期肾结核。

| 知识点5：肾结核的病理分型及病理特点 | 副高：熟悉　正高：掌握 |

结节型；溃疡空洞型；纤维钙化型。其主要病理特点是脓肿、空洞形成，纤维化及钙化，少数可形成自截肾。

知识点6：肾结核的临床表现　　　　　　　　　　副高：掌握　正高：掌握

多发生在20～40岁的青壮年，约占70%；男性多发，男女比例约为2∶1；早期多无明显症状；尿频、尿急和尿痛；血尿，多为终末血尿；脓尿，尿呈米汤样浑浊；尿液检查异常，尿液酸性、含少量蛋白及红、白细胞，结核杆菌阳性。

知识点7：肾结核的诊断要点　　　　　　　　　　副高：掌握　正高：掌握

好发于青壮年男性；尿路刺激症状；尿液检查可发现抗酸杆菌；肾盂肾盏破坏；自截肾。

第六节　黄色肉芽肿性肾盂肾炎

知识点1：黄色肉芽肿性肾盂肾炎的概念　　　　　副高：掌握　正高：掌握

黄色肉芽肿性肾盂肾炎又称泡沫细胞肉芽肿、肾盂肾炎黄色瘤、肾性黄色瘤病及肿瘤样黄色肉芽肿肾盂肾炎等，是一种特殊类型的肾慢性肉芽肿性炎症，炎症始于肾盂，进而延伸破坏周围髓质及皮质，形成多个脓腔，脓腔周围有黄色肉芽组织围绕而得名。

知识点2：黄色肉芽肿性肾盂肾炎的典型表现　　　副高：掌握　正高：掌握

弥漫性肾实质破坏，出现肉芽肿和泡沫细胞；肾周间隙常受累，并常有脓肿和瘘管的形成。

知识点3：黄色肉芽肿性肾盂肾炎的影像学表现　　副高：掌握　正高：掌握

（1）X线：①典型表现为受累的肾脏增大并有鹿角状结石，肾内散在小钙化灶，肾脏轮廓模糊；②排泄性尿路造影，患肾不显影。

（2）CT：①局灶性：肾实质内局灶性囊状肿块，可伴有出血、坏死；增强壁可见强化，坏死区无强化；常伴有肾周受累，引起肾筋膜及腰大肌等部位的炎症性粘连增厚等改变。②弥漫性：病肾增大，轮廓不规整；肾盂难以分辨，肾窦脂肪减少，被纤维组织所代替；集合系统结石；肾实质内多个囊实性占位；增强后病灶边缘强化，坏死区无强化，肾收集系统扩张、积液；肾周筋膜增厚粘连。

（3）MRI：①形态学改变与CT类似；②鉴别病变内液体成分有优势。

知识点4：黄色肉芽肿性肾盂肾炎的鉴别诊断　　　副高：掌握　正高：掌握

（1）局限型需与肾肿瘤鉴别：①肾肿瘤常无合并结石，密度较本病高；②增强后速升速降，无边缘性强化特点。

（2）肾结核：①多继发于肺结核，有结核中毒症状，尿检可检到结核杆菌；②肾内多个囊状低密度影，单个或多个。肾盏变形；③病灶内钙化多见；④肾周可形成寒性脓肿；⑤常伴有肾盂和输尿管增厚、狭窄。

（3）肾脓肿：①多突然起病，呈菌血症症状；②脓肿壁厚度均匀，环形强化；③如出现液平为典型表现。

知识点5：黄色肉芽肿性肾盂肾炎的病因　副高：掌握　正高：掌握

（1）病变起源于肾盂。

（2）常见的病原菌为大肠埃希菌、奇异变形杆菌、耐青霉素的金黄色葡萄球菌等。

（3）发病机制尚未明确：①多认为与肾脏长期梗阻及感染有关；②也可能由于巨噬细胞溶菌功能障碍，影响了细胞内细菌产物的清除，形成一种长期慢性感染过程。

知识点6：黄色肉芽肿性肾盂肾炎的病理　副高：熟悉　正高：掌握

（1）病变多起自肾盂，然后扩展至肾髓质和皮质。

（2）肾盂肾盏扩张，内含脓样液体和结石。

（3）正常的皮髓交界被泡沫组织所取代，肾实质脓肿，肾皮质萎缩。

（4）肾盂、肾皮质、肾包膜及肾周组织的周围出现广泛纤维化。

知识点7：黄色肉芽肿性肾盂肾炎的临床表现　副高：掌握　正高：掌握

可发生于任何年龄，中年女性多见，儿童罕见；约占慢性肾盂肾炎的0.6%；发热、乏力、厌食、体重下降、便秘及反复发作尿路感染；肾区疼痛、肾区肿块；肾源性肝功能不良综合征；多出现脓尿和蛋白尿，血尿少见。

知识点8：黄色肉芽肿性肾盂肾炎的诊断要点　副高：掌握　正高：掌握

一种特殊类型的肾慢性肉芽肿性炎症；病变始于肾盂，蔓延至肾实质及肾周；弥散性肾实质破坏，出现肉芽肿和泡沫细胞；肾内可出现鹿角样结石。

第七节　输尿管结核

知识点1：输尿管结核的病因病理　副高：熟悉　正高：掌握

输尿管结核继发于肾结核，结核病变通过肾盂黏膜表面、黏膜下层和含结核杆菌尿液的直接接触扩散至输尿管。输尿管结核发生纤维化致管腔狭窄影响尿液引流，促进结核病变的发展。

男性较女性多见，最常见的是在20~40岁。早期往往没有明显的临床症状，尿检仅有少量蛋白和程度不等的红白细胞。典型症状是尿频、尿痛、米汤样尿、脓尿和血尿。血尿常是终末血尿，是因结核性溃疡在膀胱收缩时出血所致。腰痛也是常见症状之一。

（1）平片：显示与输尿管走行一致的线状钙化，并且常与肾结核同时存在。

（2）尿路造影：输尿管因结核性溃疡瘢痕收缩引起狭窄或粗细不均、管壁变硬或边缘不整。这种现象甚至可发生在病变的早期，以致结核性征象不甚明显，主要表现为肾积水，与非结核性炎症性输尿管狭窄引起的肾积水很难鉴别。输尿管狭窄可单发、也可多发，其狭窄长度与狭窄的数目均不相等，有时不规则的狭窄区与扩张区交替存在，形成输尿管结核的典型表现。

（3）CT：根据肾结核发展的不同阶段及相应的病理变化，早期仅显示输尿管轻度扩张，后期则显示输尿管管壁增厚并管腔多发狭窄与扩张表现。

（4）MRI：表现为输尿管壁增厚较均匀，增强后呈环状强化；MRU示管腔粗细不均呈串珠状，患侧肾内可见多房性大小不等的囊腔。

第五章 肾与输尿管肿瘤

第一节 肾血管平滑肌脂肪瘤

知识点1：肾血管平滑肌脂肪瘤的概念　　　　副高：掌握　正高：掌握

肾血管平滑肌脂肪瘤又称肾错构瘤，是一种实质性占位病变，此病是常染色体显性遗传病，属于脂肪瘤的一种，由厚壁血管、平滑肌和脂肪组织构成。是肾脏最常见的良性肿瘤。常单侧单发，约20%伴有脑结节性硬化症，后者常两肾发病，多伴智力发育迟缓、癫痫及面部皮脂腺瘤等。

知识点2：肾血管平滑肌脂肪瘤的影像学表现　　　　副高：掌握　正高：掌握

（1）CT：①典型表现，边界清楚的混杂密度肿块，内有脂肪密度及软组织密度；②增强检查，软组织密度区明显、持续性强化。

（2）MRI：①混杂信号肿块；②脂肪性高信号可被脂肪抑制技术所抑制。

（3）X线：①可显示较大肿块所致肾轮廓改变；②肿块较大，尿路造影肾盂、肾盏受压变形；③肾动脉造影，肿瘤血管丰富。

知识点3：肾血管平滑肌脂肪瘤的鉴别诊断　　　　副高：掌握　正高：掌握

（1）脂肪含量较少者需与肾癌鉴别：①CT平扫本病密度较高；②CT增强检查肾癌呈"快进快出"，本病表现为持续强化；③部分肾癌可见钙化，而本病罕见。

（2）发生于肾上极者需与肾上腺髓质瘤鉴别：CT、MR、US检查显示肾上极是否完整，并明确病变起源。

知识点4：肾血管平滑肌脂肪瘤的病理　　　　副高：熟悉　正高：掌握

无完整被膜，界限清楚；切面呈灰白、灰黄或混杂黄色，有时可见出血灶；镜下见肿瘤由成熟的脂肪组织、血管和平滑肌以不同比例构成。

知识点5：肾血管平滑肌脂肪瘤的临床表现　　　　副高：掌握　正高：掌握

发病年龄多为中年；女性多发；多无症状或体积大者可出现腰痛、触及肿块、血尿就诊。若肿瘤自发性破裂可出现突发腰痛。

知识点6：肾血管平滑肌脂肪瘤的诊断要点　　　　副高：掌握　正高：掌握

肾实质不均质肿块内含脂肪成分；增强扫描实性成分明显强化。

第二节　肾　腺　瘤

知识点1：肾腺瘤的病因病理　　　　副高：熟悉　正高：掌握

肾腺瘤为良性肿瘤，病灶一般较小，多在尸解时偶被发现，可单发也可多发，病灶常位于靠近肾包膜的肾皮质。生长缓慢，病灶被较厚的结缔组织所包绕。组织学上可分为乳头状型、管状型和腺泡型3种。一般认为肾腺瘤是一种潜在恶性肿瘤。

知识点2：肾腺瘤的临床表现　　　　副高：掌握　正高：掌握

绝大多数的腺瘤体积甚小，没有任何症状，常在尸解或因其他原因做肾切除时发现。偶尔肿瘤较大，可出现血尿和剧烈疼痛。

知识点3：肾腺瘤的影像学表现　　　　副高：掌握　正高：掌握

（1）平片：较小的肿瘤不出现任何阳性发现。肿瘤长大达一定体积后，由于它位于肾脏周边部分，故平片可见肾脏轮廓局部突出，或形成较大肿块影。肾腺瘤可钙化，呈壳状、弧线形或不规则点状。

（2）CT：肿瘤一般较小，肾脏大小和形态无明显改变，肾实质内见类圆形等或略高密度灶，病灶一般不超过3cm，边界清楚，少数病灶可出现低密度囊变区和点状高密度钙化灶。增强后病灶呈轻度均匀或不均匀强化。

（3）MRI：肿瘤呈类圆形，内部信号均匀，T_1WI呈等信号，T_2WI呈低或等信号，与低信号的肾细胞癌及肾乳头状肿瘤鉴别诊断困难。

第三节　肾细胞癌

知识点1：肾细胞癌的概念　　　　副高：掌握　正高：掌握

肾细胞癌是来源于肾小管上皮细胞的腺癌，85%为透明细胞癌。40～60岁多见，男女之比为2:1。

知识点2：肾细胞癌的CT表现　　　　　　　　副高：掌握　正高：掌握

①分叶状、浸润性生长；②边界不清，有短毛刺；③脂肪囊内条索影或结节影；④肾筋膜增厚；⑤肿瘤密度不均，坏死、囊变、出血或钙化，偶有砂粒样钙化；⑥"快进快出"的强化方式。

知识点3：肾细胞癌的MRI表现　　　　　　　副高：掌握　正高：掌握

①T_2WI混杂信号或高信号；②T_1WI透明细胞癌多呈中、低信号，而乳头状肾癌却以等信号、高信号及混杂信号为主；③假包膜征，SE-T_1WI和FSE-T_2WI均呈低信号；④透明细胞癌增强扫描中，重度强化居多；⑤乳头状肾癌以轻度强化为主；⑥动态增强：SI-T曲线显示肾实质的波形较正常；肿瘤组织的波形陡直，波峰较高。

知识点4：肾细胞癌的造影表现　　　　　　　副高：掌握　正高：掌握

①肾小盏牵拉变形、扭曲变细、小盏破坏；②肾小盏扩张变形。

知识点5：肾细胞癌的鉴别诊断　　　　　　　副高：掌握　正高：掌握

（1）单纯性囊肿：肾实质内边缘光整类圆形低密度，CT显示为完整的水样密度圆形或椭圆形病灶，血管造影显示为圆形局限无血管区等，诊断并无困难。

（2）不典型囊肿（合并出血或感染等）：①囊内密度增高，可与肾实质呈等或高密度；②增强后囊壁无强化或轻度强化。

（3）肾血管平滑肌脂肪瘤：①可见脂肪成分，脂肪成分较少时常易误诊。②肿瘤内血管和平滑肌成分明显强化。③脂肪成分无强化。④乏脂肪性肾血管平滑肌脂肪瘤在T_2WI中呈低信号，而肾透明细胞癌则呈不均匀高信号。

（4）肾嗜酸细胞瘤：①较均匀的低密度或高密度。②增强后各期均匀强化且密度低于肾皮质。③中央星状瘢痕和轮辐状强化。

（5）肾母细胞瘤：①多见于儿童，成人少见。②球形或分叶状。③轮廓光滑。④瘤内密度不均，出血、坏死、囊变，钙化，脂肪组织。⑤轻到中度强化，"边缘征"。⑥肾盂肾盏受压延长、移位、扩张等改变。⑦肾周筋膜可增厚，肾周脂肪间隙模糊、狭窄、消失。⑧肾静脉和/或下腔静脉内充盈缺损。⑨腹膜后淋巴结肿大或出现远处转移。

（6）淋巴瘤：①常为多发占位，也可为单发，或弥散浸润。②密度低于正常肾实质，高于囊肿。③轮廓不清，常无包膜。④多数不强化或强化程度较轻。⑤可伴腹膜后淋巴结增大。

（7）黄色肉芽肿性肾盂肾炎：①鹿角形结石；②多发囊性占位；③囊壁均匀强化。

（8）脓肿：①临床病史；②中央为低密度液化区；③周围有强化；④偶尔出现气体；⑤孤立性肾柱肥大；⑥常见于肾脏上中部交界处；⑦肾窦外侧呈犬齿状，与肾窦分界清晰；⑧与肾皮质连接或靠近，接近于皮质的回声。

（9）肾盂癌：病灶局限于肾盂或肾盏时，不存在与肾癌鉴别的问题。当肾盂癌广泛浸润肾实质之后，则静脉尿路造影和CT所见均类似肾癌，只有肾动脉造影可能有助于鉴别。肾盂癌的肿瘤血管一般较少，约有半数可见肾盂输尿管动脉粗大和供血。

知识点6：肾细胞癌的病因病理	副高：熟悉 正高：掌握

病因未明；相关因素包括吸烟、肥胖、长期血液透析、长期服用解热镇痛药物、某些病毒感染等；石油、皮革、石棉等产业工人患病率高；遗传因素占2%~4%。

表面血管丰富；假包膜；纤维条索分隔；坏死、囊变、出血和钙化。

知识点7：肾细胞癌的组织病理分型	副高：熟悉 正高：掌握

透明细胞癌70%；乳头状癌15%~20%；嫌色细胞癌6%~11%；肾集合管癌；未分类肾细胞癌。

知识点8：肾细胞癌的临床表现	副高：掌握 正高：掌握

无任何症状；三联征为间歇性血尿、腰部疼痛和腹部包块；发热；甲状旁腺功能亢进；高血压；贫血；神经系统症状。

知识点9：肾细胞癌的诊断要点	副高：掌握 正高：掌握

"杯口征"（瘤旁肾实质呈拱状高于肾轮廓之外）；假包膜征；肾周间隙尤其瘤灶边缘的改变；皮质期明显不均匀强化，实质期迅速下降的"快进快出"表现。

第四节 肾 盂 癌

知识点1：肾盂癌的概念	副高：掌握 正高：掌握

肾盂癌系指发生于肾盂和肾盏上皮细胞的癌肿。约占全部肾脏恶性肿瘤的8%。以50~70岁最多见，男女之比为3:1。

知识点2：肾盂癌的CT表现	副高：掌握 正高：掌握

①肾盂内肿块型：局限在肾盂肾盏内无蒂肿瘤；密度通常低于肾实质而高于尿液，肾

窦脂肪受压；轻度强化。②肿块浸润肾实质型：侵犯肾实质或肾周组织；密度低于正常肾实质；不均匀强化，程度轻或中度。③肾盂壁增厚积水型：肾盂壁及输尿管上段壁呈不规则增厚或狭窄；梗阻性肾盂积水；管壁呈环状或不规则强化，程度轻或中度。

知识点3：肾盂癌的MRI表现　　　　副高：熟练掌握　正高：熟练掌握

①T_1WI稍低信号；②T_2WI稍高信号；③肾盂肾盏内的低信号充盈缺损，周围环绕高信号的肾窦脂肪；④信号混杂，缺血坏死、囊变或出血；⑤MRI增强，皮质期肾盂癌仅轻度强化，实质期及肾盂期肿瘤增强的信号提高有限；⑥MRU，肾盂积水及输尿管梗阻扩张。

知识点4：肾盂癌的排泄性尿路造影　　　　副高：熟练掌握　正高：熟练掌握

①肾盂肾盏内有不规则的充盈缺损；②肾盂肾盏积水，肾轮廓增大；③浸润型则表现为管腔不规则狭窄，狭窄段边缘毛糙，管壁僵硬。

知识点5：肾盂癌的鉴别诊断　　　　副高：熟练掌握　正高：熟练掌握

（1）肾癌：①假包膜和肾轮廓的局部外凸改变（早期肾癌）；②偏心性侵犯肾窦及肾实质；③侵及肾盂输尿管交界处可引起肾积水；④动脉期即有较明显强化，延迟期强化程度降低。

（2）肾盂轻度积水与肾盂旁囊肿：①肾盂积水延迟扫描后肾盂腔有对比剂充盈；②肾盂旁囊肿增强后无强化。

（3）阴性结石：①多为边缘光滑的圆形或椭圆形充盈缺损；②短时间复查，结石的位置可移动或因结石的排泄而消失；③CT值为$80\sim120HU$，高于肿瘤和软组织。

（4）肾盂内血块：①CT值为$67\sim70HU$，高于肾盂癌；②血块边缘不整齐；③无强化。

知识点6：肾盂癌的病因病理　　　　副高：熟练掌握　正高：熟练掌握

病理上，肾盂癌可分为三种细胞类型：移行细胞癌、鳞状细胞癌和腺癌，其中以移行细胞癌最为多见。移行细胞癌通常为多发性，往往可同时累及同侧输尿管和膀胱，后二者可与肾脏同时受侵犯，也可先于或后于肾脏发病。约2/3患者伴有结石，癌肿可能源于化生的腺上皮。而化生则可能为慢性刺激和炎症所致。病灶一般累及更广泛的肾盂肾盏系统，病变区呈扁平或略高起。

知识点7：肾盂癌的分期　　　　副高：熟练掌握　正高：熟练掌握

（1）Ⅰ期：肿瘤局限于黏膜上皮和固有层。
（2）Ⅱ期：肿瘤侵及肾盂壁肌层但不超过肌层。

（3）Ⅲ期：肿瘤侵犯肾实质和肾盂周围脂肪。

（4）Ⅳ期：肿瘤侵犯肾实质以外，包括区域淋巴结增大和远处脏器转移。

知识点8：肾盂癌的临床表现　　　　　副高：掌握　正高：掌握

男性发病率比女性高4倍。主要临床症状早期即有无痛性肉眼、血尿和腰痛。肿瘤巨大并导致肾盂积水较严重时患侧腹部可扪及肿块。晚期可出现贫血和体重减轻等症状。尿细胞学检查易发现癌细胞，膀胱镜检查可见输尿管口喷血。

知识点9：肾盂癌的诊断要点　　　　　副高：掌握　正高：掌握

（1）局限于肾盂、肾盏内或肾盂外生长，压迫和侵犯肾实质。

（2）有时可见输尿管、膀胱种植。

（3）实质期轻至中度强化，延迟期表现为肾盂、肾盏内低密度充盈缺损。

第五节　肾母细胞瘤

知识点1：肾母细胞瘤的概念　　　　　副高：掌握　正高：掌握

肾母细胞瘤又称Wilms瘤，是一种混合性胚胎瘤，来源于胚胎性肾组织，瘤体内含有未分化的上皮和间皮组织如腺体、肌肉等多种成分。占小儿恶性肿瘤的20%，65%发生于3岁以前。

知识点2：肾母细胞瘤的影像学表现　　　　　副高：掌握　正高：掌握

CT、MRI：①较大的圆形或椭圆形肿块；②包膜完整，与周围分界清楚；③密度不均，坏死、出血、囊变，有时钙化；④不均匀强化，"新月形、半环形、多环形"等边缘强化征；⑤侵犯肾盂、输尿管及远侧尿路；⑥局限性淋巴结肿大；⑦远处转移。

知识点3：肾母细胞瘤的鉴别诊断　　　　　副高：掌握　正高：掌握

（1）神经母细胞瘤：①巨大分叶状，轮廓不规则，外形不光滑；②密度不均，常有出血、钙化；③肿块常超过中线，且有肝及淋巴结转移；④包绕腹主动脉；⑤肾形态基本保持正常，但移位明显。

（2）后腹膜畸胎瘤：①巨大、圆形肿物；轮廓规整，外形光滑；②境界清晰；③密度混杂，含脂肪成分，钙化或骨密度影；④多不侵犯邻近组织。

（3）透明细胞肉瘤：①不伴钙化的实质性肿块；②有早期骨转移倾向。

（4）肾恶性横纹肌样瘤：①位于肾中央，易侵犯肾门；②弧线样钙化；③肾包膜下积液；④早期脑转移。

（5）肾细胞癌：①成人常见，儿童发病率较少；②血尿多见；③初诊时瘤体一般较小；④境界不清；⑤中心性较大钙化。

知识点4：肾母细胞瘤的病理　　　　　　　　副高：熟练掌握　正高：掌握

（1）4种亚型，胚基型、间质型、上皮型和混合型。
（2）完整包膜（假包膜）。
（3）肿瘤切面呈鱼肉样，间有出血、钙化和囊变。
（4）直接侵犯或挤压肾组织，引起肾盂、肾盏的变形、移位、破坏。
（5）突破肾包膜侵入肾外组织。

知识点5：肾母细胞瘤的临床分期　　　　　　副高：掌握　正高：掌握

（1）Ⅰ期：肿瘤局限于肾内，肾包膜完整，可完整切除，肾床内无肿瘤，肾窦的血管未受侵犯。
（2）Ⅱ期：肿瘤已扩展至肾外，但手术可完全切除。
（3）Ⅲ期：腹部有非血源性肿瘤残存，肾门、主动脉旁淋巴结受侵，腹膜有转移，肿瘤不能完全切除。
（4）Ⅳ期：出现血行淋巴转移至肺、肝、骨、脑及远处淋巴结。
（5）Ⅴ期：双侧肾母细胞瘤。

知识点6：肾母细胞瘤的临床表现　　　　　　副高：掌握　正高：掌握

腹部肿块为本病的最常见表现。有50%的病例有低热，血尿比较少见。少数患者可伴有高血压。

知识点7：肾母细胞瘤的诊断要点　　　　　　副高：熟练掌握　正高：熟练掌握

（1）起源于原始后肾胚基的恶性混合瘤，婴幼儿最常见。
（2）边界清楚的不均质肿块。
（3）"新月形、半环形、多环形"等边缘强化征。

第六节　肾转移性肿瘤

知识点1：肾转移性肿瘤的概念　　　　　　　副高：掌握　正高：掌握

肾脏是转移性肿瘤的好发部位，肾转移瘤多来源于肺、乳腺、胃、胰腺和结肠等，尸检发现率为7%～20%，是原发肾癌的2倍。

知识点2：肾转移性肿瘤的影像学表现　　　　　　　　副高：掌握　正高：掌握

（1）CT表现：①实性病变：多呈低密度，轻度均匀性强化。②囊性病变：因囊性变或坏死而呈液性；增强前后CT值无明显变化，周边组织可有轻微强化。③弥漫浸润性病变：肾脏呈弥漫性增大；平扫呈等密度；增强后扫描肾密度不均，正常皮髓质结构消失。④出血性病变：肾实质内或肾包膜下出血性病变；表现差异大。

（2）静脉尿路造影：肾集合系统扭曲变形或肾脏外形异常。

知识点3：肾转移性肿瘤的鉴别诊断　　　　　　　　　副高：掌握　正高：掌握

（1）肾血管平滑肌脂肪瘤：①多单发，无包膜，境界清楚；②混合密度，发现脂肪成分有助于诊断；③病灶内的血管及肌组织部分可强化，脂肪组织不强化。

（2）肾淋巴瘤：①位于肾实质的淋巴瘤主要表现为单发、多发肿块型和弥漫增大型；②肾外淋巴瘤侵犯表现为肾周肿物型；③腹膜后增大淋巴结；④平扫时呈均匀软组织密度；⑤轻微持续性强化。

（3）原发肾癌：①多为单发、较大、边缘清楚的圆形、分叶块状或不规则形的肿块。②侵犯单侧肾，块状外凸生长，容易侵破肾被膜。③可压迫侵犯肾盂。④可出现肾静脉和下腔静脉瘤栓。⑤明显不均匀强化，"快进快出"的强化方式。

（4）多发性肾梗死：①多邻近肾包膜下；②楔形；③无强化；④随访可出现瘢痕收缩。

知识点4：肾转移性肿瘤的病因与病理　　　　　　　　副高：熟悉　正高：掌握

肺、乳腺、胃、结肠及胰腺癌转移，其中肺癌转移最常见。皮质被膜下并在髓质内多灶生长；沿着髓质及髓质线的自然裂隙浸润，三角形或锥形改变；很少穿透被膜。

知识点5：肾转移性肿瘤的转移途径　　　　　　副高：熟练掌握　正高：熟练掌握

（1）邻近结构恶性肿瘤直接蔓延侵及肾。
（2）淋巴道转移。
（3）对侧肾转移，常为癌栓经肾静脉侵入肾。
（4）血行转移。
（5）全身恶性肿瘤波及肾，如淋巴瘤和白血病等。

知识点6：肾转移性肿瘤的临床表现　　　　　　　　　副高：掌握　正高：掌握

无临床症状，症状隐匿，血尿，腰痛。

知识点7：肾转移性肿瘤的诊断要点　　　　　　　　副高：掌握　正高：掌握

临床病史；瘤体小，位于包膜内；多发，侵犯双肾；实性病变轻度均匀性强化，囊性为周边轻微强化；弥漫浸润性累及全肾，密度不均，正常皮髓质结构消失。

第七节　输尿管癌

知识点1：输尿管癌的病因与病理　　　　　　　　副高：熟悉　正高：掌握

输尿管上皮为移行细胞，与肾盂、膀胱上皮在胚胎来源和组织形态完全相似，故输尿管肿瘤与肾盂肿瘤一样绝大多数为移行上皮癌，鳞癌、腺癌和未分化癌少见。巴尔干半岛肾病和间质性肾炎为肾盂输尿管癌的常见病因，具有明显的区域性，此外还可能与环境、职业及遗传等因素有关。

由于输尿管壁很薄，肿瘤常早期就侵犯管壁全层或周围结构，也由于输尿管壁有丰富的淋巴管网和毛细血管网，早期易通过淋巴结转移或血行转移至肺、肝脏和骨骼。输尿管肿瘤的另一特点是多发，或孤立存在，或由肾盂肿瘤蔓延、种植形成，也可由膀胱肿瘤向上蔓延而来。输尿管下段常为肿瘤的好发部位。

知识点2：输尿管癌的临床表现　　　　　　　　副高：掌握　正高：掌握

血尿是最常见的症状，也是大多数患者的最初症状。肉眼血尿最常见，少数为镜下血尿。好发于中老年，男性多于女性。患者多数无阳性体征，一般无明显腰痛。当肿瘤发生浸润和输尿管发生梗阻时会出现腰部疼痛，以非放射性钝痛为主。如果有活动出血伴血块形成时，可因急性尿路梗阻而出现间歇性阵发性绞痛。

知识点3：输尿管癌的尿路造影　　　　　　　　副高：掌握　正高：掌握

①长圆形或圆形充盈缺损，边缘光滑且呈波浪状；②充盈缺损的边缘不规则，呈"虫咬"状，亦可表现为不规则溃疡和管腔狭窄；③肾盂及病变近段输尿管不同程度扩张、积水；④肿瘤阻塞输尿管时，如同时做排泄性和逆行尿路造影，可显示肿瘤的上下缘及其范围。

知识点4：输尿管癌的CT表现　　　　　　　　副高：掌握　正高：掌握

平扫输尿管癌肿区可见到近似肌肉密度的软组织块影，肿块较小者，多呈圆形，边缘较光滑或有小棘状突起；肿块较大者（直径大于5cm）则多不规则，中央可见密度减低的坏死液化区，与周围组织粘连、浸润，CT值在40HU左右。注射造影剂后轻度强化，与管壁增强程度相仿，CT值可提高到近60HU。增强后可清楚显示癌肿区管腔狭窄，管壁不均匀增厚，或管腔内见充盈缺损。病变上方输尿管、肾盂积水扩大。另外，CT还可明确肿瘤对邻近组织脏器的侵犯程度，有无淋巴结转移。对于肾功能丧失和不能逆行插管者，CT具有明显的优越性。

知识点5：输尿管癌的MRI表现　　　　　　　　　　　副高：掌握　正高：掌握

表现为局部管壁不规则增厚，病变段腔内或腔周可见异常软组织信号影，T_1WI呈低等信号，T_2WI呈等或稍高信号，MRI增强扫描示局部软组织肿块和增厚管壁强化；MRU示梗阻端呈突然截断状或偏心性狭窄，病变段以上输尿管和肾积水多呈中重度。病变段病灶形态多为分叶状或结节状，边界模糊，与周围结构界限不清，信号均匀或不均匀。

知识点6：输尿管癌的鉴别诊断　　　　　　　　　　　副高：掌握　正高：掌握

（1）输尿管结石和血块：绝大多数泌尿系结石为阳性结石，一般腹部平片即能明确诊断，少数阴性结石或血块所致的输尿管腔内充盈缺损需与肿瘤鉴别。通常前者边缘多较光滑锐利，即使阴性结石，其CT值也远较肿瘤组织高，且临床上结石患者多有较明确的腰腹部绞痛发作史。而血块的密度与形成时间长短有关，无强化，短期随访可有明显退缩。

（2）输尿管结核：病变范围一般都较长，输尿管呈不规则串珠状狭窄及扩张，均伴有肾脏及膀胱的相应改变。

第六章　膀　胱　疾　病

第一节　膀胱乳头状瘤

> **知识点1：膀胱乳头状瘤的病因与病理**　　　　副高：熟悉　正高：掌握

膀胱肿瘤大多起源于上皮组织，占95%以上，其中多数为移行细胞乳头状肿瘤。膀胱移行细胞乳头状瘤可发生于膀胱黏膜的任何部位，但以膀胱侧壁和三角区最多见。真正良性的乳头状瘤很少见，在膀胱乳头状肿瘤中仅占1%～2%。其病因尚不完全清楚。乳头状瘤可为单发性或多发性，一般体积较小，为0.5～2.0cm，在膀胱黏膜表面形成乳头状突起。有时乳头细长呈绒毛状或分支状，有蒂与膀胱黏膜相连，细长的乳头漂浮于尿液内。镜下可见膀胱黏膜移行上皮增生，形成乳头状突起。乳头表面被覆上皮与正常膀胱移行上皮非常相似。细胞大小、排列多很整齐，似正常分化。

> **知识点2：膀胱乳头状瘤的临床表现**　　　　副高：掌握　正高：掌握

膀胱肿瘤高发年龄为50～70岁，男女之比为4:1。临床主要表现为无痛肉眼血尿。分化良好的乳头状肿瘤可有严重血尿。以尿频、尿痛、排尿困难、尿潴留和下腹肿块为起始症状者，多属晚期症状。

> **知识点3：膀胱乳头状瘤的影像学表现**　　　　副高：掌握　正高：掌握

（1）平片：X线平片对本病诊断价值有限。

（2）膀胱造影：可发现大小不一、数目不定的充盈缺损，表面可光整或凹凸不平。良性者基部较窄，可有蒂。此外，造影还可显示伴随的结石、炎症、积水及憩室等病变。

（3）CT：显示乳头状瘤一般较小，呈乳头状突入膀胱内。肿瘤表面光滑，膀胱壁无浸润，有蒂与膀胱相连。注入造影剂后肿瘤可有强化。

（4）MRI：与CT表现类似，病灶呈长T_1及长T_2信号灶，膀胱壁的异常信号最易在T_1WI和PDWI上被发现。

> **知识点4：膀胱乳头状瘤的鉴别诊断**　　　　副高：掌握　正高：掌握

本病与早期乳头状癌鉴别较困难，若肿瘤表面不规则，有溃疡形成，应考虑乳头状癌的可能。膀胱其他恶性肿瘤，如平滑肌肉瘤、横纹肌肉瘤、淋巴瘤、恶性间叶组织混合瘤等，表现为膀胱壁增厚，表面不光滑，呈结节状或菜花状，侵犯膀胱黏膜下层、肌层甚至膀胱全层，受侵犯的膀胱壁扩张受限，呈平直，甚至凹陷。

第二节　膀胱嗜铬细胞瘤

知识点1：膀胱嗜铬细胞瘤的病因与病理　　　副高：熟悉　正高：掌握

膀胱嗜铬细胞瘤仅占肾上腺外嗜铬细胞瘤的10%，占膀胱肿瘤的0.06%～0.33%。由神经嵴衍化的嗜铬细胞瘤主要位于肾上腺髓质，也分布在交感神经节内并为独立体分散在交感神经全长内，肾上腺外嗜铬细胞瘤即来源于这些细胞。

知识点2：膀胱嗜铬细胞瘤的临床表现　　　副高：掌握　正高：掌握

女性发病率略高于男性，典型的临床表现是排尿时头痛、头晕、心悸、视物模糊、出汗和高血压。这些症状有时可以由膀胱充盈、下腹部触诊、排便或性交等诱发。有65%～80%的患者出现阵发性或持续性高血压。如果在排尿、膀胱充盈或按压膀胱时血压升高，对诊断该病有重要意义。

知识点3：膀胱嗜铬细胞瘤的影像学表现　　　副高：掌握　正高：掌握

（1）膀胱造影：可见膀胱一侧壁向膀胱腔内突出的充盈缺损影，形态可呈圆形或不规则形，体位改变后病灶无变化。

（2）CT：表现为膀胱壁类圆形或卵圆形肿块，边界清楚，直径为一至数厘米，其密度及增强表现与肾上腺嗜铬细胞瘤相同。

（3）MRI：显示T_1WI呈低信号，T_2WI明显高信号，反映瘤体内含水量较多。瘤内信号强度可均匀或不均匀，较小病灶者多信号较均匀，较大者由于出血、坏死及囊性变可不均匀。

第三节　膀　胱　癌

知识点1：膀胱癌的概念　　　副高：掌握　正高：掌握

膀胱癌是膀胱内的恶性肿瘤，膀胱癌通常来源于膀胱的过渡期细胞（膀胱细胞株）。按其生长方式分为乳头（状）瘤（即肿瘤是有附加蒂的肉赘样的障碍物）或非乳头（状）瘤。非乳头（状）瘤非常少见，但侵袭程度大且预后不良。

知识点2：膀胱癌的CT表现
副高：掌握 正高：掌握

①可表现为阴性；②膀胱壁局限性增厚或突入腔内的软组织密度肿块；③肿块较大时，中央可出现液化坏死；④可见钙化；⑤CT增强，早期中度或明显强化，延迟期膀胱内充满造影剂，肿块呈低密度的充盈缺损；⑥三维重组图像易于发现膀胱顶、底部的肿瘤，并清楚地显示肿瘤对精囊腺的及前列腺的侵犯程度。

知识点3：膀胱癌的MRI表现
副高：掌握 正高：掌握

①T_1WI呈等信号或高信号，T_2WI呈稍高信号；②MR增强，肿块强化；③DWI上肿块为高信号，ADC值明显低于尿液、正常的膀胱、前列腺、周围区域和精囊腺。

知识点4：膀胱癌的鉴别诊断
副高：掌握 正高：掌握

（1）腺性膀胱炎：①膀胱刺激征常见；②一般病灶表面较光滑，呈局部隆起或宽结节影，内部可有囊肿形成；③强化不明显；④抗感染治疗后肿块明显缩小，增厚的膀胱壁变薄。

（2）膀胱嗜铬细胞瘤：①常伴有高血压、头痛，经常在排尿时发作；②血尿儿茶酚胺增高；③增强，强化明显持续时间长，动脉期肿块明显强化，静脉期强化程度较动脉期显著，强化趋于均匀，囊变时边缘强化明显；④MR T_2WI上嗜铬细胞瘤呈显著高信号。

（3）膀胱子宫内膜异位症：①临床症状有周期性并与月经关系密切；②多在月经后出现膀胱刺激症状；③性激素治疗有效。

（4）膀胱内血块：①常见于上尿路肿瘤出血或出血性膀胱炎；②患者常有血尿史，有时甚至会排出小血块；③CT扫描血块呈较高密度；④多体位扫描可见膀胱内血块可以移动，总是位于最低处；⑤增强检查，血块不强化。

知识点5：膀胱癌的病因病理
副高：熟悉 正高：掌握

膀胱癌的病因至今尚未完全明确，比较公认的有以下几点：①长期接触芳香族类物质；②吸烟；③体内色氨酸代谢异常；④膀胱黏膜局部长期受刺激；⑤药物；⑥寄生虫。

膀胱癌从病理组织学上分为移行细胞癌（92%）、鳞状细胞癌（6%～7%）、腺癌（0.5%～2%）和未分化癌（1%以下）。

知识点6：膀胱癌的临床表现
副高：掌握 正高：掌握

膀胱癌好发于成年男性，40岁以上者占93%。主要为无痛性血尿，多为间歇性出现的全程血尿，血尿量可较大，也可为镜下血尿。另外还可伴有尿频、尿急及排尿困难，有人认为尿频、尿急是由于肿瘤占据膀胱腔致使基容量减少，以及膀胱三角区受刺激所致。转移性淋巴结压迫髂静脉时可引起下肢水肿。

知识点7：膀胱癌的诊断要点 　　　　　　　　副高：掌握　正高：掌握

　　患者常有无痛性肉眼血尿的典型症状；膀胱壁的局限性增厚或突入腔内的软组织密度的肿块；肿瘤血供丰富，膀胱癌早期明显强化；当有邻近器官浸润时，CT或MRI易显示。

第七章　肾上腺疾病

第一节　正常影像表现

知识点1：肾上腺CT检查的正常影像表现　　　　　　副高：掌握　正高：掌握

肾上腺呈均匀软组织密度。肾上腺边缘光滑并稍内凹或外凸。两侧肾上腺的形态个体间差异很大，即使同侧肾上腺在不同层面上形态也各异。右侧者常为斜线状、倒"V"或倒"Y"形；左侧者多为倒"V"、倒"Y"或三角形。肾上腺边缘光滑并稍内凹或外凸。临床工作中，肾上腺大小常用侧肢厚度和横断面积来表示，正常侧肢宽度为6~8mm，最大横断面积30~150mm^2。

知识点2：肾上腺MRI检查的正常影像表现　　　　　　副高：掌握　正高：掌握

T_1WI和T_2WI上，肾上腺信号强度类似肝实质，并明显低于周围脂肪组织。

第二节　基本病变表现

知识点1：肾上腺大小改变的表现　　　　　　副高：掌握　正高：掌握

双侧肾上腺弥漫增大常为肾上腺皮质增生的表现，其侧肢厚度和/或面积超过正常值，而回声、密度和信号强度均类似正常肾上腺。肾上腺萎缩，指肾上腺侧肢厚度<3mm，最大横断面积<30mm^2，双侧肾上腺萎缩见于特发性肾上腺萎缩或者垂体病变导致的继发性肾上腺皮质功能低下。

知识点2：肾上腺肿块的表现　　　　　　副高：掌握　正高：掌握

大多数肾上腺肿块为肿瘤性病变，囊肿、血肿和肉芽肿性病变少见，某些类型的肾上腺皮质增生也可并有双侧单发甚至多发肾上腺结节。根据肿块数目、大小和形态及其回声、密度和信号强度，并结合临床症状和实验室检查，多能确定病变的性质。

第三节　库欣综合征

| 知识点1：库欣综合征的概念 | 副高：掌握　正高：掌握 |

库欣综合征是各种原因造成肾上腺分泌过多糖皮质激素（主要是皮质醇）所致病征的总称。库欣综合征依病因分为促肾上腺皮质激素（ACTH）依赖型和非ACTH依赖型。

一、肾上腺皮质增生或肾上腺增生

| 知识点2：库欣综合征的CT表现 | 副高：掌握　正高：掌握 |

双侧肾上腺弥漫增生70%，侧肢厚度>10mm和/或面积>150mm^2，呈长、粗、弯曲、结节或三角形；约16.7%CT表现无异常；CT值测量，与肾上腺等密度83.3%，略高12.5%，略低4.2%；MRI表现，对肾上腺增生的检出不敏感，径线和面积的评估亦不准确。

| 知识点3：库欣综合征的鉴别诊断 | 副高：掌握　正高：掌握 |

（1）腺瘤：①结节性增生常伴有单侧或双侧肾上腺增大，腺瘤不伴有肾上腺增大，相反常有双侧肾上腺萎缩；②一般结节性增生较小，直径常<15mm；③结节性增生可在同一侧肾上腺有多个结节，腺瘤很少在同一腺体上多发者；④结节性增生患者血浆ACTH水平一般较高，而腺瘤患者血浆ACTH水平较低。

（2）异位ACTH分泌导致的库欣综合征：①双侧肾上腺增大迅速而明显；②结节性增生的发生率较高；③患者皮肤黏膜常有色素沉着，血浆ACTH水平增高明显。

| 知识点4：库欣综合征的临床表现 | 副高：掌握　正高：掌握 |

（1）库欣综合征可见于男、女任何年龄，但最常发生于中年女性。
（2）典型症状为向心性肥胖、满月脸、皮肤紫纹、痤疮、毛发多、高血压、月经不规律等。

二、Cushing腺瘤

| 知识点5：Cushing腺瘤的概念 | 副高：掌握　正高：掌握 |

Cushing腺瘤是库欣综合征中的功能性肾上腺皮质腺瘤又称Cushing腺瘤。

| 知识点6：Cushing腺瘤的CT表现 | 副高：掌握　正高：掌握 |

①单侧肾上腺区有圆形、境界清楚的肿块，一般为2～5cm；②肿块内富含脂质成分，

呈低密度，CT值为20～50HU，有时呈水样密度；③增强扫描，肿块快速强化和迅速廓清；④可见同侧肾上腺肥大，对侧肾上腺萎缩；⑤患者常伴有肝脏脂肪浸润及腹膜后脂肪堆积。

知识点7: Cushing腺瘤的MRI表现　　　　　　　　副高：掌握　　正高：掌握

①表现为肾上腺类圆形肿块，在T_1WI和T_2WI上，信号强度分别类似或略高于肝实质；②在梯度回波反相位上信号强度明显下降；③动态增强检查表现同CT所见。

知识点8: Cushing腺瘤的病理　　　　　　　　　　副高：熟悉　　正高：掌握

腺瘤呈类圆形，直径通常为2～3cm；有包膜，切面黄色，内含丰富脂类物质，残余肾上腺组织萎缩。

知识点9: Cushing腺瘤的临床表现　　　　　　　副高：熟练掌握　　正高：熟练掌握

起病缓慢，早期主要表现为高血压，典型者出现满月脸、向心性肥胖、多血质外貌、紫纹等。患者面圆而呈暗紫色，胸腹颈背部脂肪甚厚；皮肤薄，微血管脆性增加，轻微损伤即可引起淤斑；下腹两侧、大腿外侧等处可出现紫红色条纹。长期皮质醇分泌增多使免疫功能减弱，易发生肺部感染。女性患者由于肾上腺雄激素产生过多及皮质醇对垂体促性腺激素的抑制作用，可出现月经减少、不规则或停经；男性患者性欲可减退，阴茎缩小，此与大量皮质醇抑制垂体促性腺激素有关。

知识点10: Cushing腺瘤的鉴别诊断　　　　　　副高：熟练掌握　　正高：熟练掌握

库欣综合征患者，如影像上发现肾上腺存在类圆或椭圆形肿块，通常可做出Cushing腺瘤的诊断，但有时与肾上腺Conn腺瘤、无功能性腺瘤等难以鉴别，必须结合临床及实验室检查综合考虑。Conn腺瘤较小，患者常出现高血压、肌无力和夜尿增多，实验室检查示血、尿中醛固酮水平增高、血钾减低和肾素水平下降，立卧位血浆醛固酮水平测定有助于Conn腺瘤与Cushing腺瘤鉴别。肾上腺无功能性腺瘤通常较大，临床上多无症状，实验室检查，相关肾上腺功能测定均显示正常。

知识点11: Cushing腺瘤、Conn腺瘤、嗜铬细胞瘤的影像鉴别诊断

　　　　　　　　　　　　　　　　　　　　　　　　副高：熟练掌握　　正高：熟练掌握

见下表所示。

Cushing腺瘤、Conn腺瘤、嗜铬细胞瘤的影像鉴别诊断

	Cushing 腺瘤	Conn 腺瘤	嗜铬细胞瘤
形状	类圆形或椭圆形	类圆形或椭圆形	较大圆形或类圆形
边缘	边界清楚	边界清楚	边界多数清楚
CT密度	低密度	多为更低密度	类似肾脏密度，较大肿瘤常因出血、坏死而密度不均，内有单发或多发低密度区，甚至呈囊性改变
MRI信号	肿块在T_1WI、T_2WI上信号强度类似或略高于肝实质，由于腺瘤内常富含脂质，因而在梯度回波反相位上信号强度明显下降	同 Cushing 腺瘤	T_1WI低信号，T_2WI高信号；较大肿瘤易发生出血、坏死和囊变，可呈短T_1或更长T_1、更长T_2信号
强化方式	肿块轻度强化，动态增强扫描，肿块快速强化，迅速廓清	同 Cushing 腺瘤	肿瘤实性部分明显强化，坏死、出血或囊变区无强化
其他征象	Cushing腺瘤占库欣综合征的15%~20%。多为单发，偶为多发或双侧性，常为2~3cm，有包膜，内含丰富脂类物质。由于肿瘤自主分泌皮质醇，从而反馈性抑制垂体ACTH分泌，造成非肿瘤区肾上腺萎缩，常伴有脂肪肝	瘤体通常较Cushing腺瘤小，直径多在2cm以内。肿瘤包膜完整，内含丰富的脂类物质	肿瘤常较大，易发生坏死、囊变和出血，有完整包膜，也称为10%肿瘤，即10%异位（常位于腹主动脉旁、后纵隔、颈总动脉旁或膀胱壁），10%为双侧、多发，10%为恶性和10%为家族性。恶性者有包膜侵犯并可发生淋巴结或脏器转移

知识点12：Cushing 腺瘤的诊断要点　　　　副高：掌握　正高：掌握

无临床症状，体检或其他检查时发现；典型的影像学表现可明确诊断。

三、原发性肾上腺皮质癌

知识点13：原发性肾上腺皮质癌的概念　　　　副高：掌握　正高：掌握

原发性肾上腺皮质癌是发生于肾上腺皮质的恶性肿瘤，分为有内分泌功能性和无内分泌功能性两种类型，为库欣综合征的一种少见病因。在功能性皮质癌中表现库欣综合征者达65%。

知识点14：原发性肾上腺皮质癌的CT表现　　　　副高：掌握　正高：掌握

①较大的肾上腺肿块，直径>5cm；②肿块呈类圆形、分叶状，轮廓不规则；③边缘模糊，与周围器官粘连；④肿块密度不均，周围为软组织密度，中心常有坏死或陈旧性出血所致的不规则低密度区；⑤增强后肿瘤区呈不均匀强化，中心低密度区无强化，其边缘可有增强环；⑥少数病周或中心有散在高密度钙化影；⑦可以发现下腔静脉受累、淋巴结转

移及其他脏器转移；⑧若为产生库欣综合征的肾上腺皮质癌，还能显示对侧肾上腺萎缩性改变。

知识点15：原发性肾上腺皮质癌的MRI表现　　　　副高：掌握　正高：掌握

①肿块信号不均，T_1WI上主要表现为低信号，而T_2WI上呈显著的高信号；②同、反相位成像时肿块无信号下降；③增强检查，肿块呈不均一强化；④当肿瘤侵犯下腔静脉时，其内流空信号消失；⑤MRI检查也能敏感地发现腹膜后及纵隔淋巴结转移及脊柱、肝脏等远处转移。

知识点16：原发性肾上腺皮质癌的病理　　　　副高：熟悉　正高：掌握

原发性肾上腺皮质癌通常较大；内易出血、坏死、有时含有钙化；通常不含脂类成分。

第四节　原发性醛固酮增多症

知识点1：Conn综合征的概念　　　　副高：掌握　正高：掌握

原发性醛固酮增多症又称Conn综合征，是由肾上腺皮质分泌过多的醛固酮而引起的高血压和低血钾综合征。

知识点2：Conn综合征的CT表现　　　　副高：掌握　正高：掌握

（1）单侧肾上腺孤立性小肿块，偶为双侧性或单侧多发性。
（2）肿块呈类圆形或椭圆形。
（3）与肾上腺侧支相连或位于两侧支之间。
（4）边界清楚。
（5）病变较小，直径多在2cm以下，偶可达3cm。
（6）其密度均一，由于富含脂质，常常接近水样密度。
（7）增强检查肿块呈轻度强化，动态增强检查表现肿块快速强化和迅速廓清，具有一定特征。
（8）病侧肾上腺多能清楚显示，表现受压，变形，但无萎缩性改变。

知识点3：Conn综合征的MRI表现　　　　副高：掌握　正高：掌握

（1）在T_1WI和T_2WI上信号强度类似或略高于肝实质。
（2）梯度回波同、反相位检查能证实肿块内富含脂质，表现反相位上肿块的信号强度明显减低。

（3）增强检查，肿块强化形式类似CT所见。

| 知识点4：Conn综合征的鉴别诊断 | 副高：掌握　正高：掌握 |

肾上腺囊肿；增强无强化；在T_1WI和T_2WI的信号均不同；在T_2反相位上无信号减低。

| 知识点5：Conn综合征的病理 | 副高：熟悉　正高：掌握 |

大多为单发，偶尔为多发或双侧性；瘤体通常较小，直径为1～2cm；包膜完整，切面为橘黄色，含有丰富的脂类物质；原发性醛固酮增多症和原发性肾上腺增生中，皮质增生位于球状带，可为小结节或大结节型增生。

| 知识点6：Conn综合征的临床表现 | 副高：掌握　正高：掌握 |

临床表现为高血压，肌无力及夜尿增多；实验室检查血和尿中醛固酮水平升高，血钾减低和肾素水平下降，其中立位血浆醛固酮水平测定有助于Conn腺瘤与增生的鉴别。

第五节　肾上腺皮质增生

| 知识点1：肾上腺皮质增生的CT表现 | 副高：掌握　正高：掌握 |

①双侧肾上腺常显示为正常；②少数者表现为双侧肾上腺弥漫性增大；③偶尔，增生可致肾上腺边缘有一个或多个小结节，直径甚至可达7～16mm；④密度类似正常肾上腺或略低。

| 知识点2：肾上腺皮质增生的鉴别诊断 | 副高：掌握　正高：掌握 |

（1）显示双侧肾上腺增大，可确诊为肾上腺皮质增生。

（2）发现双侧肾上腺多发小结节，此时，依据实验室检查高度提示为特发性醛固酮增多症，也能明确为肾上腺皮质增生。

（3）发现肾上腺单个或2个小结节，应注意与单发或多发Conn腺瘤鉴别，但较为困难，实验室卧立位醛固酮水平测定有助于其鉴别。

（4）检查显示双侧肾上腺正常，并不能除外皮质增生，因为球状带只占肾上腺皮质的10%～15%。

（5）不显著的增生很难造成肾上腺大小或形态改变。

第六节　肾上腺性性综合征

知识点1：肾上腺性性综合征的概念　　　　　　副高：掌握　正高：掌握

肾上腺性性综合征是指由于肾上腺皮质病变过量的分泌雄激素或雌激素所产生的性征异常，临床上很少见，性征异常包括男性假性性早熟、男性假两性畸形、男性女性化、女性假两性畸形或女性男性化。

知识点2：肾上腺腺瘤所致的肾上腺性性征异常的病因与病理

　　　　　　　　　　　　　　　　　　　　　　　副高：熟悉　正高：掌握

肾上腺腺瘤所致的肾上腺性性征异常的表现取决于肿瘤的发生年龄，若幼儿或儿童期发生肿瘤，可导致同性假性性早熟；成年人则表现为男性女性化或女性男性化的表现。实验室检查，在分泌性激素的肾上腺皮质肿瘤，性激素测定显示血浆睾酮或雌二醇水平增加。

知识点3：肾上腺腺瘤的影像学表现　　　　　　副高：掌握　正高：掌握

（1）CT或MRI检查时，分泌性激素的皮质腺瘤与Cushing腺瘤相同。
（2）无Cushing腺瘤时同侧或对侧肾上腺萎缩性改变。

知识点4：肾上腺皮质癌所致的肾上腺性性征异常的病因病理

　　　　　　　　　　　　　　　　　　　　　　　副高：熟悉　正高：掌握

部分功能性肾上腺皮质癌（约30%）能够合成和分泌过量的雄激素或雌激素，从而产生肾上腺性性征异常表现。

知识点5：肾上腺皮质癌的影像学表现　　　　　　副高：掌握　正高：掌握

（1）CT或MRI检查时，与其他功能性和非功能性皮质癌表现相似。
（2）无库欣综合征时皮质癌所致的对侧肾上腺萎缩。

知识点6：先天性肾上腺增生的概念　　　　　　副高：掌握　正高：掌握

先天性肾上腺增生系常染色体隐性遗传性病变。本病是由于合成皮质类固醇激素过程中所需的某些酶缺陷所致，主要是21-羟化酶（90%）、11b-羟化酶（5%～8%）的缺陷。

知识点7：先天性肾上腺增生的影像学表现　　副高：掌握　正高：掌握

（1）CT表现：①先天性肾上腺增生通常表现为双侧肾上腺体积显著弥漫性增大，其程度明显超过库欣综合征的皮质增生；②增大的腺体仍在一定程度上维持正常形态；③密度亦类似于正常肾上腺；④边缘规则或并有多发外突的小结节。

（2）MRI表现：①先天性肾上腺增生MRI检查的表现类似于CT所见，亦显示双侧肾上腺体积显著弥漫性增大；②并或不并有多发外突的小结节，其信号强度与正常肾上腺相似；③增强呈轻度强化。

（3）普通X线表现：骨成熟过快，骨龄超过实际年龄及骨骺提早愈合。

知识点8：先天性肾上腺增生的临床表现　　副高：掌握　正高：掌握

（1）造成临床女性假两性畸形、男性假性性早熟和男性假两性畸形的表现。

（2）由于醛固酮水平常减低，还发生低血压、低血钠、高血钾和代谢性酸中毒等表现。

知识点9：先天性肾上腺增生的诊断要点　　副高：掌握　正高：掌握

临床表现为性早熟，两性畸形；影像学表现为双侧肾上腺弥漫性增大；明确诊断需做染色体检查。

第七节　肾上腺嗜铬细胞瘤

知识点1：肾上腺嗜铬细胞瘤的概念　　副高：掌握　正高：掌握

嗜铬细胞瘤起源于交感神经，产生和分泌儿茶酚胺，肾上腺髓质是嗜铬细胞瘤的主要发生部位，占全部嗜铬细胞瘤的90%左右。嗜铬细胞瘤又称10%肿瘤，即10%肿瘤位于肾上腺之外，10%肿瘤为双侧，10%肿瘤为多发，10%为恶性，10%为家族性，10%神经纤维瘤病发生嗜铬细胞瘤。

知识点2：肾上腺嗜铬细胞瘤的病理　　副高：熟悉　正高：掌握

肿瘤90%以上为良性；切面棕色，血管丰富；常有出血；肿瘤体积大，直径常为3～5cm，甚至达到10cm以上；细胞为不规则多角形胞质中颗粒较多，细胞可被铬盐染色；约5%病例同时有多发皮下神经纤维瘤；肿瘤有完整的包膜，恶性者生长很大，有包膜侵犯并可发生淋巴结和肺、肝、骨骼等脏器。

知识点3：肾上腺嗜铬细胞瘤的临床表现　　副高：掌握　正高：掌握

阵发性高血压为其特征性表现，发作时血压骤升，收缩压可达200～300mmHg，舒张压亦明显升高，伴剧烈头痛，面色苍白，大汗淋漓，心动过速，心前区及上腹部紧迫感，可有心前区疼痛、心律失常、恶心、呕吐、视物模糊、复视。特别严重者可并发急性左心衰竭或脑血管意外。发作终止后可出现面颊部及皮肤潮红、全身发热、流涎、瞳孔缩小等迷走神经兴奋症状，并可有尿量增多。嗜铬细胞瘤分泌的大量儿茶酚胺可引起心肌病，伴心律失常，部分患者可发生心肌退行性变、坏死，患者可因心肌损害发生心力衰竭。患者代谢紊乱，基础代谢亢进，表现为发热、消瘦。

知识点4：肾上腺嗜铬细胞瘤的影像学表现 　　副高：掌握　正高：掌握

（1）平片：仅在肿瘤相当大时才能在肾上腺区显示软组织密度肿块影。
（2）腹膜后充气造影：可见肾上腺增大成球形或类圆形肿块。
（3）CT：表现为肾上腺的圆形或椭圆形肿块，一般较大，直径常大于3cm。肿瘤常因坏死出血而密度不均。钙化较少见。增强扫描肿瘤实体部分明显强化，其内低密度区无强化。
（4）MRI：显示典型表现为T_1WI呈低信号，T_2WI呈明显高信号，反映瘤体内含水量较多。瘤内信号强度可均匀也可不均匀，病灶较小时信号较均匀，大者由于出血、坏死、囊变可不均匀。

知识点5：肾上腺嗜铬细胞瘤的鉴别诊断与比较影像学 　　副高：掌握　正高：掌握

主要与肾上腺腺瘤、肾上腺转移瘤等鉴别。肾上腺腺瘤病灶一般较小，内部发生坏死和囊变概率小于嗜铬细胞瘤。肾上腺转移瘤一般呈两侧多发，病灶形态不规则，内部密度不均匀，并具有原发肿瘤病史等。

肾上腺嗜铬细胞瘤还需与肾上腺皮质癌等相鉴别。肾上腺皮质癌平扫常表现为较大不规则形肿块，内常有坏死或陈旧出血，增强检查，肿瘤不规则强化，中心低密度区无强化，肿瘤可侵犯下腔静脉，易发生淋巴结转移及其他脏器转移，另外，不同于嗜铬细胞瘤的临床表现及实验室检查，可资鉴别。

知识点6：肾上腺嗜铬细胞瘤的诊断要点 　　副高：掌握　正高：掌握

典型的临床表现和实验室检查；影像学表现，肾上腺区或肾上腺外的肿块影，容易坏死、囊变而导致密度不均匀，增强表现为动脉期及肝门脉期明显强化，且持续时间较长；有无家族病史；有无肾上腺外的嗜铬细胞瘤。

第八节　肾上腺神经母细胞瘤

知识点1：肾上腺神经母细胞瘤的概念 　　副高：掌握　正高：掌握

肾上腺神经母细胞瘤又称神经细胞瘤，是原始神经嵴细胞的恶性肿瘤，起源于交感神经系统及肾上腺髓质。

知识点2：肾上腺神经母细胞瘤的CT表现　　　　　副高：掌握　正高：掌握

（1）肿瘤多起源于肾前上方，脊柱旁及腹膜后中线部位者少见。
（2）形态不规则，呈大结节状，境界不甚锐利。
（3）肾上腺肿瘤密度与肾脏相比呈低、等或稍高密度，均匀或不甚均匀。
（4）75%～80%瘤块内有多种形态不同排列的钙化。
（5）增强扫描，肿瘤轻度不均匀强化，CT值60～95HU。
（6）肿瘤向周围浸润性生长。

知识点3：肾上腺神经母细胞瘤的MRI表现　　　　　副高：掌握　正高：掌握

（1）常表现为均匀或混杂信号，后者示肿瘤内出血、坏死。
（2）大钙化灶表现为低信号，小钙化灶不易分辨。
（3）在T_1WI或IR序列时肿瘤信号，与肾髓质相仿，稍低于肌肉、肝和肾皮质。
（4）在T_2WI图像上，信号比肝稍高，但和肾脏相仿。

知识点4：肾上腺神经母细胞瘤与肾上腺出血的鉴别诊断　　副高：掌握　正高：掌握

（1）出血多为双侧性。
（2）CT示软组织肿块CT值与出血时间有关，1周后肿物缩小，出现边缘钙化，随出血的吸收，钙化收缩，肾上腺形态恢复。
（3）MRI信号与血肿时期有关，典型者呈短T_1、长T_2信号。但有些肾上腺出血发生在神经母细胞瘤内，出血性肾上腺囊肿壁衬有肿瘤细胞值得注意。

知识点5：肾上腺神经母细胞瘤与节神经细胞瘤的鉴别诊断

　　　　　　　　　　　　　　　　　　　　　　　副高：掌握　正高：掌握

（1）肿瘤多见于肾上腺以外部位及年长儿。
（2）仅偶尔引起脊髓压迫症状。

知识点6：肾上腺神经母细胞瘤与嗜铬细胞瘤的鉴别诊断

　　　　　　　　　　　　　　　　　　　　　　　副高：掌握　正高：掌握

（1）多见于6～14岁小儿，但也有婴儿病例报道。
（2）70%～75%源于肾上腺髓质的嗜铬细胞，尿中VMA、HVA阳性，需与本病鉴别。
①CT检查肿瘤直径通常在2～4cm相对小；②肿块为境界清楚之实性或厚壁囊样改变；③以

良性居多，30%～70%为双侧性；④钙化较少，临床常以高血压求诊。

知识点7：肾上腺神经母细胞瘤与肾上腺皮质癌的鉴别诊断　　　　副高：掌握　正高：掌握

（1）临床表现：库欣综合征或女性男性化或男性假性性早熟，女孩多见。
（2）CT扫描表现：肾前上方软组织密度肿块，边缘清楚，可为圆形或分叶状，内含低密度的坏死区，少数有钙化及囊性变呈现混杂密度。
（3）一般不超过中线，淋巴结增大血管包埋少见，不同于本病。

知识点8：肾上腺神经母细胞瘤的病理　　　　副高：熟悉　正高：掌握

（1）外形不规则，表面呈结节状，外被血管丰富的结缔组织形成的假包膜。
（2）切面呈灰白色的髓样组织，间有出血、坏死及钙化。
（3）镜下未分化型，小圆形，核深染的母细胞呈密集分布；低分化型瘤细胞较大，核染色浅呈菊花状排列，菊花形团中心有神经纤维。
（4）电镜下肿瘤细胞内存在神经分泌颗粒，聚积在细胞质内的儿茶酚胺及具微管的神经突起为本病的特征。

知识点9：肾上腺神经母细胞瘤的临床表现　　　　副高：掌握　正高：掌握

（1）儿童期最常见的颅外恶性肿瘤，其中80%发生在3岁以下。
（2）约50%神经母细胞瘤发生在肾上腺，余可起自任何神经嵴细胞来源的结构。
（3）由于原发瘤部位不同及分泌儿茶酚胺等原因，症状和体征各异。
（4）腹部肿瘤，近50%患者表现为固定、坚硬、分叶状肿块，位于一侧上腹部或中线部位，可伴腹胀，腹痛。
（5）50%患儿初诊时已有转移症状，如头部包块，眼球突出，贫血，骨关节疼痛，肝大，表浅淋巴结增大及发热，多汗，体弱等。
（6）少数患者有高血压、心悸、腹泻、血管活性肠肽综合征或婴儿肌痉挛性脑病。
（7）部分病例有家族史，以及染色体异常。

知识点10：肾上腺神经母细胞瘤的诊断要点　　　　副高：掌握　正高：掌握

多见于6～14岁小儿；肿瘤多数有钙化，增强检查呈不均匀强化。

第九节 肾上腺囊肿

知识点1：肾上腺囊肿的CT表现 　　　　　副高：掌握　正高：掌握

①囊肿一般为单侧，15%为双侧；②类圆形或椭圆形肿块；③密度均匀，囊肿CT值一般似水0~15HU，亦可有内分隔而呈分房状；④边缘光滑锐利，壁和内分隔薄而一致；⑤少数可见环状或斑状钙化；⑥如有厚壁，可能为假囊肿；⑦肾上腺皮质出血性大囊肿可表现为多囊肿物，有时有液-液平面；⑧增强检查，囊壁和内分隔有强化，其内部则无强化。

知识点2：肾上腺囊肿的MRI表现 　　　　　副高：掌握　正高：掌握

①显示为肾上腺类圆形或分叶状囊性病变；②壁和内分隔菲薄并有强化，囊内容物在T_1WI及T_2WI上信号强度类似于游离水，且无强化。

知识点3：肾上腺囊肿的鉴别诊断 　　　　　副高：掌握　正高：掌握

肾上腺腺瘤：一般无囊壁结构；增强后均匀一致强化。

知识点4：肾上腺囊肿的病理 　　　　　副高：熟悉　正高：掌握

肾上腺囊肿以淋巴管瘤样囊肿最为常见，占46%；其次为出血后形成的假囊肿占39%；上皮样囊肿占9%；寄生虫形成囊肿占7%（多为包虫囊肿）；假囊肿常有纤维壁而无上皮或内衬，壁常有钙斑；其他来源为毒性或传染性来源；肾上腺囊肿常为单房，含红棕液体，为出血引起。

知识点5：肾上腺囊肿的临床表现 　　　　　副高：掌握　正高：掌握

多数肾上腺囊肿及假囊肿无症状；如有症状，则恶心、呕吐、疼痛常见；肾上腺囊肿很大，压迫肾动脉或肾上腺引起高血压。

第十节 肾上腺髓样脂肪瘤

知识点1：肾上腺髓样脂肪瘤的病因与病理 　　　　　副高：熟悉　正高：掌握

肾上腺髓样脂肪瘤属罕见疾病，为良性无分泌功能肿瘤，来源于肾上腺间胚叶组织，瘤体内主要含成熟的脂肪细胞和骨髓细胞，是较少见的无功能肾上腺良性肿瘤。偶见坏死、钙化或骨形成。

知识点2：肾上腺髓样脂肪瘤的临床表现 　　　　　副高：掌握　正高：掌握

通常无明显临床症状。当肿瘤发生坏死、出血或因肿瘤太大压迫邻近脏器时，才出现腹部或腰背部疼痛等症状。

知识点3：肾上腺髓样脂肪瘤的影像学表现 　　　　　副高：掌握　正高：掌握

（1）平片：在腹膜后充气造影片上可见肾上腺区的肿块，边界清楚。

（2）CT：表现为圆形、类圆形肿块，内含脂肪密度，CT值为$-120 \sim -40$HU，约有2%的病例瘤内可出现高密度钙化影，病灶边缘清楚有包膜，增强扫描软组织成分有明显强化，而脂肪成分无强化。

（3）MRI：显示肾上腺肿块信号不均，其内脂肪组织在T_1WI和T_2WI均为高信号；应用脂肪抑制技术这些高信号区强度明显减低，若为脂肪和髓样组织弥漫性混合，则反相位成像病灶信号明显减低，增强检查时非脂肪性信号区明显强化。

知识点4：肾上腺髓样脂肪瘤的鉴别诊断 　　　　　副高：熟练掌握　正高：熟练掌握

（1）肾血管平滑肌脂肪瘤：CT、MRI检查显示肾上极是否完整有利于确定肾上腺与肿物的关系。

（2）肾上腺转移：转移瘤不规则，主体是实性密度。

第十一节　肾上腺转移瘤

知识点1：肾上腺转移瘤的CT表现 　　　　　副高：掌握　正高：掌握

①50%转移为双侧；②实性不规则肿块；③等密度，病变较大者密度不均匀，或由于出血坏死成为囊变；④无或轻微强化；⑤出血性肾上腺转移为一不均匀、混杂密度肿块，有时比肾上腺密度高达$50 \sim 70$HU。

知识点2：肾上腺转移瘤的MRI表现 　　　　　副高：掌握　正高：掌握

①在T_1WI上与肝脏相比呈低或等信号，在T_2WI上信号强度明显高于肝实质；②中心常有更长T_1、长T_2信号灶；③在化学位移反相位图像上，转移瘤内不含脂质，故信号强度无明显改变；④注射对比剂后，转移表现为典型的快速强化，最大的信号强度增加可达150%，

注射对比剂后10分钟仍可见持续的高信号强度（＞75%）。

知识点3：肾上腺转移瘤的鉴别诊断　　　　　副高：掌握　正高：掌握

（1）双肾上腺肿块，但无原发瘤，应与其他双侧肾上腺肿块如肾上腺结核、嗜铬细胞瘤等鉴别，依据临床表现，鉴别亦不难。

（2）当为单侧肾上腺转移时，MRI反相位检查虽有助于与常见的非功能腺瘤鉴别，但仍不能与其他非功能性肿瘤如非功能性皮质癌、神经节细胞瘤等鉴别，需定期随诊检查或细针穿刺活检以明确诊断，亦可行PET-CT检查，不但能发现原发瘤，且可明确肾上腺肿块是否为转移。

知识点4：肾上腺转移瘤的病理　　　　　　　副高：熟悉　正高：掌握

（1）肾上腺转移开始发生的部位为肾上腺髓质而非皮质。

（2）较大的肿瘤内可有坏死和出血。

（3）肾上腺转移常为双侧，然而单侧转移也不少见，可合并或不合并其他部位的转移。

知识点5：肾上腺转移瘤的临床表现　　　　　　副高：掌握　正高：掌握

其中以肺癌转移居多；原发瘤也常为乳腺癌、肾癌、胰腺癌、结肠癌或黑色素瘤等；肾上腺皮质功能低下少见。

知识点6：肾上腺转移瘤的诊断要点　　　　　　副高：掌握　正高：掌握

有原发肿瘤病史；双侧肾上腺或单侧肾上腺多发。

第十二节　肾上腺结核

知识点1：肾上腺结核的病因与病理　　　　　　副高：熟悉　正高：掌握

多为两侧性，大多累及皮质和髓质。切面呈广泛干酪样坏死。晚期有不同程度纤维化及钙化。肾上腺结核占艾迪生病的10%～30%，病变为结核菌的血型播散。

知识点2：肾上腺结核的临床表现　　　　　　　副高：掌握　正高：掌握

起病缓慢，主要症状是乏力、皮肤色素沉着、低血压等。

知识点3：肾上腺结核的影像学表现　　　　副高：掌握　正高：掌握

（1）平片：少数平片可见肾上腺区的钙化，呈散在的细点状，常为两侧性。

（2）CT：双侧肾上腺肿大，形态不规则，密度增高，当有干酪样坏死时，病变密度不均，可伴有细小的钙化灶。后期整个肾上腺钙化或部分干酪钙化。增强扫描坏死区无强化。

（3）MRI：干酪化期表现为双侧肾上腺肿块，形态不规则，信号不均匀，在T_1WI和T_2WI上多呈低信号，其内可见长T_1、长T_2信号灶；钙化期时钙化灶在T_1WI和T_2WI上均成极低信号。

第十三节　播散性组织胞质菌病

知识点1：组织胞质菌病的概念　　　　副高：掌握　正高：掌握

组织胞质菌病是一种罕见的以侵犯网状内皮系统（如肝、脾、淋巴结、肾上腺、口腔、胃肠黏膜和骨髓等）为主的深部真菌病。

知识点2：组织胞质菌病的影像学表现　　　　副高：掌握　正高：掌握

（1）CT表现：①双侧对称肾上腺增大；②中央低密度，周边对比增强；③患侧肾上腺可能有多量钙斑。

（2）MRI表现：①双侧肾上腺T_1WI上呈低信号，在T_2WI上既可为高信号，亦可为低信号；②注射顺磁性对比剂后，在动态多层梯度回波成像上，病变表现为轻度强化，与腺瘤样病变相似。

知识点3：组织胞质菌病的鉴别诊断　　　　副高：掌握　正高：掌握

肾上腺增生：仅凭影像学表现鉴别诊断较难，需结合病史和实验室检查。

知识点4：组织胞质菌病的病理　　　　副高：熟悉　正高：掌握

（1）光镜下，特征性病变是含有大量组织胞质菌的巨噬细胞及上皮样细胞肉芽肿。

（2）在巨噬细胞及朗格汉斯巨细胞内，有很多组织胞质菌的酵母样形体，为圆形或卵圆形，可有出芽，直径$1\sim5\mu m$，每个真菌细胞有一小核，其外有明确的细胞壁，由于固定所致，真菌细胞收缩其外周形成一透亮空隙。

（3）诊断主要依据是见到特征性的呈45°锐角分支的菌丝，该菌丝有规则的分隔。

（4）PAS染色病原体特别明显，Gram染色可使真菌细胞中心部位着色浓厚。

| 知识点5：组织胞质菌病的临床表现 | 副高：掌握　正高：掌握 |

（1）急性原发性组织胞质菌病：常见部位为呼吸系统，肺的病变可为弥漫性或粟粒型病灶，有时仅见肺门淋巴结增大或肺实质的孤立性结节。

（2）重型播散型组织胞质菌病：从肺或肠道的原发病灶，进而播散至全身各脏器，可出现肝、脾大，发热、贫血、白细胞减少，体重减轻以及全身淋巴结增大，有时可出现脑膜炎及消化道孤立性或多发性溃疡，此型少见，但常为致死性的。

（3）慢性空洞型组织胞质菌病：X线表现犹如空洞型肺结核，如不及时控制，可发展为播散性。

第八章 男性生殖系统

第一节 正常影像表现

知识点1：男性生殖系统CT检查的正常影像表现   副高：掌握 正高：掌握

正常前列腺呈均匀软组织密度影，其大小随年龄而增大。动态增强检查显示前列腺外周带和中央腺体不同强化特点：动脉期中央腺体密度增高，晚期中央腺体和外周带密度趋于一致。精囊位于膀胱底的后方，呈八字状对称的软组织密度影，边缘呈小的分叶；两侧精囊于中线部汇合，精囊前缘与膀胱后壁之间为尖端向内的锐角形低密度脂肪间隙，称为精囊角。

知识点2：男性生殖系统MRI检查的正常影像表现   副高：掌握 正高：掌握

T_1WI上，正常前列腺呈均匀略低信号，不能识别前列腺各区带，周围脂肪组织内见蜿蜒状低信号静脉丛。前列腺各区带在T_2WI显示较好：中央区呈低信号，代表移行带和中央带；外周区为新月形较高信号，代表周围带；前纤维间质呈低信号；包膜为细环状低信号影。^{1}H-MRS显示枸橼酸盐（Cit）峰值较高，胆碱复合物（Cho）和肌酸（Cre）峰值较低，（Cho＋Cre）/Cit比值约为60%左右。扩散成像显示正常前列腺周围带ADC值高于移行带和中央带。精囊呈长T_1低信号和长T_2高信号，精囊壁为低信号。正常睾丸为卵圆形结构，T_1WI上信号强度低于脂肪而高于水，T_2WI上则高于脂肪低于水。

第二节 基本病变表现

知识点1：前列腺增大的表现   副高：掌握 正高：掌握

CT及MRI均可显示前列腺增大。对称性增大时，前列腺内部回声、密度和信号强度多不均匀，若^{1}H-MRS显示较高的Cit峰和较低Cho峰及ADC值较高，则提示为良性病变。前列腺非对称性增大多见于前列腺癌，表现局部结节状膨隆或呈分叶状改变，血供丰富则提示为前列腺癌，若^{1}H-MRS显示Cit峰和Cho峰倒置和/或ADC值较低，也提示为前列腺癌。

知识点2：精囊肿块的表现   副高：掌握 正高：掌握

精囊肿块常见于精囊囊肿、脓肿及原发和继发肿瘤。肿瘤的密度及信号复杂且血供丰富，恶性肿瘤还可侵犯邻近结构；囊肿边界清晰，密度及信号均匀，而精囊的血肿及脓肿具有相对特异性的密度及信号特征。

知识点3：睾丸肿块的表现	副高：掌握　正高：掌握

表现为睾丸增大，常见于睾丸肿瘤，不同类型的肿瘤回声及信号有所不同，睾丸鞘膜积液表现为液体包绕睾丸。

第三节　前列腺增生

知识点1：前列腺增生症的概念	副高：掌握　正高：掌握

前列腺增生症是一种老年男性的常见病，是前列腺基质和腺体的增生肥大，包绕并挤压后尿道而引起的一系列梗阻和刺激症状。

知识点2：前列腺增生症的病理	副高：熟悉　正高：掌握

（1）基质增生为主型：增生结节含有较多的胶原和基质细胞，腺体成分较少。

（2）腺体增生为主型：①含有大量扩张的腺管成分和潴留囊肿，基质成分较少；②一般起源于精阜以上的前列腺尿道周围的移行带，逐渐增大占据中央带，结节明显增大融合使中央带体积增大，外周带受压萎缩，逐渐变薄至仅呈薄层包膜样改变。

知识点3：前列腺增生症的临床表现	副高：掌握　正高：掌握

排尿异常；梗阻症状为排尿踌躇、间断、终末滴沥、尿线细而无力、排尿不尽等；刺激症状为尿频、夜尿多、尿急、尿痛；发病年龄大都在50岁以后。

知识点4：前列腺增生症的CT表现	副高：掌握　正高：掌握

①前列腺体积增大，边缘光滑、清晰；②两侧对称；③移行带与中央带增大，外周带受压变窄；④CT增强，不均匀明显强化；⑤动态增强，早期呈相对不均匀强化，随时间延迟，晚期强化趋向均匀。

知识点5：前列腺增生症的MRI表现	副高：掌握　正高：掌握

①T_1WI上增大的前列腺呈均匀低信号；②T_2WI上以腺体增生为主为高信号，以间质增生为主为低信号；③腺体增生者常有假包膜形成，为包绕中央区的环状低信号；④MR灌注成像表现PWI表现高灌注，SI-T曲线表现信号强度下降幅度明显大于外周带；⑤MRS良性

腺体增生，枸橼酸和聚胺值增高，胆碱和胆碱化合物水平下降，良性间质增生，枸橼酸和聚胺减少和缺失。

知识点6：前列腺增生、前列腺癌、输尿管癌与膀胱癌的临床特点鉴别　　副高：熟练掌握　正高：熟练掌握

（1）前列腺增生：为老年男性常见病，主要发生于移行带，包括腺体和间质的增生。临床表现为尿频、尿急、夜尿增多和进行性排尿困难，梗阻加重可发生急性尿潴留。

（2）前列腺癌：老年人常见，99%为腺癌，主要发生于外周带，常发生骨转移。临床表现类似前列腺增生（BPH），直肠指诊可触及质硬结节，血前列腺特异性抗原（PSA）升高（>4ng/ml）。

（3）输尿管癌：多发生在50~70岁，多为移行细胞癌，其中又以乳头状癌最多见，多位于中下1/3段，早期症状不明显，之后可有间歇性血尿、疼痛，晚期可触及包块。

（4）膀胱癌：平均发病年龄65岁，男性多见，多为移行细胞癌，60%位于后壁（俯卧位扫查），20%位于膀胱三角区。表现为无痛性肉眼血尿（终末血尿），可合并膀胱刺激症状。

知识点7：前列腺增生与前列腺癌的影像鉴别　　副高：熟练掌握　正高：熟练掌握

前列腺增生与前列腺癌的影像鉴别

	前列腺增生	前列腺癌
形态	均匀一致性增大	不规则增大
病变部位	移行带	70%外周带，30%移行带
US	包膜连续，内部回声均匀、稍强，有时可见强回声钙化	外腺区内低回声结节，边界不清，可突破被膜
CT	高于耻骨联合2cm层面，密度均匀，强化均一	分叶状等密度肿块，侵袭性生长，外周带早期结节状强化
MRI	中央带均匀增大，与外周带分界清楚，外周包膜完整	典型表现为T_2WI上高信号的外周带内出现低信号结节，与中央带分界中断或突破包膜
突向膀胱	光滑的弧形压迹	肌层中断，分叶状肿块
精囊三角	存在	消失，精囊不对称或信号异常
淋巴结或骨转移	无	有

知识点8：前列腺增生症的诊断要点　　副高：掌握　正高：掌握

常见于50岁以上的老年男性；前列腺对称性增大，以移行带和中央带为主；MRI：T_1WI低信号，T_2WI高或低信号。

第四节 前 列 腺 癌

知识点1：前列腺癌的概念　　　　　　　　　　副高：掌握　正高：掌握

前列腺癌是由男性前列腺所发生的癌症，主要多发生在老年男性，大多数为腺癌。

知识点2：前列腺癌的病理　　　　　　　　　　副高：熟悉　正高：掌握

95%以上为腺癌，其余为移行细胞癌、鳞癌和肉瘤；70%发生于外周带，20%发生于移行带；常为多病灶，单个结节占10%以下。

知识点3：前列腺癌的临床表现　　　　　　　　副高：掌握　正高：掌握

多发生于50岁以上的老年男性；排尿不畅、少尿、无尿，甚至尿失禁；转移征象，骨骼疼痛及腹股沟淋巴结增大；全身症状，消瘦、乏力、低热、进行性贫血和恶病质表现；直肠指检，80%的病例中可获得诊断；穿刺活检提供细胞学诊断依据。

知识点4：前列腺癌的CT表现　　　　　　　　　副高：掌握　正高：掌握

①大多数前列腺外形不规则增大，以外周带为主；②肿块多呈等密度，可见钙化；③CT增强，低密度外周带内局限性或多发的异常强化区；④晚期，有明显的占位效应和转移征象；⑤CT灌注，BV、BF、MTT、PEI低于正常或者增生前列腺组织。

知识点5：前列腺癌的MRI表现　　　　　　　　副高：掌握　正高：掌握

①T_2WI上高信号的外周带内低信号或混杂信号区；②MRI增强早期明显强化，延迟期强化程度下降呈低信号；③MRS胆碱和肌醇水平升高，枸橼酸水平明显下降；④ADC值降低，DWI高信号。

知识点6：前列腺癌的MRI分期　　　　　　　　副高：熟练掌握　正高：熟练掌握

T表示前列腺癌原发肿瘤的局部浸润情况，主要通过直肠指诊（DRE）和MRI来确定，前列腺穿刺阳性活检数目和部位、肿瘤病理分级和PSA可协助分期。

N代表前列腺癌局部淋巴结侵袭情况，N分期对准备采用根治性疗法的患者是重要的，分期低于T_2、PSA＜20ng/ml和Gleason评分＜6的患者淋巴结转移的机会小于10%，可行保留淋巴结切除手术。

M代表前列腺癌的远处转移情况，可经血行、淋巴扩散或直接侵及邻近器官，以血行转移至脊柱、骨盆为最常见；骨扫描、MRI、X线检查是主要的检查方法。

T：

T_0：无前列腺癌原发肿瘤的准确依据。

T_1：不能被直肠指检扪及和影像无法发现的临床隐匿性肿瘤。

T_2：局限于前列腺内的肿瘤。

　　T_{2a}：前列腺肿瘤限于单叶的1/2。

　　T_{2b}：肿瘤超过单叶的1/2，但限于该叶。

　　T_{2c}：肿瘤侵犯两叶。

T_3：肿瘤突破前列腺包膜。

　　T_{3a}：肿瘤侵犯前列腺包膜（一侧或两侧）。

　　T_{3b}：肿瘤侵犯精囊。

T_4：肿瘤固定或侵犯除精囊外的其他邻近组织结构，如膀胱颈、尿道外括约肌、直肠、肛提肌和/或盆壁。

N：

Nx：局部淋巴结转移未知。

N_0：无局部淋巴结转移。

N_1：有局部淋巴结转移。

M：

Mx：远处转移无法评价。

M_0：无远处转移。

M_1：有转移。

知识点7：前列腺癌的鉴别诊断　　　　　　　　　　　　副高：掌握　正高：掌握

（1）前列腺增生：①多起源于前列腺尿道周围的移行带，逐渐占据中央带；②常双侧对称；③T_2WI上为等信号或高信号的结节；④动态增强MRI表现为逐渐强化、延迟强化，峰值多位于晚期；⑤MRS，良性腺体增生，枸橼酸和聚胺值增高，胆碱和胆碱化合物水平下降；⑥良性间质增生枸橼酸和聚胺减少和缺失。

（2）发生于外周带的良性病变：①局限性前列腺炎、肉芽肿性病变，炎症通常为片状，强化较晚或延迟强化；②前列腺活检后出血在T_2WI上也可表现为低信号灶，但一般T_1WI为高信号。

知识点8：前列腺癌的诊断要点　　　　　　　　　　　　副高：掌握　正高：掌握

前列腺癌常发生于外周带；化验检查前列腺特异性抗原（PSA）升高提示前列腺癌；T_2WI表现为高信号的外周带内单个或多发的片团状的低信号或混杂信号区；MRS，胆碱和肌醇水平升高，枸橼酸水平明显下降；前列腺癌常早期发生转移，一些转移征象有助于诊断。

第九章 女性生殖系统

第一节 正常影像表现

知识点1：女性子宫输尿管造影的正常影像表现　　　　副高：掌握　正高：掌握

正常宫腔呈边缘光整的倒置三角形：底边在上，为子宫底；两侧角为子宫角，与输卵管相通；下端与宫颈管相连，后者为柱状，边缘呈羽毛状。输卵管自子宫角向外下走行，为迂曲柔软的线状影，依次分为峡部、壶腹部和伞端。复查片显示对比剂进入腹腔内，呈多发弧线状或波浪状致密影，提示输卵管通畅。

知识点2：女性生殖系统CT检查的正常影像表现　　　　副高：掌握　正高：掌握

（1）平扫检查：子宫体为横置椭圆或圆形的软组织密度影，边缘光滑，中心较小的低密度区为宫腔。宫颈在子宫体下方层面上，呈横置梭形软组织密度影，外缘光滑，横径＜3m。宫旁组织位于宫体、宫颈和阴道上部的外侧，为脂肪性低密度区，内含细小点状或条状软组织密度影，代表血管、神经和纤维组织。子宫前方为膀胱，呈水样密度；后方为直肠，内常有气体。育龄妇女的正常卵巢常表现为双侧子宫旁低密度结构，多不易与邻近肠管区分，输卵管则难以识别。

（2）增强检查：子宫肌层呈明显均一强化，中心低密度宫腔显示更为清晰。

知识点3：女性生殖系统MRI检查的正常影像表现　　　　副高：掌握　正高：掌握

（1）平扫检查：T_1WI上，正常宫体、宫颈和阴道显示清楚，表现为一致性较低信号。T_2WI尤在矢状位上，能清楚显示宫体、宫颈和阴道的解剖结构：①宫体自内向外有三层：中心高信号为子宫内膜及宫腔分泌物，中间薄的低信号带即联合带为子宫肌内层，周围是中等信号的子宫肌外层；②宫颈自内向外分为四层：高信号的宫颈管内黏液，中等信号的宫颈黏膜，低信号的宫颈纤维基质，中等信号的宫颈肌层；③阴道只有两种信号：即高信号的阴道内容物和低信号的阴道壁。这种信号分层表现与生理状态有关，绝经期后分层不再明显。DWI上，宫体和宫颈呈较均匀的略高信号。绝经期前，正常卵巢可以识别：在T_1WI上为低信号；T_2WI上其内卵泡呈高信号，中心部为低至中等信号。绝经后子宫、阴道的分层现象及卵巢的结构多难以识别；MRI检查中正常输卵管均难以识别。

（2）增强检查：常规增强检查时，子宫内膜和子宫肌外层强化，而联合带强化程度低；

动态增强检查，子宫各层强化程度随检查时间而异。

第二节　基本病变表现

知识点1：女性子宫异常的表现　　　　　副高：掌握　　正高：掌握

（1）子宫输卵管造影异常：子宫先天发育异常时可无明显异常表现；宫腔变形且边缘不整，多见于炎性病变；宫腔内圆形充盈缺损，多为黏膜下肌瘤或息肉。此外，如输卵管僵硬、狭窄、扩张或不通，常为结核或其他非特异性炎症改变。

（2）子宫大小、形态异常：CT及MRI检查均易发现子宫大小、形态改变，见于子宫先天发育异常（幼稚子宫、双角子宫、双子宫等）、各类良恶性肿瘤及瘤样病变，可同时伴有宫腔改变。MRI能显示内部各解剖带，对病变的显示优于CT。

（3）子宫回声、密度或信号异常：常伴有子宫大小和/或形态改变，主要见于各类良恶性肿瘤及瘤样病变。其中边界清楚、含有钙化、超声上呈低等回声或T_2WI上为低信号的肿块常提示为良性子宫肌瘤；而边界不清、超声上为混合性低回声或T_2WI上为中等信号的肿块多提示为恶性子宫肿瘤。

知识点2：女性盆腔肿块的表现　　　　　副高：掌握　　正高：掌握

女性盆腔肿块常来自卵巢，也可为盆腔炎性肿块或其他来源的肿块。MRI检查对确定盆腔肿块是否来自卵巢有很大帮助。当双侧卵巢显示正常时，即能除外肿块来自卵巢，反之，则提示肿块源于卵巢。CT和MRI检查时，某些卵巢肿块常有一些特征性表现，不但能确定起源，而且可以推断其性质。例如，类圆形或椭圆形肿块、壁薄而均一、呈均匀液性回声或水样密度或信号强度，常为各种类型的卵巢囊肿；边缘不规则或分叶状肿块，呈多房状表现，同时含有液体和实性成分，为卵巢囊腺瘤或囊腺癌常见表现。肿块呈混杂回声、密度或信号、内有脂肪和钙化成分，是卵巢囊性畸胎瘤的表现特征。

第三节　子宫平滑肌瘤

知识点1：子宫平滑肌瘤的概念　　　　　副高：掌握　　正高：掌握

子宫平滑肌瘤又称子宫肌瘤，是女性生殖系统中最常见的良性肿瘤。好发年龄为30～50岁，占子宫肌瘤的70%～80%，以40～50岁最多见，20岁以下少见。其发病可能与长期和过度的卵巢雌激素刺激有关，绝经后肌瘤可萎缩退化。

知识点2：子宫平滑肌瘤的病理　　　　　副高：熟悉　　正高：掌握

子宫肌瘤主要由子宫平滑肌细胞增生而形成；其中有少量结缔组织纤维仅作为一种支持

组织而存在；子宫肌瘤的血供为血流速度增快，外周阻力下降，瘤体内的血供参数以低阻中速及舒张期血量增加为特点。

知识点3：子宫平滑肌瘤的临床表现　　　副高：掌握　正高：掌握

可发生于子宫的任何部位，以体部最多见，占96%；临床症状不一，取决于肌瘤的大小、部位及有无扭转；常有子宫出血，疼痛及压迫症状；恶变罕见，占肌瘤的1%以下。

知识点4：子宫平滑肌瘤的影像学表现　　　副高：掌握　正高：掌握

（1）平片：仅能发现子宫肌瘤的堆积粗颗粒状钙化或较大肌瘤产生的盆腔肿块影。

（2）子宫输卵管造影：黏膜下肌瘤可产生圆形充盈缺损，大的肌瘤可致宫腔增大、变形；肌层内肌瘤，可无异常发现，较大者可致宫腔侧壁或前、后壁出现弧形压迹；浆膜下肌瘤，通常无异常表现，较大者可致宫腔偏位。

（3）CT：子宫增大，轮廓呈波浪状，平扫时其密度与子宫肌壁一致，增强扫描时和子宫肌同时强化，其程度相仿，在有变性时强化程度不一，多数低于子宫肌的密度。大的肿瘤内常可见云雾状或粗细不等的条状强化区，多为残留的纤维间质。肿瘤内可见钙化，呈斑点状、环状、条状、块状不等，可散在分布，也可密集成团。

（4）MRI：子宫肌瘤使子宫轮廓凹凸不平，T_1WI与邻近的肌组织信号相仿；在T_2WI呈低信号，边界清楚，具有特征；部分较大的肌瘤在T_2WI像上，低信号瘤体内可见有退变的高信号灶，增强后肌瘤常呈不均质强化。

知识点5：子宫平滑肌瘤的鉴别诊断　　　副高：掌握　正高：掌握

（1）子宫腺肌症：①仅发生于肌层内；②子宫多呈均匀性增大，外形轮廓光整，占90%；③联合带的厚度弥漫性或局限性超过12mm；④T_2WI上表现为与联合带相近的低信号影；⑤呈浸润性生长，病灶边界模糊；⑥周围则很少见流空血管影；⑦子宫腺肌症的强化程度同联合带。

（2）子宫内膜息肉：①多见于宫底及两角；②多带蒂突入腔内，与黏膜下子宫肌瘤不宜鉴别；③T_2WI上息肉多呈低于内膜信号的中等信号；④增强，均质强化。

（3）子宫内膜癌：①多为老年妇女，月经不规则或绝经后阴道流血；②CT平扫示子宫不规则增大、变形，癌灶边界欠清，容易发生坏死、液化而密度不均；③增强后癌灶较正常子宫肌层密度低；④癌灶侵犯邻近组织和远处转移，子宫轮廓模糊，宫旁脂肪层消失，盆腔、腹膜后淋巴结转移。

（4）子宫平滑肌肉瘤：①T_1WI中呈明显的高信号，T_2WI上呈等信号；②子宫平滑肌肉瘤的血管丰富，肿瘤内也可见多数血管，而子宫肌瘤的血管多在边缘，瘤内很少有血管；③动态增强扫描对两者的鉴别有意义，良恶性肿瘤的增强率和峰值时间有明显的不同。

（5）子宫内膜癌：①多为老年妇女，月经不规则或绝经后阴道流血。②CT平扫示子宫不规则增大、变形，癌灶边界欠清，容易发生坏死、液化而密度不均。③增强后癌灶较正常子宫肌层密度低。④癌灶侵犯邻近组织和远处转移，子宫轮廓模糊，宫旁脂肪层消失，盆腔、腹膜后淋巴结转移。

知识点6：子宫肌瘤、子宫内膜癌、子宫颈癌、卵巢囊腺瘤（癌）的临床特点鉴别

副高：熟练掌握　正高：熟练掌握

（1）子宫肌瘤：多见于30～50岁女性，可分为黏膜下、肌壁间和浆膜下肌瘤，常多发，可发生变性。常见症状为月经量增多、经期延长，严重者可发生不孕和习惯性流产等。

（2）子宫内膜癌：90%的患者发病年龄＞50岁，为子宫内膜上皮源性的恶性肿瘤，多为腺癌。最常见的早期临床表现为绝经后阴道不规则出血，或并有恶臭液及烂肉样组织排出，伴下腹疼痛，消瘦贫血。

（3）子宫颈癌：常见于45～55岁女性，多为鳞癌，以邻近组织侵犯和淋巴道转移为主。早期症状为接触性出血，晚期可发生不规则阴道流血和白带增多。

（4）卵巢囊腺瘤（癌）：常见于中年女性，分为浆液性和黏液性，浆液性者恶变率较高（30%～50%）。肿块常较大，直径常超过10cm，可为单房或多房性。主要临床症状为盆腹部肿块增大时产生的压迫症状。

知识点7：子宫肌瘤、子宫内膜癌、子宫颈癌的影像鉴别

副高：熟练掌握　正高：熟练掌握

子宫肿瘤子宫内膜癌与子宫颈癌的影像鉴别

	子宫肌瘤	子宫内膜癌	子宫颈癌
部位	肌层的任何部位	由内膜向肌层浸润	宫颈向周围侵犯
形状	类圆形	菜花状、不规则	菜花状、不规则
边界	清晰	不规则	不规则
假包膜	有	无	无
强化	等于或略低于肌层	早期高于肌层，晚期低于肌层	低于残存宫颈组织
对子宫轮廓的影响	有，失常	增大	多无
US	低回声或等回声，后方有声影衰减，内膜移位	团块状回声，内有无回声出血或坏死区，无特征性	宫颈回声不均，内有不规则强回声斑或无回声
CT	密度略低于子宫肌层	肿块等密度，内可有液化坏死	不规则等密度肿块
MRI	T_1WI略低，T_2WI低于结合带及子宫肌层	T_1WI略低，T_2WI高于结合带及肌层	T_1WI无差别，T_2WI呈等或高信号
宫旁浸润及淋巴结转移	无	可有	可有

知识点8：子宫肌瘤、子宫内膜癌、子宫腺肌症的MRI鉴别
副高：熟练掌握　正高：熟练掌握

子宫肌瘤、子宫内膜癌、子宫腺肌症的MRI鉴别

鉴别项目	子宫肌瘤	子宫内膜癌	子宫腺肌症
部位	内膜周围的肌层	由内膜向肌层浸润	肌层的任何部位
形状	椭圆形和不规则形	菜花状、不规则	类圆形
在T_2WI上信号强度	与结合带相似	高于结合带	低于结合带
边界、假包膜	模糊、无	不规则、无	清晰、有
病灶周围高或低信号环	多无	侵蚀性	多有
增强扫描与肌层信号关系	内膜岛强化信号均低于肌层	早期高于肌层，晚期低于肌层	等于或略低于肌层
对子宫轮廓的影响	多无或增大	增大	有，失常

知识点9：子宫平滑肌瘤的诊断要点
副高：掌握　正高：掌握

好发于30~50岁；子宫肌瘤常多发；肌瘤边界清晰，常见钙化；典型的子宫肌瘤T_1WI及T_2WI均呈等或低信号改变；肌瘤血供丰富，强化明显。

第四节　子宫腺肌症

知识点1：子宫腺肌症的概念
副高：掌握　正高：掌握

子宫腺肌症是指具有生长功能的子宫内膜腺体和基质侵入肌层的良性病变，多发生于绝经前妇女，特别是经产妇，常出现痛经、月经过多及异常子宫出血等症状。

知识点2：子宫腺肌症的CT表现
副高：掌握　正高：掌握

（1）子宫体积均匀性增大，边缘轮廓光滑。
（2）子宫肌层内弥漫性，低密度结节。
（3）增强，子宫肌层有不均匀强化的实性肿块，无钙化及变性。

知识点3：子宫腺肌症的MRI表现
副高：掌握　正高：掌握

（1）子宫体积增大，轮廓光整。

（2）弥漫性病变T_1WI呈等信号，T_2WI呈相对均匀的低信号。

（3）翻转恢复序列上呈相对均匀的高信号，即在T_2WI和翻转恢复序列图像上表现为子宫联合带的弥漫性均匀或不均匀增厚，厚度超过12mm，与正常肌壁分界不清。

（4）联合带局限性增厚或外肌层内类圆形肿块影，边界多较模糊，信号强度与联合带相近。

（5）T_2WI病灶内出现点状或斑片状高信号灶，有时T_1WI也可出现。

（6）病灶强化特点，强化程度与联合带相近。

知识点4：子宫腺肌症的鉴别诊断　　　　　副高：掌握　正高：掌握

（1）子宫肌瘤：①肌瘤可发生于黏膜下、肌壁间或浆膜下；②子宫肌瘤增大的子宫则多呈局限性隆起；③未变性肌瘤于T_2WI呈极低信号影，信号强度明显低于联合带；④肌瘤若发生变性，T_2WI为不均匀高信号；⑤若肌瘤为细胞型，T_2WI呈现为均匀高信号影；⑥肌瘤则边界清晰，T_2WI上边缘可见高或低信号环；⑦子宫肌瘤和周围肌层之间常可见较多扭曲的流空血管影；⑧肌瘤的强化特征多样，可为明显强化、轻度强化或周边强化。

（2）腺肌样瘤：①是一种相对少见的良性间皮瘤；②T_2WI表现为边界清楚或模糊的低信号肿块，与肌瘤或腺肌瘤难以区分；③如T_2WI上可见腺肌瘤样扩张的间皮小管表现为小的囊腔，或病灶呈大的囊性肿块，则可与子宫腺肌症区别。

（3）子宫内膜癌：①多见老年有阴道出血史；②子宫腔不规则形增厚，伴异常强化。

知识点5：子宫腺肌症的病理学　　　　　副高：熟悉　正高：掌握

（1）大体病理可见子宫增大，子宫肌层切面有小梁样突起。

（2）显微镜下，异位的子宫内膜在子宫肌层内形成大大小小的岛屿，周围平滑肌细胞环绕增生，在入侵的子宫内膜腺体及间质周围可见增生的肌纤维。

（3）根据病灶累及范围分为弥漫型子宫腺肌症及局限型子宫腺肌症。

（4）根据病灶的浸润深度可分为三级：①病灶仅浸润浅肌层；②病灶浸润达中肌层；③病灶浸润超过中肌层。

知识点6：子宫腺肌症的临床表现　　　　　副高：掌握　正高：掌握

好发年龄为40岁以上，发病率为25%～40%，约35%的腺肌症患者无症状；主要症状是经量多，其次痛经，子宫增大；约50%合并子宫肌瘤，约15%患者合并子宫内膜异位症；进行性加重的痛经、月经不调、性交疼痛及不孕。

知识点7：子宫腺肌症的诊断要点　　　　　副高：掌握　正高：掌握

多发生于绝经前妇女；腺肌症仅发生于肌层内；子宫联合带的厚度弥漫性或局限性超过

12mm；腺肌症呈浸润性生长，病灶边界模糊；T_1WI病灶内有点状高信号、T_2WI病灶内有圆点状高信号，即低信号病变中所见的高信号灶是子宫腺肌症的特异性表现。

第五节　子宫内膜癌

知识点1：子宫内膜癌的概念	副高：掌握　正高：掌握

　　子宫内膜癌又称子宫体癌，起源于子宫内膜腺体的恶性肿瘤。绝大多数为腺癌，占75%~80%，预后较好。

知识点2：子宫内膜癌的病理组织学	副高：熟悉　正高：掌握

　　好发于子宫底部；依病变形态和范围分为弥漫型和局限型2种，以前者居多；内膜癌的典型镜下改变有息肉型、结节型、乳头型、溃疡型及弥漫型5种类型；镜下组织细胞学类型分为内膜样腺癌、腺癌伴鳞状上皮化生、浆液性腺癌和透明细胞癌；内膜样腺癌最为常见；浆液性腺癌和透明细胞癌恶性程度高，易广泛累及肌层并早期转移，预后差。

知识点3：子宫内膜癌的临床分期	副高：掌握　正高：掌握

国际妇产联盟（FIGO）子宫体肿瘤分期（2009年）

I			肿瘤局限于宫体
	I A		肿瘤浸润深度≤1/2肌层
	I B		肿瘤浸润深度＞1/2肌层
II			肿瘤侵及宫颈间质组织，局限于子宫
III			局部和/或邻近组织受累
	IIIA		肿瘤累及浆膜和/或附件
	IIIB		肿瘤累及阴道和/或宫旁组织
	IIIC		盆腔和/或腹主动脉旁淋巴结转移
		IIIC1	盆腔淋巴结阳性
		IIIC2	腹主动脉旁淋巴结阳性和/或盆腔淋巴结阳性
	IVA		侵及膀胱和/或直肠黏膜
	IVB		远处转移

子宫体癌MRI分期

Ⅰa期	子宫内膜增厚或正常，出现局灶性或弥漫性异常信号区，结合带完整且内膜－肌层交界平滑锐利
Ⅰb期	肿瘤信号浸润肌层＜50%，结合带中断，内膜－肌层交界不规则
Ⅰc期	肿瘤信号浸润肌层＞50%，结合带完全消失
Ⅱa期	宫颈管及宫颈内口增宽，低信号宫颈间质环保存完整
Ⅱb期	低信号宫颈纤维间质内出现肿瘤信号
Ⅲa期	肌层外缘连续性中断，子宫外形轮廓不规则不完整
Ⅲb期	阴道受累可见低信号节段性消失
Ⅲc期	淋巴结转移显示区域淋巴结直径＞1cm
Ⅳa期	肿瘤组织侵犯膀胱或直肠使正常低信号带中断
Ⅳb期	远处器官出现肿块或积液

知识点4：子宫内膜癌的临床表现　　　　　　　　　副高：掌握　　正高：掌握

子宫内膜癌是女性生殖器三大恶性肿瘤之一，主要发生在50岁以上绝经前后的妇女，占生殖道恶性肿瘤20%～30%；不规则阴道出血，疼痛，腹腔包块。

知识点5：子宫内膜癌的影像学表现　　　　　　　　副高：掌握　　正高：掌握

（1）盆腔动脉造影：可显示杂乱不规则的肿瘤血管，其检查目的多不是为了诊断，而是进行介入治疗。

（2）CT平扫时肿瘤与正常子宫肌密度相等，意义不大。需行恰当的增强扫描，表现为子宫增大或正常大小，子宫腔内可见软组织密度肿物，密度低于正常强化的子宫肌，肿瘤呈菜花状或结节状，周围可为更低密度的子宫腔内积液所环绕，也可以充填全部子宫腔。肿瘤侵犯肌层时强化的正常子宫肌有局限或弥漫性低密度。子宫下段或子宫颈、阴道阻塞时，致宫腔扩大，其内积水、积血或积脓，而呈液体密度。附件受侵表现为与子宫相连的软组织密度肿块，密度均匀或不均匀，形态不规则。有时可发现盆腔或腹膜后淋巴结转移、盆壁直接蔓延受侵。腹腔内播散表现为腹水、腹膜、肠系膜或网膜不均质肿块，大者可将邻近的肠管包绕其中。膀胱或直肠受累时，显示与子宫肿块相连的局部膀胱壁或直肠壁增厚或形成肿块，也可发现肝或远处转移。

（3）MRI：子宫体癌在T_1WI与子宫肌层信号相近，在T_2WI像上呈中、高信号，低于正常内膜信号。Gd-DTPA增强检查肿块呈不均一强化。大的肿瘤可使子宫腔扩大，子宫腔积液。MRI也可检出盆腔或腹膜后淋巴结肿大及盆底腹膜种植。

知识点6：子宫内膜癌的鉴别诊断　　　　　　　　　副高：掌握　　正高：掌握

（1）子宫腺肌症：①子宫增大，轮廓光滑；②病变呈弥漫性、病灶边缘不清楚；③联合带的厚度≥12mm；④内膜基底部毛糙；⑤T_1WI病灶内有点状高信号、T_2WI病灶内有圆点状高信号，即低信号病变中所见的高信号灶是子宫腺肌症的特异性表现。

（2）子宫黏膜下肌瘤：①子宫体积增大，轮廓不规则，宫腔受压移位；②T_2WI上肌瘤多表现为低信号影；③子宫肌瘤常多发；④肿瘤边界清晰，常见钙化；⑤肿瘤血供丰富，早期明显强化。

（3）老年性子宫内膜炎合并宫腔积脓：①常表现阴道排液增多，浆液性、脓性或脓血性；②子宫正常大或增大变软，扩张宫颈管及诊刮即可明确诊断；③扩张宫颈管后即见脓液流出，刮出物见炎性细胞，无癌细胞。

（4）宫颈管癌、子宫肉瘤：①均表现为不规则阴道流血及排液增多。②宫颈管癌CT示病灶位于宫颈管内，宫颈管扩大形成桶状宫颈或呈不规则软组织肿块。③T_2WI对确认宫颈癌最好，表现为信号增强的肿块，宫颈管增宽，正常分层消失；矢状面易于观察肿瘤是否侵犯周围组织。④子宫肉瘤一般多在宫腔内以致子宫增大。⑤分段刮宫及宫颈活检即能鉴别。

知识点7：子宫内膜癌的诊断要点　　　　　　副高：掌握　正高：掌握

50岁以上绝经前后的妇女；不规则阴道流血，疼痛，腹腔包块；弥漫型子宫内膜癌多累及大部分子宫内膜，常以菜花样充满宫腔，并向宫颈管突出；局限型者常见息肉、菜花或结节状而位于宫底或宫角部；T_2WI上高信号内膜结节内出现肿瘤结节，信号高低不均；子宫内膜增厚（绝经前>10mm，绝经后>5mm）；MRI可以显示肌层的浸润，淋巴结转移及其他组织的转移等征象。

第六节　子宫颈癌

知识点1：子宫颈癌的概念　　　　　　　　　副高：掌握　正高：掌握

子宫颈癌又称宫颈癌，是妇科最常见的恶性肿瘤，绝大多数发生在宫颈阴道部或移行带的鳞状上皮细胞及宫颈管内膜的柱状上皮细胞交界处的恶性肿瘤，富于侵犯性。

知识点2：子宫颈癌的病理　　　　　　　　　副高：熟悉　正高：掌握

（1）菜花状或乳头状：最多见。
（2）浸润型：肿瘤主要向子宫颈管壁内浸润，导致管腔狭窄。
（3）溃疡型：癌组织先破坏宫颈表面，逐渐向宫颈深部浸润，坏死脱落形成空洞。
（4）结节型：最少见，子宫颈普遍肥大，主要向宫颈深部浸润。

知识点3：子宫颈癌的临床表现　　　　　　　副高：掌握　正高：掌握

好发年龄为45～55岁；阴道流血（81.4%），白带增多（82.3%）；晚期，出现压迫症状、转移与全身症状。

知识点4：子宫颈癌的影像学表现　　　　　　　　　　　　副高：掌握　　正高：掌握

（1）尿路造影：当肿瘤晚期侵犯输尿管和/或膀胱时，尿路造影可发现输尿管、肾盂肾盏积水和膀胱壁不规则、僵硬。

（2）CT：平扫检查意义不大，必须做增强扫描。应注意注射造影剂后的延迟时间及扫描的方向。子宫颈癌表现：子宫颈增大，直径超过3.5cm，轮廓对称或不对称，增强扫描时肿瘤密度低于正常子宫颈组织，其中可有更低密度区提示为瘤内的坏死或溃疡；肿瘤浸润宫颈旁组织时，子宫颈外侧边缘不规则或模糊，子宫颈旁软组织内明显的不规则增粗条状影或软组织肿物，输尿管末端周围脂肪间隙不清晰；盆壁受侵时，表现为肿瘤与肌肉之间有粗条状影相连；直肠或膀胱受侵时，可见直肠或膀胱壁呈锯齿状增厚或肿瘤结节向直肠或膀胱腔内突出；盆腔淋巴结>15mm，腹主动脉旁淋巴结>10mm提示淋巴结转移。

（3）MRI：表现为宫颈管增宽，正常分层消失，宫颈增大形成不规则软组织肿块，典型表现为T_2WI呈中、高信号，在较大的肿瘤内可有凝固性坏死，呈低信号，从而使整个肿瘤呈不均质混杂信号。动态增强MRI有助于检出较小的病灶，肿瘤早期强化，间质缓慢强化，诊断准确率可达95%～98%。宫颈癌治疗后可复发，在T_2WI呈显著高信号，而宫颈癌放疗后所致纤维化表现为低信号。

知识点5：子宫颈癌的分期　　　　　　　　　　　　副高：熟练掌握　　正高：熟练掌握

宫颈癌的分期标准

FIGO分期	临床表现	TNM分期
	无法评估的原发癌	Tx
	无原发癌的证据	T_0
0	原位癌（浸润前癌）	Tis
I	癌局限于子宫（扩散到宫体在分期中不予考虑）	T_1
I A	仅在显微镜下才能诊断的浸润癌。任何肉眼所见的病变均属 I B/T_{1b}期	T_{1a}
I A1	间质浸润深度不超过3.0mm，水平播散范围不超过7.0mm	T_{1a1}
I A2	间质浸润深度超过3.0mm，但未超过5.0mm，水平播散范围不超过 I A2/T_{1a2}期	T_{1a2}
I B	临床可见病变局限于宫颈或显微镜下所见病变超过 I A2/T_{1a2}	T_{1b}
I B1	临床可见病变直径不超过4.0cm	T_{1b1}
I B2	临床可见病变直径超过4.0cm	T_{1b2}
II	癌已超出子宫但尚未达盆壁或阴道下1/3	T_2
II A	无宫旁浸润	T_{2a}

续　表

FIGO 分期	临床表现	TNM 分期
ⅡB	有宫旁浸润	T_{2b}
Ⅲ	肿瘤浸润达盆壁和/或阴道下 1/3 和/或引起肾盂积水或肾功能丧失	T_3
ⅢA	肿瘤浸润阴道下 1/3 但未达到盆壁	T_{3a}
ⅢB	肿瘤浸润已达盆壁和/或引起肾盂积水或肾无功能	T_{3b}
Ⅳ		
ⅣA	肿瘤侵犯膀胱或直肠黏膜和/或超出真骨盆	T_4
ⅣB	远处转移	M_1

注：a：无论表皮或腺体，其浸润深度不应超过 5mm，浸润深度是指自最表浅的乳头状突起的上皮与间质的交界处至浸润最深点的距离。血管或淋巴浸润在分期中不予考虑；b：泡状水肿不作为 T_4 期的分期依据

知识点6：子宫颈癌的鉴别诊断　　　　副高：掌握　正高：掌握

（1）子宫内膜癌宫颈浸润：病变主要导致内膜和子宫颈上皮的肥厚，肌层浸润很少波及，与其相连的子宫颈间质强化程度相对较低。

（2）子宫颈息肉：临床上可有月经期出血或接触性出血；宫颈息肉表面光滑，弹性好，病理可明确诊断。

（3）子宫颈外翻：①外翻的黏膜过度增生，也可呈现高低不平表现，较易出血。②外翻的宫颈黏膜弹性好，边缘较整齐。③阴道脱落细胞学检查或活检可鉴别。

知识点7：子宫颈癌的诊断要点　　　　副高：掌握　正高：掌握

子宫颈增大，直径>3.5cm，形态不规则；肿瘤在 T_2WI 上表现为高信号；宫颈癌的动态增强模式呈"速升缓降"型；宫颈部 DWI 上高信号，ADC 上低信号有助于宫颈癌的诊断。

第七节　子宫肉瘤

知识点1：子宫肉瘤的概念　　　　副高：掌握　正高：掌握

子宫肉瘤是一种来源于子宫间质、结缔组织、平滑肌的女性生殖系统恶性肿瘤，恶性程度较高，临床少见。

知识点2：子宫肉瘤的CT表现　　　　副高：掌握　正高：掌握

（1）软组织密度肿块。
（2）中心多有不规则坏死或囊变，当坏死区较大时，肿块表现为内缘不规则的厚壁囊肿。

（3）多无钙化。

（4）当瘤内有出血时，囊腔内可出现高密度影。

（5）增强扫描肿块边缘部分可强化。

知识点3：子宫肉瘤的MRI表现　　　　　　　　　副高：掌握　正高：掌握

（1）T_1WI为低或等信号，T_2WI为等信号。

（2）肿瘤内合并出血于T_1WI、T_2WI上可有点片状高信号。

（3）囊变和坏死于T_1WI上呈低信号，T_2WI呈高信号。

（4）DWI上呈高信号，ADC值低于正常子宫肌层。

知识点4：子宫肉瘤的鉴别诊断　　　　　　　　　副高：掌握　正高：掌握

（1）子宫肌瘤：①子宫肌瘤，包括退变的肌瘤一般在DWI上呈低信号，ADC值比较高；②二者最终靠病理鉴别。

（2）子宫内膜癌：①在T_1WI上表现为略低信号的肿块，T_2WI上表现为高信号；②二者最终靠病理鉴别。

（3）葡萄胎：①子宫肉瘤有时表现为蜂窝样，与葡萄胎的声像图极为相似；②葡萄胎多有停经史，且人绒毛膜促性腺激素（hCG）明显增高；③结合病史、临床表现以及实验室检查较容易区别，但确诊需依靠病理检查。

（4）宫颈癌：①CT见宫颈增大，或呈不规则的软组织块。②宫颈癌在T_2WI上表现为高信号。③MRI增强，明显强化。④动态MRI增强，早期肿瘤强化明显，信号高于正常子宫颈组织，随后信号逐渐减低。

知识点5：子宫肉瘤的病理学　　　　　　　　　　副高：熟悉　正高：掌握

（1）子宫平滑肌肉瘤占子宫肉瘤的50%，可原发于子宫平滑肌或血管平滑肌、约2/3来源于子宫平滑肌的恶变。

（2）子宫内膜间质肉瘤占肉瘤的10%，来自子宫内膜间质细胞，起源于子宫内膜功能层，分为低度和高度恶性间质肉瘤。

（3）子宫恶性中胚叶混合瘤，又称恶性米勒管混合瘤，占肉瘤的40%。来源于残留的胚胎细胞或间质细胞化生，含肉瘤和癌两种组织成分，又称癌肉瘤。

（4）少见类型有横纹肌肉瘤、血管内肉瘤、淋巴管内肉瘤等。

知识点6：子宫肉瘤的临床分型　　　　　　　　　副高：掌握　正高：掌握

常根据国际抗癌协会（UICC）的分期法：

（1）Ⅰ期：癌肿局限于宫体。

（2）Ⅱ期：癌肿已浸润至宫颈。

（3）Ⅲ期：癌肿已超出子宫范围，侵犯盆腔其他脏器及组织，但仍局限于盆腔。

（4）Ⅳ期：癌肿超出盆腔范围，侵犯上腹腔或已有远处转移。

知识点 7：子宫肉瘤的临床表现　　　　　　　　　　副高：掌握　正高：掌握

发病率较低，其人群发病率为（1.23～1.7）/10万；占妇科恶性肿瘤的1%～3%；子宫肉瘤多见于围绝经期妇女；异常阴道出血，腹部肿块肿瘤；如坏死或形成溃疡，可排脓血样或米汤样臭液。

知识点 8：子宫肉瘤的诊断要点　　　　　　　　　　副高：掌握　正高：掌握

子宫肉瘤多见于围绝经期妇女；肿物大多数位于肌壁间，其体积一般较大，大小6～10cm；肿物中心多有不规则坏死或囊变，直径1～5cm；多无钙化；增强扫描肿块边缘部分可强化；T_1WI为低或等信号，T_2WI为等信号；DWI上呈高信号，ADC值低于正常子宫肌层；常有转移征象。

第八节　卵巢功能性囊肿

知识点 1：卵巢功能性囊肿的概念　　　　　　　　　副高：掌握　正高：掌握

卵巢功能性囊肿是指与卵巢功能密切相关的潴留性囊肿，又称卵巢非赘生性肿物。往往可以自行消退，常见的有滤泡囊肿、黄体囊肿和多囊卵巢综合征。

知识点 2：卵巢功能性囊肿的病理学　　　　　　　　副高：熟悉　正高：掌握

（1）滤泡囊肿：是由卵泡排卵失败后继续生长而成，病理所见囊肿表面光滑，囊液为水样，壁薄，可有出血。

（2）黄体囊肿：为排卵后囊性黄体持续存在，或黄体囊肿含液体或血量增多所致，病理所见早期似血肿，卵巢表面呈红褐色，内为透亮浆液，囊壁浅黄，呈特征性花环状。

（3）多囊卵巢综合征：是由于内分泌异常导致的卵巢增大，纤维包膜增厚及滤泡囊肿，典型的多囊卵巢呈双侧硬化性多囊性变。病理表现为双侧卵巢对称增大，皮质增厚，白膜明显胶原化，其下方为许多不同发育阶段的滤泡或闭锁滤泡。

知识点 3：卵巢功能性囊肿的临床表现　　　　　　　副高：掌握　正高：掌握

滤泡囊肿、黄体囊肿常无症状；多囊卵巢综合征表现为不孕、月经不规则及继发性闭经、多毛和肥胖。

知识点4：卵巢功能性囊肿的影像学表现　　副高：掌握　正高：掌握

（1）CT表现：①滤泡囊肿及黄体囊肿：多数集合的囊性水样密度影，壁薄，边缘光滑清晰，密度均匀；②多囊卵巢综合征：双侧卵巢增大，多发小囊状低密度影。

（2）MRI表现：①滤泡囊肿及黄体囊肿，均匀的长T_1、长T_2信号影，边界清楚，壁薄、规整，大多数病灶直径≤5cm。②黄体囊肿伴出血时，T_1WI上中央高信号，边缘低信号，T_2WI上高信号。③多囊卵巢综合征，双侧卵巢明显增大，其内为多数圆形长T_1、长T_2的卵泡，壁较厚，于T_2WI上其内可见低信号的纤维组织。

知识点5：卵巢功能性囊肿的鉴别诊断　　副高：掌握　正高：掌握

（1）良性囊性卵巢畸胎瘤：①瘤内含有脂肪、骨骼或牙齿及毛发等多胚层组织等特征性表现；②MRI T_1WI呈极高信号，T_2WI信号只稍减弱，钙化与毛发等则呈低信号。

（2）卵巢子宫内膜异位囊肿：①多房性；②出血期密度不均匀；③MR因出血的时期不同信号多变，一般在T_1WI、T_2WI上为高信号。

（3）卵巢囊腺瘤：①常较大；②黏液性囊腺瘤壁较厚，常为多房性；浆液性囊腺瘤多为单房，囊壁菲薄；③实性成分少，T_1WI上低信号、T_2WI上高信号；④增强，一般不强化，偶见实质部分强化。

知识点6：卵巢功能性囊肿的诊断要点　　副高：掌握　正高：掌握

与卵巢功能密切相关的潴留性囊肿；往往可以自行消退；囊内水样密度影，边界清晰，密度均匀；壁薄、无实性成分；囊肿不强化。

第九节　卵巢囊腺瘤

知识点1：卵巢囊腺瘤的概念　　副高：掌握　正高：掌握

卵巢囊腺瘤来源于覆盖在卵巢表面的细胞，组织学上分为浆液性囊腺瘤和黏液性囊腺瘤。肿瘤不是生长在卵巢内部，而是以蒂与卵巢相连。

知识点2：卵巢囊腺瘤的病理学　　副高：熟悉　正高：掌握

囊性；单房或多房；囊壁多光滑或有乳头状突起。

知识点3：卵巢囊腺瘤的临床表现　　副高：掌握　正高：掌握

卵巢囊腺瘤好发于中年女性，早期肿瘤较小，多无症状，腹部无法扪及，往往在妇科检查时偶然发现。肿瘤增至中等大时，常感腹胀或腹部扪及肿块，逐渐长大。肿物边界清。若肿瘤大至占满盆腔、腹腔可出现压迫症状，如尿频、便秘、气急、心悸等。

知识点4：卵巢囊腺瘤的影像学表现	副高：掌握 正高：掌握

（1）平片：仅可发现较大的盆腹部软组织肿块影。胃肠造影示盆腔肠管受压。

（2）CT：表现为附件区单房或多房性囊性肿块，肿块边界光整，浆液性囊腺瘤呈水样密度，囊壁薄，体积一般较小，囊壁上可见乳头状软组织突起。黏液性囊腺瘤囊内液体密度稍高，囊壁较厚，体积大，囊壁上很少有乳头状突起，而且多为单侧发生；增强扫描时，囊壁及乳头状突起有轻度均匀强化，囊腔不强化。

（3）MRI：肿块内多发分隔，常见于黏液性囊腺瘤。浆液性囊腺瘤表现为T_1低信号和T_2高信号。黏液性囊腺瘤由于蛋白含量较高在T_1WI和T_2WI上均呈高信号。Gd-DTPA增强，囊壁和内隔可强化。

知识点5：卵巢囊腺瘤的鉴别诊断	副高：掌握 正高：掌握

（1）功能性囊肿：体积小；壁薄，无分隔；多数囊肿聚集在一起；无实性成分。

（2）囊性畸胎瘤：①常见脂肪、钙化、牙齿和骨骼；②实质内可见实性结节（毛发、上皮等）或漂浮物，且随体位的改变而移位；③常见液-液平面。

（3）囊腺癌：①以囊实性为主；②多为双侧不规则形，边界不清；③囊壁及囊内分隔厚而不规则呈结节状；④常有邻近组织浸润及远处转移的继发征象。

知识点6：卵巢囊腺瘤的诊断要点	副高：掌握 正高：掌握

肿瘤不是生长在卵巢内部，而是以蒂与卵巢相连；以囊性为主的囊实性肿块，边缘光滑清晰；形态上多为圆形或卵圆形；肿块体积常较大；囊壁及间隔均较薄且规则，厚度一般<3mm。

第十节 卵巢子宫内膜异位症

知识点1：卵巢子宫内膜异位症的概念	副高：掌握 正高：掌握

卵巢子宫内膜异位症是由子宫内膜植入卵巢，在雌、孕激素的作用下发生周期性出血而形成新旧血液混杂的大小不等的囊肿，又称巧克力囊肿。

知识点2：卵巢子宫内膜异位症的CT表现	副高：掌握 正高：掌握

（1）附件区囊性低密度灶，壁薄或厚薄不均，多房性。

（2）出血时期不同，密度可不均匀。

（3）边缘常不规整，与子宫或周围有粘连。

（4）如近期有出血可见分层现象。

知识点3：卵巢子宫内膜异位症的MRI表现	副高：掌握　正高：掌握

（1）常呈多发的单囊、多囊大小不等病灶，囊壁厚薄不均。

（2）囊内信号复杂，多表现为T_1WI、T_2WI高信号。

（3）STIR序列上呈高信号。

（4）囊肿内反复出血，压力升高，囊变破裂渗血，与周围组织粘连和囊腔外新的血液积聚，形成相互粘连的多房性囊肿为特征性表现。

知识点4：卵巢子宫内膜异位症的鉴别诊断	副高：掌握　正高：掌握

（1）卵巢功能性囊肿：①囊内水样密度影，边界清晰，密度均匀；②壁薄，厚度均匀；③T_1WI上低信号、T_2WI上高信号；④无粘连征象。

（2）卵巢囊腺瘤：①常较大；②黏液性囊腺瘤壁较厚，常为多房性；③T_1WI上低信号、T_1WI上高信号；④增强，囊性部分不强化，壁和内隔强化。

知识点5：卵巢子宫内膜异位症的病理	副高：熟悉　正高：掌握

（1）内膜囊肿主要有4种基本结构：①子宫内膜腺上皮；②腺体或腺样结构；③内膜间质；④出血灶。

（2）极少情况下可见平滑肌纤维成分。

（3）4种基本成分不一定同时共存。

（4）有时仅能见到吞噬含铁血黄素的巨噬细胞作为诊断的唯一线索。

知识点6：卵巢子宫内膜异位症的临床表现	副高：掌握　正高：掌握

约10%的育龄妇女及2%～4%的绝经后妇女可患该病，常发生于双侧卵巢；囊肿随月经呈月经周期性增大；常有阴道不规则流血、痛经；可伴不孕症；良性病变，但亦可发生恶性转变，子宫内膜异位症恶变率为0.7%～10%，其中卵巢子宫内膜异位症占60%～80%。

知识点7：卵巢子宫内膜异位症的诊断要点	副高：掌握　正高：掌握

常见于育龄期妇女；常双侧发病；囊肿随月经周期发生周期性增大；多房粘连的囊实性肿块；MRI上信号不一，多呈高信号。

第十一节 卵巢畸胎瘤

知识点1：卵巢畸胎瘤的概念	副高：掌握 正高：掌握

卵巢畸胎瘤又称皮样囊肿，来源于原始性腺生殖细胞，是生殖细胞肿瘤中最常见的一种良性肿瘤。

知识点2：卵巢畸胎瘤的CT表现	副高：掌握 正高：掌握

（1）囊性肿块，密度不均匀，囊壁厚薄不均。
（2）可有弧形钙化。
（3）肿块内有低密度脂肪影与高密度牙齿或骨骼影。
（4）软组织密度头结节。
（5）有时可见液-液平面。
（6）头结节常不强化。

知识点3：卵巢畸胎瘤的MRI表现	副高：掌握 正高：掌握

（1）脂肪为T_1WI上高信号，T_2WI信号稍微减弱。
（2）STIR序列上为无信号。
（3）肿块内或周围常出现化学位移伪影。
（4）钙化、骨骼与牙齿呈无或低信号。
（5）可见分层现象，且随体位改变而发生变化。

知识点4：卵巢畸胎瘤的鉴别诊断	副高：掌握 正高：掌握

（1）卵巢囊肿：①单纯的卵巢囊肿，大多是潴留囊肿，常较小；②CT值接近水，壁厚薄均匀，边界光滑整齐；③MRI卵巢囊肿视其内容物成分，T_1WI为边界清楚的低、中或高信号，T_2WI高信号；④囊内无脂肪、牙齿和骨骼。
（2）卵巢恶性肿瘤：①囊实性；②有较厚分隔或粗大的突起；③实性部分有强化；④30%的病例可见腹膜或大网膜转移；⑤30%伴腹水；⑥T_1WI上等信号、T_2WI混杂高信号；⑦晚期出现转移征象。
（3）子宫浆膜下肌瘤：①子宫增大；②肌瘤呈等密度或低密度；③瘤内可见钙化、变性与坏死；④T_1WI均匀等信号，T_2WI信号高于子宫肌层；⑤无脂肪成分。
（4）卵巢囊腺瘤：①常较大。②黏液性囊腺瘤壁较厚，常为多房性；浆液性囊腺瘤多为单房，囊壁菲薄，实性成分少。③T_1WI低信号、T_2WI高信号。④增强，一般不强化，偶见实质部分强化。⑤无脂肪、牙齿和骨骼。

知识点 5：卵巢畸胎瘤的病理　　　　　　　　副高：熟悉　正高：掌握

圆形或卵圆形，多为单房；可见3个胚层的成熟组织，以外胚层为主；约20%发生恶变。

知识点 6：卵巢畸胎瘤的临床表现　　　　　　副高：掌握　正高：掌握

占全部生殖细胞肿瘤的95%；占全部卵巢囊肿的10%～20%；可发生于任何年龄阶段，大多患者为20～30岁；无痛性肿块；压迫症状，如腹胀、尿频等。

知识点 7：卵巢畸胎瘤的诊断要点　　　　　　副高：掌握　正高：掌握

常为单房，边缘光滑的囊实性肿块；肿块内常有脂肪、牙齿或骨骼成分；CT，肿块内可见液-液平面；CT增强检查，头结节常不强化；MR图像可见分层现象，且随体位改变而发生变化；MRI上可见化学位移伪影。

第十二节　卵　巢　癌

知识点 1：卵巢癌的概念　　　　　　　　　　副高：掌握　正高：掌握

卵巢癌是发生于卵巢上皮的恶性肿瘤，占卵巢恶性肿瘤的85%～90%。卵巢癌有起病隐匿，早期不易发现，易转移，预后差等特点。

知识点 2：卵巢癌的CT表现　　　　　　　　　副高：掌握　正高：掌握

（1）直接征象：①盆腔肿块，常累及双侧，多为囊实性，呈分叶状，大小不等；②实性部分多明显强化，囊性部分多有分隔，壁厚薄不均；③周围脂肪间隙消失；④囊性卵巢癌壁强化，壁厚薄不均。

（2）间接征象：①盆腔内蔓延，可见子宫、膀胱、肠管受侵犯，界限不清，脂肪间隙消失或不清；②膀胱壁、肠壁增厚；③输尿管受累致上段输尿管、肾盂扩张；④腹水，量多，且CT值偏高。

（3）转移征象：①种植转移：壁腹膜转移，部分增厚，呈宽带状、结节状及肿块状；②大网膜转移：表现为横结肠与前腹壁之间结节状、饼状；③肝转移：多为低密度结节，部分呈钙化性转移；④腹膜后淋巴结转移：体积增大，部分中央坏死。

知识点 3：卵巢癌的MRI表现　　　　　　　　　副高：掌握　正高：掌握

（1）肿块边缘不规则，与周围分界不清。

（2）T_1WI呈等信号或低信号，T_2WI呈略高信号。

（3）增强后呈明显强化。

（4）盆腔及大网膜的脂肪浸润，T_1WI、T_2WI上均为等信号。

（5）周围器官转移，T_2WI上呈高信号。

（6）腹腔淋巴结转移，增大的淋巴结呈等T_1、等T_2信号。

（7）腹水，长T_1、长T_2信号。

（8）MRS显示肿瘤的胆碱复合物（Cho）代谢浓度明显增高。

知识点4：卵巢癌的分期标准　　　　　　　副高：熟练掌握　正高：熟练掌握

卵巢癌的分期标准

FIGO分期		临床表现	TNM分期
		无法评估的原发癌	T_x
		无原发癌的证据	T_0
I		肿瘤局限于卵巢	T_1
	I A	肿瘤局限于一侧卵巢，包膜完整，卵巢表面无肿瘤，腹水或腹腔冲洗液阴性	T_{1a}
	I B	肿瘤局限于双侧卵巢。包膜完整。卵巢表面无肿瘤，腹水或腹腔冲洗液阴性	T_{1b}
	I C	肿瘤局限于单侧或双侧卵巢，并具备以下任何一项：包膜破裂，卵巢被膜上有肿瘤，腹水或腹腔冲洗液阳性	T_{1c}
II		肿瘤局限于一侧或双侧卵巢，伴有盆腔扩散	T_2
	II A	扩散和/或种植与子宫和/或输卵管；腹水或腹腔冲洗液阴性	T_{2a}
	II B	扩散至盆腔其他器官；腹水或腹腔冲洗液阴性	T_{2b}
	II C	盆腔扩散（II A或II B），腹水或腹腔冲洗液阳性	T_{2c}
III		肿瘤累及一侧或双侧卵巢，有显微镜下证实的盆腔外腹膜转移和/或盆腔淋巴结转移	T_3和/或N_1
	III A	盆腔外腹膜有镜下转移	T_{3a}
	III B	盆腔外腹膜表面有肉眼可见的转移灶，其直径不超过2cm，和/或盆腔淋巴结转移	T_{3b}
	III C	盆腔外腹膜表面有肉眼可见的转移灶，其直径不超过2cm，和/或盆腔淋巴结转移	T_{3c}和或N_1
IV		远处转移（不包括腹膜转移）	M_1

注：肝表面转移属T_3/III期，肝实质转移属M_1/IV期，胸腔积液存在时需找到癌细胞

知识点5：卵巢癌与囊腺瘤的鉴别诊断　　　　　　副高：掌握　正高：掌握

（1）肿瘤不是生长在卵巢内部，而是以蒂与卵巢相连。

（2）以囊性为主的囊实性肿块，边缘光滑清晰。

（3）形态上多为圆形或卵圆形。

（4）肿块体积常较大。

（5）囊壁及间隔均较薄且规则，厚度一般＜3mm。

知识点6：卵巢癌与非成熟性畸胎瘤的鉴别诊断　　　　　　　副高：掌握　　正高：掌握

（1）患者多为年轻人，50%在10～20岁发病，绝经后则罕见。

（2）绝大多数为单侧。

（3）以实性为主的，未成熟的幼稚或胚胎性组织。

（4）大多为圆或卵圆或浅表分叶状。

知识点7：卵巢癌与盆腔子宫内膜异位症的鉴别诊断

副高：掌握　　正高：掌握

（1）常为生育期患者。

（2）有进行性痛经，随月经周期加重及不孕等特征。

（3）影像上多表现为囊性包块，分隔及实性成分少见。

知识点8：卵巢癌与巨大子宫浆膜下肌瘤的鉴别诊断

副高：掌握　　正高：掌握

（1）子宫肌瘤合并有坏死囊变时，可表现为盆腔的囊实性肿块，要与卵巢囊腺癌鉴别。

（2）子宫肌瘤与子宫间可以有蒂相连。

（3）可见正常的卵巢。

（4）T_1WI与T_2WI上均呈等或低信号改变。

知识点9：卵巢癌与盆腔炎性包块的鉴别诊断　　　　　　　副高：掌握　　正高：掌握

（1）实性、不规则固定包块，或宫旁结缔组织炎，呈炎性浸润达盆壁（冰冻骨盆）。与卵巢恶性肿瘤相似。

（2）往往有人工流产术、上环、取环、产后感染史。

（3）表现发热，下腹痛，病程长，双合诊检查触痛明显，应用抗感染治疗包块缩小。

（4）增强检查炎性包块不强化或轻微强化。

（5）必要时可行包块针刺细胞学或病理学检查。

知识点10：卵巢癌与附件结核或腹膜结核的鉴别诊断

副高：掌握　　正高：掌握

（1）常有结核病史。

（2）并有消瘦、低热、盗汗、月经稀发、闭经等症状。

（3）腹膜结核腹水时出现粘连性肿块，特点是位置高。

知识点11：卵巢癌与输卵管肿瘤及肿物的鉴别诊断
　　　　　　　　　　　　　　　副高：熟练掌握　　正高：熟练掌握

（1）多发于绝经后，未生育的妇女属高危人群。

（2）影像学无特异性，可为实性或囊实性肿物，也可无异常，术前难以与卵巢肿物鉴别。

（3）输卵管感染及宫外孕在附件区可形成肿块，呈囊、实性或实性改变，边界不清，密度不均匀。

（4）CT增强扫描示肿物边缘部分有强化。

（5）应密切结合临床史，有无发热、闭经史。

（6）有关其他辅助检查以确诊。

知识点12：卵巢癌的病理　　　　　　　　　　　副高：熟悉　　正高：掌握

（1）胚上皮来源的卵巢恶性肿瘤，如浆液性腺癌、黏液性腺癌、子宫内膜腺癌、混合性浆液、黏液性囊腺癌、纤维腺癌、恶性勃勒纳瘤、副中肾透明细胞癌、未分化（间变性）癌等。

（2）胚细胞来源的卵巢恶性肿瘤，如畸胎癌、原发性绒毛膜上皮癌、无性细胞瘤等。

（3）性未分化间叶来源的卵巢恶性肿瘤，如恶性混合性中胚层瘤、癌肉瘤。

（4）性分化间叶来源的卵巢恶性肿瘤，因具有产生自体激素的功能，又称功能性肿瘤，均属潜在恶性肿瘤。①女性化间叶瘤：粒层细胞瘤；卵泡膜细胞瘤；粒层-卵泡细胞瘤。②男性化间叶瘤：含睾丸细胞瘤；门细胞瘤。③两性化，两性母细胞瘤。

（5）发生自中肾残迹的卵巢恶性肿瘤，如恶性中肾瘤。

（6）发生自卵巢内异位组织的卵巢恶性肿瘤，恶性肾上腺细胞残迹瘤。

知识点13：卵巢癌的临床表现　　　　　　　　　副高：掌握　　正高：掌握

（1）多发生于围绝经期的妇女。

（2）双侧下腹肿块，恶性卵巢瘤双侧生长者占75%，而良性卵巢瘤双侧者仅占15%，肿块固定。

（3）疼痛，伴有出血、坏死、迅速增长而引起相当程度的持续性胀痛，触诊有压痛。

（4）月经不调，不规则子宫出血，绝经后出血。

（5）腹水常见。

（6）恶病质。

知识点14：卵巢癌的诊断要点	副高：掌握 正高：掌握

多发生于围绝经期的妇女；常双侧发病；肿块边缘不规则，与周围分界不清；T_1WI呈等信号或低信号，T_2WI呈略高信号；增强后呈明显强化；腹水及转移征象。

第九篇

介 入 放 射

第一章 总 论

第一节 介入放射学的定义及分类

| 知识点1：介入放射学的定义 | 副高：掌握　正高：掌握 |

　　介入放射学是在DSA、超声、CT及MRI等影像设备引导下，利用经皮穿刺或体表自然孔道的路径，引入导管、导丝、球囊导管、支架、引流管等相关介入器材对疾病进行微创诊断和治疗的新兴亚学科。

| 知识点2：介入放射学的分类 | 副高：掌握　正高：掌握 |

　　介入放射学按其目的可分为介入诊断学和介入治疗学。按其临床应用技术和解剖部位可分为血管介入技术和非血管介入技术。

　　（1）血管介入技术：是指在血管内进行的治疗和诊断性操作，也称介入血管造影或治疗性血管造影，主要包括：①经导管药物灌注治疗；②经导管栓塞术；③经皮血管腔内血管成形术（PTA）；④内支架置入术；⑤心脏瓣膜狭窄经皮球囊成形；⑥其他：TIPSS；经皮采集血标本；经皮取血管内异物；下腔静脉滤器置放术。

　　（2）非血管介入技术：是指在血管以外进行的治疗和诊断性操作，主要包括：①管腔狭窄扩张成形术/内支架置入术；②经皮针吸活检；③经皮穿刺引流与抽吸技术；④结石的介入处理；⑤经皮椎间盘脱出治疗；⑥经皮椎体成形术；⑦其他。

第二节 介入放射学所需器材

知识点1：介入放射学的影像监视设备	副高：掌握 正高：掌握

（1）X线透视：①是介入放射学传统和基本的导向手段；②实时成像的导向手段；③数字X线透视（间接X线透视）影像清晰度优于传统的直接X线透视；④二维成像，成像层次重叠。

（2）数字减影血管造影（DSA）：①是应用计算机程序进行两次成像完成的；②提高密度分辨力；③消除肌肉骨骼等造成的重叠伪影；④实时显影；⑤减少对比剂用量；⑥节省胶片；⑦减少X线剂量；⑧可进行多种后处理提供更多诊断信息；⑨影像数字化便于储存和传输。

（3）CT：①层面影像，解剖结构显示立体感强，定位准确性高；②辐射损伤。

（4）MRI：①无辐射损伤；②层面影像，解剖结构显示立体感强，定位准确性高；③设备价格昂贵；④需特殊无磁性介入器材。

知识点2：穿刺针的作用	副高：掌握 正高：掌握

穿刺针的作用是通过穿刺建立通路，将导丝和造影导管引入进行下一步操作；或直接经建立的通路采取病理组织、抽吸内容物、注入药物等。

知识点3：穿刺针的种类	副高：掌握 正高：掌握

根据用途可分为血管性介入穿刺针、非血管性介入穿刺针和特殊用途穿刺针。

知识点4：穿刺针的规格及结构	副高：掌握 正高：掌握

规格，针的粗细以"G"作为单位，其号码越大针越细。

血管性介入穿刺针结构一般由针芯和外套管组成，其种类可分为1部件、2部件或3部件。

知识点5：非血管性介入穿刺针的构成	副高：掌握 正高：掌握

（1）多孔穿刺针：用于抽液或注射。

（2）导管针：由导管和穿刺针组成，导管有端孔和侧孔之分，前端形状有直管，也可弯曲塑形；用于穿刺引流。

（3）活检针：包括抽吸针、切割针、环钻针等。

知识点6：导管的分类及材料要求　　　　副高：掌握　正高：掌握

根据结构和作用特点可分为普通导管和特殊导管（如引流导管、球囊导管和溶栓导管等）。制管材料要求有适当的硬度、弹性、扭力、可塑性、耐压性，表面摩擦系数小，常用聚乙烯、聚四乙烯、聚氯乙烯等。

知识点7：导管的规格　　　　副高：掌握　正高：掌握

根据使用部位或用途的不同，导管前端被塑成不同形状。导管规格，管径用F表示，1F = 0.333mm。

知识点8：导丝的作用及规格　　　　副高：掌握　正高：掌握

导丝的作用是对导管起引导和支持作用。规格是以英寸作为单位。

知识点9：导丝的分类　　　　副高：掌握　正高：掌握

（1）按形状可分为直头导丝和弯头导丝。
（2）按物理特性可分为超滑导丝、超硬导丝等。
（3）按作用可分为交换导丝、溶栓导丝等。

知识点10：导管鞘的作用及组成　　　　副高：掌握　正高：掌握

导管鞘的作用是为了避免由于导管反复出入组织或管壁对局部造成的损伤，另外还可减少由于血管迂曲等造成的导管操作困难。由外鞘、扩张器和短导丝组成。外鞘通常带有防反流阀，防止血液或其他体液外溢。扩张器较硬，前端呈逐渐变细的锥形，减少导管鞘对管壁的损伤。

知识点11：导管鞘的规格　　　　副高：掌握　正高：掌握

规格，外套管直径用F表示代表可通过的导管直径，扩张管直径以英寸表示代表可通过的导丝直径。

知识点12：永久或暂时留置物的组成　　　　副高：掌握　正高：掌握

（1）内涵管：通常用于非血管系统，用以恢复管腔通畅功能。优点是可取出，反复更换留置；缺点是短期容易发生再狭窄。
（2）金属支架：即可用于血管系统也可用于非血管系统，其功能也是为了恢复管腔正常流通功能，根据其扩张特性分为自膨式和球囊扩张式。

（3）下腔静脉滤器：用于防止下肢静脉血栓脱落造成肺梗死。

第三节 介入放射学常用药物

| 知识点1：对比剂的概念 | 副高：掌握 正高：掌握 |

对比剂是血管介入诊疗技术操作不可或缺的药品，以显示血管的形态及器官或病灶的血供特点。临床常用碘对比剂和二氧化碳（CO_2）。

| 知识点2：使用碘对比剂的绝对禁忌证 | 副高：熟练掌握 正高：熟练掌握 |

严重甲状腺功能亢进。

| 知识点3：使用碘对比剂前的准备 | 副高：熟练掌握 正高：熟练掌握 |

（1）详尽了解患者病史和临床检查，除外使用对比剂的禁忌证及高危因素。

（2）告知患者或其监护人对比剂使用的适应证、禁忌证、可能发生的不良反应和注意事项。

（3）签署知情同意书。

| 知识点4：二氧化碳对比剂的适应证 | 副高：熟练掌握 正高：熟练掌握 |

（1）部分碘对比剂禁忌者或存在碘对比剂高危因素的患者。

（2）膈肌水平腹主动脉以下各部位的动脉血管DSA检查、锁骨下动脉以远的上肢动脉DSA检查。

（3）各部位的外周静脉、下腔静脉DSA检查。

| 知识点5：二氧化碳对比剂的禁忌证 | 副高：熟练掌握 正高：熟练掌握 |

（1）膈肌以上部位的DSA检查，如升主动脉DSA，头颈部、颅内动脉血管DSA等。

（2）有严重的肺功能不全或吸氧后血氧饱和度仍不能维持正常者。

（3）右向左分流的先天性心脏病。

（4）试验性注射CO_2后患者表现不能耐受者。

| 知识点6：适用于血管介入的对比剂应具备的特点 | 副高：掌握 正高：掌握 |

良好的X线可视性；能很好地与血液混合；不良反应小，生物安全性好。

知识点7：对比剂过敏反应的表现　　　　　　　　副高：掌握　正高：掌握

恶心呕吐、皮肤瘙痒、荨麻疹、打喷嚏、呼吸困难、休克，甚至死亡；为减少对比剂变态反应可于介入手术前12小时及2小时口服甲泼尼龙32mg。

知识点8：对比剂肾病的概念　　　　　　　　　　副高：掌握　正高：掌握

对比剂肾病是指使用对比剂48小时内发生的排除其他原因的急性肾功能损害；为减少对比剂肾病可于介入手术前2～12小时开始以1ml/（kg·h）的速度静脉滴注生理盐水进行水化治疗，持续24小时。

知识点9：肝素钠的作用机制　　　　　　　　　　副高：掌握　正高：掌握

通过抗凝血酶，抗因子Ⅹa、Ⅸa、Ⅺa、Ⅻa、Ⅱa及Ⅷa，促进纤溶及抑制血小板聚集、释放和黏附作用，延缓和阻止纤维蛋白形成。

知识点10：肝素钠的常用剂量和方法　　　　　　副高：掌握　正高：掌握

（1）经导管注入：首次0.5万～1万U，以后每4小时按体重100U/kg追加，用生理盐水稀释后经导管注入。

（2）静脉滴注：2万～4万U/d，加于1000ml生理盐水中滴注，滴注前可先静脉注射0.5万U作为初始剂量。

（3）深部肌注或皮下注射：首次0.5万～1万U，以后每8小时 0.8万～1万U或每12小时 1.5万～2万U；每24小时总量3万～4万U。

（4）5000U加入500ml生理盐水，制成肝素盐水，用于导管的冲洗和抗凝。

知识点11：肝素钠的不良反应　　　　　　　　　　副高：掌握　正高：掌握

引起严重出血，可静注鱼精蛋白拮抗（1mg鱼精蛋白可中和125U肝素）。

知识点12：华法林的作用机制　　　　　　　　　　副高：掌握　正高：掌握

抑制维生素K在肝内合成因子Ⅱ、Ⅶ、Ⅸ、Ⅹ而起抗凝血作用。

知识点13：华法林的常用剂量　　　　　　　　　　副高：掌握　正高：掌握

口服。首日：15～20mg/d；次日：5～10mg/d；第3天起维持量：2.5～5mg/d。

知识点14：华法林的注意事项 　　副高：掌握　正高：掌握

用药期间，应根据凝血酶原时间或凝血酶原活性来确定维持量，前者应保持在25～30秒，后者至少应为正常值的25%～40%。

知识点15：阿司匹林的作用机制及常用剂量 　　副高：掌握　正高：掌握

抑制血小板聚集，降低其黏附率，阻止血栓形成。口服，40～100mg/d。

知识点16：阿司匹林的注意事项 　　副高：掌握　正高：掌握

（1）活动性溃疡病及胃肠道出血、血友病或血小板减少、对本品过敏、妊娠妇女禁用，哮喘、痛风、肝肾功能不全、心功能不全或高血压者慎用。

（2）饮酒前后不得服用。

（3）年老体弱或体温在40℃以上者，宜用小量，并多喝水。

知识点17：双嘧达莫（潘生丁）的作用机制及常用剂量 　　副高：掌握　正高：掌握

抑制血小板聚集和释放反应。口服，每次25～100mg，每日3次，常与华法林或阿司匹林合用。

知识点18：噻氯匹定（抵克立得）的作用机制及常用剂量

　　副高：掌握　正高：掌握

血小板膜稳定药、抗感染药，能阻止血小板与纤维蛋白原的联结，抑制血小板聚集与血块退缩。口服：每次0.25g，1～2次/日。

知识点19：氢氯吡格雷（波立维）的作用机制及常用剂量

　　副高：掌握　正高：掌握

ADP诱导的血小板聚集的抑制药，通过直接抑制二磷酸腺苷与其受体结合以及继发ADP介导的糖蛋白GP Ⅱb/Ⅲa复合物活化而起作用。口服：75mg，1次/日。

知识点20：血管扩张药的介入诊疗使用适应证及常用药物

　　副高：掌握　正高：掌握

血管造影时增加被造影血管血流量，使影像更清晰；诊断出血血管造影出血影像不明确时；对抗治疗介入诊疗过程中发生的血管痉挛。常用药物有罂粟碱、前列腺素、妥拉唑啉等。

知识点21：血管收缩药的介入诊疗使用适应证及常用药物　　副高：掌握　正高：掌握

用于减少或降低血流速度或减少正常组织血流量，常用于小量胃肠道出血和肿瘤的介入治疗。常用药物有肾上腺素、升压素、葡萄糖酸钙等。

知识点22：止血类药物的介入诊疗使用适应证及常用药物　　副高：掌握　正高：掌握

配合血管收缩类药物，防治出血。常用药物有维生素K_3、维生素K_1、氨甲苯酸、鱼精蛋白、凝血酶等。

知识点23：溶栓药物的介入诊疗使用适应证及常用药物　　副高：掌握　正高：掌握

血栓的介入溶栓治疗。常用药物有链激酶、尿激酶、r-TPA（组织纤溶酶激活药）。

知识点24：抗肿瘤药物的分类　　副高：掌握　正高：掌握

（1）按药物来源分类：烷化药、抗代谢药、抗生素、植物药、激素及其他类型。

（2）按对细胞增殖周期不同时相的作用分类：细胞周期特异性药物和细胞周期非特异性药物。

第四节　人工栓塞材料

知识点1：栓塞物质的要求　　副高：掌握　正高：掌握

无毒性；无抗原性；组织相容性好；无致畸和致癌性。

知识点2：按栓塞的时效分类——短期栓塞药　　副高：掌握　正高：掌握

栓塞时间24～48小时。

自身血凝块：

（1）最早用于临床的栓塞物质。

（2）容易取得，便于从导管输送，无生物相容性问题。

（3）6～24小时分解消散。

（4）制备方法：自体血20ml + 100～200U凝血酶/2ml 5-氨基己酸，待凝结成血块后分割成需要的大小，与对比剂混合后经导管注入。

知识点3：按栓塞的时效分类——中期栓塞剂　　副高：熟练掌握　正高：熟练掌握

栓塞时间数周至数月。

（1）碘油

1）广泛应用于肝癌的诊断和栓塞治疗。

2）正常存在吞噬细胞的部位1~2周消失，肝癌组织内可滞留数月至1年或以上。

3）栓塞机制：①肿瘤组织血流量大，碘油由于虹吸作用选择性流向肿瘤区；②肿瘤血管发育不完整，缺乏肌层和弹力层，缺乏神经调节，血流缓慢，不足以冲刷附着的碘油；③肿瘤细胞分泌的渗透增强因子有利于碘油渗透出毛细血管，滞留于肿瘤内；④肿瘤组织内缺乏清楚碘油的单核-巨噬系统和淋巴系统。

（2）明胶海绵：①是一种无毒、无抗原性的蛋白胶类物质；②有优良的可压缩性和遇水再膨胀性；③制备方便、价格低廉、栓塞可靠、安全有效；④栓塞机制，机械栓塞，引发血小板聚集和纤维蛋白沉积，形成血栓；⑤栓塞后14~19天开始吸收，3个月后组织的病理学检查可见完全吸收。

知识点4：按栓塞的时效分类——长期栓塞剂　　副高：熟练掌握　正高：熟练掌握

不被吸收或破坏组织使血液循环不能恢复。

（1）螺圈：①永久性栓塞物质；②为盘曲成螺旋状的不锈钢/铂金丝圈，全长可附着人造纤毛；③栓塞机制，机械栓塞，阻滞血流并形成血栓；④栓塞时选用直径相等或稍大于血管直径的螺圈；⑤能通过X线平片长期随访观察。

（2）聚乙烯醇（PVA）：①一种海绵样物质，具有良好的可压缩性和再膨胀性；②栓塞机制与明胶海绵相似；③不被机体吸收；④生物相容性好，不招致严重炎性和异物反应。

（3）无水乙醇：①栓塞机制，具有强烈的蛋白凝固作用，造成局部血管内皮和血管周围组织坏死，破坏与其接触血液有形成分及蛋白质，使之成为泥浆样物质阻塞毛细血管床；②容易取得，本身就是灭菌的；③注射容易，且可通过最细的导管释放；④栓塞后侧支循环不易建立；⑤使用时难以通过X线跟踪，有一过性疼痛。

（4）氰基丙烯酸异丁酯（IBCA）：①是一种液体组织粘合药；②机制，其与血液或盐水等离子液接触时，很快聚合，导致血栓形成；③根据病变血流速度和聚合要求，配置不同浓度；④加入钽粉可使其具有不透X线特性；⑤使用中容易引发导管的粘连。

知识点5：按栓塞物质的性质分类　　副高：掌握　正高：掌握

（1）生物性栓塞材料：如血凝块、冻干硬脑膜。

（2）海绵类：如明胶海绵和PVA。

（3）簧圈类：如螺圈。

（4）可脱球囊。

（5）组织坏死药，如无水酒精。

（6）粘胶类，如IBCA。

（7）微粒、微球、微囊类。

（8）碘油。

（9）中药类，如白及、鸦胆子油。

（10）物理因素，如电凝法、热对比剂。

第二章 血管内介入放射学

第一节 Seldinger 技术

知识点1: Seldinger技术的穿刺部位	副高: 掌握 正高: 掌握

（1）动脉：①最常用部位为股动脉，主要因为股动脉管径较粗、位置表浅、固定，周围无重要器官且周围肌肉韧带较为发达便于止血；②其他可利用穿刺部位，如桡动脉、肱动脉、腋动脉、锁骨下动脉及颈动脉。

（2）静脉：①常用穿刺部位为股静脉和右侧颈静脉；②其他可利用穿刺部位，如肘静脉、锁骨下静脉。

知识点2: Seldinger穿刺法	副高: 掌握 正高: 掌握

（1）穿刺部位消毒，铺巾，局麻。
（2）切口，分离皮下组织。
（3）利用穿刺针穿刺血管。
（4）通过穿刺针将导丝引入血管。
（5）退针并通过导丝将导管或血管鞘引入血管。

知识点3: Seldinger技术的注意事项	副高: 掌握 正高: 掌握

（1）动脉穿刺穿刺针进入血管后，针尾血流不畅，其色暗红，表示针尖未完全进入血管腔。

（2）动脉穿刺穿刺针进入血管后，针尾血流不畅，其色暗红，表示穿刺针进入静脉。

（3）穿刺针进入血管后，血流喷出顺利，但导丝进入有明显阻力，无法送入，则多为针尖顶在血管壁上。

知识点4: Seldinger技术的并发症	副高: 掌握 正高: 掌握

局部血栓形成或栓塞；出血或形成血肿；形成假性动脉瘤；形成动静脉瘘；其他。

第二节　经导管药物灌注术

知识点1：经导管药物灌注术的概念　　　　　副高：掌握　正高：掌握

通过介入放射学的方法，建立由体表达到靶动脉的通道，再由该通道注入药物达到局部治疗的一种方法。

知识点2：经导管药物灌注术的治疗机制　　　　副高：掌握　正高：掌握

（1）提高靶器官局部药物浓度。
（2）延长药物与病变组织的接触时间。
（3）降低外周血最大药物浓度和浓度－时间曲线下面积。

知识点3：经导管药物灌注术的常规器材　　　　副高：掌握　正高：掌握

穿刺针；导丝；导管鞘；普通造影导管。

知识点4：经导管药物灌注术的特殊器材　　　　副高：掌握　正高：掌握

（1）微导管：可与造影导管形成同轴导管系统，进一步超选择进入较细的远端靶血管。
（2）灌注导丝：为一种活芯导丝，端部为开放状态，可用其超选择插入导管难以进入的靶血管，抽出活芯，进行药物灌注。
（3）球囊阻塞导管：进入靶血管后，通过膨胀球囊阻断血流，使延长局部药物滞留时间，提高局部药物浓度。
（4）全植入式导管药盒系统：由导管和药盒组成，将插入靶血管的导管与埋置于皮下的药盒相连，通过可反复多次穿刺注药的药盒进行长期药物灌注治疗。
（5）药物注射泵：持续长时间注药时，用以控制注药速度、压力。

知识点5：经导管药物灌注术的给药方式　　　　副高：掌握　正高：掌握

（1）一次性冲击给药：指在较短时间内，将药物一次性注入靶血管，然后拔管结束治疗。其特点是操作简单迅速、并发症少、护理简单；缺点是药物与病变接触时间相对较短且难以多次重复给药。可结合药物载体、动脉阻滞等方法提高疗效。
（2）长期药物灌注：指导管留置时间较长，一般在48小时以上，持续给药的方式，如经导管药盒系统给药。
（3）结合血管栓塞术：①一方面可以延长局部药物滞留时间，提高局部药物浓度；②另一方面可通过栓塞使血流重新分布，使药物更多进入靶血管。

知识点6：经导管药物灌注术的临床应用——恶性肿瘤治疗的适应证
副高：熟练掌握　　正高：熟练掌握

适应证：头颈部、胸部、腹部、盆腔和四肢各部位恶性肿瘤的姑息治疗、术前局部化疗、术后预防性和复发灶的局部化疗；原发性支气管肺癌。

知识点7：经导管药物灌注术的临床应用——恶性肿瘤治疗的术前准备
副高：熟练掌握　　正高：熟练掌握

（1）明确肿瘤部位、大小、范围和组织学类型。
（2）完善常规实验室检查：血常规、出凝血时间、肝肾功能。
（3）局麻药、对比剂过敏试验。
（4）穿刺部位备皮。
（5）术前4小时禁食水。
（6）术前0.5小时给予镇静药和地塞米松10mg。
（7）合理选择化疗药物及用量。

知识点8：经导管药物灌注术的临床应用——恶性肿瘤治疗的操作方法
副高：熟练掌握　　正高：熟练掌握

（1）经皮股动脉穿刺插管。
（2）支气管动脉插管造影。
（3）经导管药物灌注。
（4）拔管加压包扎穿刺部位。

知识点9：经导管药物灌注术的临床应用——恶性肿瘤治疗的术后处理
副高：熟练掌握　　正高：熟练掌握

（1）常规给予补液、利尿。
（2）预防感染，可给予抗生素3天。
（3）对于出现严重恶心、呕吐、发热胸痛者，予以对症处理。
（4）注意穿刺侧肢体皮温、脉搏。

知识点10：经导管药物灌注术的临床应用——恶性肿瘤治疗的并发症
副高：熟练掌握　　正高：熟练掌握

（1）脊髓损伤：①发生率1.24%左右，多因支气管动脉与脊髓动脉存在公干；②应熟悉血管解剖，仔细观察血管造影，一旦发现存在公干，应进一步插管避开脊髓动脉，难以避开时，应将对比剂和化疗药物充分稀释病缓慢注射；③一旦发生脊髓损伤，应给予疏通微循环和神经营养治疗。

（2）一般穿刺插管的并发症：如局部出血、血肿及化疗不良反应等。

知识点11：经导管药物灌注术的临床应用——恶性肿瘤治疗的疗效
副高：熟练掌握　正高：熟练掌握

（1）近期疗效显著，有效率68%~97%。
（2）小细胞未分化癌疗效最好，其次为鳞癌、腺癌。
（3）中央型肺癌、富血供肺癌疗效优于周围型和乏血供肺癌。

知识点12：经导管药物灌注术的临床应用——动脉血栓的溶栓治疗的适应证
副高：熟练掌握　正高：熟练掌握

冠状动脉，脑动脉，肺动脉，腹主动脉，肾动脉，肠系膜动脉及四肢动脉的血栓形成或栓子脱落造成的栓塞。

知识点13：经导管药物灌注术的临床应用——动脉血栓的溶栓治疗的禁忌证
副高：熟练掌握　正高：熟练掌握

①存在活动性出血；②潜在出血倾向；③近期出现出血损伤或脑血管意外；④重症高血压。

知识点14：经导管药物灌注术的临床应用——动脉血栓的溶栓治疗的术前准备
副高：熟练掌握　正高：熟练掌握

（1）完善血小板计数、出凝血时间及凝血酶原时间的检查。
（2）详尽了解病史，除外禁忌证。

知识点15：经导管药物灌注术的临床应用——动脉血栓的溶栓治疗的特殊器材
副高：熟练掌握　正高：熟练掌握

溶栓导管，为头端多侧孔导管，可使药物呈喷射状从侧孔喷出，加大药物与血栓接触面积，提高溶栓疗效。

知识点16：经导管药物灌注术的临床应用——动脉血栓的溶栓治疗的操作方法
副高：熟练掌握　正高：熟练掌握

（1）经皮动脉穿刺插管。

（2）病变血管插管造影。

（3）将导管尽量贴近血栓部位或插入血栓内。

（4）溶栓药物灌注，小剂量慢速滴注或大剂量快速滴注。

（5）不断造影观察并移动导管，直至血栓完全溶解。

知识点17：经导管药物灌注术的临床应用——动脉血栓的溶栓治疗的注意事项

副高：熟练掌握 正高：熟练掌握

监测出凝血时间；溶栓超过48小时、出现严重并发症、病情恶化者应立即停止溶栓治疗。

知识点18：经导管药物灌注术的临床应用——动脉血栓的溶栓治疗的术后处理

副高：熟练掌握 正高：熟练掌握

密切随访观察病变局部血流，长期抗凝治疗。

知识点19：经导管药物灌注术的临床应用——动脉血栓的溶栓治疗的并发症

副高：熟练掌握 正高：熟练掌握

①出血5%；②远段闭塞或再闭塞10%；③死亡0~1.5%。

知识点20：经导管药物灌注术的临床应用——动脉血栓的溶栓治疗的疗效

副高：熟练掌握 正高：熟练掌握

（1）有效率76%~82%。

（2）溶栓效果随血栓形成时间的延长而降低。

（3）结合对血管狭窄的治疗，疗效更佳。

第三节 经导管栓塞术

知识点1：经导管栓塞术的治疗机制

副高：掌握 正高：掌握

（1）阻塞靶血管造成缺血坏死。

（2）阻塞或破坏异常血管结构，恢复正常血流动力学。

（3）阻塞破裂血管，降低远端血管压力。

知识点2：经导管栓塞术的常规器材

副高：掌握 正高：掌握

穿刺针；导丝；导管鞘；普通造影导管。

| 知识点3：经导管栓塞术的特殊器材 | 副高：掌握　正高：掌握 |

（1）超滑导管：外层涂有亲水膜，遇水变得十分光滑，易于进入靶血管。

（2）微导管：可与造影导管形成同轴导管系统，进一步超选择进入较细的远端靶血管。

| 知识点4：经导管栓塞术的操作技术 | 副高：掌握　正高：掌握 |

（1）血管造影检查，以明确病变诊断并了解靶血管的血流动力学。

（2）靶血管插管，尽可能避开非病变血管。

（3）选择栓塞物质。

（4）释放栓塞物质：低压流控法、阻控法、定位法。

| 知识点5：经导管栓塞术的注意事项 | 副高：掌握　正高：掌握 |

（1）根据病情的治疗需要及造影检查的结果选择适当栓塞药。

（2）对栓塞部位尽可能超选择。

（3）栓塞时应注意导管是否移位、有无反流。

（4）栓塞器械应与常规造影器械分隔，避免误用。

（5）栓塞后拔管前应先回抽，避免残留导管内栓塞药造成误栓。

| 知识点6：经导管栓塞后的综合征的概念 | 副高：掌握　正高：掌握 |

栓塞后综合征是指器官动脉栓塞后，由于组织缺血引起的疼痛、发热、恶心呕吐、反射性肠淤胀或麻痹性肠梗阻等。

（1）疼痛：由于靶器官缺血，释放致痛物质或局部肿胀刺激薄膜引起，栓塞程度越大，越接近毛细血管水平，疼痛越重。

（2）发热：与栓塞后组织发生坏死并释放致热物质和坏死组织的吸收热有关。一般坏死组织越多，体温越高，持续时间越长。

（3）胃肠道反应：主要有恶心、呕吐、食欲缺乏和腹胀等。

| 知识点7：经导管栓塞后的并发症 | 副高：掌握　正高：掌握 |

（1）过度栓塞：指栓塞程度和范围过大，后果导致大范围组织坏死，以其相应器官功能衰竭。

（2）误栓：分为反流性误栓和顺流性误栓。

（3）感染。

知识点8：经导管栓塞术的临床应用——控制出血的适应证

副高：熟练掌握　正高：熟练掌握

以下部位出血，内科保守治疗无效，均可行介入栓塞治疗。

（1）胃肠道出血：原因包括溃疡、出血性胃炎、肿瘤、憩室、息肉、动脉瘤、血管畸形、血管破裂等。

（2）咯血：多因支气管扩张、肺结核、肺癌所致。

（3）泌尿生殖系统出血：常见原因外伤、结核、肿瘤、结石、动静脉畸形、膀胱癌、产后出血、妇科肿瘤。

（4）颌面部出血：包括口腔和鼻出血、富血供肿瘤、动静脉畸形、颜面部外伤。

（5）静脉出血：如肝门静脉高压胃底静脉出血。

知识点9：经导管栓塞术的临床应用——控制出血的止血机制

副高：熟练掌握　正高：熟练掌握

通过阻塞出血血管，使该血管压力下降，血流缓慢，利于血小板在破裂口局部聚集，从而启动内、外凝血机制形成血栓封闭破口。

知识点10：经导管栓塞术的临床应用——控制出血方法

副高：熟练掌握　正高：熟练掌握

（1）详细了解病史、临床症状、体征及辅助检查结果，初步确定出血范围及部位。

（2）血管造影检查：①出血量达0.5～3ml/min时，可发现对比剂外溢；②普通血管造影检查结果无阳性发现时，可局部注射扩血管造药物，进行药物血管造影，提高出血检出率。

（3）详尽分析血管造影影像，确定栓塞水平和栓塞物质。

（4）超选择插管并栓塞。

（5）造影复查。

知识点11：经导管栓塞术的临床应用——血管性疾病的适应证和机制

副高：熟练掌握　正高：熟练掌握

（1）适应证：动脉瘤、动静脉畸形和静脉曲张。

（2）机制：阻塞或破坏异常血管结构，恢复正常血流动力学。

知识点12：经导管栓塞术的临床应用——富血性肿瘤的血管造影表现

副高：熟练掌握　正高：熟练掌握

（1）供血动脉增粗。

（2）病变区可见大量紊乱、增生的新生血管，并可形成血管湖。

（3）部分可见异常的引流静脉或动静脉畸形。

（4）肿瘤染色。

知识点13：经导管栓塞术的临床应用——富血性肿瘤的适应证

　　　　　　　　　　　　　　　　　　　副高：熟练掌握　正高：熟练掌握

（1）术前辅助治疗：减少术中出血，降低手术风险。

（2）姑息性治疗：抑制肿瘤生长、减小肿瘤体积、缓解症状、提高患者生存质量、延长患者生存时间。

知识点14：经导管栓塞术的临床应用——富血性肿瘤的治疗原则

　　　　　　　　　　　　　　　　　　　副高：熟练掌握　正高：熟练掌握

既要达到最大程度的肿瘤坏死缩小，又要最大限度地保护存留器官原有的功能，尽量减少因栓塞造成的损伤程度。

知识点15：经导管栓塞术的临床应用——脾功能亢进的内科性脾切除（部分性脾栓塞）

　　　　　　　　　　　　　　　　　　　副高：熟练掌握　正高：熟练掌握

（1）适应证：脾功能亢进和相关性疾病（指脾大伴红细胞、白细胞及血小板一种或多种减少，骨髓呈增生状态，脾切除后可恢复的一组综合征），如肝硬化门静脉高压、慢性溶血性贫血性疾病（珠蛋白生成障碍性贫血等）、特发性血小板减少性紫癜。

（2）栓塞方法：①根据病因确定栓塞程度，如门静脉高压脾功能亢进栓塞程度为50%~60%。②选择性脾动脉造影。③透视下缓慢注射栓塞剂（脾亢通常选用明胶海绵颗粒）。④造影复查评估栓塞程度。

（3）疗效：①栓塞后1天，白细胞计数开始明显升高，并在1周内达到峰值。②血小板在1周内也会明显升高，甚至超过正常值。③红细胞数增长较缓慢，1个月左右达到峰值。④对于脾亢引发的血细胞减少，近期疗效达90%以上，半年复发率20%~30%。⑤特发性减少性紫癜一次栓塞治愈率约为80%。

（4）并发症：①栓塞后综合征。②脾液化坏死或脓肿形成。③胸腔积液和肺炎。④肝门静脉血栓形成。

第四节　经皮经腔血管成形术

知识点1：经皮经腔血管成形术的概念　　　　　副高：掌握　正高：掌握

经皮经腔血管成形术是采用导管技术机械扩张或再通动脉硬化或其他原因所致的血管狭

窄或闭塞性病变的方法，主要包括球囊血管成形术和血管内支架置入术。

| 知识点2：经皮经腔血管成形术的治疗机制 | 副高：掌握 正高：掌握 |

血管内膜、中膜局限性撕裂；血管结构（特别是中膜）的伸展；动脉粥样斑块的断裂；断裂动脉壁各层纤维化愈合；血管内膜由新生内皮细胞覆盖。

| 知识点3：经皮经腔血管成形术的普通器材 | 副高：掌握 正高：掌握 |

穿刺针；导管鞘；造影导管；导丝。

| 知识点4：经皮经腔血管成形术的特殊器材 | 副高：掌握 正高：掌握 |

（1）球囊导管：球囊剖面大，球囊较粗，不利于通过迂曲血管、严重狭窄/闭塞血管段及进入小的血管。

（2）血管内金属支架：①材料：医用不锈钢、钛镍合金等。②根据释放方式可分为自膨式支架、球囊扩张式支架。③根据支架表面处理情况可分为裸露型支架、涂层型支架和覆膜支架。

| 知识点5：球囊血管成形术的术前准备 | 副高：掌握 正高：掌握 |

全面了解病史，完善相关检查；向患者及家属解释治疗过程、疗效及相关并发症；术前24小时开始口服抗凝药物，如阿司匹林和双嘧达莫（潘生丁）。

| 知识点6：球囊血管成形术的治疗过程 | 副高：掌握 正高：掌握 |

（1）选择性血管造影。了解病变部位、范围、程度及侧支循环情况，并根据血管造影选择合适的球囊导管（球囊直径应等于或稍大于狭窄血管邻近正常血管直径；长度一般应长于病变段长度）。

（2）导向导丝通过血管狭窄或闭塞段。

（3）测量狭窄段两端压力梯度，并肝素化。

（4）用导丝引导球囊导管对狭窄段进行扩张。

（5）造影复查并测压（残存狭窄<30%，压力梯度<5mmHg）。

| 知识点7：血管内支架植入术的适应证 | 副高：熟练掌握 正高：熟练掌握 |

（1）经皮血管成形术（PTA）不易成功者。

（2）PTA易发生在狭窄的部位和病变。

（3）PTA后出现并发症。

（4）PTA后再狭窄。

（5）动脉粥样硬化性狭窄伴有溃疡形成、钙化。

（6）长段血管狭窄或闭塞。

知识点8：血管内支架植入术的治疗过程　　　　副高：熟练掌握　正高：熟练掌握

（1）选择性血管造影：了解病变部位、范围、程度及侧支循环情况，并根据血管造影选择合适的金属支架（支架直径应大于狭窄血管邻近正常血管直径10%~15%；长度应长于病变段长度）。

（2）导向导丝通过血管狭窄或闭塞段。

（3）测量狭窄段两端压力梯度，并肝素化。

（4）对于严重狭窄或闭塞，应先以球囊导管进行扩张，再置入支架；狭窄程度较轻者可一次完成支架置入。

（5）造影复查并测压（残存狭窄<30%，压力梯度<5mmHg）。

知识点9：球囊血管成形术的术后处理　　　　　　副高：掌握　正高：掌握

加压包扎伤口；生命体征的监测；穿刺侧肢体的监护；肝素化3~7天；口服抗凝药物3~6个月；随诊筛查。

知识点10：球囊血管成形术的并发症　　　　　　副高：掌握　正高：掌握

穿刺部位血肿形成，出血；暂时性动脉痉挛；血管穿孔破裂；血栓形成；动脉粥样硬化斑脱落；假性动脉瘤或动静脉瘘形成；球囊破裂；支架移位；再狭窄。

第五节　下腔静脉滤器植入术

知识点1：下腔静脉滤器植入术的概念　　　　　　副高：掌握　正高：掌握

下腔静脉滤器植入术是指在影像监视下，将滤器置放在下腔静脉内，以期捕捉其远心端下腔静脉和周围静脉脱落的较大血栓，预防肺梗死的技术。

知识点2：下腔静脉滤器的标准和要求　　　　　　副高：掌握　正高：掌握

（1）能够阻止较大的血栓块通过。

（2）不影响正常的血流。

（3）易于放置。

（4）置放后稳定，不移位。

知识点3：下腔静脉滤器植入术的机制 　　　　副高：掌握　正高：掌握

将下腔静脉横截面分割成若干小的几何形态，保证血流通畅并阻挡血栓。

知识点4：下腔静脉滤器植入术的适应证 　　　　副高：掌握　正高：掌握

（1）易引发肺动脉栓塞的各种疾病，如下腔静脉、髂及下肢静脉内有游离血栓、且抗凝治疗无效或不能接受抗凝治疗者。

（2）盆腔及下肢外科手术前，存在盆腔及下肢深静脉血栓患者，可放置临时或永久下腔静脉滤器。

知识点5：下腔静脉滤器植入术的操作方法及注意事项 　　副高：掌握　正高：掌握

（1）静脉穿刺插管：对于单侧下肢深静脉血栓患者可选取对侧股静脉入路；对于双侧下肢深静脉血栓患者或下腔静脉远端血栓患者可选取右侧颈静脉入路。

（2）下腔静脉造影：了解下腔静脉通畅情况及双侧肾静脉开口水平。

（3）滤器释放：通常释放于双侧肾静脉开口水平以下的下腔静脉内。

（4）复查下腔静脉造影。

（5）拔管，压迫止血。

知识点6：下腔静脉滤器植入术的并发症 　　　　副高：掌握　正高：掌握

再发肺动脉栓塞，与滤器位置不良或打开不全有关；腔静脉闭塞，多由于脱落血栓堵塞滤器导致；滤器移位；腔静脉血管壁损伤/穿孔。

第六节　经颈静脉肝内肝门腔静脉分流术

知识点1：经颈静脉肝内肝门腔静脉分流术的基本原理 　　副高：掌握　正高：掌握

经颈静脉入路，采用介入器械，通过透视导向在肝内建立一条肝静脉与肝门静脉之间的人工分流通道，使部分门静脉血流直接回流至下腔静脉，从而降低肝门静脉压力，控制和预防食管－胃底静脉曲张破裂出血，促进腹水吸收。

知识点2：经颈静脉肝内肝门腔静脉分流术的器材 　　副高：掌握　正高：掌握

血管穿刺针；各种导丝；造影导管；球囊导管；金属支架；肝门静脉穿刺组套，包括

10F长导管鞘，前端呈15°弧状弯曲的金属套管及金属套管保护鞘管，穿刺针及外套管。

知识点3：经颈静脉肝内肝门腔静脉分流术的适应证　　副高：掌握　正高：掌握

（1）绝对适应证：①内科治疗包括硬化治疗，不能有效控制的急性静脉曲张出血；②对常规内科治疗，包括硬化治疗和药物治疗，不能控制的反复静脉曲张出血。

（2）相对适应证：①肝门脉高压引起的难治性腹水的治疗；②布-加综合征的治疗；③等待肝移植的患者。

知识点4：经颈静脉肝内肝门腔静脉分流术的禁忌证　　副高：掌握　正高：掌握

心、肺、肾、肝功能严重障碍者；肝门静脉闭塞/血栓形成；脓毒血症；穿刺道存在肿瘤或其他病变；凝血功能异常，难以纠正。

知识点5：经颈静脉肝内肝门腔静脉分流术的操作方法　　副高：掌握　正高：掌握

（1）颈静脉穿刺，引入10F长导管鞘。

（2）肝静脉插管并造影。

（3）肝内穿刺肝门静脉并行肝门静脉造影。

（4）食管-胃底曲张静脉的栓塞。

（5）球囊扩张分流道并通过置入内支架建立永久分流通路。

（6）再次肝门静脉造影复查。

知识点6：经颈静脉肝内肝门腔静脉分流术的并发症　　副高：掌握　正高：掌握

手术技术相关并发症有穿刺出血；支架异位放置；肝门静脉血栓形成；分流通道的再狭窄；肝性脑病；肝功能减退。

第三章　非血管内介入放射学

第一节　经皮穿刺活检

知识点1：影像引导下经皮穿刺活检术的概念　　　副高：掌握　正高：掌握

影像引导下经皮穿刺活检术是在影像设备如CT等的引导下，利用活检针经皮穿刺取得病变组织进行细胞学、组织病理学、基因学或微生物病原学检查，以明确诊断并指导治疗的一种介入技术。

知识点2：经皮穿刺活检针的分类　　　副高：掌握　正高：掌握

（1）根据穿刺针头的形态和抽取组织细胞的方式不同，可分为细胞抽吸针和组织切割针两大类。

（2）按针构造又可分为两类：①具有切割作用的针尖，包括Madayag针和Greene针等；②针远端具有一活检窗，如Westcott针。

（3）另一类特殊的活检针是锯齿状的旋切针，为骨活检术中最常用、最有效的活检针，外径在6～12G。

知识点3：经皮穿刺活检针的导向手段　　　副高：掌握　正高：掌握

（1）穿刺活检成功与否与导向技术有着密切的关系。

（2）导向技术是指穿刺活检时的监视设备，常用的监视设备包括电视透视、USG、CT和MR等。

（3）近年来，随着影像学设备和技术的快速发展，将2种以上的影像设备组合应用已显示出广阔的前景。

（4）导向设备的选择应根据病变所在的部位、大小、深度、范围和患者的经济能力综合考虑。

知识点4：经皮穿刺活检的方法　　　副高：掌握　正高：掌握

（1）所有穿刺活检均在无菌状态下进行，对穿刺器械应严格消毒。

（2）选定穿刺点后，对穿刺点及其周围皮肤消毒，并铺孔巾或其他无菌单。

（3）用1%～2%利多卡因做穿刺点局部麻醉。

（4）进针前，根据穿刺针粗细，可先用手术刀片在皮肤上做一小切口，或用一稍粗针头在皮肤上刺一针眼，以利穿刺针穿过皮肤。

（5）定位与穿刺均在影像监视下进行。

（6）由于肿瘤较大时其中心可发生坏死，而肿瘤边缘部分为生长活跃区，所以取材时应选择在肿瘤的边缘部分，或采用多向取材法。

（7）为防止恶性肿瘤的穿刺道种植转移，应尽可能减少穿刺次数。

知识点5：经皮穿刺活检术的种类　　　　　　　　　　　　副高：掌握　　正高：掌握

（1）抽吸活检术：①将抽吸活检针穿刺进入病灶中，并进一步核实针头位置，确保其位于病灶内；②退出针芯，连接上10ml或20ml注射器，在负压状态下将穿刺针小幅度推进和退后数次，以利病变组织或细胞抽吸入针芯内，抽吸物送活检；③抽吸结束的拔针过程中，只需保持注射器与针内腔的负压，不能再继续抽拉注射器；④一旦针尖即将退出皮肤、皮下组织的瞬间，应停止抽吸负压，这样可防止针内腔的标本吸入注射器筒内，以免造成涂片困难；⑤如抽吸出的是血性液体，则可能已穿至血管，应将针拔出重新穿刺。

（2）切割活检术：切割术的目的是获取组织标本，以能对病变进行组织学检查，其诊断敏感性与特异性均明显高于细胞学诊断。①由于肿瘤较大时其中心常发生坏死，肿瘤边缘部分为生长活跃区，故取材时应选择在肿瘤边缘部分；②将切割穿刺针整体经皮穿向病灶，针头进入病灶边缘即可，向前推进切割针针芯，然后保持针芯不动，再向前推进切割针针套；③套管前进中，即将针芯沟槽内的组织切下，封存于套管与针芯槽口内然后将切割针整体退出。

（3）旋切活检术：主要用于骨骼病变的活检。基本方法与切割术类似，只是由于骨骼组织较坚硬，所使用的活检针不同。①将旋切针的套针准确穿刺抵达病变区骨面，穿过骨皮质，拔出针芯，从套针内置入旋切针至病变，在同一方向加压拧旋几次，切取标本；②最后将获取的标本固定，并送病理检查。

知识点6：经皮穿刺活检的并发症及处理　　　　　　　　　副高：掌握　　正高：掌握

各种类型的穿刺活检方法所表现出的并发症类似，包括疼痛、出血、感染和诱发肿瘤转移。并发症的发生率与穿刺针的直径和类型以及所穿刺的部位有着密切的关系，如使用18G穿刺针行肺部穿刺时，气胸的发生率为49%，而使用21～23G穿刺针作肺部穿刺时，气胸的发生率为5.1%。使用切割针行前列腺活检的并发症发生率比细针穿刺也高10倍左右。

（1）穿刺活检后疼痛多为轻度，1～2天内可自行消失，毋需处理，若出现剧烈疼痛，应考虑损伤血管或神经，除给予镇痛药外，还应给予止血药和抗生素。

（2）穿刺通道或穿刺靶器官内出血常见于使用粗针或切割针时，少量出血可自行停止。若有活动性出血而使用止血药无效时，应请外科协助处理。

（3）穿刺活检后感染多与穿刺器械或皮肤消毒不严有关，一旦出现感染症状或体征应及时使用抗生素治疗。

（4）气胸多在肺部穿刺后即刻发生，少量气胸可自行吸收，中量或大量气胸应及时采取抽气或负压引流的方法治疗。

| 知识点7：经皮穿刺活检的适应证 | 副高：熟练掌握　正高：熟练掌握 |

占位性病变是经皮穿刺活检的主要适应证，用于鉴别肿瘤与非肿瘤、肿瘤的良恶性、原发性与转移性，以及明确肿瘤的组织学类型，以便确定治疗方案。肺、肝、肾等实体器官的慢性浸润性病变也值得活检进行病理学分型。

| 知识点8：肺活检术 | 副高：熟练掌握　正高：熟练掌握 |

肺部经皮穿刺活检是肺部非血管介入技术中的重要内容。一些影像学难以明确性质的病变，通过活检取得细胞学、组织学资料可作出定性诊断和鉴别诊断。对于治疗方案的选择、制定以及治疗后随访、预测预后等均有重要作用。

| 知识点9：肝活检术 | 副高：熟练掌握　正高：熟练掌握 |

影像导向下经皮穿刺肝肿块活检术已被广泛采用。以往，几乎所有活检都用细针（21～22G），虽然安全，但只能得到细胞学的诊断，即只能诊断是否为恶性肿瘤，却不了解特殊的组织类型。近年来人们已趋向于使用能取得组织块的切割针（16～20G）。同时，由于活检样本的病理技术也有了改进，准确率可达90%，安全程度依旧。

| 知识点10：骨活检术 | 副高：熟练掌握　正高：熟练掌握 |

骨骼病变的穿刺基本方法与腹部脏器类似。常用于骨骼系统活检的穿刺针有：Ackermann针、Craig针和Jamshidi针。骨骼病变具有多样性，如囊性病变、炎性病变、溶骨性肿瘤、成骨性肿瘤、代谢性病变、骨性病变浸润软组织等，随着病变性质的不同，病变处骨骼的硬度差异较大，所以目前尚无一种穿刺针可适合于多种病变。不同类型的活检针应根据X线平片或CT片所显示病变骨骼的密度与部位进行选择。

第二节　经皮穿刺引流术

| 知识点1：经皮穿刺引流术的概念 | 副高：熟练掌握　正高：熟练掌握 |

穿刺引流术的全称为经皮穿刺引流术，即在影像设备的引导下，利用穿刺针和引流导管等器材，对人体管道、体腔或器官组织内的病理性积液、血肿、脓肿或胆汁、胰液、尿液等体液淤积进行穿刺抽吸、引流，达到减压和治疗的目的。经皮穿刺引流术常用于全身各部位

的脓肿、囊肿、浆膜腔积液、胆管或泌尿道梗阻、颅内血肿的穿刺引流。在对抽出液进行细胞学、细菌学和生化检测，作出鉴别诊断和指导用药的同时，还可以经引流导管进行局部抗炎、引流等治疗，达到减压、消炎等作用。

知识点2：经皮穿刺引流术的器材与药物　　　　　副高：掌握　正高：掌握

（1）穿刺针：①常用17～23G的各型穿刺针与套管针。②20～23G的穿刺针主要用于穿刺管腔，如胆管或肾盂等，进入管腔后引入0.018英寸细导丝，然后逐渐扩大穿刺道，最后放入引流管。③细针因其创伤轻微，对细小管腔与重要器官在一次穿入有困难时，可以反复穿刺。④粗针反复穿刺，尤其对肝、肾等能随呼吸移动的脏器，可能造成严重切割伤。⑤对于病灶较大，定位容易而浅表的病灶如脓胸、巨大肾囊肿、尿潴留的巨大膀胱等则可用粗针一次性穿入到位，然后直接引入导管或通过0.035～0.038英寸导丝引入引流管。

（2）导丝：①所用导丝主要采用血管造影用的普通导丝和超滑导丝两种，导丝头端均为软头，其形态有J型或直型，直径0.018～0.045英寸，可根据实际需要选用。②非血管介入专用的有Lunderquist导丝，为一段不锈钢丝，一端有软的钢丝圈。

（3）扩张器：①扩张器前端较细，后端渐粗。②可对从皮肤穿刺点到病变区的软组织通道进行预扩张，使引流管容易进入引流区域。③临床选用的扩张器多为7～14F，其质地较硬韧，也可以用相应直径的导管鞘芯代替，通过导丝为支撑作轴心扩张。④当扩张器不能顺利通过穿刺通道时，也可以用球囊导管扩张通道，达到预扩张的目的。

（4）引流导管：①引流导管粗细的选择应根据引流液黏稠度不同来决定。②稀薄的引流液（如囊液、尿液等）可用较细的引流管，稠厚的脓液或血肿血凝块宜用较粗的引流管。③常用7～14F引流管，其进入引流区的一段应有多个侧孔。④为防止游走滑脱，常将头端制成猪尾状卷曲、蘑菇状膨大或单弯状。⑤有的脓腔因其脓液稠厚、腔大，为了便于冲洗引流，引流管内有2个腔，一个腔注入冲洗液，一个腔引流脓液。

（5）固定器械：①常用丝线将导管与皮肤缝合固定，在短期内非常有效，但会因缝线切割皮肤或针眼感染而失去固定作用。②用涂上安息香酸酊的胶布粘贴引流导管于皮肤，只要保持干燥也能长期有效，而由于分泌液或引流液渗漏等原因使黏性降低则也会失去固定作用。③自从Molnar固定盘问世后，各厂家已设计出大小、形态各异的固定盘，这是解决长期固定引流管的较好器械之一。它的缺点为盘下可能有分泌物潴留，不容易清洗，须定期更换。

（6）药物：①术前用药与外科手术相同，如苯巴比妥与阿托品。②术中应用麻醉药，如利多卡因。③皮肤消毒液与器械消毒液用碘伏与戊二醛。④囊腔内用无水乙醇或二氧化碳固化囊壁。⑤脓腔内用溶解纤维组织与杀菌、抗菌药物，如纤维蛋白酶与各种抗生素。⑥此外，还应备有各种急救药物。

知识点3：经皮穿刺引流术的术前设备及器材准备　　　副高：掌握　正高：掌握

（1）经皮穿刺引流术需有超声、电视透视、CT、MRI或DSA等影像导向设备。

（2）多数引流术只需其中一台设备，有时则需联合运用（如超声与CT或透视）。

（3）根据疾病情况选择穿刺针具与引流管。

知识点4：经皮穿刺引流术的术前患者准备　　　　　　副高：掌握　正高：掌握

（1）术前检测血、尿、粪常规、出凝血时间、必要时查凝血酶原时间、肝肾心功能、青霉素及碘过敏试验。

（2）与患者及家属谈话说明治疗过程及可能出现的并发症，取得配合并签字。

（3）术前禁食2~4小时，术前30分钟肌注解痉镇静药。

（4）由医师仔细分析临床超声或CT等影像学资料，确定最佳引流途径。

知识点5：穿刺及引流通道设计　　　　　　　　　　　副高：掌握　正高：掌握

（1）选择穿刺途径应尽量避开占位性病变、正常的生理管道和邻近脏器，必要时口服对比剂后再做CT，确认病变与胃肠道的位置关系。

（2）在穿刺时应做即时影像学导向，定好进针方向和深度。

（3）先在皮肤做好穿刺点标记，消毒铺巾，穿刺点局麻。用21~23G细针穿刺，令患者在浅吸气后屏气，穿刺到位后平静浅呼吸。

（4）退出针芯，经针鞘试注1~3ml稀释对比剂，以进一步明确引流区的大小、形态、部位以及与邻近器官的关系，有无其他窦道等。

（5）再用18G针按上述部位与方向穿刺插管。

（6）在穿刺脓肿时，选择的引流管道中应包含1cm以上的脓肿壁与脏器表面之间的正常组织，还应使引流途径最短，两者兼顾。

知识点6：经皮穿刺引流术的方法及注意事项　　　　　副高：掌握　正高：掌握

（1）两步法：①确定最佳引流途径后，在皮肤穿刺点局麻，局麻皮丘直径以5~10mm为宜；②然后做皮下麻醉，局麻深度达病变脏器的包膜；③做皮肤小切口2~4mm，如引流管较粗，切口长度也相应增加，以略小于引流管外径为宜，切口方向与皮纹平行；④穿刺针经切口向预定的引流中心穿刺，如随呼吸移动的穿刺通道，在进针时必须令患者浅吸气后屏气，以免穿刺针切割组织；⑤进针达预定深度时，拔出针芯，经套针抽吸，如有引流液抽出，取少许做细胞培养或生化检测，如无引流液抽出，将针退出，调整穿刺方向再进针；⑥穿刺进入引流区后，经穿刺针或外套管引入导丝，退出套管针，在导丝引导下引入扩张管，逐渐扩张穿刺道，最后置入引流管，退出导丝，经引流管冲洗脓腔，吸尽脓液，造影证实引流管的侧孔段全部在引流区，在体表缝扎或用固定盘固定引流管，接上引流袋。

（2）一步法：①先做皮肤穿刺点局麻后再做一小切口；②在透视或超声引导下，套管针直接向引流区中央穿刺，预计到位后，退出内针芯，见腔内容物流出后；③将外套引流管推送至管腔内，在影像导向下略作导管侧孔段的位置调整，经引流管注射稀释对比剂作引流区造影留片，略抽吸后固定引流管，连接引流袋；④由于套管针的针芯、套针与引流管在首次穿刺时同时进入引流区，故针道较细针穿刺道粗，不宜反复穿刺，因此在术前设计引流路径时必须十分准确；⑤穿刺进针过程中，也同样令患者浅吸气后屏气。

知识点7：经皮穿刺引流术的并发症及其处理　　　副高：掌握　正高：掌握

（1）出血：术后卧床2小时；不应加负压抽吸囊液；紧急血管栓塞、止血。
（2）感染：术后抗感染治疗3天。
（3）气胸：穿刺过程中尽量避免损伤胸膜腔，如发生少量气胸，毋需处置；如为大量气胸，需胸腔穿刺引流。

知识点8：经皮穿刺引流术的临床应用　　　副高：熟练掌握　正高：熟练掌握

（1）正常人体管道阻塞，引起阻塞段以上液体过量积聚，不能完成生理过程，或引起的病理改变，如各种原因引起的胆道梗阻、泌尿道梗阻。
（2）体腔内由于炎症、外伤或其他原因引起腔内脏器受压，功能受损，或毒性物质不能排出而大最吸收有害于机体时，如气胸、脓胸，心包积液、积脓、积血、腹腔或盆腔等脓肿。
（3）实质脏器内的积液或积脓，如肝、脾、胰、肾等处的脓肿或巨大囊肿引起症状者。

第三节　非血管系统成形术

知识点1：非血管管腔的球囊扩张成形术　　　副高：掌握　正高：掌握

非血管管腔的球囊扩张成形术是指利用不同直径的球囊导管对血管以外的生理性管腔狭窄、阻塞性病变进行扩张，使其恢复通畅和排泄功能的治疗技术。

知识点2：非血管系统成形术中球囊导管的结构特点　　　副高：掌握　正高：掌握

（1）食管扩张球囊导管结构同于血管成形术的Gruntzig球囊导管，为双腔单囊。
（2）球囊由聚乙烯制成，可耐受较高压（6~8个大气压）。
（3）球囊直径有多种规格，12~40mm。
（4）导管鞘依球囊直径而不同。

知识点3：非血管系统成形术中支架的种类——食管支架
　　　副高：掌握　正高：掌握

（1）小Z形支架：这种支架的优点在于弹性大，扩张力强，可展开至较大口径，但需多个单节支架串联在一起。①根据穿刺针头的形态和抽取组织细胞的方式不同,可分为细胞抽吸针和组织切割针2大类;②为了防止支架移位,有带刺Z形支架、近端呈喇叭口状支架以及两端增宽形支架;③防反流支架:在支架远端有二尖瓣式塑料膜,两瓣斜形对合,食物可由上向下通过,而不能向上反流,防止置入支架后发生反流性食管炎;④覆膜支架:在Z形支架或其他金属支架外覆以尼龙、塑料、硅胶等,防止肿瘤从支架网格中长入腔内,也可因膜的存在而治疗食管气管瘘;⑤可回收式支架:在支架近端套一尼龙线圈,回收时用细钩钩住尼龙线,抽拉后使支架直径缩小,收入套鞘内,即可收回。

(2)网状支架:①Strecker支架:支架长10～15cm,直径18mm。支架近端5mm处的直径20mm,目的在于防止支架移位,推送器为Teflon管,外径2mm,长95cm。将支架压缩在60cm长的Teflon鞘内,内通0.038英寸导丝,经推送器将支架推出释放;②Wallstent支架:有覆膜和无覆膜两种,也可将支架两端增宽,以防移位;覆膜支架直径为20～25mm,经18～22F导管鞘送入;③Ultraflex食管支架:自扩式,支架直径18～23mm,支架长7～15cm。

> **知识点4:非血管系统成形术中支架的种类——胆管支架**
>
> 副高:熟练掌握　正高:熟练掌握

(1)早期多用Z形支架。

(2)其他自扩式支架:①Wallstent胆管支架直径8～12mm,支架长3～7cm;②Symphony支架直径8～12mm,支架长2～6cm。

> **知识点5:非血管系统成形术中支架的种类——前列腺尿道支架**
>
> 副高:熟练掌握　正高:熟练掌握

(1)双螺旋支架:用镀金金属制成,暂时性支架。

(2)双蕈状支架:塑料制成,按前列腺尿道长度选择尺寸,在它的两端各有一网篮样结构,为暂时性支架。

(3)永久性支架:Wallstent、Z形支架及镍钛合金网状支架。

> **知识点6:球囊扩张术的术前影像学检查**　副高:掌握　正高:掌握

(1)非血管管腔狭窄的确诊有赖于其他影像学检查,如常规X线摄影、X线造影检查、CT和MRI。

(2)在行介入治疗前应仔细全面地了解病史、症状与体征之外,应熟知病变的部位、程度、范围。

> **知识点7:球囊扩张术进入管腔的途径**　副高:掌握　正高:掌握

(1)开放性管腔,如气管、胃肠道、泌尿道和输卵管,可经体外管口放入介入操作器械。

（2）封闭性管腔，如胆管，则需经肝穿刺胆管或经手术后留下的通道（如T形管）或经内镜进入。

知识点8：球囊扩张术的术前麻醉与用药　　副高：掌握　正高：掌握

（1）气道与胃肠道插管操作需经咽喉部，术前必须给予较安全的局部喷雾麻醉，甚至环甲膜穿刺麻醉。

（2）对儿童及神经过敏者，可用全麻，否则会影响操作，甚至导致不成功。

（3）为减少分泌物，术前应给予阿托品或山莨菪碱。

知识点9：球囊扩张术的操作步骤　　副高：掌握　正高：掌握

（1）在透视下插入导管、导丝，并经导管注入对比剂，确认导管位于管腔内之后，用导管导丝交换方法将预先选好的球囊导管置于狭窄中心部位。

（2）如狭窄段较长，球囊先从远侧狭窄部位开始扩张，然后逐步移向近心端；狭窄段的部位应该有明确的标记，以体内骨骼或置于体表的金属均可；最好能标出狭窄病变的近、远端。

（3）以稀释对比剂充胀球囊，球囊内压应根据病变部位、性质而定。

（4）球囊扩张结束后，在撤出球囊导管前应再插入导丝，继而导管，复查造影，如满意即可拔管。

知识点10：球囊扩张术后的注意事项　　副高：掌握　正高：掌握

（1）全面监护患者情况。

（2）胃肠道扩张后头2~3天应进流食、半流食，后进软食和普通饮食。

（3）胆管、泌尿道扩张后需置管引流。

知识点11：球囊扩张术的注意事项　　副高：掌握　正高：掌握

（1）必须遵循无菌原则，尽管胃肠道、气道等并非无菌，但介入操作必须按无菌操作要求进行。

（2）介入操作前，必须证实器械在管腔之内，否则绝对禁忌操作。

（3）通过实质脏器穿刺后，其穿刺孔道可用明胶海绵堵塞。

（4）非血管性介入治疗，必须注意病变时间长短。

（5）许多非血管性介入治疗，仅仅是以解除或减轻症状、改善生活质量为目的，并不能除去疾病，也不能阻止疾病的发展，对此，必须清楚地向患者及家属解释清楚。

知识点 12：支架置入术前，选择适当支架应遵循的原则

副高：掌握 正高：掌握

（1）支架大小、支撑力合适，能撑开管腔，保持管腔通畅性。

（2）支架能较牢固地贴附于管腔壁上，减少移位的可能性。

（3）尽可能防止肿瘤组织通过支架网眼长入支架腔内。

（4）支架材料能耐受消化液、胆汁、尿液的浸泡及内容物沉积，可保持长期通畅性。

（5）正如血管支架一样，并非所有非血管管腔狭窄的病例都安置支架，如良性胆管狭窄，用球囊扩张同样可取得较好的效果。

知识点 13：非血管系统成形术的并发症及其处理

副高：掌握 正高：掌握

（1）球囊扩张再狭窄：留置金属支架。

（2）支架移位：选择合适直径的支架；支架内留置支架。

（3）支架脱落：选择合适直径的支架。

（4）再狭窄：早期行球囊扩张；中晚期支架内支架。

知识点 14：球囊扩张术与支架植入术的临床应用

副高：熟练掌握 正高：熟练掌握

（1）气道：①先天性气管支气管狭窄。②肿瘤、纵隔纤维化、结节病等造成的外压性气管支气管狭窄。③气管软化和气道塌陷。④气管支气管腔内肿瘤、肉芽组织增生已造成患者严重窒息时。⑤气管支气管术后吻合部狭窄。⑥放疗后气管支气管狭窄。

（2）胃肠道：①先天性食管狭窄，如贲门失弛缓症。②食管后天性狭窄，肿瘤、手术后、放疗后、化学药物灼伤以及外压性狭窄。③胃十二指肠良性狭窄，如手术后吻合口狭窄，包括食管-胃吻合口狭窄、食管-空肠吻合口狭窄、结肠代食管的吻合口狭窄、胃-十二指肠或胃-空肠吻合口狭窄以及幽门梗阻。④恶性肿瘤所致胃十二指肠管腔狭窄阻塞或术后肿瘤复发浸润所致狭窄。⑤直、结肠恶性狭窄、术后狭窄以及直结肠瘘。

（3）胆管：①胆管良性狭窄，如术后、放疗后或结石所致狭窄。②胆管恶性狭窄，胆管癌和肝脏、胆囊、肝门部或胰十二指肠区恶性肿瘤侵犯、压迫胆管造成狭窄或阻塞。

（4）泌尿道：①肾盂输尿管连接部短段狭窄，伴肾功能正常。②输尿管良性狭窄，手术创伤，结石、放疗后、感染、先天性及腹膜后纤维化所致。③前列腺增生所致尿道梗阻。

（5）输卵管：①输卵管再通术适用于输卵管阻塞者，但壶腹部远端、伞段阻塞不宜行再通术。②子宫角部严重闭塞、结核性输卵管炎性闭塞也不适宜做再通术。

（6）鼻泪管：泪囊炎式外伤所致鼻泪管狭窄。

第四节　经皮椎体成形术

知识点1：椎体成形术（PVP）的器材与药物　　副高：掌握　正高：掌握

（1）骨水泥：目前PVP术最通用、有效的成性材料——骨水泥仍为聚甲基丙烯酸甲酯（PMMA）。

（2）对比剂：①非离子型对比剂；②纯硫酸钡粉；③钽粉或钨粉。

（3）PVP器械：①穿刺针；②注射器；③外科不锈钢锤；④手术包。

知识点2：椎体成形术的适应证　　副高：掌握　正高：掌握

（1）骨质疏松症性椎体压缩性骨折：PVP治疗骨质疏松性椎体压缩性骨折的适应证最好是椎体骨折引起急性局部剧烈疼痛或长期不愈的慢性局部疼痛；椎体压缩程度最好在胸椎<50%，腰椎<75%。

（2）椎体转移性肿瘤：最好是转移肿瘤破坏椎体引起局部剧烈疼痛、要求卧床休息并以镇痛药维持者，或并有椎体病理性压缩骨折；对于无症状性溶骨型椎体转移瘤者，为防止椎体塌陷，可行预防性PVP。

（3）椎体血管瘤：侵袭性椎体血管瘤是PVP的主要适应证，但近来主张PVP不仅可治疗无症状的局限性椎体血管瘤，而且可加强受累椎体并预防塌陷。

知识点3：椎体成形术的禁忌证　　副高：掌握　正高：掌握

（1）绝对禁忌证：①结核、化脓等椎体感染性破坏性病变；②穿刺点周围或穿刺通路感染；③心、肺、肝、肾衰竭或昏迷者。

（2）相对禁忌证：①出凝血功能障碍，有出血倾向者；②椎体压缩程度>80%，确实无安全穿刺入路可进入菲薄的压缩椎体内者；③椎体转移性肿瘤向椎管内生长，胸段压迫硬膜囊>1/2且伴有下肢麻木和肌力减退等症状和体征，腰段压迫硬膜囊>2/3且伴有双下肢放射痛，并预期2～4周出血瘫痪可能较大者；④多发性椎体转移性肿瘤表现为弥散性背痛者；⑤椎体转移性肿瘤已广泛破坏椎弓、横突和棘突，甚至周围软组织内明显浸润者；⑥体质虚弱，不能较长时间俯卧而难以耐受手术者。

知识点4：椎体成形术的操作方法　　副高：熟练掌握　正高：熟练掌握

（1）体位：摆放患者俯卧于C臂X线机手术床上，保持呼吸道通畅。

（2）定位：在透视下用直金属棍置于需治疗的病变椎体的椎弓根外侧缘中点略偏足侧并向外旁开1.5～2cm处的体表投影点，用标记笔做好标记，此点即为穿刺点。

（3）消毒、麻醉：以穿刺点为中心，常规消毒铺无菌巾，用2%利多卡因在穿刺点皮肤及向椎弓根方向的穿刺道做全层浸润麻醉。

（4）穿刺：穿刺针与身体矢状面呈15°～20°，先在正位透视下由穿刺点向椎弓根外缘中点略偏足侧穿刺，当穿刺针头抵达椎弓根外缘时正好有触及骨质的手感，略抬高穿刺针尾端，外科锤敲击穿刺针使之头端部分进入椎弓根后缘骨皮质，然后做侧位透视，将穿刺针方向尽量调整与病变椎体中线基本一致，在侧位透视下用外科锤敲击穿刺针入椎弓根后1/3～1/2处，调整管球至后前位透视应见穿刺针头端位于椎弓根外缘连线中点，在侧位下继续推进穿刺针，须反复多次双向定位，当穿刺针头抵达椎体后缘时，正位透视显示穿刺针正好抵达椎弓根内缘或略偏内，此为较理想的穿刺状态。在侧位透视下将穿刺针敲击推进至椎体前1/4～1/3交界处，此时正位可见穿刺针头正好位于椎体中央。

（5）椎体骨静脉造影：用10ml注射器抽取非离子型对比剂，手推对比剂，行正侧位椎体骨静脉造影观察椎体静脉回流情况和速度。

（6）PMMA调配。

（7）注射：于PMMA调配后约2分钟开始在侧位下缓慢向椎体内注入。一般推注第一个1ml PMMA时应缓慢，30～50秒推完，因为此时PMMA虽划分为黏稠期，但仍有一定的流动性。从第二个开始逐渐加大注射力量和注射速度，在3～4分钟内完成所有注射。注射过程中如发现PMMA进入椎体前、侧方静脉，或邻近椎间盘内，则应暂停注射约1分钟，然后再注射，这些类型注射多不再增加，从而使病变椎体内得到充分的充填；如PMMA突破椎体后缘，向椎管或椎后静脉内明显渗漏，则立即停止注射拔除穿刺针。注射完毕后，必须置入针芯将残留在针管内的PMMA推入椎体内，旋转穿刺针向后退出，穿刺点局部压迫3～5分钟后包扎术毕。

知识点5：椎体成形术的注意事项　　　　　　　　副高：掌握　正高：掌握

（1）胸椎穿刺点应选在椎弓根体表投影偏向外侧1～2cm处，不宜太远，否则可能穿入胸膜腔造成气胸。

（2）经椎弓根穿刺应避免损伤椎弓根内侧骨皮质而使穿刺针进入椎管，防止损伤椎管内静脉丛、脊神经或脊髓而导致血肿压迫脊髓、下肢放射痛或瘫痪等意外。

（3）PMMA注入量应适当。在胸椎用量为2～4ml，腰椎为4～6ml。

知识点6：椎体成形术的并发症及其处理　　　　　副高：掌握　正高：掌握

（1）骨水泥渗漏：对有椎体后缘骨皮质骨折缝隙或肿瘤溶骨性破坏椎体骨皮质者，必须在严密的正侧位透视下注射PMMA，渗漏并及时终止注射可将渗漏减少到最低限度。

（2）肺动脉栓塞：①避免在稀薄期注射，必须在黏稠期注射；②透视实时监视下注射，一旦发现椎旁静脉较多渗漏且患者出现呛咳时，应立即停止注射；③注射初期，注射速度应缓慢，随着PMMA进一步变黏稠再加快注射速度；④椎体骨静脉造影有助于详细了解椎体引流静脉的回流情况，便于判断PMMA是否渗漏入椎旁静脉丛。

（3）肋骨骨折：只需减少局部受压和对症处理即可，无须特殊治疗。

（4）出血：凝血功能障碍的患者有发生大出血的风险。脊柱感染应严格器械消毒，进行预防感染的治疗。

（5）过敏：PMMA可引起变态反应，可对症处理。

附录一　高级卫生专业技术资格考试大纲
（放射医学专业——副高级）

一、专业知识

（一）本专业知识

1. 掌握医学影像专业基础知识及各系统大体解剖、正常影像解剖和变异。掌握各种影像检查方法的特点、适应证和禁忌证、对比剂的使用、不良反应的表现及抢救原则。掌握各种介入治疗方法的治疗原则、适应证和禁忌证。掌握各系统疾病的病因、病理、临床特点、影像学表现、诊断和鉴别诊断、治疗原则及影像学诊断相关学科知识。

2. 掌握X线、CT、MRI基本成像原理、图像质量控制及图像后处理技术。

（二）相关专业知识

1. 掌握相关临床知识、病理学改变和实验室相关检查项目临床意义。

2. 掌握相关学科如B超、核医学等基本知识及临床应用。

二、学科新进展

1. 掌握医学影像学国内外现状及研究发展趋势，近期本专业新技术临床应用现状，如CR、DR、多排螺旋CT、磁共振的新理论、新知识、新技术。熟悉磁共振功能成像、分子影像学、PACS系统等临床应用及研究进展。

2. 熟悉相关学科如B超、核医学技术进展。

三、专业实践能力

掌握各系统的影像检查方法；常见病、疑难病及少见病影像学诊断与鉴别诊断；各种疾病的最佳影像学技术选择。

1. 神经系统　掌握中枢神经系统常见病诊断和鉴别诊断，如颅脑肿瘤，颅脑外伤，脑血管疾病，脑内感染，颅脑先天性畸形，新生儿脑疾病，脑白质病及脑变性疾病，脊髓疾病。

2. 头颈部　掌握头颈部常见病诊断和鉴别诊断，如眼及眼眶肿瘤，眼眶炎性病变；鼻及鼻窦炎症，囊肿，常见良恶性肿瘤；咽及喉部恶性肿瘤；口腔及颌面部肿瘤和肿瘤样病变；颌面部外伤；先天性颞骨畸形，颞骨外伤，中耳乳突炎，胆脂瘤，颈静脉球瘤，中耳癌；甲状腺肿瘤；颈动脉体瘤；颈部淋巴结病变。

3. 呼吸系统　掌握胸部疾病如肺部肿瘤，肺炎症，气管和支气管疾病，支气管及肺先天性病变，胸部外伤，肺间质性疾病，胸膜疾病及纵隔肿瘤等诊断及鉴别。掌握乳腺常见疾病的影像诊断。

4. 循环系统　掌握先天性心脏病，如房间隔缺损、室间隔缺损、动脉导管未闭、法洛四联症等；后天性心脏病，如风湿性心脏病、肺源性心脏病、心肌病、冠心病、心包疾病及大血管疾病等影像诊断和鉴别。

5. 消化系统　掌握消化系统疾病常见病的影像诊断和鉴别诊断。重点掌握食管、胃肠道疾病X线造影诊断，如食管炎性病变及肿瘤、胃溃疡及胃肿瘤、十二指肠及小肠病变、结肠病变等；肝、胆、胰、脾、腹膜腔疾病及腹膜后肿瘤的诊断。

6. 骨关节系统　掌握骨先天性畸形与骨发育障碍，骨与骨关节损伤，骨髓炎，骨与关节结核，骨肿瘤和肿瘤样病变，脊柱病变，骨与软骨缺血性坏死，骨髓瘤，白血病，代谢和营养障碍性疾病，内分泌性骨病，慢性关节病变诊断及鉴别。

7. 泌尿生殖系统　泌尿系统先天性发育异常，泌尿系结石，肾与输尿管感染性疾病，肾与输尿管肿瘤，肾外伤，膀胱疾病；前列腺增生，前列腺癌；子宫、输卵管及卵巢肿瘤、感染性病变等；肾上腺疾病。

8. 介入放射　掌握常用介入诊断及治疗技术的临床应用，如血管介入技术，肿瘤介入技术，良性管腔狭窄疾病成形术，影像导向下活检术，椎体成形术临床应用等（心脏介入不属于本大纲范围）。

附录二　高级卫生专业技术资格考试大纲
（放射医学专业——正高级）

一、专业知识

（一）本专业知识

1. 掌握医学影像专业基础知识及各系统大体解剖、正常影像解剖和变异。掌握各种影像检查方法的特点、适应证和禁忌证、对比剂的使用、不良反应的表现及抢救原则。掌握各种介入治疗方法的治疗原则、适应证和禁忌证。掌握各系统疾病的病因、病理、临床特点、影像学表现、诊断和鉴别诊断、治疗原则及影像学诊断相关学科知识。

2. 掌握X线、CT、MRI基本成像原理、图像质量控制及图像后处理技术。

（二）相关专业知识

1. 掌握相关临床知识、病理学改变和实验室相关检查项目临床意义。

2. 掌握相关学科如B超、核医学等基本知识及临床应用。

二、学科新进展

1. 掌握医学影像学国内外现状及研究发展趋势，近期本专业新技术临床应用现状，如CR、DR、多排螺旋CT、磁共振的新理论、新知识、新技术。熟悉磁共振功能成像、分子影像学、PACS系统等临床应用及研究进展。

2. 熟悉相关学科如B超、核医学技术进展。

三、专业实践能力

掌握各系统的影像检查方法；常见病、疑难病及少见病影像学诊断与鉴别诊断；各种疾病的最佳影像学技术选择。

1. 神经系统　掌握中枢神经系统常见病诊断和鉴别诊断，如颅脑肿瘤，颅脑外伤，脑血管疾病，脑内感染，颅脑先天性畸形，新生儿脑疾病，脑白质病及脑变性疾病，脊髓疾病。

2. 头颈部　掌握头颈部常见病诊断和鉴别诊断，如眼及眼眶肿瘤，眼眶炎性病变；鼻及鼻窦炎症、囊肿，常见良恶性肿瘤；咽及喉部恶性肿瘤；口腔及颌面部肿瘤和肿瘤样病变；颌面部外伤；先天性颞骨畸形，颞骨外伤，中耳乳突炎，胆脂瘤，颈静脉球瘤，中耳癌；甲状腺肿瘤；颈动脉体瘤；颈部淋巴结病变。

3. 呼吸系统　掌握胸部疾病如肺部肿瘤，肺部炎症，气管和支气管疾病，支气管及肺先天性病变，胸部外伤，肺间质性疾病，胸膜疾病及纵隔肿瘤等诊断及鉴别。掌握乳腺常见疾病的影像诊断。

4. 循环系统　掌握先天性心脏病，如房间隔缺损、室间隔缺损、动脉导管未闭、法洛四联症等；后天性心脏病，如风湿性心脏病、肺源性心脏病、心肌病、冠心病、心包疾病及大血管疾病等影像诊断和鉴别。

5. 消化系统　掌握消化系统疾病常见病的影像诊断和鉴别诊断。重点掌握食管、胃肠道疾病X线造影诊断，如食管炎性病变及肿瘤、胃溃疡及胃肿瘤、十二指肠及小肠病变、结肠病变等；肝、胆、胰、脾、腹膜腔疾病及腹膜后肿瘤的诊断。

6. 骨关节系统　掌握骨先天性畸形与骨发育障碍，骨与骨关节损伤，骨髓炎，骨与关节结核，骨肿瘤和肿瘤样病变，脊柱病变，骨与软骨缺血性坏死，骨髓瘤，白血病，代谢和营养障碍性疾病，内分泌性骨病，慢性关节病变诊断及鉴别。

7. 泌尿生殖系统　泌尿系统先天性发育异常，泌尿系结石，肾与输尿管感染性疾病，肾与输尿管肿瘤，肾外伤，膀胱疾病。前列腺增生，前列腺癌。子宫、输卵管及卵巢肿瘤、感染性病变等。肾上腺疾病。

8. 介入放射　掌握常用介入诊断及治疗技术的临床应用，如血管介入技术，肿瘤介入技术，良性管腔狭窄疾病成形术，影像导向下活检术，椎体成形术临床应用等（心脏介入不属于本大纲范围）。

附录三 全国高级卫生专业技术资格考试介绍

为进一步深化卫生专业技术职称改革工作，不断完善卫生专业技术职务聘任制，根据中共中央组织部、人事部、卫生部《关于深化卫生事业单位人事制度改革的实施意见》（人发〔2000〕31号）文件精神和国家有关职称改革的规定，人事部下发《加强卫生专业技术职务评聘工作的通知》（人发〔2000〕114号），高级专业技术资格采取考试和评审结合的办法取得。

一、考试形式和题型

全部采用人机对话形式，考试时间为2个小时（卫生管理知识单独加试时间为1时）。考试题型为单选题、多选题和案例分析题3种，试卷总分为100分。

二、考试总分数及分数线

总分数450～500分，没有合格分数线，排名前60%为合格，其中的40%为优秀。

三、考试效用

评审卫生高级专业技术资格的考试，是申报评审卫生高级专业技术资格的必经程序，作为评审卫生高级专业技术资格的重要参考依据之一，考试成绩当年有效。

四、人机对话考试题型说明

副高：单选题、多选题和案例分析题3种题型。

正高：多选题和案例分析题2种题型。

以实际考试题型为准。

五、考试报名条件

（一）正高申报条件

1. 取得大学本科以上学历后，受聘副高职务5年以上。

2. 大学普通班毕业以后，受聘副高职务7年以上。

（二）副高申报条件

1. 获得博士学位后，受聘中级技术职务2年以上。

2. 取得大学本科以上学历后，受聘中级职务5年以上。

3. 大学普通班毕业后，受聘中级职务5年以上。

4. 大学专科毕业后，取得本科以上学历（专业一致或接近专业），受聘中级职务7年以上。

5. 大专毕业，受聘中级职务5年以上。

6. 中专毕业，受聘中级职务7年以上。

7. 护理专业中专毕业，从事临床护理工作25年以上，取得护理专业的专科以上学历，受聘中级职务5年以上，可申报副主任护师任职资格。